TRAITÉ ÉLÉMENTAIRE

DE

CLINIQUE THÉRAPEUTIQUE

PAR

Le Dr Gaston **LYON**

CHEF DE CLINIQUE MÉDICALE A LA FACULTÉ DE MÉDECINE DE PARIS

PARIS

G. MASSON, ÉDITEUR

LIBRAIRE DE L'ACADÉMIE DE MÉDECINE

120, BOULEVARD SAINT-GERMAIN

1895

TRAITÉ ÉLÉMENTAIRE

DE

CLINIQUE THÉRAPEUTIQUE

7751-94. — Corbeil. Imprimerie Éd. Crété.

TRAITÉ ÉLÉMENTAIRE

DE

CLINIQUE THÉRAPEUTIQUE

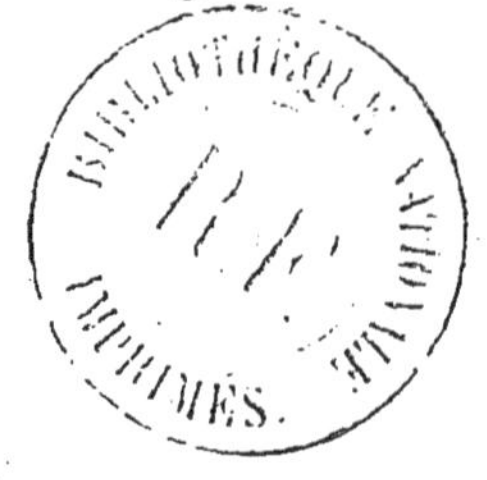

PAR

Le Dr Gaston LYON

CHEF DE CLINIQUE MÉDICALE A LA FACULTÉ DE MÉDECINE DE PARIS

PARIS

G. MASSON, ÉDITEUR

LIBRAIRE DE L'ACADÉMIE DE MÉDECINE

120, BOULEVARD SAINT-GERMAIN

1895

TRAITÉ ÉLÉMENTAIRE

DE

CLINIQUE THÉRAPEUTIQUE

INTRODUCTION

I

Pendant fort longtemps l'étude de la thérapeutique a été quelque peu négligée dans notre pays; les médecins les plus instruits étaient précisément ceux qui en faisaient le moindre cas, sans doute parce qu'ils appréciaient à sa juste valeur la pharmacopée empirique, qui, jusqu'à une époque voisine de la nôtre, a constitué presque toute la thérapeutique.

Aujourd'hui, hâtons-nous de le constater, les raisons de cette indifférence n'existent plus; une réaction légitime se produit et l'on éprouve la nécessité de pratiquer une thérapeutique nouvelle, conforme aux données de la science contemporaine.

Le mouvement qui se dessine en faveur de l'étude de la thérapeutique est dû, pour une large part, aux représentants de la médecine française.

Tout en rendant hommage aux nombreux et remarquables travaux de l'école allemande, nous avons le devoir de reconnaître la part, souvent prépondérante, prise par nos compatriotes à la renaissance des études thérapeutiques. Depuis de longues années déjà, le professeur Germain Sée, abandonnant le terrain de l'empirisme, étudie dans ses cliniques les grands principes médicamenteux et déduit uniquement les règles de leur application des données de la médecine et de la physiologie expérimentales. De son côté, le professeur Bouchard, dans une série de publications retentissantes, a merveilleusement montré tout le parti que peut tirer le praticien de l'étude des causes des maladies, tant dystrophiques qu'infectieuses; le premier, il a proclamé nettement la nécessité, admise implicitement par tous, de faire une *thérapeutique pathogénétique*. Il convient aussi de rappeler les beaux travaux du professeur Hayem sur les maladies du sang et sur celles de l'appareil digestif, sur ces troubles du chimisme stomacal que le médecin doit avant tout viser à modifier, s'il veut être de quelque utilité à son malade.

Citons encore les admirables travaux du médecin allemand Brand, qui ont fait de la *balnéothérapie* un si merveilleux moyen de traitement des pyrexies; les non moins remarquables recherches expérimentales de Roux et de Yersin qui ont confirmé ce qu'avait pressenti Bretonneau, et qui ont permis d'instituer enfin contre la diphthérie un traitement efficace, en démontrant qu'il s'agissait d'une maladie primitivement localisée, et qu'en s'attaquant au foyer du mal, on pouvait espérer prévenir l'intoxication générale de l'organisme.

Est-il nécessaire maintenant de mentionner les recherches récentes sur les glandes vasculaires sanguines, sur les maladies du pancréas, du corps thyroïde, des capsules surrénales et les essais thérapeutiques qui en procèdent; dans un autre ordre d'idées, les travaux de Pasteur sur la rage et le charbon et la consécration qu'en a donnée cet homme de génie dans le domaine pratique, les recherches de Behring, de Kitasato, de Tizzoni, etc., qui ont créé de toutes pièces une nouvelle méthode thérapeutique et permis d'envisager la *sérumthérapie* comme une ressource d'avenir pour ainsi dire illimitée, applicable au traitement préventif et curatif des maladies infectieuses?

Nous ne pouvons, en vérité, nous appesantir davantage sur cet historique, ni enregistrer les acquisitions incessantes de notre époque, où chaque jour est le signal d'une nouvelle étape vers la découverte de la vérité, où il fait bon de vivre « quand on s'intéresse aux choses de la médecine ».

Mais, il nous semble utile d'insister sur ce point que toute la thérapeutique contemporaine est basée sur l'étude des causes morbides.

Bouchard a défini la maladie « *l'ensemble des actes fonctionnels et secondairement des lésions anatomiques qui se produisent dans l'économie, subissant à la fois les causes morbifiques et réagissant contre elles* ». Cette définition implique la nécessité de deux traitements, celui de la cause, surtout applicable aux maladies de la nutrition, d'autre part, celui qui consiste à modifier le terrain et à renforcer sa résistance, surtout applicable aux maladies infectieuses.

Au début des découvertes bactériologiques, on conçut l'espoir d'arriver à tuer le microbe ; mais cet espoir parut de plus en plus chimérique et Peter put dire, avec une apparence de raison, dans une de ses boutades familières, que l'on tuerait le malade avant le microbe ! A vrai dire, si l'on a renoncé, tout au moins dans les infections d'emblée généralisées, à détruire l'agent pathogène, on a reconnu de plus en plus la nécessité de soutenir l'organisme dans sa lutte contre cet agent, et de lui faciliter les moyens de l'éliminer ou de se débarrasser des toxines sécrétées par lui ; de là sont nées les *médications toniques et réfrigérantes* qui constituent aujourd'hui le traitement général de toute maladie infectieuse. Pour être des armes à longue portée, elles n'en atteignent pas moins sûrement le but ; d'ailleurs, on n'a pas perdu tout espoir de combattre directement le microbe, témoin la sérumthérapie qui cherche les moyens de rendre les milieux organiques impropres à son développement, en retournant contre lui ses propres armes, c'est-à-dire en utilisant les antitoxines qu'il produit. D'autre part, si l'on n'a pas de prise directe sur le microbe pathogène, on peut souvent entraver ces infections secondaires qui viennent assombrir le pronostic et transformer une maladie primitivement curable en une maladie qu'aggrave l'association de plusieurs germes exaltant mutuellement leur virulence. La bactériologie ne nous a-t-elle pas montré le remède à ces infections, en même temps qu'elle en constatait l'existence ? N'a-t-elle pas indiqué que les agents des infections secondaires sont les hôtes habituels de la bouche, du nez, de l'intestin et qu'en pratiquant une *antisepsie préventive* de ces cavités, on peut espérer empêcher leur entrée en scène ?

Un exemple, mieux que tout argument théorique, montrera quelles profondes et heureuses modifications a subies le traitement des maladies infectieuses. Prenons la fièvre typhoïde : l'ancien traitement de cette maladie consistait uniquement en la médecine des symptômes ; ceux-ci étant multiples, le malade était drogué à outrance. La fièvre était-elle très élevée, on administrait le sulfate de quinine ; existait-il du délire, de l'adynamie, on prescrivait le bromure, le camphre, le musc ? Contre la bronchite et la congestion pulmonaire, on était réduit au kermès, au traditionnel vésicatoire ; contre la diarrhée profuse on utilisait le sous-nitrate de bismuth, ou bien au contraire les purgatifs dont la répétition trop fréquente affaiblissait le malade, sans compter les chances d'hémorrhagie ou même de perforation que les contractions provoquées de l'intestin lui faisaient courir. Est-il besoin de dire que ces différents moyens étaient absolument impuissants et que, si le malade guérissait, il devait la guérison plutôt aux efforts de la nature, à la bénignité de l'infection qu'aux effets des médicaments ? Ceux-ci d'ailleurs n'étaient pas toujours inoffensifs, et souvent, chez un malade dont les reins fonctionnaient mal, on ajoutait à l'infection typhique l'intoxication médicamenteuse. Aussi n'est-il pas étonnant que de nombreux médecins aient considéré l'expectation comme la seule règle rationnelle de conduite, et publié, en s'abstenant de tout traitement, des statistiques semblables à celles de leurs confrères.

Aujourd'hui le traitement de la fièvre typhoïde n'est plus symptomatique, mais pathogénétique.

Sans doute on ne détruit pas le bacille d'Eberth dans l'intestin, bien qu'on ne puisse nier l'action favorable des antiseptiques intestinaux, décelée par la diminution du nombre, de la fétidité des selles ; mais on peut combattre efficacement les effets généraux de la toxi-infection Eberthienne sur la température, le cœur, les poumons, les reins, le système nerveux, c'est-à-dire tous les symptômes de la maladie, à l'aide d'une médication unique, la balnéation qui abaisse la température, régularise la circulation et relève la tension artérielle, fait disparaître la congestion pulmonaire et les troubles nerveux, enfin rétablit la diurèse. Quant aux infections secondaires nous venons de signaler l'influence prophylactique exercée à leur égard par l'antisepsie buccale, nasale et intestinale. La statistique consacre l'énorme supériorité du traitement par le bain froid, puisque de 15 p. 100 (moyenne la plus basse pour les malades non baignés), la mortalité tombe jusqu'à 5 p. 100 pour les malades baignés. On voit que, pour s'être simplifié, le traitement de la fièvre typhoïde n'en a pas moins gagné en valeur.

Nous avons esquissé les progrès réalisés dans le traitement des maladies infectieuses, grâce aux indications fournies par la bactériologie et la chimie biologique. Il nous faudrait encore enregistrer les acquisitions faites dans le domaine de l'*hygiène* publique et privée, montrer l'influence de ces acquisitions sur la prophylaxie de ces mêmes maladies, comme sur celle des maladies de la nutrition et des intoxications ; il nous faudrait aussi mettre en relief le rôle actuel de la *chirurgie* dans le traitement de certaines affections considérées autrefois comme l'apanage exclusif du médecin ; il faudrait rappeler comment, grâce au chirurgien, s'est modifié le traitement des pleurésies purulentes, de certaines complications des lithiases rénale ou biliaire, celui des kystes du foie, voire même du cancer, de l'ulcère de l'estomac, etc. ; mais ces digressions nous entraîneraient trop loin et nous devons maintenant donner quelques explications sur le plan général de cet ouvrage, sur l'esprit qui a présidé à sa rédaction.

II

Il nous a semblé utile de présenter dans un tableau court, mais suffisamment complet, l'état actuel de la thérapeutique, et d'enregistrer fidèlement les transformations successives subies par elle ; nous avons pensé combler ainsi une lacune de notre littérature médicale, car, s'il existe de nombreuses monographies traitant de sujets limités, il manque un travail d'ensemble, résumant toute la thérapeutique contemporaine et permettant au médecin de se rendre un compte rapide de son évolution dans ces dernières années.

Nous avons suivi le plan le plus simple, c'est-à-dire que nous avons adopté le classement des maladies par appareil; mais nous ne nous sommes pas borné à l'étude des maladies, nous avons tenté celle du traitement des principaux symptômes et syndromes, ce qui n'avait pas encore été fait; dans cette étude nous avons eu soin d'insister particulièrement sur la nécessité de remonter toujours à la cause du symptôme, pour pouvoir en instituer le traitement rationnel. D'ailleurs, cette préoccupation d'une thérapeutique pathogénétique se retrouve à toutes les pages de ce livre. Nous avons toujours fait précéder l'exposé du traitement de celui de la cause de la maladie, du mécanisme de son développement, estimant que ce préambule était obligatoire et que l'on nous en saurait quelque gré.

Tout en rappelant sommairement l'action physiologique de quelques médicaments, nous avons négligé à dessein l'étude de cette action qui n'est pas de notre ressort. Nous ferons remarquer d'autre part que nous n'avons pas sacrifié à la mode en adoptant, sans examen préalable, les innombrables médicaments nouveaux que chaque jour voit éclore. Que restera-t-il de la pharmacopée contemporaine? Trois ou quatre médicaments peut-être surnageront, de valeur incontestable : tels l'antipyrine, le salicylate de soude, l'acide lactique, etc.

De longtemps, sans doute, on ne pourra remplacer l'opium, le chloral, les bromures, le mercure, les iodures, le sulfate de quinine, les alcalins, c'est-à-dire les anciens médicaments que nos pères ont employés, et auxquels on revient toujours après des essais plus ou moins infructueux.

Ce livre est un ouvrage élémentaire, surtout destiné aux praticiens; c'est pourquoi on n'y trouvera pas mention de certains traitements comme celui de la rage par les inoculations Pastoriennes, ou celui du tétanos par les injections d'antitoxine tétanique ; ces traitements ne peuvent être pratiqués que dans des laboratoires et ne sont pas accessibles à la majorité des médecins.

En terminant, nous prenons la liberté de déclarer que ce livre, dans toutes ses parties bonnes ou mauvaises, reflète un peu notre personnalité et qu'en l'écrivant nous avons cherché à utiliser l'expérience acquise au cours de douze années passées dans les hôpitaux, à divers titres. Nous ne regretterons pas les cinq années de travail qu'il nous a coûtées, si le lecteur y veut bien trouver la trace d'efforts consciencieux pour la manifestation de la vérité scientifique.

Paris, 1er septembre 1894.

Dr G. Lyon.

MALADIES
DE L'APPAREIL DIGESTIF

I

MALADIES DE LA BOUCHE ET DU PHARYNX.

ANTISEPSIE BUCCALE.

L'importance de l'antisepsie buccale, aussi bien chez l'homme sain que chez les malades, est telle que l'on ne peut se dispenser de lui consacrer un chapitre spécial :

La cavité buccale renferme, à l'état normal, une quantité innombrable de micro-organismes, dont beaucoup paraissent dénués de toute propriété malfaisante (bacillus subtilis, bacterium termo, etc.), dont les autres sont pathogènes; parmi ces derniers les uns n'occasionnent que des désordres locaux, ce sont les agents de la carie dentaire ; les autres peuvent en pénétrant dans l'économie, ou en sécrétant des toxines qui passent dans la circulation, déterminer des infections générales fort graves, souvent mortelles. On voit qu'il n'est pas inutile de parler d'hygiène buccale, et qu'en prenant soin de la bouche, on n'obéit pas seulement aux préceptes de la vulgaire propreté, mais que l'on évite encore soit les accidents si douloureux et si nuisibles à la digestion, de la carie dentaire, soit les dangers de l'infection de l'organisme.

Les **microbes pathogènes** de la bouche n'ont été réellement étudiés qu'à partir de la retentissante communication de Pasteur, sur le microbe de la septicémie salivaire, découvert dans la salive d'un enfant mort de la rage (1881); ce microbe, on le sait, n'est autre que le pneumocoque, ainsi que les recherches ultérieures de Talamon, Frænkel, Netter, etc., l'ont nettement établi.

Viennent ensuite les travaux de Vignal (1886), de Biondi (1887), ceux de Galippe et Vignal sur la carie dentaire (1889), ceux de Roux et Yersin, sur le bacille pseudo-diphtéritique, etc...

Si tous les microbes contenus dans la salive ne sont pas pathogènes, certains paraissent du moins jouer un rôle fort important dans la digestion salivaire ; car quelques-uns dissolvent ou gonflent l'albumine et la fibrine, d'autres transforment l'amidon, coagulent le lait, dissolvent la caséine, transforment la lactose en acide lactique, etc. ; les produits de fermentation de ces microbes sont des acides, que la salive normale qui est alcaline, parvient à neutraliser.

Dans les conditions pathologiques, dans les fièvres graves par exemple, où la sécrétion salivaire est diminuée, la réaction du liquide buccal devient acide et les fermentations acquièrent leur développement maximum ; aussi doit-on apporter tous ses soins à l'antisepsie buccale, dans toutes les maladies fébriles, afin de prévenir autant que possible la pullulation des germes et les infections secondaires qui en résultent.

Les principaux microbes pathogènes que l'on peut rencontrer dans la cavité buccale, sont : le pneumocoque, le bacille encapsulé de Friendlænder, le streptocoque pyogène, les staphylocoques, le bacille diphtéritique ou le bacille pseudo-diphtéritique.

Le bacille de la tuberculose ne s'y trouve que dans le cas où il existe des ulcérations tuberculeuses ; celui de Klebs persiste parfois pendant longtemps dans la bouche après une attaque de diphthérie ; on l'a retrouvé avec sa virulence dans la bouche des convalescents treize ou quatorze jours après guérison. On n'a pu encore fixer la limite maxima de résistance de ce bacille dans la bouche. D'autre part, on rencontre chez les sujets sains, un microbe identique en tous points à celui qu'ont décrit Klebs et Lœffler, bien étudié par Hoffmann, Zarniko, et surtout par Roux et Yersin, chez 45 enfants sains, n'ayant aucune affection de la gorge ni de la bouche. Roux et Yersin l'ont retrouvé quinze fois. Il diffère essentiellement du bacille de Klebs par son absence complète de virulence, mais bien qu'on n'ait pu en le cultivant lui faire reprendre sa virulence, on admet qu'il la recouvre dans l'économie sous certaines influences et qu'il est identique au bacille de Löffler.

De tous les microorganismes, hôtes fréquents de la cavité buccale, les plus intéressants sont le streptocoque et le pneumocoque ; ce dernier se rencontre une fois sur cinq cas environ, chez les sujets sains (Netter) ; à la suite d'une pneumonie, le pneumocoque restera dans la salive quatre fois sur cinq ; le streptocoque reste également à la suite de l'érysipèle ; or, pneumonie et érysipèle sont deux maladies infectieuses, éminemment sujettes l'une et l'autre à la récidive, et l'on pourrait sans doute éviter leur retour, dans une certaine mesure tout au moins, par des soins antiseptiques de la bouche : disons en terminant qu'il ne s'agit pas toujours et seulement de combattre les microbes pathogènes, mais aussi de neutraliser les effets des microbes saprogènes qui interviennent dans certains cas, en donnant, par les fermentations qu'ils déterminent, une fétidité extrême à l'haleine et surtout en donnant lieu au processus gangréneux.

Les découvertes modernes ont singulièrement modifié et simplifié la question de l'hygiène buccale et dentaire, en montrant que la plupart des affections de la bouche et des dents sont d'origine microbienne ; il faudra donc avoir recours aux *antiseptiques* pour assurer cette hygiène ; il ne faudra pas négliger d'ailleurs de s'attaquer aux causes générales dépendant du sujet, qui favorisent les altérations buccales ; on sait que la grossesse, le diabète, le tabes par exemple, sont des causes prédisposantes d'inflammation buccale et d'altération dentaire ; il y a de ce chef, certaines indications qu'il suffit de signaler ; il est évident qu'en traitant la glycosurie, en modifiant par cela même l'état « des humeurs » du diabétique, on favorisera la guérison de sa gingivite ou de sa stomatite. Donc au traitement local, il y aura lieu dans certains cas de joindre un traitement général.

Occupons-nous d'abord de l'hygiène buccale chez les sujets sains ; nous traiterons ensuite de l'antisepsie buccale dans les fièvres ; l'une ne diffère pas d'ailleurs sensiblement de l'autre.

A. — Hygiène de la bouche chez les sujets sains.

Les soins de la bouche chez les sujets sains consistent dans l'emploi des moyens mécaniques (brosses) qui empêchent le séjour des particules alimentaires, milieu de culture des microorganismes, dans celui d'instruments que les dentistes utilisent pour enlever le tartre, enfin dans l'emploi des dentifrices antiseptiques.

Sur l'emploi de la *brosse* à dents il est inutile de s'appesantir, si ce n'est pour en recommander l'usage même chez les jeunes enfants, afin de prévenir la carie des dents de lait, qui, outre les douleurs et les complications qu'elle entraîne, peut exercer une influence fâcheuse sur la seconde dentition ; le nettoyage de la bouche est surtout nécessaire, lorsque l'on vient de manger du pain, des gâteaux, des sucreries ; les résidus alimentaires sucrés ou gras donnent par la fermentation, des acides qui détruisent la cuticule de l'émail, ce qui permet alors aux agents de la carie dentaire, d'entrer en scène.

A la brosse on joindra avec grand avantage l'emploi du *savon* qui dissout le mucus buccal, et l'entraîne avec les particules alimentaires qui y sont incluses ; comme le savon a l'inconvénient d'avoir une saveur assez désagréable (saveur que l'on peut d'ailleurs masquer), on peut lui substituer la *teinture de quillaya saponaria* dont on verse une petite quantité dans de l'eau avec laquelle on humecte la brosse.

Après le brossage avec ou sans savon, on a recours à une solution antiseptique avec laquelle on se rince soigneusement la bouche. Les solutions sont préférables aux poudres, « parce que celles-ci laissent entre les interstices dentaires et à la sertissure des dents des poussières qui encombrent au lieu de nettoyer, parce que l'une d'elles, le charbon, si souvent employé, finit par former un liseré noirâtre au bord des gencives, liseré absolument indélébile une fois formé » (Thomas).

Les antiseptiques dont on se sert habituellement sont à base d'acides borique, thymique, salicylique, de permanganate de potasse, et même d'acide phénique. D'après Miller ceux qui renferment de l'acide thymique sont les plus efficaces (la solution d'acide thymique à 1 p. 3000 détruit les bactéries de la bouche en une minute), et en même temps les plus agréables au goût.

Voici une formule indiquée par Miller, où entre l'*acide thymique.*

Acide thymique	25 centigrammes.
— benzoïque	3 grammes.
Teinture d'eucalyptus	15 —
Alcool	100 —
Essence de menthe poivrée	75 centigrammes.

Verser dans un verre d'eau une quantité suffisante pour produire un trouble.

Le sublimé est encore plus antiseptique que l'acide thymique, mais sa saveur styptique, et les dangers d'intoxication que son emploi peut présenter chez les enfants, ne permettent pas de l'utiliser.

Voici quelques autres formules que l'on peut encore employer avec avantage pour le nettoyage de la cavité buccale :

Alcool de menthe	160 grammes.
Acide phénique pur cristallisé	20 —

Quelques gouttes dans un peu d'eau tiède (Monin).

Acide phénique	1 gramme.
Acide borique	25 —
Thymol	50 centigrammes.
Essence de menthe	XX gouttes.
Teinture d'anis	10
Eau	Un litre.

(Dujardin-Beaumetz.)

Saccharine	6 grammes.
Bicarbonate de soude	4 —
Alcool à 40°	100 —
Essence de menthe	XXX gouttes.

Une cuillerée à café de cette solution pour un demi-verre d'eau.

La saccharine est un dentifrice très agréable d'une action antiseptique moyenne (Thomas).

On peut encore employer l'alcool salolé (à 5 p. 100) dont on verse quelques gouttes dans l'eau.

Quelle que soit la formule à laquelle on ait recours, les lavages de la bouche doivent être faits plusieurs fois par jour, après chaque repas, le matin au réveil et le soir avant le coucher ; c'est pendant la nuit que se font les fermentations les plus actives et c'est là la cause de l'haleine parfois fétide du réveil.

Les solutions sont préférables, avons-nous dit, aux poudres dentifrices : celles-ci cependant sont encore assez souvent employées.

Peu importe que la poudre soit neutre, acide ou alcaline ; ce qui compte pour un dentifrice, c'est sa valeur antiseptique et non sa réaction (Thomas) ; il importe seulement qu'elle n'exerce aucune action chimique ou mécanique nuisible sur les dents. Les pâtes et les opiats doivent être sévèrement proscrits, en raison des matières sucrées, miel ou glycérine, qui entrent dans leur composition.

Legendre indique la formule suivante de poudre comme lui ayant donné les meilleurs résultats :

Acide borique finement pulvérisé.	2 gr. 50
Chlorate de potasse..............	2 grammes.
Poudre de gaïac..................	1 gr. 50
Craie préparée.................. }	ãã 4 grammes.
Carbonate de magnésie pulvérisé. }	
Essence de menthe..............	q. s. pour aromatiser.

On peut encore formuler ainsi :

Résorcine............................	2 grammes.
Salol..................................	4 —
Iris pulvérisé........................	40 —
Carbonate de chaux pulvérisé..........	8 —
Carmin n° 40..........................	30 centigrammes.
Essence de menthe.....................	X gouttes.

La fétidité de l'haleine, lorsqu'elle est due aux fermentations qui se produisent dans la bouche, disparaît rapidement lorsque l'on prend les soins qui viennent d'être indiqués ; les gargarismes fréquents avec une solution de thymol à 0,50 p. 1000 sont particulièrement efficaces dans ce cas.

B. — Antisepsie buccale dans les maladies.

Si les soins journaliers de la bouche sont indispensables chez les sujets sains, ils acquièrent une importance plus grande encore chez les malades.

Nous avons indiqué sommairement les raisons qui justifient la nécessité absolue de ces mesures antiseptiques ; nous avons dit que les modifications chimiques de la salive favorisaient, au plus haut point, la pullulation des micro-organismes qu'elle contient normalement et que les aliments, l'air extérieur lui apportent incessamment; c'est au prix des soins les plus minutieux de la bouche que l'on parviendra à prévenir, dans une certaine mesure, les infections secondaires locales telles que les infections salivaires (parotidides), les stomatites, les angines, ou les infections à distance comme la pneumonie, la méningite, etc, que l'exaltation de la virulence des microbes de la bouche rend imminentes.

Ce n'est pas seulement dans les fièvres éruptives ou dans la fièvre typhoïde, la diphtérie, que l'antisepsie buccale réclame toute l'attention du médecin. Il est vrai que les infections secondaires buccales et pharyngées y sont particulièrement fréquentes; mais elles peuvent se manifester encore dans toutes les maladies infectieuses, et d'autre part dans les maladies chroniques, comme le diabète, le mal de Bright, la leucémie. On peut dire, sans exagération, que tout état morbide, aigu ou chronique, nécessite une antisepsie buccale rigoureuse.

Cette antisepsie, on la réalise à l'aide de gargarismes, de lavages, d'application de collutoires.

Les adultes seuls peuvent faire usage de gargarismes; encore sont-ils parfois incapables de s'en servir, en raison de leur état de faiblesse ou d'inconscience (typhiques). A ceux qui seront en état de se gargariser on prescrira des gargarismes au borate de soude (2 à 3 p. 100), à l'acide thymique (1 p. 1000), à l'alcool salolé (une cuillerée à café dans un verre d'eau), etc.

On doit commencer, chez les malades adynamiques, dont la langue est sèche et rôtie, dont les lèvres et les gencives sont recouvertes de fuliginosités, par débarrasser la bouche de ces enduits à l'aide de pinceaux ou mieux de tampons d'ouate hydrophile, imbibés d'eau de Vichy ou d'eau boratée; puis, on prescrit les grands lavages, soit avec l'eau boriquée saturée ou l'eau chloralée (10 p. 1000), soit avec une solution d'acide thymique, ou même, dans certains cas (diphtérie), avec une solution faible d'acide phénique (1 p. 100). Ces lavages sont répétés, plus ou moins fréquemment, suivant les cas. Dans la diphtérie, ils doivent être faits toutes les deux ou trois heures.

Dans l'intervalle des lavages, on humecte fréquemment la bouche, soit avec de l'eau de Vichy, soit avec de la glycérine boriquée à 10 p. 100; on peut aussi étendre sur les lèvres et la langue de légères couches de vaseline boriquée.

Legendre recommande le collutoire suivant pour les enfants:

Acide borique...........................	1 gramme.
Chlorate de potasse....................	75 centigrammes.
Jus de citron...........................	15 grammes.
Glycérine..	10 —

On a donné de nombreuses formules de collutoires ; le plus simple et le meilleur est la glycérine boriquée.

Ces divers soins de la bouche doivent être continués pendant la convalescence, car nous savons que les microbes spécifiques conservent encore leur virulence après la période aiguë de la maladie et que d'autre part les infections secondaires se montrent surtout au moment de la convalescence.

GLOSSITES.

Les glossites peuvent exister indépendamment des stomatites ou exister avec elles et dans ces cas reconnaître les mêmes causes que ces dernières (glossite aphteuse, ulcéro-membraneuse, mercurielle, glossite du muguet, etc.) Nous n'envisagerons ici que les glossites en tant que glossites primitives.

A. — Glossites aiguës.

La glossite aiguë superficielle est souvent d'origine **traumatique** ; le plus souvent l'auteur de la blessure est le malade lui-même ; le traumatisme est alors accidentel ou survient pendant une attaque d'épilepsie, ou bien encore il est déterminé par un chicot dentaire. D'autres fois la glossite est le résultat d'une piqûre d'insecte, etc.

Lorsque le traumatisme n'est pas en cause, la glossite peut être due à une **brûlure** à la suite de l'ingestion d'un liquide trop chaud, ou d'un caustique.

Dans d'autres circonstances la glossite est secondaire ; elle est due à **des troubles digestifs**, ou survient dans le cours ou à la suite d'une **maladie infectieuse** (fièvre typhoïde, variole, rougeole, scarlatine, etc.)

La glossite traumatique guérit aisément ; il suffit de recommander au malade de se baigner fréquemment la bouche avec une *solution boriquée* ; si les ulcérations sont très douloureuses on peut les recouvrir d'une légère couche de *pommade iodoformée* (au 20e) ou *cocaïnée* et les toucher ultérieurement avec l'*acide chromique* au 10e pour en hâter la cicatrisation.

Un traitement analogue est applicable aux glossites de nature infectieuse ; à l'antisepsie buccale il faut joindre les applications de topiques calmants :

Chlorhydrate de cocaïne............	25 centigrammes.
Borate de soude....................	2 grammes.
Eau distillée de laurier-cerise.......	ãã 5 grammes.
Glycérine..........................	

et les bains de bouche avec :

Borate de soude........................	10 grammes.
Eau de pavots..........................	ãã 100 —
Eau d'orge.............................	

ou :

Décocté de pavots......................	200 grammes.
Sirop d'althæa.........................	25 —
Eau de laurier-cerise..................	15 —
Chlorate de soude......................	6 —

Les ulcérations des glossites infectieuses sont parfois très rebelles ; chez un jeune homme atteint de fièvre typhoïde que nous avons soigné dans le service de M. le professeur G. Sée, les bords de la langue étaient parsemés d'ulcérations très profondes, à bords déchiquetés ; les attouchements fréquents au sublimé n'ayant pas déterminé la cicicatrisation, nous avons, dans ce cas, employé la teinture d'iode associée à la glycérine (à parties égales). On pourrait encore utiliser dans une circonstance analogue le topique suivant :

Acide phénique.........................	2 grammes.
Teinture d'iode........................	ãã 10 —
Glycérine..............................	

Avant chaque ingestion d'aliments nous avons fait badigeonner les ulcérations avec le collutoire à la cocaïne, précédemment mentionné.

Les glossites profondes suppurées sont toujours graves, car elles peuvent entraîner la mort par suffocation, par œdème de la glotte, par gangrène. Les *applications de glace*, les *scarifications* sont le seul traitement applicable au début ; dès que le pus est formé il faut lui donner issue.

B. — Glossites chroniques.

Parmi les glossites chroniques il en est de très superficielles, comme la desquamation linguale ou **langue lisse** que l'on observe chez les arthritiques, les dyspeptiques, les cachectiques, dans les fièvres éruptives et dans la syphilis ; les *lotions alcalines* sont recommandées.

Les mêmes lotions sont utiles pour la **langue noire** que caractérisent sa coloration plus ou moins foncée et l'hypertrophie des papilles filiformes. Cette variété de glossite s'observe de préférence chez les malades atteints d'affections chroniques, de maladies du tube digestif, de diabète (Horand et Weill), d'épilepsie, de tabes. Pour combattre l'hyperkératose on peut toucher tous les jours ou tous les deux jours les points malades avec une *solution d'acide salicylique* au dixième ou au vingtième.

La **glossite exfoliatrice marginée** (langue géographique de Bergeron et Archambault, exfoliation en aires de Unna, eczéma marginé desquamatif de Besnier) est une glossite particulièrement fréquente dans la première enfance, de six mois à trois ou quatre ans, mais peut s'observer aussi chez l'adulte. Elle débute vers la pointe ou les bords tantôt par une petite tache blanche arrondie, déprimée au centre, tantôt par un arc de cercle constitué par un bourrelet blanchâtre dans la concavité duquel il semble que les papilles aient subi un processus desquamatif.

A sa période d'état elle est constituée par des plaques dépapillées, limitées du côté où elles s'étendent par des cercles incomplets, par une petite bordure d'un blanc mat ; cette bordure est fort adhérente.

Les symptômes subjectifs sont à peu près nuls. L'étiologie de l'affection est encore obscure ; cependant la coïncidence avec les troubles digestifs est incontestable ; Parrot avait remarqué que cette glossite s'observe surtout chez les enfants débilités, dyspeptiques. Chez l'adulte elle coïncide également avec les troubles digestifs, avec l'alcoolisme, la syphilis. Pour MM. Besnier et de Molénes cette glossite n'est autre qu'un eczéma des muqueuses.

Quoi qu'il en soit, il faut la traiter de la façon suivante : la *suppression du tabac*, de l'*alcool*, des *mets épicés* est la première mesure à prendre; l'*hygiène dentaire* est à surveiller. Après chaque repas on recommande au malade de faire un lavage de la bouche avec une *solution alcaline*. On soigne les troubles digestifs en instituant un régime approprié, en combattant la constipation, en faisant de l'antisepsie gastro-intestinale. Comme traitement local, de Molénes conseille les onctions répétées soir et matin avec la *vaseline boriquée* à 5 p. 100 additionnée ou non de *Baume du Pérou* (1 p. 10) ou bien les applications du glycérolé suivant :

Glycérine	50 grammes.
Hyposulfite de soude	4 —

Faire dissoudre.

On peut employer une *pommade à l'acide salicylique* à 2 p. 50. Dans un cas tenace, de Molénes a employé l'*acide lactique* coupé de parties égales d'eau. Il est nécessaire de continuer les soins généraux et locaux pendant un certain temps, car les récidives sont fréquentes.

Leucoplasie buccale. — De toutes les glossites, la plus importante à connaître au point de vue pratique, est la leucoplasie buccale. Ce n'est pas le lieu de discuter ici, s'il convient de distinguer les plaques des fumeurs de la leucoplasie des syphilitiques et de celle que l'on observe, sans cause bien nette, chez des individus qui ne sont ni fumeurs, ni syphilitiques. Au point de vue thérapeutique, il n'y a pas de différence à établir entre ces diverses variétés.

Il n'existe pas de **traitement général** de la leucoplasie buccale;

alors même que les malades qui en sont atteints, présentent des antécédents de syphilis, on peut hésiter à instituer chez eux le traitement spécifique qui a paru parfois aggraver les accidents; cependant M. Brocq ne formule pas d'opposition systématique contre le traitement mixte, ou le traitement ioduré seul, mais il reconnaît que ce traitement doit être conduit avec prudence, et que dans certains cas il convient d'administrer le mercure et l'iodure par la voie cutanée et rectale, pour éviter toute irritation de la muqueuse buccale. Le traitement antisyphilitique est d'ailleurs très rarement suivi de résultats heureux et durables.

Les **mesures hygiéniques** tiennent le premier rang dans le traitement de la leucoplasie; les malades sont souvent des arthritiques chez qui surviennent des poussées inflammatoires du côté de la langue, paraissant liées dans certains cas au mauvais fonctionnement du tube digestif; il faut donc prescrire un *régime alimentaire* sévère et combattre la *constipation*; mais c'est à l'hygiène buccale qu'il faut particulièrement veiller; l'état de la *dentition* doit être avant tout surveillé; les aspérités dentaires susceptibles d'ulcérer la muqueuse seront émoussées, et les pièces dentaires nettoyées avec le plus grand soin.

Il va sans dire que l'usage du *tabac* doit être sévèrement proscrit; son interdiction est absolue. Les malades doivent enfin s'abstenir des *aliments* et des *boissons* qui par leur température ou leur composition peuvent entretenir l'irritation; c'est pourquoi l'alcool, le vin pur, les aliments épicés, les boissons glacées ou brûlantes, le sucre en nature sont défendus.

Le **traitement local** est des plus utiles dans la leucoplasie, à la condition toutefois que l'on évite l'emploi d'agents irritants. Les alcalins à faibles doses sont presque exclusivement employés. On prescrit des *bains locaux* répétés avec des solutions de bicarbonate de soude à 2 p. 1000, de salicylate à 1 p. 1000; de borate de soude à 5 p. 1000, etc.

On peut également prescrire les bains d'eau bouillie très faiblement boriquée (5 p. 1000), la décoction de feuilles de coca (2 p. 1000), avec ou sans bicarbonate de soude, ou tout simplement l'eau de guimauve boratée ou bien encore les eaux alcalines naturelles (Vals, Vichy); ces bains, pour être réellement efficaces, doivent être renouvelés très fréquemment, toutes les demi-heures au moins.

M. Brocq (*Revue générale de clinique et de thérapeutique*, n° 50, p. 789, 1891) repousse l'emploi des pastilles au borate de soude, au bicarbonate de soude, etc., en raison du sucre qu'elles contiennent, ou bien de l'état de trop grande concentration du médicament qui entre dans leur composition, et parce qu'elles sont souvent aromatisées avec une essence irritante.

Aux bains locaux, on doit joindre les *pulvérisations* faites deux ou trois fois par jour, pendant cinq à dix minutes chaque fois, avec les mêmes liquides ou bien encore avec l'*eau cuivreuse de Saint-Christau* (Basses-Pyrénées), où Bazin envoyait les malades atteints de leucoplasie.

Ces eaux renferment environ trois dix-millièmes de sulfate de cuivre ; à la suite de leur emploi local, on observe une certaine exagération des troubles subjectifs (sécheresse, picotements, élancements), plus tard au contraire l'éloignement des poussées inflammatoires, parfois même la régression des plaques ; on peut administrer ces eaux à l'intérieur (source des Arceaux). Les *eaux de Challes* donnent également de bons résultats.

Les *onctions grasses* sont particulièrement indiquées contre la sécheresse de la langue accusée par beaucoup de malades ; ces onctions seront faites avec de la vaseline additionnée d'une faible dose de Baume du Pérou, d'acide borique (1 à 5 p. 100) ; d'iodol, d'aristol (1 p. 100) :

Chlorhydrate de cocaïne...........	5 centigrammes.
Baume du Pérou....................	ãã 1 gramme.
Acide borique pulvérisé...........	
Vaseline..........................	40 grammes.
	(Besnier.)

en applications deux fois par jour avec un pinceau.

Beurre de cacao.....................	10 grammes.
Iodoforme...........................	10 centigrammes.

Faire une sorte de crayon avec lequel on touchera la langue plusieurs fois par jour.

La glycérine associée à l'eau de chaux, ou au miel à parties égales, sera utilisée en *collutoire*.

Miel............................	ãã 20 grammes.
Glycérine.......................	
Chlorhydrate de cocaïne.........	10 centigrammes.
Acide salicylique...............	50 —

Les *topiques* habituellement recommandés sont l'acide salicylique (E. Vidal) et l'acide chromique ; on peut aussi se servir de l'acide lactique (Joseph).

On badigeonne les plaques tous les trois ou cinq jours avec un pinceau imbibé d'une *solution alcoolique d'acide salicylique au dixième* ; cette application doit être suivie d'un bain local avec de l'eau alcaline.

On peut encore faire baigner la bouche cinq ou six fois par jour avec une solution faite en mettant 40 gouttes d'une solution alcoolique d'acide salicylique au cinquième dans un verre d'eau.

L'*acide chromique* s'emploie en solutions au centième ou au quatre-vingtième, avec lesquelles on badigeonne les points malades deux ou trois fois par jour, ou en solution forte au dixième ; dans ce cas on fait un attouchement tous les trois ou cinq jours seulement (toujours suivi d'un lavage à grande eau) ; l'acide chromique est surtout indiqué quand il existe des fissures ou des excoriations. Enfin Schwimmer recommande les *applications de sublimé* à 1/2 p. 100, celles de *papaïotine* (en solution à 5 p. 100 dans parties égales d'eau distillée et de glycérine). M. Besnier préconise *l'huile de cade vraie*, dont une très petite quantité est appliquée avec le doigt une ou deux fois par jour, sur les surfaces malades. Lassar (de Berlin) préfère le *Baume du Pérou* pur, employé dans les mêmes conditions. D'autres topiques ont encore été proposés, mais il vaut mieux s'en tenir à quelques-uns de ceux que nous venons de citer : acides salicylique, chromique, lactique ; Baume du Pérou, huile de cade.

Tel est le traitement local que l'on peut utiliser, et qui, s'il n'amène pas la guérison radicale, détermine du moins, dans bon nombre de cas, une amélioration persistante équivalant à la guérison.

Lorsqu'en dépit de ce traitement, la transformation épithéliomateuse s'effectue, lorsque les plaques s'ulcèrent ou que les tissus s'indurent profondément, tout atermoiement devient périlleux pour le malade ; il faut opérer au plus vite, avant que les ganglions ne se prennent, bien que l'on ait observé quelques cas de guérison, alors même que les ganglions étaient déjà indurés.

D'autre part, de nombreux médecins sont partisans d'une intervention précoce lorsque le traitement local n'est suivi d'aucune amélioration appréciable ; Schwimmer préconise la *rugination* ; d'autres préfèrent la *destruction de la plaque avec le galvano-cautère* ou le *thermo-cautère*.

Glossites syphilitiques. — Le traitement général diffère suivant qu'il s'agit d'une gomme ou d'une glossite scléreuse. La gomme est curable par l'iodure de potassium seul ; au contraire le mercure est indispensable dans la sclérose, alors que l'iodure de potassium n'a qu'une action peu sensible ; il est même souvent nécessaire d'avoir recours à un traitement intensif par les frictions ou même les injections sous-cutanées.

Tous les malades atteints de syphilis linguale doivent prendre des soins minutieux de la bouche, éviter l'usage des aliments irritants ou des boissons alcooliques, en un mot tout ce qui peut favoriser l'ulcération des lésions. De plus ils doivent se baigner fréquemment la bouche avec de l'eau boratée.

Les pulvérisations sont très utiles ; M. Fournier recommande de les faire avec une solution iodo-iodurée :

Iodure de potassium.....................	3 grammes.
Teinture d'iode..........................	XL gouttes.
Eau.....................................	250 grammes.

S'il existe des fissures sur la langue scléreuse, on les touchera tous les quatre ou cinq jours avec le crayon de nitrate d'argent. Dans la glossite gommeuse, lorsque l'eschare sera éliminée, on touchera le fond avec la teinture d'iode.

Glossite tuberculeuse. — Contre cette glossite on a préconisé les attouchements de teinture d'iode, d'acide lactique au tiers, d'acide chromique, de naphtol camphré, la cautérisation au galvano-cautère.

GLOSSOPATHIES NERVEUSES.

Bien que les troubles et lésions d'ordre nerveux dont la langue est le siège, ne prêtent qu'à des considérations thérapeutiques très limitées, nous croyons devoir résumer très brièvement nos connaissances sur la séméiologie nerveuse de la langue, la question étant encore peu connue.

On peut observer des troubles de la sensibilité, de la motilité et des troubles trophiques.

A. — Troubles de la sensibilité.

Ces troubles peuvent porter sur la sensibilité générale et sur la sensibilité spéciale.

Les premiers consistent en anesthésie et en hyperesthésie.

L'**anesthésie** est presque toujours unilatérale; elle est accompagnée ou non d'abolition du goût. Elle est habituellement sous la dépendance de l'hystérie : beaucoup plus rarement elle est due à une lésion en foyer du lobe occipital, du faisceau récurrent de Meynert, du tiers postérieur de la capsule interne, de la couche optique, de la partie externe du pédoncule cérébral et de la protubérance ; elle coïncide dans ces cas avec une hémiplégie motrice et avec une hémianesthésie sensitivo-sensorielle.

L'anesthésie linguale siège du même côté que les autres paralysies motrices et sensitives, mais elle peut être croisée quand il s'agit d'une lésion protubérantielle.

L'hémianesthésie linguale peut encore être sous la dépendance de lésions du trijumeau dans sa partie périphérique ou dans sa portion intra-cranienne.

Le traitement de l'anesthésie hystérique consiste en l'emploi de l'*électrisation faradique* avec le pinceau. Dans tous les cas d'anesthésie, quelle que soit la cause, il faut faire prendre au malade des soins méticuleux de la bouche; faire limer les chicots et les saillies dentaires, pour éviter les ulcérations traumatiques.

L'**hyperesthésie** peut être sous la dépendance de lésions appréciables telles qu'ulcérations ou cancer; dans ce cas les douleurs sont d'une intensité extrême et ne cèdent souvent qu'aux injections de morphine.

D'autres fois il n'existe pas de lésions ; ici encore l'hystérie peut être en cause ; mais il peut s'agir aussi d'une névralgie du nerf lingual dont la cause est obscure et donc le traitement est nul ; il peut exister un seul point douloureux, mais plus souvent la langue est douloureuse dans sa totalité;

Il est une dernière affection douloureuse de la langue qu'il importe de bien connaître, car elle peut donner lieu à des erreurs de diagnostic fort préjudiciables au malade, c'est la glossodynie ; celle-ci peut être symptomatique du tabes, de la paralysie générale ; elle est habituellement liée à un état névropathique, à la neurasthénie. Les malades accusent l'existence d'un point très douloureux siégeant en général à la partie postérieure de la langue et s'imaginent qu'ils sont atteints de cancer au début ; trop souvent le médecin est porté à confirmer ce diagnostic et peut être amené à proposer une intervention chirurgicale qui n'est nullement justifiée ; lorsque l'on constate que la langue est lisse, souple, qu'elle ne présente ni induration ni tumeur, que le sujet est névropathe, il faut songer à la glossodynie. Comme moyens généraux de traitement on a proposé la *quinine*, l'*arsenic* (Hardy), le *bromure de potassium à hautes doses* (Fournier). Il importe de recommander au malade l'*abstension du tabac*, du *thé*, des *aliments irritants* par leur nature ou leur température ; on lui prescrit des *lavages* fréquents de la bouche avec une décoction de têtes de pavots, additionnée de 1 p. 100 de borate de soude ; on peut badigeonner le point douloureux avec de la *glycérine phéniquée* (Hardy), avec du *menthol*, avec une *solution cocaïnée*. Dans les cas rebelles on ne doit pas hésiter à pratiquer une légère cautérisation à l'endroit douloureux avec la pointe fine du thermo-cautère ; « cette dernière intervention est tout à fait indiquée quand il y a quelque excroissance au voisinage du point douloureux ; en la détruisant avec le galvano-cautère on supprime peut-être une cause occasionnelle de la glossodynie, mais surtout on tranquillise le malade sans lui faire courir le moindre danger » (Brocq).

Cette sensibilité particulière de la langue est parfois d'origine réflexe; dans un cas elle était déterminée par la présence d'un bouchon de cérumen dans une oreille ; il faudra songer à cette éventualité.

La langue reçoit ses nerfs gustatifs du glosso-pharyngien pour la partie postérieure, du lingual et de la corde du tympan pour les bords et la pointe ; les impressions gustatives sont portées jusqu'aux circonvolutions capitales à travers la protubérance, le centre médian des couches optiques et les fibres les plus internes de la partie postérieure de la capsule interne.

Les **troubles du goût** peuvent se traduire par l'agueusie ou perte du goût, par l'hyperagueusie, enfin par la paragueusie ou perversion du goût.

Dans la paralysie faciale totale existe une diminution ou une abolition du goût, dans les deux tiers antérieurs de la langue (Cl. Bernard).

Dans l'hystérie, l'épilepsie, le goût est souvent aboli ; l'hyperagueusie est particulière à l'hystérie, la paragueusie à l'aliénation mentale.

B. — Troubles de la mobilité.

Les lésions de l'hypoglosse dans son faisceau cérébral et protubérantiel, dans ses noyaux bulbaires et dans son trajet périphérique, d'autre part celles du nerf facial peuvent donner lieu à la paralysie de l'organe, paralysie habituellement incomplète, se traduisant par la déviation de la langue, par le bredouillement, et les troubles de la déglutition.

La **paralysie de la langue** peut s'observer dans le ramollissement cérébral quand la plaque de ramollissement intéresse le centre cortical du grand hypoglosse.

La paralysie siège du côté de l'hémiplégie des membres, la langue est déviée du côté paralysé ; elle peut coïncider avec l'aphasie.

La paralysie de la langue existe également à un degré plus ou moins marqué dans les cas d'hémorrhagie ou de tumeurs du centre ovale ou de la capsule interne ; elle est complète dans la paralysie pseudo-bulbaire, c'est-à-dire lorsqu'il existe deux lésions siégeant en des points symétriques des deux hémisphères et intéressant les faisceaux intra-cérébraux des deux nerfs hypoglosses ; ce qui distingue cette paralysie linguale pseudo-bulbaire de la paralysie bulbaire c'est l'absence d'atrophie de la langue, l'abolition des réflexes et de la contractilité électrique, c'est encore l'absence de symptômes laryngés et cardiaques.

Dans la paralysie labio-glosso-laryngée, la langue est atteinte en premier lieu ; puis sont paralysés le voile du palais, les muscles du larynx, etc.

Les hémorrhagies et les ramollissements bulbaires, les tumeurs du bulbe s'accompagnent de paralysie de la langue.

La paralysie de la langue est isolée quand le tronc de l'hypoglosse est intéressé ; la langue est alors atrophiée.

Dans la paralysie faciale, la langue est déviée du côté opposé à la paralysie (par suite de l'action prédominante du styloglosse sain) ; elle peut cependant être entraînée du côté paralysé, par suite de la paralysie du génioglosse qui vient annihiler l'action du styloglosse ;

cette déviation du côté paralysé indique une paralysie faciale de cause centrale.

La paralysie plus ou moins complète de la langue peut s'observer dans la paralysie générale, dans l'épilepsie ; elle peut constituer l'accès de l'épilepsie ou bien survenir après l'accès et durer plusieurs heures.

Le **tremblement de la langue** s'observe dans l'épilepsie, la paralysie générale, la paralysie agitante, la sclérose en plaques, le goître exophthalmique, dans les intoxications (alcool, mercure), dans les fièvres graves (fièvre typhoïde). Dans la paralysie générale il constitue un signe de grande valeur pour le diagnostic.

Les **spasmes toniques de la langue** se rencontrent dans l'hémiplégie avec contracture et dans l'hystérie ; les **spasmes cloniques** ont été observés également dans l'hystérie (hémispasme glosso-labié), dans l'épilepsie, dans la chorée, dans la maladie de Thompsen et dans le paramyoclonus multiplex ; les muscles de la face et de la langue sont animés de secousses fibrillaires chez les malades atteints de paramyoclonus ; les mouvements convulsifs acquièrent parfois une telle intensité, que les malades sont contraints de la maintenir avec les mains.

Il n'existe pas de traitement particulier des spasmes et du tremblement de la langue ; dans la chorée, le traitement général par l'antipyrine et par les autres moyens en usage peut venir à bout du tremblement lingual, mais l'existence de ce tremblement indique toujours une forme grave de la maladie.

C. — Troubles trophiques.

Des troubles trophiques de la langue le plus fréquent et le mieux connu est l'**atrophie** qui est habituellement unilatérale et sous la dépendance d'une destruction du noyau bulbaire de l'hypoglosse ; exceptionnellement, elle est due à la compression du tronc de ce nerf ; il n'existe pas d'atrophie linguale de cause cérébrale ; l'absence d'atrophie est même l'un des signes distinctifs entre la paralysie glosso-labiée d'origine cérébrale et la paralysie glosso-labio-laryngée d'origine bulbaire ; dans cette dernière maladie, l'atrophie est le plus souvent bilatérale ; elle est au contraire unilatérale dans le tabes (Charcot) ; exceptionnellement l'atrophie unilatérale a été constatée dans la paralysie atrophique de l'enfance, dans la paralysie générale.

Toutes les causes de compression intra-cranienne du tronc de l'hypoglosse (méningites, tumeurs gommeuses, etc.) ou sa section traumatique peuvent déterminer l'atrophie de la langue.

Comme l'atrophie, l'**hypertrophie** peut être générale ou partielle. La macroglossie a été observée dans l'atrophie musculaire à forme pseudo-hypertrophique (Hamon), dans l'acromégalie (Marie), chez les crétins, enfin comme malformation congénitale.

Les hypertrophies unilatérales sont également d'origine congénitale.

GINGIVO-STOMATITES.

Nous réunissons dans le même chapitre l'étude du traitement des gingivites et des stomatites, parce que si la gingivite peut rester souvent isolée, les gencives sont rarement épargnées dans le cas de stomatite. On peut distinguer :

- Des gingivo-stomatites secondaires..
  - A une *maladie infectieuse.*
    - Scarlatine.
    - Variole.
    - Varicelle.
    - Rougeole.
    - Fièvre typhoïde.
    - Pneumonie.
    - Oreillons.
    - Diphtérie.
    - Érythème polymorphe.
    - Grippe.
  - A une *intoxication.*
    - Mercure.
    - Plomb.
    - Arsenic.
    - Phosphore.
  - A la *grossesse.*
  - A une *maladie générale non infectieuse.*
    - Diabète.
    - Mal de Bright (urémie).
    - Scorbut.
    - Athrepsie.
    - Leucémie.
- Des gingivo-stomatites primitives....
  - Tartarique
  - Erythémateuse.
  - Pultacée.
  - Ulcéreuse.
  - Aphteuse.
  - Herpétique.
  - Impétigineuse.
  - Ulcéro-membraneuse.
  - Gangréneuse (noma).
  - Gingivo-stomatite du muguet.

A. — Gingivo-stomatites secondaires.

1° A une maladie infectieuse. — Dans un grand nombre de maladies infectieuses existent des déterminations primitives ou secondaires du côté des gencives et de la bouche.

Dans la scarlatine se produit une stomatite érythémateuse diffuse ; la muqueuse saigne facilement. La langue est recouverte d'un dépôt blanchâtre, tandis que les bords et la pointe présentent une coloration d'un rouge vif. Vers le troisième jour, la langue se dépouille de son enduit et présente alors une couleur rouge foncé uniforme et un aspect framboisé, dû à la saillie et à la turgescence des papilles. Il existe toujours un engorgement ganglionnaire plus ou moins accentué. Il peut y avoir aussi dans la scarlatine une stomatite pseudo-membraneuse qui serait due au streptocoque (thèse de Gestat 1893).

Dans la variole, l'éruption se manifeste sur les joues, la langue, les gencives, le voile du palais. On constate d'abord une poussée papuleuse, puis pustuleuse, suivie d'ulcération. Les lèvres sont tuméfiées ; la salivation est abondante, l'haleine fétide.

Dans la varicelle des bulles analogues à celles de la peau, se montrent sur la face interne des joues et sur la voûte palatine.

Dans la rougeole, la veille de l'apparition de l'exanthème on observe des taches roses sur le voile du palais ; plus tard la stomatite peut se généraliser ; toute la muqueuse buccale est envahie par le piqueté rougeâtre. La langue peut desquamer.

La fièvre typhoïde détermine plutôt des manifestations du côté du pharynx que du côté de la bouche ; cependant on peut observer une gingivo-stomatite ulcéreuse par infection secondaire ou du muguet, etc.

Dans la diphtérie la gingivo-stomatite est secondaire à l'angine ; elle est constituée par une nappe couenneuse qui peut s'étendre à presque toute la cavité buccale.

Dans la grippe on a noté une stomatite ulcéreuse, du type aphteux, avec une adénopathie assez considérable, et de la périostite dentaire. Il faut toucher les gencives avec une pommade salolée (6 p. 40, Hugenschmidt).

On a signalé chez les enfants une stomatite blennorhagique ; il ne s'agit pas il est vrai d'une stomatite secondaire, à proprement parler, mais bien d'une stomatite primitive, le gonocoque ayant été absorbé au passage de l'enfant à travers les voies génitales, et s'étant cultivé dans la bouche.

Le traitement de ces diverses stomatites est sensiblement le même pour toutes ; il consiste essentiellement en lavages avec *des solutions antiseptiques*, en attouchements avec des *collutoires* au borax, (glycérine 20 grammes, borax 2 ou 3 grammes), à l'acide salicylique.

S'il existe des fausses membranes, diphtéritiques ou non, on applique le traitement qui sera exposé plus loin, au chapitre : diphtérie.

Les ulcérations seront touchées avec différents topiques : teinture d'iode, acide chromique au dixième, etc.

2° **A une intoxication.** — Les stomatites toxiques sont consécutives à l'absorption du mercure, du plomb, de l'arsenic, du phosphore. Celle que l'on est le plus souvent appelé à traiter, est la stomatite mercurielle ; cette stomatite n'a pas de caractères spécifiques, lui donnant une autonomie, et le plus souvent on la distingue de la stomatite ulcéro-membraneuse, par le fait unique de l'absorption mercurielle; les auteurs allemands confondent ces deux variétés de stomatites dans la même description; ce qui prouve bien l'identité de nature c'est que toutes deux sont auto-inoculables; cette propagation de l'infection, dit le Dr Thomas, n'a rien à voir avec la lésion locale et topique que pourrait produire un médicament irritant; la stomatite mercurielle comme les autres stomatites toxiques présente en résumé des caractères tellement voisins de ceux observés dans les stomatites septiques qu'on peut les considérer comme identiques, et si la stomatite mercurielle présente parfois une gravité extrême, cela tient sans doute au mauvais état général créé par la syphilis, aux lésions rénales qu'elle détermine et qui s'opposent à l'élimination du mercure absorbé. D'autre part l'état des dents n'est pas sans influence sur le caractère de gravité revêtu parfois par cette stomatite; les dents déchaussées, le tartre, toutes les causes locales d'irritation déterminent la localisation septique sur la muqueuse en imminence morbide, ce qui explique l'existence de stomatites intenses déterminées par l'absorption de faibles doses de mercure; cette influence est encore prouvée par ce fait que la stomatite ne se montre pas chez les enfants, ni chez les vieillards dépourvus de dents. On peut supposer, dit M. Galippe, que la gencive, par son bord libre sert d'habitation à des parasites disparaissant avec lui, parce qu'ils ne trouvent plus de conditions favorables à leur développement.

Les conclusions thérapeutiques à tirer de ces faits sont que le traitement des stomatites toxiques doit être avant tout antiseptique; en suivant ce traitement avec rigueur, on peut parfois continuer le traitement mercuriel, pendant le cours même de la stomatite, ce qui prouve du moins que l'influence du mercure sur la pathogénie des accidents n'est pas aussi grande ni aussi exclusive qu'on le croyait. Le professeur de Renzi a même traité avec succès deux stomatites mercurielles par le mercure ; la solution de sublimé au 1/4000 en applications locales suffirait d'après lui à amener la guérison en cinq jours, le chlorate de potasse par contre est infiniment moins efficace qu'on ne l'a prétendu, et s'il paraît réussir souvent, c'est qu'on lui attribue des succès dus sans doute à l'emploi simultané de lavages et de topiques antiseptiques. On emploiera donc l'*acide phénique*, le *thymol en lavages* dont la fréquence sera mesurée au degré de la stomatite; dans les cas graves on n'hésitera pas à les répéter tous les quarts d'heure.

Il est un traitement non moins important, dont l'efficacité préventive n'est contestée de personne, c'est la mise en bon état des dents, c'est l'enlèvement du tartre avant l'institution du traitement mercuriel.

Pendant le cours même du traitement les malades se rinceront la bouche plusieurs fois par jour avec une décoction d'écorce de quinquina (20 grammes pour un litre d'eau) et se brosseront les dents avec la poudre suivante :

Poudre de quinquina	15 grammes.
— de ratanhia	5 —

(Vidal.)

ou avec celles dont les formules ont été données précédemment.

3° **A la grossesse.** — Le gingivo-stomatite des femmes enceintes paraît favorisée par la présence du tartre et aussi par le mauvais état général; toutefois MM. A. et D. Pinard l'ont rencontrée chez des femmes placées dans les meilleures conditions hygiéniques, elle disparaît en général un mois ou deux après l'accouchement, mais peut persister beaucoup plus longtemps chez les femmes qui allaitent. MM. Pinard recommandent comme le meilleur topique, le mélange suivant:

Hydrate de chloral	ãã parties égales.
Alcoolat de cochlearia	

4° **A une maladie générale non infectieuse.** — Dans le diabète, le mal de Bright, on observe souvent des gingivo-stomatites. M. Barié, recommande de traiter la stomatite urémique avec un *collutoire salicylé* (2 grammes d'acide salicylique pour 20 grammes de glycérine).

La stomatite urémique, comme la diabétique, s'améliore parallèlement à l'état général, c'est-à-dire quand, à la suite d'un traitement approprié, l'élimination de produits toxiques au niveau de la muqueuse buccale est entravée.

Contre la stomatite fongueuse du scorbut on emploie les attouchements avec le *jus de citron* pur ou additionné d'alcool, avec l'*acide chlorhydrique dilué*, etc.

La stomatite leucémique s'observe surtout dans les cas aigus ; souvent la maladie débute par elle.

B. — Gingivo-stomatites primitives.

1° **Gingivite tartarique.** — Parmi les gingivites primitives la tartarique est l'une des plus fréquentes. Le tartre se compose principalement de phosphates et carbonates terreux, et l'on croyait jusqu'à notre époque que c'était un simple dépôt par précipitation des sels tenus en dissolution dans la salive à la faveur de la matière organique avec laquelle ils sont combinés. A leur arrivée dans la cavité buccale, les principes se dédoublent au contact de l'air et la muqueuse, les sels insolubles dans l'eau se précipiteraient et se déposeraient à la surface des dents (Magitot). On sait aujourd'hui, depuis les travaux de M. Galippe (1886) que le tartre est dû à des micro-organismes divers que M. Vignal a pu cultiver; ces micro-organismes exercent leur action sur les matières alimentaires mélangées à la salive au niveau du collet des dents, et provoquent la précipitation des sels terreux en même temps que l'inflammation du bord libre de la gencive. D'autre part le tartre s'insinue peu à peu entre ce bord libre et la surface de la dent, de sorte qu'à un moment donné la cavité alvéolaire se trouve ouverte, exposée à l'envahissement des germes infectieux; alors la pyorrhée alvéolaire, affection pouvant devenir fort grave, se trouve constituée.

Pour guérir la gingivite tartarique il faut donc *enlever le tartre*, et cet enlèvement demande un soin minutieux ; les dentistes ont à leur disposition une foule d'instruments de dimensions et de courbures variées qui leur permettent d'atteindre les parties les moins accessibles des anfractuosités dentaires ; ce nettoyage effectué, la gingivite guérit rapidement avec les *lavages répétés* à l'*acide phénique*, au *phénosalyl et surtout au thymol* ; les fongosités et les ulcérations seront touchées avec l'*acide chromique*, le *nitrate d'argent*, *la teinture d'iode;* le retour des accidents sera prévenu par le brossage des dents répété plusieurs fois par jour, et l'usage des dentifrices antiseptiques.

En dehors des gingivites exclusivement liées à sa présence, le tartre joue un rôle fort important dans la production ou l'aggravation des autres gingivites, en particulier des gingivo-stomatites toxiques.

2° **Stomatites érythémateuse, pultacée.** — Ces stomatites s'observent de préférence chez les enfants, au moment de la dentition, ou à l'occasion de troubles digestifs. Elles sont des plus bénignes et guérissent avec quelques lavages.

3° **Stomatites ulcéreuses bénignes.** — On observe des stomatites ulcéreuses bénignes, également chez les enfants ; l'une d'elles accompagne la coqueluche. Dans ce cas il s'agit d'une ulcération limitée au frein de la langue et due au frottement répété, contre ce frein, des incisives médianes inférieures.

Il existe une stomatite ulcéreuse d'origine dentaire, qui survient parfois lors de la sortie laborieuse d'une molaire ou d'une canine. On peut toucher les ulcérations avec une *solution faible de nitrate d'argent* ou les badigeonner trois ou quatre fois par jour, avec un *mélange à parties égales de teinture d'iode et de glycérine.*

On peut encore faire usage d'un *collutoire au chlorate de potasse ou au borax* :

Glycérine	20 grammes.
Chlorate de potasse ou borax	2 —

S'il existe de la salivation, de la fétidité de l'haleine, il peut être utile de faire des lavages de la bouche avec une *solution de permanganate de potasse au millième.*

4° **Stomatite aptheuse.** — Bien que l'agent spécifique de la stomatite aphteuse ne soit pas encore connu, on sait qu'il s'agit d'une affection microbienne transmise des bovidés à l'Homme par l'intermédiaire du lait, ainsi que Sagar l'avait découvert dès 1764. Le fait a été confirmé depuis, à plusieurs reprises, en dernier lieu par M. David (1887).

Il existe toujours de la fièvre, des troubles gastro-intestinaux plus ou moins accentués. Les vésicules initiales font place à des ulcérations assez profondes, taillées à pic, peu nombreuses.

Le meilleur topique serait le *salicylate de soude* en solution concentrée (20 p. 100), appliqué cinq à six fois par jour. Ce traitement a donné à M. Edgard Hirtz d'excellents résultats.

5° **Stomatite herpétique.** — La stomatite herpétique s'observe surtout chez les enfants ; il existe toujours des phénomènes généraux assez intenses et les jeunes enfants refusent de prendre le sein, en raison de la douleur à la déglutition.

Les ganglions sous-maxillaires sont généralement tuméfiés.

La muqueuse est rouge, turgescente, parsemée de nombreux petits points vésiculeux, de la dimension d'une tête d'épingle. Un peu plus tard, ce sont des érosions ou des ulcérations de même dimension; cependant il en existe de plus grandes, formées par la coalescence de nombreux éléments éruptifs, à contours polycycliques. Ces ulcérations se recouvrent promptement de plaques opalines, demi-transparentes, très adhérentes, ce qui suffit à les distinguer de l'enduit de la stomatite pultacée, qui se détache avec la plus grande facilité.

Ces ulcérations coïncident le plus souvent avec de l'herpès labial ; elles surviennent surtout pendant le cours de la première dentition.

Le traitement est le même que celui de la stomatite aphteuse.

6° **Stomatite impetigineuse.** — C'est aussi une stomatite infantile.

Elle coïncide avec l'impétigo du tégument externe (Hénoch, Bergeron), qui est une affection contagieuse, inoculable (Vidal, Piffard, Kohn, Dewœvre), spécifique. MM. Sévestre et Gastou ont montré qu'elle était due au staphylocoque. Elle s'observe chez les enfants débilités, scrofuleux, chez les convalescents de rougeole ou de coqueluche. Elle est caractérisée par des plaques opaques et visibles seulement à contre-jour (Sevestre et Gastou); ces plaques deviennent plus tard grisâtres, épaisses, adhérentes. Elles apparaissent habituellement sur le bord libre de la lèvre inférieure, vers les commissures, ou de la lèvre supérieure, à droite et à gauche du lobe médian.

Elles envahissent ultérieurement la face interne des lèvres, rarement la muqueuse des joues ; elles respectent les gencives. Elles ont l'apparence diphtéroïde en certains points, mais sur les lèvres elles se dessèchent rapidement et prennent l'aspect de croûtes sanguinolentes.

L'évolution est rapide ; en cinq ou six jours, tout est terminé.

Les *lavages d'eau boriquée*, *chloralée*, ou avec une solution faible de sublimé (Comby), les onctions à la *vaseline boriquée*, l'attouchement des ulcérations avec le *salol sulforiciné* constituent le traitement.

7° **Stomatite ulcéro-membraneuse.** — La gingivo-stomatite ulcéro-membraneuse est le type des stomatites septiques : elle est vraisemblablement due à plusieurs microbes comme la plupart des affections buccales où l'association microbienne est de règle.

Depuis longtemps le *chlorate de potasse* est considéré comme le spécifique de cette affection, ce qui ne laisse pas que d'étonner, le pouvoir antiseptique de cette substance étant à peu près nul. Il faut d'ailleurs reconnaître que l'action favorable du chlorate de potasse n'est pas constante, tandis que l'antisepsie buccale a déterminé rapidement la guérison dans tous les cas où elle a été appliquée.

Le chlorate de potasse se donne chez l'adulte à la dose de quatre à six grammes ; on touche les ulcérations avec l'acide *chromique au dixième*, avec un *collutoire au chlorure de chaux* :

Miel	30 grammes.
Chlorure de chaux	3 —

et on complète le traitement par des lavages répétés avec des *solutions phéniquées faibles*, additionnés de thymol (0,50 p. 1000).

8° **Stomatite gangréneuse.** — La gingivo-stomatite gangréneuse ou noma est une affection septique, qui n'évolue que sur un terrain déjà profondément modifié par un mauvais état général antérieur (misère) et par une maladie générale infectieuse (rougeole le plus souvent), ce qui explique sa gravité. Ici encore c'est le traitement antiseptique qu'il faut appliquer dans toute sa rigueur, mais il est souvent impuissant, en raison de la marche envahissante et profonde de la gangrène ; aussi est-on réduit à limiter ses progrès en détruisant au thermo-cautère le foyer infectieux. S'il n'est pas toujours possible de guérir le noma, on pourra du moins à l'avenir, en prévenir l'apparition, en faisant avec le plus grand soin l'antisepsie buccale dès le début des maladies infectieuses où il peut se montrer, notamment chez les jeunes enfants traités à l'hôpital pour la rougeole.

Comme gargarisme on emploiera le suivant :

Eau distillée	400 grammes.
Liqueur de Van Swieten	40 —
Alcoolature d'eucalyptus	10 —

9° **Muguet.** — Comme le noma, le muguet est une maladie parasitaire locale, symptomatique d'un mauvais état général ; mais son pronostic est infiniment moins grave, parce que d'une part le muguet cède facilement au traitement local dirigé contre lui, et que d'autre part la cause générale qui favorise son développement (troubles digestifs par exemple) est souvent passagère. Il est vrai que dans certains cas le muguet apparaît au cours d'une cachexie : tuberculose, cancer etc., mais alors la gravité résulte de la maladie primitive. Avant l'apparition du muguet se produirait, sous l'influence des causes générales précitées, une fermentation microbienne, donnant lieu à la production dans la bouche de substances acides capables de servir d'aliment au muguet. Depuis Gubler on traite le muguet par les alcalins ; M. Audry (de Lyon) tout en reconnaissant l'efficacité de ce traitement, pense qu'il est établi sur des bases erronées, les alcalins favorisant in vitro le développement du muguet. Sans nous arrêter sur ce point théorique, constatons que si les alcalins réussissent souvent contre le muguet, les antiseptiques ne sont pas moins efficaces ; on fera usage d'un collutoire au borax :

Borax	4 grammes.
Glycérine	20 —

de gargarismes au borax :

Borax	4 grammes.
Eau d'orge	200 —
Miel rosat	50 —
Sirop diacode	10 —

Bazin employait la solution hydro-alcoolique de sublimé au 1/30e en attouchements deux ou trois fois par jour ; le traitement pourra être réservé pour les cas rebelles.

ANGINES AIGUES.

Dans ce chapitre nous étudierons exclusivement les angines primitives ; d'ailleurs les angines secondaires des pyrexies ne prêtent pas à des considérations thérapeutiques spéciales.

Les recherches bactériologiques faites dans ces dernières années, nous ont appris que les angines aiguës sont de nature infectieuse ; il était d'ailleurs permis de soupçonner cette origine, alors que l'on constatait, avec une réaction locale insignifiante, des phénomènes généraux souvent fort graves, tels que l'hyperthermie, l'albuminurie, les adénites et diverses complications viscérales (Bouchard, Kannenberg, Landouzy, etc.).

On sait aujourd'hui que de nombreux microbes peuvent déterminer des angines et que ces *microbes* sont les microbes vulgaires de la suppuration (streptocoques, staphylocoques), ou bien encore le bacterium coli (Widal) et le pneumocoque qui peut non seulement se localiser dans le poumon pour y déterminer la pneumonie lobaire, mais encore donner lieu à nombre d'autres inflammations (méningites, pleurésies, endocardites, etc.), notamment à des angines; rien d'étonnant à cela puisqu'il existe dans la bouche des sujets sains (chez un cinquième d'entre eux environ).

Cette notion de l'origine infectieuse des angines a été le point de départ d'une transformation radicale de la thérapeutique dirigée contre elles. Aux angines infectieuses il faut opposer un traitement local et général, antiseptique, laisser de côté par conséquent le traitement banal et peu compliqué qui consistait le plus souvent en l'administration de quelques gargarismes dits émollients. Ce traitement antiseptique doit être institué dans toute sa rigueur, dès le début du mal. On ne sait jamais en effet quelle sera l'évolution, la gravité d'une angine; plus tôt le traitement sera en vigueur, plus la maladie sera bénigne, aura chance de rester localisée. Ce qu'il faut surtout éviter en effet, c'est la diffusion dans l'économie, des germes qui pullulent au niveau des amygdales ou des toxines secrétées par ces microbes.

Au point de vue pratique, on peut diviser les angines aiguës en angines erythémateuses ; angines avec exsudat : pultacé, herpétique, pseudo-membraneux; angines suppurées.

A. — Angines aiguës érythémateuses.

L'*isolement* de toute personne atteinte d'angine aiguë érythémateuse est de règle, au moins au début, cette angine pouvant être la première manifestation d'une fièvre éruptive, d'un érysipèle, de la diphtérie. L'isolement est encore légitime quand il s'agit d'une simple amygdalite ; si sa nature infectieuse est aujourd'hui démontrée, sa contagiosité ne paraît guère non plus discutable ; M. Landouzy l'admet; MM. Jasiewicz, Dauchez, Richardière, Dubousquet, Laborderie, P. Tissier ont cité des exemples bien nets de petites épidémies de foyer, de maison. L'isolement des malades atteints d'amygdalite simple pourra peut-être sembler excessif, étant donné que cette affection est fort fréquente, qu'elle reste bénigne dans la majorité des cas, qu'enfin sa contagiosité, pour être réelle, n'est cependant pas très marquée. Aussi pourra-t-on, l'hypothèse de fièvre éruptive ou de diphtérie une fois écartée, laisser le malade communiquer avec ses proches, en écartant toutefois « les individus débiles, affaiblis par des maladies antérieures ou par des maladies en voie d'évolution, les enfants en bas âge, les sujets scrofuleux et lymphatiques, plus prédisposés que les autres en raison du volume excessif de leurs amygdales à contracter des amygdalites et à les voir récidiver fréquemment ».

Le traitement de l'amygdalite aiguë doit être général et local.

Le **traitement général** comporte l'emploi de l'antipyrine, du sulfate de quinine, de l'acide salicylique et du salol..

Le *sulfate de quinine*, l'*antipyrine*, l'*acide salicylique* se donnent soit isolément, soit associés, en cachets ou en potion, les cachets étant souvent déglutis difficilement :

Antipyrine	1 à 3 grammes.
Eau	100 grammes.
Sirop de punch	30 —

A prendre en trois fois dans la journée :

Sulfate neutre de quinine	60 centigr. à 1 gramme.
Sirop de quinquina	ãã 20 grammes.
Sirop de codéine	
Eau distillée	100 —

A prendre en deux fois à trois heures d'intervalle :

Acide salicylique	2 grammes.
Gomme arabique	20 —
Sirop simple	20 —
Eau distillée	120 —

Une cuillerée à soupe de deux en deux heures (1).

Le *salol* a été préconisé par M. Capart de Bruxelles et par M. Gouguenheim qui l'ont employé avec succès contre les angines aiguës suppurées ou non, à la dose de 3 à 6 grammes, en potion gommeuse; le salol calme la douleur, abaisse la température, agit comme antiseptique général; la résultante de ces actions diverses est la diminution de la durée de l'angine.

M. Ruault a préconisé l'usage du *benzoate de soude*, à doses assez élevées (8 grammes). Il calmerait les douleurs et abrégerait la durée de l'angine.

A ces divers agents, il faut joindre dans les cas graves, avec complications viscérales, les *antiseptiques intestinaux*, les *toniques*.

(1) Ces trois formules sont empruntées à un article de M. Éloy, sur le traitement de l'angine aiguë. *Revue générale de clinique et de thérapeutique*, p. 73, 1891.

Le **traitement local** est plus important que le précédent; il s'adresse à l'infection, à la douleur.

Contre la douleur, on peut lutter en faisant prendre fréquemment au malade de petits fragments de *glace pilée*, en badigeonnant les amygdales, la luette et le voile du palais avec une solution de *chlorhydrate de cocaïne* dans la glycérine (10 centigrammes pour 10 grammes) ou à l'aide de *pulvérisations tièdes d'une solution d'acide borique et de cocaïne* :

Acide borique	15 grammes.
Chlorhydrate de cocaïne	50 centigrammes.
Glycérine	50 grammes.
Eau	300 —

On peu encore appliquer sur les parties latérales du cou des *compresses imbibées d'eau chaude* et recouvertes de taffetas gommé.

Les moyens que l'on peut utiliser comme antiseptiques sont :

Les collutoires, les gargarismes, les lavages, les pulvérisations; quant aux agents antiseptiques, ils sont représentés par l'acide borique, l'acide salicylique, l'acide phénique, le salol dissous préalablement dans l'alcool.

Les *gargarismes* sont à peu près exclusivement employés, chez l'adulte, dans les cas bénins :

1.	Acide salicylique / Borax	ãã 2 à 4 grammes.
	Miel	30 grammes.
	Eau distillée	250 —
2.	Borate de soude	10 grammes.
	Eau chaude	200 —

Faire dissoudre et ajouter :

Teinture de myrrhe	5 grammes.
Sirop de mûres	30 —

3.	Borate de soude	6 grammes.
	Teinture de benjoin	10 —
	Infusion de roses	250 —

Les gargarismes à l'acide borique, au borax sont préférables aux gargarismes à l'acide phénique qui donnent lieu à une sensation persistante de brûlure.

L'acide phénique convient mieux prescrit en *collutoire*, sous forme de phénol camphré :

Acide phénique cristallisé / Camphre	ãã 50 centigrammes.
Glycérine / Eau distillée	ãã 50 grammes.
Essence de Wintergreen	II à V gouttes.

pour badigeonner trois fois par jour.

On peut encore employer le salol en collutoire :

Salol	3 grammes.
Alcool	q. s. pour dissoudre.
Glycérine	60 grammes.

ou mieux le salol sulforiciné :

Salol	5 grammes.
Sulforicinate de soude	95 —

Ces différents collutoires sont extrêmement utiles, même dans les angines sans exsudat ; avec les lavages, ils constituent le mode de traitement le plus sûr et le plus rapide ; on les porte sur les amygdales, à l'aide de petits tampons de coton hydrophile, montés sur des pinces hémostatiques. Les *lavages* de la gorge avec l'eau boriquée ou l'eau salolée (obtenue par le mélange dans un litre d'eau chaude d'une solution de 2 grammes de salol dans 50 grammes d'alcool), sont particulièrement indispensables dans les angines avec exsudats, dont nous allons parler.

B. — Angines avec exsudats et pseudo-membranes.

Le cadre des angines blanches, des angines à fausses-membranes, s'est sensiblement élargi dans ces derniers temps ; à l'angine herpétique, à l'angine diphtéritique, se sont successivement ajoutées d'assez nombreuses variétés nouvelles, qui ont pour caractère commun, la présence de fausses membranes, mais qui se distinguent par l'origine microbienne. Ces angines on ne peut les différencier objectivement de l'angine diphtéritique, car les quelques caractères distinctifs qu'un observateur exercé peut constater (dans un petit nombre de cas) ne peuvent être pris pour criterium. Seul, l'examen bactériologique permet de les distinguer ; cet examen est donc aujourd'hui indispensable, si l'on veut déterminer à quelle variété d'angine blanche on a affaire, si l'on est en présence d'une diphtérie vraie ou d'une fausse diphtérie.

Il est de la plus haute importance de faire un diagnostic précoce, car l'angine déterminée par le bacille de Klebs-Lœffler comporte un pronostic beaucoup plus grave que les autres.

Les microbes qui déterminent les angines à fausses membranes non diphtéritiques, sont les streptocoques (dans la plupart des cas ; Hallock, Marie Raskin, Wurtz et Bourges, etc.) ; les staphylocoques (Cornil et Babes, Martin, Netter, Frænkel, etc.), les pneumocoques (Jaccoud et Ménétrier).

On n'a pas seulement mis en lumière l'existence de nouvelles angines à fausses membranes ; on a fait faire un grand pas à l'étude de la diphtérie, en montrant l'importance du rôle joué dans cette maladie, par les associations microbiennes.

Déjà très grave lorsque le bacille de Klebs est seul en cause, la diphtérie devient plus grave encore quand différents coccis viennent joindre leur virulence propre à celle du bacille diphtéritique. C'est à ces agents d'infection secondaire que sont dues la majorité des complications très graves, le plus souvent mortelles, de la diphtérie : adénites suppurées, broncho-pneumonie, etc...

D'autre part la thérapeutique a fait un progrès considérable, lorsque revenant à une opinion anciennement exprimée par Bretonneau, on a reconnu que la diphtérie n'est pas une maladie infectieuse, généralisée d'emblée.

On sait aujourd'hui que la diphtérie est une maladie primitivement locale, que le bacille de Klebs-Löffler se trouve uniquement dans la fausse membrane, mais qu'il ne passe pas dans la circulation.

Les phénomènes généraux, qui font de la diphtérie le type des maladies infectieuses sont la résultante d'une intoxication et le plus souvent aussi d'une infection. L'intoxication est déterminée par les toxines que sécrètent les bacilles diphtéritiques au niveau de la fausse membrane, et qui elles, sont éminemment diffusibles ; l'infection est déterminée par les agents d'infection secondaire, précédemment mentionnés, qui peuvent également pénétrer dans l'organisme, grâce aux portes d'entrée multiples, présentées par la muqueuse pharyngée dépouillée de son épithélium.

Le **traitement local** a donc pris une importance capitale, depuis quelques années, et les heureux résultats obtenus ont donné une confirmation éclatante à la théorie. La proportion des cas de diphtérie suivie de guérison, est aujourd'hui très supérieure à celle obtenue dans le passé ; le pronostic de la diphtérie est donc moins sombre, surtout si l'on peut instituer un traitement précoce.

Diphtérie ou angines pseudo-diphtéritiques, peuvent indifféremment se manifester primitivement, ou bien n'apparaître que comme une complication d'une autre maladie générale ; la diphtérie est cependant, plus souvent primitive ; les angines pseudo-diphtéritiques sont habituellement secondaires (scarlatine, fièvre typhoïde, syphilis, etc).

Il est utile de se rappeler que les angines précoces de la scarlatine sont d'origine streptococcique, que les angines tardives sont au contraire le plus souvent d'origine diphtéritique et que les premières sont par suite moins graves que les secondes.

Le traitement des angines à fausses membranes est le même pour toutes, quel que soit l'agent microbien de chacune d'elles.

Il existe en effet deux indications thérapeutiques essentielles, applicables à tous les cas :

1° Détruire la fausse membrane avec les microbes qu'elle renferme, et en empêcher la reproduction.

2° Soutenir les forces du malade, le tonifier par tous les moyens possibles, pour le mettre en mesure de résister à la toxémie et à l'infection.

Étudiant ici le traitement de l'angine diphtéritique, nous ne consacrerons pas de chapitre à la diphtérie, dans la partie de cet ouvrage qui traite des maladies infectieuses ; en effet le traitement de la diphtérie se résume presque exclusivement dans la destruction de la fausse membrane, dont la localisation la plus fréquente est le pharynx ; d'autre part le traitement général ne comporte pas d'indications particulières, il est le même que celui de toutes les maladies infectieuses ; il est donc plus rationnel de joindre l'étude de la diphtérie à celle des angines. Quant au croup nous en indiquons le traitement chirurgical, au chapitre des laryngites.

On a beaucoup écrit sur le traitement de la diphtérie ; la fréquence de cette maladie, sa haute gravité justifient l'empressement des médecins à rechercher les moyens propres à la combattre. S'il nous fallait citer toutes les méthodes thérapeutiques qui ont été préconisées tour à tour, il nous faudrait consacrer de nombreuses pages à cet exposé ; mais nous devons nous borner ici à indiquer les traitements qui jouissent actuellement de la faveur des médecins. D'ailleurs nous l'avons dit, l'accord est fait sur le principe même du traitement ; il est bien près de se faire sur les moyens d'application.

On a reconnu qu'à la diphtérie, maladie primitivement locale, il fallait opposer un traitement local, pour détruire le microbe dans la fausse membrane, et par suite empêcher la production de ces toxines qui se répandent dans l'organisme et déterminent l'intoxication diphtéritique.

Ce traitement, on le conçoit, est d'autant plus efficace qu'il est appliqué à une époque plus rapprochée du début de la maladie, alors que les phénomènes d'intoxication sont nuls ou peu marqués ; cependant il est souvent efficace, à une époque déjà avancée de la maladie, quand il existe des symptômes graves d'intoxication. On doit donc l'appliquer avec persévérance dans tous les cas.

De nombreuses substances détruisent la fausse membrane ; telles sont l'eau de chaux, l'acide lactique, etc ; on les employait avant que l'on eût acquis les notions bactériologiques actuelles ; Bretonneau et Trousseau avaient préconisé l'emploi des caustiques (nitrate d'argent ou acide chlorhydrique) pour détruire les fausses membranes, mais cette pratique avait été délaissée peu à peu, et l'on avait fini par abandonner à peu près complètement tout traitement local, en vertu de cette croyance accréditée depuis Trousseau et contraire à l'opinion de son maître Bretonneau, que la diphtérie est une maladie générale d'emblée. La fausse membrane était regardée comme le produit de l'infection et non comme sa cause. Aussi M. Gaucher eut-il à lutter contre certaines préventions lorsqu'il fit connaître son traitement (archives de laryngologie, décembre 1889), dont il confirma les bons effets dans plusieurs communications successives (société médicale des hôpitaux, janvier et octobre 1888 et août 1889).

Ce traitement a subi plusieurs modifications; au mélange antiseptique dont M. Gaucher fait usage, on a substitué dans ces derniers temps diverses substances antiseptiques auxquelles on a reconnu la propriété d'être aussi efficaces, tout en étant moins douloureuses et moins difficiles à appliquer; toutefois le principe du traitement reste le même, c'est pourquoi nous devons d'abord exposer avec détail le traitement de M. Gaucher.

Le bien fondé de ce traitement ne tarda pas à recevoir une confirmation éclatante dans les belles recherches de Roux et Yersin sur le rôle des toxines diphtéritiques.

Ce traitement satisfait aux deux indications fondamentales du traitement de la diphtérie : l'*ablation des fausses membranes* et la *cautérisation antiseptique de la muqueuse sous-jacente;* cette cautérisation est le complément nécessaire de la première opération, sinon en dénudant la muqueuse, on ouvre la porte à l'infection.

Après plusieurs essais, M. Gaucher a reconnu que de tous les antiseptiques le plus efficace contre la diphtérie est l'*acide phénique.*

Ici encore la pratique a devancé la théorie ; en effet, ce n'est qu'après l'emploi de l'acide phénique contre la diphtérie, que MM. Chantemesse et Widal ont démontré sa supériorité sur les autres antiseptiques, à l'aide de preuves expérimentales.

Le traitement de Gaucher comprend trois actes :

1° L'ablation des fausses membranes.

2° L'application du topique antiseptique, sur la muqueuse mise à nu.

3° Le nettoyage de la cavité bucco-pharyngée, au moyen d'irrigations antiseptiques.

1° Ablation des fausses membranes. — Celle-ci se fait à l'aide de tampons de molleton fixés à l'extrémité de tiges d'osier, ou bien à l'aide de tampons de coton hydrophile montés sur des pinces à forcipressure.

La bouche étant maintenue ouverte, s'il s'agit d'un enfant, au moyen d'un coin de bois entouré d'un linge ou d'un ouvre-bouche, on enlève les fausses membranes avec le tampon sec en imprimant à la tige un mouvement de rotation entre le pouce et l'index.

Il faut procéder avec une certaine vigueur, de façon à enlever complètement les fausses membranes, tout en produisant le moins de lésions possible.

Le pinceau ou le tampon de coton doit être immédiatement brûlé ;

si l'on s'est servi d'une pince, celle-ci doit être plongée dans l'eau phéniquée bouillante.

2° **Application du topique.** — Dès que la gorge est nettoyée, on applique le topique avec un écouvillon de coton hydrophile. Ce topique a la formule suivante :

Camphre	20 grammes.
Huile de ricin	15 —
Alcool à 90°	10 —
Phénol absolu	5 —
Acide tartrique	1 —

Cette formule a été inspirée à M. Gaucher, par la découverte d'un médecin de Romorantin, M. Soulez, qui, en 1878, a démontré que le camphre et l'acide phénique forment une combinaison stable, de consistance huileuse, très antiseptique et peu caustique.

La proportion des différents éléments qui la constituent n'a rien d'invariable, et M. Gaucher ne l'a adoptée que parce qu'il est facile de se la rappeler.

L'huile qui sert de véhicule a l'avantage de ne pas diffuser ; c'est pourquoi M. Gaucher la préfère à la glycérine que l'on a parfois employée ; la glycérine étant miscible à l'eau a tendance à s'étendre et à fuser dans toute la gorge.

On recommence l'application du topique, deux ou trois fois de suite, chaque fois avec un pinceau ou un tampon neuf.

3° **Lavage de la gorge.** — Il faut s'efforcer de toucher tous les points malades et de faire pénétrer le liquide dans les cryptes amygdaliennes. L'application du topique provoque toujours une vive cuisson, qui persiste un temps plus ou moins long.

Avant de faire le lavage, il faut attendre quelques minutes, de façon à ce que la muqueuse s'imprègne complètement du mélange antiseptique.

Le lavage a pour but de nettoyer mécaniquement la cavité buccopharyngée, en entraînant les débris pseudo-membraneux, la salive chargée de germes septiques. Ce n'est pas la partie la moins importante du traitement. Dès le premier lavage les malades accusent un soulagement marqué.

Il n'est pas nécessaire d'employer une solution antiseptique forte, car le lavage agit surtout mécaniquement.

Chez les très jeunes enfants il faut se servir uniquement d'eau bouillie ou d'eau boriquée, salolée (deux cuillerées à bouche dans un litre d'eau d'une solution alcoolique de salol, à 5 p. 100). Chez les enfants d'un certain âge et chez l'adulte on peut faire usage d'une solution phéniquée au centième, en surveillant les urines, surtout chez l'enfant, afin d'en suspendre l'emploi, si les urines deviennent noires.

On emploie un ou deux litres d'eau pour le lavage, qui se fait soit avec l'irrigateur ordinaire, soit plutôt avec les récipients qui servent aux injections vaginales et que l'on trouve partout aujourd'hui.

La triple opération qui vient d'être décrite doit être répétée toutes les trois ou quatre heures, parfois même toutes les deux heures, dans les cas très graves où les membranes se reproduisent et s'étendent avec une grande rapidité; la nuit, pour assurer quelque repos au malade, on peut se borner à ne faire qu'une fois cette opération.

Il est utile de faire dans la chambre du malade des pulvérisations qui ont l'avantage d'entretenir une atmosphère humide facilitant le détachement des fausses membranes. On se sert d'eau boriquée, ou d'eau additionnée de teinture d'eucalyptus, de créosote (une cuillerée à soupe pour 2 litres d'eau), d'eau naphtolée à 0,20 p. 1000, d'eau phéniquée, etc.

Diverses variantes ont été apportées au traitement précédent; des substances antiseptiques autres que l'acide phénique ont été successivement proposées.

Dans les hôpitaux de Paris, on emploie depuis quelque temps une sorte de vernis antiseptique, appelé *stérésol*, dont l'élément actif est encore l'acide phénique, mais qui a l'avantage de rester appliqué à la surface de la fausse membrane.

Voici sa formule, donnée par le Dr Berlioz (de Grenoble).

Gomme laque purifiée entièrement soluble dans l'alcool	270	grammes.
Benjoin purifié	10	—
Baume de Tolu	10	—
Acide phénique cristallisé	100	—
Essence de cannelle de Chine	6	—
Saccharine	6	—
Alcool pour faire un litre de liquide	Q. S.	

M. Marfan a modifié le traitement de Gaucher, pour le rendre plus facilement applicable chez l'enfant. Il a reconnu, comme tous les médecins, combien il était difficile de mener à bien l'ablation des fausses membranes chez les enfants indociles, et que l'on ne pouvait guère l'effectuer, sans excorier la muqueuse, d'où la porte ouverte à la réinoculation et à l'absorption des toxines. Aussi se borne-t-il à ceci : « Le pinceau d'ouate étant imprégné du topique phéniqué, je le promène, dit-il, en appuyant sur les fausses membranes, et je n'enlève de celles-ci que ce que je peux enlever sans violence. Mais, dans ces conditions, j'ai pensé qu'il faudrait user d'un topique phéniqué autre que le topique de Gaucher, d'un topique qui pénètre et imprègne la fausse membrane. La *glycérine phéniquée* me paraît posséder ces qualités; j'emploie, depuis assez longtemps déjà, la glycérine phéniquée au quarantième chez les enfants, la glycérine phéniquée au vingtième chez les adultes. »

M. Marfan croit que les reproches adressés par MM. Gaucher et de Crésantignes à la glycérine comme véhicule de l'acide phénique ont été exagérés. Bien que la glycérine soit miscible à l'eau en toute proportion, et qu'elle puisse s'étendre et fuser sur une grande surface, il n'a pas observé l'extension de la diphtérie à la suite de son emploi; mais il a constaté que la glycérine phéniquée au quarantième est le topique qui donne le moins de cuisson et qui est le moins irritant.

M. Ruault a préconisé l'*acide sulforicinique* comme dissolvant de l'acide phénique. Le phénol sulforiciné présente un pouvoir antiseptique puissant, que les expériences de M. Barbier ont démontré; il a l'avantage d'être d'une application moins douloureuse que le topique de Gaucher. On lui a reproché d'être toxique, cependant on n'a jamais observé d'accidents dans les nombreux cas où il a été employé. On se sert habituellement de solutions à 20 p. 100.

Sulforicinate de soude	20 grammes.
Acide phénique	100 —

On a parfois employé le *naphtol camphré*;

Naphtol	10 grammes.
Camphre	20 —
Glycérine	30 —
	(Comby).

La *créosote* dissoute dans la glycérine (1 p. 20, Legroux); le *sublimé*, dont le pouvoir antiseptique est très grand, mais qui est très toxique et qui laisse à la suite de son application une saveur des plus désagréables:

Sublimé	2 gr. 50.
Alcool	10 grammes.
Eau	200 —

L'*acide salicylique*, moins toxique que l'acide phénique, mais d'un pouvoir antiseptique bien inférieur; cependant M. J. Simon l'emploie habituellement chez les enfants :

Acide salicylique	50 centigr. à 1 gramme.
Alcool	15 grammes.
Glycérine	40 —
Infusion d'eucalyptus	60 —

Enfin le *pétrole* dont on a vanté l'efficacité dans ces derniers temps. Le pétrole présente l'avantage de se rencontrer partout et de pouvoir être utilisé immédiatement dans les cas pressants. Son application n'est pas douloureuse, son goût est peu désagréable.

Quel que soit le topique employé, il est nécessaire d'en continuer l'application, après disparition complète des fausses membranes, pendant un ou deux jours et surtout de continuer les lavages pendant plusieurs jours, car le bacille de Klebs peut persister avec toute sa virulence pendant une semaine et plus.

D'autre part, aux lavages de la bouche, il faut joindre les irrigations nasales, alors même qu'il n'existe pas de jetage ; en effet, ces derniers lavages permettent seuls de détacher les fausses membranes développées à la surface du voile du palais.

Le **traitement général** de la diphtérie ne diffère pas de celui des autres maladies infectieuses ; tous les efforts doivent tendre à soutenir les forces du malade à l'aide d'une alimentation substantielle (lait, bouillon, œufs, jus de viande ou purée de viandes, café) et de boissons alcooliques (vins, champagne, grog). Malheureusement il est fort difficile de combattre l'anorexie absolue que présentent un grand nombre de malades. Chez les enfants on peut être obligé de recourir au *gavage*.

On aura soin de faire prendre les aliments à égale distance de deux lavages de la gorge, pour éviter le vomissement.

Les divers médicaments que l'on considérait autrefois comme pouvant exercer une heureuse influence sur la maladie, comme le chlorate de potasse, l'oléo-saccharure de cubèbe n'ont aucune efficacité. L'*antisepsie intestinale* peut être utile, si les malades sont en état d'avaler les médicaments incorporés en des cachets. M. Legroux fait prendre de petites doses de *créosote*, qui agirait à la fois comme antiseptique intestinal et pulmonaire.

Comme toniques le *quinquina*, le *perchlorure de fer* peuvent rendre quelques services. On prescrira chez l'enfant la potion suivante :

Infusion de café............................	100	grammes.
Sirop de gomme.	30	—
Extrait mou de quinquina..................	4	—
Cognac....................................	15	—

Le perchlorure de fer se donne à la dose de X à XX gouttes, dans de l'eau édulcorée avec une petite quantité de sirop ; on fait prendre une cuillerée à bouche de la solution, toutes les deux heures, après chaque irrigation.

Depuis quelque temps on fait d'intéressants essais de *sérumthérapie* appliquée à la diphtérie.

Les résultats déjà obtenus par Behring permettent de concevoir de sérieuses espérances au sujet de la solution définitive du problème. Il est actuellement prouvé que l'on peut conférer au cobaye une immunité temporaire en lui inoculant du bouillon de culture de bacilles de Klebs, chauffé à 60° ou 70°, ou contenant une certaine dose de trichlorure d'iode. Sur le sérum de ces animaux ainsi immunisés, le bacille se développe bien mais ne donne pas lieu à la production de toxines ;

ce sérum jouit donc de propriétés antitoxiques et lorsqu'on l'inocule aux cobayes atteints de diphtérie, il empêche la maladie de devenir mortelle.

Ce sérum a été employé dans le traitement de la diphtérie humaine ; administré par la voie sous-cutanée, il s'est révélé comme étant complètement inoffensif. Voici d'autre part les résultats obtenus : Kossel a traité par ce moyen 30 cas de diphtérie dont 6 se sont terminés par la mort et 24 par la guérison, ce qui donne un taux de mortalité de 20 p. 100. Sur 11 cas, concernant des enfants, il n'y a eu que deux morts, dont l'une due à la septicémie, l'autre à une bronchite pseudo-membraneuse qui existait vraisemblablement avant les injections de sérum curatif.

C'est là une mortalité relativement peu élevée. Chez les malades qui ont guéri, Kossel a constaté que les lésions diphthéritiques étaient restées cantonnées dans les régions qu'elles occupaient au moment où le traitement a été institué.

Behring reconnaît que son traitement ne vise que l'empoisonnement de l'organisme par les toxines diphtéritiques, mais qu'il ne peut rien contre l'asphyxie du croup ou de la bronchite pseudo-membraneuse, ni contre les infections secondaires ; même limité au pouvoir antitoxique, le traitement par le sérum constituerait un immense progrès thérapeutique si les résultats obtenus par Behring étaient confirmés.

Sur le traitement des diverses complications de la diphtérie nous n'avons pas d'indications particulières à donner ; celui de la diphtérie cutanée repose sur le même principe que celui de la diphtérie pharyngée.

La myocardite, la broncho-pneumonie sont les principales complications de la période d'état ; on n'a que peu de ressources contre elles ; dans le cas où il existe des menaces de myocardite, il faut avoir recours aux *injections sous-cutanées de caféine* ; contre la broncho-pneumonie on utilise les ventouses sèches, les inhalations d'oxygène, on insiste sur la médication alcoolique ; dans certains cas on ne devra pas reculer devant l'emploi des bains, malgré la résistance de l'entourage. Il faut se garder de toute application de révulsifs sur le thorax, parce qu'ils sont inefficaces et que surtout ils créent une surface dénudée où les fauses membranes se développent avec la plus grande facilité.

Les paralysies diphtéritiques sont justiciables du *traitement électrothérapique* (faradisation) ; celui-ci peut assurer le salut des malades, même dans les cas où la paralysie se généralise et atteint les muscles respiratoires. Plus tard, les bains salés, le massage complètent le traitement. Il est à peine besoin de dire que tout malade atteint d'une « angine blanche » doit être rigoureusement *isolé*. L'isolement devra être maintenu même après la disparition complète des fausses membranes, car le bacille de Klebs-Löffler se retrouve avec sa virulence première, dans la bouche des convalescents. Le médecin et les personnes appelées à donner des soins au malade, changeront de vêtements au sortir de la chambre et se désinfecteront avec le plus grand soin la bouche et les mains.

C. — Angines suppurées.

La question de l'intervention chirurgicale dans les angines suppurées a donné lieu à plus d'une controverse. La plupart des médecins restent dans l'expectation, en présence d'une amygdalite suppurée, parce que l'ouverture spontanée de la collection purulente ne se fait jamais beaucoup attendre, et parce qu'il est parfois difficile d'atteindre cette collection avec le bistouri. D'autres pensent hâter l'ouverture de l'abcès en donnant un *vomitif*, qui a pour effet de déterminer la compression des amygdales entre les piliers du voile pendant l'effort du vomissement et par suite l'issue du pus; mais le vomitif n'a d'effet utile qu'au moment où la collection purulente est sur le point de se faire jour au dehors, spontanément. Lasègue s'élevait contre son emploi.

En somme, si l'on est en présence d'un foyer bien collecté, nettement fluctuant, l'*incision* au bistouri suivie d'un lavage avec un liquide antiseptique constitue le seul traitement.

Les *lavages* doivent être d'ailleurs employés dès le début, car ils soulagent toujours les malades ; les *cataplasmes chauds*, appliqués sur les parties latérales du cou calment les phénomènes douloureux.

ANGINES CHRONIQUES NON SPÉCIFIQUES.

Les angines chroniques non spécifiques, c'est-à-dire les différentes variétés d'inflammation chronique de la muqueuse de la gorge, se traduisant par des lésions anatomiques où la présence d'un agent virulent spécifique ne peut être décelée (Ruault) sont aujourd'hui bien mieux connues qu'il y a quelques années; il est cependant très difficile de les classer en formes distinctes, car il en existe de nombreuses variétés qui diffèrent par leurs causes, par leur siège, et par la nature des lésions (lésions glandulaires, lésions du tissu adénoïde, etc.).

Quoi qu'il en soit, on peut distinguer, au point de vue qui nous occupe, les angines chroniques en deux grandes classes : les amygdalites chroniques et les angines chroniques diffuses.

Les amygdalites chroniques comprennent les inflammations chroniques des diverses parties de l'appareil lymphatique pharyngien : amygdales palatines, pharyngées, linguales.

Les angines chroniques diffuses sont constituées par une inflammation diffuse de l'isthme du gosier, du voile, des piliers, tantôt superficielle portant surtout sur les glandes mucipares, tantôt interstitielle affectant de préférence la trame vasculo-conjonctive.

Les angines chroniques reconnaissent des causes générales et des causes locales, fort importantes à connaître, car il faut traiter ces causes, avant toute intervention dirigée contre l'angine elle-même; le traitement causal est d'autant plus complexe que souvent plusieurs causes sont associées chez le même sujet.

On sait depuis longtemps que les arthritiques, que les strumeux sont particulièrement exposés au développement des angines chroniques, ainsi que les dyspeptiques, les constipés, les hémorrhoïdaires, les névropathes, les femmes atteintes de métrite ou de dysménorrhée; il est fréquent de voir, à la suite d'un accès de goutte articulaire, disparaître, au moins momentanément, une congestion chronique du pharynx, qui jusqu'alors s'était montrée rebelle à tout traitement; d'autre part il peut suffire d'une diététique appropriée pour modifier favorablement une angine chronique, chez un dyspeptique invétéré; l'influence du traitement général se fait encore sentir chez certains diabétiques atteints d'une pharyngite sèche fort rebelle ; dès qu'un régime alimentaire rigoureux est institué chez ces malades, survient une amélioration corrélative dans l'état local; il en est de même chez les brightiques. On voit par ce rapide exposé combien il importe de reconnaître le terrain sur lequel s'est greffée l'angine; d'ailleurs cette angine doit être dans certains cas, pour un médecin exercé, l'indice révélateur d'un état général diathésique.

Les causes locales sont non moins importantes; on sait quelle est l'influence nocive exercée sur le pharynx par les poussières irritantes, par la fumée du tabac, surtout chez les fumeurs qui ont l'habitude déplorable d'avaler la fumée, et enfin par l'abus des liqueurs fortes; le contact répété de l'air froid sur la muqueuse bucco-pharyngée est encore une cause qui favorise le développement des angines chroniques, c'est pour cela qu'on les observe fréquemment chez les personnes qui sont obligées de parler en public ou de chanter.

L'influence des affections nasales sur le développement des angines chroniques est aujourd'hui bien démontrée, cette influence s'exerce si souvent, que chez toute personne atteinte d'angine chronique il faut s'enquérir de l'état des fonctions nasales et procéder à la rhinoscopie; c'est faute de prêter attention à l'état du nez que la thérapeutique se montre si souvent impuissante.

Les altérations nasales sont d'ailleurs fort variables; tantôt il s'agit de vices de conformation tels qu'étroitesse congénitale, déviation de la cloison, tantôt d'une rhinite hypertrophique, obligeant les malades à respirer la bouche ouverte, de sorte qu'à chaque inspiration un courant d'air chargé de poussières et de micro-organismes, et d'autre part trop sec et trop froid vient frapper le pharynx.

Une dernière cause et non la moindre, doit être signalée, c'est l'existence antérieure d'une ou de plusieurs angines aiguës (amygdalites à répétitions, angines de la scarlatine, de la diphtérie, de la grippe, etc.); la fonction phagocytaire exercée par les amygdales devient insuffisante en face d'invasions microbiennes répétées; il en résulte une irritation permanente des éléments anatomiques de l'amygdale, la dilatation et l'altération de ses glandes, la prolifération de son tissu adénoïde, une vascularisation anormale de l'organe, etc; en fin de compte, l'hypertrophie se trouve constituée.

Les considérations qui précèdent impliquent donc la nécessité d'un traitement général ou local préliminaire, chez les individus atteints d'angine chronique. S'il s'agit d'arthritiques, de strumeux, de dyspeptiques, il faut mettre en œuvre tous les moyens : régime alimentaire, précautions hygiéniques, médications hydro-minérales, susceptibles de modifier favorablement les troubles de la nutrition, les fonctions digestives, il faut traiter les affections utérines, les troubles menstruels et d'autre part soustraire le malade aux causes multiples d'irritation locale que nous avons signalées, c'est-à-dire supprimer l'usage du tabac, des liqueurs fortes; il faut enfin, dans tous les cas, et ils sont nombreux, où il existe une affection concomitante des fosses nasales ou du pharynx nasal, traiter cette affection, de façon à rétablir la perméabilité nasale; c'est là, on ne saurait trop le répéter, une obligation qui s'impose étroitement si l'on ne veut pas appliquer un traitement purement empirique et inefficace aux angines chroniques.

Le traitement préventif consiste à faire une antisepsie buccale rigoureuse chez tous les sujets atteints d'angines aiguës et particulièrement chez les scrofuleux, les goutteux, les rhumatisants.

A. — Traitement des amygdalites chroniques.

Les différentes affections décrites séparément par les auteurs sous les noms d'hypertrophie tonsillaire, de végétations adénoïdes naso-pharyngiennes, d'hypertrophie des follicules de la base de la langue, ne sauraient être artificiellement dissociées.

Il s'agit là, dit M. Balme dans sa thèse sur l'hypertrophie des amygdales (Paris 1888), de processus tout à fait analogues qui peuvent être, il est vrai, localisés plus particulièrement sur un point ou sur l'autre, mais l'observation montre que, dans la grande majorité des cas, la région tout entière est malade.

I. — Inflammations chroniques des amygdales palatines.

1° **Amygdalite lacunaire caséeuse.** — Cette variété d'amygdalite mérite une mention spéciale et doit être distinguée de l'hypertrophie amygdalienne vraie. Elle est caractérisée par une inflammation chronique de la muqueuse qui tapisse les cryptes tonsillaires ; le parenchyme amygdalien peut être indifféremment atrophié ou hypertrophié ; il est parsemé de lacunes cryptiques dilatées où s'accumulent des produits de sécrétion et de desquamation, sous forme d'amas caséeux où pullulent des agents microbiens innombrables, d'où la fétidité extrême de ces amas caséeux; c'est précisément à cause de l'odeur et du goût fétide, ressentis par les malades, que ceux-ci viennent réclamer l'intervention du médecin ; les symptômes fonctionnels sont en général peu accusés ; c'est tout au plus si les malades accusent une certaine gêne de la déglutition, et une sensation de corps étranger qui provoque le matin au lever des accès de toux, parfois suivis de nausées et de vomissements. Certains malades parviennent à se soulager en enlevant leurs concrétions amygdaliennes à l'aide d'une aiguille à tricoter ou d'un crayon.

Le traitement de cette variété d'amygdalite consiste à pratiquer la *discission des amygdales* (thèse de Gampert 1891) ; cette méthode de traitement a été préconisée par Hoffmann et Schmidt, et vulgarisée en France par Calmettes. On introduit un crochet mousse dans les orifices des cryptes (crochet qui ressort souvent par l'orifice d'une crypte voisine en communication avec la première) et on rompt ensuite par traction le pont de tissu derrière lequel se trouve l'instrument ; on procède ainsi successivement à l'ouverture de toutes les cavités cryptiques, de sorte que l'amygdale finit par reprendre son volume normal.

Il est bon de toucher les parties cruentées avec la *teinture d'iode* mitigée de glycérine ou une *solution iodo-iodurée* (Gampert) :

Acide trichloracétique............	10 centigrammes.
Iode métallique......................	25 —
Iodure de potassium..............	50 —
Glycérine pure......................	5 gr. 50
Eau distillée........................	10 grammes.

On peut compléter le traitement avec avantage par l'application du couteau galvanique qui nivellera l'amygdale, faisant disparaître les lambeaux de brides lacunaires détachés, et terminera merveilleusement la cure de cette variété d'amygdalite (Moure).

2° **Hypertrophie tonsillaire.** — Il importe de savoir que le volume des amygdales peut varier suivant les sujets, dans des limites assez étendues, de sorte qu'il peut être malaisé, dans certains cas, de décider si une amygdale est hypertrophiée ou non; on doit se rappeler également que les amygdales hypertrophiées peuvent être saillantes, dégagées des piliers du voile qui conservent leur écartement normal (le rétrécissement de l'isthme du gosier est alors le phénomène prédominant), ou bien qu'avec un volume non moins considérable, elles restent enchatonnées dans leur loge, déterminant seulement l'écartement des piliers, ou bien enfin que l'hypertrophie prédomine dans le sens antéro-postérieur, de sorte que l'isthme du gosier n'est nullement rétréci, mais qu'il existe une gêne très marquée des mouvements du voile et même de ceux du larynx. On ne doit donc pas rejeter l'hypothèse de l'hypertrophie des amygdales, sur la simple constatation de l'absence de saillie hors de la loge; il faut songer à cette affection dès que l'on constate les nombreux désordres fonctionnels qui en dépendent: gêne de la respiration (ronflement bucco-pharyngé pendant le sommeil), de la déglutition, toux quinteuse, accès d'asthme, nausées, vomituritions, voix pâteuse ou nasonnée, perte du goût, de l'ouïe, de l'odorat, etc. Le diagnostic est souvent facilité par la coïncidence d'une pharyngite hypertrophique généralisée à tout le tissu de l'arrière-bouche.

Le diagnostic doit être établi avec certitude; on comprend aisément à quelles conséquences déplorables au point de vue thérapeutique donnerait lieu la confusion de l'hypertrophie amygdalienne avec un épithélioma non ulcéré, avec une gomme ou le gonflement indolent qui s'observe dans la syphilis secondaire, avec un lymphadénome, etc.; entre autres signes distinctifs, la bilatéralité de l'hypertrophie amygdalienne permet d'éliminer facilement ces diverses affections.

L'influence de l'hérédité sur le développement de cette affection est manifeste; M. Balme a rapporté de nombreuses observations d'hypertrophies de famille; à côté de l'hérédité, cause prédisposante, il faut citer comme cause déterminante, toutes les angines aiguës, spécifiques ou non; d'ailleurs une fois l'hypertrophie constituée, les poussées aiguës surviennent avec la plus grande facilité: « l'existence de grosses amygdales enflammées, dit M. Bouchard. est un indice de microbisme latent; dans ces foyers d'infection, se font des réveils fréquents d'une inflammation mal éteinte »; en tous cas, qu'il s'agisse de microbisme latent ou de nouvelles invasions microbiennes, l'indication thérapeutique bien nette qui se dégage de cette donnée est la nécessité, pour remédier aux divers troubles fonctionnels dus au volume des amygdales et pour empêcher la répétition des poussées aiguës, soit de supprimer les amygdales, soit tout au moins de diminuer leur volume, et de modifier leur structure.

On conçoit que le traitement médical doive être illusoire et que l'application des topiques soit insuffisante à amener le résultat cherché. Il n'est qu'un traitement médical logique, c'est le traitement général du terrain scrofulo-tuberculeux ou lymphatique, à l'aide des préparations iodées, des eaux chlorurées sodiques, arsénicales, etc.; le traitement local doit être exclusivement chirurgical.

Ce traitement ne doit être pratiqué qu'en dehors des poussées aiguës ; M. Moure recommande comme précaution préliminaire l'usage des badigeonnages au jus de citron; ce topique diminue notablement le volume des amygdales, les durcit et les ratatine dans une certaine mesure ; il est, d'ailleurs, complètement inoffensif.

Nous empruntons à l'excellente thèse de M. Balme la description du procédé opératoire :

« Les instruments employés pour l'opération sont les suivants :

1° L'amygdalotome ordinaire à trois anneaux de Mathieu. (Ces amygdalotomes sont de plusieurs dimensions, de façon qu'on puisse employer celui dans lequel l'amygdale à sectionner peut s'engager exactement, à frottement doux).

2° Un abaisse-langue d'enfant, assez long et un peu large, qui puisse aisément déprimer et protéger la langue.

3° Un ouvre-bouche à écartement parallèle, construit par Aubry.

L'opération exige le concours de trois personnes : l'opérateur et deux aides.

L'un de ceux-ci se tient assis sur une chaise, face au jour, fait asseoir l'enfant sur ses genoux, ou plutôt entre ses genoux, maintient ses jambes entre les siennes, fixe solidement ses bras en les lui maintenant contre le torse avec le bras et la main droite ; et, de la main gauche placée par sa face palmaire sur le front, applique fortement la nuque du patient contre sa poitrine et lui maintient ainsi la tête. La tâche de cet aide, qui est de maintenir immobile le petit malade, est encore facilitée si l'on prend soin d'enrouler autour de celui-ci un drap plié sous forme de large bande, qui maintient déjà les bras et paralyse en partie la défense.

Le second aide se tient à genoux à côté du petit malade, il glisse les mors de l'ouvre-bouche entre les molaires, à gauche, et avec la main gauche pour l'ablation de l'amygdale droite; à droite, et avec la main droite pour l'ablation de l'amygdale gauche. Il ouvre alors doucement, mais d'une main ferme, l'ouvre-bouche de façon à abaisser la mâchoire inférieure et à maintenir la bouche du patient largement ouverte. Il lui reste une main libre avec laquelle il peut saisir la mâchoire inférieure et aider ainsi à maintenir la tête immobile.

L'opérateur assis sur une chaise en face du malade, place alors l'abaisse-langue, explore avec soin, de l'œil et du doigt l'amygdale à sectionner, puis la charge avec l'anneau de l'amygdalotome en y faisant d'abord pénétrer sa partie postéro-inférieure, il fait ensuite basculer l'anneau de façon à le placer parallèlement à la face latérale du pharynx, *sans l'appliquer avec force contre cette paroi;* puis il fait jouer l'instrument et tranche d'un seul coup l'amygdale. Il retire alors vivement l'instrument et s'assure que le voile du palais et les piliers n'ont pas été blessés.

Lorsque l'on a enlevé une amygdale, si la plaie ne saigne que très peu, on peut alors procéder de suite à l'ablation de la seconde amygdale. Tandis qu'on maintient la bouche entrouverte à l'aide de l'abaisse-langue, l'aide qui tient l'ouvre-bouche retire celui-ci, passe de l'autre côté, et place de nouveau son instrument du côté opposé à l'amygdale à enlever. Celle-ci est sectionnée comme la première. On rend alors la liberté au petit malade, et on le fait gargariser avec de l'eau très froide. Cette précaution suffit d'ordinaire à arrêter l'hémorrhagie, qui est presque toujours insignifiante. Néanmoins, le médecin doit toujours rester près du malade jusqu'à « que celle-ci soit absolument arrêtée. »

Durant les premiers jours l'enfant devra garder la chambre et s'alimenter exclusivement avec des aliments liquides ou en purée (lait, œufs battus dans du lait, purées de légumes, etc.). Si l'enfant peut se gargariser, on emploiera les gargarismes d'eau boriquée. La plaie, recouverte d'abord d'une fausse membrane, se déterge au bout de cinq à six jours et au bout de quinze jours environ la cicatrisation est complète.

Les hémorrhagies graves qui peuvent survenir à la suite de l'amygdalotomie, sont dues, suivant Balme, à deux causes principales :

1° A la blessure du pilier antérieur;

2° A la blessure du plexus veineux sous-amygdalien situé à la partie inférieure de la loge.

Pour éviter les hémorrhagies il faut donc prendre les précautions suivantes :

1° Se servir d'un amygdalotome dont l'anneau ait des dimensions exactement proportionnées à celles de la glande à sectionner; on évitera ainsi qu'une partie du pilier s'engage dans l'anneau avec l'amygdale.

2° N'enlever que la partie de la glande qui dépasse les piliers, c'est-à-dire ne faire que l'*amygdalotomie* et non l'*amygdalectomie;* pour ce faire, on amène seulement l'anneau à un léger contact des piliers; on transfixe alors la glande avec la fourche, et, avant de sectionner, on porte la main un peu au dedans.

L'introduction de l'*électricité* dans la pratique médico-chirurgicale, a permis d'employer l'anse galvanique pour pratiquer l'ablation des amygdales. Ce procédé doit être préféré chez les adultes à l'amygdalotomie par la méthode habituelle (car les hémorrhagies sont très fréquentes chez eux), et peut être employé chez les enfants dociles. L'opération se fait à blanc, sans une goutte de sang dans la plupart des cas ou avec un écoulement sanguin absolument insignifiant chez d'autres malades; La section doit se faire peu à peu, avec le fil porté au rouge sombre, car la section avec un fil surchauffé équivaudrait à une amygdalotomie à l'instrument tranchant. On peut pratiquer l'anesthésie préalable de l'amygdale au moyen d'une solution de cocaïne au dixième.

L'ignipuncture est le seul procédé qui convienne en cas d'hypertrophie enchatonnée et antéro-postérieure; c'est un procédé excellent, d'une innocuité absolue et relativement peu douloureux. On doit, au thermo-cautère, préférer le galvano-cautère qui a le très grand avantage de pouvoir être introduit à froid et de n'être chauffé qu'au moment précis si l'on veut cautériser; donc pas de chaleur rayonnante, ni de brûlure du voisinage à craindre; le galvano-cautère a encore cette supériorité qu'il permet d'éviter aux jeunes enfants la vue du fer rougi d'avance.

Certains médecins se servent de la pointe galvanique, l'enfoncent dans une crypte et font passer le courant, pour fendre la portion de la glande attaquée, de dehors en dedans; on est obligé de recommencer assez souvent cette manœuvre, tant que l'on trouve des orifices abordables.

Afin de diminuer le nombre des séances nécessaires pour réduire une amygdale hypertrophiée, M. Moure se sert de larges couteaux épais, de façon à faire une eschare non seulement en profondeur, mais aussi en surface.

Voici quel est son procédé : « Prenant le couteau galvanique de grosse dimension, nous le plongeons dans la glande hypertrophiée, de dedans en dehors, de manière que le couteau porte sur toute la surface de l'amygdale, depuis son bord pharyngien, jusqu'à sa face palatine; le couteau trace ainsi un sillon profond, divisant la tonsille en deux lobes, l'un supérieur et l'autre inférieur. Au-dessus ou au-dessous de ce premier sillon, suivant que nous avons commencé sur la partie inférieure ou supérieure de la glande, nous en creusons un second de manière que la partie du tissu comprise entre les deux se trouve complètement détruite.

Si un troisième ou un quatrième sillon sont nécessaires nous les faisons autant que possible dans la même séance. Trois suffisent généralement pour embrasser la totalité de l'amygdale. Leur profondeur devra être assez considérable pour que le couteau disparaisse tout à fait dans l'épaisseur du tissu carbonisé, par conséquent détruit. Cette manière de faire a non seulement l'avantage de constituer un procédé rapide, mais elle évite un des grands inconvénients de l'ignipuncture habituelle, qui est de creuser dans le tissu amygdalien des cratères dont l'orifice, plus étroit que le fond, expose les malades à des complications inflammatoires, voire même à des abcès amygdaliens par rétention des produits inflammatoires au fond des points cautérisés. »

Une fois la cautérisation faite, M. Moure prescrit le gargarisme suivant :

Bromure de sodium........................ } ãã	6 grammes.
Borate de soude.......................... }	
Acide phénique...........................	1 gramme.
Glycérine pure...........................	50 grammes.
Décoction d'orge.........................	450 —

pour couper avec moitié eau de guimauve et employer en bains de gorge plusieurs fois par jour.

Si l'acide phénique est désagréable au malade, on peut le remplacer par de l'hydrate de chloral ou de la résorcine (3 à 5 grammes) (Moure, *Mémoires et Bulletins de la Société de Médecine et de Chirurgie de Bordeaux*, 1890.)

Parmi les accidents qui peuvent survenir à la suite de l'ignipuncture, il faut citer l'otite moyenne aiguë et l'inflammation de la glande cautérisée, mais cette dernière éventualité ne se présente pas si l'on ne néglige pas l'antisepsie locale.

II. — Hypertrophie de l'amygdale pharyngée ; tumeurs adénoïdes du pharynx nasal.

C'est souvent pour consulter au sujet d'une angine granuleuse que se présente au médecin, le malade porteur de végétations adénoïdes du pharynx nasal ; cette variété d'angine coïncide en effet habituellement avec les végétations adénoïdes, d'autres fois c'est pour des troubles de l'ouïe ou même pour des symptômes en apparence bien étrangers à ces végétations, tels que céphalée, déformations thoraciques, etc., que le malade, un enfant dans l'immense majorité des cas, est conduit au médecin. Celui-ci ne devra donc pas se laisser induire en erreur ni négliger l'examen rhinoscopique qui seul permettra un diagnostic exact.

Le traitement des végétations adénoïdes est purement chirurgical ; on pratique l'ablation des végétations à l'aide du galvano-cautère, ou bien à l'aide de la curette de Hartmann ou de la pince de de Lœwenberg-Woakes, après antisepsie préalable des fosses nasales et de la cavité pharyngienne. On badigeonne le pharynx avec une solution forte de cocaïne au cinquième pour produire l'anesthésie, puis on fixe le voile du palais à l'aide du rétracteur de Schnitzler, on déprime la langue avec un abaisse-langue et se guidant avec le miroir, on enlève par une série de coups de pince toute la masse des végétations.

L'opération une fois terminée, si l'hémorrhagie persiste, on badigeonne le champ opératoire avec une solution forte d'antipyrine ou une solution iodo-iodurée forte, et on fait un lavage à l'aide du siphon de Weber.

Une fois la cicatrisation opérée, on pourra toucher le pharynx nasal avec de la glycérine iodée.

III. — Hypertrophie de l'amygdale linguale.

On réduit le volume de l'amygdale linguale hypertrophiée à l'aide du galvano-cautère.

IV. — Pharyngite folliculaire hypertrophique.

Lorsqu'il existe des granulations adénoïdes sur la paroi postérieure du pharynx nasal, on dit qu'il y a pharyngite folliculaire hypertrophique; cette pharyngite coïncide habituellement avec l'hypertrophie de l'amygdale pharyngée et tend à disparaître avec l'âge ; si la muqueuse où siègent les granulations est saine, si le volume de ces granulations n'est pas assez considérable pour entraver le fonctionnement des piliers postérieurs, elles ne donnent lieu à aucun trouble fonctionnel et il n'y a pas lieu de les traiter; mais souvent aussi la muqueuse est enflammée chroniquement, à la suite de poussées répétées d'angines aiguës, de telle sorte qu'avec l'hypertrophie des granulations adénoïdes coïncide celle de toutes les glandes mucipares de la muqueuse pharyngée. C'est alors que les malades accusent certains troubles fonctionnels ; toux quinteuse du matin avec « râclements » troubles de l'ouïe et de la phonation.

Le traitement de cette forme compliquée se confond avec celui des angines chroniques diffuses.

B. — Angines chroniques diffuses.

Angine diffuse ne veut pas dire angine généralisée ; si les lésions portent à la fois sur les glandes mucipares et le tissu adénoïde, les vaisseaux, elles peuvent être localisées et siéger uniquement soit sur la paroi postérieure du pharynx, soit sur les piliers postérieurs (catarrhe latéral), sur le voile du palais, etc.

D'autre part la pharyngite granuleuse est pour ainsi dire toujours associée à des lésions de l'amygdale pharyngée, et souvent à une laryngite catarrhale ou granuleuse.

C'est la sensibilité au froid, à la fumée du tabac, ce sont surtout les troubles de l'ouïe, de la voix, et ceux qui résultent de l'obstruction nasale qui déterminent le malade à réclamer un traitement ; mais ceux-ci ne viennent consulter que tardivement en général, alors que le catarrhe du pharynx nasal existe depuis longtemps déjà, et que les lésions auriculaires sont irrémédiables.

Avant de traiter la pharyngite granuleuse, il faut traiter les lésions des fosses nasales et celles du pharynx nasal, c'est-à-dire prescrire la douche nasale et pratiquer le curettage du pharynx nasal. Si d'autre part les amygdales sont hypertrophiées, il faut les traiter par l'ignipuncture, et exciser une partie de la luette si celle-ci, par suite de son développement excessif, est pour le malade une cause de gêne incessante.

Le traitement de la pharyngite granuleuse ne doit pas être institué pendant les poussées aiguës, si fréquentes au cours de cette affection. On se bornera, pendant ces poussées, à prescrire des *gargarismes alcalins tièdes* :

Eau....................................	300	grammes.
Chlorate de soude..........................	5	—

et le *benzoate de soude à l'intérieur*;

Benzoate de soude..........................	6	grammes.
Teinture de coca...........................	5	—
Sirop de codéine...........................	30	—
Eau de laitue..............................	150	—

Le benzoate de soude amène parfois une amélioration immédiate, mais ses effets sont inconstants, et de plus il est mal supporté par les dyspeptiques.

Le traitement de l'angine chronique diffuse diffère un peu suivant qu'il s'agit de la forme catarrhale ou granuleuse, c'est-à-dire de celle où le pharynx présente un aspect granuleux et chagriné dû à l'abondance du tissu adénoïde hypertrophié, ou bien de la forme interstitielle où le pharynx est lisse, poli, luisant, ne présente que peu de granulations ; cette dernière forme a un début insidieux, vers trente ans, et s'observe chez les grands fumeurs et buveurs, chez les dyspeptiques dilatés et constipés d'une façon générale, chez les arthritiques, bien qu'on puisse la rencontrer également chez des individus non diathésiques à la suite de simples irritations locales; elle s'accompagne de poussées de coryza avec secrétions abondantes. Dans cette forme il faut être sobre de l'intervention avec le galvano-cautère ou avec les caustiques chimiques qui sont mal supportés et ne déterminent pas d'amélioration bien sensible : l'*iode*, sous forme de solution iodo-iodurée aqueuse (1 p. 20 gr.) est le seul topique qui convienne : on badigeonne fréquemment le pharynx avec cette solution, tous les trois ou quatre jours, mais il faut de longs mois avant d'obtenir des résultats durables. On peut compléter le traitement en usant des *pulvérisations tièdes faites avec l'eau de goudron, ou les eaux de Saint-Honoré, Cauterets, Eaux-Bonnes, Enghien, Allevard, etc.*, et en prescrivant des gargarismes répétés trois ou quatre fois par jour avec une certaine quantité d'un mélange à parties égales d'eau chaude de la solution suivante ;

Résorcine pure..............................	4 grammes.
Glycérine neutre............................	15 —
Eau distillée................................	150 —

L'intervention peut être plus énergique dans la première forme que nous avons citée, celle où prédominent les végétations.

Ici l'*ignipuncture*, lorsque le tissu adénoïde est très hypertrophié, donne d'excellents résultats et est à peu près exclusivement employée depuis quelques années. M. Ruault pense toutefois que l'ignipuncture ne suffit pas, car en outre des granulations, il existe une pharyngite catarrhale diffuse qui ne cède pas au traitement lorsque celui-ci est borné à la cautérisation ignée des granulations pharyngées ; celles-ci en effet ne sont presque jamais la cause du catarrhe diffus qui les accompagne, elles sont au contraire sa conséquence. Elles peuvent lui survivre, mais leur destruction ne peut amener sa disparition lorsqu'il existe en même temps qu'elles. D'ailleurs, dit M. Ruault (*Archives de laryngologie*, p. 195, 1889), cette destruction est d'autant plus inutile qu'elle ne saurait être définitive : sous l'influence du catarrhe, les granulations reparaissent rapidement. Si le catarrhe est peu prononcé, les granulations ne déterminent pour ainsi dire aucune gêne, à moins qu'elles ne soient très volumineuses, ou qu'elles ne siègent sur les régions latérales du pharynx, et ne sont souvent découvertes que par hasard. Au contraire, si le catarrhe concomitant est très accentué, il donne lieu à des troubles fonctionnels variés et il est nécessaire de le traiter.

De tous les topiques qui ont été tour à tour proposés, un seul a une réelle efficacité, c'est l'*iode*, qui, en raison de sa diffusibilité, va porter son action jusqu'aux culs-de-sac glandulaires et sur toute l'étendue de la muqueuse. M. Ruault a proposé un procédé qui lui est particulier pour les applications d'iode ; il croit que si ces applications échouent souvent, cela tient moins à l'inefficacité du topique, qu'à son mode d'emploi défectueux ; les badigeonnages iodés sont faits d'ordinaire, suivant lui, avec des pinceaux trop doux ; les solutions dont on se sert sont trop faibles, et l'on a le tort de ne pas débarrasser au préalable la muqueuse de la couche protectrice de mucus, qui entrave l'action du médicament.

Voici quel est le procédé recommandé par M. Ruault :

Il choisit le moment de la journée le plus éloigné possible du dernier repas, afin d'éviter les vomissements. Il commence par débarrasser le fond de la gorge des mucosités qui le tapissent, à l'aide d'un tampon d'ouate hydrophile, fixé au bout d'une pince à forcipressure, puis il fait un second nettoyage avec un autre tampon, imbibé d'une solution de bicarbonate de soude à 2 p. 100.

Pour réaliser l'anesthésie, il badigeonne la gorge à deux reprises consécutives et à trois minutes d'intervalle, avec une solution de cocaïne au cinquième et pratique alors l'application de la solution iodo-iodurée.

Iode	āā 2 grammes.
Iodure de potassium	
Eau distillée	15 à 20 grammes.

avec un pinceau de peintre, en soie de porc, dont les poils sont fixés dans le tube en fer-blanc emmanché à une longue tige en bois blanc (brosse n° 12).

La langue étant abaissée, on frotte *énergiquement* la paroi pharyngée de haut en bas et de bas en haut, sans quitter sa surface, en insistant particulièrement sur les points où les granulations sont le plus nombreuses ; sur les granulations isolées, on appuie fortement le pinceau en lui imprimant sur place quelques mouvements de rotation. Il survient toujours un léger suintement sanguin à la suite de cette manœuvre. Au bout de quelques instants de répit laissé au malade, on fait un second badigeonnage avec un pinceau à poils longs, qui est moins dur que le premier.

Malgré la cocaïne, ce grattage est fort douloureux, et la douleur ne fait qu'augmenter dans les heures qui suivent; pour l'atténuer, il faut prescrire les gargarismes et l'eau très froide ou même glacée. Il se forme des eschares blanchâtres qui tombent au bout de quatre à six jours, et l'on recommence alors la même application, généralement mieux supportée que la première fois. D'après M. Ruault, il suffirait parfois de deux séances pour amener une amélioration très sensible, et de cinq ou six séances pour déterminer une guérison complète, sinon définitive.

Si les malades refusent de se soumettre à ce traitement, on pourra y substituer les *badigeonnages avec le naphtol camphré* qui sont moins douloureux.

Les pharyngites de cause locale sont les plus faciles à guérir par ce moyen, mais ce sont aussi les plus rares. La plupart reconnaissent pour causes des lésions de voisinage, l'imperméabilité nasale et le catarrhe naso-paryngien, et il faut d'abord s'attaquer à cette cause, ainsi que nous l'avons dit, pour se rendre maître de l'angine. Il faut encore traiter les troubles digestifs auxquels sont si souvent liées les poussées congestives qui surviennent du côté du nez et de la gorge, traiter chez la femme, les troubles de l'appareil génital, régulariser les fonctions de la peau par les frictions sèches, l'hydrothérapie. On doit encore, d'après M. Ruault, ranger dans les cas défavorables, les angines de certains névropathes, chez lesquels les symptômes persistent quelquefois avec la même intensité, malgré la disparition presque complète des lésions. On peut alors recourir avec avantage à l'*hydrothérapie*, aux *bromures*, à la *strychnine* prise à fortes doses (5 à 6 milligrammes).

II

MALADIES DE L'ESTOMAC.

DYSPEPSIES CHIMIQUES.

A. — Classification des dyspepsies chimiques.

Nos connaissances sur les maladies de l'estomac se sont modifiées récemment de telle façon, qu'il serait impossible au lecteur de comprendre notre exposé de la thérapeutique des dyspepsies, si nous ne donnions au préalable un aperçu des progrès qui se sont accomplis depuis que les recherches chimiques ont permis de jeter un peu de lumière sur la question. Jusqu'à ces quinze dernières années environ, il n'existait pas de classification rationnelle des dyspepsies ; les divisions adoptées étaient fondées uniquement sur la prédominance de tel ou tel symptôme, aussi ces divisions variaient-elles à l'infini ; quant à la thérapeutique elle était purement empirique. On savait que certains médicaments, les alcalins et les acides notamment, sont susceptibles de modifier avantageusement certains états dyspeptiques, mais on les employait sans règle définie et sans pouvoir expliquer leur action d'une façon satisfaisante. Quant au régime alimentaire, il n'avait pas pris la part prépondérante qu'il occupe aujourd'hui, à juste titre, dans le traitement de dyspepsies. On se bornait à prescrire un régime banal, qui s'appliquait indifféremment à tous les cas.

La thérapeutique des maladies de l'estomac était donc tout entière à créer, lorsque l'on eut l'idée de se rendre compte de la nature du travail chimique qui s'accomplit dans l'estomac, à l'état normal comme à l'état pathologique. Cette idée prit naissance en Allemagne où Leube, le premier, fit usage de la sonde comme moyen de diagnostic. Leube s'était uniquement proposé de déterminer la durée du travail digestif, mais nullement les diverses phases de son évolution, considérées au point de vue chimique. Les recherches de Leube devaient conduire à des résultats erronés, car l'on sait maintenant qu'il n'existe pas de rapport absolu entre la durée du séjour des aliments dans l'estomac et les caractères chimiques du suc gastrique.

Leube ne tarda pas à reconnaître qu'il était nécessaire de procéder à l'analyse chimique du suc gastrique, pour jeter les bases d'une classification rationnelle des dyspepsies. Il utilisa les digestions artificielles et fit le dosage de l'acidité du suc gastrique ; à partir de ce moment les recherches sur le chimisme stomacal se multiplièrent. Depuis le travail de Schmidt, l'acide chlorhydrique était reconnu sans conteste, comme l'acide normal, physiologique du suc gastrique. On admettait que cet acide est sécrété, à l'état de liberté, par les glandes de la muqueuse gastrique ; aussi pensa-t-on qu'il suffirait de doser l'acide libre pour avoir la mesure de la valeur digestive du suc gastrique. On se servit dans ce but d'un certain nombre de réactifs colorants et l'on parvint à en trouver de fort sensibles, comme le réactif de Gunzburg ou phloroglucine-vanilline qui permet de déceler de très faibles quantités d'acide libre ; puis, les réactifs révélant seulement l'existence ou l'absence de l'acide libre, mais ne donnant aucune indication relative à sa proportion, on eut recours au dosage de l'acidité au moyen de solutions alcalines titrées. On ne tarda pas à reconnaître que ce dernier procédé était encore insuffisant, car le suc gastrique, à l'état pathologique, contient presque toujours des acides organiques, et si le dosage de l'acidité totale donne la somme des acides, il ne fournit aucune indication sur leurs proportions relatives; on considéra donc comme nécessaire de doser séparément l'acide libre et les acides organiques et l'on compléta les analyses en appréciant le pouvoir peptique à l'aide des digestions artificielles.

On crut alors avoir trouvé une méthode à la fois simple et précise, permettant d'établir une classification définitive des dyspepsies. On avait en effet constaté que dans certains cas la quantité de l'acide chlorhydrique libre est notablement diminuée, que dans d'autres cas elle est au contraire augmentée, que d'autres fois enfin il y a prédominance d'acides organiques dans le suc gastrique et l'on avait admis une division des dyspepsies en anachlorhydriques ou hypochlorhydriques, en hyperchlorhydriques et en fermentatives. C'est cette classification que nous avons adoptée dans notre thèse de doctorat, qui est le premier travail complet publié en France sur l'analyse chimique du suc gastrique. Nous n'hésitons pas à constater que les recherches effectuées par nos devanciers et par nous sont entachées d'une cause d'erreur importante, car elles ont pour point de départ cette opinion erronée que l'acide chlorhydrique libre est le seul élément dont la détermination importe pour l'appréciation du pouvoir digestif de l'estomac ; mais on ne saurait méconnaître que les réactifs colorants ont permis à Reichmann, à Riegel, à M. le Professeur G. Sée et ses élèves de mettre en lumière un type chimique, l'hyperchlorhydrie, qui est encore, à l'heure actuelle, le mieux défini.

Les travaux entrepris par MM. Hayem et Winter ont modifié notablement les opinions en cours jusqu'alors sur les processus chimiques de la digestion normale et pathologique. Tandis que pour les auteurs cités jusqu'ici, la richesse du suc gastrique en acide chlorhydrique libre est le criterium de l'activité fonctionnelle de l'estomac, pour MM. Hayem et Winter on ne peut mesurer le travail digestif de l'estomac qu'en déterminant les proportions relatives des diverses combinaisons du chlore : chlorures fixes, combinaisons chloro-organiques et enfin de l'acide chlorhydrique libre.

Le repas d'épreuve choisi par eux est le repas d'Ewald qui se compose d'un quart de litre de thé léger sans sucre ni lait et de 60 grammes de pain blanc rassis. Ce repas est suffisamment complet et se rapproche des conditions de l'alimentation normale, puisqu'il contient des matières azotées, des matières amylacées, des matières salines, et une petite quantité de graisse. L'extraction du suc gastrique est faite une heure après le début de ce repas, par la méthode d'expression d'Ewald ; ce moment est le plus convenable, car c'est au bout d'une heure que la digestion de ce repas arrive à son apogée chez l'homme sain. Il peut arriver qu'à l'état pathologique l'estomac soit déjà vide au bout d'une heure ; on est alors obligé de pratiquer plus tôt l'extraction du contenu stomacal.

Le chlore se trouve dans le liquide gastrique sous trois formes : 1° sous forme d'HCl libre ; 2° sous forme de combinaisons organiques ; 3° sous forme de chlorures fixes ou combinaisons minérales du chlore. Le procédé de M. Hayem permet de doser ces trois éléments. Voici ce procédé dont nous empruntons la description à M. Hayem :

« Dans trois petites capsules de porcelaine que nous désignerons par les lettres a, b, c, on met 5 centimètres cubes de liquide gastrique filtré.

Dans la capsule a on verse un excès de carbonate de soude, puis on porte à l'étuve à 100°, ou au bain-marie, les trois capsules jusqu'à dessiccation complète.

On reprend la capsule a. Par suite de l'addition d'un excès de carbonate de soude, cette capsule renferme tout le chlore à l'état de chlorures fixes, elle servira donc à doser le chlore total (T). Dans ce but, on la porte progressivement et avec précaution au rouge sombre naissant, en évitant les projections. On hâte la destruction des matières organiques et on diminue l'action de la chaleur en agitant fréquemment avec une baguette de verre. Dès que la masse ne présente plus de points en ignition et qu'elle devient pâteuse par un commencement de fusion du carbonate de soude, la calcination est suffisante. L'opération ne doit durer que quelques minutes, et le résidu repris par l'eau doit fournir une solution incolore. Après refroidissement, on ajoute de l'eau distillée et un léger excès d'acide nitrique pur ; on fait bouillir pour chasser l'excès d'acide carbonique ; on ramène alors la solution à la neutralité ou même à une très légère alcalinité par addition de carbonate de soude pur.

On chauffe, et on est averti que cette dernière limite est atteinte par une abondante précipitation de sels calcaires entraînant tout le charbon.

Après filtration sur papier Berzelius, et lavage du résidu à l'eau bouillante, on réunit toutes les liqueurs, et on dose le chlore à l'aide de la solution décinormale de nitrate d'argent, en présence du chromate neutre de potasse. Cette réaction est extrêmement sensible. La quantité du chlore total est exprimée en HCl, afin que toutes les valeurs trouvées soient comparables entre elles.

Les capsules b et c exposées à une évaporation prolongée à 100° sont privées par le fait même de cette évaporation de tout l'HCl libre. Si dans la capsule b nous ajoutons alors un excès de carbonate de soude, nous fixons tout le chlore restant, c'est-à-dire, tout le chlore du contenu stomacal moins l'HCl libre. Il suffira pour doser cette partie du chlore de procéder comme nous l'avons indiqué à propos du chlore total (capsule *a*).

La valeur obtenue, soustraite de celle qui représente le chlore total donnera la quantité d'HCl libre. Autrement dit $a - b =$ HCl libre (H).

La capsule *c*, la troisième, une fois desséchée, est soumise à la calcination directe sans addition de carbonate de soude. L'opération doit être faite rapidement, en évitant toute surchauffe. A cet effet la capsule chauffée par son fond est garantie latéralement à l'aide d'une toile métallique, et on écrase le charbon avec un agitateur de manière à hâter la calcination. On s'arrête dès que le charbon est sec et friable. On détruit ainsi les combinaisons organiques du chlore et on obtient un résidu qui ne contient plus que les chlorures fixes. Ceux-ci sont dosés toujours par la même méthode, c'est-à-dire qu'après le refroidissement de la capsule on achève la manipulation, comme pour les capsules précédentes.

Connaissant le chiffre des chlorures fixes (F), il suffit de retrancher ce chiffre de la valeur fournie par b (chlore moins HCl libre) pour obtenir la quantité de chlore combinée aux matières organiques et à l'ammoniaque. En d'autres termes $b - c =$ HCl combiné aux matières organiques (C) » (M. Hayem, médication antidyspeptique, p. 25, 1892).

Par ce procédé on obtient quatre valeurs qui représentent :

Le chlore total (T).

Le chlore à l'état d'acide chlorhydrique libre (H).

Le chlore à l'état de chlorures fixes (F), et enfin le chlore combiné aux matières albuminoïdes (C).

A ces valeurs on ajoute l'acidité totale (A) que l'on détermine de la façon suivante :

Dans 5 à 10 centimètres cubes de suc gastrique filtré, on ajoute quelques gouttes d'une solution de phénolphtaléine (qui prend une teinte rose en présence d'une trace d'alcali en excès). Dans le mélange, on fait tomber goutte à goutte, à l'aide de la burette de Mohr, une solution alcaline de soude (solution décinormale) jusqu'à neutralisation.

Un centimètre cube de cette solution neutralise exactement 0,003646 d'acide exprimé en HCl, il est donc facile d'obtenir l'acidité totale du liquide en multipliant ce coefficient par le chiffre représentant la quantité de la solution de soude employée.

Complétons ces renseignements techniques en indiquant les réactions qui permettent de déterminer la présence de l'acide chlorhydrique libre, des acides organiques et des peptones dans un suc gastrique.

De nombreux réactifs colorants ont été proposés pour déceler l'acide chlorhydrique; les meilleurs sont le violet de méthyle qui vire au bleu sous l'influence de l'acide (il est sensible à 0,10 p. 1000) et le réactif de Gunzburg ou phloroglucine-vanilline qui prend une coloration d'un rouge intense en présence de l'acide chlorhydrique, lorsqu'on chauffe le suc gastrique. On sait maintenant que les divers réactifs colorants ne peuvent déceler l'acide chlorhydrique, que quand celui-ci existe dans le suc gastrique, à l'état libre.

L'acide lactique est caractérisé par la réaction d'Uffelmann, c'est-à-dire par la coloration jaune-serin que prend le suc gastrique lorsqu'on l'additionne de quelques gouttes du réactif (1).

L'acide acétique se reconnaît souvent à son odeur; on peut d'ailleurs le mettre en évidence en neutralisant le résidu aqueux de l'extrait éthéré par le carbonate de soude et en y ajoutant quelques gouttes d'une solution neutre de perchlorure de fer; la coloration rouge qui se produit est due à la formation d'acétate ferrique.

L'acide butyrique donne une odeur rance au liquide qui prend une coloration jaune à reflet rougeâtre, quand on le traite par le réactif d'Uffelmann.

L'existence des peptones est mise en évidence par la réaction du biuret. On met dans une petite quantité de suc gastrique, un cristal de sulfate de cuivre, et on y verse un léger excès de soude. Il se forme une coloration, violette si le liquide renferme surtout des matières albuminoïdes, rouge pourpre s'il contient surtout des peptones.

On constate la présence des propeptones en précipitant à froid la syntonine par le chlorure de sodium à saturation, puis en chauffant après addition d'acide acétique. Les propeptones se précipitent alors.

On peut enfin rechercher dans le suc gastrique les produits de la

(1) On trouvera la composition de ces divers réactifs, ainsi que de plus amples détails sur la question des réactifs colorants, dans notre thèse de doctorat : l'*Analyse du suc gastrique*. Paris, 1890).

digestion des matières amylacées; les termes de cette digestion sont successivement l'érythrodextrine, l'achroodextrine, la maltose et la glycose; dans l'hyperchlorhydrie l'amylolyse est entravée par la présence de l'acide chlorhydrique libre; on peut donc avoir intérêt à déterminer le degré de digestion des matières amylacées.

L'érythrodextrine, que l'on ne doit pas rencontrer dans l'estomac normal, se reconnaît à la coloration rouge pourpre qu'elle donne sous l'influence de la solution iodo-iodurée, l'achroodextrine à la coloration noirâtre et l'amidon à la coloration bleue qu'ils prennent avec ce réactif. La liqueur de Fehling révèle l'existence du sucre.

L'étude du chimisme stomacal normal, faite avec le procédé de MM. Hayem et Winter montre que l'acide chlorhydrique formé pendant la digestion, entre en combinaison, au fur et à mesure de sa production, avec les matières organiques aptes à le fixer; ce sont donc les combinaisons organiques du chlore et non l'acide libre qui doivent donner la mesure du travail digestif.

Voici ce qui se passe en effet: au contact des aliments la muqueuse présente une sécrétion chlorurée saline; lorsque l'aliment ne présente pas de substances albuminoïdes, le chlore du suc gastrique existe presque exclusivement sous forme de chlore minéral (chlore fixe); mais dès qu'il entre dans l'estomac des matériaux susceptibles d'être transformés en peptones, les chlorures fixes sont utilisés au fur et à mesure de leur sécrétion, sous forme de combinaisons chloro-organiques.

L'acide chlorhydrique libre, contrairement à l'opinion admise jusqu'ici, ne serait qu'un produit accessoire, en quelque sorte accidentel, de l'acte digestif normal.

Sur un graphique reproduisant la courbe des composés chlorurés aux différentes phases du repas d'épreuve, on voit que la courbe des composés organiques C s'élève rapidement pendant la première heure pour décroître ensuite; que la ligne A représentant l'acidité totale, lui est à peu près parallèle, qu'au contraire, la ligne F (chlorures fixes) semble marcher en sens inverse. Elle décroît pendant que C augmente et remonte quand C descend.

Enfin la ligne T (chlore total) domine les autres courbes et semble résumer l'ensemble du processus.

L'examen du graphique montre bien qu'il existe un rapport entre les chlorures fixes, produit de sécrétion, et les combinaisons organiques, produits de la réaction digestive.

L'acidité totale A est constituée par quatre facteurs.

1° l'HCl libre (qui peut d'ailleurs faire défaut, même dans les conditions normales).

2° l'HCl combiné aux matières albuminoïdes ou à leurs dérivés.

3° les acides organiques et leurs dérivés acides.

4° les phosphates acides.

A l'état normal l'HCl libre, les acides organiques et les phosphates acides ne représentent qu'une très faible partie de l'acidité totale. Ce sont les combinaisons organiques du chlore qui représentent la majeure partie de cette acidité.

A l'état normal, si l'on néglige les acides organiques et les phosphates acides, on peut admettre que l'acidité totale est sensiblement égale à la somme de l'acide libre H et des combinaisons chloroorganiques C; c'est-à-dire que

$$A - H + C \text{ ou } A - H = C$$

ou encore:

$$\frac{A - H}{C} = 1.$$

Ce rapport, M. Hayem le désigne par α. A l'état normal, il atteint une valeur moyenne de 0,86 au bout d'une heure.

A l'état pathologique ce rapport α sera plus grand que 1, toutes les fois qu'il y aura des facteurs acides autres que H et C; plus petit au contraire que 1, lorsque C sera constitué non plus par les combinaisons chloro-organiques normales (que l'on suppose être des chlorhydrates d'acides-amidés), mais par d'autres combinaisons, par exemple par des chlorhydrates d'ammoniaques organiques destructibles par la chaleur.

Le processus chimique est vicié lorsque le chlore se trouve lié aux substances organiques sous forme de combinaisons neutres ou alcalines, les combinaisons chloro-organiques dues à l'action directe de l'HCl sur les substances albuminoïdes étant toujours acides. En somme, la détermination du rapport α pourrait permettre d'apprécier les déviations *qualitatives* du processus chimique de la digestion, soit qu'il s'agisse de l'addition aux facteurs acides habituels de produits acides organiques, soit d'une modification dans la constitution normale des composés chloro-organiques.

Quant à la somme des valeurs $H + C$, elle est également fort utile à connaître, car elle donne la mesure de l'*intensité* des phénomènes chimiques à un moment donné. M. Hayem lui donne le nom de *chlorhydrie*, tandis qu'il réserve le nom de *chlorurie* à la sécrétion chlorurée, qui est le premier acte de la digestion.

Les conclusions de M. Hayem relatives à la valeur des renseignements tirés de la valeur α sont peut-être contestables. En effet, ainsi que le remarque avec raison M. Mathieu « l'acidité totale du suc gastrique, surtout lorsqu'on la mesure en présence de la phtaléine du phénol, est la somme de l'acidité de substances diverses, les unes connues, les autres inconnues. On ne connaît que les principaux facteurs de cette acidité. Quant aux composés chloro-organiques représentés par C, on ignore à peu près complètement leur nature. Comment estimer la signification du quotient d'une division dont le dividende et le diviseur sont eux-mêmes de nature incomplètement déterminée? » (*Thérapeutique des maladies de l'estomac et de l'intestin*, p. 25, 1893).

La séméiologie chimique des dyspepsies repose sur les données physiologiques qui viennent d'être établies, c'est-à-dire que l'on tient compte :

1° de la valeur T qui représente la sécrétion chlorée totale (chlorurie).

2° de la valeur F qui est l'expression du chlore utilisé.

3° de la valeur { H qui représente la chlorhydrie, c'est-à-dire les pro- / C duits chlorés de l'acte digestif.

4° de le valeur A qui est l'expression des divers facteurs de l'acidité.

5° Enfin de la valeur α qui est l'expression des rapports entre les divers facteurs de l'acidité.

Les valeurs H et C sont les plus importantes à considérer puisqu'elles représentent en somme le travail digestif; si ces valeurs sont faibles ou nulles, on peut en conclure que ce travail est insuffisant ou nul; leur exagération indique au contraire que la réaction stomacale sera intense; les variations de la chlorhydrie renseignent donc bien sur les altérations quantitatives du processus fermentatif. Il faut tenir compte d'ailleurs non seulement de la somme H + C, mais envisager séparément chacun des facteurs qui la composent, car leur rapport peut varier dans de grandes proportions ; ainsi, H qui normalement est peu élevé, peut devenir égal et même supérieur à C, qui seul représente, ainsi que nous l'avons vu, la peptonisation normale.

Si les variations de la chlorhydrie renseignent sur les altérations quantitatives, celles d'A et d'α renseignent sur les altérations qualitatives, ainsi que nous l'avons dit précédemment, enfin celles de T et de F servent à apprécier les troubles évolutifs de la digestion.

Les altérations **quantitatives** du suc gastrique sont désignées par M. Hayem sous les noms d'*hyperpepsie* et d'*hypopepsie*. L'hyperpepsie est caractérisée par l'exagération dans l'intensité des phénomènes de réaction de l'estomac excité, l'hypopepsie par la diminution de ces actes réactionnels, diminution pouvant aller jusqu'à leur disparition totale.

L'hyperpepsie comprend plusieurs variétés : lorsque C et H sont l'un et l'autre exagérés, elle est dite *générale* ; quand C est seul augmenté, elle est dite *chloro-organique*; elle est dite *chlorhydrique* au contraire quand C est diminuée et que H est exagéré; cette dernière subdivision correspond à l'hyperchlorhydrie proprement dite.

L'hypopepsie est caractérisée par la diminution des deux facteurs

H et C; elle est d'autant plus intense que C est plus faible. M. Hayem en distingue trois degrés; dans le premier, le moins accentué, elle est supérieure à 100, elle est inférieure à 100 dans le second et nulle dans le troisième, que M. Hayem désigne du nom d'apepsie, parce que dans ce degré, la fonction de l'estomac est réduite à néant.

Telle est la division des dyspepsies basée sur l'évaluation de l'intensité des réactions digestives; mais il faut tenir compte encore des déviations **qualitatives** du processus stomacal; c'est l'évaluation de la valeur α qui permet de les apprécier.

Normalement α, c'est-à-dire le rapport A — H est égal à 0,86. Lorsque α est notablement supérieur à 0,86, lorsqu'il égale 1 par exemple, on peut être certain que d'autres facteurs que H et C prennent part à la constitution de l'acidité totale A; il existe alors des *fermentations acides anormales*.

Ces fermentations peuvent compliquer indifféremment les cas d'hyperpepsie et ceux d'hypopepsie.

La diminution du rapport α indique une altération qualitative des produits chlorés; en effet, la valeur C, dans le cas ou le coefficient α est inférieur à la normale, ne représente plus les combinaisons chloro-organiques normales; elle est constituée en partie par des combinaisons neutres formées de chlorhydrates d'ammoniaques; dans ces cas, qui caractérisent l'hypopepsie accentuée et l'apepsie, la valeur de A est très faible, bien que le chiffre de produits C puisse être élevé.

Il ne suffit pas de connaître les déviations quantitatives et qualitatives de la digestion stomacale; il en faut encore déterminer ce que M. Hayem appelle les **troubles évolutifs**. Sous ce nom, on doit désigner les irrégularités du processus digestif, dans les conditions pathologiques; si l'on extrait le contenu stomacal au bout d'une heure, on constate que tous les malades ne se trouvent pas au même stade de la digestion. Chez les uns, l'estomac est déjà vide, chez d'autres il renferme du liquide que la sonde pourra encore ramener plusieurs heures après le repas d'épreuve. Enfin, au bout d'une heure, on peut constater un chimisme normal chez un individu manifestement dyspeptique; des examens pratiqués au bout d'un laps de temps plus long, montrent au contraire des modifications importantes du chimisme, modifications qui chez lui ne se produisent que tardivement.

Les deux principaux troubles évolutifs sont l'*accélération* et le *ralentissement* de la digestion. Il y a accélération quand au bout d'une demi-heure ou à peu près, le processus digestif est arrivé au même point qu'au bout d'une heure à l'état normal; cette accélération peut souvent se reconnaître à l'élévation de la valeur F.

Dans le ralentissement de la digestion, « les divers temps de la digestion traînent en longueur, tantôt depuis le début du processus jusqu'à la fin, tantôt seulement après une période qui a évolué normalement ou même d'une manière accélérée.

« C'est dans l'hyperchlorhydrie avec hypersécrétion qu'on observe la plus grande prolongation du travail digestif » (M. Hayem).

Certains malades présentent pendant une première période, une hyperpepsie générale et plus tard seulement de l'hyperchlorhydrie tardive. C'est l'*hyperchlorydrie secondaire ou tardive* de M. Hayem.

L'hypopepsie très intense et l'apepsie s'accompagnent toujours d'une évolution hâtive.

Il peut y avoir enfin dans certains cas apparition tardive des fermentations anormales ; c'est la *fermentation tardive.*

Les troubles évolutifs entraînent des conséquences dont l'importance pratique est évidente : dans le cas de digestion accélérée, l'évacuation de l'estomac est précoce ; au bout d'une heure il est souvent impossible de retirer du liquide de l'estomac (apepsie).

Quand au contraire la digestion est ralentie, l'évacuation du contenu stomacal est tardive. Certains estomacs même, arrivés au paroxysme de l'excitation, continuent à sécréter à jeun.

La dilatation de l'estomac est la conséquence du ralentissement de la digestion, ce qui explique pourquoi elle est la règle dans l'hyperchlorhydrie. L'estomac ne se vide en somme que quand le travail digestif est terminé; ce travail étant très faible dans les cas d'hypopepsie, on conçoit que l'évacuation soit rapide dans l'hypopepsie; très intense et de longue durée dans l'hyperpepsie, il devra forcément retarder l'évacuation du liquide.

Nous avons reproduit aussi fidèlement que possible, la classification chimique nouvelle exposée par M. Hayem, en élaguant seulement quelques détails un peu obscurs ou de peu d'importance pour la compréhension de l'ensemble. On voit que cette classification diffère notablement de l'ancienne, dont elle ne laisse subsister qu'un type, l'hyperchlorhydrie. Elle met en lumière des faits nouveaux qui peuvent être ainsi présentés d'une façon schématique :

1° Les dyspepsies chimiques se distinguent par l'intensité des processus digestifs qui peuvent être exagérés ou amoindris;

2° Quelle que soit l'intensité de ces processus, il peut exister des altérations qualitatives se traduisant par l'existence de fermentations anormales, et des troubles évolutifs divers;

3° Bien qu'il n'existe pas de rapport étroit entre l'intensité du travail digestif et sa durée, il est établi cependant qu'à un travail digestif intense correspond en général un ralentissement de la digestion, tandis que ce travail est très rapide, quand les réactions digestives sont faibles ou nulles.

4° Le principal élément d'appréciation de la valeur du travail chimique est la détermination de la valeur quantitative et qualitative des combinaisons chloro-organiques, tandis que dans l'ancienne classification, l'unique base adoptée était l'évaluation de la valeur quantitative de l'acide chlorhydrique libre.

En terminant, nous devons indiquer la valeur moyenne des chiffres que donne au bout d'une heure, l'analyse du contenu stomacal d'un individu, dont l'estomac fonctionne normalement. (Repas d'épreuve d'Hayem).

Tous les chiffres sont rapportés à 100 centimètres cubes de liquide et sont exprimés en HCl.

		Après une heure (en milligrammes d'HCl.)
T Chlore total.....		A = 189 p. 100.
A Acidité totale...		T = 321.
C Chlore combiné.		F = 109.
F Chlore fixe.....	212 {	C = 168.
H = HCl libre.....		H = 44.
A — H = α........		α = 0,86.

En se rapportant à ces chiffres, on pourra facilement apprécier les diverses déviations du chimisme, constatées chez les malades.

B. — Causes, lésions et types cliniques des dyspepsies.

Les recherches récentes, notamment celles que M. Hayem a faites et dont il a donné les résultats dans son remarquable ouvrage sur la médication antidyspeptique démontrent qu'il n'existe pas d'étiologie spéciale pour chacun des types chimiques précédemment décrits; la même cause peut indifféremment engendrer l'hypopepsie ou l'hyperpepsie, la même cause peut provoquer d'abord l'hyperpepsie, puis conduire plus tard le malade à l'hypopepsie, il convient donc de passer rapidement en revue les principales causes de la dyspepsie envisagée d'une façon générale, ce qui nous évitera des répétitions inutiles.

L'estomac est en rapport avec le milieu extérieur; les aliments apportent sans cesse avec ceux des germes, et l'on peut se demander s'il n'existe pas une **gastrite infectieuse primitive.** Bien que l'existence de cette entité morbide soit des plus vraisemblables, on est réduit jusqu'à présent à de simples présomptions. On sait seulement que le *bacterium coli se* rencontre très souvent dans l'estomac des dyspeptiques (Lesage) et l'on peut se demander, bien qu'il se soit toujours présenté avec les propriétés du bacille saprophyte, sans virulence, si cette virulence ne peut s'exalter dans certaines conditions qui restent à déterminer. Peut-être certains embarras gastriques fébriles sont-ils sous la dépendance de cet agent pathogène?

Les recherches sur la flore microbienne de l'estomac sont d'ailleurs encore peu nombreuses. M. Lesage a mis en lumière un fait intéressant, c'est que la pauvreté de la flore stomacale présente un rapport presque constant avec l'affaiblissement du chimisme stomacal.

Tandis que dans l'hyperpepsie et l'hyperchlorhydrie, le suc gastrique contient un grand nombre de microbes qui liquéfient rapidement la gélatine, celui des hypopeptiques et des apeptiques est au contraire très pauvre en microbes. Ces différents microbes jouent certainement un rôle très important dans la production des fermentations acides, notamment de la fermentation acétique.

Les causes habituelles des dyspepsies sont des causes locales et des causes générales.

Les causes **locales** sont trop connues pour que nous y insistions. Tous les aliments et toutes les boissons, tous les poisons et toutes les substances médicamenteuses qui sont susceptibles d'irriter l'estomac sont les causes habituelles de la dyspepsie.

Parmi les *aliments* manifestement nuisibles nous citerons les épices, les condiments, les viandes salées et fumées, la charcuterie, les crustacés, le gibier et d'une façon générale les viandes faisandées, etc. Si la nature des aliments est à considérer, il ne faut pas négliger non plus leur quantité.

La dyspepsie des gros mangeurs est due évidemment à l'épuisement de la sécrétion du suc gastrique, qui favorise les fermentations anormales.

L'abus des *boissons alcooliques* est la cause la plus fréquente des dyspepsies, tout au moins dans les classes ouvrières. Il n'existe pas de type chimique spécial à ce que l'on appelle la « gastrite alcoolique ». Sur 36 examens chimiques M. Hayem a compté 13 cas d'hyperpepsie, dont 10 d'hyperchlorhydrie, 23 d'hypopepsie dont 4 allant jusqu'à l'apepsie. Les fermentations anormales existent dans les deux tiers des cas mais n'atteignent généralement pas un degré élevé. En ce qui concerne l'évolution de cette gastrite, il faut noter la fréquence de l'hyperchlorhydrie d'emblée et la tendance à la transformation des troubles chimiques en type hypopeptique avec fermentation, lorsque la gastrite devient ancienne. La forme douloureuse de cette gastrite correspond à l'hyperpepsie ou l'hyperchlorhydrie ; on dit des individus qui en sont atteints qu'ils ne supportent pas la boisson.

Il paraît assez vraisemblable en résumé, qu'au début l'alcool détermine une vascularisation intense de la muqueuse et une augmentation de l'intensité du travail digestif, que plus tard, par suite de l'apparition et de l'extension des lésions glandulaires, le travail digestif s'affaiblit de plus en plus pour aboutir à l'hypopepsie grave ou même à l'apepsie.

Les *aliments frelatés* qui se répandent de plus en plus (vins, épices, lait, beurre) ont une influence incontestable sur le développement de la dyspepsie.

L'influence du *tabac* est admise depuis longtemps, mais on ignorait dans quel sens elle s'exerce. M. Hayem a trouvé le type hyperpeptique ou hyperchlorhydrique chez les fumeurs de cigares et de pipes ; ce qui nous semble confirmer ce fait, c'est que beaucoup de ces fumeurs accusent une sensation de brûlure stomacale dès qu'ils ont fait usage du tabac.

Chez les fumeurs de cigarettes et particulièrement chez ceux qui avalent la fumée on peut encore trouver le type hyperpeptique, surtout quand l'habitude est peu développée ou relativement récente (M. Hayem), mais, quand elle est invétérée, on trouve un état hypopeptique intense ou même un état apeptique.

L'apepsie primitive, celle qui n'est liée ni au cancer, ni à l'alcoolisme, serait due au tabac. Sur 7 cas d'apepsie chez l'homme, six fois le tabagisme devait être invoqué comme la cause des accidents.

Les dyspepsies de *cause médicamenteuse* sont plus fréquentes qu'on ne pourrait le supposer.

Les médicaments employés contre la syphilis, la blennorhagie, la tuberculose, la chlorose, les névroses, etc., peuvent être la source de troubles digestifs; d'après M. Hayem la plupart des médicaments déterminent d'abord l'un des types de l'hyperpepsie, puis leur continuation longtemps prolongée mène à l'hypopepsie; le traitement antiblennorhagique en particulier détermine rapidement l'hypopepsie.

En ce qui nous concerne, sans nier le moins du monde l'influence nocive exercée sur l'estomac par un grand nombre de médicaments, nous croyons qu'il est bien difficile, sinon impossible de déterminer la part qui leur revient dans la production des troubles digestifs. Ne faut-il pas tenir compte aussi et surtout de la maladie pour laquelle ces médicaments sont administrés?

L'*irrégularité des heures des repas*, la *mastication défectueuse* comptent encore parmi les causes de troubles digestifs.

Les dyspepsies de **cause générale** sont toutes les dyspepsies secondaires à des états infectieux aigus ou chroniques, aux maladies générales chroniques de la nutrition, à certaines maladies organiques (affections du cœur, du rein, etc.).

Tous les états fébriles aigus déterminent des modifications profondes du chimisme stomacal. Ces modifications disparaissent habituellement, mais peuvent aussi persister et devenir chroniques.

Parmi les maladies générales chroniques, la chlorose et la tuberculose sont celles qui s'accompagnent le plus fréquemment de troubles digestifs.

Sur 72 cas de *chlorose* M. Hayem a trouvé 42 fois l'hyperpepsie, 28 fois l'hypopepsie. Le chimisme n'était normal que dans deux cas ;

les fermentations existaient dans la moitié des cas environ. La dyspepsie est donc la règle dans la chlorose ; elle revêt souvent la forme hyperpeptique. Le traitement ferrugineux prendrait, d'après M. Hayem, une certaine part à la production ou au moins à l'exagération du type dyspeptique.

Dans la *tuberculose* on observe à peu près également l'hyperpepsie et l'hypopepsie; la dilatation est très fréquente, quel que soit le type chimique pathologique et les fermentations ne font presque jamais défaut. D'une façon générale les types hyperpeptiques, coïncident avec la tuberculose au début, les types hypopeptiques avec la tuberculose avancée.

Dans le *mal de Bright*, l'hypopepsie est le type chimique habituel; le régime lacté tend à provoquer l'hyperpepsie.

Chez les *cardiaques* le type hypopeptique est également prédominant; chez les *diabétiques*, M. Hayem a rencontré les deux types : hyperpeptique et hypopeptique avec une égale fréquence.

Il nous reste à traiter la question si souvent débattue de l'influence du *système nerveux* sur la dyspepsie. Existe-t-il une dyspepsie purement nerveuse, c'est-à-dire sans troubles chimiques? La dyspepsie est-elle secondaire à l'état névropathique, ou bien au contraire est-elle primitive? Autant de points à débattre, dont l'importance pratique n'a pas besoin d'être discutée.

S'appuyant sur les résultats d'examens du suc gastrique faits suivant les anciennes méthodes on a distingué les dyspepsies nerveuses en deux groupes :

1° Celles qui s'accompagnent de troubles chimiques, pouvant indifféremment être représentés par l'anachlorhydrie ou l'hyperchlorhydrie.

2° Celles qui sont uniquement caractérisées par des troubles moteurs (dilatation nervo-motrice primitive). Cette dilatation pourrait d'ailleurs entraîner secondairement des troubles chimiques, du catarrhe avec fermentation, par suite de la stagnation des aliments. Ainsi envisagée la dyspepsie nerveuse serait de la neurasthénie gastrique.

M. Hayem n'admet pas l'existence d'une dyspepsie purement nerveuse. Il croit que le chimisme gastrique a été déclaré normal dans des cas où il est notablement altéré, et que d'autre part, en admettant l'origine nerveuse de certaines dyspepsies, on a méconnu la complexité des causes qui chez le même individu peuvent exercer conjointement une influence nocive sur les fonctions digestives. D'après lui les malades sont dyspeptiques avant de devenir neurasthéniques; et si la dyspepsie paraît primitive, c'est qu'elle demeure latente pendant un certain temps.

On ne doit pas se dissimuler d'ailleurs combien est difficile l'interprétation des symptômes constatés chez les névropathes dyspeptiques. A cet égard M. Hayem fait des réflexions dont on ne saurait trop reconnaître la justesse. « Si, par exemple, dit-il, j'établis que les troubles dyspeptiques sont antérieurs à l'apparition des phénomènes nerveux, on m'objectera simplement que la maladie nerveuse a commencé par la dyspepsie.

Si je cherche à établir que les phénomènes nerveux suivent les fluctuations des troubles dyspeptiques et par conséquent, leur sont subordonnés; si je montre que certains malades ne sont devenus nerveux que parce qu'ils digéraient mal; qu'ils retrouvent le sommeil et les forces dès que leur état gastrique s'améliore, on ne manquera pas de dire que la proposition peut être retournée et que ce sont les troubles dyspeptiques qui suivent les variations des phénomènes nerveux.

D'ailleurs un grand nombre de cas sont très complexes et susceptibles de se prêter à des interprétations contradictoires. »

Le seul moyen de résoudre la question est évidemment de prendre pour critérium l'examen du suc gastrique. C'est ce qu'a fait M. Hayem qui a pratiqué cet examen chez des neurasthéniques dont la névropathie pouvait être considérée comme primitive et chez des hystériques; chez tous les malades, sauf un, il a trouvé des altérations diverses du chimisme stomacal; celui dont le chimisme était tout à fait normal, n'éprouvait d'ailleurs aucun trouble digestif. Dans l'hystérie gastrique le chimisme est toujours troublé, et les troubles sont surtout accentués dans la forme anorexique. Chez les névropathes primitifs, les types hyperpeptiques sont plus fréquents que les types hypopeptiques; ce qui caractériserait surtout ces troubles, ce sont les variations fréquentes qu'ils présentent; les résultats de l'analyse chimique sont moins fixes d'un moment à l'autre que chez les malades exempts de névropathie.

La neurasthénie est particulièrement fréquente lorsqu'il existe des troubles évolutifs avec dilatation stomacale et fermentation.

En résumé la dyspepsie nerveuse s'accompagnerait toujours de troubles chimiques et l'on est amené à conclure qu'il faut accorder une importance considérable au traitement des troubles digestifs chez les névropathes; pour M. Hayem l'élément nerveux, dans la dyspepsie, serait en effet plus souvent un mode réactionnel qu'un facteur pathogénique. « Dans la majorité des cas, dit-il, la dyspepsie nerveuse est une gastropathie vulgaire ayant pris naissance, souvent sous l'influence de causes banales, dans un terrain pathologique particulier, névropathique, et revêtant les caractères séméiologiques d'une névrose en vertu des aptitudes réactionnelles spéciales du malade, qui dans maints cas sera un héréditaire ou un dégénéré. »

Nous reviendrons ultérieurement sur la question des dyspepsies nerveuses; tout en admettant, avec M. Hayem, l'existence de troubles du chimisme stomacal chez la plupart des neurasthéniques et des hystériques dyspeptiques, nous croyons que l'état nerveux peut déterminer, de toutes pièces, des troubles secrétoires, chez des sujets indemnes antérieurement de dyspepsie.

Nous venons de voir que l'examen du suc gastrique a jeté une grande lumière sur la question si importante de la dyspepsie nerveuse.

Nous devons nous demander maintenant s'il existe des **lésions** particulières de l'estomac correspondant à chacun des principaux types chimiques admis. Ici encore d'intéressantes recherches de M. Hayem permettent d'établir certaines relations entre les troubles chimiques et les lésions gastriques. Les lésions de la gastrite chronique peuvent porter d'une manière prépondérante, parfois même d'une manière exclusive sur les glandes ou sur le tissu interstitiel de l'estomac, dans d'autres cas les lésions de l'appareil glandulaire et du tissu interstitiel se combinent de façon à donner naissance à une gastrite mixte. M. Hayem distingue deux variétés principales de gastrite parenchymateuse; dans l'une des formes la lésion consiste dans la disparition plus ou moins complète des cellules principales, tandis que les cellules de revêtement persistent ou même se multiplient; dans l'autre on observe précisément le contraire, c'est-à-dire une tendance à la disparition complète des cellules de bordure et au remplacement de ces éléments et même des cellules principales par des cellules cylindriques. La première variété est désignée par M. Hayem sous le nom de *gastrite parenchymateuse hyperpeptique*, la seconde sous celui de *gastrite parenchymateuse muqueuse*.

Dans la gastrite interstitielle les lésions portent au début sur le tissu conjonctif; elle entraînent par la suite l'atrophie générale de la muqueuse, en conséquence de l'organisation du tissu interstitiel en tissu fibreux et de sa rétraction.

Les types chimiques seraient, d'après M. Hayem, l'expression même de ces diverses lésions :

A la gastrite parenchymateuse hyperpeptique correspondraient les diverses variétés d'hyperpepsie avec ou sans gastro-succhorrée. Cet état serait dû à une lésion irritative des cellules de bordure et peut-être en même temps à des altérations des cellules principales (Catarrhe acide de Korczynski et Jaworski).

La gastrite parenchymateuse muqueuse correspondrait à l'apepsie plus ou moins absolue. « Il semble, dit M. Hayem, qu'en l'absence des cellules de bordure, alors même que tous les tubes glandulaires sont remplis d'épithélium, le suc stomacal perde ses qualités digestives »; les seuls épithéliums persistants dans ce cas sont ceux qui sont considérés comme producteurs de mucus et on les trouve assez souvent remplis par une matière ayant une apparence muqueuse. Il importe de remarquer cependant que l'on peut trouver du mucus chez les hyperpeptiques et qu'inversement on peut trouver à l'autopsie une gastrite parenchymateuse typique qui donnait un suc gastrique ne paraissant pas contenir d'excès de mucus, de sorte que l'expression de catarrhe muqueux n'aurait pas actuellement de sens bien défini.

Il existe une troisième variété de gastrite muqueuse constituée par l'atrophie des glandes, sans lésions interstitielles et caractérisée par l'apepsie.

« Dans les formes interstitielles de la gastrite chronique conduisant à l'atrophie des glandes, la secrétion stomacale tend à diminuer et à perdre son pouvoir digestif. On constate alors une hypopepsie plus ou moins accentuée ou même de l'apepsie.

» Dans les gastrites mixtes les résultats analytiques sont subordonnés au siège des lésions et à leur intensité. On trouve de l'hyperpepsie atténuée quand l'inflammation interstitielle est combinée avec un état irritatif des cellules de bordure.

» Dans les autres cas, au contraire, il existe une hypopepsie plus ou moins accusée » (M. Hayem).

Les principaux rapports entre les lésions et les états chimiques peuvent être ainsi résumés dans le tableau suivant que nous empruntons à M. Hayem :

Gastrite glandulaire ou parenchymateuse	Hyperpeptique	Hyperpepsie avec hyperchlorhydrie d'emblée ou tardive.
	Muqueuse	Hypopepsie intense ou apepsie.
	Atrophique	Apepsie.
Gastrite interstitielle	Pure, avec atrophie des glandes	Hypopepsie jusqu'à apepsie.
	Mixte, avec excitation glandulaire	Hypopepsie. Hyperpepsie atténuée.

Nous connaissons maintenant les caractères chimiques des dyspepsies, leurs causes, ainsi que les lésions qui paraissent caractériser les types chimiques que nous avons indiqués; il nous reste à présenter sommairement les **symptômes** des états hyperpeptiques et des états hypopeptiques, en renvoyant pour les détails à l'ouvrage de M. Hayem, aux communications de M. le Professeur G. Sée, à notre thèse de Doctorat et au traité de M. Bouveret. Nous ferons remarquer en effet que les types cliniques admis par M. Hayem ne diffèrent pas sensiblement de ceux qui ont été décrits par ses prédécesseurs.

A part quelques divergences de détail, on reconnaîtra aisément les types cliniques antérieurement décrits sous les noms d'hyperchlorhydrie et d'anachlorhydrie; l'hyperchlorhydrie notamment (hyperpepsie avec hyperchlorhydrie) conserve entière son autonomie; seulement les types : hyperpepsie générale et chloro-organique doivent en être distingués, car ils n'offrent pas les mêmes symptômes que l'hyperchlorhydrie ; les douleurs si caractéristiques de l'hyperchlorhydrie y font défaut.

Voici les caractères cliniques de ces différents types chimiques :

1° **Hyperpepsie générale et hyperpepsie chloro-organique.** — Suc gastrique presque toujours abondant, parfois surabondant; contenant peu de mucus, quelques débris alimentaires profondément modifiés.

Le liquide est clair, d'une faible coloration ambrée; les peptones sont abondantes; les fermentations acides ne sont pas rares, mais sont peu développées ordinairement; le plus souvent il s'agit d'une fermentation acétique (M. Hayem).

Signes fonctionnels locaux : appétit conservé, souvent exagéré; fringales fréquentes, deux ou trois heures après les repas.

Digestion pénible, accompagnée de sensation de plénitude et de ballonnement, mais pas de douleurs véritables. Les crises gastralgiques sont très rares, ainsi que les vomissements.

Si la digestion est ralentie, ce qui est très fréquent, on observe des régurgitations, du ballonnement.

La constipation est habituelle.

Signes généraux : les symptômes nerveux acquièrent une grande importance; ils revêtent la forme neurasthénique (insomnie, céphalée, irritabilité du caractère etc.)

Du côté des urines, on note la phosphaturie et l'augmentation des chlorures, mais il n'y a rien d'absolument fixe à cet égard.

L'amaigrissement est habituel, bien que les malades soient de gros mangeurs.

Dans certains cas, que l'on peut qualifier d'hyperpepsie atténuée le liquide gastrique est peu abondant ; les troubles fonctionnels sont réduits au minimum.

2° **Hyperpepsie avec hyperchlorhydrie ; gastro-succhorrée ; ulcère de l'estomac.** — Dans l'hyperchlorhydrie, le suc gastrique est également fluide, contenant peu de mucus ; il est très abondant et renferme des débris alimentaires peu modifiés, provenant souvent de repas antérieurs et indiquant leur séjour prolongé dans l'estomac. Les fermentations anormales sont assez fréquentes, malgré l'élévation du taux de l'acide chlorhydrique.

La langue est nette ; mais la soif est intense, l'appétit est exagéré, bien qu'il y ait des périodes d'anorexie.

L'existence de douleurs intenses caractérise cette forme, ainsi que l'avaient parfaitement indiqué Reichmann, Riegel et M. G. Sée ; ces douleurs commencent après le repas et atteignent leur maximum d'acuité à la fin de la digestion; elles se montrent de plus au milieu de la nuit et réveillent le malade entre minuit et deux heures du matin.

Il existe des régurgitations acides très pénibles, s'accompagnant d'une sensation particulière d'agacement des dents.

Les vomissements sont fréquents, bien que leur répétition varie beaucoup suivant les malades et leur mode d'alimentation. Si les malades font des repas copieux et répétés, l'estomac s'exonère abondamment.

Dans certains cas ils surviennent sous forme de crises, chez des névropathes surmenés par des travaux intellectuels excessifs (hyperchlorhydrie aiguë) ou chez les malades atteints d'affections nerveuses organiques (hyperchlorhydrie des tabétiques).

La constipation est habituelle; à la fin de la digestion surviennent parfois des coliques dues au passage du chyme acide dans l'intestin.

L'examen de la région stomacale révèle une dilatation d'autant plus marquée que l'hyperchlorhydrie remonte à une époque plus ancienne : la pression au creux épigastrique dénote toujours une sensibilité anormale; elle éveille parfois la douleur exagérée de l'ulcère ; les douleurs gastriques s'irradient dans les flancs et jusque dans le dos.

Les troubles nerveux sont les mêmes que dans la forme précédente, mais ils sont encore plus marqués. Il existe de l'inaptitude au travail, de la diminution des facultés génésiques. L'amaigrissement est très prononcé.

A l'hyperchlorhydrie est intimement liée, mais non d'une façon constante, la gastro-succhorrée ou sécrétion continue du suc gastrique ; cette secrétion continue est l'expression la plus haute de l'excitation sécrétoire. On la reconnaît aisément en vidant l'estomac le matin, dix ou douze heures après le repas du soir. Reichmann conseille même de faire un lavage quelques heures après le repas du soir et de vider l'estomac le matin ; on retire de l'estomac une quantité de suc gastrique parfois très considérable, pouvant atteindre ou même dépasser un litre.

Les caractères de ce liquide retiré de l'estomac à jeun sont variables ; tantôt il est clair, peu coloré, très fluide ; tantôt il est muqueux et coloré en vert. Cette coloration verte n'implique pas nécessairement la présence de bile ; elle peut être due au développement, dans le résidu stomacal, de microbes chromogènes (M. Hayem). Ce liquide est habituellement hyperchlorhydrique, mais il est parfois hyperchlorurique (M. Hayem), ce qui indique que la gastrosuccorrhée peut coïncider avec l'hyperpepsie chloro-organique. On peut même, mais le fait est très rare, constater l'hypersécrétion chez les hypopeptiques ; cette hypersécrétion n'existe habituellement dans ce cas que pendant la période digestive ; de plus le liquide est très muqueux et dépourvu d'acide chlorhydrique libre.

Les premières recherches faites en Allemagne, notamment par Riegel, ont établi les relations de l'ulcère de l'estomac avec l'hyperchlorhydrie ; Riegel a parfaitement mis en lumière l'existence de l'hyperacidité et de l'hypersécrétion à jeun, chez les ulcéreux ; nous avons eu l'occasion d'observer quelques cas d'ulcère où ces troubles chimiques étaient évidents ; les publications plus récentes, celles de M. le professeur Hayem confirment en grande partie ces faits. Pour M. Hayem le type gastrique des ulcéreux est celui de l'hyperpepsie générale ou de l'hyperpepsie chlorhydrique ; il croit d'ailleurs, ce que nous acceptons volontiers, que l'ulcère n'est pas une conséquence nécessaire de l'hyperchlorhydrie, car il existe nombre de cas d'hyperchlorhydrie, sans symptômes d'ulcère. Il admet, avec la majorité des médecins qui se sont occupés de cette question, que l'hyperchlorhydrie est primitive, et non secondaire à l'excitation déterminée par l'ulcère, ainsi qu'on l'a prétendu. Il admet encore que l'ulcère est la conséquence non seulement de l'excès d'acide chlorhydrique libre, mais encore du développement des fermentations anormales, et surtout de la fermentation acétique.

Voici la théorie ingénieuse qu'il invoque pour expliquer la formation de l'ulcère :

« Il y a très souvent retard des digestions chez les hyperpeptiques et surtout chez les hyperpeptiques chlorhydriques. Dans ces cas, il reste dans l'estomac une certaine quantité de résidus alimentaires, d'une forte acidité, au sein desquels se développent des produits irritants, notamment de l'acide acétique. Ces résidus forment une sorte de culot qui vient stagner dans un point toujours le même de l'estomac vide, où il détermine une inflammation localisée nécrobiotique. Il se produit alors une infiltration de petites cellules, de la stase sanguine, puis une coagulation du sang dans les petits vaisseaux, avec nécrose consécutive.

C'est en ce point particulier qui se forme l'ulcère. Pourquoi siège-t-il le plus souvent à la face postérieure près de la petite courbure, ou bien encore dans le voisinage du pylore ?

Je pense que l'action du culot résiduel ne peut être efficace que lorsqu'elle est prolongée et renouvelée. Or, c'est pendant la nuit que se trouvent réalisées ces conditions.

Le gastropathe endormi est dans le décubitus dorsal ou dans le décubitus latéral droit et le culot résiduel vient stagner au niveau d'un des points d'élection. »

La conclusion pratique qu'il faut tirer de ce qui précède est que le traitement de l'ulcère se confond entièrement avec celui de l'hyperpepsie et notamment de l'hyperpepsie chlorhydrique.

3° **Hypopepsie ; apepsie.** — Les signes cliniques de l'hypopepsie sont moins nets, moins fixes que ceux de l'hyperpepsie ; ce qui tient à la variabilité de ses causes.

Le liquide est peu abondant, épais, muqueux, assez coloré et filtre difficilement. Il contient des débris alimentaires peu modifiés ; dans les cas avancés ces débris sont peu abondants, car l'évacuation de l'estomac est souvent rapide (M. Hayem).

Il est rare que le liquide soit très abondant ; en tout cas l'hypersécrétion à jeun est exceptionnelle.

La réaction des peptones est variable ; assez souvent on constate uniquement la réaction des matières albuminoïdes non modifiées.

L'acide chlorhydrique libre est fréquemment absent ou n'existe qu'à l'état de traces.

Les fermentations anormales atteignent un très grand développement et sont plus fréquentes que dans l'hyperpepsie.

Les signes fonctionnels d'ordre gastrique sont variables : la langue est souvent pâteuse, la bouche amère.

Les digestions ne donnent en général pas lieu à des symptômes réactionnels ; beaucoup de malades accusent des troubles généraux de la santé, sans se plaindre de leurs digestions ; cependant il existe parfois des douleurs assez vives dues au développement des fermentations.

Les vomissements sont très rares ; par contre les pituites sont fréquentes surtout chez les alcooliques.

Les troubles intestinaux n'ont rien de caractéristique ; on peut observer alternativement la diarrhée ou la constipation.

La dilatation de l'estomac est assez fréquente tout au moins dans les formes peu accentuées d'hypopepsie (M. Hayem).

Les troubles nerveux, bien que moins fréquents que chez les hyperchlorhydriques, s'observent assez souvent, ; il existe surtout de l'abattement, de la somnolence, une sensation de fatigue le matin au réveil.

Dans l'apepsie le liquide stomacal est très peu abondant et contient des débris alimentaires non modifiés, mais non d'une façon constante. Parfois au bout d'une heure l'estomac est vide, ainsi que nous l'avons dit.

En dépit de l'absence de digestion gastrique, l'état général peut rester satisfaisant (si l'intestin est en mesure de suppléer entièrement l'estomac).

Dans un certain nombre de cas il existe au contraire de la faiblesse et de l'amaigrissement. C'est quand il existe des troubles concomitants de la digestion intestinale. Les malades peuvent alors succomber après avoir présenté un ensemble de symptômes qui peuvent être confondus avec ceux du cancer de l'estomac à forme dyspeptique.

La dyspepsie des cancéreux est toujours du type hypopeptique ; elle est surtout caractérisée par l'excessif développement des fermentations anormales.

Nous venons d'esquisser les deux grands types de dyspepsie; nous pouvons en terminant indiquer que leur fréquence est à peu près égale; cependant l'hypopepsie doit être plus commune que l'hyperpepsie, surtout si l'on considère que beaucoup d'états hypopeptiques peu accentués peuvent rester latents.

Nous avons indiqué, au cours de cet exposé, que la *dilatation de l'estomac* pouvait exister chez les hyperpeptiques, comme chez les hypopeptiques; elle est d'ailleurs beaucoup plus fréquente chez les premiers que chez les seconds; elle peut manquer chez les hyperpeptiques si le trouble chimique ne s'accompagne ni de ralentissement du processus digestif, ni d'hypersécrétion, mais dès que l'hypersécrétion existe, la dilatation apparaît. Elle est d'abord passagère et peu prononcée; plus tard elle devient de plus en plus marquée et permanente; toutes les fois que l'on constate une dilatation considérable de l'estomac que l'on ne peut rattacher à une cause mécanique (obstacle pylorique), on doit faire remonter à une date ancienne le début de la dyspepsie.

La dilatation est le plus souvent secondaire aux dyspepsies chimiques; l'estomac peut présenter ou non des lésions de gastrite, mais ce qui domine l'étiologie de la plupart des dilatations, c'est l'existence de troubles primitifs du chimisme stomacal.

Il importe de ne pas confondre, comme on le fait souvent, la dilatation avec l'atonie. L'estomac peut être dilaté, mais cependant conserver sa contractilité. On reconnaît aisément la conservation de son énergie musculaire, en ce qu'il se contracte sur la sonde et en ce que l'évacuation du liquide gastrique se fait facilement.

S'il existe de l'atonie on peut ne rien retirer de l'estomac, à moins que l'on n'emploie l'aspiration, ou bien on laisse toujours une certaine quantité de liquide dans l'estomac, comme l'indique la persistance du clapotage après l'évacuation par le siphon. Il est bon de savoir que l'abus des lavages peut déterminer l'atonie.

Si la dilatation ne s'accompagne pas toujours d'atonie, celle-ci peut affecter des estomacs non dilatés; on peut la constater en cas d'hypopepsie intense. d'après M. Hayem.

A côté des dilatations par troubles chimiques qui sont, nous le répétons, de beaucoup les plus nombreuses, il faut citer les dilatations mécaniques sur lesquelles il est inutile d'insister et les dilatations nervo-motrices. C'est ainsi que l'on peut observer chez les hystériques des dilatations de l'estomac avec un chimisme normal. On a mis sur le compte de la neurasthénie un grand nombre de cas de dilatation. Nous avons déjà indiqué quelle était à cet égard l'opinion de M. le professeur Hayem, pour qui la dyspepsie est primitive, et la neurasthénie secondaire. Cette question se rattache à celle toujours si discutée de la dyspepsie nerveuse.

La place nous étant mesurée, nous serons forcément brefs sur la question du régime, mais nous donnerons cependant des indications suffisantes pour permettre au médecin de se guider dans ses prescriptions relatives à l'alimentation.

Nous recommandons de donner dans l'ordonnance la première place à l'indication du régime à suivre, afin que le malade se pénètre de la nécessité de ce régime et de l'importance considérable que le médecin y attache.

L'étude des aliments est des plus complexes; on peut même dire qu'elle n'est encore qu'ébauchée. Jusqu'ici on s'est appliqué principalement à déterminer la valeur nutritive des aliments ; mais s'il importe d'être renseigné à cet égard, il importe encore plus de savoir quel est le mode de réaction de l'estomac en présence de chaque aliment; car on ne peut se guider uniquement, comme on l'a fait jusqu'ici, sur la durée du séjour de chaque aliment dans l'estomac, surtout si l'expérience porte sur des malades, car évacuation hâtive ne signifie nullement, nous l'avons dit, digestion parfaite ; nous avons eu soin d'indiquer qu'une évacuation hâtive correspond souvent au contraire à une digestion sommaire ou nulle.

Pour avoir des notions exactes sur la digestibilité de chaque aliment il faudrait pouvoir suivre les phases de sa digestion dans les estomacs normaux et ensuite chez les différents malades ; cette étude n'a pas encore été tentée ; tout au moins les résultats des premières recherches faites à ce sujet, sont trop incomplets pour pouvoir être publiés.

Nous utiliserons donc pour le classement des principaux aliments les données fournies par leur composition chimique et par les enseignements que fournit la pratique, au sujet de leur tolérance de la part des dyspeptiques.

Le *lait* est le type de l'aliment complet, c'est celui qui convient le mieux aux malades, et qui, dans nombre de cas, constitue leur nourriture à peu près exclusive ; aussi mérite-t-il d'être mentionné en tête de la liste des aliments. Parvenu dans l'estomac, le lait est précipité par la présure (ferment Lab des Allemands) ; cette coagulation est favorisée d'après Hammarsten, par la présence des sels solubles de calcium.

La coagulation a pour effet de séparer la matière albuminoïde ou caséine de la partie liquide ou sérum qui renferme les sels et la lactose ; en se précipitant, le caséum entraîne avec lui la plupart des globules graisseux.

Les avis sont partagés au sujet de la durée de son séjour dans l'estomac; d'après Beaumont et Ch. Richet qui s'appuient sur l'examen d'individus porteurs de fistules gastriques, le lait abandonne l'estomac au bout d'une heure environ ; d'après Reichmann au contraire l'évacuation serait beaucoup plus tardive; 300 centimètres cubes de lait cru n'évacueraient l'estomac qu'au bout de quatre heures; la même quantité de lait bouilli ne resterait que deux heures et demie dans l'estomac. Le lait bouilli serait donc plus facilement digéré que le cru, ce qui n'est pas conforme à ce que nous apprend la pratique.

Chez l'adulte, en bonne santé, on n'a pas encore déterminé le travail chimique de l'estomac, en ce qui concerne la digestion du lait ; chez les différents dyspeptiques la digestion du lait est généralement plus rapide que celle du repas d'épreuve. Voici les très intéressants résultats des recherches de M. Hayem sur le chimisme stomacal. « Chez les hyperpeptiques avec retard de la digestion, l'acidité totale peut être plus forte après le repas de lait, ce qui tient à ce qu'au bout d'une heure la digestion est plus avancée. L'acidité totale peut aussi être augmentée chez les hypopeptiques en raison de l'augmentation de C. En outre, chez tous α est élevé par suite de la fermentation lactique.

La réaction lactique existe constamment et α est toujours plus élevé qu'avec le pain, sauf quand α est déjà augmenté par le fait de fermentation anormale.

Dans tous les cas, après le repas de lait, on retire au bout d'une heure un liquide peu abondant, contenant moins de résidus qu'avec le repas de pain, mais souvent des caillots comme chez l'enfant. Il y a beaucoup de peptones et parfois un peu de syntonine comme avec le pain. Étudions maintenant en détail les divers facteurs du chimisme.

« L'acide chlorhydrique libre, H, est toujours relativement faible ou réduit à 0; il peut même devenir nul chez des hyperchlorhydriques, mais parfois il reste encore assez élevé. Les produits chloro-organiques, C, existent en quantité très variable suivant les cas. En règle générale, le chiffre qui les représente tend à devenir plus normal; il est plus élevé qu'avec le pain, quand avec ce dernier il est abaissé ; il est, au contraire, plus faible quand le repas d'épreuve fournit un taux de produits chloro-organiques exagéré.

La valeur la plus remarquable est celle de T. Le chlore total est, en effet, constamment diminué, par rapport au chiffre que l'on trouve avec le repas de pain. Je ne relève qu'une exception, pouvant s'expliquer par l'état plus avancé de la digestion. Le chiffre de T, plus élevé au bout d'une heure avec le lait qu'avec le pain, était moindre que le plus fort chiffre atteint plus tard pendant la digestion du pain.

Que conclure de ces données? La digestion du lait s'accompagne d'une excitation stomacale moins forte que celle du pain ; en outre, elle se fait plus normalement si l'on considère la formation des produits C et des peptones. En un mot, la digestion du lait est à la fois la plus rapide et la plus facile.

Le lait est donc l'aliment le plus convenable pour les dyspeptiques. C'est celui qui exige le moins d'efforts et qui, en produisant le minimum d'excitation, représente l'aliment sédatif par excellence. Il est indiqué dans tous les cas : dans l'hyperpepsie, état dans lequel il y a excitation, peptonisation difficile et lente; dans l'hypopepsie, où il sera mieux utilisé qu'aucun autre élément. » (M. Hayem.)

Du lait dérivent diverses préparations usitées en thérapeutique : la principale est le *képhir* dont l'usage tend de plus en plus à se répandre. Employé en Russie dans le traitement de la phthisie, le képhir a pénétré en France, où M. Hayem a vulgarisé son emploi comme aliment-médicament chez les dyspeptiques. Le képhir est un lait fermenté, dont le ferment est une graine provenant du Caucase ; cette graine est constituée par le mélange d'un bacille (dispora caucasica de Kern) qui appartient au genre leptothrix et d'une levure qui n'est autre que la levure de la fermentation alcoolique (saccharomyces cerevisiæ). Les graines de képhir sont recueillies au Caucase et en Crimée sur les parois des outres qui servent à la conservation du lait. Nous n'entrerons pas ici dans les détails de la fabrication du képhir ; il nous suffira d'indiquer que suivant la durée de la fermentation on obtient un képhir faible, un képhir moyen et un képhir fort ; ces trois variétés de képhir sont désignées respectivement sous les numéros 1, 2, 3.

Le képhir est un liquide épais, présentant la couleur du lait, et pétillant comme le champagne. Il présente une saveur piquante, aigre-douce, qui n'a rien de désagréable. La caséine s'y trouve précipitée en partie, sous forme de flocons ténus. Le képhir se compose d'acide lactique, d'alcool, de matières albuminoïdes ; il contient en outre de l'acide carbonique ; le lait a subi en effet une double fermentation : lactique et alcoolique ; au début la fermentation lactique est plus active, plus tard au contraire la fermentation alcoolique l'emporte. Aussi le képhir le plus vieux (celui qui a fermenté pendant trois jours) est-il le plus riche en alcool. La quantité d'acide lactique qu'il contient varie de 3 à 6 grammes par litre ; celle d'alcool est très variable. Les matières albuminoïdes sont celles du lait, c'est-à-dire la caséine, l'albumine, la syntonine.

D'après M. Winter, il se forme des combinaisons de l'acide lactique avec l'albumine, très analogues aux chlorhydrates albuminoïdes du suc gastrique en digestion. « L'action du képhir paraît donc due, dit M. Hayem, à ce qu'il représente un lait en voie de fermentation, de transformation digestive analogue, mais non identique, à celle qui se produit dans l'estomac. La caséine est précipitée en liqueur acide par production d'acide lactique naissant ; l'albumine et la syntonine sont maintenues à l'état dissous par les acides lactique et carbonique, et il se forme probablement des lactates d'albumine. »

L'action du képhir doit être attribuée probablement à l'acide lactique libre, ainsi qu'aux matières albuminoïdes en voie de transformation, de sorte qu'il a un caractère d'aliment en partie digéré et se trouve indiqué par conséquent toutes les fois que l'on veut restreindre le travail digestif de l'estomac.

M. Hayem dit en avoir obtenu des résultats remarquables dans l'hypopepsie intense et dans l'apepsie ; aussi considère-t-il la cure képhirique mixte comme constituant la meilleure médication de ces états ; il rend de grands services dans le cancer. Voici d'ailleurs les effets qu'il détermine sur le chimisme stomacal : il excite la chlorurie, régularise la production des composés chloro-organiques C qui augmentent ou diminuent suivant qu'ils sont diminués ou augmentés par le fait de l'état morbide ; il augmente enfin ou fait apparaître l'HCl libre quand H est petit ou nul. Il y a de plus augmentation de la sécrétion quand celle-ci est amoindrie, augmentation de la réaction des peptones, diminution des résidus alimentaires, évacuation plus rapide de l'estomac, quand celle-ci était ralentie.

M. Hayem fait prendre le képhir en trois fois, entre les deux premiers déjeuners, entre le déjeuner et le dîner, et le soir. On augmente progressivement les doses, en commençant par faire prendre une bouteille. « A partir de deux bouteilles, les malades doivent consommer une partie du képhir aux repas et une partie en dehors d'eux. C'est ainsi que de trois bouteilles de képhir, deux seront prises au déjeuner et au dîner, et la dernière entre les repas. Avec ce régime on prescrit une alimentation légère et on supprime les autres boissons dès que le malade atteint la dose de trois bouteilles. » La plupart des malades s'accoutument aisément au képhir et le prennent même avec plaisir ; quelques-uns cependant ont des aigreurs et des renvois gazeux après son ingestion. Cette intolérance se produit en général dans les cas de dilatation mécanique, quand les aliments font un séjour prolongé dans l'estomac ; il faut alors renoncer au képhir.

Pour combattre la répugnance manifestée par quelques malades, il faut faire prendre le képhir au début à très petites doses, le couper avec un peu d'eau de Seltz et l'additionner d'un peu de sucre en poudre.

Le képhir a des effets constipants (surtout le képhir fort ou képhir n° 3), aussi convient-il particulièrement dans les dyspepsies compliquées de diarrhée. On prescrit habituellement le képhir n° 2.

Le *petit-lait* est aujourd'hui bien déchu de la vogue dont il a bénéficié pendant longtemps. On sait que le petit-lait est essentiellement constitué par le sérum du lait contenant la lactose et les sels, et par quelques matières albuminoïdes qui n'ont pas été précipitées pendant la coagulation. Les cures de petit-lait que l'on faisait et fait encore dans l'Oberland Bernois et dans le Tyrol étaient recommandées dans les dyspepsies. On faisait prendre le matin à jeun 120 grammes de petit-lait et un quart d'heure après une nouvelle dose. La plupart des médecins

Les lavements de lait ou de bouillon ont une valeur nutritive moins grande encore que les lavements peptonisés ; c'est donc à ces derniers seuls que l'on aura recours pour l'alimentation artificielle.

Les peptones commerciales existent à l'état liquide ou à l'état solide ; il vaut mieux employer les dernières. On prépare le lavement peptonisé de la façon suivante (Dujardin-Beaumetz) :

Dans une tasse de lait on ajoute deux cuillerées à dessert de peptones solides, V gouttes de laudanum et 50 centigrammes de bicarbonate de soude si les peptones sont acides.

On doit faire précéder l'administration du lavement peptonisé de celle d'un lavement simple destiné à vider l'intestin. D'autre part, il importe pour faciliter l'absorption de ce lavement, de le porter aussi haut que possible dans le gros intestin, aussi faut-il se servir du tube de Debove que l'on peut faire pénétrer très haut dans l'intestin ; en élevant plus ou moins l'entonnoir, on obtient une pression plus ou moins forte.

Les *poudres de viande* ont eu un moment de vogue ; elles sont aujourd'hui délaissées parce qu'en dépit des procédés de conservation les plus minutieux, elles finissent par se corrompre. On peut d'ailleurs préparer extemporanément de la poudre de viande. « Le procédé consiste à prendre du bœuf bouilli, à le hacher aussi finement que possible, puis à le placer sur un bain-marie d'eau bouillante et, une fois que la viande est bien desséchée, à la pulvériser au moyen d'un moulin à café dont on a soin de rapprocher les engrenages. » (M. Dujardin-Beaumetz.) On se sert également d'appareils spéciaux destinés à réduire la viande à l'état de division extrême (pulpeur de Collin). Le pulpeur réduit la viande bouillie à l'état de poudre, et la viande crue en pulpe.

L'usage de la poudre de viande cuite et de la pulpe de viande crue rend les plus grands services chez les dyspeptiques dont la mastication est imparfaite et chez ceux où il est nécessaire d'introduire la plus petite quantité d'aliments sous la forme la plus convenable pour l'action du suc gastrique.

On reconnaît au *bouillon* une très faible valeur nutritive, qui serait due exclusivement aux matières salines qu'il contient. « Cependant, dit M. le professeur G. Sée, tous les médecins, tous les individus sains ou malades, sont d'accord pour reconnaître au bouillon un pouvoir réconfortant, et ne lui substitueraient certes pas avec bonheur une solution chaude de phosphate de potasse et de sel de cuisine. En quoi consiste sa vertu ? Ce n'est pas un moyen alimentaire, car si, chez un convalescent on remplace le lait par le consommé le plus parfait, le résultat sera désastreux ; mais si, comme il arrive souvent, le lait chez l'enfant est mal supporté ; s'il provoque la diarrhée d'une manière infaillible, on peut pendant un ou deux jours d'abstinence de lait, prescrire un bouillon concentré, puis le mêler avantageusement au lait de vache ; le lait seul est indigéré, le bouillon seul mène à l'inanition, car il ne contient, abstraction faite des sels, que très peu de matières organiques, trop peu d'albuminates, trop peu d'hydrates de carbone, et la graisse qui s'y trouve n'en est pas aussi facile à digérer que celle du lait » (*Régime alimentaire*, p. 38).

Chez les dyspeptiques le bouillon devra toujours être dégraissé et sera prescrit de préférence une demi-heure avant les repas, de façon à utiliser les propriétés peptogènes qu'Herzen lui a reconnues.

Les Anglais et les Américains utilisent des bouillons concentrés connus sous les noms de beef-tea et de bouillon américain.

Pour faire le beef-tea, on met des morceaux de viande, découpés à l'état de petits dés, dans de l'eau. Quant au bouillon américain, on le prépare en plaçant dans une marmite spéciale des couches alternatives de viande et de légumes et on leur fait subir, sans y ajouter de l'eau, une cuisson prolongée au bain-marie.

Nous ne citerons les *extraits de viande* que pour en condamner l'emploi, ces extraits n'étant autres que des extraits de ptomaïnes, pouvant être dangereux chez les dyspeptiques.

Les *crustacés* ont la réputation d'être indigestes ; ils seraient bien supportés cependant par la plupart des hyperpeptiques, selon M. Hayem, et peuvent être exceptionnellement permis.

Les *huîtres* ne conviennent pas aux hyperchlorhydriques, mais sont indiquées chez les hypopeptiques, où l'eau salée de l'huître peut venir en aide à la digestion (M. Hayem).

Les *corps gras*, graisses, beurre et huile sont indigestes pour tous les dyspeptiques sans distinction et doivent être, autant que possible, éliminés de l'alimentation.

Les *légumes verts* n'ont qu'une valeur nutritive des plus restreintes, puisqu'ils contiennent de 900 à 940 parties d'eau p. 1000 ; ils doivent être interdits chez un grand nombre de dyspeptiques, afin ne pas imposer à l'estomac la surcharge déterminée par l'introduction d'une grande quantité de ces légumes. Les plus riches en principes azotés sont : les épinards, la chicorée, l'asperge et même les choux qui ne méritent leur réputation d'indigestibilité que s'ils n'ont pas subi un degré suffisant de cuisson (1). Les légumes verts, laitues, chicorées, épinards, asperges, artichauts, pissenlits, etc., devront être préparés en purée, passés aux tamis, cuits au jus, au bouillon, ou à la crème. Ils sont utiles chez les dyspeptiques constipés.

Les *racines* : raves, navets, céleri, carottes, ne contiennent qu'une

(1) La choucroute bien cuite peut être autorisée chez les hypopeptiques.

très faible quantité de principes azotés (10 à 30 p. 100); mais surtout des sucres et des matières salines à base de potasse.

Les *féculents* ou légumes secs : haricots, lentilles, pois, maïs, pommes de terre, ont une valeur nutritive notablement supérieure à celle des légumes verts ; les pois contiennent 223 p. 1000, les haricots 225 et les lentilles jusqu'à 265 p. 1000 de légumine (G. Sée); celles-ci constituent, par conséquent, l'élément végétal le plus riche en azote et sont aptes à remplacer la nourriture animale.

Le riz est au contraire l'aliment le moins riche en azote, il ne contient que 51 à 78 p. 1000 d'albuminates, mais, par contre, une très grande proportion de matière amylacée, 823 p. 1000. Les propriétés nutritives de la pomme de terre sont également très faibles, puisqu'elle ne renferme que de 13 à 19 p. 1000 de substances albumineuses (König); son usage excessif mène à la distension de l'estomac.

En somme, tous les farineux nécessitent un travail considérable de l'estomac, parce que, étant peu nourrissants, ils doivent être absorbés en grande quantité ; aussi doivent-ils être proscrits dans le cas de dilatation ou quand il existe des fermentations anormales avec production abondante de gaz ; chez les hyperchlorhydriques, en raison de l'existence constante d'acide libre dans l'estomac, ils ne subissent pas ou ne subissent qu'incomplètement l'action de la diastase et séjournent longtemps dans cet organe; de plus M. Hayem a constaté que la purée de pomme de terre exagère l'hyperchlorhydrie.

Les farineux seront donc défendus aux hyperpeptiques; chez les autres dyspeptiques ils seront prescrits, à l'état de purée.

Les *truffes*, les *champignons* constitués en grande partie par une trame ligneuse ne conviennent pas aux dyspeptiques, non plus que les légumes crus (salades).

Parmi les *fruits*, un certain nombre sont habituellement bien supportés par les dyspeptiques, lorsqu'ils sont parvenus à un degré suffisant de maturité : les pêches, le raisin, les prunes, les fraises peuvent donc être permis à la condition que les pellicules, les pépins et les noyaux soient soigneusement rejetés. Parmi les fruits acides, les oranges peuvent être utiles aux hypopeptiques; mais d'une façon générale les fruits acides devront être soumis à la cuisson et pris en compote ou en gelée.

Les fruits doivent être interdits dans les cas de flatulence et de diarrhée; ils sont au contraire utiles chez les dyspeptiques constipés.

Le *Pain* joue un rôle capital dans notre alimentation; on en fait même un réel abus, si l'on songe aux inconvénients qu'il présente, en dépit de sa grande valeur nutritive. Le pain détermine en effet une excitation stomacale assez grande et facilite la mise en liberté d'HCl libre (M. Hayem); il constitue surtout un bon milieu pour les fermentations anormales notamment pour la fermentation acétique. Tous les dyspeptiques qui fermentent accusent l'aggravation du pyrosis, des aigreurs à la suite de l'ingestion du pain.

La suppression du pain est nécessaire dans les cas d'hyperpepsie, surtout dans l'hyperchlorhydrie; d'autre part le rationnement est indiqué dans l'hypopepsie, quand il existe de la dilatation avec fermentation.

Le pain doit être rassis et sa quantité par repas ne doit pas dépasser 30 à 50 grammes; au lieu de pain rassis on peut encore prescrire les pains légers, grillés, les biscottes, les grisini, etc.

Les *pâtes d'Italie* sont assez facilement digérées si leur cuisson est suffisante; cependant les nouilles, les macaronis ne sont pas toujours bien tolérés, aussi vaut-il mieux les remplacer par les diverses farines : semoule, gruau d'avoine, de riz, de maïs, arrow-root, salep, tapioca, etc., que l'on fait prendre en potages au lait ou au bouillon.

Les *pâtisseries* et les *sucreries* ne conviennent pas aux dyspeptiques quels qu'ils soient; elles sont surtout nuisibles chez les hyperchlorhydriques et dans tous les cas où existent des fermentations anormales.

Dans quelques cas on pourra permettre de très légères pâtisseries, comme les meringues. Quant au sucre, on peut en accorder de petites doses.

Le *dessert* d'un dyspeptique doit se composer des fruits crus ou cuits dont il a été question, de crèmes, d'œufs à la neige, de parfaits, de fromages mous et frais.

La question des boissons est des plus importantes à régler. D'une façon générale le *vin* est mal supporté par les dyspeptiques; il augmente toujours l'acidité, provoque des aigreurs; il est formellement contre-indiqué chez les hyperchlorhydriques, et dans les cas de fermentation acétique. Peut-être serait-il mieux toléré par quelques malades s'il n'était si souvent l'objet de falsifications. Le vin blanc de Bordeaux est préférable au vin rouge; les vins mousseux seront toujours interdits.

On préconise assez souvent le remplacement du vin par l'*eau-de-vie* mêlée à l'eau en très petites proportions (une cuillerée à café par verre).

La *bière* légère ne serait pas une mauvaise boisson pour les dyspeptiques, si l'on pouvait se mettre en garde contre les falsifications, plus nombreuses encore que celles du vin, dont elle est l'objet. Nous recommandons volontiers à nos malades les bières françaises de Lorraine (Maxeville, Tantonville).

Le *cidre* n'est pas toléré lors qu'il existe des fermentations.

Pour M. le professeur G. Sée la meilleure boisson digestive, c'est le *thé*, à la condition d'en faire une infusion légère, d'en prendre au moins un demi-litre, et à une température élevée; il remplace le vin avec toutes sortes d'avantages; il ne fermente pas; il ne contient que des traces de tannin, tandis que le café en contient infiniment plus, qui coagule les albumines..

L'infusion de camomille pourrait remplacer le thé dans les cas où les malades sont particulièrement sensibles à l'action excitante du thé.

Le *café* au lait pris avec des biscottes, sans beurre, constitue le meilleur repas du matin pour le dyspeptique, mais le café noir doit être interdit aux hyperchlorhydriques.

Le *chocolat* est souvent mal digéré en raison de la grande quantité du substance grasse (environ 50 p. 100) qu'il contient.

Les *eaux minérales* dites de table ne conviennent pas aux dyspeptiques; elles contiennent toutes de l'acide carbonique qui augmente les gaz et qui excite la muqueuse. L'eau de Seltz est incontestablement la plus mauvaise des eaux de table.

Nous n'avons pas encore mentionné la meilleure et la plus simple des boissons, c'est-à-dire l'eau de source. Beaucoup de malades se résignent à ne boire que de l'eau et se trouvent à merveille de ce régime. L'eau doit être filtrée sous pression, à l'aide du filtre Chamberland, mais ne doit pas être bouillie, car l'eau privée d'air est difficilement digérée par les dyspeptiques.

L'usage de l'eau glacée doit être proscrit; car l'eau à basse température congestionne la muqueuse dont elle excite le fonctionnement d'une façon anormale; les dyspepsies par abus d'eau glacée sont fréquentes aux États-Unis, où l'usage des boissons froides est universellement répandu.

Les *condiments*, utiles dans certaines conditions, notamment dans les climats chauds, pour ranimer l'appétit languissant, sont à supprimer chez les dyspeptiques. On interdira donc le piment, les cornichons, les câpres, les anchois, le caviar, tous les hors-d'œuvre et tous les mets relevés avec de la girofle, de la muscade, etc.

Tels sont les principaux aliments et boissons envisagés exclusivement dans leur digestibilité et dans leurs indications ou contre-indications respectives chez les dyspeptiques; il importe d'examiner maintenant les différents régimes qui leur sont applicables.

Les *régimes* peuvent être exclusifs ou mixtes. Le seul régime exclusif est le régime lacté, classique depuis l'application que Cruveilhier en a faite au traitement de l'ulcère de l'estomac.

La cure lactée convient à tous les cas, ce qui se conçoit aisément puisque le travail digestif de l'estomac se trouve par elle réduit au minimum. Indispensable chez les hyperpeptiques, surtout chez les hyperchlorhydriques avec ulcère, le lait rend de grands services chez les hypopeptiques en adaptant le régime à la capacité du pouvoir digestif; M. Hayem commente d'une façon ingénieuse l'effet du régime lacté chez certains hypopeptiques. Ayant constaté qu'à la suite du régime lacté, certains malades deviennent hyperpeptiques (ce seraient ceux qui sont atteints de gastrite mixte), il croit que le retour à l'irritation glandulaire simple doit être considéré comme un acheminement vers la guérison. Pour rester sur le terrain de la clinique, nous nous bornerons à constater les heureux résultats que détermine le régime lacté chez la plupart des dyspeptiques.

Afin d'habituer le malade à ce régime, Karell ne lui permet de prendre, au début, qu'une très petite quantité de lait écrémé, c'est-à-dire 60 à 200 grammes, trois ou quatre fois dans les vingt-quatre heures, à des intervalles égaux; mais c'est là un véritable régime d'inanition que l'on ne saurait engager à suivre. La quantité minima de lait que doit prendre en vingt-quatre heures un adulte soumis au régime exclusif, est de trois litres; chez certains malades, habitués à une alimentation substantielle, cette quantité est souvent insuffisante et l'on doit leur permettre de prendre quatre litres de lait; mais à cette dose la limite de tolérance est atteinte.

Le lait de bonne qualité détermine habituellement la constipation, lorsqu'il est bien supporté ; cette constipation doit être combattue par des lavements. L'apparition de la diarrhée indique toujours une mauvaise digestion du lait; celle-ci peut se traduire en outre par l'existence de ballonnement, d'aigreurs, parfois de vomissements. Les matières vomies renferment des caillots de caséine, que l'on retrouve également dans la diarrhée lientérique.

Les causes de l'intolérance pour le lait sont multiples. Tout d'abord il peut s'agir d'une simple répugnance du malade, répugnance instinctive que ne justifie aucun motif plausible. Le médecin usera de toute son influence morale pour la combattre. D'autres fois l'intolérance est due soit à l'existence d'un obstacle mécanique à l'évacuation de l'estomac, occasionnant le séjour prolongé du lait dans l'estomac et sa fermentation; ou bien le malade est atteint d'une dilatation ancienne avec atonie et tendance à la fermentation acétique. Dans les deux alternatives le lavage de l'estomac est indiqué.

Dans quelques cas enfin il n'existe ni aigreurs, ni vomissements, et ce n'est que lors du passage du lait dans l'intestin que se manifestent des signes d'intolérance (coliques, borborygmes, diarrhée); ici l'intestin seul doit être incriminé; il est vraisemblablement dans ce cas, le siège de fermentations intenses donnant lieu à la production d'acides et s'opposant à l'action des ferments intestinaux, ou bien peut-être s'agit-il d'insuffisance de la sécrétion pancréatique.

Quoi qu'il en soit, l'addition au lait de bicarbonate de soude ou d'eau de Vals, de Vichy est des plus utiles pour assurer la tolérance du lait, ainsi que la pratique l'a révélé depuis longtemps; on fait également, dans le même but, usage d'eau de chaux. Son emploi, qui relevait exclusivement de l'empirisme, vient d'être justifié par les expériences récentes d'Hammarsten qui a montré que les sels de chaux jouent un rôle important dans le processus de la caséification. Le chlorure de calcium serait encore plus efficace; additionné à chaque litre de lait, à raison d'une cuillerée d'une solution à 1 p. 100, il permet de combattre les troubles digestifs, probablement en neutralisant les acides organiques.

Il est impossible de déterminer *a priori* la durée du traitement par le régime lacté exclusif; dans certains cas cette durée ne doit pas être inférieure à plusieurs mois, si les malades ne sont pas pris d'un dégoût invincible pour ce régime.

Le lait doit être pris à intervalles égaux, à la dose d'un verre environ toutes les heures, pendant dix heures consécutives, si la dose quotidienne est de trois litres. Les malades, les heures consacrées au sommeil mises à part, pourront laisser un intervalle de trois heures dans la matinée et dans la journée, entre deux prises de lait consécutives.

A côté du régime lacté exclusif, il convient de citer la cure de képhir proposée par M. Hayem. Il est nécessaire que le malade prenne par jour 5 à 6 bouteilles de képhir représentant environ 3 à 4 litres. Comme le lait, le képhir sera pris à petites doses et à intervalles égaux. La cure de képhir est parfois bien tolérée par les malades qui refusent de continuer le régime lacté; elle est d'un secours précieux dans les cas d'anémie pernicieuse progressive liée à l'atrophie généralisée des glandes de l'estomac et de l'intestin; elle est également très utile chez les brightiques apeptiques qui digèrent mal le lait et dans les cas d'entérite chronique (M. Hayem).

Tous les autres régimes que l'on peut prescrire aux dyspeptiques sont des régimes mixtes. Ce que nous avons dit au sujet de la digestion des végétaux permet de concevoir que le régime exclusivement végétarien n'est pas applicable aux dyspeptiques, dont l'estomac ne saurait s'accommoder de la quantité considérable d'aliments nécessaire pour parfaire la ration d'entretien.

D'autre part, l'usage exclusif du régime carné n'est pas compatible avec les conditions de l'existence; il mène sûrement à l'inanition, ainsi que Bischoff et Voit l'ont constaté dans leurs expériences sur les chiens; ces expérimentateurs ont remarqué que l'élimination de l'urée, indice de la désintégration organique, augmente dans une proportion considérable sous l'influence de l'alimentation carnée exclusive.

Les hydrocarbonés et les graisses sont indispensables à la nutrition. Dans quelles proportions les matières albuminoïdes, les graisses et les hydrates de carbone doivent-ils être combinés pour constituer la ration d'entretien? On a calculé que l'homme perd en moyenne, par les diverses voies, 20 grammes d'azote et 310 grammes de carbone, il faut donc compenser ces pertes par l'absorption d'aliments renfermant une proportion au moins équivalente de principes azotés et hydrocarbonés ; aussi a-t-on calculé sur ces bases la ration d'entretien; d'après Voit, un adulte doit absorber par jour 118 grammes d'albuminate, 50 grammes de graisse et 350 à 400 grammes d'hydrates de carbone.

M. le professeur G. Sée a récemment évalué l'équivalence thermique des différentes classes d'aliments, c'est-à-dire leur valeur en calories. Il a rappelé

Qu'un gramme d'albumine fournit............. 4,1 calories.
— de graisse — .... 9,3 —
— d'hydrate de carbone (fécule ou sucre)................................... 4,1 —
Et que le travailleur dépense environ 3400 calories par jour.

Prenant d'autre part en considération ce fait que les graisses et les hydrates de carbone peuvent enrayer la destruction de l'albumine corporelle, il a montré que l'on pouvait, en augmentant légèrement la proportion des graisses et des hydrates de carbone, diminuer de moitié environ la quantité d'albumine qui entre dans la composition de la ration d'entretien ; avec un régime comprenant 50 à 70 grammes d'albumine, 500 grammes d'hydrates de carbone, 60 grammes de graisse l'homme adulte pourrait récupérer l'équivalence des calories dépensées.

Ces recherches sont fort intéressantes, mais elles s'appliquent surtout à l'homme sain, et d'ailleurs n'ont guère qu'une portée théorique, car il est impossible de contraindre les individus bien portants à établir leur alimentation sur des bases scientifiques; aussi revenons-nous à l'étude des régimes mixtes, après avoir montré que les régimes végétariens ou carnés exclusifs ne peuvent être adoptés.

Voici les régimes mixtes établis par Leube; ces régimes sont fondés uniquement sur l'estimation de la durée du séjour des aliments dans l'estomac; ils sont rationnels néanmoins, car ils représentent une graduation judicieusement établie de l'alimentation, pour les dyspeptiques.

Les régimes de Leube sont au nombre de 4.

Le premier comprend les aliments dont la digestibilité est la plus facile, c'est-à-dire : le bouillon, la solution de viande, le lait, les œufs mollets et crus, les biscuits non sucrés. De ce régime M. G. Sée ne retient que le lait qui constitue en effet l'aliment le moins irritant pour l'estomac du dyspeptique.

Le second régime comprend la cervelle de veau bouillie, le riz de veau bouilli, le poulet et le pigeon bouillis, les pieds de veau, les soupes bien trempées, les bouillies au lait préparées avec du tapioca et des œufs battus.

Du troisième régime font partie la viande de bœuf crue et pulpée, le jambon maigre également divisé, le pain blanc rassis, la purée de pomme de terre, le thé ou le café.

Le quatrième régime, le plus substantiel, ne diffère guère de celui de l'homme sain, puisqu'il admet le poulet et le pigeon rôti, le veau rôti, le roastbeef saignant, le macaroni, la bouillie de riz au lait.

Leube ne prescrit le vin qu'en dernier lieu. Il interdit les sauces, les salades, la plupart des légumes, car il ne permet que les épinards jeunes et finement hachés, rarement les asperges.

Ces régimes ne doivent pas être suivis au pied de la lettre, mais ils donnent quelques points de repère qu'il est utile de connaître.

2° **Hygiène générale des dyspeptiques.** — Chomel a dit, non sans raison, que « l'on digère autant avec ses jambes qu'avec son estomac ».

Il est admis par tout le monde que l'*exercice* est une condition nécessaire de bonne digestion, pourvu que l'on ne dépasse pas certaines limites; la vie sédentaire prédispose à la dyspepsie, d'autant plus aisément que les individus dont la vie est inactive, ont une tendance paradoxale à se nourrir copieusement.

On doit donc recommander aux dyspeptiques qui ne prennent pas un exercice suffisant de réagir, autant que possible, contre leur tendance à l'inaction.

On ne saurait d'ailleurs ériger cette prescription en règle absolue ; dans certains cas au contraire le *repos* complet est nécessaire. On doit le prescrire chez les ulcéreux ou chez les hyperchlorhydriques, avec gastro-succorrhée. On doit encore le faire observer aux personnes qui sont soumises au régime lacté afin de régler les dépenses corporelles sur la ration alimentaire restreinte.

Enfin le repos est une condition indispensable pour le succès, dans le traitement de la neurasthénie grave avec dyspepsie, et dans celui de l'anorexie hystérique, etc.

Nous ne mentionnerons la *gymnastique* que pour condamner d'abord les exercices violents qui sont plus nuisibles qu'utiles, mais l'ostracisme ne s'étend pas à la gymnastique des mouvements d'opposition, faite à l'aide d'appareils spéciaux, et permettant de mettre en jeu un groupe déterminé de muscles.

Le *changement d'air* exerce une influence des plus favorables sur la dyspepsie; les malades peuvent indifféremment se rendre à la campagne, au bord de la mer ou dans les pays montagneux; néanmoins ils se trouvent particulièrement bien du séjour à des altitudes moyennes (de 800 à 1 200 mètres). La respiration d'un air léger et pur, la tranquillité de l'esprit, l'exercice, l'usage d'une nourriture moins animalisée sont autant de conditions favorables pour l'amélioration du dyspeptique.

Les effets de la cure d'air sont surtout manifestes chez les jeunes gens menacés de tuberculose, chez les chlorotiques.

L'*entretien des fonctions de la peau* doit faire l'objet de soins tout particuliers; on prescrira les lotions froides, les frictions avec l'eau de Cologne, etc., ainsi que les bains fréquents.

L'observation de ces règles hygiéniques est d'autant plus indispensable que chez le dyspeptique les téguments sont éminemment irritables par suite de l'élimination d'acides gras et de principes irritants dont il faut faire remonter l'origine aux fermentations du tube digestif.

On sait quelle est l'influence nocive des excès vénériens et des veilles répétées sur l'entretien des troubles digestifs; aussi devra-t-on veiller à la stricte observation d'une *vie calme et régulière.*

Il importe également de porter son attention sur la question des *vêtements.* On exigera que le corset n'exerce pas la constriction exagérée que s'imposent trop souvent les femmes coquettes; chez l'homme on interdira l'usage des ceintures à boucle qui compriment à l'excès la région épigastrique.

On insistera auprès des malades pour qu'ils apportent la plus grande *régularité dans les heures des repas* et qu'ils y consacrent un temps suffisant. Une *mastication* complète est la première condition d'une bonne digestion; nombre de dyspepsies sont occasionnées ou entretenues par une mastication insuffisante.

Les dents qui manquent seront remplacées par des dents artificielles.

Le *renoncement au tabac* est obligatoire chez tous les malades.

3° **Médicaments.** — Les alcalins et les acides sont les médicaments de beaucoup les plus employés dans le traitement des gastropathies, surtout les premiers.

Nous étudierons d'abord les alcalins, et en particulier le bicarbonate de soude, qui peut être considéré comme le type des alcalins.

Le *bicarbonate de soude*, soit pur, soit dissous dans les diverses eaux minérales à la composition desquelles il prend part, est utilisé depuis fort longtemps chez les dyspeptiques, mais les recherches chimiques ont permis de mieux préciser les règles de son emploi ; le traitement de l'hyperchlorhydrie et de l'ulcère par les alcalins à hautes doses est en effet de date récente.

Quelle est l'action du bicarbonate de soude? On admet que cette action est essentiellement différente, suivant que le médicament est administré avant, pendant ou après les repas et aussi suivant les doses prescrites. Depuis les recherches de Blondlot et celles de Cl. Bernard on s'accorde à reconnaître que le bicarbonate de soude pris à petites doses, avant les repas, excite la sécrétion acide et que ses effets se traduisent par l'augmentation de l'appétit, par la disparition des phénomènes pénibles qui accompagnent les digestions ralenties.

Les doses fortes prises pendant et après les repas entraveraient au contraire la sécrétion du suc gastrique et neutraliseraient l'acide libre. Les seules recherches, fondées sur l'examen du chimisme stomacal après l'administration des alcalins, sont, à notre connaissance, les expériences de M. Gilbert sur les chiens et les examens faits sur les dyspeptiques par M. le professeur Hayem. Ces recherches confirment dans leur ensemble la théorie précédemment énoncée de l'action des alcalins.

M. Gilbert a constaté que les alcalins à faible dose excitent la sécrétion et le processus digestif quand ils sont administrés avant le repas, qu'ils les entravent au contraire quand ils sont administrés pendant le cours de la digestion.

A forte dose, et administrés pendant le repas, ils portent d'autant plus obstacle à la digestion, qu'ils sont donnés à dose plus forte.

M. Hayem a constaté que chez les hyperpeptiques les doses de 4 a 5 grammes, administrées une heure avant l'ingestion des aliments, déterminent une excitation stomacale plus ou moins prononcée, qui se traduit par une augmentation de la chlorurie (T), de la chlorhydrie (H + C) et surtout d'H, C pouvant être au contraire diminué; les fermentations anormales ont une tendance à augmenter.

Les doses de 10 à 16 grammes, administrées dans le cours des digestions, amènent presque invariablement la diminution de la chlorurie (T), et de la chlorhydrie (H + C), H étant presque sûrement affaibli et C beaucoup plus souvent augmenté qu'abaissé. Le plus souvent l'acidité totale diminue ; il y a tendance aux fermentations anormales; enfin la digestion paraît se faire plus rapidement.

On voit, d'après ce qui précède, que l'emploi des alcalins est légitime chez tous les dyspeptiques ; que les alcalins à petites doses et pris à jeun, une heure avant les repas, sont particulièrement utiles chez les hypopeptiques, que les alcalins donnés à hautes doses, pendant et après les repas, constituent un excellent traitement de l'hyperpepsie. C'est ce qu'avaient indiqué les médecins allemands et M. le professeur G. Sée qui les avaient appliqués au traitement de l'hyperchlorhydrie ; M. Debove les avait prescrits dans l'ulcère (qui est, nous l'avons vu, une complication de l'hyperchlorhydrie).

Le bicarbonate de soude est donc un médicament de premier ordre, mais il s'en faut qu'on puisse le considérer comme un spécifique. On ne peut dire de lui qu'il guérit l'hyperpepsie, mais il soulage les malades qui en sont atteints, ce qui d'ailleurs est un résultat important. Il existe une ombre au tableau, c'est que le bicarbonate de soude paraît entretenir, dans certains cas, l'excitation stomacale ; nous l'avons constaté chez quelques hyperchlorhydriques où après un soulagement momentané, les douleurs survenaient de nouveau plus intenses qu'avant l'administration du sel alcalin.

Son usage prolongé serait également nuisible chez les hypopeptiques et les apeptiques, surtout s'il est donné sous forme d'eau minérale.

M. Hayem considère l'existence d'une fermentation acétique prononcée comme une contre-indication à l'emploi des alcalins. Déjà plusieurs médecins avaient constaté que dans les cas d'aigreur et de brûlure le bicarbonate de soude donne des résultats variables, que tantôt il soulage rapidement, que tantôt il reste inactif ; nous nous expliquons maintenant l'inconstance de ces résultats, car nous savons que si l'hyperacidité due à l'excès d'acide chlorhydrique est justiciable du traitement par le bicarbonate de soude, l'hyperacidité due aux acides organiques n'est pas influencée favorablement par lui.

On ne peut rapporter les effets du bicarbonate de soude et des alcalins en général à leur action sur l'estomac seulement, car leur action se poursuit dans l'intestin : d'après Heidenhaim ils facilitent la digestion pancréatique, aussi prescrit-on habituellement la pancréatine associée au bicarbonate de soude, lorsque l'on suppose que la digestion intestinale est en souffrance.

D'autre part les alcalins paraissent exercer une action incontestable sur la sécrétion biliaire (Lewascheff), ils déterminent l'accroissement de cette sécrétion ; la bile devient plus aqueuse, contient proportionnellement moins de parties solides. Ces propriétés cholagogues ont été contestées par Prévost et Binet, mais il semble bien que l'on doive attribuer aux alcalins une action cholagogue ; comment expliquer l'effet des eaux alcalines comme l'eau de Vichy, qui déterminent souvent des crises de coliques hépatiques, si ce n'est en mettant la migration des calculs sur le compte d'un flux biliaire plus abondant?

Lorsqu'on veut utiliser l'action excitante du bicarbonate de soude, donné à petites doses chez les hypopeptiques, on a recours habituellement à l'eau de Vichy. On n'utilise que les sources froides, qui s'altèrent moins par le transport. Le malade prend une heure avant chaque repas un grand verre d'eau minérale ; ou bien il prend le premier verre le matin au réveil, et le second vers 5 heures du soir.

Lorsqu'il est indiqué d'administrer le bicarbonate de soude à hautes doses, on ne peut le prescrire qu'en nature, les eaux minérales n'en contenant qu'une trop faible quantité par litre.

On le prescrit soit seul, soit associé à diverses poudres, à la magnésie par exemple, ou bien à la craie (nous indiquerons le mode d'administration, à l'occasion du traitement de l'hyperchlorhydrie). Le bicarbonate de soude, à hautes doses, présente l'inconvénient de produire un dégagement notable d'acide carbonique qui détermine un ballonnement pénible.

Les hautes doses sont bien supportées; on ne doit pas redouter la cachexie alcaline, préjugé dont MM. Durand-Fardel, G. Sée, Bouchard ont fait justice. On ne peut cependant continuer pendant longtemps le bicarbonate de soude, non pas en vue de prévenir l'altération de la nutrition générale, mais pour éviter les effets résultant de l'administration prolongée du médicament (entretien de l'excitation stomacale). On interrompra donc le traitement au bout de trois semaines à un mois, pour le reprendre après un repos de quelques semaines.

Les doses fortes ne doivent pas excéder 10 grammes par jour.

Jusqu'à présent le bicarbonate de soude était pour ainsi dire le seul sel alcalin utilisé, du moins en France, car en Angleterre on fait un fréquent usage des bicarbonates de potasse et de magnésie. Récemment M. le professeur G. Sée a introduit les sels de strontium et de calcium dans la thérapeutique des dyspepsies; avant d'exposer les résultats obtenus, nous devons indiquer l'usage de la *magnésie* que l'on emploie rarement isolée, mais que l'on associe fréquemment soit au bicarbonate de soude, soit à la craie, au phosphate-tricalcique, au sous-nitrate de bismuth, etc.

Sous le nom de magnésie, on désigne deux composés magnésiens : l'oxyde de magnésium ou magnésie calcinée, décarbonatée, et le carbonate ou hydrocarbonate de magnésie, c'est-à-dire la magnésie blanche.

La première est très peu soluble; elle purge à la dose de sept à huit grammes, c'est elle que l'on emploie habituellement comme antiacide; quant à la magnésie blanche, elle est deux fois plus insoluble que la précédente, dont elle se distingue encore par ce fait qu'elle produit un dégagement d'acide carbonique. La magnésie se prescrit dans de l'eau ou dans du lait sucré, qu'on peut aromatiser avec de l'eau de fleurs d'oranger; les doses à employer varient entre deux à trois grammes *pro die*.

Dans l'estomac les deux composés magnésiens se transforment en chlorure et en lactate de magnésium. D'après Boas, c'est la magnésie qui saturerait le mieux l'acide chlorhydrique; elle serait donc préférable à cet égard au bicarbonate de soude, mais comme on ne doit pas seulement rechercher cette action neutralisante, mais bien l'influence générale exercée par les alcalins sur le processus digestif, le bicarbonate de soude doit nécessairement être conservé dans le traitement des hyperpepsies.

Le *phosphate ammoniaco-magnésien* n'a guère été utilisé jusqu'à maintenant. D'après M. Hayem, ce sel produit à faible dose de l'irritation stomacale et à dose plus élevée (d'au moins 5 grammes par jour), des résultats comparables à ceux des fortes doses de bicarbonate de soude.

Quant aux sels alcalins à acides organiques ils n'ont pas été jusqu'ici l'objet de recherches suivies; récemment M. le professeur G. Sée s'est servi du *citrate de soude*, en remplacement du bicarbonate de soude, et il en a obtenu de bons résultats; le citrate n'a pas l'inconvénient de dégager d'acide carbonique.

Les *lactates* ont été préconisés par Pètrequin qui les a prescrits en pastilles d'un gramme, faites avec du saccharure de lactate de soude et de lactate de magnésie. M. Hayem n'a pas obtenu de résultats bien nets avec les lactates.

Les *sels de strontium* et *de calcium*, étudiés jusqu'à ce jour seulement au point de vue chimique, ont été utilisés dans la thérapeutique des dyspepsies par M. le professeur G. Sée. Après avoir essayé d'abord le lactate de strontium qui est fort bien toléré, M. Sée fit usage du bromure de strontium qui est soluble en toutes proportions dans l'eau et qui est également bien supporté par l'estomac. La dose quotidienne est au minimum de 2 grammes et au maximum de 4 grammes en solution dans l'eau, à prendre en trois fois dans les vingt-quatre heures, aux repas. M. G. Sée a surtout employé le bromure de strontium chez des hyperchlorhydriques avec ou sans dilatation de l'estomac; il a obtenu de rapides améliorations. L'un des résultats les plus saillants est la disparition des gaz chez les flatulents. M. Sée paraît d'ailleurs accorder maintenant la préférence aux préparations de calcium sur celles de strontium; il utilise le bromure et le chlorure qu'il prescrit souvent ainsi:

Bromure de calcium.....................	ãã 50 grammes.
Chlorure —	
Eau distillée............................	500 —

trois cuillerées à dessert par jour, aux repas.

L'action de ces sels n'a pas encore été contrôlée par l'analyse du suc gastrique, mais il est certain qu'ils exercent une influence des plus marquées sur les phénomènes douloureux qui sont liés à l'hyperpepsie. Le chlorure de calcium favorise d'ailleurs la digestion du lait, ainsi que nous l'avons vu précédemment.

Tels sont les principaux agents de la médication alcaline. Ces agents modifient la secrétion glandulaire, ils ne jouent pas seulement un rôle chimique de neutralisation des acides en excès; ils agissent encore sur la nutrition générale; ils sont donc doublement indiqués lorsque derrière la dyspepsie est un état constitutionnel défini (arthritisme).

L'introduction des acides en thérapeutique remonte à une époque éloignée, puisqu'au XVIIe, au XVIIIe siècle, Sylvius, Haller, de Haen,

Sydenham, etc., prescrivaient déjà soit l'acide nitrique, soit l'acide sulfurique. Jusqu'à nos jours on n'a guère employé que les acides minéraux, et l'acide chlorhydrique exclusivement depuis Trousseau; récemment on a tenté de réhabiliter l'acide nitrique et l'acide sulfurique.

Parmi les acides organiques, l'acide citrique mais surtout l'acide lactique ont été utilisés; ce dernier a pris en thérapeutique une très grande importance depuis les travaux de M. Hayem.

L'action générale des acides, aux doses auxquelles on les emploie, paraît à peu près nulle. Quant à l'action sur le processus digestif elle a été diversement interprétée. Les plus importantes recherches faites à ce sujet sont dues à Jaworski qui introduisait dans l'estomac de divers malades des solutions diluées de différents acides. La conclusion de ces recherches n'est pas très nette; Jaworski croit que les acides diminuent la secrétion de l'acide chlorhydrique, mais qu'ils déterminent l'hypersécrétion de la pepsine (?).

L'acide chlorhydrique étant considéré comme sécrété à l'état de liberté par la muqueuse, on avait conclu qu'il est logique de prescrire cet acide dans les cas où l'acide du suc gastrique paraît exister en quantité insuffisante; ce point de départ serait inexact, si l'on admet avec MM. Hayem et Winter que l'acide libre du suc gastrique ne représente qu'un excès d'acide libéré à un moment donné, et par suite on a pu croire au manque d'HCl dans des cas où cependant il existait en quantité suffisante.

Voici ce qu'apprennent les recherches de MM. Gilbert et Hayem, les premières faites sur des chiens porteurs de fistules gastriques, les secondes sur différents dyspeptiques.

M. Gilbert a trouvé, après introduction dans l'estomac de 200 centigrammes d'une solution d'HCl à 8 grammes par litre et de 200 grammes de viande, qu'il y avait excitation du processus stomacal, se poursuivant jusqu'au bout de la première heure. T, C, A sont augmentés. L'augmentation de A n'est pas due à H, qui reste nul comme si on avait employé de l'eau distillée, mais aux combinaisons acides du chlore C. L'acide disparaît au bout d'un quart d'heure; c'est en se fixant sur les matières albuminoïdes que l'acide détermine l'élévation immédiate de C.

L'acide lactique déterminerait au contraire une diminution de T et de C; l'acide ne disparaît pas rapidement comme l'HCl, mais par contre la secrétion est extrêmement accrue.

D'après M. Hayem, l'usage chez les hypopeptiques de dilutions faibles d'acide chlorhydrique, ingérées peu de temps après le repas, a pour conséquence un relèvement du processus digestif (augmentation de la chlorurie, accroissement dans la formation des produits chloro-organiques (*c*).

L'acide libre H peut augmenter, mais le fait est beaucoup plus rare;

quant à l'acidité locale elle est sujette à variations, car si d'une part elle est augmentée du fait de l'accroissement des combinaisons chloro-organiques, elle peut diminuer par suite de la disparition ou de la diminution des fermentations acides anormales. On ne doit pas oublier en effet que l'acide chlorhydrique exerce une action antiseptique énergique et que M. Bouchard l'a prescrit dans les cas de dilatation gastrique pour réaliser l'antisepsie du milieu.

M. Hayem a fait l'essai de l'acide chlorhydrique chez les hyperpeptiques ; il a constaté une aggravation du type chimique.

Avant de préciser les indications et le mode d'emploi des acides minéraux et organiques disons un mot de l'acide carbonique qui est introduit dans l'estomac par l'intermédiaire des eaux minérales.

Bien qu'on ne puisse définir rigoureusement son mode d'action, on sait qu'il est faiblement antifermentescible, qu'il excite les sécrétions salivaire et gastrique, qu'il augmente l'appétit. Il a d'ailleurs des inconvénients assez sérieux ; il distend les estomacs atones, de plus à la suite de son passage dans le sang il peut entraîner des phénomènes d'ivresse carbonique, consistant en étourdissements, en vertiges.

L'*acide chlorhydrique* est recommandé par Ewald, par Boas toutes les fois qu'il existe une sécrétion insuffisante d'acide chlorhydrique ; seulement Ewald le prescrit à de fortes doses, tandis que Boas ne dépasse pas celles qui sont prescrites communément. Un seul médecin allemand, Talma, a cru devoir employer l'acide chlorhydrique dans le cas d'ulcère, et lui attribue le pouvoir d'enrayer les fermentations anormales.

En France l'acide chlorhydrique a été particulièrement prescrit par M. le professeur Bouchard, à titre d'antiseptique des voies digestives, dans les cas de dilatation M. Bouchard prescrit :

Acide chlorhydrique fumant pur............	4 grammes.
Eau......................................	1000 —

Un demi-verre à la fin des repas et parfois un second demi-verre après le premier.

M. le professeur G. Sée n'accorde pas grande valeur à l'acide chlorhydrique qu'il prescrit rarement.

M. Hayem prescrit cet acide dans l'hypopepsie et le croit surtout utile lorsqu'il y a retard des digestions et fermentations anormales. Il fait prendre une cuillerée à bouche de :

Eau distillée..............................	200 grammes.
Acide chlorhydrique....................	2 —

dans un quart de verre d'eau sucrée, tiède ou non, deux ou trois fois par jour (on donne ainsi de 30 à 40 centigrammes d'HCl par jour).

estime d'ailleurs que cet agent thérapeutique n'a qu'une importance secondaire et qu'il doit s'effacer derrière d'autres médicaments plus efficaces.

L'*acide lactique* est surtout indiqué contre les troubles de la digestion intestinale, dans les diarrhées infantiles, notamment dans la diarrhée verte, dans celle des tuberculeux, ainsi que dans les maladies infectieuses à localisation intestinale : choléra, fièvre typhoïde.

Dans la plupart de ces affections, mais surtout dans les diarrhées infantiles, il produit de remarquables effets. Contre les troubles gastriques il est moins efficace ; M. Hayem lui préfère le képhir qui chez les hypopeptiques et les apeptiques rend des services précieux.

Les effets des différents sels sur le processus digestif ont été diversement appréciés. Tandis que pour Reichmann, Girard, etc., le *chlorure de sodium* diminue la sécrétion du suc gastrique, et abaisse le taux de l'acidité, pour d'autres au contraire (Boas) l'usage répété de petites doses de chlorure de sodium augmenterait la sécrétion des glandes de l'estomac.

D'après M. Hayem le chorure de sodium est un excitant qui augmente les troubles chimiques de l'hyperpepsie ; aussi est-il absolument contre-indiqué dans les cas d'hyperpepsie ; il pourrait rendre quelques services dans l'hypopepsie peu avancée.

Parmi les substances salines encore peu employées dans le traitement des dyspepsies, mais qui méritent d'être utilisées, M. Hayem signale le sulfate de soude et le phosphate de soude.

Le *sulfate de soude* exerce une action favorable dans le cas d'hyperpepsie de différents types ; il détermine presque constamment une diminution de T et presque toujours, dans cinq cas sur six, une diminution d'H. L'acidité locale A est presque invariablement diminuée.

Les petites doses auraient au contraire un effet opposé et augmenteraient l'hyperpepsie.

D'après M. Hayem le sulfate de soude peut être dangereux dans les cas d'hypopepsie; chez les malades hypopeptiques il a souvent noté l'abus des purgatifs salins et des cures aux eaux de Carlsbad. Les effets nocifs de ces eaux, dans certains cas, avaient d'ailleurs été signalés par Jaworski.

M. Hayem prescrit le sulfate de soude chez les hyperpeptiques à la dose de 4 à 6 grammes dissous dans un quart de verre d'eau tiède, qu'il fait prendre le matin à jeun. Il considère comme doses fortes celles de 4 à 6 grammes, celles de 2 à 4 grammes comme des doses faibles. La durée du traitement ne doit pas excéder trois à quatre semaines. Dans quelques cas il fait prendre le sulfate de soude dans l'eau de Vichy tiédie au bain-marie.

Le *phosphate de soude* peut rendre également des services chez certains dyspeptiques; c'est un excitant de la fonction stomacale, quand il est administré à petites doses (1 à 2 gr.), au moment des repas; il ne convient, dans ces conditions, qu'aux hypopeptiques. A fortes doses (4-6 gr.), il détermine au contraire des effets sédatifs et peut être utile chez les hyperchlorhydriques.

Les amers comptent au nombre des médicaments les plus usités de la thérapeutique.

Les uns comme la *gentiane*, le *quassia amara*, la *cascarille*, le *colombo*, le *condurango*, la *rhubarbe*, etc., sont employés à fortes doses, sous forme de vin, de teinture, de macération, etc., car ils ne présentent pas de propriétés toxiques; les autres comme la noix vomique, la strychnine ne peuvent être maniés qu'à petites doses. On a pendant longtemps admis empiriquement que les amers font réapparaître l'appétit et stimulent le fonctionnement de l'estomac. Récemment on a utilisé l'analyse du suc gastrique pour déterminer d'une façon précise leur mode d'action. Les nombreux travaux publiés par Jaworski, Reichmann, Tcheltzow, Marcone ont donné des résultats contradictoires, cependant il résulte de l'ensemble de ces travaux que leur efficacité est douteuse et que leur emploi prolongé peut présenter des inconvénients. De toutes façons les amers sont contre-indiqués dans l'hyperpepsie, où l'on doit chercher à modérer l'excitation du processus digestif.

Il ne faut pas cependant conclure que les amers sont toujours inutiles; la noix vomique et surtout la strychnine rendent réellement des services dans les cas d'hypopepsie (Wagner). Pour notre part nous avons souvent administré le *sulfate de strychnine* avec grand avantage chez les neurasthéniques dyspeptiques.

La *noix vomique* s'emploie sous forme de poudre, d'extrait aqueux à la dose de 10 centigrammes, de teinture (XXV à XXX gouttes); les gouttes de Baumé (fève de Saint-Ignace) à la dose de IV à X gouttes; le sulfate de strychnine à la dose de 2 à 10 milligrammes.

Voici d'ailleurs quelques formules relatives à l'emploi des amers :

1. Teinture d'écorces d'oranges amères....... } ãã 4 grammes.
Teinture de badiane........................ }
Teinture de Baumé........................ 2 —
Filtrez.

X gouttes avant chaque repas.

2. Teinture de gentiane........................ }
— de badiane........................ } ãã 4 grammes.
— de noix vomique........................ }
— d'écorces d'oranges................ XL gouttes.
Chloroforme................................ XXV —

X à XX gouttes un quart d'heure avant chaque repas (Huchard).

3. Eau distillée........................... 220 grammes.
Eau de fleurs d'oranger................. 30 —
Eau de menthe.......................... 15 —
Teinture amère de Baumé................ 3 —
— de quinquina..................
— de colombo....................
— de badiane....................
— d'écorces d'oranges............ } ãã 6 —
Filtrez.

Une grande cuillerée, un quart d'heure avant chaque repas (Vigier).

4. Teinture de noix vomique.......... 5 grammes.
Gouttes amères de Baumé..........
Teinture de gentiane.............. } ãã 10 —
— de rhubarbe composée....
Eau distillée de laurier-cerise...... } ãã 20 —
Eau de menthe.................... Q. S. pour 100 c. c.

Une cuillerée à café à chaque repas (Grasset).

5. Teinture de badiane............................ 8 grammes.
— de fèves de Saint-Ignace................. 2 —

X gouttes à chaque repas.

6. Teinture d'écorces d'oranges..............
— de badiane........................ } ãã 4 grammes.
— de Baumé........................ 2 —

X gouttes à chaque repas.

7. Teinture de Baumé........................ 2 grammes.
— de noix vomique................... 5 —
— de rhubarbe....................... 20 —
— de gentiane....................... 20 —
Sirop d'écorces d'oranges amères........... 100 —

Une cuillerée à café avant chaque repas.

8. Poudre de noix vomique....................... 1 gramme.
— de rhubarbe........................... 4 grammes.
Carbonate de chaux........................... 3 —
Oléo-saccharure de menthe..................... 4 —

Pour 20 paquets. Un à chaque repas (Hérard).

9. Quassine amorphe.................... 3 à 5 centigrammes.
Bicarbonate de soude................. 50 —

Pour un cachet, à prendre avant chaque repas (Campardon).

10. Quassia amara................................ 8 grammes.
Rhubarbe concassée........................... 2 —

Divisez en 8 paquets. Faire macérer un de ces paquets dans un verre d'eau froide, prendre un verre à bordeaux de la macération, une demi-heure avant le repas.

Les ferments digestifs ont constitué pendant longtemps, avec les alcalins et les acides, tout l'arsenal thérapeutique des dyspepsies. Aujourd'hui on accorde moins de confiance à ces ferments, parce que l'on a reconnu qu'ils font assez rarement défaut ; il convient cependant de les étudier, car ils peuvent être utiles dans l'hyperchlorhydrie (maltine), l'apepsie (pepsine) et dans les cas où la digestion intestinale est insuffisante (pancréatine). On a surtout employé la pepsine et la pancréatine. Dans ces dernières années, on a tenté d'introduire la *maltine* dans la thérapeutique. M. Coutaret, qui s'est fait le défenseur de la médication par la maltine, pensait que la plupart des dyspepsies (70 p. 100) sont dues à une insuffisance de la digestion salivaire des amylacés ; aussi prescrivait-il la maltine qui existe dans l'orge germée et dans tout les grains en germination.

On sait aujourd'hui qu'il ne peut être question de dyspepsie salivaire, mais l'emploi de la maltine peut trouver son indication chez les hyperchlorhydriques. En effet chez les hyperchlorhydriques la digestion des amylacés est entravée par suite de la présence constante d'acide chlorhydrique libre dans le liquide stomacal ; la maltine peut favoriser leur digestion, car elle peut encore exercer ses propriétés saccharifiantes dans le milieu stomacal ; il faut un degré d'acidité bien supérieur à celui que l'on trouve dans l'estomac des hyperchlorhydriques pour entraver son action. On peut d'ailleurs associer la maltine au bicarbonate de soude.

On prescrit habituellement des doses trop faibles de maltine ; il ne faut pas hésiter à prescrire un à deux grammes par jour de cette substance ; chaque dose sera prise une demi-heure après le repas,

On donne plus rarement le malt pulvérisé (orge germée, concassée) à la dose de 2 à 4 grammes.

La bière d'extrait de malt est souvent prescrite avec avantage chez les dyspeptiques.

L'efficacité de la *pepsine* a été très discutée dans ces dernières années. On admet qu'il existe habituellement assez de pepsine dans l'estomac, ou tout au moins de propepsine susceptible de se transformer en pepsine dans un milieu acide.

Les nombreuses expériences faites par M. Bourget et par M. Georges ont montré que l'addition de pepsine à des sucs gastriques n'influence pas le processus digestif. M. Sée manifeste du scepticisme à l'égard de l'action de la pepsine. M. Hayem ne se prononce pas définitivement sur la valeur qu'il convient d'attribuer à ce médicament. Dans les recherches faites sur le suc gastrique des malades soumis au traitement par l'acide chlorhydrique et la pepsine, il a constaté que l'action des deux médicaments associés a pu faire réapparaître l'acide chlorhydrique libre absent, dans deux cas d'hypopepsie sur six, tandis qu'il n'a pas encore vu l'acide chlorhydrique seul produire ce résultat. Il croit que la pepsine et l'acide chlorhydrique peuvent être utilisés dans l'hypopepsie, surtout quand il y a diminution de la sécrétion gastrique. Boas, Sticker admettent que la pepsine peut rendre également service dans la gastrosuccorrhée.

On prescrit souvent la pepsine sous forme de vin, d'élixir. C'est là un mode d'administration défectueux de ce médicament, car une solution alcoolique à 25 p. 100 entrave son action ; il faut donc la prescrire uniquement en nature ; on donnera 50 centigrammes à 1 gramme de pepsine en paillettes à chaque repas. L'acide chlorhydrique ne sera donné qu'une demi-heure après la fin du repas.

La *pancréatine* est plus employée actuellement que la pepsine ; on la prescrit surtout dans les cas où la sécrétion gastrique est supprimée ; les apeptiques vident rapidement leur estomac et c'est l'intestin qui, chez eux, supporte tout l'effort digestif; les troubles de la digestion intestinale peuvent faire défaut, pendant un temps plus ou moins long, mais dès qu'ils apparaîtront, on pourra faire usage de la pancréatine.

La pancréatine se prescrit aux mêmes doses et de la même façon que la pepsine.

On peut l'associer à la maltine et au bicarbonate de soude de la façon suivante :

Bicarbonate de soude	8	grammes.
Pancréatine	6	—
Maltine	2	—

Pour 16 cachets. Un au milieu de chaque repas.

On a proposé récemment d'utiliser un ferment digestif végétal, la *papaïne*, provenant du suc du *Carica papaya*. On en retire la papaïne qui peut dissoudre 1000 à 2000 fois son poids de fibrine soit en milieu neutre ou alcalin, soit même en milieu acide. On prescrit la papaïne à la dose de 5 à 10 centigrammes en vin, sirop, élixir, cachets, dragées.

Il nous reste à parler des carminatifs, des médicaments nervins et des agents de l'antisepsie gastro-intestinale.

Les carminatifs employés pour combattre la flatulence contiennent des essences, de l'acide cinnamique, divers principes comme le thymol, le carvol, etc. On utilise surtout la *menthe poivrée* (en infusion), l'*anis étoilé* (en poudre 50 centigrammes à 1 gr. 50), le *fenouil* (5 centigrammes à 1 gr. 50 de poudre), la *camomille*, la *mélisse* (en infusion).

Ces différentes substances sont employées surtout en infusion, aussi peut-on se demander si l'infusion chaude n'a pas autant d'influence que les substances elles-mêmes. On ne peut cependant nier qu'elles excitent l'appétit dans une certaine mesure et favorisent les contractions du tube digestif ; elles sont utiles surtout dans les embarras gastriques aigus, accompagnés de flatulence et de coliques.

Les médicaments nervins ont été très employés alors que l'on s'efforçait de remédier empiriquement au symptôme douleur. Les opiacés ont de tout temps été recommandés. Dans les cas légers on se bornait à prescrire la *poudre d'opium* que l'on associait à la magnésie, au bicarbonate de soude, au sous-nitrate de bismuth :

Magnésie calcinée.................. }	ãã 20 centigrammes.
Sous-nitrate de bismuth............. }	
Poudre d'opium brut.................	5 —

Pour un paquet à prendre au moment du repas.

On a prescrit encore l'*extrait thébaïque* à la dose de 2 à 10 centigrammes en potion ou en pilules ; la *teinture thébaïque* dont 6 gouttes équivalent à un centigramme d'extrait d'opium ; les *gouttes noires anglaises* dont une goutte est l'équivalent de IV gouttes de laudanum de Sydenham ; la *poudre de Dower :*

Poudre de Dower..............................	4 grammes.
Charbon de bois blanc........................	10 —
Magnésie calcinée............................	40 —
Sucre de vanille.............................	1 gramme.

Une demi-cuillerée à café à la fin de chaque repas ; la *morphine* (à la dose de 2 milligrammes à 1 centigramme).

Eau de chaux............................	80 grammes.
Chlorhydrate de morphine..............	2 centigrammes.
Chlorhydrate de cocaïne................	3 —

Une cuillerée à café au milieu des repas (M. Dieulafoy).

Ou :

Chlorhydrate de morphine..............	10 centigrammes.
Eau de laurier-cerise....................	5 grammes.

I ou II gouttes sur du sucre avant les repas. (Gouttes blanches de Gallard.)

La *codéine* (en pilules de 1 à 5 centigrammes) ; enfin le *laudanum*.

Dans certains cas l'intensité des douleurs nécessite l'emploi de la morphine en injections sous-cutanées.

Les opiacés présentent des inconvénients sur lesquels insiste M. Hayem. S'ils calment la douleur, ils ont d'autre part un effet excitant, car chez les hyperchlorhydriques avec hypersécrétion résiduelle, ils augmentent la proportion d'HCl mis en liberté et l'hypersécrétion gastrique.

La *belladone* et la *jusquiame* ont été souvent utilisées dans la gastralgie ; on prescrit la poudre de belladone, l'extrait jusqu'à la dose de 5 centigrammes en potion et l'extrait de jusquiame à celle de 10 centigrammes :

Magnésie anglaise	ãã	10 grammes.
Craie préparée		
Bicarbonate de soude		5 —
Poudre de belladone		20 centigrammes.
Poudre de vanille		20 —
Sucre en poudre		Q. S.

Pour 20 paquets. Un paquet au moment de chaque repas, dans du pain azyme.

Gouttes noires anglaises		1 gramme.
Teinture de belladone		4 grammes.
Teinture de gentiane		10 —
Eau de laurier-cerise	ãã	—
Eau de menthe		
Eau de fleurs d'oranger		60 —
Eau chloroformée		80 —

Une cuillerée à café au repas (Legroux).

Teinture de jusquiame	ãã	10 grammes.
Teinture de ciguë		
Essence d'anis		X gouttes.

X à XXX gouttes avant le repas (Sée).

Décoction blanche de Sydenham	150 grammes.
Teinture de jusquiame	2 —
Teinture d'aconit	1 gramme.

Trois cuillerées à bouche par jour, une à la fin de chaque repas (G. Sée).

Depuis l'introduction de la *cocaïne* en thérapeutique, ce médicament a été souvent appliqué au traitement des phénomènes douloureux des dyspeptiques ; on peut le prescrire en potion, à la dose de 1 à 5 centigrammes par jour. Il est nécessaire de commencer par de très petites doses (1 à 2 centigrammes par jour), car la cocaïne peut occasionner des vertiges, de l'insomnie, de la céphalalgie :

Élixir de Garus	250 grammes.
Eau distillée	50 —
Acide chlorhydrique	2 gr. 50
Chlorhydrate de cocaïne	50 centigrammes.

Une cuillerée à café, à dessert ou à bouche après les repas (M. Huchard).

L'*eau chloroformée* est l'un des meilleurs sédatifs des douleurs gastriques :

Eau chloroformée saturée....................	150 grammes.
Eau de menthe ou de fleurs d'oranger........	30 —
Eau..	120 —

1 à 6 cuillerées à bouche par jour.

L'*éther* pris sur du sucre ou les perles d'éther peuvent rendre quelques services. M. G. Sée a proposé l'extrait gras de *Cannabis indica* à la dose de 5 centigrammes dans une potion :

Extrait gras de cannabis indica.......	20 centigrammes.
Julep gommeux......................	200 grammes.

2 cuillerées à bouche par jour. Une dose supérieure à celle qui est indiquée pourrait donner lieu à des vertiges.

Enfin M. G. Sée a proposé les *bromures de strontium* et *de calcium* comme calmants.

L'antipyrine, même associée aux alcalins, ne peut être employée chez les dyspeptiques; elle détermine une excitation stomacale plus ou moins accusée (M. Hayem).

Les nervins ne doivent pas constituer l'unique traitement de la gastralgie ; il importe surtout de combattre les troubles chimiques qui sont le point de départ des phénomènes douloureux.

Depuis les travaux retentissants de M. le professeur Bouchard, on a cherché à réaliser l'antisepsie de l'estomac et de l'intestin, à l'aide de médicaments dont la liste grossit tous les jours ; en ce qui concerne l'estomac, les antiseptiques ont été proposés surtout dans les cas de dilatation pour neutraliser les principes toxiques qui sont la source des auto-intoxications.

Quelles sont les indications précises de l'antisepsie stomacale? On admet que, dans les conditions normales, l'acide chlorhydrique de l'estomac exerce les fonctions d'agent antiseptique ; diverses expériences, notamment celles de Cohn (1889), montrent que la fermentation lactique s'arrête quand il y a plus de 0,70 p. 1000 d'HCl dans l'estomac; cependant ces conclusions ont été contestées par d'autres expérimentateurs, par Hirschfeld en particulier ; elles sont du reste en contradiction avec les enseignements de la clinique qui montre que chez les hyperchlorhydriques il existe souvent une quantité plus ou moins considérable d'acides organiques.

L'hyperacidité organique paraît être la principale indication de l'antisepsie gastrique ; elle se trouve surtout réalisée dans les cas de dilatation ; mais elle peut exister aussi dans les cas où l'estomac n'est pas dilaté. On ne peut donc, à l'exemple de M. Bouchard, considérer la dilatation comme l'unique indication de l'antisepsie.

Il n'y a d'ailleurs pas toujours diminution de l'acide chlorhydrique dans les cas de dilatation, puisque celle-ci est très fréquente chez les hyperchlorhydriques.

Les cas de dilatation considérable, avec fermentations intenses pouvant aller jusqu'à la putréfaction, sont rares, plus rares qu'on ne l'a indiqué. On n'observe guère ces dilatations que chez les cancéreux, ou les malades présentant un rétrécissement du pylore, ou bien encore chez dès dyspeptiques de vieille date, atteints depuis de longues années d'hyperchlorhydrie avec ou sans gastrosuccorrhée, et chez qui le trouble chimique primitif a fait place à de l'hypopepsie et entraîné d'autre part des altérations profondes dans la structure de l'estomac.

C'est dans ces derniers cas que l'antisepsie gastrique est réellement nécessaire; mais les médicaments sont impuissants à la réaliser; le lavage de l'estomac qui entraîne les matières putréfiées est autrement efficace que les agents médicamenteux.

On doit être d'autant plus réservé sur l'emploi de ces derniers qu'ils ne sont nullement indifférents; le naphtol, le salol, le bétol, etc., exercent sur le chimisme stomacal et sur les glandes de la muqueuse une influence dont il faut tenir compte.

M. Hayem a constaté que chez les hyperpeptiques les naphtols augmentent les douleurs; ils sont habituellement bien tolérés chez les hypopeptiques.

« A doses modérées : 20 à 40 centigrammes, répétées deux ou trois fois par jour, les naphtols déterminent, dans tous les cas, une excitation stomacale marquée se traduisant par une augmentation de la chlorurie et presque toujours de la chlorhydrie, mais surtout d'H qui peut parfois réapparaître lorsqu'il est nul. Sous l'influence de ces agents la digestion paraît plutôt améliorée que ralentie, de sorte que chez certains malades l'estomac est trouvé vide au bout d'une heure.

« La sécrétion est tantôt augmentée et tantôt diminuée. Les fermentations tendent à disparaître; cependant la réaction acétique peut persister.

« D'après ces faits l'usage de ces médicaments est certainement contre-indiqué dans les états hyperpeptiques où la chlorurie est déjà intense. On ne devra donc les prescrire que dans l'hypopepsie et l'asepsie » (M. Hayem).

Le bétol produit, même à dose peu élevée (1 gramme à 1 gr. 50), une modification notable du processus stomacal chez les hyperpeptiques ; on constate en effet une diminution de l'acide chlorhydrique libre et des chlorures organiques; cette modification ne se prolonge pas d'ailleurs au delà de quelques jours; quant aux fermentations, elles sont peu influencées.

On voit en somme qu'il faut tenir grand compte de l'état du chimisme stomacal quand on se propose d'administrer les médicaments antiseptiques, car ces médicaments ne sont rien moins qu'indifférents. Nous avons vu que les naphtols ne peuvent être prescrits que chez les hypopeptiques ; leurs indications sont donc restreintes, puisque la dilatation est plus fréquente chez les hyperpeptiques que chez les hypopeptiques ; d'autre part, chez les hypopeptiques ils agiront plutôt en excitant le pouvoir digestif qu'en s'opposant aux fermentations.

Il importe donc de modifier l'habitude que l'on a contractée de faire usage des antiseptiques dès que l'on constate la dilatation ; on devra surtout se préoccuper de combattre les troubles chimiques et de réaliser l'antiseptie du milieu digestif par des moyens indirects, c'est-à-dire, tantôt en faisant réapparaître l'acide chlorhydrique libre comme dans les cas d'hypopepsie, tantôt en atténuant l'excitation stomacale avec laquelle coïncide habituellement une digestion ralentie, un séjour prolongé des aliments. D'ailleurs le lavage, nous l'avons dit, est supérieur aux antiseptiques quand il s'agit de parer aux inconvénients d'une atonie gastrique absolue, avec stagnation des aliments et fermentations anormales.

De nombreuses substances ont été employées comme antiseptiques. Celles qui ont conservé la faveur sont le naphtol, le bétol, le benzo-naphtol, le salol, le salicylate de bismuth. A ces poudres insolubles, il faut ajouter l'acide lactique, qui loin d'entraver la digestion gastrique, exerce sur elle une action favorable. Nous verrons qu'il est particulièrement efficace dans les troubles gastro-intestinaux des nourrissons.

Les *naphtols* se donnent à doses variables (depuis quelques centigrammes jusqu'à 2 ou 3 grammes par jour) ; on les associe souvent au salicylate de bismuth, à la magnésie, au charbon, etc.

Salicylate de bismuth......................	ãã 10 grammes.
Naphtol β..................................	
Magnésie...................................	

Pour 30 cachets, 2 à 4 par jour (Dujardin-Beaumetz).

Le *salicylate de bismuth*, le *salol*, le *bétol* (salicylate de naphtol) donnent lieu au dégagement d'acide salicylique en se dédoublant dans l'économie ; ils peuvent présenter des inconvénients chez les malades atteints de lésions rénales.

Salol......................................	ãã 10 grammes.
Salicylate de bismuth......................	
Bicarbonate de soude.......................	

Le *benzo-naphtol*, le dernier venu des antiseptiques, est aujourd'hui le plus employé. M. Gilbert (Société médicale des hôpitaux, mai 1892) a montré qu'il n'exerce aucune influence nocive sur l'estomac, qu'il traverse sans être altéré. Il se dédouble dans l'intestin en naphtol et acide benzoïque. On le prescrit à la dose de 3 à 5 grammes par jour, par prises de 50 centigrammes en cachets.

3° **Moyens physiques locaux.** — Le *lavage de l'estomac*, proposé dès 1802 par Casimir Renault comme remède héroïque dans les empoisonnements, ne devint une méthode thérapeutique applicable aux dyspepsies qu'à partir des travaux de Kussmaul (1867). Le procédé employé par Kussmaul était loin d'être aussi simple que celui du siphon, le seul en usage actuellement ; on était obligé d'évacuer le contenu stomacal à l'aide d'une pompe aspirante ; aussi l'adoption de l'appareil de M. Faucher a-t-elle puissamment contribué à vulgariser le lavage de l'estomac.

Cet appareil se compose, ainsi qu'on le sait, d'un tube en caoutchouc rouge, mesurant 1^{m},50 de longueur et 8 à 12 millimètres de diamètre extérieur ; ses parois sont assez épaisses pour que son calibre ne puisse être effacé par les contractions des muscles œsophagiens. Il présente à son extrémité gastrique un orifice circulaire et une fente située latéralement. A l'autre extrémité s'adapte un entonnoir. Un point de repère situé à 50 centimètres de l'extrémité gastrique permet de limiter l'introduction de la sonde.

M. Debove a modifié très légèrement l'appareil de M. Faucher en substituant à la sonde molle une sonde plus rigide, permettant par conséquent de vaincre plus facilement les contractions spasmodiques, mais néanmoins assez souple pour rendre tout traumatisme impossible. Elle se compose de deux parties réunies par une armature métallique ; la partie œsophagienne mesure 50 centimètres ; l'autre partie, complètement molle, est longue de 90 centimètres.

D'autres appareils plus ou moins ingénieux, entre autres ceux de M. Ruault, de M. Frémont, ont été proposés, mais ils ne sont pas supérieurs aux précédents.

Pour introduire le tube, on déprime la base de la langue avec l'index de la main gauche et on le fait glisser, après l'avoir trempé dans l'eau tiède, contre la paroi postérieure du pharynx. On prie alors le malade de faire des mouvements de déglutition et une pression légère fait rapidement pénétrer le tube dans l'œsophage puis dans l'estomac.

Le malade doit respirer largement, ce qui empêche la congestion excessive de l'extrémité céphalique et permet de s'assurer que la sonde a bien réellement pénétré dans l'œsophage ; il doit aussi se pencher en avant, quand le tube a pénétré, pour faciliter l'écoulement de la salive ; en effet le passage de la sonde au niveau de la bouche provoque une sécrétion salivaire abondante qui inonde la bouche du malade ; elle provoque également des nausées suivies parfois de vomissements ; parfois même la sonde se trouve rejetée au dehors. Habituellement l'hypersécrétion salivaire et les nausées diminuent ou disparaissent après les premiers lavages. Dans certains cas, l'introduction de la sonde ne détermine aucun acte réflexe gastrique; l'estomac atone ne peut plus se contracter sur la sonde et l'on est exposé dans ce cas à laisser une certaine quantité de liquide dans l'estomac.

Rien de plus simple que l'acte du lavage ; on remplit l'entonnoir du liquide destiné à cet usage, et on l'élève ensuite au-dessus de la tête du malade. Quand le liquide est sur le point de disparaître, on abaisse rapidement l'entonnoir au-dessous de la ceinture. L'eau s'écoule par le procédé du siphon en entraînant avec elle les débris alimentaires, le mucus, etc., qui peuvent être contenus dans l'estomac. Il arrive parfois, surtout quand l'estomac est atone, que le premier liquide introduit ne s'écoule pas ; le siphon n'est complètement amorcé qu'à la seconde ou la troisième introduction du liquide.

Nous n'insisterons pas davantage sur le manuel opératoire du lavage, car la pratique renseigne mieux à cet égard que la description la plus précise. Rappelons qu'avec un peu de patience on parvient toujours à mener à bonne fin cette petite opération ; si la première séance est souvent désagréable pour le malade et pour le médecin, la tolérance du pharynx et de l'œsophage s'établit en général rapidement. Il est bien rare que chez des malades particulièrement nerveux on soit obligé de pratiquer l'anesthésie du pharynx au moyen de la cocaïne.

Le lavage ne comporte qu'un seul danger, c'est celui de l'hémorrhagie gastrique ; nous ne ferons pas entrer en ligne de compte la possibilité de la pénétration de la sonde dans le larynx, car c'est là une faute opératoire qu'il est facile d'éviter. Quant à l'hémorrhagie, bien qu'on doive la redouter, ce n'est qu'un accident bien rare, et les observations d'hémorrhagie consécutive au lavage se comptent. On peut d'ailleurs les éviter presque à coup sûr si l'on s'abstient du lavage chez des malades présentant des signes manifestes d'ulcère ; c'est surtout dans les cas d'ulcère latent ou de cancer que l'on est exposé à ce redoutable accident. L'hémorrhagie n'est d'ailleurs pas toujours mortelle.

Un autre accident, très rare également, qui peut se présenter à la suite du lavage est la tétanie. La contracture des extrémités a été observée dans quelques cas et a été attribuée à la déshydratation brusque produite par l'évacuation d'une plus ou moins grande quantité de liquide ; c'est du moins l'explication proposée par Kussmaul, mais elle n'est guère soutenable, car la tétanie peut aussi survenir, dans certains cas de dilatation de l'estomac (ce serait particulièrement, d'après Bouveret et Devic, la dilatation des hyperchlorhydriques), en dehors de tout lavage.

Nous avons vu que chez les ulcéreux l'emploi de la sonde peut provoquer une hémorrhagie : on devra donc s'abstenir du lavage chez ces malades ; la contre-indication n'est pas absolue chez les cancéreux, où le lavage, surtout dans les cas de cancer du pylore ayant entraîné une dilatation mécanique de l'estomac, est souvent le seul moyen de soulager les souffrances du malade et de prolonger sa vie de quelques semaines.

Le lavage a pour effet non seulement d'entraîner les débris alimentaires et le mucus contenus dans l'estomac, mais encore d'évacuer les toxines et les gaz provenant des fermentations, probablement aussi de produire sur les glandes gastriques une excitation analogue à celle qu'il produit sur les glandes salivaires. Nous avons déjà indiqué que dans certains cas l'estomac atone ne se débarrassait qu'incomplètement des débris et des mucosités qu'il contient ; le nettoyage de l'estomac est également difficile lorsque la muqueuse est recouverte d'un enduit visqueux très adhérent, qui agglutine les résidus alimentaires, aussi n'est-il pas rare de voir le malade évacuer par le vomissement des paquets de mucus et d'aliments alors que peu de temps auparavant le liquide était ressorti clair après le lavage.

On voit que s'il est facile d'introduire la sonde, le nettoyage de l'estomac n'est pas toujours une opération aisée.

Le lavage rend des services signalés dans tous les cas où les aliments font un séjour prolongé dans l'estomac et sont exposés à fermenter ; mais à côté de ses avantages il convient de mentionner les inconvénients qu'il peut présenter, surtout lorsqu'on en fait abus. Il détermine toujours une certaine fatigue, de plus il entraîne à la longue l'amaigrissement, la perte des forces, ce qui se conçoit puisqu'il soustrait à l'organisme des matériaux dont quelques-uns auraient pu être utilisés pour la nutrition.

Nous avons signalé jusqu'à présent les effets mécaniques du lavage ; mais il convient de mentionner que l'on utilise journellement la sonde pour porter des topiques au contact de la muqueuse ; on recherche presque toujours ces effets topiques et médicamenteux, aussi est-il bien rare que l'on se borne à pratiquer le lavage purement et simplement avec de l'eau.

On a surtout employé les solutions alcalines naturelles (eaux de Vichy, Vals, Royat, Saint-Nectaire, Châtel-Guyon, Carlsbad) ou artificielles (bicarbonate de soude 10 à 30 p. 1000) ; on a encore employé d'autres sels de soude : le chlorure de sodium (10 p. 1000, Boas), le sulfate de soude (10 p. 1000). Les solutions alcalines ont la propriété de dissoudre le mucus.

Aujourd'hui, dans le but d'entraver les fermentations, on utilise surtout les solutions antiseptiques, notamment la résorcine (10 à 20 p. 1000, Lichtheim, Andeer, Rosenthal), l'acide borique (30 p. 1000), le thymol (5 p. 1000), le permanganate de potasse (5 p. 1000), le benzoate de soude (10-30 p. 1000), l'eau chloroformée, l'eau sulfo-carbonée, la créoline et même le nitrate d'argent à 1 ou 2 p. 1000 (Reichmann), le salicylate de soude et l'acide salicylique, etc.

M. Hayem a étudié l'action sur l'estomac d'un certain nombre de ces substances. En ce qui concerne les solutions du bicarbonate de soude, il a constaté qu'à faible dose (6 p. 1000) elles déterminent une certaine excitation, en solution forte au contraire (20 à 30 p. 1000) elles amènent une dépression du processus gastrique ; il y a de plus tendance à la diminution de la sécrétion ; les lavages avec les solutions fortes de bicarbonate de soude conviendraient donc particulièrement dans les cas d'hyperchlorhydrie.

Les lavages au sulfate de soude à 20 p. 1000 ne produisent pas les mêmes effets ; s'ils diminuent l'acide libre et augmentent les combinaisons chloro-organiques, au lieu de diminuer la sécrétion du suc gastrique, ils l'augmentent au contraire et peuvent faire apparaître la gastrosuccorrhée dans les cas où elle n'existait pas.

L'acide salicylique mérite particulièrement d'attirer l'attention : à la dose de 1 p. 1000 dans l'hyperpepsie il diminue le plus souvent l'excitation gastrique, et dans l'hypopepsie il produit souvent une amélioration du processus digestif, s'accusant surtout par une augmentation de C (9 fois sur 10) et plus rarement d'H et d'A ; il diminue également la valeur α. C'est, dit M. Hayem, un mode de lavage capable de produire des effets utiles aussi bien dans l'hyperpepsie que dans l'hypopepsie.

Les lavages avec l'acide borique (20 p. 1000) déterminent une excitation qui peut être utile dans l'hypopepsie, mais qui les contre-indique dans l'hyperpepsie. Les lavages avec le borax sont irritants, car ils entraînent souvent un peu de sang.

Nous connaissons les effets du lavage ainsi que celui de quelques substances médicamenteuses que l'on peut introduire par la sonde ; il importe maintenant de préciser ses indications.

On sait que l'existence d'une dilatation de l'estomac a été jusqu'à présent considérée comme l'indication principale du lavage, surtout lorsque la dilatation était d'origine mécanique ; d'autre part, on a reconnu l'utilité du lavage dans les cas où l'estomac sécrète une quantité considérable de mucus ; en somme on a surtout ou, pour mieux dire, uniquement attribué son efficacité à ses effets mécaniques. M. Hayem considère que l'on regarde à tort le lavage comme agissant seulement d'une façon mécanique ; il pense que tous les effets qu'on en attend, diminution de la dilatation, destruction des fermentations, disparition du mucus, sont sous l'étroite dépendance des substances médicamenteuses employées. « Autrement dit, ils sont la conséquence de l'action curative de ces substances et du retour de la muqueuse et de ses glandes à l'état normal. »

Suivant les cas, on devra donc rechercher les effets mécaniques ou les effets résultant de l'action médicamenteuse. Les premiers seuls pourront être réalisés dans les cas de dilatation mécanique, ou bien dans l'embarras gastrique. Quant au traitement topique par les lavages il est indiqué toutes les fois qu'il existe de l'irritation gastrique n'ayant pas encore entraîné la dilatation; on voit que le lavage doit être bien plutôt considéré comme un moyen de prévenir la dilatation, que comme un moyen de la combattre, lorsqu'elle est constituée; cette conclusion ressort clairement de ce qui a été dit antérieurement sur les causes de la dilatation. L'efficacité du lavage, comme moyen curatif, est contestable lorsque la dilatation existe, ce qui indique toujours une dyspepsie ancienne avec troubles chimiques intenses et atonie de la musculature gastrique.

Les lavages doivent être faits le matin à jeun; exceptionnellement ils pourront être faits le soir, dans les cas de dilatation par obstacle mécanique, lorsqu'il existe constamment des résidus alimentaires dans l'estomac. En général il suffit d'introduire un litre de solution médicamenteuse dans l'estomac; mais s'il existe de la gastrosuccorrhée, des résidus alimentaires abondants, il est nécessaire de faire d'abord passer un ou deux litres d'eau bouillie dans l'estomac avant d'employer la solution médicamenteuse. Un seul lavage par jour suffit, dans les cas ordinaires. Dans les cas de sténose pylorique il faut les espacer et les répéter au plus tous les deux jours, afin de ne pas faire perdre au malade une trop grande quantité de substances susceptibles d'être résorbées.

Quant à la substance médicamenteuse à employer, nous avons vu que chez les hyperpeptiques l'acide salicylique pouvait présenter quelques avantages, mais dans les cas où il existe des douleurs intenses (hyperchlorhydrie) le bicarbonate de soude à forte dose (20 ou 30 p. 1000) rendra les meilleurs services. Le benzoate de soude (2 à 5 p. 1000) serait plus particulièrement indiqué dans les cas d'hypopepsie avec fermentation.

Il est difficile de déterminer *a priori* le nombre de lavages qu'il convient de faire; en tous cas on doit accorder un certain repos aux malades, après une série de dix à quinze lavages; il est d'ailleurs souvent nécessaire de recommencer, après ce repos, une nouvelle série.

Le lavage doit toujours être fait par le médecin, qui seul reste juge de son opportunité. Beaucoup de malades ont de la tendance à faire abus des lavages et finissent par ne plus pouvoir s'en passer; Boas redoute les effets des lavages prolongés chez les dilatés et considère qu'il y a là un inconvénient semblable à celui de l'emploi habituel des purgatifs chez les constipés.

Le *gavage* n'a que des indications relativement restreintes dans le traitement des dyspepsies; on l'utilise chez les hystériques atteintes d'anorexie ou de vomissements incoercibles et chez les tuberculeux présentant les mêmes troubles. Dans ce dernier cas on le fait précéder habituellement d'un lavage; on introduit ensuite par la sonde du lait, des œufs, parfois de la poudre de viande.

Le *massage* de l'estomac s'est implanté difficilement en France; on s'est borné pendant longtemps à utiliser le massage de l'intestin dans l'atonie de cet organe, où il donne des résultats remarquables, cependant le massage de l'estomac commence à se répandre et M. Cautru, élève de M. Hayem, en a récemment exposé les avantages et les indications dans sa thèse inaugurale (1894).

Bien que les troubles chimiques jouent dans l'étiologie de la dyspepsie un rôle prépondérant, on ne peut nier l'importance de l'insuffisance motrice de l'estomac, qui peut conduire à la dilatation avec stase alimentaire. S'il est indispensable de traiter les troubles chimiques qui entraînent souvent cette insuffisance motrice, il faut d'autre part la combattre directement et le massage est le meilleur moyen qui convienne à cet effet. D'ailleurs un grand nombre de médecins admettent encore qu'il peut exister des troubles moteurs indépendants des troubles chimiques; M. G. Sée, M. Mathieu ont établi l'existence d'une insuffisance nervo-motrice, sans troubles chimiques, au moins primitifs. Pour notre part nous en admettons la réalité et nous pensons que la dilatation fréquemment constatée chez les neurasthéniques, peut traduire uniquement l'asthénie du muscle gastrique, comme la fatigue au moindre effort, le dérobement des jambes traduisent l'asthénie des muscles de la vie de relation. Cette asthénie gastrique peut guérir au même titre que la neurasthénie générale dont elle dépend, et sous l'influence du traitement général d'une part, et d'autre part, du traitement local par le massage.

Nous ne nions pas l'existence chez beaucoup de neurasthéniques de troubles digestifs, antérieurs au développement de la neurasthénie et nous savons fort bien que chez beaucoup d'entre eux on trouve des causes complexes, comme les excès alimentaires, le tabagisme, etc., susceptibles de déterminer des troubles chimiques, mais nous sommes convaincus qu'il existe des cas de dilatation nervo-motrice, placés sous la dépendance directe de l'état neurasthénique, développés sous la même influence et capables de guérir par le même traitement.

D'ailleurs le massage n'agit pas seulement sur la motricité; il paraît contribuer à améliorer la secrétion chlorhydro-peptique, bien que cette dernière action soit difficile à préciser, car il ne faut pas attacher une importance trop grande à des variations minimes dans les chiffres fournis par l'analyse chimique. Le massage est surtout indiqué dans la dyspepsie des neurasthéniques, d'une façon générale dans les dyspepsies accompagnées de troubles nerveux intenses, qui se manifestent chez des névropathes, des hystériques.

Il est contre-indiqué formellement dans l'ulcère et le cancer.

Nous ne décrirons pas ici la technique du massage, que la pratique seule permet d'apprendre.

Ajoutons que le massage généralisé est fort utile chez les dyspeptiques; le massage exerce en effet une action générale indéniable sur la nutrition; il augmente la secrétion urinaire, la quantité de l'urée éliminée, etc.

L'*électricité* préconisée surtout contre la constipation habituelle n'a été que peu employée jusqu'ici, du moins en France, comme moyen de traitement des dyspepsies. On l'a surtout recommandée contre les vomissements d'origine nerveuse: hystérie, grossesse, etc. et l'on a utilisé tantôt les courants faradiques, tantôt les courants galvaniques; d'autre part, on a donné la préférence, tantôt à l'électrisation indirecte, tantôt à l'électrisation intra-stomacale; dans ce dernier cas, c'est à la faradisation que l'on a recours exclusivement. Il est probable qu'ainsi pratiquée l'électrisation est susceptible de modifier les sécrétions de l'estomac, mais on ne possède encore aucune donnée précise sur ce point (il n'existe qu'un travail dû à Hoffmann relatif à l'augmentation des sécrétions sous l'influence du courant électrique).

Des procédés d'électrisation indirecte le meilleur est la galvanisation au niveau du cou et de la moelle cervicale. On place le pôle négatif au niveau de l'angle du maxillaire inférieur, le pôle positif représenté par une électrode assez large est fixé du côté opposé contre les apophyses transverses de la cinquième à la septième vertèbre cervicale; ce procédé est utilisé contre les vomissements.

La galvanisation peut aussi servir dans les cas de gastralgie. Leube place le pôle négatif près de la colonne vertébrale et le pôle positif sur la région stomacale.

Contre les troubles nervo-moteurs (atonie et dilatation) on a préconisé la faradisation et la galvanisation. Erb emploie le courant faradique de la façon suivante: il place une électrode dans le dos, au niveau de la région correspondant au cardia, et promène l'autre sur la région épigastrique.

La faradisation intra-stomacale est employée en France par M. Baraduc qui place un réophore correspondant au pôle positif sur l'épigastre ou dans le dos, et le pôle négatif dans l'estomac, au moyen d'une sonde en caoutchouc. Il lave au préalable l'estomac et y laisse une certaine quantité de liquide.

La galvanisation se fait en plaçant le pôle positif sur l'épigastre, le pôle négatif sur la colonne vertébrale. On peut employer un courant de 25 à 30 milliampères; au bout de quelques minutes de galvanisation continue on renverse progressivement le sens du courant.

Il existe encore bien d'autres procédés d'électrisation qu'il est inutile d'énumérer.

Rappelons que l'électricité statique a été recommandée comme moyen général de traitement chez les neurasthéniques; lorsqu'ils sont atteints d'atonie gastro-intestinale, on tire, pendant qu'ils sont soumis au bain électro-statique, quelques étincelles au niveau de l'estomac et de l'intestin.

4° **Moyens généraux.** — Parmi les moyens généraux de traitement nous rangeons l'aérothérapie, l'hydrothérapie, le traitement thermal.

De l'aérothérapie il a déjà été question, à l'occasion du traitement hygiénique.

Nous citerons seulement ici les *inhalations d'oxygène*; l'oxygène est particulièrement utile dans la dyspepsie des chlorotiques ; il relève l'appétit et arrête les vomissements. Il rend également des services dans la dyspepsie des brightiques.

L'hydrothérapie comprend l'emploi des applications froides et des douches.

Les applications froides consistent en l'usage de la *compresse de Priessnitz* très employée en Allemagne. Cette compresse est une pièce de linge imbibée d'eau froide, que l'on place sur l'épigastre et que l'on recouvre d'un taffetas gommé. Elle détermine au bout de quelques minutes d'application une révulsion locale énergique et rend de très grands services dans la gastralgie hystérique avec ou sans vomissements. Elle peut être utile chez les malades atteints de gastro-succhorrée.

La *douche* est recommandée dans tous les cas d'atonie stomacale, chez les sujets jeunes, susceptibles d'offrir une réaction suffisante. Elle est particulièrement indiquée, quand il existe des symptômes neurasthéniques. On doit toujours éprouver la susceptibilité des malades et recourir d'abord à la douche tempérée avant d'arriver à la douche froide.

La douche peut rendre des services non seulement dans les cas où il existe une dilatation de l'estomac, mais dans la plupart des états dyspeptiques. Les contre-indications sont tirées moins de l'état local que de l'âge du sujet, de l'existence chez lui d'antécédents rhumatismaux ou goutteux, etc...

Le *traitement thermal* mérite de nous arrêter un instant, car le médecin est sans cesse consulté sur le choix d'une station thermale. Il faut reconnaître que les indications des diverses eaux minérales sont encore peu précises et que beaucoup de médecins prescrivent le séjour aux eaux, moins peut-être pour satisfaire à une indication déterminée que pour prévenir le désir du malade. Nous n'en concluons pas pour cela que le traitement thermal soit inutile ; n'aurait-il que l'avantage de permettre aux malades le repos du corps et de l'esprit, le séjour au grand air, qu'il présenterait déjà une utilité incontestable ; il faut d'ailleurs, à côté de ces avantages généraux, reconnaître à certaines eaux minérales, une action locale évidente.

Des eaux minérales recommandées aux dyspeptiques, les plus employées sont les eaux alcalines bicarbonatées sodiques, en tête desquelles il faut placer les eaux de Vichy. On leur a reproché d'aggraver parfois l'état des malades; ces eaux sont « trop fortes » disent les personnes qui n'en ont retiré aucun bénéfice. Ce qu'il faut savoir c'est que l'action de ces eaux est essentiellement différente, suivant la température de la source prescrite, suivant les doses administrées, et le moment de l'ingestion de l'eau, etc.

Depuis que les recherches sur le chimisme stomacal ont révélé l'existence de l'hyperchlorhydrie, on a considéré cette dyspepsie chimique comme particulièrement susceptible d'être améliorée par le traitement thermal. Vichy et Carlsbad sont les stations recommandées aux malades qui en sont atteints. A Vichy, ce sont les sources chaudes, notamment la source de la Grande-Grille qui conviennent aux hyperpeptiques.

Dans l'hypopepsie les eaux de Vichy sont au contraire rarement indiquées.

« Chez tous les hypopeptiques que j'ai observés, dit M. Hayem, l'effet lointain a été une exagération du type morbide. »

A côté de Vichy il convient de citer les eaux de Vals, qui présentent une minéralisation graduée en bicarbonate de soude.

Les eaux alcalines sont formellement contre-indiquées quand il existe un néoplasme ou dans les cas de dilatation de cause mécanique.

Les eaux chlorurées sodiques sont représentées en France par Bourbonne, Bourbon-l'Archambault, Bourbon-Lancy, Balaruc (sources chaudes), à l'étranger par Wiesbaden (source chaude), Kissingen, Nauheim, Hombourg, Pyrmont (sources froides). Kissingen (Bavière) contient environ 6 grammes de chlorure par litre. En raison du pouvoir excitant du chlorure de sodium sur la sécrétion gastrique, ces eaux conviennent particulièrement aux hypopeptiques, tandis qu'elles sont contre-indiquées chez les hyperpeptiques.

Parmi les eaux sulfurées celles de Cauterets (source de Mahourat) qui est sulfurée sodique, celles d'Olette (source Saint-Louis) pourraient être utilisées chez les hyperchlorhydriques.

Les eaux sulfatées sodiques et magnésiennes sont essentiellement purgatives. Nous avons vu que le sulfate de soude à hautes doses pouvait exercer une influence nocive sur le chimisme stomacal; l'abus de ces eaux peut mener à l'hypopepsie.

Parmi les eaux bicarbonatées mixtes il convient de citer Chatel-Guyon (bicarbonatée calcique et chlorurée) qui serait particulièrement indiquée chez les hypopeptiques constipés (M. Hayem), Royat, Ems, Pougues, Saint-Nectaire. Cette dernière station, encore peu connue, mérite d'attirer spécialement l'attention en raison de sa minéralisation remarquable : le chlorure de sodium et le bicarbonate de soude y sont associés à parties égales (environ 2 grammes de chaque par litre); ils confèrent à l'eau de Saint-Nectaire des propriétés excitatrices, qui peuvent être utilisées avec grand avantage chez les hypopeptiques.

Parmi les eaux chlorurées mixtes deux sont particulièrement connues : Carlsbad et Brides. Les eaux chaudes de Carlsbad contiennent du sulfate de soude, du bicarbonate de soude et des chlorures; elles déterminent d'après Jaworski une excitation des fonctions digestives qui est remplacée, lorsque leur administration est prolongée, par un affaiblissement du pouvoir digestif. Jaworski pense que l'abus des eaux de Carlsbad peut conduire à l'apepsie. Cette opinion concorde bien avec les effets que M. Hayem a reconnus au sulfate de soude.

D'après Boas Carlsbad est indiquée dans l'hyperchlorhydrie au début (les doses fortes de 500 à 600 grammes sont nécessaires); dans les formes légères d'atonie gastrique que l'on observe chez les personnes astreintes à une vie sédentaire, atteintes de constipation habituelle; dans les cas où il y a affaiblissement du chimisme stomacal (il faut alors employer les eaux à petites doses). Les eaux de Carlsbad sont au contraire contre-indiquées dans les dyspepsies d'ancienne date, c'est-à-dire dans toutes les formes de gastrite chronique, dans la dilatation d'origine mécanique, dans les dyspepsies nerveuses sans troubles du chimisme stomacal.

Les eaux de Brides se rapprochent beaucoup par leur composition des précédentes; les carbonates y sont remplacés par le sulfate de chaux (2 grammes); c'est là surtout, ce qui les différencie des eaux de Carlsbad. Jusqu'à présent on n'a guère envoyé à Brides que des obèses, des constipés; il serait à désirer que l'on étudie leur influence sur le chimisme stomacal.

D. — Traitement des dyspepsies chimiques en particulier.

1° **Hyperpepsie; ulcère.** — L'hyperpepsie est essentiellement caractérisée par une excitation des fonctions chimiques de l'estomac; la thérapeutique doit donc tendre à *faire cesser toutes les causes* susceptibles de déterminer ou d'entretenir l'état irritatif des glandes à pepsine.

Ces causes sont habituellement : l'alimentation vicieuse, l'abus de l'alcool, du tabac, l'usage de certains médicaments; ce sont d'autre part certaines maladies comme la chlorose, la tuberculose et des troubles organiques ou fonctionnels du système nerveux (épuisement nerveux, tabes).

Certaines de ces causes peuvent être combattues : il est certain que les premières recommandations à faire aux malades seront relatives à la suppression du tabac, des boissons alcooliques, à l'observation d'un régime alimentaire, d'où seront bannis tous les aliments irritants.

Les malades devront mener une vie calme et régulière, s'abstenir des travaux intellectuels exagérés, bannir autant que possible les préoccupations d'affaires, en un mot se garder des influences morales déprimantes qui ont une action si grande sur le développement de l'hyperchlorhydrie.

Beaucoup de malades n'attribuent d'autre cause à leur dyspepsie que de violentes émotions ou bien le surmenage intellectuel ; l'action de ces causes ne saurait être niée.

On ne saurait indiquer un *régime alimentaire* uniforme, applicable à tous les cas. Dans les formes légères de l'**hyperpepsie** (**hyperpepsie chloro-organique ou générale**) qui s'observent habituellement comme conséquence d'une alimentation trop abondante ou excitante (abus de mets épicés), du tabagisme, du surmenage, etc., les malades peuvent avoir recours à l'alimentation mixte, ainsi que nous allons l'indiquer. L'hyperchlorhydrie d'emblée exige au contraire le régime lacté absolu, pendant un certain temps.

Les malades qui peuvent joindre au lait d'autres aliments feront trois repas par jour, ainsi que d'ordinaire, mais il sera préférable de faire du déjeûner le principal repas. Ils auront soin de manger lentement et de mâcher soigneusenent leurs aliments. C'est là d'ailleurs une prescription banale dont tous les dyspeptiques doivent faire leur profit.

La viande doit entrer pour une large part dans l'alimentation ; sa digestion s'accompagne d'une plus forte excitation stomacale que celle du pain et du lait, mais elle empêche la mise en liberté d'un grand excès d'acide chlorhydrique, grâce à la grande quantité de matières albuminoïdes qui se combinent avec l'acide.

Les viandes seront rôties, bouillies ou braisées, (les sauces étant rigoureusement interdites). Les viandes blanches sont particulièrement recommandables.

S'il existe une intolérance accentuée de l'estomac, de vives douleurs, il est avantageux de substituer pendant un certain temps la viande crue pulpée à la viande cuite, car elle est plus rapidement digérée, et plus nutritive, sous un petit volume.

Le gibier frais et la volaille peuvent être joints aux viandes de boucherie, ainsi que les viandes gélatineuses comme les pieds de veau et de mouton, la tête de veau.

Il faut interdire : la charcuterie, le gibier faisandé, les viandes grasses.

Parmi les poissons on autorisera les poissons maigres (sole, merlan, brochet, etc.) cuits au bleu, accommodés à la gelée.

Les œufs constituent un excellent aliment pour les hyperpeptiques, le blanc d'œuf se combinant aisément à l'acide chlorhydrique.

Ils seront soumis à une très légère cuisson, car le jaune d'œuf très cuit n'est pas bien digéré; la sonde en ramène souvent des débris (Bouveret et Devic). Il ne faut pas oublier en effet que le jaune d'œuf est une émulsion de graisse et que les corps gras sont mal tolérés par les hyperpeptiques.

Le pain est l'un des aliments qui conviennent le moins à ces malades; dans l'hyperchlorhydrie accentuée il doit être supprimé d'une façon absolue, et permis en très petite quantité seulement (40 à 50 grammes) dans les autres formes ; il sera rassis ou grillé. On peut le remplacer d'ailleurs par les biscottes.

Les pâtisseries, les sucreries sont à rayer des cartes culinaires.

Les féculents ne sont pas supportés par les hyperchlorhydriques, ce qui s'explique aisément, car l'action de la diastase salivaire ne peut s'exercer sur eux dans l'estomac et d'autre part leur digestion entraîne une très forte excitation stomacale (M. Hayem). On permettra seulement l'usage des purées de lentilles (qui parmi les légumes secs contiennent la plus forte proportion d'azote) chez les malades déjà améliorés.

Quant aux légumes verts, les hyperpeptiques ne doivent en user qu'avec réserve, car ces légumes laissent des résidus abondants qui peuvent séjourner dans l'estomac dilaté. Ils devront être passés au tamis.

Les fruits d'une façon générale, ne conviennent pas aux hyperpeptiques; on pourra permettre la pêche et le raisin bien mûrs.

On voit en résumé que bien peu d'aliments sont bien tolérés par les hyperpeptiques. L'alimentation sera chez eux principalement carnée, encore existe-t-il des cas où le régime carné est mal toléré et où l'alimentation exclusive par le lait s'impose.

La meilleure boisson pour ces malades est l'eau, car le vin, la bière augmentent les sensations douloureuses; il en est de même du thé et du café. Les infusions chaudes de plantes aromatiques : fleurs d'orangers, menthe, camomille, etc., sont utiles dans les cas où la digestion est très lente; elles calment le malaise éprouvé par les malades, après les repas, et favorisent le passage du chyme dans l'intestin.

Il importe que les hyperpeptiques boivent peu, car les boissons ne sont pas absorbées, quand l'estomac est dilaté. Les malades devront se rationner à raison de deux verres d'eau à chaque repas. Dans les cas de gastro-succhorrée, alors que la soif est intense, il est parfois indiqué de donner des lavements de 100 à 200 grammes d'eau tiède, pour parer à l'insuffisance des boissons.

Nous venons d'indiquer sommairement le régime des hyperpeptiques; ce régime n'a rien d'invariable ; on doit, pour l'instituer, procéder graduellement et un peu par tâtonnement; faire d'abord au lait, une large part dans l'alimentation, puis y joindre successivement les œufs, la viande pulpée; les cartes culinaires de Leube contiennent quelques indications utiles à suivre.

La médication des formes atténuées d'hyperpepsie doit consister à peu près uniquement dans les prescriptions relatives au régime. Réduction de la quantité des aliments, adoption d'un régime non excitant, telles sont les conditions essentielles de la guérison. Les médicaments peuvent être laissés de côté; cependant le *sulfate de soude* pris le matin à jeun, à la dose de 4 à 6 grammes, dans un quart de verre d'eau tiède ou d'eau de Vichy tiédie au bain-marie pourra être prescrit avec grand avantage; nous avons vu que ce médicament a des effets gastriques prononcés, qu'il diminue notablement l'hyperpepsie. Une cure à Vichy sera suivie également d'un heureux résultat, surtout chez les malades excrétant par les urines une notable quantité d'azote.

Les lavages de l'estomac ne sont pas indiqués dans les formes atténuées de l'hyperpepsie, car il n'existe pas habituellement de dilatation ni de stagnation prolongée des aliments.

En résumé, le régime alimentaire est le traitement par excellence de ces états dyspeptiques; si les malades veulent bien s'astreindre à l'observer scrupuleusement, s'ils évitent d'autre part les causes de surmenage dont il a été question, s'ils mènent une vie calme et régulière, s'ils suivent un traitement hydrothérapique, ils obtiennent la guérison.

Beaucoup plus rebelle au traitement est la forme grave de l'hyperpepsie, c'est-à-dire l'**hyperchlorhydrie avec ou sans hypersécrétion**. Ici la gravité réside dans l'intensité des phénomènes réactionnels qui retentissent d'une façon fâcheuse sur le système nerveux, et dans l'existence d'une atonie gastrique avec toutes ses conséquences.

Le régime alimentaire doit être beaucoup plus rigoureux que dans les cas précédents. On doit n'accorder au malade qu'un minimum de nourriture, celui qui est strictement nécessaire pour empêcher une dénutrition rapide. Il importe en effet, avant tout, d'assurer le repos de l'organe irrité. Nul aliment mieux que le lait ne répond à cette indication, on devra donc soumettre les malades au *régime lacté absolu*.

Ce régime sera suivi pendant huit à quinze jours, puis on pourra le mitiger en y joignant d'abord de la viande pulpée, des œufs. C'est principalement dans cette variété de dyspepsie que les amylacés sont mal tolérés. On pourra cependant les faire entrer dans l'alimentation, au premier déjeuner du matin, immédiatement après le lavage de l'estomac, en y joignant une petite dose de maltine (Bouveret).

Il importe de ne pas multiplier les repas, lorsqu'il y a hypersécrétion, car chaque ingestion d'aliments est une cause d'excitation nouvelle de la sécrétion gastrique; il faut en outre que les repas soient suffisamment espacés, sinon deux repas peuvent s'accumuler l'un sur l'autre.

Ici les agents médicamenteux sont encore les *alcalins*, mais prescrits d'une façon spéciale.

Dès que l'on eut reconnu l'existence de l'hyperchlorhydrie et constaté l'influence sédative exercée sur les douleurs par les hautes doses de bicarbonate de soude prises après les repas, on donna les alcalins dans un but chimique, c'est-à dire avec l'intention de neutraliser l'excès d'HCl et l'on proportionna par suite la dose du médicament au degré de l'acidité; M. Debove dans l'ulcère donne jusqu'à 50 à 60 grammes de bicarbonate de soude.

Il n'est pas nécessaire dans l'hyperchlorhydrie de recourir à ces doses énormes, car elles ne sont pas sans présenter des inconvénients. On ne doit pas redouter cette prétendue cachexie alcaline qui, depuis Trousseau, avait fait condamner à tort l'usage des alcalins à hautes doses; mais il convient de constater que les fortes doses donnent lieu à un dégagement considérable d'acide carbonique dans l'estomac; or, on ne sait pas au juste quelle est l'action de ce gaz; les expériences de Jaworski à cet égard sont contradictoires; en tous cas, il se produit une distension gazeuse qui ne laisse pas que d'être fort pénible pour les malades.

Quelles doses de bicarbonate doit-on prescrire?

M. Debove estime que 30 grammes de bicarbonate de soude saturent 13 grammes d'acide chlorhydrique et qu'une dose quotidienne de 30 à 40 grammes par jour est nécessaire. « Nous avons d'ailleurs, dit-il, pour juger de la suffisance de la dose, un réactif excellent, la douleur. Tout malade dont le suc gastrique est neutralisé par les alcalins, cesse d'avoir les douleurs intolérables qu'il éprouvait auparavant. »

M. Debove fait d'ailleurs remarquer que quand le régime lacté exclusif est en vigueur on peut se contenter d'administrer 10 à 12 grammes de bicarbonate de soude par jour, à doses fractionnées, pour neutraliser au fur à mesure de sa production le suc gastrique, lorsqu'il est sécrété d'une façon continue.

On peut donner le bicarbonate de soude pur ou bien associé à la craie qui a l'avantage, par suite de sa décomposition plus lente, de maintenir alcalin le contenu gastrique, si le bicarbonate est déjà décomposé avant l'évacuation de l'estomac.

On peut prescrire des paquets contenant chacun 1 gramme de bicarbonate de soude et 1 gramme de craie préparée, et faire prendre 4

5 de ces paquets, après chaque repas, à raison d'un toutes les heures, le premier devant être pris immédiatement après la fin du repas.

« Dans le cas d'ulcère, le malade doit prendre toutes les heures, depuis le lever jusqu'au coucher, et dans la nuit s'il est éveillé par la douleur, un cachet contenant :

Bicarbonate de soude	60 centigrammes.
Craie préparée	20 —

Plus tard, quand on lui permet de manger, il faut lui conseiller, outre les cachets, de prendre soit à chaque repas, 10 grammes de bicarbonate de soude dissous dans un verre d'eau, soit de préférence, de demi-heure en demi-heure, pendant les trois heures qui suivent le repas, un paquet composé comme il suit :

Bicarbonate de soude		1 gramme.
Craie préparée	ãã	20 centigrammes.
Magnésie calcinée		

On fait varier dans des proportions convenables les doses de magnésie ou de craie préparée pour combattre la diarrhée ou la constipation » (M. Debove).

On ne doit pas prolonger la cure alcaline au delà de trois semaines à un mois ; après un repos de quelques semaines on la prescrit de nouveau, de façon à faire suivre quatre à cinq cures par an.

Le régime lacté et les alcalins à hautes doses constituent les moyens par excellence de combattre les douleurs liées à l'hyperchlorhydrie ; il faut donc s'abstenir de l'opium et de la morphine, et des autres calmants, dont l'action est passagère et qui présentent d'ailleurs des inconvénients déjà mentionnés. L'eau chloroformée nous paraît être le calmant le plus inoffensif et c'est elle que l'on devra de préférence employer, lors des crises douloureuses intenses. La *compresse de Priessnitz* est un moyen révulsif qui peut rendre de grands services ; enfin les *bains tièdes* prolongés contribuent à calmer l'éréthisme nerveux.

Après la douleur, la soif est le symptôme le plus pénible de l'hyperchlorhydrie. Riegel conseillait l'opium pour y remédier ; il vaudrait mieux recourir à la *belladone*, qui a du moins l'avantage de ne pas augmenter la constipation dont souffrent habituellement les malades. On prescrira une potion contenant 2 à 5 centigrammes. Les lavements d'eau tiède ont également la propriété de modérer la soif.

La constipation ne peut guère être combattue que par les lavements et le massage de l'intestin, car les différents laxatifs restent sans action sur elle.

L'existence constante de la dilatation dans les cas anciens de gastro-succhorrée implique la nécessité du *lavage de l'estomac.* On a proposé de faire ces lavages deux fois par jour, six à sept heures après les repas, afin d'éviter la stagnation des résidus alimentaires non digérés qui contribuent à entretenir l'hypersécrétion résiduelle; mais, sauf dans les cas où les douleurs nocturnes sont intolérables et suppriment tout sommeil, on peut se borner à prescrire un seul lavage, le matin au réveil. Il ne faut pas perdre de vue que les lavages multipliés occasionnent une grande fatigue et accroissent l'état de faiblesse des malades, en soustrayant à l'organisme des liquides et des matériaux alimentaires qui auraient pu être utilisés; on peut se demander en outre si le contact de la sonde n'est pas capable parfois de provoquer une irritation de la muqueuse se traduisant par de nouvelles crises douloureuses. Le lavage doit se faire avec de l'eau bouillie additionnée de 20 grammes de bicarbonate de soude par litre ou bien avec une solution d'acide salicylique à 1 p. 1000. On fait suivre le lavage avec la solution d'acide salicylique d'un lavage à l'eau bouillie pure afin d'entraîner les dernières traces d'acide. On doit faire une série continue de dix à douze lavages, puis s'arrêter à ce moment, pour les reprendre plus tard.

Au début du traitement, lorsque les douleurs sont intenses, lorsque l'éréthisme nerveux est très prononcé, on doit prescrire le *repos absolu*; d'ailleurs, en raison de l'alimentation insuffisante à laquelle sont soumis les malades, ceux-ci ne sont guère en état de se livrer à des occupations fatigantes.

Plus tard, lorsqu'une amélioration sensible se produit, lorsqu'au régime lacté, on substitue une alimentation mixte, le repos n'est plus indispensable. On prescrit aux malades de courtes promenades; on les soumet au traitement hydrothérapique, et on leur recommande une *cure thermale.*

Dans la belle saison, on les envoie à Vichy ou à Carlsbad et on leur conseille d'aller se reposer, après cette cure, dans quelque station d'altitude, où ils trouveront un air pur, le calme nécessaire à leur rétablissement.

Rappelons en terminant que l'hyperchlorhydrie avec hypersécrétion est la forme de dyspepsie la plus rebelle au traitement, que s'il est possible d'obtenir des améliorations notables et de soulager les malades, les récidives surviennent avec la plus grande facilité, à l'occasion du moindre écart de régime ou des fatigues, des émotions morales. Il faut savoir enfin que l'on doit moins compter sur les médicaments que que sur les effets du régime lacté et des moyens hygiéniques généraux pour obtenir un amendement des phénomènes douloureux. Lors des crises douloureuses paroxystiques, il faut s'abstenir de toute médication et s'en tenir au repos absolu, au régime lacté exclusif.

Le traitement de l'**ulcère** ne diffère guère de celui de l'hyperchlorhydrie non compliquée; il doit être toutefois plus sévère, et il exige de la part du médecin et du malade une suite de longs et patients efforts.

Si le traitement de l'ulcère ne se résume pas exclusivement dans le *régime lacté*, on peut dire cependant que ce régime en est la base. Il ne suffit pas d'ailleurs de prescrire du lait au malade atteint d'ulcère, sans plus s'occuper de lui. Il faut encore tenir la main à ce qu'il observe une série de précautions dont l'ensemble constitue ce que les médecins allemands appellent la Ruhecur; repos de l'organe malade et *repos absolu* du corps sont deux conditions essentielles de la guérison. Cruveilhier avait nettement entrevu la nécessité de la cure de repos.

« Que faut-il faire en pareil cas, dit Cruveilhier ? Rien autre chose que de laisser reposer l'organe malade. »

Laisser reposer l'organe malade ! Cette loi, si fidèlement observée dans le traitement des maladies des autres organes de l'économie, semble complètement oubliée quand il s'agit de l'estomac : et cependant là est tout le secret du traitement. On n'est vraiment sans pitié que pour son estomac ; il a beau se révolter, il faut qu'il travaille toujours.

Mais si le repos de l'estomac peut et doit être absolu quant aux médicaments proprement dits, il ne saurait l'être quant à l'alimentation. Le repos de l'estomac, c'est la diète, c'est le régime, c'est un choix et une quantité d'aliments qui soient en rapport avec l'estomac et qui passent pour ainsi dire inaperçus.

Le régime lacté, voilà le grand moyen de guérison de l'ulcère simple de l'estomac, le seul aliment dont cet organe puisse, en général, supporter la présence sans se révolter, le seul topique qui lui convienne ; et quelquefois le lait, lorsqu'il est bien toléré, réussit comme par enchantement ».

On s'est demandé, si l'on ne pourrait être plus radical que Cruveilhier et obtenir, pendant quelque temps, le repos absolu de l'estomac, en nourrissant les malades exclusivement par la voie rectale. Williams et plus récemment Donkin ont préconisé le traitement de l'ulcère simple par les lavements nutritifs. Donkin fait administrer plusieurs fois par jour un lavement nutritif composé de 75 grammes de lait ou de thé de bœuf, d'un jaune d'œuf, de 15 à 30 grammes de brandy et de quelques gouttes de laudanum. Au bout de dix à vingt jours il fait reprendre l'alimentation par la voie buccale. Ce traitement serait évidemment le meilleur, s'il était possible de soutenir les forces du malade, pendant un temps aussi long, à l'aide des seuls lavements nutritifs; mais nous savons que les lavements ne sont tolérés que pendant un temps fort court et qu'au bout de quelques jours survient une rectite qui contraint à les interrompre.

Au début du traitement, la quantité de lait permise au malade doit être extrêmement réduite. Dans les cas où les douleurs sont extrêmement vives et les vomissements fréquents il faut ne donner que deux ou trois verres de lait par jour; encore cette minime quantité devra-t-elle être très fractionnée, prise à petites gorgées. Chaque litre de lait devra être additionné de 100 grammes d'eau de chaux.

Les malades seront en outre condamnés au repos absolu (au lit) et garderont en permanence, sur l'épigastre, une compresse imbibée d'eau chaude, souvent renouvelée et recouverte de taffetas gommé. C'est là un excellent moyen de modérer les douleurs.

Le repos absolu devra être gardé pendant trois semaines à un mois en moyenne. Quant au régime lacté, il sera rigoureusement observé pendant le même laps de temps; seulement la quantité de lait pourra être assez rapidement élevée à deux litres ou deux litres et demi, si les douleurs s'amendent rapidement et si les vomissements cessent, sous l'influence de ce régime, ainsi que cela s'observe d'ordinaire, tout au moins dans les cas d'ulcère récent.

L'amélioration obtenue persiste-t-elle? On peut alors, au bout d'un mois, autoriser l'addition au lait de quelques aliments, tout en observant la plus grande prudence dans le choix des aliments et en n'augmentant que graduellement leur quantité. On sait en effet qu'accéder prématurément aux sollicitations des malades, c'est les exposer à peu près sûrement à une rechute.

On prescrit d'abord des potages de pâtes au lait, des panades très cuites et passées avec soin, des œufs peu cuits, de la poudre de viande fraîche et de bonne qualité. On en donne chaque jour deux ou trois doses de 30 grammes en commençant par une seule dose pendant les deux ou trois premiers jours. Ces 30 grammes de poudre sont délayés avec de l'eau ou du lait, de façon à ce que l'on obtienne une bouillie assez liquide, que l'on sucre et que l'on aromatise avec un peu d'essence de menthe. On peut aussi faire usage de poudres de légumes (poudre de lentilles).

A défaut de poudre de viande, la viande crue de bœuf pulpée et passée sous un fin tamis, constitue un aliment très facilement digéré. M. le professeur G. Sée pense même que l'on peut l'ajouter rapidement au régime lacté.

Plus tard, si le régime qui vient d'être indiqué, est bien supporté, les malades peuvent prendre de la volaille très cuite et finement hachée, de la viande de veau ou de bœuf, rôtie ou braisée, également hachée, des gelées de viande, des fromages frais. Mais pendant fort longtemps ils devront s'abstenir de pain, de légumes verts, de fruits à pépins, de substances grasses, de viandes dures et indigestes, de crustacés et de coquillages, surtout d'alcool et de boissons acides.

Tous les malades ne supportent pas le lait. Pour quelques-uns, cette intolérance tient uniquement à ce que le lait est pris à intervalles irréguliers et en trop grande quantité à la fois; mais chez d'autres l'intolérance absolue existe réellement.

Dans ces cas il faut avoir recours aux potages très clairs, à l'eau albumineuse sucrée, à la viande pulpée prise par très petites quantités à la fois, enfin au thé de bœuf.

Les *alcalins* constituent un adjuvant sinon indispensable, du moins fort utile du régime lacté. Nous ne reviendrons pas sur leur mode d'administration ; disons seulement que les médecins allemands proscrivent le bicarbonate de soude, car ils redoutent la distension de l'estomac par l'acide carbonique qui se dégage ; ils se bornent à prescrire l'eau de Carlsbad à la dose d'un à deux verres, ou bien une solution d'une à deux cuillerées à café de sel de Carlsbad.

Il est inutile d'insister sur les autres médications qui ont été proposées; bornons-nous à rappeler que l'on a prescrit le nitrate d'argent (Trousseau, Schutzenberger, Gros), le perchlorure de fer (Luton), le sous-nitrate de bismuth (Bonnemaison), le chloral (Hertzka). On a semblé oublier qu'il fallait avant tout rechercher le repos de l'organe, si judicieusement indiqué par Cruveilhier. Il convient donc de s'abstenir de tout médicament, sauf des alcalins dont l'emploi est justifié par la nécessité de neutraliser l'hyperacidité du suc gastrique, et de quelques calmants comme la *belladone* donnée en pilules à la dose de quelques centigrammes ou l'atropine, en solution, à la dose quotidienne d'un demi-milligramme à un milligramme de sulfate neutre. L'existence de douleurs intolérables peut justifier l'emploi, à titre exceptionnel, de la morphine en injections, mais il faut se garder de les répéter fréquemment, car les malades atteints d'ulcère, ne sont que trop enclins à la morphinomanie.

L'hémorrhagie est, avec la perforation, une complication redoutable de l'ulcère. Lorsqu'elle se produit, il faut supprimer toute alimentation par la bouche, y suppléer par quelques lavements alimentaires et par des lavements d'eau pure. On prescrit en outre de l'opium en pilules ou mieux encore des *injections de morphine*. Sur le creux épigastrique on applique en permanence une *vessie de glace*. On doit s'abstenir de tout hémostatique donné à l'intérieur.

La *transfusion saline* et surtout la *transfusion sanguine* constituent des ressources suprêmes en cas d'hémorrhagie très abondante.

Quant à la perforation, elle n'est pas accessible jusqu'ici à la thérapeutique; les laparotomies n'ont pas donné de résultats favorables.

Bien que le vomissement soit plutôt un symptôme de l'ulcère qu'une complication à proprement parler, il est certains cas néanmoins où il peut être considéré comme une véritable complication. C'est quand il persiste après la disparition des douleurs, et se répète assez souvent pour amener la dénutrition. On est autorisé dans ces cas à recourir à l'alimentation par la sonde, ainsi que le recommande M. Debove. On introduit par ce moyen, à trois reprises dans la journée, la ration quotidienne de lait et de la poudre de viande. Chaque fois on fait passer par la sonde un demi-litre de lait, 30 grammes de poudre de viande, 10 grammes de bicarbonate de soude, 5 grammes de craie préparée, et une petite quantité de magnésie (M. Debove).

Le plus souvent les vomissements qui persistent longtemps après la guérison de l'ulcère sont dus à l'existence d'une dilatation mécanique causée par une cicatrice pylorique. Le lavage peut être employé avec prudence dans ces cas.

2° **Hypopepsie.** — Il est beaucoup plus malaisé d'indiquer un traitement de l'hypopepsie que celui de l'hyperpepsie, c'est qu'en effet l'hypopepsie est souvent secondaire, et qu'à côté du trouble chimique stomacal, est un état général que l'on ne peut toujours modifier; c'est d'autre part, que les lésions de la muqueuse qui accompagnent l'hypopepsie sont des lésions dégénératives qui n'ont pas de tendance à la régression.

L'hypopepsie ne se manifeste pas toujours d'emblée; elle peut être précédée d'hyperpepsie, ce que Jaworski avait très bien indiqué.

Si nous mentionnons ce passage d'un type chimique à un autre, c'est surtout pour montrer de quelle utilité est pour le praticien l'analyse du suc gastrique, et combien il importe de renouveler à différents intervalles les examens chimiques, puisque l'on peut voir se succéder assez rapidement deux types chimiques opposés.

Tandis que l'hyperpepsie reconnaît pour causes habituelles les écarts de régime, l'abus des mets et des boissons excitants, ainsi que les influences nerveuses, l'hypopepsie primitive est habituellement la conséquence d'une intoxication par le tabac, par différents médicaments et aussi par l'alcool; ces causes, nous l'avons déjà indiqué, ne sont pas spéciales à l'hypopepsie, puisqu elles peuvent aussi engendrer l'hyperpepsie, néanmoins elles conduisent de préférence à l'hypopepsie.

La formule du *régime alimentaire* des hypopeptiques est la même que celle des hyperpeptiques. Ici on prescrivait l'alimentation la moins irritante, là on doit recommander l'alimentation qui exige un minimum de travail digestif. Il se trouve que le lait répond précisément à ces deux indications et qu'il convient aussi bien aux hypopeptiques qu'aux hyperpeptiques. Le régime lacté permet aux glandes épuisées de reprendre leurs fonctions; c'est là une opinion nullement hypothétique, car l'examen du suc gastrique la corrobore pleinement : on voit chez un assez grand nombre de malades le régime lacté faire réapparaître au bout d'un temps assez court le type chimique hyperpeptique, probablement par guérison de la gastrite interstitielle (M. Hayem).

Au régime lacté M. le professeur Hayem substitue le *régime kéfirique*, dont les effets seraient encore plus sensibles, chez les malades atteints d'hypopepsie intense ou même d'apepsie.

La grande difficulté est d'amener les malades à se soumettre à ces régimes, car ils ne souffrent pas en général, et préfèrent continuer l'usage des médicaments auxquels ils se sont accoutumés et qui possèdent leur confiance ; il est nécessaire cependant, même en l'absence de douleurs, de traiter ces malades, car ils sont particulièrement exposés à la tuberculose, au cancer, à l'anémie pernicieuse progressive et peuvent finir par succomber dans un état de cachexie spéciale, due à l'arrêt des fonctions digestives et que l'on confond bien souvent avec le cancer gastrique.

Il n'est d'ailleurs pas toujours nécessaire de modifier d'une façon radicale le régime alimentaire des malades ; on peut, dans les formes atténuées, se borner à prescrire des aliments de facile digestion, à supprimer tous ceux qui sont susceptibles de fermenter ; l'eau, les boissons aromatiques chaudes constituent les meilleures boissons.

Comme médicaments, on prescrira les *alcalins* à *petites doses*, pris avant les repas, en poudre ou sous forme d'eau de Vichy froide ou tiédie ; le *phosphate de soude* à petites doses serait également utile (M. Hayem).

Si la digestion est ralentie, s'il existe de l'atonie gastrique, on aura recours au *lavage de l'estomac* fait avec la solution d'acide salicylique à 1 p. 1000 ou bien avec celle de benzoate de soude à 5 p. 1000. C'est là le meilleur moyen de remédier aux fermentations. On pourra cependant faire usage de l'*acide chlorhydrique*.

Comme *traitement hydro-minéral*, M. Hayem recommande Pougues dans les cas légers, Saint-Nectaire dans les cas plus intenses, Châtel-Guyon chez les constipés. L'*hydrothérapie*, le *séjour à la mer*, *à la campagne*, *le massage* sont des adjuvants utiles du traitement.

M. Hayem réserve le régime lacté ou kéfirique pour les formes intenses, qu'on ne peut reconnaître qu'avec l'analyse du suc gastrique, car l'état général des malades qui en sont atteints est parfois entièrement satisfaisant, si les fonctions intestinales peuvent suppléer à l'insuffisance des fonctions gastriques.

La médication de l'état apeptique consiste essentiellement, pour M. Hayem, dans la cure kéfirique (il prescrit de 2 à 5 bouteilles de kéfir par jour). Cette cure doit être exclusive s'il existe de la diarrhée lientérique, mitigée dans les autres cas.

Le régime lacté ou la cure de kéfir sont également indiqués chez les hypopeptiques dont la maladie est traversée par des crises douloureuses accompagnées de vomissements, de dégoût pour les aliments, etc.

E. — Traitement des symptômes et des syndromes.

Les indications générales que nous avons données dans les pages qui précèdent, nous permettront d'être brefs sur le traitement des symptômes ou syndromes gastriques.

Le traitement des symptômes est essentiellement celui de leur cause; si dans quelques cas cette cause échappe, on est alors réduit au traitement symptomatique ; mais nous avons déjà indiqué, au chapitre des moyens généraux de traitement, la plupart des moyens que l'on peut employer pour combattre les principaux symptômes.

Nous passerons successivement en revue dans ce chapitre les principaux d'entre eux : vomissements, douleurs, hémorrhagie, flatulence, anorexie, et nous reviendrons sur le syndrome : dilatation, dont il a déjà été question.

1° **Vomissements.** — Le vomissement est un acte réflexe provoqué par des impressions multiples, partant soit de la phériphérie, soit d'un viscère, et parfois par une lésion ou un trouble fonctionnel de la zone bulbaire qui est le centre de l'arc réflexe.

Au point de vue thérapeutique on peut envisager : *a.* les vomissements liés à des troubles gastriques ou intestinaux, sans altération de la santé générale ; *b.* les vomissements liés à une maladie générale chronique avec ou sans lésions ou troubles chimiques de l'estomac (vomissements de la tuberculose, de la chlorose, du mal de Bright, des cirrhoses, de la maladie d'Addison etc.); *c.* ceux qui surviennent dans les maladies aiguës, fébriles (péritonite, grippe, choléra, érysipèle, pneumonie, scarlatine, fièvre typhoïde, etc.); *d.* les vomissements déterminés par une intoxication (morphine, tabac, alcool, oxyde de carbone, etc.); *e.* les vomissements des névroses ou des maladies organiques du système nerveux (hystérie, neurasthénie, migraine, méningites, ramollissement et hémorrhagie, affections bulbaires, tabes); *f.* enfin les vomissements d'ordre réflexe ou mécanique comme ceux du mal de mer, de la lithiase hépatique ou rénale, de la néphroptose, de la coqueluche, des hernies, etc. On peut rattacher à l'avant-dernière classe les vomissements de la grossesse que jusqu'à présent on avait coutume de ranger parmi les troubles d'ordre réflexe.

Indépendamment du traitement causal, le plus important, il existe un traitement symptomatique qui peut suffire à faire cesser les vomissements dans un certain nombre de cas.

I. — Traitement symptomatique.

La *suppression des aliments* est la première prescription à faire chez un malade qui vomit. On ne doit permettre que les boissons glacées ou gazeuses, par exemple un mélange de glace pilée et d'eau de Seltz que l'on fait prendre par petites quantités à la fois, à l'aide d'une paille.

L'acide carbonique anesthésie la muqueuse gastrique et diminue son excitabilité réflexe.

On peut agir contre le vomissement à l'aide de moyens internes ou externes.

En tête des moyens internes est la classique *potion de Rivière* qui se compose d'une potion alcaline (n° 1).

Bicarbonate de potasse	2	grammes.
Eau	50	—
Sirop de sucre	15	—

et d'une potion acide (n° 2) :

Acide citrique ou tartrique	2	grammes.
Eau	50	—
Sirop de limon	50	—

On fait prendre successivement et sans intervalle, une cuillerée de la potion acide et une cuillerée de la potion alcaline.

Par suite de la réaction de l'acide sur le sel alcalin, il se dégage dans l'estomac de l'acide carbonique, d'où l'effet anesthésiant, mentionné plus haut.

Les autres médicaments qui anesthésient la muqueuse gastrique ou diminuent le pouvoir excito-moteur du muscle, sont l'*eau chloroformée*, la *cocaïne*, les *bromures*, la *belladone*, le *menthol*.

L'eau chloroformée s'emploie à la dose de plusieurs cuillerées à bouche dans les vingt-quatre heures ; la cocaïne à la dose de un à cinq centigrammes ; les bromures à la dose de 1 à 3 ou 4 grammes. Parmi les bromures, il en est un dont l'introduction en thérapeutique est récente, et qui a été spécialement recommandé pour son action antiémétique, c'est le bromure de strontium.

D'après Coronedi (*Lo Sperimentale* 1892) le bromure de strontium serait efficace non seulement dans le vomissement d'origine nerveuse, mais encore dans celui qui est symptomatique des affections propres de l'estomac.

La belladone peut se prescrire soit par la bouche (1 à 4 centigrammes), soit en suppositoires.

Quant au menthol, il exerce une action antiémétique des plus énergiques, récemment mise en lumière (C. Paul, Blondel) ; mais s'il arrête le vomissement, il exerce par contre une action irritante sur l'estomac, qui ne permet pas de l'employer pendant longtemps, ni à doses élevées. On pourra le prescrire à la dose de 10 à 50 centigrammes.

Gottschalk emploie la formule suivante (vomissements de la grossesse) :

Menthol	1 gramme.
Alcool	20 grammes.
Sirop de sucre	50 —

Une cuillerée à café toutes les heures.

Trois médicaments sont employés empiriquement contre les vomissements, sans que l'on puisse expliquer leur action d'une façon satisfaisante : ce sont la *teinture d'iode*, la *créosote*, la *strychnine*.

Lasègue ordonnait la teinture d'iode à la dose de 5 à 10 gouttes, dans de l'eau sucrée, particulièrement dans les cas de vomissements de la grossesse. On peut la prescrire associée au chloroforme :

Teinture d'iode	āā 5 grammes.
Chloroforme	

V gouttes matin et soir au moment du repas, dans un peu d'eau (Huchard) ou bien la prescrire seule :

Teinture d'iode	XV gouttes.
Eau de menthe	30 grammes.

XV gouttes toutes les heures (Jacobi).

La créosote peut se prescrire ainsi :

Créosote	āā 5 grammes.
Huile d'amandes douces	

V à X gouttes, trois ou quatre fois par jour, dans du lait.

M. Empis prescrit la strychnine, dans les cas de vomissements liés à la tuberculose.

Strychnine	1 centigramme.
Alcool	1 gramme.
Eau distillée	100 grammes.

Une à trois cuillerées à bouche.

Parmi les moyens externes employés contre le vomissement citons les *pulvérisations d'éther* (Lubleski) ou de *chlorure de méthyle*, les *emplâtres* appliqués sur la région épigastrique ; Guéneau de Mussy prescrivait l'emplâtre suivant :

Emplâtre de diachylon	2 parties.
— de thériaque	2 —
Extrait de belladone	1 partie.

Mentionnons enfin les *inhalations d'oxygène* qui peuvent rendre de grands services et l'*électricité*.

M. Hayem a constaté que chez un grand nombre de malades, les chlorotiques en particulier, les inhalations d'oxygène avaient le pouvoir d'arrêter les vomissements. Il fait respirer 30 à 60 litres de gaz par jour, en deux ou trois fois, un quart d'heure avant les repas.

La galvanisation pratiquée au niveau du cou et de la moelle cervicale paraît donner de meilleurs résultats que la faradisation faite en plaçant un pôle au niveau du dos ou de la nuque et l'autre à l'épigastre.

II. — Traitement causal.

1° Vomissements dans les maladies de l'estomac et de l'intestin. — Ce sont les vomissements habituels que l'on a le plus souvent occasion de traiter.

Mentionnons, sans nous y arrêter, les vomissements symptomatiques d'une gastrite toxique aiguë ou d'une gastrite infectieuse et ceux qui accompagnent l'indigestion. En ce qui concerne ces derniers, non seulement on doit s'abstenir de les arrêter (ce qui d'ailleurs serait impossible), mais on doit encore les provoquer, s'ils tardent à venir. Lorsque le contenu de l'estomac est évacué à temps, les symptômes de l'indigestion se dissipent promptement. Lorsque l'indigestion est le fait moins de la surcharge alimentaire que de l'absorption de substances toxiques, comme les moules, les champignons, le gibier faisandé, etc., il est utile de pratiquer le *lavage de l'estomac* pour débarrasser complètement cet organe des principes nuisibles qu'il peut encore contenir.

Le vomissement est rare dans les dyspepsies chroniques et c'est chez les malades atteints de gastrosuccorrhée qu'on l'observe le plus souvent. La *diète lactée* et le *lavage de l'estomac* constituent les meilleurs moyens de calmer chez ces malades l'excitabilité anormale de l'estomac, qui détermine le vomissement.

Chez les hypopeptiques atteints de gastrite ancienne, qui éprouvent de fréquentes nausées et rejettent un liquide filant, muqueux, l'emploi de l'*eau de Vichy*, prise à jeun, et le *lavage de l'estomac* sont particulièrement indiqués pour débarrasser l'organe de l'enduit muqueux qui le recouvre.

La stase stercorale chronique est souvent l'origine de vomissements que l'on peut légitimement rattacher à une auto-intoxication. L'indication essentielle consiste évidemment dans ce cas à combattre la constipation. Dans les cas d'occlusion intestinale aiguë le lavage débarrasse l'estomac des matières intestinales qui ont reflué en forçant le pylore et retarde les accidents d'auto-intoxication, ce qui permet au chirurgien de pratiquer la laparotomie dans de meilleures conditions.

Le lavage suffit parfois d'ailleurs à rétablir le cours des matières dans le cas d'obstruction par volvulus, etc.

2° **Vomissements liés à une maladie générale chronique.** — Cette variété de vomissements est la plus fréquente, avec celle qui précède. Tantôt il existe, déterminés par la maladie causale, des lésions gastriques et des troubles chimiques de l'estomac, tantôt le vomissement paraît être la conséquence d'un trouble nerveux réflexe, comme dans le cas de maladie d'Addison, ou de l'élimination par l'estomac de substances toxiques, comme dans le cas de mal de Bright. (Il existe d'ailleurs très fréquemment dans cette dernière maladie un trouble chimique qui est habituellement l'hypopepsie). Quoi qu'il en soit de la pathogénie des vomissements chez les tuberculeux, les chlorotiques, les brightiques, etc., le traitement doit surtout viser la maladie générale qui tient les troubles gastriques sous sa dépendance. On n'en doit pas moins veiller avec la plus grande sollicitude sur le régime alimentaire des malades, ni oublier que l'abus des médicaments prescrits contre la tuberculose ou la chlorose par exemple est parfois le point de départ des troubles digestifs. C'est ainsi qu'il suffit souvent de supprimer l'arsenic, la créosote ou le fer pour voir cesser des vomissements réputés rebelles.

Le vomissement chez les phthisiques constitue l'un des symptômes les plus fréquents et malheureusement aussi les plus difficiles à combattre. Nous verrons, quand nous traiterons de la tuberculose, qu'il faut peu compter sur la pharmacopée pour mettre un terme à ces vomissements, et que l'emploi du régime lacté ou du kéfir, celui du gavage et du lavage constituent les meilleurs moyens auxquels puisse recourir le médecin.

3° **Vomissements des maladies infectieuses.** — Quelques maladies infectieuses, comme la pneumonie, l'érysipèle, la variole, la scarlatine, débutent souvent par des vomissements qui ne se prolongent pas au delà de la période d'invasion; toute intervention dirigée contre ces vomissements serait illusoire.

Ceux qui surviennent pendant le cours des pyrexies constituent souvent par leur durée et leur résistance au traitement une complication fâcheuse.

Les vomissements persistants, au cours de la grippe, caractérisent la forme gastro-intestinale de la maladie. La thérapeutique n'a guère de prise sur eux; les boissons glacées, la limonade chlorhydrique, l'eau chloroformée et les inhalations d'oxygène sont les moyens utilisés habituellement.

Dans la fièvre typhoïde les vomissements sont rares; à part les cas où ils marquent le début d'une péritonite, ils peuvent être l'indice soit du muguet buccal, soit de l'intolérance de l'estomac pour certains médicaments ou de son irritation à la suite de l'emploi abusif de l'alcool, soit encore d'une détermination gastrique de la maladie (Chauffard) ou bien d'une urémie aiguë développée sous l'influence de la néphrite typhique; dans ce dernier cas l'oligurie, l'examen des urines révélant l'existence d'albumine en grande quantité mettront sur la voie du diagnostic.

Il est important de reconnaître la cause provocatrice des vomissements chez les typhiques, puisqu'il peut suffire de la suppression d'un médicament pour les faire disparaître. Alors que la potion à l'extrait de quinquina était d'usage courant dans les hôpitaux, les vomissements s'observaient fréquemment chez les malades condamnés à la prendre.

Chez les typhiques traités par les bains froids, les troubles gastriques sont exceptionnels.

Dans la péritonite le vomissement est rebelle à toute médication. En dépit de la glace et de l'opium les malades rejettent sans relâche les matières porracées caractéristiques du vomissement péritonéal.

4° **Vomissements liés à une intoxication.** — Dans les intoxications aiguës il faut provoquer le vomissement, s'il n'est pas survenu spontanément, et compléter l'évacuation de l'estomac, à l'aide du lavage. Celui-ci n'est contre-indiqué que dans l'intoxication par les acides, les alcalis ou le sublimé, où la perforation de l'estomac pourrait être la conséquence de cette manœuvre.

Parmi les intoxications chroniques, celles par la morphine et par l'arsenic sont essentiellement émétisantes. On sait aujourd'hui que la morphine injectée sous la peau s'élimine par l'estomac et que le vomissement est la conséquence de l'irritation locale déterminée par le poison.

La suppression de la cause, le régime lacté, tels sont les moyens applicables dans le cas de vomissements d'origine toxique.

5° **Vomissements liés à une maladie nerveuse organique ou à une névrose.** — Parmi les vomissements symptomatiques d'une maladie nerveuse organique, nous ne ferons que signaler les vomissements qui se produisent à la suite d'une commotion cérébrale, de l'hydrocéphalie, de l'hémorrhagie cérébrale, des lésions bulbaires.

Ceux qui accompagnent les crises gastriques du tabes, de la sclérose en plaques, de la paralysie générale, de la maladie de Basedow, méritent une mention particulière.

Ces vomissements, qui peuvent être alimentaires, sanglants ou simplement constitués par le rejet d'un liquide clair, muqueux, paraissent être souvent sous la dépendance d'une hypersécrétion avec hyperacidité du suc gastrique; c'est du moins ce que tendent à prouver les recherches de Sahli, de Rosenthal, de Soupault, etc., faites dans les cas de tabes. Il faut reconnaître d'ailleurs que la thérapeutique qui réussit habituellement contre les crises d'hyperchlorhydrie aiguë, demeure impuissante chez les tabétiques, qui rejettent tout médicament et toute boisson.

Le bicarbonate de soude à hautes doses, dans deux cas que nous avons observés, a cependant déterminé un soulagement appréciable.

Le vomissement est un symptôme fréquent de la migraine ; il est désiré par les migraineux qui savent par expérience que leur céphalalgie devient moins intense à la suite de l'évacuation de l'estomac.

La gastroxie de Rossbach et Lépine, constituée par des crises de vomissements périodiques survenant chez les névropathes, plus ou moins neurasthéniques, à l'occasion de surmenage, de travaux intellectuels excessifs, a été confondue jusqu'ici avec la migraine. Elle paraît n'être qu'une forme d'hypersécrétion aiguë avec hyperchlorhydrie. Le traitement préconisé par Rossbach consiste dans la prescription d'un repos absolu et de quelques boissons tièdes.

Il sera question ultérieurement du vomissement dans les névroses.

6º **Vomissements reflexes.** — Parmi les vomissements réflexes nous ne retiendrons que ceux qui surviennent chez les malades atteints de rein mobile et ceux de la grossesse.

La coïncidence de la dyspepsie et du rein mobile est connue depuis longtemps ; parmi les symptômes qui caractérisent la dyspepsie de la néphroptose on doit ranger de véritables crises gastriques, rappelant celles des tabétiques et bien décrites par Lindner et par Mathieu. Ces crises surviennent brusquement ou insidieusement : les vomissements sont d'abord espacés, n'ayant lieu qu'une ou deux fois par jour, mais bientôt ils se rapprochent et l'intolérance gastrique devient telle que chaque ingestion d'aliments est suivie du rejet immédiat des substances dégluties ; il existe en outre des vomissements aqueux. Les vomissements sont ordinairement précédés de douleurs gastralgiques intenses ; on peut provoquer une douleur analogue à celle de l'ulcère rond, en exerçant une pression au creux épigastrique. Ces crises gastriques douloureuses ne sont pas, comme on pourrait le croire, en rapport avec une hyperchlorhydrie aiguë.

M. Mathieu, chez quatre malades, a constamment trouvé une hypochlorhydrie assez accentuée.

Les crises surviennent à intervalles variables, parfois très espacés. Il est fort important de connaître leur relation avec la néphroptose, car de cette relation découlent certaines indications thérapeutiques.

Outre les calmants gastriques comme l'eau chloroformée, la cocaïne (5 centigrammes), le chanvre indien (5 centigrammes d'extrait gras), etc., et le régime lacté qui constituent, avec le repos au lit, le traitement immédiat de l'accès, il est nécessaire de traiter la néphroptose pour prévenir les récidives. On doit faire porter aux malades une ceinture avec une pelote destinée à maintenir le rein, et si, malgré l'emploi de cette ceinture, les crises réapparaissent, pratiquer la néphrorrhaphie.

Nous serons très brefs sur les vomissements de la grossesse, dont l'étude est plutôt du ressort de l'obstétrique. La pathogénie de ces vomissements a fait l'objet de nombreuses discussions, et cependant on ne s'accorde pas encore sur leur cause réelle que l'on a attribuée tantôt à une lésion de l'utérus, des annexes ou des enveloppes fœtales, tantôt à une affection de l'estomac ou de l'intestin tantôt à une lésion rénale, etc...

On tend aujourd'hui à admettre que les vomissements de la grossesse sont d'ordre nerveux et qu'ils ne surviennent que chez des femmes enceintes présentant une prédisposition névropathique indéniable, parfois même chez des hystériques avérées. Outre les vomissements, on peut observer chez ces femmes des dépravations du goût, des modifications du caractère, des crises nerveuses, des désirs irrésistibles, etc., qui prouvent amplement que le système nerveux est affecté. La grossesse, par un mécanisme d'ailleurs inconnu dans son essence, provoque une exagération de la sensibilité réflexe, dont peu de femmes sont exemptes; cette exagération est portée au maximum chez les femmes nerveuses, ayant un passé névropathique ou des antécédents nerveux héréditaires. Cette explication fort plausible doit être préférée à celle qui fait dépendre les vomissements de l'une des lésions organiques précédemment énumérées. Comment d'ailleurs mettre sur le compte de lésions utérines les vomissements, puisque ces lésions se rencontrent dans la minorité des cas seulement, et qu'au contraire presque toutes les femmes ont des vomissements pendant le cours de leur grossesse. Si chez les unes ces vomissements sont bénins, si chez d'autres ils revêtent un caractère particulier de gravité et peuvent devenir incoercibles, cela tient précisément à la différence de terrain et non à une différence de nature de ces vomissements. On peut dire qu'entre les vomissements bénins, qui sont les plus fréquents, et les vomissements opiniâtres, il n'existe aucune différence de nature, mais seulement une différence de degré.

Une preuve convaincante de la nature nerveuse des vomissements de la grossesse est fournie par leur évolution et par l'influence qu'ont sur eux les moyens thérapeutiques les plus dissemblables. Ainsi ces vomissements disparaissent souvent à la suite d'une émotion violente, d'une distraction, d'ingestion d'aliments répondant aux caprices exprimés par la malade, à la suite d'un simple examen vaginal fait sous le chloroforme, dans le but unique de lui faire croire à un avortement provoqué. La suggestion hypnotique a suffi dans certains cas à faire cesser les vomissements; dans un cas cité par M. Pinard les vomissements survenus chez une femme atteinte de rétroversion utérine, persistèrent malgré la réduction spontanée de la rétroversion, tandis qu'ils guérirent sous l'influence des inhalations d'oxygène, ce qui prouve péremptoirement qu'entre la rétroversion et les vomissements, il n'existait qu'une simple coïncidence et non une relation de cause à effet.

Ce sont principalement les gynécologistes allemands et anglais qui ont contribué à faire considérer les vomissements de la grossesse comme étant la conséquence d'une hystérie ou d'une hystéro-neurasthénie développées sous l'influence de la grossesse. Cette opinion a été soutenue par Ahlfeld, par Kaltenbach, etc.

Si dans certains cas les vomissements sont réellement dus à une affection de l'estomac (ulcère, cancer) ou de l'intestin, compliquant la grossesse, ils ne peuvent être regardés comme des vomissements de la grossesse.

C'est en les englobant avec les vomissements *sine materia* que l'on a entretenu la confusion qui règne encore au sujet des vomissements de la femme enceinte.

Les traitements proposés contre ces vomissements sont fort nombreux. Parmi les médicaments, les nervins ont toujours été en honneur et ont donné de nombreux succès, ce qui vient encore à l'appui de la pathogénie que l'on tend à admettre. C'est ainsi que le bromure de potassium, la belladone, la cocaïne, l'opium et la morphine, le menthol, les inhalations d'éther, et les pulvérisations d'éther sur la région épigastrique, les inhalations de chloroforme, le chloral en lavement, etc., ont souvent réussi. A côté de ces médicaments il en est d'autres dont le mode d'action est incertain, en tous cas fort dissemblable, et qui cependant ont tous des succès à leur actif; citons parmi eux l'iode (Eulemberg, Masson d'Ardres, Lasègue, etc.) et l'iodure de potassium, la noix vomique, le calomel, la pepsine, l'alcool et notamment le champagne, la chartreuse, le kirsch, le valérianate de caféine, le valérianate de cerium (5 pilules de 5 centigrammes par jour), l'oxalate de cérium (Simpson), l'arsenic (Blume), etc., les inhalations d'oxygène combinées avec l'emploi du chloral à hautes doses (Pinard). D'autres moyens encore, comme le gavage, l'électricité, qui sont utilisés contre les vomissements hystériques, l'ont été avec succès contre ceux de la grossesse. M. Desplats, de Lille, s'est bien trouvé du gavage ; M. Faucon, de Lille, et Semmola ont vanté l'électrisation continue (pôle positif sur le trajet du pneumogastrique). Nous devons citer aussi les innombrables « traitements utérins » que l'on a proposés : applications de belladone sur le col, massage, cautérisations. Celui qui est le plus en faveur est la dilatation digitale du col suivie du décollement des membranes ; souvent l'avortement est la conséquence de cette manœuvre ; mais il n'en est pas toujours ainsi et les vomissements ont cependant cessé à la suite, de même qu'ils peuvent cesser à la suite d'un simple examen vaginal, provoquant un effet suggestif.

En résumé, le traitement des vomissements non compliqués de la grossesse, c'est-à-dire n'étant pas sous la dépendance d'une dyspepsie antérieure, d'un mal de Bright ou de toute autre affection susceptible de les expliquer, doit être exclusivement dirigé contre l'état nerveux provoqué par la grossesse.

On ne négligera pas les moyens moraux qui ont parfois une si grande influence ; il faut placer les malades dans les meilleures conditions hygiéniques possible, leur éviter les fatigues physiques et le surmenage intellectuel, satisfaire, autant qu'on le pourra, leurs caprices ; on a vu les vomissements cesser, dès le commencement d'un voyage, chez des femmes qui avaient eu le vif désir de se déplacer et de changer de milieu. (Marival, thèse de Paris). Le séjour à une altitude modérée, dans un beau site, contribue à cet heureux résultat.

L'influence morale du médecin est considérable ; sa présence suffit parfois à déterminer la suspension des vomissements ; la suggestion hypnotique peut être légitimement employée.

Parmi les moyens thérapeutiques proprement dits, il faut accorder la préférence à ceux qui peuvent modifier l'excitabilité réflexe, c'est-à-dire aux *pratiques hydrothérapiques* (lotions froides, drap mouillé, applications froides à l'épigastre, douches en pluie, sans pression, à 22 ou 25°), à l'*électrisation*. Les *bromures*, le *chloral* donnent de bons résultats, ainsi que les *inhalations d'oxygène ;* ils suffisent le plus souvent à déterminer la guérison et permettent d'éviter l'avortement prématuré, ressource suprême en présence de vomissements incoercibles compromettant l'existence.

2° **Douleurs.** — En présence d'un malade qui accuse des douleurs qu'il rapporte à l'estomac, il faut déterminer :

1° Si l'estomac est réellement en jeu ;

2° Quelle est la cause de la douleur.

1° Il est en général facile de résoudre la première question ; l'apparition de la douleur gastrique est en effet précédée le plus souvent de symptômes de dyspepsie. Cependant, alors même que la douleur est précédée ou accompagnée de troubles digestifs (modifications de l'appétit, vomissements, etc.) elle peut être la manifestation d'une maladie siégeant dans un autre organe que l'estomac. C'est ainsi que la lithiase biliaire peut revêtir l'aspect d'une affection gastrique ; les prétendues « crampes d'estomac » de beaucoup de malades ne sont autres que des accès atténués de coliques hépatiques.

Chez d'autres malades les douleurs sont sous la dependance du rein mobile. Si l'on ne soupçonne cette cause et par suite si l'on ne remédie au déplacement de l'organe par les moyens appropriés (port d'une ceinture, néphropexie), tous les sédatifs de la douleur pourront être employés avec un insuccès complet. On songera à l'existence du rein mobile chez les femmes ayant eu des grossesses répétées, présentant des crises gastriques très douloureuses et divers phénomènes nerveux.

2° Lorsque la douleur est manifestement d'origine gastrique elle peut être due à des causes nombreuses.

Survient-elle sous forme d'accès aigus et intenses séparés par d'assez longs intervalles pendant lesquels le malade n'accuse pas de troubles digestifs ? On peut avoir affaire aux crises d'*hyperchlorhydrie aiguë* (gastroxie de Rossbach et Lépine) que l'on observe, à l'occasion de travaux intellectuels excessifs, chez les médecins, les ingénieurs, les hommes de lettres, ou bien à *une crise gastrique d'origine tabétique* ou dépendant d'une autre maladie nerveuse organique comme la sclérose en plaques, la paralysie générale, etc. Elle peut être due d'autre part à la *gastralgie des hystériques* dont il sera question ultérieurement. Enfin elle peut être due à une intoxication (tabac, plomb, etc.). La *gastralgie saturnine* se distingue par la violence des douleurs, la constipation opiniâtre, etc.

Dans la *goutte*, à la suite d'une attaque articulaire, peuvent survenir des douleurs intenses, localisées à l'estomac et accompagnées de hoquet, de nausées, de vomissements, de phénomènes de collapsus.

Il existe une *forme larvée gastralgique du paludisme* justiciable du sulfate de quinine.

Lorsque la douleur est plus ou moins continue, se reproduit à intervalles rapprochés, il faut songer à l'*hyperchlorhydrie* pour peu qu'elle survienne chez un sujet jeune, surmené, névropathe, qu'elle se manifeste trois ou quatre heures après les repas et présente des paroxysmes nocturnes. La douleur de l'*ulcère* est plus vive que celle de l'hyperchlorhydrie non compliquée ; elle a les caractères de la douleur en broche. Celle de la *gastrosuccorrhée* est également très intense.

Chez les malades, manifestement alcooliques, des phénomènes douloureux moins accusés que dans les cas précédents, et accompagnés de pituites matinales, devront faire admettre l'existence de la *gastrite chronique avec érosions*. Chez un sujet âgé, l'existence de douleurs sourdes, coïncidant avec une anorexie absolue, des vomissements noirs, une cachexie progressive indiquent le *cancer* ; dans d'autres cas la douleur sera liée à une *dilatation par rétrécissement pylorique*.

Pour parer à une indication urgente, celle de calmer des douleurs intolérables, on a recours aux sédatifs de la douleur précédemment énumérés, et surtout à la *morphine*, à la *belladone*. La morphine seule parvient à modérer les souffrances indescriptibles qu'éprouvent les tabétiques, atteints de crises gastriques. Il en est de même chez les cancéreux.

Dans l'hyperchlorhydrie, il faut soumettre les malades au repos absolu, les mettre au *régime lacté* et faire prendre le *bicarbonate de soude* à doses massives.

Chez les alcooliques atteints de gastrite ulcéreuse le meilleur moyen de supprimer les douleurs est de combiner le *lavage de l'estomac* avec l'emploi du *régime lacté*.

Chez les dilatés le lavage de l'estomac est également le seul remède efficace.

Dans le cas de gastralgie on ne doit prescrire les calmants comme la morphine, la cocaïne, qu'avec une très grande réserve, pour ne pas habituer les malades à leur usage. Il vaut mieux avoir recours au bromure de potassium ou de calcium, à l'eau chloroformée, aux révulsifs externes (applications de glace, compresses froides, pulvérisations de chlorure de méthyle), et aux moyens généraux de traitement, hydrothérapie, massage, etc.

3° **Hémorrhagies.** — L'hématémèse, quelle qu'en soit la cause, exige toujours un traitement identique à celui que nous avons exposé en traitant des complications de l'ulcère.

4° **Flatulence.** — La flatulence peut s'observer dans la plupart des états dyspeptiques ; souvent elle coïncide avec une distension considérable de l'estomac, pouvant amener des accès de dyspnée et des palpitations fort pénibles, mais le fait n'est pas constant.

Lorsque l'estomac est dilaté, les gaz expulsés sont habituellement fétides, ils sont constitués par du gaz des marais, de l'acide carbonique, de l'hydrogène, de l'oxygène, de l'azote, de l'acide sulfhydrique, etc.

Dans d'autres cas, chez les malades non dilatés, les gaz sont inodores et constitués surtout par de l'air atmosphérique. Certains malades même avalent de l'air qu'ils rendent ensuite bruyamment par éructation ; le fait s'observe chez les hystériques. Les gaz ne prennent pas toujours naissance dans l'estomac, M. G. Sée admet qu'ils proviennent parfois de l'intestin.

A un faible degré, la flatulence s'observe chez les hyperpeptiques et les hyperchlorhydriques ; la flatulence excessive s'observe surtout chez les hypopeptiques avec fermentations anormales, dans les dilatations d'origine mécanique et dans la dyspepsie neurasthénique ou dilatation nervo-motrice.

Le traitement de la flatulence est illusoire si l'on se borne à prescrire les poudres absorbantes, comme la craie, la magnésie calcinée, la poudre de charbon, etc. Il doit s'adresser avant tout à la cause, c'est-à-dire que l'on doit prescrire le régime alimentaire et le traitement médicamenteux ou général qui convient à chacune des variétés de dyspepsie chronique constatée chez chaque malade.

Parmi les médicaments antifermentescibles, l'eau chloroformée, l'acide chlorhydrique peuvent rendre quelques services.

Parmi les aliments qui fermentent le plus facilement, et que par suite il faut particulièrement interdire aux flatulents, il faut citer les substances grasses, les viandes faisandées, la charcuterie, la friture, les poissons gras (maquereau, anguille, sardine, saumon), le homard, les champignons, les truffes, les choux, les salsifis, les féculents non décortiqués, les fromages fermentés, les fraises, les figues, noix, noisettes, le pain imparfaitement cuit, etc. ; les boissons fermentées, sucrées ou gazeuses seront également interdites ; l'usage des infusions aromatiques chaudes, prises après les repas est des plus recommandables.

On doit proscrire l'usage du tabac qui paraît favoriser la flatulence ; les malades devront porter des vêtements peu serrés, les femmes renoncer au corset pour éviter les malaises qui suivent le repas.

5° **Anorexie.** — L'anorexie est à peu près constante dans les maladies fébriles ; cependant parfois les rhumatisants, les tuberculeux, les typhiques au déclin de leur maladie demandent à manger, malgré la persistance de la fièvre.

Certains médicaments comme l'opium, la belladone, certains toxiques comme le tabac, suppriment la sensation de faim.

L'anorexie peut s'observer dans la plupart des états dyspeptiques, soit à titre passager, soit d'une façon permanente ; c'est dans l'apepsie, le cancer, qu'elle atteint son plus haut degré ; cependant, même dans le cancer, elle peut faire défaut jusqu'à la fin, et l'on a même signalé son remplacement, dans ce dernier cas, pas la boulimie. Sa valeur séméiologique est donc relative.

L'anorexie est encore fréquente dans les maladies mentales, dans la neurasthénie et surtout dans l'hystérie. De nouvelles recherches sont nécessaires pour déterminer si l'anorexie nerveuse est toujours liée à des troubles chimiques. Il semble qu'elle puisse se manifester indifféremment, alors que le chimisme est normal ou altéré.

Il n'existe pas de traitement direct capable de faire renaître l'appétit. Sans doute les amers peuvent le réveiller momentanément, mais c'est surtout la cause de l'anorexie qu'il faut viser. C'est par le choix judicieux des aliments, le lavage de l'estomac dans les cas de fermentations anormales, par le traitement général, que l'on parvient à la combattre, quand il n'existe pas de lésions organiques profondes (gastrite intense, cancer) ou bien une dilatation avec stase. Nous reviendrons ultérieurement sur l'anorexie hystérique.

6° **Dilatation de l'estomac.** — Bien que connue depuis fort longtemps (Duplay père) la dilatation de l'estomac n'a réellement attiré l'attention des praticiens qu'à une époque récente, à la suite des communications faites à son sujet par M. le professeur Bouchard, en 1884.

A M. Bouchard revient le mérite d'avoir signalé la fréquence de la dilatation et d'avoir indiqué les conséquences qui résultent de la stase des aliments dans l'estomac et des fermentations anormales dont cet organe est le siège. La doctrine des auto-intoxications d'origine digestive est fertile en conséquences pratiques, et trace au thérapeute une voie nouvelle.

Il convient toutefois, au point de vue thérapeutique comme au point de vue clinique, de ne pas attacher une importance trop grande ou plutôt exclusive à la dilatation, chez les malades qui en sont atteints. Il ne faut pas perdre de vue en effet que le plus souvent la dilatation est l'aboutissant de certaines formes de dyspepsie chimique et que pour la traiter efficacement, il faut avant tout remonter à son origine.

Si donc nous consacrons un court chapitre à la dilatation, c'est moins pour indiquer un traitement spécial de ce symptôme commun à différents états pathologiques que pour indiquer ses différentes causes.

On peut admettre, suivant nous, trois classes de dilatations :

a. La *dilatation mécanique* due a un obstacle siégeant au pylore et empêchant l'évacuation du chyme.

b. La *dilatation atonique*, nervo-motrice.

c. La *dilatation consécutive aux troubles du chimisme stomacal.*

Les causes de la dilatation mécanique sont bien connues; ce sont en première ligne les néoplasmes du pylore, le rétrécissement cicatriciel (consécutif le plus souvent à un ulcère), l'hypertrophie simple de l'anneau musculaire pylorique (Nauwerk), le rétrécissement congénital de l'orifice (Landerer), les causes de compression extrinsèque du pylore, les adhérences de l'estomac aux organes voisins, la néphroptose, enfin le rétrécissement spasmodique. Ce dernier rétrécissement, dont quelques médecins ont douté, existe réellement et a été constaté, *de visu*, par Marten, après laparotomie.

Le spasme pylorique, chez les hyperchlorhydriques, est donc indéniable; on peut se demander toutefois s'il est permanent et peut être rangé parmi les facteurs étiologiques de la dilatation.

La dilatation atonique, sans troubles chimiques, au moins primitifs, a une existence aussi nettement établie que celle de la dilatation d'ordre mécanique. Certains sujets y sont prédisposés par une débilité congénitale du système musculaire lisse (Bouchard); et quant aux causes provocatrices, elles sont multiples.

Parfois, il s'agit d'un traumatisme accidentel, d'une intervention chirurgicale (laparotomie). Plus souvent c'est une maladie infectieuse qu'il faut incriminer, et parmi ces maladies, la fièvre typhoïde principalement; ou bien encore, une maladie chronique, cachectisante : anémie, chlorose, syphilis, paludisme, tuberculose.

Ici déjà la pathogénie est plus complexe, car, outre la myasthénie, on peut encore invoquer comme facteur de dilatation, les lésions de la muqueuse et les troubles chimiques qui font rarement défaut dans ces différentes maladies.

A cette deuxième classe de dilatations, appartiennent surtout les dilatations de cause nerveuse, celles que l'on observe chez les neurasthéniques, plus rarement chez les hystériques. Ces dilatations peuvent survenir brusquement, sous les yeux du médecin pour ainsi dire, ce qui exclut l'idée de troubles chimiques ou de lésions antérieures.

Chez les hystériques l'estomac peut devenir atone et dilaté aussi brusquement que peuvent survenir une monoplégie ou une paraplégie.

La dernière cause de dilatation atonique est la surcharge alimentaire. Pendant quelque temps, on a eu tendance à rattacher un grand nombre des cas de dilatation à l'alimentation surabondante. C'était là une exagération manifeste, sur laquelle on n'a pas tardé à revenir ; mais on ne saurait méconnaître que la surcharge alimentaire puisse être parfois invoquée comme cause d'atonie et de dilatation; on a incriminé cette cause pour expliquer la dilatation fréquente chez les goutteux, chez les diabétiques qui sont effectivement de gros mangeurs; L'abus du régime lacté a été signalé à juste titre.

Le type de la dilatation secondaire à la dyspepsie chimique est la dilatation de l'hyperchlorhydrie et de l'hypersécrétion. Dans cette dernière maladie la dilatation est la règle ; Honigmann l'a rencontrée trente fois sur trente-deux cas; Bouveret et Devic onze fois sur douze. En général, ainsi que l'avait fait remarquer Riegel, il s'agit d'une grande dilatation; on peut dire qu'une ectasie gastrique considérable est liée à l'hypersécrétion permanente, lorsqu'elle n'est pas due à la sténose du pylore.

Il n'est pas rare, en pareil cas, de voir l'estomac descendre jusqu'à quelques centimètres du pubis. On sait que cette variété de dilatation se caractérise par des douleurs gastriques intenses, avec accès nocturnes paroxystiques, par des vomissements fréquents et abondants, laissant dans la bouche une saveur acide prononcée et rappelant l'odeur du vin blanc légèrement fermenté (Bouveret). Le liquide vomi contient toujours des débris alimentaires à peu près exclusivement composés de pain et de légumes.

Nous venons d'indiquer sommairement les causes de la dilatation; voyons quels sont les moyens de déterminer ces causes et les indications thérapeutiques qui découlent de la connaissance de ces causes comme de l'existence de la dilatation considérée en elle-même.

Constatons d'abord qu'il n'existe pas de signes fonctionnels caractéristiques de la dilatation. La douleur, les vomissements peuvent indifféremment exister ou faire défaut ; de même l'appétit est des plus variables; par contre, on constate très fréquemment une soif vive, une langue saburrale et la constipation. Cette variabilité des symptômes ne doit pas étonner, si l'on considère la diversité des causes de la dilatation. Les seuls signes certains de la dilatation sont ceux que fournit l'examen du malade.

Il est en général facile de remonter à la cause. Le diagnostic s'appuie à la fois sur les antécédents pathologiques du malade, sur les renseignements qu'il donne au sujet de son mode d'existence et d'alimentation, enfin sur les symptômes actuels et sur les renseignements tirés de l'analyse du suc gastrique.

La dilatation d'origine mécanique est celle qui se reconnaît le plus facilement; l'examen du malade permet de constater un cancer de l'estomac, ou bien d'admettre une cicatrice pylorique consécutive à un ulcère, etc. Il existe dans ces cas de grands vomissements, des contractions de l'estomac visibles sous la paroi, une cachexie plus ou moins rapide, etc.

La maladie de Reichmann se traduit par les signes précédemment indiqués.

Lorsque la dilatation n'est pas due à un obstacle pylorique ou ne relève pas de l'hypersécrétion permanente, il faut rechercher s'il ne s'agit pas d'une dilatation consécutive à des excès de table, ou bien encore d'une dilatation consécutive à une maladie générale (fièvre typhoïde, chlorose, etc.), ayant compromis la contractilité du muscle gastrique ou enfin si la dilatation n'est pas liée à la neurasthénie.

Ces dernières dilatations sont curables, ce qui les distingue des deux premières formes (dilatation de cause mécanique, dilatation de la maladie de Reichmann).

Chez les vieux dyspeptiques la cause de la dilatation est des plus malaisées à établir, car il existe à la fois des troubles chimiques (hypochlorhydrie avec fermentations), des lésions anatomiques (gastrite diffuse) et des phénomènes nerveux; on ne peut déterminer si la gastrite est primitive ou secondaire, et quelle a été la nature exacte des troubles chimiques au début. Les malades souffrent peu; ils se plaignent surtout de pesanteur et de flatulence; ils éprouvent après les repas de nombreux malaises tels que pesanteur de tête, tendance à la somnolence, congestion de la face, etc., les vomissements sont rares, mais la constipation est le fait habituel. Cette dilatation n'est pas curable, car l'estomac est devenu absolument inerte et la stase permanente est la conséquence de cette inertie gastrique. Dans ces dilatations anciennes le lavage seul apporte quelque soulagement aux malades.

Le traitement de la dilatation d'origine mécanique est purement palliatif; le régime alimentaire doit consister exclusivement en laitage, en viande pulpée; le lavage avec de l'eau bouillie tiède débarrasse l'estomac des débris alimentaires qui y entrent en fermentation.

Le traitement de la maladie de Reichmann a été précédemment exposé. Celui de la dilatation nervo-motrice le sera au chapitre suivant.

DYSPEPSIES NERVEUSES ; DÉTERMINATIONS GASTRIQUES DES NÉVROSES.

En passant en revue les causes des dyspepsies, nous avons montré que les recherches sur le chimisme stomacal avaient sensiblement modifié les opinions reçues jusqu'alors sur la dyspepsie nerveuse. Nous avons indiqué que l'existence de troubles nerveux gastriques *sine materia*, c'est-à-dire indépendants de toute modification de la sécrétion, était fort rare, et que suivant M. Hayem, dans les prétendus cas de dyspepsie nerveuse, on trouvait souvent, associées à l'élément nerveux, les causes habituelles de la dyspepsie, c'est-à-dire les écarts de régime, le surmenage, les maladies générales, etc.

Pour notre part, nous admettons volontiers que le cadre de la dyspepsie nerveuse doit être réduit et que beaucoup de dyspepsies dites nerveuses ne sont autres que des dyspepsies chimiques. Nous ne croyons pas cependant que l'on puisse rayer d'un trait de plume le chapitre de la dyspepsie nerveuse ; il existe manifestement des troubles gastriques, des dyspepsies placées sous la dépendance directe des névroses, et ne reconnaissant pas d'autre cause que celles-ci.

Il nous paraît impossible de nier que l'hystérie, la neurasthénie soient capables de déterminer, indépendamment de toute autre cause, des phénomènes gastriques. Comme preuve convaincante de ce que nous avançons, on peut citer les nombreux cas où les troubles digestifs ont apparu brusquement, en même temps que les autres symptômes neurasthéniques, chez des individus dont l'estomac fonctionnait jusqu'alors d'une façon parfaite. Pourra-t-on objecter que, dans tous ces cas, il existait déjà des troubles digestifs latents, que la névrose a seulement eu pour effet de révéler? Nous ne le pensons pas. Une autre preuve peut être tirée de ce fait que les troubles gastriques d'ordre nerveux guérissent souvent sous la seule influence du traitement général, sans intervention du régime alimentaire et des médicaments gastriques.

Enfin, de ce que ces troubles gastriques ne restent pas purement « nerveux », de ce qu'ils s'accompagnent fréquemment de troubles de la sécrétion, on ne peut conclure, suivant nous, contre leur origine nerveuse. L'estomac possède des nerfs sécréteurs ; il n'y a pas plus de difficultés à admettre l'hypersécrétion gastrique d'origine nerveuse, que l'hypersécrétion sudorale ou la polyurie qui se produisent sous l'influence des émotions.

Ce qui contribue en réalité à rendre la question obscure, c'est que dans un assez grand nombre de cas, il existe déjà de la dyspepsie commune, provoquée par l'une de ses causes habituelles, et que les phénomènes nerveux apparaissent secondairement; mais on ne peut généraliser le fait, ni admettre que dans tous les cas il en soit ainsi. Les faits auxquels nous faisons allusion peuvent être distraits de la dyspepsie nerveuse proprement dite.

L'existence de cette dernière étant admise, comment peut-on la définir, quelles en sont les limites? Il est certain que la démarcation entre la dyspepsie vulgaire et la dyspepsie nerveuse est difficile à établir, puisque dans les deux cas on peut observer des troubles sécrétoires. On ne peut donc prendre l'existence ou l'absence de ceux-ci comme criterium; il existe une hyperchlorhydrie primitive, indépendante de tout état nerveux, provoquée par des écarts de régime, par une intoxication, etc.; elle fait partie de la dyspepsie commune. Il existe d'autre part une hyperchlorhydrie deutéropathique, qui se manifeste sous forme d'accès périodiques, chez de simples névropathes ou chez les tabétiques. Cette dernière variété appartient aux névroses gastriques.

Suivant nous, on doit distinguer deux variétés de troubles nerveux gastriques:

1° la dyspepsie nerveuse proprement dite.

2° les troubles nerveux monosymptomatiques.

1° La **dyspepsie nerveuse** se rattache presque exclusivement à la neurasthénie. Elle peut apparaître subitement; c'est là un premier signe important de son origine. « Pendant son repas, dit M. Bouveret, un homme, jusque-là bien portant, apprend tout à coup une mauvaise nouvelle; brusquement il perd l'appétit, cesse de manger, éprouve quelques sensations de tension ou de plénitude à l'épigastre. Voilà un fait d'observation journalière et qui met bien en lumière l'influence d'un état cérébral sur les fonctions de l'estomac.

« Sans doute ces symptômes sont probablement fugaces, passagers, ils auront entièrement disparu au bout de quelques jours, peut-être de quelques heures. Ils représentent cependant une esquisse de la dyspepsie nerveuse. »

En effet, si la secousse morale est violente, si l'ébranlement du système nerveux est intense, ces troubles gastriques persisteront. Une forme grave de dyspepsie nerveuse à début subit, est celle que l'on observe dans l'hystéro-traumatisme; du jour au lendemain les troubles digestifs (anorexie, flatulence, constipation, etc.) apparaissent. Dans d'autres cas la neurasthénie s'installe lentement, lorsqu'elle est due à des causes dont l'action se fait continuellement sentir (veilles prolongées, surmenage permanent du cerveau, etc.); dans ces cas, le début des troubles gastriques est lent et progressif, comme celui des autres symptômes; ainsi que ces derniers, la dyspepsie peut présenter de nombreuses alternatives de rémission ou d'aggravation suivant que le malade échappe momentanément aux causes de neurasthénie ou leur est de nouveau soumis.

Quel que soit le mode de début, le syndrome gastrique neurasthénique présente une physionomie qui varie peu.

Il existe toujours des modifications de l'appétit, qui est souvent diminué, parfois exagéré, mais toujours irrégulier, capricieux.

Le repas est suivi de malaises sur lesquels la qualité des aliments n'a qu'une influence relative. Après une sensation passagère de bien-être, la digestion ne tarde pas à devenir pénible. Le malade n'éprouve pas de douleurs véritables; il ressent uniquement une sensation de poids, de ballonnement à l'épigastre; il est incommodé par de fréquentes éructations, plus rarement par du pyrosis. Ces troubles s'accompagnent de phénomènes divers, bouffées de chaleur au visage, palpitations, dyspnée, vertiges, battements dans la tête et surtout torpeur cérébrale, inaptitude au travail. Ces malaises prennent fin, lorsque la digestion, dont la durée est plus longue qu'à l'état normal, est terminée.

Il existe un météorisme gastrique et intestinal, qui oblige le malade à desserrer ses vêtements; la constipation est la règle, elle est parfois compliquée d'entéro-colite muco-membraneuse.

Si l'on recherche les limites de l'estomac, on constate le plus souvent un clapotage, indiquant l'existence d'une dilatation plus ou moins prononcée. On peut aussi constater les signes de l'entéroptose.

En somme, la dyspepsie neurasthénique dont nous venons de reproduire les principaux traits, se confond avec la dilatation nervo-motrice décrite par G. Sée, Mathieu et beaucoup d'autres médecins ; toutefois elle peut exister sans dilatation persistante ; l'atonie gastrique peut être passagère.

Il en existe une forme grave, caractérisée par des désordres profonds de la nutrition, un amaigrissement extrême, bien que l'alimentation reste suffisante.

Dans cette forme grave, où la dilatation stomacale atteint son plus haut degré, où la constipation est rebelle à toute médication, le pronostic peut être des plus sérieux.

Aux symptômes précédemment énumérés s'ajoutent ceux de la neurasthénie, diversement associés suivant les cas; c'est leur coïncidence avec les troubles gastriques qui permet d'établir la diagnostic.

Beaucoup plus rarement que la neurasthénie, l'hystérie peut déterminer un syndrome gastrique caractérisé par l'association de plusieurs symptômes pouvant faire supposer l'existence de troubles graves de la digestion. Le tableau clinique diffère du précédent : les douleurs et les vomissements font habituellement partie du cortège symptomatique; ainsi que les examens du contenu stomacal l'ont montré, il peut exister des troubles chimiques, et l'on peut admettre dans certains cas l'existence antérieure d'une dyspepsie : mais dans d'autres cas l'influence exclusive de l'hystérie sur le développement des troubles digestifs est manifeste; ceux-ci peuvent, d'ailleurs, exister indépendamment de tout trouble sécrétoire appréciable. Le syndrome gastrique hystérique est assez rare, nous le répétons. Habituellement, l'hystérie gastrique ne se traduit que par un seul symptôme (anorexie, vomissement, douleur); elle rentre dans le cadre de ces manifestations monosymptomatiques que nous allons passer en revue. Il est à remarquer dès maintenant que la nature de ces troubles isolés est souvent difficile à déterminer, parce que pendant longtemps ils peuvent être l'unique manifestation de l'hystérie.

Quel est le traitement applicable à la dyspepsie neurasthénique? Deux ordres de moyens doivent être employés : le traitement général de la neurasthénie, qui sera exposé ultérieurement, et dont l'influence est prépondérante; le traitement local, qu'il faut toujours employer, aussi bien dans les cas où la dyspepsie paraît avoir précédé la neurasthénie que dans ceux où les troubles nerveux et gastriques ont apparu simultanément.

Le *régime alimentaire* doit être surveillé, mais on ne doit pas être trop sévère à cet égard, car les malades sont souvent portés à exagérer les prescriptions médicales et finissent par éliminer de leur alimentation un grand nombre d'aliments nécessaires à l'entretien de la nutrition.

Il suffit qu'ils évitent les aliments notoirement indigestes, ceux qui fermentent facilement dans l'estomac: tels sont le pain frais, les viandes avancées, les fromages fermentés, les salades, etc. On doit en tous cas se garder de prescrire un régime exclusif, comme la diète lactée ou le régime carné exclusif, ou de réduire à l'excès la quantité des boissons, ainsi que le font un si grand nombre de médecins, depuis que M. Bouchard a signalé la nécessité de cette réduction dans la dilatation. Cette réduction n'est réellement indiquée que dans les cas de dilatation avec stase alimentaire, c'est-à-dire dans les formes graves.

Il est préférable que les malades boivent plutôt à la fin du repas que dans son cours et prennent à ce moment une infusion aromatique chaude.

Les malades doivent en outre consacrer à leur repas un temps suffisamment long, éviter d'être seuls à table, car la distraction, les causeries exercent une heureuse influence sur leur état.

Les médicaments gastriques n'ont qu'une importance relative; il est inutile d'administrer les amers pour réveiller l'appétit; l'usage de l'*eau de Vichy* (Hauterive) prise à la dose d'un verre, une demi-heure avant chaque repas, est quelquefois utile, celui de l'acide chlorhydrique à la fin du repas ne nous a pas paru bien efficace.

La *strychnine* est de tous les médicaments celui qui nous a semblé le plus apte à réveiller la contractilité de l'estomac ; nous avons obtenu de remarquables améliorations à la suite de l'administration du sulfate de strychnine à la dose de 2 à 6 milligrammes par jour.

On a recommandé (Leube) l'*électrisation de l'estomac*, sous forme d'applications extérieures du courant continu. Le *massage* de l'estomac peut donner de très bons résultats, quand il est pratiqué par des mains expérimentées.

Le port de la *sangle hypogastrique* est indispensable quand l'entéroptose accompagne la dilatation.

La constipation doit être combattue à l'aide des laxatifs doux, des lavements huileux ou glycérinés, du massage. Il va sans dire que l'hydrothérapie, le changement d'air, l'éloignement de toute préoccupation, constituent des adjuvants utiles, parfois indispensables du traitement.

2° Le **traitement des symptômes nerveux isolés** doit maintenant nous occuper.

On peut distinguer, à l'exemple d'Oser, d'Ewald, de Rosenthal, des névroses de la motilité, de la sensibilité, de la sécrétion, des névroses vaso-motrices.

Parmi les névroses de la motilité on range la gastroplégie ou paralysie brusque des tuniques de l'estomac, l'éructation nerveuse, le mérycisme, le spasme du cardia, les vomissements nerveux.

L'éructation nerveuse, qui est particulière aux hystériques, se produit à jeun comme après le repas ; les éructations peuvent avoir lieu jusqu'à dix à trente fois par minute. Elles peuvent persister pendant des semaines et des mois et disparaître subitement. Outre le traitement général de l'hystérie, on a proposé contre elles l'usage du bromure de potassium.

Le mérycisme, comparable à la rumination normale de certains animaux, est assez souvent héréditaire, et tous les malades qui en sont atteints ont toujours une hérédité nerveuse chargée (épilepsie, aliénation mentale, etc.); eux-mêmes sont hystériques, aliénés (quinze cas de mérycisme chez 571 aliénés, Bouchaud).

L'examen du suc gastrique dans les cas de mérycisme a donné des résultats contradictoires. Quatre fois sur cinq le chimisme était normal (Deckel); chez trois malades, Jurgensen et Boas ont constaté l'absence d'HCl; dans un cas de Alt le malade était au contraire hyperchlorhydrique.

Le mérycisme est toujours très rebelle.

Outre le traitement général de la névropathie, il faut traiter la dyspepsie quand elle existe, recommander au malade de mâcher avec lenteur, lui faire ingérer quelques fragments de glace après le repas (Kœrner). Jurgensen a obtenu un succès avec le gavage.

Le spasme du cardia caractérisé par la dysphagie, par l'arrêt de la sonde à l'extrémité inférieure de l'œsophage, par son existence chez un sujet jeune, manifestement névropathe, doit être combattu, lorsqu'il est persistant, à l'aide de la *dilatation avec des bougies*. Il peut être utile, d'après Bouveret, d'enduire l'extrémité de la sonde d'une pommade composée de :

Beurre de cacao......................	10 grammes.
Chlorhydrate de cocaïne................	4 centigrammes.

Cette pommade se solidifie à la surface de la sonde; on introduit la sonde avec précaution et quand son extrémité est en contact avec la partie rétrécie par suite du spasme, la pommade fond à la chaleur des tissus.

Le vomissement nerveux proprement dit est un symptôme de l'hystérie; il peut être isolé et précéder de plusieurs années l'apparition des autres manifestations de la névrose.

Il survient souvent à la suite d'une émotion, d'une frayeur. Il se produit facilement, sans effort, et est le plus souvent indépendant de la qualité et de la quantité des aliments ingérés; il peut se produire au cours du repas ou à sa fin, ou bien à jeun, et il est alors constitué par le rejet de bile, de mucus. Il est à remarquer que les matières vomies ne sont que peu ou pas digérées, et qu'immédiatement après le vomisement les malades peuvent prendre de nouveau des aliments. C'est ce qui explique la persistance habituelle d'un assez bon état général, même quand les vomissements existent depuis longtemps. Parfois il sont précédés de douleurs et paraissent liés à une sorte d'hyperesthésie de la muqueuse gastrique.

Le vomissement hystérique a parfois une pathogénie complexe ; c'est ainsi que les vomissements sont parfois liés à l'ischurie nerveuse; les hystériques ont alors des vomissements urémiques et les matières vomies contiennent de l'urée.

La forme bénigne des vomissements hystériques est plus fréquente que la forme grave. Celle-ci, caractérisée par une intolérance absolue de l'estomac, par l'anorexie, une soif vive, conduit les malades à une dénutrition rapide et peut entraîner la mort.

Le vomissement neurasthénique est plus rare que le vomissement hystérique; on l'observe surtout dans les cas de neurasthénie à développement rapide, à la suite d'une émotion vive et soudaine.

Contre le vomissement hystérique il faut mettre en œuvre tous les moyens qu'offre la thérapeutique; le traitement général : *hydrothérapie*, *électrisation généralisée*, *séjour à la campagne*, doit toujours être prescrit; l'*isolement* est parfois nécessaire.

Les médicaments comme la cocaïne, l'eau chloroformée, la belladone peuvent être utilisés, mais ils échouent le plus souvent.

Le choix des aliments n'a pas grande importance; cependant il faut s'enquérir de ceux qui sont le mieux tolérés; l'estomac des hystériques est à cet égard des plus capricieux; il arrive parfois que les aliments solides sont conservés, tandis que le lait, les boissons sont immédiatement rejetés; on insistera de préférence sur l'usage des viandes hachées, des œufs, des pâtes alimentaires. L'emploi de la *sonde* peut suffire à arrêter les vomissements.

A côté du vomissement hystérique, il est une autre variété de vomissement nerveux dont la pathogénie est encore obscure et dont la connaissance est de date récente; c'est le vomissement périodique de Leyden; après Leyden, Mahyerhoff, Boas, Rémond, Vogedes (Thèse de Berlin 1891), en ont cité des exemples. Ces vomissements surviennent par crises, dans l'intervalle desquelles on ne constate aucun trouble appréciable des fonctions digestives ni du système nerveux; cependant en ce qui concerne l'intégrité du système nerveux, peut-être convient-il de faire des réserves, car quelques malades, qui ont pu être suivis pendant un temps assez long, sont devenus tabétiques.

En tous cas le vomissement périodique n'est pas lié à des troubles de la secrétion; il ne doit pas être confondu avec l'hyperchlorhydrie aiguë, car le contenu gastrique a toujours été trouvé faiblement acide.

Il semble, en résumé, qu'il s'agisse d'une névrose périodique, comparable, à certains égards, avec la tachycardie essentielle paroxystique; comme cause occasionnelle, on a souvent retrouvé le surmenage. L'intolérance de l'estomac étant absolue, il faut soumettre le malade à la diète, lui donner quelques lavements alimentaires, faire ingérer des fragments de glace et appliquer une vessie de glace sur la région épigastrique; la morphine est indiquée contre la douleur. Il est à remarquer que la médication bromurée a donné des résultats satisfaisants.

Parmi les névroses de la sensibilité prennent place la boulimie, l'anorexie, la gastralgie. Bien que la boulimie puisse s'observer dans certaines affections cérébrales : tumeurs, ramollissement, paralysie générale, dans la grossesse, le diabète, la maladie d'Addison, l'hyperchlorhydrie, l'helminthiasis, les fistules biliaires, gastriques et intestinales, la convalescence des maladies aiguës, elle est surtout la manifestation de troubles nerveux d'origine fonctionnelle, et s'observe à ce titre dans l'hystérie, l'épilepsie, le goitre exophthalmique, parfois la neurasthénie. Lorsque la boulimie est de nature nerveuse, il faut s'efforcer de combattre localement l'excitation anormale de l'estomac.

à l'aide de petites doses de *cocaïne* et d'*opium*. Dans un cas de Rosenbach le lavage de l'estomac dilaté fit cesser l'exagération de la faim.

L'anorexie nerveuse est connue depuis les travaux de Briquet, de Lasègue, de Charcot. Elle a été bien étudiée par M. Sollier. Habituellement passagère dans la neurasthénie, elle peut, par sa persistance, devenir un symptôme grave chez les hystériques, dont elle constitue parfois l'unique manifestation chez les jeunes filles et les jeunes femmes. Nous parlerons de son traitement dans le chapitre consacré à l'hystérie.

La gastralgie hystérique est caractérisée par ce fait qu'elle est indépendante de l'alimentation, qu'elle n'est guère calmée par elle, contrairement à ce qui se passe dans l'hyperchlorhydrie, qu'elle est au contraire souvent calmée par la compression exercée au creux épigastrique. La crise, qui dure quelques minutes à plusieurs heures, se termine parfois comme les attaques convulsives, par l'émission d'urines claires, abondantes, et le besoin de dormir.

Bien qu'elle soit sous la dépendance directe de l'hystérie, elle est parfois entretenue par certaines causes comme le rein mobile, une hernie, une affection utéro-ovarienne, qu'il importe de rechercher et de traiter.

On emploie encore dans la gastralgie les divers calmants à l'intérieur, avec des succès variables.

Il faut être très réservé sur l'emploi de la morphine, pour ne pas entraîner la malade vers la morphinomanie.

Les applications chaudes sur l'épigastre, l'électrisation par les courants continus (pôle positif à l'épigastre) sont utiles.

Les névroses de sécrétion sont caractérisées par l'hyperchlorhydrie aiguë dont il a déjà été question, les névroses vaso-motrices par la gastrorrhagie hystérique qui ne nécessite pas de traitement particulier (il faut s'assurer que les règles ne sont pas supprimées et, dans le cas d'aménorrhée, s'efforcer de rétablir la menstruation).

CANCER DE L'ESTOMAC.

Assurer l'alimentation, calmer les douleurs, combattre les vomissements et les hémorrhagies, telles doivent être les préoccupations du médecin appelé à traiter un malade atteint de cancer de l'estomac.

L'*alimentation* du cancéreux ne peut être réglée d'une façon uniforme ; en effet, un assez grand nombre de cancéreux, traités comme atteints d'une dyspepsie simple, continuent à prendre, jusqu'aux derniers moments, une nourriture qui diffère peu de la nourriture normale ;

d'autres ont au contraire dès le début une intolérance presque absolue pour tous les aliments solides. Cette différence tient le plus souvent, mais non toujours, au siège du cancer, affectant ou non les orifices.

Quoi qu'il en soit, le lait et le kéfir, les œufs, les pâtes alimentaires, les purées de légumes, la viande crue réduite en pulpe constituent l'alimentation de choix pour les cancéreux ; quant aux boissons, la bière est habituellement la mieux tolérée.

Dans le cas de cancer pylorique, lorsque la sténose est devenue absolue, on peut prolonger la vie de quelques jours au moyen des lavements nutritifs :

Bouillon	250 grammes.
Vin	120 —
Jaunes d'œuf	n° 2.
Peptone sèche	4 à 20 grammes.

(Jaccoud).

ou :

Lait	Un verre.
Laudanum	V gouttes.
{ Peptones liquides	2 cuillerées à bouche.
{ ou peptones sèches	2 cuillerées à café.
Bicarbonate de soude	50 centigrammes.

Les vomissements, les douleurs, les hémorrhagies peuvent être supprimés ou tout au moins atténués dans une large mesure par le *lavage de l'estomac* qui constitue certainement le moyen le plus efficace que l'on ait de soulager les malades et de prolonger leur existence. Sans doute nombre de médecins craindront toujours de provoquer chez les cancéreux une hémorrhagie mortelle par l'introduction de la sonde, et nous ne pouvons nier que cette éventualité ne puisse se produire, mais elle est infiniment moins à redouter qu'au cours de l'ulcère de l'estomac, et en fait, bien que le lavage soit de pratique courante chez les cancéreux, il n'existe pas, à notre connaissance, de cas d'hémorrhagie mortelle déterminée chez eux par le lavage. Celui-ci présente au contraire l'avantage de supprimer les petites hémorrhagies qui se produisent continuellement à la surface des exulcérations de la muqueuse et qui se traduisent par les vomissements « marc de café ».

Le lavage pratiqué avec de l'eau additionnée de résorcine (50 centigrammes p. 100), d'acide salicylique (1 p. 1000), de sous-nitrate de bismuth (20 p. 1000) avec l'eau chloroformée étendue, fait disparaître rapidement les sensations de brûlure, l'état nauséeux des malades ; il ne supprime pas complètement les douleurs, mais les rend plus supportables. Quant aux vomissements (dans le cas de cancer du pylore) ils deviennent plus rares, moins abondants. L'état général s'améliore parallèlement à l'état local ; la teinte jaunâtre est moins accusée, les forces reprennent, l'amaigrissement cesse pendant quelque temps. Ces heureux résultats s'expliquent aisément par les effets du lavage qui débarrasse l'estomac des produits putréfiés qui l'encombrent.

Les avantages du lavage nous paraissent donc l'emporter sur les dangers qu'il peut présenter, et nous ne croyons pas que l'on puisse refuser aux malades le bénéfice de ce mode de traitement qui, nous le répétons, est inoffensif, à la condition que toutes les précautions soient prises, c'est-à-dire que l'on fasse usage d'une sonde molle, sans aspérités à son extrémité libre, que le liquide soit introduit lentement, sous une faible pression et en petite quantité à la fois.

Les autres moyens que l'on peut opposer soit aux vomissements, soit aux douleurs sont infiniment moins efficaces que le lavage.

La *glace*, la *potion de Rivière*, l'*eau chloroformée* ne sont que des palliatifs trop souvent impuissants; contre les douleurs la *morphine* en injections sous-cutanées est le remède suprême qu'il faut accorder *larga manu* aux patients.

Il faut combattre la constipation, à l'aide des lavements ou des laxatifs légers, car une digestion intestinale régulière est la seule chance de survie des malades ; s'il existe au contraire de la diarrhée, on la traite par les antiseptiques intestinaux, le salicylate de bismuth, le benzo-naphtol, etc.

Tels sont les moyens trop limités dont dispose le médecin contre le cancer de l'estomac; depuis quelques années les chirurgiens n'ont pas craint de pratiquer sur les estomacs cancéreux certaines opérations palliatives dont les deux principales sont la *gastrectomie* et la *gastro-entérostomie*, cette dernière opération étant de beaucoup préférable à la première.

On ne peut songer à faire utilement l'ablation du néoplasme que si la tumeur est mobile, petite et unique; ces conditions ne se présentent qu'au début du mal ; il est donc urgent de faire un diagnostic aussi précoce que possible.

Le moyen de diagnostic par excellence du cancer au début est la laparotomie exploratrice ; si l'on attend l'apparition de l'un quelconque des signes du cancer confirmé, on ne peut songer à pratiquer la pylorectomie et c'est à l'opération de Wölfler (gastro-entérostomie) qu'il faut s'adresser, car à cette période il y a le plus souvent des adhérences de l'estomac au pancréas, au côlon, des engorgements ganglionnaires secondaires, etc.

L'opération de Wölfler, dit M. Guinard (*traitement chirurgical du cancer de l'estomac*, 1892) donne une survie moyenne moins prolongée que la résection, mais elle est moins grave, et les résultats palliatifs en sont plus complets; la mort vient progressivement sans qu'il y ait récidive des phénomènes d'obstruction, de douleur et d'inanition

---

DYSPEPSIE GASTRO-INTESTINALE INFANTILE.

S'il est souvent difficile de déterminer chez l'adulte le rôle respectif de l'estomac et de l'intestin dans les troubles digestifs présentés par le malade, une telle distinction est impossible chez l'enfant ; les différentes parties du tube digestif sont entièrement solidaires chez lui, et l'une ne peut souffrir dans son fonctionnement sans que l'autre ne souffre à son tour.

Les maladies du tube digestif constituent presque toute la pathologie infantile ; cependant, malgré de nombreux travaux, leur étude est loin d'être complètement résolue ; c'est qu'en effet de nombreuses causes interviennent dans leur étiologie, et si les recherches récentes ont montré la part considérable prise par les bactéries dans la pathogénie des diarrhées, on n'a pu encore établir une classification bien précise des différentes gastro-entérites.

Un court résumé de l'état actuel de nos connaissances à ce sujet, nous paraît devoir précéder utilement l'exposé des indications thérapeutiques.

La cause la plus importante est l'alimentation défectueuse. A cet égard il faut distinguer les cas où l'enfant est nourri au sein ou nourri au biberon.

S'il est nourri au sein les troubles digestifs peuvent être dus soit à la *qualité* du lait de la nourrice, soit à la *quantité* du lait, qui est trop considérable, soit à la *répartition irrégulière des tétées*. La qualité du lait de la nourrice peut être influencée par de nombreuses causes (alimentation trop riche, grossesse, excès de boissons alcooliques, menstruation, maladie fébrile, etc.).

L'influence de la suralimentation n'est pas plus contestable que la cause précédente ; la suralimentation peut être absolue ou relative et résulter du défaut de réglementation du nombre des tétées ; on sait combien il est fréquent de voir des nourrices donner le sein à l'enfant à tout instant, dès qu'il pousse le moindre cri, soit à l'insu des parents, soit avec leur complicité inconsciente, les parents s'imaginant que leur enfant deviendra d'autant plus vigoureux, qu'il absorbera plus de lait.

L'enfant élevé au biberon est exposé aux troubles digestifs bien plus souvent que l'enfant élevé au sein. En effet, alors même que le biberon est nettoyé avec soin, que le lait est pur et bouilli, la diarrhée survient fréquemment (diarrhée grise, verte parfois, à selles mêlées de grumeaux de lait non digérés, c'est-à-dire à selles lientériques). Cette diarrhée tient à la qualité du lait de vache qui n'est pas propre à l'alimentation de l'enfant, s'il est donné sans être coupé. Ce lait est plus riche en matière azotée que le lait humain ; aussi toute la caséine qu'il contient ne peut être digérée ; une partie de cette caséine se retrouve dans les selles sous forme de grumeaux. D'autre part, dans les grandes villes tout au moins, ce lait est rarement pur. Non seulement il est coupé d'eau, souvent contaminée, mais falsifié de différentes manières, mélangé avec de la farine, de l'amidon, etc. Enfin, alors même qu'il n'est pas falsifié, ce lait peut être nuisible, s'il provient d'une vache mal nourrie, renfermée dans une étable peu aérée, mal entretenue, s'il provient d'une vache peut-être tuberculeuse.

Enfin l'irrégularité des tétées, souvent constatée chez l'enfant à la mamelle, devient la règle chez l'enfant nourri au biberon ; le plus souvent l'enfant est abandonné avec son biberon, qu'il porte sans cesse à la bouche, ne laissant ainsi aucun instant de répit à son estomac et son intestin. Si l'on ajoute que le biberon peut contenir des germes infectieux provenant de la fermentation du lait, lorsqu'on le nettoie insuffisamment, on voit qu'un enfant élevé au biberon peut rarement échapper aux troubles digestifs.

Les diarrhées dites du *sevrage*, sont moins le fait du sevrage en lui-même, qui est une phase pour ainsi dire physiologique de l'existence de l'enfant, que du sevrage mal dirigé. Un enfant auquel on fait prendre du lait de bonne qualité, et en quantité suffisante, après le sevrage, auquel on donne seulement les aliments qu'il peut assimiler, c'est-à-dire bouillies, panades, œufs, légumes en purée, viande très cuite et hachée, etc., n'aura jamais de troubles digestifs ; mais si le sevrage, fait en temps convenable et suivant les règles, ne détermine pas ces troubles, il n'en est pas de même du sevrage fait prématurément.

Telles sont les causes des diarrhées dites primitives ; à ces causes essentielles s'en ajoutent d'autres, accessoires, qui sans doute ne peuvent suffire à elles seules pour déterminer les troubles digestifs. Ce sont en première ligne les *influences atmosphériques* : le froid, le chaud. Remarquons que si la gastro-entérite est beaucoup plus fréquente en été, c'est qu'en cette saison abondent les fruits, les légumes verts que les parents laissent souvent à la portée des enfants, par insouciance ou ignorance ; la diarrhée d'été ne frappe guère que les enfants élevés au biberon ou sevrés prématurément.

La *dentition* n'a pas sur les troubles digestifs des enfants, l'influence que les parents lui accordent souvent ; s'il est fréquent de voir éclater ces troubles lors de l'éruption des dents, c'est que l'enfant s'y trouvait tout préparé par une alimentation défectueuse.

Accordons une mention aux *vers intestinaux* dont l'importance pathologique a été exagérée également, mais dont il faut tenir cependant un certain compte ; signalons encore les *polypes de l'intestin*, les *corps étrangers* assez souvent avalés par les enfants, comme causes d'ailleurs rares de troubles digestifs.

Après les troubles digestifs primitifs, de cause alimentaire, il faut mentionner ceux qui sont *secondaires à une maladie générale chronique* (tuberculose, syphilis héréditaire, impaludisme, etc.), à une *maladie aiguë* (érysipèle, broncho-pneumonie, rougeole, coqueluche, etc.). Enfin il existe vraisemblablement des entérites primitivement *infectieuses*, épidémiques, survenant chez des enfants bien portants, soumis à une hygiène alimentaire irréprochable.

Les *agents microbiens* qui déterminent les gastro-entérites sont multiples. A part le choléra infantile, qui selon M. Lesage est dû à un microbe spécifique (le fait n'est pas prouvé), ainsi que la diarrhée verte (Hayem et Lesage), les différentes variétés de gastro-entérites paraissent déterminées par les microbes pathogènes, hôtes habituels du tube digestif ; parmi eux, le *bacterium coli commune* joue sans nul doute le rôle prépondérant. Ces microbes agissent par les toxines qu'ils sécrètent et qui infectent l'organisme tout entier.

Ce qui prouve bien la prépondérance de l'élément infectieux et toxique, dans la pathogénie des accidents, c'est la disproportion souvent constatée entre les symptômes d'une extrême gravité observés chez le petit malade et les lésions insignifiantes, trouvées à l'autopsie au niveau de la muqueuse intestinale.

Nous ne pouvons insister sur la bactériologie des gastro-entérites infantiles; ce qu'il importe de retenir au point de vue thérapeutique, c'est la nécessité de conformer le traitement aux indications fournies par l'étiologie; l'hygiène alimentaire et l'antisepsie gastro-intestinale devront donc tenir le premier rang dans le traitement.

A. — Prophylaxie des troubles digestifs chez les enfants.

Les considérations que nous venons de présenter, au sujet des causes qui déterminent l'apparition de la gastro-entérite chez les enfants, nous conduisent à conclure qu'une alimentation convenable est la seule sauvegarde de l'enfant contre ces troubles digestifs, l'alimentation par la mère ou la nourrice réunissant seule toutes les conditions requises à cet égard.

Il va sans dire que les conditions hygiéniques générales : logement bien aéré et ensoleillé, vie au grand air, contribuent puissamment à entretenir la santé de l'enfant.

L'*allaitement maternel* est donc de rigueur sauf quand la mère est atteinte de tuberculose avérée ou quand ses antécédents héréditaires ou personnels peuvent faire craindre une tuberculose latente ; l'existence chez elle d'une névrose à manifestations graves et répétées (hystérie) constitue également une contre-indication à l'allaitement. On s'inspirera des mêmes considérations dans le choix d'une *nourrice;* la tuberculose, la syphilis seront recherchées avec le plus grand soin; on se méfiera « des individualités rousses qui évoquent le souvenir de ces types roux (cheveux dorés ou rouges, peau douce, fine, blanche et lactée, beauté des formes) si chers au pinceau des maîtres de l'école vénitienne » (Landouzy). On examinera, avec la plus grande attention, les nourrices qui présentent des marques de variole, car le terrain variolisé est particulièrement apte au développement de la tuberculose.

Il ne suffit pas que la nourrice soit saine; il faut encore qu'elle réalise de nombreuses conditions pour qu'on puisse lui confier un enfant. Il faut que les bouts des seins soient bien conformés, qu'elle n'ait pas d'habitudes alcooliques, qu'enfin l'âge de son lait corresponde à peu près à l'âge de l'enfant. On ne peut donner au nouveau-né le lait d'une nourrice dont l'accouchement remonte à plus de deux à trois mois.

Si la mère nourrit, on la persuadera de la nécessité de *régler les tétées* de telle sorte que celles-ci soient répétées toutes les deux heures dans la journée, toutes les trois heures dans la nuit. Il ne suffit pas de faire à la nourrice une recommandation analogue, il faut exercer sur elle une surveillance incessante pour veiller à ce qu'elle se conforme à la prescription.

Si la mère vient à être atteinte d'une maladie fébrile, infectieuse, l'allaitement doit être immédiatement suspendu, car on peut observer des troubles digestifs graves chez l'enfant, s'il continue à être mis au sein; non seulement la constitution chimique et la quantité du lait se trouvent modifiées dans ces conditions, mais encore le lait peut donner passage à des micro-organismes ou à des toxines dangereuses pour l'enfant; Bozzolo a trouvé le pneumocoque dans le lait, chez une femme atteinte de pneumonie; chez une autre femme atteinte de fièvre puerpérale et qui allaitait son enfant, celui-ci fut pris de fièvre, de parotidite, de diarrhée. Il mourut, et à l'autopsie on trouva une péritonite, un épanchement pleural, des lésions de gastro-entérite. Le lait de la mère donna par ensemencement de nombreuses colonies de staphylocoques, et les mêmes microbes furent trouvés dans le sang veineux, dans l'ilion, dans l'exsudat péritonéal de l'enfant; l'inoculation de ces cultures faite à des lapines et à une chienne quelques jours avant la mise bas, donna lieu aux mêmes accidents chez leurs petits (Karlinski).

Si pour des raisons qu'il est inutile d'énumérer ici, l'*allaitement artificiel* a été institué, et que le médecin se trouve en présence d'un fait accompli, il devra du moins faire tous ses efforts pour atténuer et pour prévenir les fâcheuses conséquences de cet allaitement.

La première condition à remplir, est d'avoir du bon lait. Si l'enfant est élevé à la campagne, si le lait provient toujours de la même vache, il suffira de s'assurer que la vache est bien nourrie, gardée dans une étable propre et salubre, qu'elle ne présente pas les apparences de la pommelière (tuberculose des bovidés) ; mais si, comme cela est la règle, on ignore la provenance du lait, il est de toute nécessité que l'on fasse usage de lait bouilli ou de lait stérilisé.

Le lait doit être bouilli et coupé avec de l'eau bouillie dans des proportions correspondant à l'âge de l'enfant. Les proportions respectives de lait et d'eau doivent être ainsi établies aux différents âges :

	Lait.	Eau.
1er jour	20 grammes.	60 grammes.
2e —	40 —	120 —
3e —	120 —	360 —
4e —	200 —	450 —
Jusqu'à un mois	300 —	400 —
2e et 3e mois	500 —	300
4e et 5e —	600 —	300 —
6e et au delà	800 —	200 —

Le *lait stérilisé*, dont l'usage se répand de plus en plus, est d'un précieux secours quand on est obligé de recourir à l'allaitement artificiel. La stérilisation détruit tous les ferments qui déterminent l'acidité du lait et les troubles digestifs ; il est probable qu'elle ne met pas à l'abri de l'infection tuberculeuse, puisque la température de stérilisation n'atteint pas 110° ; mais elle est un préventif sûr contre les troubles digestifs. Outre la pureté, l'absence des microbes de la fermentation lactique, etc., on doit reconnaître au lait stérilisé l'avantage d'être plus facilement digéré ; au lieu de se coaguler en gros fragments dans l'estomac des nourrissons, il s'y précipite en fins grumeaux, comme le lait de vache.

On trouve dans le commerce de nombreuses marques de lait stérilisé ; mais il n'est pas indispensable d'y recourir, car on peut stériliser chez soi le lait de la façon suivante (Vinay) : on se sert d'un appareil composé

a. D'un support pour les bouteilles ;

b. D'une marmite destinée à recevoir ce support, et remplie d'eau.

Les bouteilles remplies de lait pur ou coupé en proportions variables suivant l'âge sont bouchées et placées sur le support. La marmite est remplie d'eau, fermée avec son couvercle, et l'on porte le tout à l'ébullition pendant 40 à 50 minutes. Pour faire usage du lait, on transforme la bouteille en biberon, au moyen d'une tétine en verre. Le lait *humanisé stérilisé* est du lait de vache décaséiné et se rapprochant, par suite, de la composition du lait de femme.

L'allaitement au biberon sera réglé comme l'allaitement au sein.

Une précaution utile à prendre, aussi bien chez les enfants nourris au sein que chez ceux élevés au biberon, est de nettoyer la bouche après chaque prise de lait, au moyen d'eau boriquée.

C'est au moment où l'alimentation devient mixte qu'il faut redoubler de précautions pour éviter les troubles digestifs.

Jusqu'à 6 mois on doit donner exclusivement du lait; à partir de 6 mois on ajoute des potages à l'alimentation. On donne d'abord une, puis deux bouillies par jour (faites avec la farine de froment, de riz, d'avoine, d'arrow-root); à un an, on peut donner chaque jour un œuf, du bouillon de poulet, puis des potages gras ou maigres au tapioca, au sagou, au pain; un peu plus tard de temps en temps du poisson, de la gelée de viande, du jus de bœuf ou de volaille.

Enfin lorsque l'enfant a 10 à 12 dents, c'est-à-dire vers 14 à 15 mois, on peut lui donner une petite quantité de viande hachée et pilée: c'est l'époque du sevrage, pour les enfants nourris au sein; mais le lait doit encore jusqu'à deux ans constituer pour eux la base de l'alimentation; ils en prendront un litre environ par jour.

A deux ans l'enfant peut faire quatre petits repas par jour : à son réveil une bouillie ou un potage; vers 11 heures un second potage, un œuf, de la purée de viande; à 3 heures goûter avec du lait et un biscuit; à 6 ou 7 heures un potage. Comme boisson de l'eau rougie. Les fruits devront être donnés avec discrétion, et choisis parmi les plus murs. Les légumes frais et les racines cuites sont souvent mal digérés; il en est de même des sucreries.

B. — Traitement de la dyspepsie infantile.

Bien que les troubles gastriques et intestinaux soient le plus souvent combinés chez les nourrissons, il peut cependant exister une prédominance des uns ou des autres, suivant les cas; c'est pourquoi nous étudierons d'abord les troubles gastriques, puis les diarrhées de l'enfance.

Chez les enfants nourris au sein les troubles gastriques sont toujours passagers et bénins; on peut constater de temps en temps des indigestions dues à l'absorption d'une trop grande quantité de lait, mais tout rentre bientôt dans l'ordre, si l'on règle sévèrement l'allaitement et si l'on fait prendre après chaque tetée, une petite quantité d'eau de Vichy ou d'eau de chaux. Cependant les troubles digestifs peuvent persister, quoi que l'on fasse, et l'on est alors conduit à incriminer le lait de la nourrice. Il ne faut pas hésiter dans ce cas à changer de nourrice; il faut parfois plusieurs changements avant d'en trouver une dont le lait soit bien toléré par l'enfant.

La dyspepsie grave des nourrissons affecte uniquement ceux qui sont nourris au biberon et d'autre part ceux qui sont sevrés prématurément.

Le chimisme stomacal est alors profondément troublé. Des nombreuses recherches faites par Zweifel, Leo, Heubner, Baginsky, Wohlmann, Clopatt, etc., il résulte que, d'une façon générale, il y a dans le cas de dyspepsie, séjour trop prolongé du lait dans l'estomac et production d'acides de fermentations (acide butyrique, lactique, etc.). En ce qui concerne l'acide chlorhydrique libre ou combiné, les résultats de ces recherches sont contradictoires ; les uns, ce sont les plus nombreux, disent avoir trouvé toujours une diminution notable de la quantité des chlorures, d'autres ont constaté parfois l'hyperacidité.

Quoi qu'il en soit, ce qu'il faut retenir, c'est le fait de la présence dans l'estomac de l'enfant dyspeptique, d'acides de fermentations, de peptones altérées et probablement de toxines microbiennes provenant des ferments introduits avec le lait. La dyspepsie infantile se caractérise essentiellement par des vomissements de lait acide, par le ballonnement du ventre, les coliques, les gaz, les selles plus fréquentes, consistantes ou non, mais ayant perdu leur caractère homogène et leur couleur jaune d'œuf pour devenir pâles ou grisâtres, parfois verdâtres (comme nous le verrons plus loin) et contenir de nombreux grumeaux caractéristiques de caséine non digérée.

L'estomac surchargé finit par se dilater ; effectivement la dilatation de l'estomac est très fréquente chez les enfants nourris au biberon. (Il faut toutefois se mettre en garde contre l'erreur consistant à prendre la dilatation du côlon pour celle de l'estomac.)

L'enfant élevé au biberon est toujours plus ou moins dyspeptique, lorsqu'il arrive à l'époque du sevrage ; surtout s'il a été mis en garde, à la campagne, chez des paysans dont le moindre souci est de veiller à l'hygiène alimentaire de l'enfant confié à leurs soins.

Quand il est sevré, on l'alimente avec des aliments indigestes, des pommes de terre, des choux, des fruits, on lui fait boire parfois du vin et du café. Il en résulte une surcharge alimentaire de l'estomac, une irritation permanente de l'estomac d'où résultent la dilatation de cet organe et des troubles chimiques caractérisés surtout par l'abondance des acides organiques.

C'est à ce moment qu'apparaissent de nombreux accidents, réflexes ou toxiques, comme les convulsions, l'asthme, la tétanie, les bronchites, les dermatoses, dont la cause peut échapper à un médecin inattentif. Elle peut échapper d'autant plus aisément que ces enfants habitués à une alimentation excessive sont polyphagiques et présentent, au moins pendant un certain temps, un embonpoint qui peut donner l'illusion de la santé.

Tôt ou tard, il est vrai, l'appétit se perd, la soif est vive, la diarrhée devient permanente, les enfants maigrissent, le sommeil fuit et, si l'enfant n'est pas traité, son état s'aggrave de plus en plus.

Chez le nouveau-né, surtout chez celui qui est né prématurément, la mort survient, précédée du cortège de symptômes auxquels Parrot avait donné le nom d'athrepsie et qui est caractérisé par un amaigrissement extrême, le sclérème, les érythèmes fessiers, l'hypothermie, l'anurie, un facies ridé absolument caractéristique; un coma d'origine toxique termine la scène morbide.

Lorsque les troubles gastriques sont traités dès le début, on parvient aisément à les enrayer. Après avoir pris relativement à l'alimentation les précautions précédemment exposées, on prescrit l'usage des alcalins ou des acides.

Le *bicarbonate de soude*, sous forme d'eau de Vichy, et l'*eau de chaux* sont universellement employés. On donne après chaque tétée ou prise de lait une cuillerée à café d'eau de chaux ou d'eau de Vichy.

Depuis quelques années on fait grand usage des acides dans la dyspepsie infantile. L'*acide chlorhydrique* est donné par Henoch à la dose d'une à trois gouttes dans un verre d'eau ; on peut aussi prescrire la préparation suivante :

Pepsine soluble......................	1 gramme.
Acide chlorhydrique dilué............	30 centigrammes.
Glycérine anglaise...................	10 grammes.
Eau distillée........................	60 —
Sirop de limon.......................	30 —

Une cuillerée à café un quart d'heure après chaque repas, pour les enfants âgés de six mois à un an. Depuis les diverses communications de M. le professeur Hayem, l'*acide lactique* est d'un usage courant; nous y reviendrons plus loin, quand nous traiterons de la diarrhée verte. Les acides arrêtent les vomissements et modifient les selles qui reprennent leur couleur et leur consistance normales. L'acide lactique est administré sous forme de solution à 2 p. 100 dont voici la formule :

Acide lactique............................	2 grammes.
Eau distillée.............................	95 —
Sirop de sucre............................	15 —

(On peut ajouter deux gouttes d'essence de menthe). On donne de cette potion, une cuillerée à café, un quart d'heure ou vingt minutes après chaque tétée, si les vomissements sont peu abondants. On fait prendre ainsi cinq à sept cuillerées par jour, ce qui équivaut à 40 ou 60 centigrammes d'acide lactique pur. « S'ils sont d'une certaine fréquence, les doses seront plus fréquentes: une cuillerée à café toutes les heures ou toutes les demi-heures ou les quarts d'heure, suivant l'intensité des vomissements et de la dyspepsie. L'acide lactique ne doit pas être administré au moment de la tétée, car il coagule en bloc le lait à son arrivée dans l'estomac; après vingt minutes au contraire, le lait s'est coagulé dans l'estomac en grumeaux fins qui seront facilement transformés en peptone de caséine par le pancréas et les diastases sécrétées par les microbes de l'intestin. Les vomissements ayant cessé, on devra continuer l'acide lactique durant un jour (surtout si la dyspepsie est de date ancienne), mais à faible dose, une cuillerée à café toutes les trois heures.

« A dose moins forte (1 p. 100), l'acide lactique donne de moins bons résultats.

« Une dose plus forte (3 et 4 p. 100) a l'inconvénient d'occasionner une fatigue rapide de l'estomac et, dans quelques cas, d'augmenter la dyspepsie.

« D'ailleurs là où l'acide lactique à 2 p. 100 ne donne aucun résultat, la dose de 3 p. 100 ne fera pas mieux. Parfois les vomissements disparus réapparaissent et l'acide lactique ne les arrête plus. Cela se voit surtout, quand on a dû administrer des doses fréquentes d'acide lactique, par suite de l'intensité des vomissements. Il y a eu alors fatigue stomacale. Le mieux est de donner dans ce cas cinq gouttes d'*élixir parégorique*. Dans beaucoup de cas nous avons vu l'application de cette méthode donner de bons résultats. L'acide lactique guérit la dyspepsie, dans une moyenne de 80 p. 100 des cas. » (Lesage, *Revue de Médecine*, p. 54, 1888.)

Il est d'autres cas où les *alcalins* réussissent bien mieux que les acides, on ne peut donc ériger la médication par les acides en méthode générale du traitement; c'est par tâtonnement que l'on arrive à déterminer ce qui convient le mieux dans chaque cas en particulier. Peut-être l'action favorable des alcalins dans certains cas est-elle due à l'existence de la dyspepsie par hypersécrétion acide, analogue à celle de l'adulte? Cette hypothèse n'a rien d'invraisemblable. Ce qu'il faut retenir, c'est que l'action des alcalins se manifeste plus lentement que celle des acides; il faut souvent huit ou dix jours pour obtenir un résultat avec les premiers; l'acide lactique agit au contraire rapidement; il peut arrêter les vomissements dès le premier jour de son emploi.

Lorsque les troubles digestifs traînent en longueur; lorsque, malgré la réglementation de l'allaitement, malgré l'emploi des alcalins ou des acides, les troubles digestifs ne s'améliorent pas ou du moins subissent des alternatives continuelles d'amélioration et d'aggravation, c'est que la dyspepsie est déjà ancienne et que le lait ou les aliments (si l'enfant est déjà sevré) fermentent dans l'estomac dilaté. Il est alors indiqué d'avoir recours à un autre moyen : le *lavage de l'estomac* La dyspepsie chronique avec dilatation de l'estomac peut s'observer chez les nourrissons dont l'allaitement est mal réglé, mais surtout chez les enfants élevés au biberon, chez ceux que l'on a soumis prématurément à l'alimentation mixte, ainsi que nous l'avons précédemment indiqué.

C'est Epstein qui le premier a recommandé le lavage de l'estomac chez l'enfant. Il l'a employé chez deux cent quatre-vingt-six nourrissons âgés de deux à neuf mois; la pratique du lavage s'est rapidement généralisée à l'étranger où elle est employée journellement par Leo, Baginsky, Seibert, Troitzky, Escherich ; tous sont unanimes à proclamer les excellents résultats qu'ils en ont retirés. Il suffit parfois d'un seul lavage pour faire cesser les vomissements. Le lavage se fait avec une sonde uréthrale (sonde de Nélaton du n° 8, 9, 10) dont on élargit un peu l'œil, et à laquelle on adapte un tube et un entonnoir. Son introduction est en général facile. On se sert pour le lavage d'eau bouillie tiède, ou d'eau légèrement alcaline, ou bien encore d'une solution antiseptique.

Leo ajoute à l'eau bouillie quelques gouttes d'une solution de thymol à 20 p. 100; Fritsch se sert d'eau bouillie additionnée d'une solution de résorcine à 1 p. 100.

Voici les conclusions de deux médecins qui ont employé le plus fréquemment le lavage de l'estomac :

Gondoubine (Vratch, 1890) a fait le lavage plus de deux cent cinquante fois. Il divise, au point de vue du résultat obtenu, les différents cas en deux catégories :

1° Dyspepsie et catarrhe de l'estomac sans catarrhe intestinal. Les lavages donnent le plus grand succès. Il suffit de deux à trois lavages pour faire disparaître les nausées, les vomissements, les vomituritions, les douleurs épigastriques, la fièvre, le ballonnement du ventre, l'agitation ;

2° La dyspepsie gastro-intestinale. Il faut continuer les lavages pendant un temps plus ou moins long, en les faisant tous les jours ou tous les deux jours.

D'après Troitzky (*Archiv für Kinderheilkunde*, vol. VI, p. 228, 1891) :

1° Le lavage de l'estomac est un moyen thérapeutique très puissant au début des affections gastro-intestinales. Il est capable d'entraver la marche de la maladie ou de diminuer sa gravité ;

2° Le lavage de l'estomac est surtout utile dans les dyspepsies chroniques apyrétiques, et donne de bons résultats dans les diverses diarrhées, quand on l'associe à d'autres moyens thérapeutiques.

On concoit aisément que le lavage de l'estomac soit le meilleur moyen de réaliser l'antisepsie des voies digestives, quand l'estomac est notablement dilaté, qu'il contient des matériaux alimentaires, stagnants, en voie de fermentation.

Il est donc surtout utile dans la dyspepsie gastrique, chronique ; mais il peut rendre également des services dans les cas où prédominent les troubles intestinaux, à la condition qu'on lui associe l'emploi des purgatifs et des antiseptiques de l'intestin.

C. — Traitement des diarrhées aiguës infantiles.

En abordant l'étude des troubles digestifs à prédominance intestinale, nous devons constater que si l'arsenal thérapeutique est des plus riches, les armes diverses dont il se compose (vomitifs, purgatifs, alcalins, astringents et opiacés, antiseptiques) sont souvent employées au hasard et qu'il n'y a pas lieu par suite de s'étonner de la vogue ou du discrédit dont chaque médicament a été l'objet.

En réalité la médication doit varier suivant les cas, car il existe plusieurs variétés de diarrhée infantile, ce qui explique qu'un même médicament puisse échouer ou réussir brillamment.

La plus commune et la plus bénigne est la diarrhée SIMPLE OU LIENTÉRIQUE ; les selles sont grisâtres, non homogènes, mêlées de grumeaux; les aliments forment la majeure partie des selles.

Dans cette diarrhée le *calomel*, à dose purgative, réussit admirablement. On le donne à la dose de 5 à 10 centigrammes aux enfants au sein ; de 30 à 50 centigrammes chez les enfants de un à deux ans. A ses effets purgatifs s'ajoute sans doute son action antiseptique (il tue le *bacterium lactis*, Baginsky). Sous l'influence du calomel, puis des *alcalins*, les selles se modifient rapidement.

Dans d'autres cas les selles sont jaunâtres, mais franchement diarrhéiques; elles contiennent peu de débris alimentaires, mais sont très riches en éléments microbiens; elles sont neutres ou d'une légère acidité; cette diarrhée s'observe particulièrement pendant l'été, chez les enfants élevés au biberon et à l'époque du sevrage.

Ici encore il est rationnel de commencer le traitement par l'administration d'un purgatif, et le calomel trouve encore son application. Il modifie les selles en leur donnant une coloration gris verdâtre due à la formation d'un composé hydrargyrique.

Bien que le calomel soit, de l'avis unanime, le meilleur purgatif, on peut encore prescrire la *magnésie blanche* à la dose de 1 à 3 grammes unie à 50 centigrammes de bicarbonate de soude et prise dans un peu d'eau sucrée, ou l'*huile de ricin* que l'on donne avant six mois à la dose de un gramme avec une quantité suffisante de saccharure de caséine pour l'émulsionner, et à la dose de 2 à 3 grammes entre un et deux ans.

Quel que soit d'ailleurs le purgatif employé, il faut laisser s'écouler un jour; puis si la diarrhée ne s'est pas modifiée, on a recours à une autre médication. Deux méthodes générales de traitement sont en présence; l'une, la plus ancienne, consiste dans l'emploi des astringents et des opiacés ; l'autre, plus rationnelle et plus efficace, réalise l'antisepsie de l'intestin ; elle tend aujourd'hui à remplacer l'ancienne, que nous ne pouvons cependant nous dispenser de signaler.

En ce qui concerne les opiacés, il importe d'en bien connaître la posologie, car l'opium est, on le sait, le médicament le plus dangereux et le plus difficile à manier chez les enfants. On peut cependant le prescrire, sans appréhensions, si l'on observe les règles suivantes :

Au-dessous de deux ans, le *laudanum* de Sydenham ou *l'élixir parégorique* peuvent être seuls prescrits ; on ne doit donner qu'une seule goutte de laudanum dans les vingt-quatre heures, incorporée dans une potion de 120 grammes dont l'enfant prend une cuillerée à café toutes les demi-heures et dont on surveille attentivement l'action, de manière à pouvoir en suspendre l'emploi dès qu'il survient de la somnolence ou de la contraction des pupilles (J. Simon).

Si l'on craint que le laudanum soit trop actif, on peut lui substituer l'élixir parégorique, cinq fois moins actif, puisque cinq gouttes de cet élixir équivalent à une seule goutte de laudanum ; l'élixir parégorique est d'ailleurs d'un goût plus agréable.

On peut donner les opiacés à l'exclusion de tout autre médicament ou les associer à l'*extrait de ratanhia* qui est un excellent astringent. M. Cadet de Gassicourt le prescrit à la dose de 50 centigrammes à un gramme dans 60 grammes de julep gommeux, qu'il fait prendre à la dose d'une cuillerée à café, une demi-heure avant chaque tétée. A cette potion on ajoutera donc *ad libitum* soit une goutte de laudanum de Sydenham, soit V à X gouttes d'élixir parégorique suivant l'âge (X gouttes à deux ans).

Le ratanhia est plus actif que le *sous-nitrate de bismuth* dont l'action est passagère. Parrot prescrivait :

Sous-nitrate de bismuth........................	2	grammes.
Sirop de coings..................................	100	—

(6 à 8 cuillérées à café par jour, avant les tétées).

Le *talc* (silicate de magnésie), introduit par M. le professeur Debove dans le traitement de la diarrhée des adultes, a été essayé par M. Sevestre dans la diarrhée infantile (20 grammes par jour dans du lait). Il peut suffire dans les cas légers.

Le *dermatol* (sous-gallate de bismuth) se donne à la dose de 25 à 60 centigrammes dans un julep gommeux.

A ces divers moyens il est utile d'associer les *fomentations chaudes d'huile de camomille camphrée* sur l'abdomen, et les *lavements d'amidon* cuit, donnés une à deux fois par jour (J. Simon).

Si l'antisepsie intestinale n'a pas toujours donné les résultats que l'on attendait d'elle, cela tient moins à la méthode elle-même, qu'aux agents antiseptiques que l'on a employés. Leur efficacité est loin d'être égale pour tous. En tête des antiseptiques il faut placer l'*acide lactique*, dont nous avons déjà indiqué le mode d'emploi. Il faut seulement en prescrire des doses plus ou moins répétées, suivant la fréquence des selles, toutes les demi-heures parfois. Bien qu'il suffise dans la grande majorité des cas, nous devons indiquer également les autres antiseptiques qui ont été préconisés :

La *naphtaline*, que Rossbach a introduite en thérapeutique, a été appliquée au traitement des diarrhées infantiles par Baginsky, Crämer, Widowitz, Comby. Elle se prescrit à la dose de 50 centigrammes à 1 gramme. M. Comby a proposé les formules suivantes :

Naphtaline............................	50 centigrammes.
Cognac..................................	10 grammes.
Sirop de guimauve....................	50 —

par cuillerées à café dans les vingt-quatre heures.

Sucre en poudre........................	10 grammes.
Naphtaline.............................	1 gramme.
Iodoforme...............................	20 centigrammes.
Essence de bergamote.................	II gouttes.

pour 20 paquets. Un toutes les heures dans une cuillerée à café de lait. La première formule est préférable.

La *créosote* a été donnée par Henoch à la dose journalière de IV gouttes pour 90 grammes de sirop (par cuillerées à café).

Le *naphtol* B est prescrit assez souvent dans la diarrhée infantile ; chez les nouveau-nés on peut donner 2 ou 3 cuillerées à café par jour de la solution suivante :

Naphtol B...............................	5 centigrammes.
Eau bouillie.............................	250 grammes.

Chez les enfants plus âgés (1 à 2 ans) :

Naphtol B.......................	10 à 50 centigrammes.
Mucilage de gomme arabique. / Eau de camomille ou thé......	āā 40 grammes.

par cuillerée à café d'heure en heure.

Le *salol*, le *salicylate de bismuth*, le *bétol*, le *benzo-naphtol* ont été employés avec des succès variables.

D'après Osborn (*New York medical Journal*, p. 376, 1888), le salol fait rapidement disparaître la diarrhée (vingt-deux cas traités sans un seul insuccès) ; Barr, Moncorvo, Weber, etc., en sont très partisans. Il ne faut pas perdre de vue que le salol peut être toxique ; aussi importe-t-il d'être fixé sur sa posologie. Barr propose pour les nouveau-nés la dose de 3 centigrammes, pour les enfants entre seize et dix-huit mois celle de 6 à 9 centigrammes; pour les enfants de deux ans celle de 10 à 12 centigrammes; Moncorvo donne au contraire des doses trois ou quatre fois plus élevées; mais il vaut mieux s'en tenir aux doses de Barr; on peut associer l'élixir parégorique au salol.

Le *salicylate de bismuth* a été utilisé dans la thérapeutique infantile par Ehring, à l'hôpital de Munich; il est assez souvent prescrit à la dose de 1 à 2 grammes.

Nous passons sous silence les autres antiseptiques tels que la résorcine, le thymol, le benzoate de soude, qui se sont montrés bien moins efficaces que les moyens précédents.

Si les lavements médicamenteux n'ont donné que de médiocres résultats, il n'en est pas de même des lavages de l'intestin. Exception doit être faite cependant pour l'*infusion d'ipéca en lavements* (à la dose de 50 centigrammes), qui est utile dans les cas de diarrhée traînante, mais déjà modifiée par les moyens précédemment indiqués.

Baginsky et Monti sont très partisans des *lavages du gros intestin*, faits à l'aide d'une sonde œsophagienne ; on injecte 200 grammes de liquide (chez un enfant pesant moins de 3 kilogr.), 600 à 1000 grammes au-dessus de ce poids, suivant l'âge. On se sert d'eau tiède, additionnée d'acide borique à 2 ou 3 p. 100, ou de résorcine (0,50 p. 100), ou de salicylate de soude (2 p. 100).

Les **diarrhées vertes** ont été bien étudiées par M. Lesage qui les divise en deux variétés bien distinctes. La première est la diarrhée verte bilieuse, dont la coloration est due aux pigments biliaires ; c'est une diarrhée par polycholie qui survient surtout dans le premier mois de la vie, apparaissant souvent vers le quatrième jour. Cette diarrhée n'est accompagnée ni de vomissements, ni de dyspepsie; elle ne détermine pas de retentissement bien notable sur l'état général, mais elle retarde l'augmentation du poids de l'enfant. Cette diarrhée est due à l'augmentation de la sécrétion de la bile sous une influence encore inconnue. Il est facile d'en déceler la nature en mettant sur les langes une goutte d'acide nitrique ; il se produit immédiatement une teinte violette et rose caractéristique des pigments biliaires; d'autre part les selles sont extrêmement acides.

On peut encore observer la même diarrhée bilieuse après le premier mois; elle survient alors à peu près exclusivement chez les petits tuberculeux (Lesage) et résiste à tous les traitements, à toutes les ressources de l'hygiène alimentaire.

Le traitement par les *alcalins* donne des résultats rapides dans la diarrhée verte bilieuse du premier âge ; il faut donner de fortes doses de bicarbonate de soude (1 gramme de bicarbonate de soude par kilogramme d'enfant, Lesage) ; chaque dose sera de 50 centigrammes prise avant les tétées dans un peu de lait.

La diarrhée verte non bilieuse est due à la présence dans les selles d'un bacille spécial, chromogène, qui se développe dans l'intestin, sous l'influence de la moindre altération passagère des voies digestives ; une diarrhée simple peut devenir verte. La diarrhée verte peut cependant apparaître d'emblée chez un enfant qui n'est ni dyspeptique ni diarrhéique. Cette diarrhée ne se rencontre que très rarement après le sevrage, après deux ans, et jamais chez l'adulte. On l'observe principalement en été et dans les crèches, les hôpitaux d'enfants ; elle est contagieuse et parfois épidémique ; la contagion paraît se faire exclusivement par l'air, car M. Lesage n'a jamais trouvé le bacille dans l'eau que l'on ajoutait au lait du biberon, chez les enfants de la crèche.

La symptomatologie de la diarrhée verte bacillaire n'est pas univoque ; il existe des formes légères, apyrétiques, de courte durée, mais pouvant devenir chroniques, si elles sont abandonnées à elles-mêmes, et prédisposer à l'éclosion de la tuberculose, de l'anémie infantile ; une forme moyenne caractérisée par l'existence de fièvre, de troubles généraux (perte des forces, amaigrissement, pouvant aboutir à la mort au milieu de symptômes cholériformes ou à la mort par collapsus) ; enfin une forme grave se présentant avec une symptomatologie analogue à celle du choléra nostras. Lesage admet deux variétés d'entérite cholériforme chez les enfants du premier âge :

1° L'entérite cholériforme avec selles séreuses, non vertes.

2° L'entérite cholériforme avec selles vertes, qui est due non pas à l'intensité de la pullulation du bacille de la diarrhée verte dans l'intestin, mais probablement à la production de ptomaïnes en plus grande quantité.

Les selles de la diarrhée verte bacillaire sont caractéristiques ; elles ressemblent à des herbes cuites, hachées ; elles contiennent des grumeaux blancs, grisâtres, de lait caillé, non digéré, et sont extrêmement fluides ; elles exhalent une odeur aigrelette ; leur réaction est variable ; elles sont en effet tantôt neutres et tantôt acides, tandis que la diarrhée verte par polycholie est toujours franchement acide.

Lorsqu'on les étale en lame mince elles forment une couche blanche, contrairement à la diarrhée bilieuse ; enfin l'acide nitrique ne donne pas les réactions biliaires, mais décolore les selles.

Il est important de connaître les diverses particularités qui distinguent les diarrhées vertes entre elles, puisque leur traitement est essentiellement différent.

L'enfant atteint de diarrhée verte bacillaire doit être mis à une diète relative ; on lui donne comme boisson une petite quantité de lait stérilisé, de l'eau albumineuse ou de la décoction blanche de Sydenham.

L'*acide lactique* est l'antiseptique par excellence de la diarrhée verte bacillaire; c'est dans cette forme de diarrhée qu'il donne les meilleurs résultats. Il modifie rapidement la coloration des selles qui deviennent jaunes, puis cessent de se produire. M. le professeur Hayem a donc rendu un très grand service en introduisant l'acide lactique dans la thérapeutique des diarrhées infantiles.

La dernière forme de diarrhée qu'il nous reste à signaler est la **diarrhée réflexe** ou **nerveuse**, survenant sous l'influence du froid ou de la dentition principalement chez les enfants issus de parents arthritiques. Les selles sont séreuses, jaunâtres, ne contiennent pas de débris alimentaires. L'élixir parégorique, l'extrait de ratanhia en viennent facilement à bout; récemment M. Saint-Philippe a préconisé l'*antipyrine* dans les diarrhées réflexes (0,50 dans 100 grammes d'eau chez les enfants au-dessous de six mois; quatre à sept cuillerées à café par jour; de six mois à un an 1 gramme; de un an à trois ans 1,50 à 2 grammes).

Ainsi que nous l'avons dit, la pathogénie du **choléra infantile** n'est pas encore élucidée. M. Lesage l'attribuait à un microbe spécial, il est probable que ce n'est pas une maladie à microbe spécifique; le *bacterium coli* paraît jouer le rôle prédominant dans cette affection, comme dans la plupart des entérites cholériformes de l'adulte. Pour Baginsky le choléra infantile ne résulte pas de l'action d'un seul microbe pathogène, mais de l'association de plusieurs espèces microbiennes; les symptômes généraux graves de cette affection seraient dus à la pénétration dans l'économie des toxines sécrétées par ces microbes.

Quoi qu'il en soit, le choléra infantile est essentiellement caractérisé par l'apparition rapide de vomissements et de diarrhée à caractères spéciaux, pouvant survenir chez des enfants affaiblis et atteints antérieurement de troubles digestifs, mais pouvant se manifester chez des enfants dont l'hygiène générale ou l'alimentation ne laisse rien à désirer.

La diarrhée est au début le symptôme prédominant; les selles sont très fréquentes, extrêmement fluides, d'abord bilieuses, puis bientôt aqueuses, séreuses, incolores, ne contenant qu'une très petite quantité de substances solides, et ne présentant pas de grains riziformes comme dans le choléra nostras ou asiatique.

Elles sont habituellement acides et n'exhalent pas d'odeur.

L'abdomen devient flasque, rétracté, « se laisse pincer comme du linge » (Rilliet et Barthez). Bientôt l'anurie survient, la température tombe au-dessous de la normale, les yeux s'excavent, la peau devient froide et cyanosée, l'enfant tombe dans le collapsus algide.

La durée moyenne de la maladie est très courte; elle ne dépasse pas cinquante-six heures, d'après M. Ollivier.

Le traitement du choléra infantile diffère par beaucoup de points de celui des diarrhées simples.

Tout d'abord l'enfant doit être mis à la *diète absolue*, car l'ingestion du lait entretient les vomissements. Pour calmer la soif on donnera exclusivement de l'*eau albumineuse*, du *thé*, du *bouillon dégraissé* et additionné d'un peu de dextrine, de la *décoction d'orge*. On ne recommencera l'alimentation par le lait, que s'il se produit une amélioration sensible (diminution des vomissements, du nombre des selles, etc.); le lait sera donné en très petites quantités à la fois, additionné d'eau de Vichy, et glacé.

Dès le début l'*alcool* sera prescrit sous forme de vin de Malaga à la dose de 10 à 30 grammes par jour, suivant l'âge de l'enfant.

Dès que la maladie est confirmée on peut essayer le *lavage de l'estomac*, mais uniquement à cette période initiale, et si les vomissements existent, car ils ne sont pas constants. Les résultats qu'il donne sont bien moins favorables que dans la dyspepsie chronique avec dilatation de l'estomac, cependant dans quelques cas il a été suivi d'un succès complet. A la période de collapsus, il est absolument inefficace.

On peut joindre les *lavements d'eau boriquée*, mais ils n'ont que peu d'action, puisque l'intestin grêle est le siège des lésions.

Le traitement médicamenteux est assez limité. La plupart des médecins rejettent l'emploi des opiacés; quelques-uns les prescrivent, mais uniquement dans la première période, alors qu'il n'existe ni collapsus ni algidite.

On peut prescrire le *calomel* à la dose d'un centigramme deux à six fois par jour (Rilliet et Barthez); l'*extrait de ratanhia* à la dose de 50 centigrammes à 1 gramme.

Extrait de ratanhia............	50 centigr. a 1 gramme.
Extrait de kola	10 —
Élixir parégorique..............	V à X gouttes.
Sirop simple................ ...	60 grammes.

Une cuillerée à café toutes les heures.

M. J. Simon prescrit une potion au bismuth, laudanisée :

Salicylate de bismuth.......	4 grammes.
Infusion de thé............	60 —
Sirop simple	20 —
Rhum	15 à 30 —
Laudanum de Sydenham.....	Quantité variable suivant l'âge.

On pourra essayer le *benzonaphtol*, recommandé récemment par MM. Gilbert et Legendre.

Les médicaments qui donnent les meilleurs résultats sont le *calomel* et l'*acide lactique*. Le calomel ne doit être donné qu'au début, quand les selles sont encore bilieuses.

Quant à l'acide lactique on le fait prendre à la dose de 3 à 4 grammes par jour dans de l'eau additionnée de sirop de framboises. Il importe d'en saturer continuellement l'enfant; on donnera une cuillerée à café toutes les dix minutes ou toutes les demi-heures suivant les cas; les doses seront espacées quand une amélioration se produira.

Dès que l'algidité survient, il faut lutter contre elle à l'aide des *bains chauds* sinapisés (bains à 38°). Au sortir du bain l'enfant est frictionné avec de la flanelle chaude, puis entouré de boules d'eau chaude. Si le bain ne produit pas de réaction, le pronostic est des plus graves.

Les *enveloppements humides* ont été préconisés par Winternitz comme un excellent moyen d'élever la température locale dans le choléra infantile. Baginsky signale aussi l'avantage qu'on peut retirer de la compresse de Priessnitz.

La *couveuse* rend de grands services chez les enfants atteints de choléra infantile; grâce à elle la prolongation de la vie et dans certains cas l'acheminement vers la guérison ont pu être obtenus.

On continue, à la période algide, l'administration du cognac, du vin de Malaga, auxquels on peut adjoindre quelques centigrammes de *citrate de caféine* (20 à 25 centigrammes).

On pratique des *injections d'éther* ou *camphrées* (Legendre) :

Camphre	60 centigrammes.
Alcool	āā 5 grammes.
Eau	

(Injecter une demi-seringue de Pravaz); — ou mieux des *injections de caféine :* on fait respirer de l'*oxygène*.

En dernier ressort, on pourra pratiquer des *injections sous-cutanées* (30 à 50 grammes ou bien davantage) d'une *solution salée :*

Eau stérilisée	100 grammes.
Chlorure de sodium	60 centigrammes.

Ces injections, pratiquées par Demiéville et par d'autres médecins avec grand succès, se font dans le tissu cellulaire sous-cutané de la cuisse ou de la région fessière; elles peuvent ranimer un enfant déjà plongé dans le collapsus, elles provoquent une diurèse salutaire qui facilite l'élimination des toxines.

La **diarrhée chronique infantile** peut être chronique d'emblée ou bien succéder aux formes précédentes.

Chez le nourrisson elle dérive de l'usage du biberon, de celui du lait de vache non coupé ou altéré. Au moment du sevrage, elle survient lorsque celui-ci est prématuré ou que les aliments donnés à l'enfant ne peuvent être digérés par lui; elle est souvent en rapport avec le rachitisme.

Si l'enfant est sevré, on ne permet comme aliments que le laitage, les œufs, les potages aux pâtes, à la biscotte, au sagou, au tapioca, à la semoule, les légumes secs en purée, la viande crue râpée et passée au tamis que l'on fait prendre incorporée à du bouillon, à une panade, à une gelée de fruits ou dans un looch.

Les médicaments employés sont les mêmes que ceux précédemment indiqués; on prescrit le sous-nitrate de bismuth, les astringents, les antiseptiques :

1.	Bétol	20 centigrammes.
	Sucre en poudre	1 gramme.

Pour un paquet. Un toutes les deux heures dans une cuillerée de lait.

2.	Benzonaphtol	āā 20 centigrammes.
	Bicarbonate de soude	

Pour un paquet. Cinq par jour dans du lait pour un enfant de deux à trois ans (Comby).

Le calomel peut être donné à la dose de cinq centigrammes, répétée deux ou trois fois en un jour ; l'acide lactique est également très utile.

Les lavages du gros intestin à l'aide de l'eau boriquée ne doivent pas être négligés.

On peut aussi prescrire les lavements avec l'extrait de ratanhia (2 grammes), le tannin (50 centigrammes), le perchlorure de fer (10 gouttes), le nitrate d'argent (5 centigrammes), etc., pour 100 grammes d'eau.

La *quinine* guérit la diarrhée chronique des enfants qui résident dans les pays à malaria. Moncorvo lui associe le salol.

Si la diarrhée persiste, en dépit d'un régime alimentaire rigoureux et de l'emploi de ces divers moyens, il faut envoyer l'enfant à *Plombières* ou à *Bourbon-Lancy*.

III

MALADIES DE L'INTESTIN.

ENTÉRITES AIGUES.

Il ne sera question dans ce chapitre que des entérites dites primitives, c'est-à-dire de celles qui ne se développent pas au cours d'une maladie générale infectieuse. Le plus souvent, en ce qui concerne ces dernières, il s'agit (rougeole, grippe, etc.), de manifestations d'une importance secondaire, justiciables en tous cas du même traitement que les entérites primitives. Dans certaines maladies infectieuses : fièvre typhoïde, choléra, les troubles intestinaux jouent au contraire un rôle prépondérant; un chapitre spécial est consacré à chacune d'elles.

Les entérites toxiques dues à l'ingestion du mercure, de l'arsenic, du tartre stibié, des acides, des alcalins, ne prêtent pas à des considérations particulières. Le plus souvent elles sont fort graves, en raison des désordres profonds (ulcérations, eschares) qu'elles déterminent, et entraînent la mort. On doit soumettre les malades à une diète à peu près complète et se borner à soulager leurs souffrances par la morphine.

Les seules entérites sur le traitement desquelles il importe d'insister sont les entérites primitives.

On admettait autrefois que ces entérites étaient dues à l'absorption d'aliments déterminant l'irritation de l'intestin par leur quantité et surtout par leur qualité.

En réalité, la plupart des entérites aiguës sont dues à l'influence combinée d'une alimentation défectueuse et de la pullulation dans l'intestin de micro-organismes.

Parfois ces micro-organismes sont introduits avec les aliments eux-mêmes, et l'eau de boisson, ou le lait leur sert de véhicule; mais dans d'autres circonstances (les plus fréquentes à vrai dire), ce sont les hôtes habituels de la cavité intestinale qui acquièrent une virulence anormale, dont le développement est favorisé par l'arrivée dans l'intestin d'aliments en voie de fermentation.

L'alimentation défectueuse joue donc le rôle de cause prédisposante.

L'intestin contient, à l'état normal, un nombre considérable de micro-organismes. Leur rôle pathogène n'est soupçonné que depuis fort peu de temps et l'on peut dire que l'on ne possède des renseignements précis que sur un seul d'entre eux, le *bacterium coli*, dont l'importance en pathologie générale nous apparaît chaque jour plus considérable, depuis que Hueppe, Gilbert et Girode, etc.), ont montré la part prise par ce microbe dans le développement de l'entérite cholériforme.

Nos connaissances sont donc encore très limitées, relativement à la microbiologie des entérites. Si imparfaites qu'elles soient, elles ont cependant permis de modifier radicalement les traitements employés jusqu'ici.

On se bornait en effet, lorsqu'on était en présence d'un malade atteint d'entérite, à traiter les deux principaux symptômes, la diarrhée et la douleur.

Aujourd'hui on cherche à remplir deux indications : on s'efforce de réaliser l'antisepsie du milieu intestinal et d'évacuer le contenu septique de ce milieu.

Telle est, réduite à sa plus simple expression, la conception pathogénique nouvelle de l'entérite, ainsi que la thérapeutique rationnelle qui en découle.

Avant d'exposer cette thérapeutique, nous devons rappeler la part que jouent les troubles gastriques, comme cause prédisposante des entérites. Cette part est considérable. Il est démontré en effet que les entérites se développent le plus souvent chez des individus dont l'estomac fonctionne d'une façon défectueuse, depuis un temps plus ou moins long. Normalement l'estomac constitue une barrière contre l'invasion de l'organisme par les microbes qui se sont introduits dans les premières voies digestives. L'acide chlorhydrique qu'il contient joue un rôle antiseptique, dont l'évidence a été mise en lumière par trop d'expériences pour que l'on puisse songer à la contester ; mais dans un certain nombre de dyspepsies l'action antiseptique de ce suc est amoindrie ou nulle ; le chyme commence à fermenter dans l'estomac et les fermentations acquièrent leur maximum de développement dans l'intestin, grâce à l'appoint que viennent leur apporter les microbes intestinaux. D'ailleurs le *bacterium coli* existe dans l'estomac comme dans l'intestin, et il est légitime de supposer que son rôle pathogène peut commencer dès l'estomac.

La dénomination de gastro-entérite employée souvent comme synonyme d'entérite est donc des plus rationnelles, et le traitement devra viser non seulement les troubles intestinaux, mais les troubles gastriques concomitants.

La symptomatologie de l'entérite aiguë est assez variable ; le type des formes légères est l'indigestion ; le type des formes graves est l'entérite cholériforme ; d'autres modalités cliniques sont dues, non pas à l'intensité des lésions, mais à leur localisation, tel le type dysentérique dû à la prédominance de l'entérite au niveau du côlon.

Quelle est la conduite à tenir dans la **gastro-entérite aiguë** d'origine alimentaire? La première indication à remplir est d'assurer l'évacuation du contenu de l'estomac et de l'intestin.

Le plus souvent la nature se charge de ce soin, du moins en ce qui concerne l'estomac; si les vomissements ne se sont pas encore produits, on les provoque aisément en faisant prendre quelques gorgées d'une infusion aromatique chaude, ou simplement d'eau tiède, ou bien si l'indication est urgente, chez les individus âgés, menacés de congestion cérébrale, en titillant la luette ou en administrant de l'ipéca.

Le vomissement détermine un soulagement considérable; mais il ne suffit pas toujours à faire disparaître les accidents, car l'indigestion peut être exclusivement intestinale, lorsqu'elle se déclare tardivement, plusieurs heures après le repas. Dans ce cas, les malades sont tourmentés par de violentes coliques, ils ont des envies fréquentes d'aller à la selle, mais n'évacuent chaque fois qu'une petite quantité de matières. Le moyen le plus simple et le plus efficace en même temps pour débarrasser l'intestin, consiste à administrer un lavement simple ou huileux qui entraîne la majeure partie des matières qui s'y trouvent accumulées.

Les douleurs se calment le plus souvent après cette exonération; on peut d'ailleurs y remédier très aisément à l'aide de serviettes chaudes appliquées sur l'abdomen ou de fomentations faites avec l'huile de camomille camphrée.

Pour apaiser la soif intense du malade, on lui fait boire, par petites gorgées à la fois, de la limonade fraîche, additionnée d'un peu d'eau de Seltz, ou de l'eau de Vichy.

Le lendemain du jour où s'est produite l'indigestion, on administre un *purgatif salin*, sulfate ou citrate de magnésie, à la dose de 50 grammes.

Le malade doit observer une diète plus ou moins absolue, dont la durée varie suivant la gravité de l'indigestion. Il se bornera à prendre des aliments liquides, bouillon froid dégraissé, un peu de lait, et ne reviendra que progressivement à l'alimentation normale, en commençant par se nourrir avec du blanc de volaille, du poisson maigre, comme le merlan, la sole, etc. L'indigestion peut n'être qu'un épisode passager, survenant au cours d'une santé parfaite, à la suite d'un repas copieux, largement arrosé de vins dont la qualité est souvent suspecte. Dans d'autres circonstances elle se reproduit souvent, au moindre écart de régime, ou même à la suite de l'ingestion d'un aliment, habituellement bien toléré par tout le monde; si l'on examine alors le malade au point de vue du fonctionnement de son estomac, on constate le plus souvent une dilatation de l'organe et l'examen du suc gastrique révèle l'existence de fermentations anormales. Le seul moyen de prévenir ces gastro-entérites à répétition est de traiter les troubles gastriques, par les moyens appropriés, c'est-à-dire par le lavage de l'estomac et par l'institution d'un régime alimentaire convenable. Dans d'autres cas les indigestions à répétition sont l'indice du fonctionnement défectueux du rein ou du foie.

A côté de la gastro-entérite aiguë *ab ingestis*, il convient de placer la **diarrhée estivale**. Ici encore le rôle de l'alimentation est prédominant.

C'est principalement l'abus des fruits qui ne sont pas encore parvenus à maturité, celui des boissons glacées et de l'eau impure qu'il faut incriminer. La diarrhée estivale se caractérise par l'existence de fièvre, d'un malaise général (céphalée, douleurs articulaires et musculaires), de troubles digestifs variés (anorexie, soif vive, haleine fétide, vomissements, selles fétides de coloration foncée puis jaune verdâtre). Elle doit être traitée dès le début avec la plus grande rigueur, car on ne peut préjuger au début de son pronostic, qui peut devenir rapidement grave chez les personnes âgées, affaiblies ou chez les cachectiques.

Le malade doit être mis à la *diète* absolue ; on ne lui permettra comme boisson que l'*eau bouillie albumineuse* :

Eau bouillie	Un litre.
Blancs d'œuf	n° 4.
Eau de fleurs d'oranger	10 grammes.
Sirop de coings	100 —

De plus on lui administrera immédiatement un purgatif. Le *calomel*, qui outre son action purgative possède une action antiseptique énergique, paraît répondre le mieux à l'indication thérapeutique ; on le prescrira à la dose de 50 à 60 centigrammes et l'on pourra lui associer avec avantage une petite quantité de poudre d'opium brut (1 centigramme) qui, tout en ne gênant pas l'action purgative, supprime les phénomènes douloureux.

Le traitement est complété par l'administration de l'*acide lactique* à hautes doses, suivant la méthode de M. le professeur Hayem. On formulera la limonade suivante :

Acide lactique	10 à 15 grammes.
Eau	900 —
Sirop de limon	100 —
Alcoolature de citron	Q. S.

A prendre, en un jour, par demi-verres, à intervalles réguliers. S'il existe des coliques très vives, on peut sans inconvénients ajouter à cette limonade 2 ou 3 grammes d'élixir parégorique du Codex. On coupera la limonade avec de l'eau de Seltz, si quelques nausées se produisent.

Pour que l'acide lactique produise tout l'effet désirable, il est nécessaire que le malade en soit continuellement saturé ; on rapprochera plus ou moins les prises de chaque dose suivant l'intensité de la diarrhée.

Le traitement que nous venons d'indiquer suffit dans la majeure partie des cas. Si l'acide lactique n'était pas bien toléré ou se montrait inefficace, ce qui est rare, on aurait recours à l'usage des antiseptiques intestinaux. Le naphtol, qui était très en faveur depuis les travaux de M. le professeur Bouchard, est aujourd'hui un peu délaissé ; on lui préfère habituellement le *salol*, le *salicylate de bismuth*, le *bétol*, le *benzo-naphtol*.

On peut prescrire par exemple :

Salol....................................	ãã 15 grammes.
Salicylate de bismuth....................	

en trente cachets médicamenteux, dont on fait prendre quatre par jour.

Le bétol, le benzo-naphtol se prescrivent à la dose de 3 à 4 grammes en cachets de 0,50, ou bien en poudre incorporée dans le lait ; ils ont sur le naphtol l'avantage d'être insipides et de ne pas déterminer de brûlure lorsqu'ils sont introduits dans l'estomac.

Le traitement de l'**entérite cholériforme** ou **choléra nostras**, qui est la forme la plus grave de la diarrhée estivale, se confond avec celui du choléra asiatique, dont la symptomatologie est identique : on usera donc du calomel, de l'acide lactique, et à la période algide on mettra en œuvre les divers moyens usités pour ranimer le malade, rétablir la diurèse : frictions, boissons alcooliques, injections sous-cutanées de caféine, injections intra-veineuses et sous-cutanées d'eau salée.

La **colite dysentériforme** primitive est rare ; elle s'observe habituellement, comme épiphénomène secondaire, dans diverses maladies infectieuses, dans la rougeole en particulier. On la traitera par le *calomel* et par l'*ipéca en lavement*, le traitement local ayant dans ce cas une réelle efficacité. On prescrira des lavements contenant 10 grammes d'ipéca concassé, que l'on aura fait bouillir pendant quelques minutes dans 250 grammes d'eau ; on pourra ajouter quelques gouttes de laudanum.

Telles sont les règles essentielles du traitement des entérites aiguës. On voit que nous avons simplifié notablement le traitement classique et que nous avons passé sous silence l'emploi des opiacés et des poudres absorbantes qui constituaient jusqu'ici tout le bagage de la thérapeutique intestinale.

Expliquons-nous sur cette omission volontaire : les opiacés ne répondent, suivant nous, à aucune indication rationnelle ; ils procurent une amélioration trompeuse, parce qu'ils suppriment les coliques et modèrent le flux intestinal, mais ils sont en réalité nuisibles parce qu'ils paralysent l'intestin et favorisent la rétention des matières septiques, qu'il importe au contraire d'évacuer ; dans les formes bénignes de l'entérite aiguë, leur usage, sans doute, n'est pas dangereux ; ils n'ont que l'inconvénient de prolonger inutilement la maladie ; mais il n'en est pas de même dans les formes graves où le salut du malade dépend d'une intervention énergique mise en œuvre dès le début. Dans les cas graves l'emploi des opiacés est formellement contre-indiqué. Évacuation des matières septiques, antisepsie du milieu, sont les règles thérapeutiques et les seules règles que l'on doive appliquer.

Quant aux poudres absorbantes : craie préparée, sous-nitrate de bismuth, etc., elles sont passibles des mêmes reproches que les opiacés ; elles ne s'adressent qu'à un seul symptôme, la diarrhée ; elles ont l'inconvénient d'illusionner le médecin, qui croit, bien à tort, son malade guéri, parce qu'il n'a plus d'évacuations alvines ; il reconnaît son erreur lorsqu'il voit une recrudescence se produire, dès que l'action de ces poudres est épuisée.

ENTÉRITES CHRONIQUES ; DIARRHÉES NERVEUSES.

Nous réunissons dans le même chapitre les entérites et les diarrhées dites nerveuses, dues à des troubles sécrétoires, sans lésions anatomiques appréciables. Nous n'avons pas consacré de chapitre spécial aux troubles nerveux de l'intestin qui sont encore trop peu connus. En dehors des diarrhées des névroses et du tabès, on ne rattache aux troubles nerveux que certaines « coliques » pour le traitement desquelles il nous suffira de dire que l'opium et ses dérivés sont les seuls moyens efficaces.

Comme les entérites aiguës, les entérites chroniques sont primitives ou secondaires ; ces dernières sont très fréquentes, car la diarrhée est un symptôme que l'on observe dans toutes les maladies générales chroniques, soit à titre passager, soit d'une façon permanente, surtout à la période de cachexie.

Alors même que la diarrhée paraît primitive, elle est subordonnée le plus souvent à des troubles gastriques reconnus ou latents.

Les **diarrhées chroniques primitives** sont la conséquence soit d'une alimentation défectueuse (usage d'aliments grossiers, de mauvaise qualité et mal préparés) ou surabondante ; soit d'une élaboration vicieuse des matériaux nutritifs, alors même que le choix, la qualité et le mode de préparation des aliments sont irréprochables. C'est là une notion d'ordre vulgaire.

Mais il n'est pas indifférent de rappeler que les troubles intestinaux sont rarement primitifs, et que le plus souvent l'estomac est déjà malade depuis plus ou moins longtemps, alors que la diarrhée apparaît. On pouvait facilement s'y méprendre, quand on en était réduit à prendre en considération les troubles fonctionnels pour apprécier le fonctionnement de l'estomac.

En effet, nombre de malades atteints d'entérite chronique ne souffrent pas de l'estomac; leur appétit est à peu près normal, ils n'accusent aucun malaise d'ordre gastrique, sauf peut-être la flatulence, et cependant l'examen du suc gastrique révèle chez ces malades un chimisme pathologique.

Il est facile de comprendre que les troubles gastriques doivent à la longue avoir un retentissement fâcheux sur l'intestin. Tout d'abord l'arrivée dans l'intestin d'un chyme mal élaboré a pour effet d'apporter au suc pancréatique diverses modifications bien peu connues encore dans leur essence, mais qui ne paraissent pas contestables, si l'on en croit les recherches de Boas. D'autre part, lorsque l'estomac est insuffisant à sa tâche, il en résulte pour l'intestin un surcroît de travail, dont il s'acquitte bien pendant un temps plus ou moins long, mais qui finit par entraîner un état irritatif de cet organe. Il ne faut donc pas se désintéresser de l'état de l'estomac, dans les cas si nombreux où, en l'absence de toute cause organique, la diarrhée paraît due à des troubles digestifs; *un régime alimentaire approprié* devra constituer presque tout le traitement.

Chez les intestinaux diarrhéiques, le type stomacal que l'on observe le plus souvent est l'hypopepsie, avec complication habituelle de fermentations acides.

A cette entérite de cause digestive se rattache la diarrhée qui est si fréquente chez les constipés ; ce serait commettre une grossière erreur, au point de vue du diagnostic, comme au point de vue du traitement, que de méconnaître l'existence d'une constipation masquée par de fréquentes débâcles diarrhéiques.

Peut-être aussi s'y rattache la diarrhée du matin si fréquente chez certains individus arthritiques, névropathes, diarrhée que l'on admet généralement comme étant de cause nerveuse.

A côté de la diarrhée des constipés, on peut signaler celle qui est liée à une occlusion intestinale incomplète, déterminée par le cancer de l'intestin, par la compression qu'exercent les corps fibreux utérins, l'utérus en rétro-version, les brides provenant d'une ancienne péritonite, etc.

Les affections intestinales autres que le cancer peuvent s'accompagner d'entérite : telles la syphilis de l'intestin, la dégénérescence amyloide, la leucémie, etc.

Les **entérites qui sont sous la dépendance d'une maladie générale** constituent une grande partie des entérites chroniques; la plus fréquente de beaucoup est l'entérite tuberculeuse. Elle ne survient en général qu'à une période avancée de l'évolution des tubercules pulmonaires; aussi son diagnostic est-il aisé. Parmi les autres entérites secondaires, il faut citer celle du mal de Bright qui est l'une des formes de l'urémie chronique, celle des diabétiques, certaines diarrhées des goutteux et des arthritiques dont la cause n'est pas encore complètement élucidée, mais qui paraissent dues cependant, comme la diarrhée urémique, à l'élimination de produits toxiques. La même pathogénie peut être invoquée pour expliquer la diarrhée des personnes qui fréquentent les amphithéâtres de dissection.

Une dernière classe de diarrhées chroniques, est celle des **diarrhées dites nerveuses**, qui peuvent apparaître au cours de maladies organiques du système nerveux ou de certaines névroses.

La diarrhée tabétique ne reconnaît pas de cause appréciable; elle se caractérise pas sa ténacité et sa résistance au traitement; elle est tantôt continue, ne laissant au malade ni trêve, ni merci, plus souvent intermittente, revenant, par accès, par crises. Les besoins de défécation sont brusques, irrésistibles; il se produit chaque fois une véritable débâcle, avec expulsion d'une grande quantité de liquide séreux, puis la diarrhée disparaît aussi brusquement qu'elle était venue. Elle se rapproche en cela des crises gastriques; d'ailleurs elle est indolente et n'a que peu d'influence sur l'état général, malgré les déperditions de liquide subies par l'organisme.

La diarrhée peut constituer l'un des principaux symptômes du goitre exophthalmique; ici encore elle est paroxystique, ou bien continue, sans rémission aucune; son pronostic est alors très grave: elle peut entraîner la mort.

On a signalé chez certains hystériques une diarrhée qui paraît bien d'origine névropathique, car elle constitue le seul trouble de l'appareil digestif et reconnaît souvent comme origine une cause nerveuse.

Enfin chez les neurasthéniques la diarrhée alterne souvent avec la constipation, avec l'entérite muco-membraneuse.

Nous devons encore classer à part la **diarrhée chronique des pays chauds**, qui est peut-être d'origine parasitaire (anguillule), en tous cas d'origine microbienne, et dont le pronostic est des plus sérieux, car elle peut entraîner la mort par épuisement.

Nous avons énuméré les principales variétés de diarrhées. On voit qu'il ne peut être question d'un traitement uniforme: certaines diarrhées devront être respectées, comme celle des urémiques, car l'intestin constitue chez ces malades un émonctoire supplémentaire des plus utiles, et la suppression brusque du flux intestinal pourrait être immédiatement suivie de l'apparition des symptômes menaçants de l'urémie nerveuse.

Les autres diarrhées doivent être combattues ; mais, quand il s'agit d'instituer le traitement, on doit tenir compte d'un grand nombre de circonstances, c'est-à-dire de la maladie primitive qui comporte des indications spéciales, du siège des altérations, de la nature des évacuations, etc., etc.

Si le traitement médicamenteux varie quelque peu, du moins en ce qui concerne le traitement causal, un seul et même régime alimentaire est applicable à la plupart des diarrhées chroniques.

Deux aliments occupent la première place dans le traitement diététique des diarrhées chroniques: ce sont le *lait* et la *viande crue*. C'est merveille de voir avec quelle facilité cèdent parfois sous la seule influence de l'alimentation par le lait et la viande crue, certaines diarrhées qui s'étaient montrées rebelles à toutes les médications; dans l'entérite tuberculeuse, ce régime, s'il n'assure pas une guérison que la nature des lésions rend impossible, permet du moins aux malades de résister plus longtemps et de reprendre quelques forces.

Outre le lait, on dispose maintenant, pour le traitement des diarrhées, du *képhir*, dont les propriétés alimentaires et curatives ont également été signalées.

Le képhir, qui doit une partie de ses propriétés à l'acide lactique qu'il contient, est parfois toléré, dans les cas où le lait lui-même est rejeté ou bien se montre impuissant à modérer la diarrhée ; chez les tuberculeux, il constitue la ressource suprême, et son usage prolongé peut tarir, pendant un temps plus ou moins long, des flux intestinaux réputés incoercibles. C'est au képhir n° 3 que l'on doit avoir recours de préférence.

Lorsque le régime lacté ou le régime képhirique et l'usage de la viande crue (à la dose de 150 à 200 gr., par jour) ont déterminé une amélioration sensible, on peut leur adjoindre quelques autres aliments : le riz, les bouillies au lait et au gruau de blé ou d'avoine, les purées de féculents : lentilles, maïs, pommes de terre, puis les œufs très peu cuits. L'eau albumineuse a été très vantée comme antidiarrhéique; mais comme les malades chez qui on la prescrit sont habituellement soumis à une diète sévère, il est permis de supposer que le repos de l'intestin est pour beaucoup dans l'amélioration constatée.

Si les aliments précédemment énumérés sont bien tolérés, on autorise finalement l'usage des viandes très cuites : poulet, bœuf à la mode, etc. Il importe de n'augmenter la quantité des aliments qu'avec la plus grande lenteur, et de retourner au régime lacté, au moindre retour offensif de la diarrhée.

Le régime ainsi dirigé a, nous le répétons, la plus heureuse influence, et peut assurer, à lui seul, la guérison, dans un grand nombre de cas.

Il est cependant nécessaire de lui adjoindre certains médicaments, parmi lesquels les poudres inertes, les opiacés, les astringents, les antiseptiques intestinaux tiennent le premier rang.

Le *sous-nitrate de bismuth* a été pendant longtemps l'un des médicaments les plus employés; aujourd'hui on lui substitue volontiers le *salicylate de bismuth;* ils s'administrent d'ailleurs à des doses analogues, 2 à 4 gr. chez l'adulte.

Les sels de chaux sont également très usités; on les associe souvent dans les formules aux sels de bismuth; on emploie la *craie préparée* (carbonate de chaux), le *phosphate de chaux.*

L'*eau de chaux* n'a qu'une vertu très relative; on s'en sert surtout dans la thérapeutique infantile.

M. Debove a préconisé le *silicate de magnésie* (talc) aux doses de 200 grammes et plus, à prendre dans du lait. On a vanté également le *dermatol* (sous-gallate de bismuth) à la dose de 2 à 4 gr.; l'*oxyde de zinc* a surtout été préconisé par Gubler qui le donnait aux doses de 2 à 3 gr.

Ces différents médicaments agissent comme absorbants; ils neutralisent les acides irritants contenus dans les sécrétions intestinales, absorbent les gaz; de plus, quelques-uns d'entre eux, comme les sels de bismuth, paraissent avoir une action topique et antiseptique.

Le mode d'action des préparations opiacées a été diversement interprété; suivant Moreau et Rabuteau ces préparations agissent en empêchant les sécrétions intestinales: de plus les effets sédatifs seraient dus à ce qu'elles apaisent les mouvements péristaltiques. C'est précisément cette action paralysante qui contre-indique l'emploi de l'opium dans les diarrhées aiguës septiques, des accidents d'auto-intoxication pouvant résulter de la rétention prolongée dans l'intestin des matières putrides; au contraire l'usage des opiacés est utile dans les cas où la diarrhée est d'origine nerveuses.

Toutes les préparations d'opium ne sont pas usitées indifféremment contre les diarrhées chroniques; on utilise surtout le *laudanum*, l'*élixir parégorique*, la *poudre d'opium* brut, la *poudre de Dower*, et beaucoup moins souvent qu'autrefois la vieille préparation fracastorienne: le *diascordium.*

Le laudanum s'administre à la dose de 10 à 20 gouttes par jour, suivant les cas, chez l'adulte. On l'associe souvent aux préparations de bismuth (en potion ou poudre), ou aux astringents.

L'élixir parégorique est une excellente préparation dont il n'est pas inutile de rappeler la formule:

Extrait d'opium	3	grammes.
Acide benzoïque	3	—
Huile volatile d'anis	3	—
Camphre	2	—
Alcool à 60°	650	—

On peut élever la dose quotidienne jusqu'à 10 grammes (qui correspondent à 5 centigrammes d'extrait d'opium).

La poudre d'opium brut s'emploie à la dose de quelques centigrammes, mélangée aux poudres et aux astringents.

La poudre de Dower peut être utile dans la colite chronique dysentériforme, en raison de la petite quantité d'ipéca qu'elle contient.

On a préconisé l'emploi de la morphine en injections sous-cutanées, mais ce mode de traitement n'est guère applicable dans les diarrhées chroniques, car il peut conduire les malades à la morphinomanie

Quant au diascordium qui contient par gramme 6 milligrammes d'extrait d'opium, il s'emploie aux doses moyennes de 4 à 6 grammes et doit son action tant à la petite quantité d'opium qu'il contient qu'aux principes tanniques (bistorte, tormentille, etc.) qui lui sont associés. On le prescrit habituellement associé au sous-nitrate de bismuth sous forme de bols contenant chacun 25 centigrammes de l'un et l'autre médicament.

Parmi les astringents, le *tannin* tient la première place ; on le prescrit en pilules de 10 centigrammes, à la dose de 50 centigrammes à 1 gramme par jour. On utilise l'*extrait de ratanhia* (à la dose de 2 à 4 grammes), le *cachou* en teinture (10 à 30 grammes), ou en pilules, et d'une façon générale, toutes les plantes qui contiennent du tannin, tormentille, bistorte, etc.

Le mode d'emploi des antiseptiques intestinaux a été indiqué dans le chapitre précédent; parmi eux l'acide lactique tient encore le premier rang.

Voici quelques formules où les médicaments qui viennent d'être énumérés sont diversement associés:

Sous-nitrate de bismuth..................	
Craie préparée............................	āā 5 grammes.
Sucre en poudre..........................	
Laudanum de Sydenham.................	XXV gouttes.

en 10 paquets, 2 à 4 par jour.

Sous-nitrate de bismuth.........................	10 grammes.
Poudre de colombo.............................	5 —
Diascordium....................................	2 —

en 10 paquets, 2 à 4 par jour.

Laudanum de Sydenham........................	X gouttes.
Sous-nitrate de bismuth........................	10 grammes.
Eau de menthe..................................	10 —
Infusion de bistorte............................	60 —
Sirop de ratanhia..............................	30 —

A prendre par cuillerée à bouche (Dujardin-Beaumetz).

Salicylate de bismuth	ãã 10 grammes.
Magnésie	
Carbonate de chaux	
Phosphate de chaux	

2 à 4 cuillerées à café par jour.

Dermatol (sous-gallate basique de bismuth).	25 centigrammes.

pour un paquet, prendre 4 à 8 paquets par jour (Colasanti et Dutto).

Extrait de ratanhia	5 grammes.
Eau	100 —
Sirop de coings	50 —

Potion à prendre dans les vingt-quatre heures.

Cachou	ãã 15 grammes.
Sirop diacode	
Conserve de roses	30 —

Prendre 3 ou 4 fois par jour, gros comme une noisette de cet électuaire dans du pain azyme (Coutaret).

Extrait thébaïque	20 centigrammes.
Tannin	2 grammes.
Extrait de ratanhia	2 —

pour 20 pilules, 6 par jour.

Tannin	ãã 5 centigrammes.
Diascordium	
Extrait thébaïque	1 centigramme.

pour 1 pilule, 4 à 6 par jour.

Gouttes noires anglaises	ãã 5 grammes.
Gouttes amères de Baumé	

quatre gouttes à chaque repas (Grasset).

Extrait de ratanhia	ãã 2 grammes.
— de monesia	
— de colombo	
Poudre de Dower	

pour 40 pilules, 6 à 10 par jour (Huchard).

Poudre de colombo	ãã 6 grammes.
Extrait de ratanhia	
Cachou	ãã 4 —
Cascarille	
Poudre d'anis	ãã 1 gramme.
— de fenouil	
Essence de menthe	50 centigrammes.
Extrait thébaïque	40 —
Conserve de roses	Q. S.
Huile essentielle d'anis	II gouttes.

Divisez en 80 pilules, à conserver dans un mélange de craie préparée et de sous-nitrate de bismuth (Guéneau de Mussy).

Ipéca	5 centigrammes.
Opium brut	1 —

pour 1 pilule, 4 à 5 par jour (Dieulafoy).

Les agents de l'antisepsie intestinale ne sont réellement utiles que dans les cas de diarrhées fétides, accusant des fermentations intestinales intenses, et coïncidant le plus souvent avec des troubles gastriques graves, avec une dilatation ancienne de l'estomac.

On emploiera, lorsque l'indication sera nettement posée, le *salicylate de bismuth*, le *bétol*, le *benzo-naphtol*, le *salol* (aux doses moyennes de 2 à 4 grammes).

Salicylate de bismuth	ãã 5 grammes.
Charbon pulvérisé	
Bétol	20 —

pour 30 cachets, 3 à 4 par jour.

L'*acide lactique* est très utile dans la diarrhée liée aux troubles gastriques ; on l'emploie sous forme de limonade lactique (suivant la formule déjà indiquée).

Les moyens locaux jouent un certain rôle dans le traitement de la diarrhée.

Le classique cataplasme, les applications d'ouate recouverte de taffetas gommé, ou simplement de flanelle calment les coliques.

Lorsque celles-ci sont particulièrement douloureuses et s'accompagnent de météorisme on prescrira, avec avantage, la potion suivante :

Sirop d'opium	ãã 10 grammes.
Sirop d'anis	
Sirop d'éther	
Eau de menthe	ãã 50 —
Eau	

Les lavements sont efficaces dans l'entérite localisée au gros intestin ; on peut utiliser les *lavements de tannin et de ratanhia.*

Tannin	1 gramme.
Décoction de ratanhia	300 grammes.
Teinture d'opium	VI gouttes.
Racine de ratanhia concassée	5 grammes.
Eau	Q. S.

pour 500 grammes de décoction. Faire bouillir pendant une demi-heure et passez. Bourdon et Chouppe ont préconisé l'*ipéca concassé en lavement*, qui est si utile dans la dysenterie.

M. Dujardin-Beaumetz conseille de faire bouillir 10 grammes d'ipéca concassé dans 250 grammes d'eau, pendant une minute, et d'administrer cette infusion en lavement, après avoir ajouté, *ad libitum*, quelques gouttes de laudanum.

On peut encore employer les lavements laudanisés.

Parmi les eaux minérales recommandées dans les cas de diarrhée chronique, celle qui tient le premier rang est la station de *Plombières.*

Qu'il s'agisse d'une diarrhée secondaire à une maladie aiguë, de diarrhée paludéenne, goutteuse ou liée à des troubles digestifs, le traitement thermal rend les plus grands services. C'est sans doute moins à la minéralisation des eaux, qu'à leur haute température que sont dus les bons effets de ce traitement (douches locales et bains). Bourbon-Lancy, Luxeuil; Évian, Cauterets (Mauhourat), Royat sont également utiles dans la diarrhée chronique.

Voici maintenant quelles sont les indications thérapeutiques que fournit la connaissance de la cause de la diarrhée :

Un examen attentif du malade permet de constater si la diarrhée est secondaire à des troubles digestifs ou bien à une maladie organique de l'intestin, si elle est sous la dépendance d'une maladie générale, si elle dépend d'une affection organique du système nerveux ou d'une névrose.

La diarrhée liée à des troubles digestifs est surtout justiciable du *régime alimentaire*, auquel on peut associer les *antiseptiques intestinaux :* bétol, benzo-naphtol, salol, s'il existe de la dilatation de l'estomac et des fermentations intestinales intenses. Le lavage de l'estomac supprime parfois, par action indirecte, une diarrhée rebelle.

La diarrhée lientérique, en dehors des cas où elle est symptomatique d'une fistule gastro-intestinale, traduit l'insuffisance pancréatique. On réduira l'alimentation au lait et à la viande crue et l'on administrera la *pancréatine.*

Dans les cas de constipation chronique et d'occlusion intestinale incomplète, il faut mettre en œuvre les moyens usités contre la constipation ou lever, si cela est possible, l'obstacle au cours des matières.

Dans le cas de cancer de l'intestin, l'*antisepsie intestinale* à l'aide des médicaments et les irrigations faites avec de l'eau boriquée ou naphtolée sont nécessaires. Ces irrigations doivent être faites sous une très faible pression, pour éviter la perforation de l'intestin.

Parmi les diarrhées de cause générale, l'entérite tuberculeuse est la plus fréquente, et celle aussi qui, par essence, se montre la plus rebelle au traitement. (Voir le chapitre consacré au traitement de la tuberculose.)

Chez les goutteux et les arthritiques, les alcalins en modifiant l'état du sang et les échanges digestifs contribuent à faire disparaître la diarrhée. Ces malades, qui sont particulièrement sensibles à l'action du froid, doivent s'en prémunir, en portant des vêtements de flanelle.

Chez les paludiques, l'*association de la poudre de Dower au sulfate de quinine* donne de bons résultats.

Poudre de Dower............................	ãã 5 grammes.
Sulfate de quinine..........................	

pour 25 paquets, 3 par jour.

Chez les diabétiques, la diarrhée est un symptôme fâcheux, car elle indique que les fonctions digestives sont profondément troublées et elle affaiblit rapidement les malades. La réduction des aliments, la diète képhirique mitigée sont indiquées en pareil cas ; le képhir remplace avec avantage le lait, puisque la lactose s'y trouve transformée en acide lactique.

Contre la diarrhée de nature nerveuse, la thérapeutique est habituellement impuissante ; celle des tabétiques, des malades atteints de maladie de Basedow, résiste habituellement à tous les modes de traitement précédemment indiqués ; on a considéré comme le moyen relativement le plus sûr, l'*atropine* que l'on peut donner à la dose d'un demi à un milligramme.

Si nous envisageons, d'autre part, les indications thérapeutiques spéciales en prenant en considération la nature de la diarrhée, la localisation des lésions qui la déterminent, nous sommes conduits à distinguer les variétés suivantes, en regard desquelles nous résumons le traitement :

1° La diarrhée chronique caractérisée par des selles pâteuses, demimolles, souvent fétides, par l'absence de douleurs, liée habituellement à des déviations du chimisme gastro-intestinal. Traitement surtout dirigé contre les troubles digestifs, de plus : antiseptiques intestinaux, pancréatine.

2° La diarrhée alternant avec une constipation opiniâtre, avec le rejet de muco-membranes, coïncidant avec des douleurs vives, des troubles nerveux multiples, et caractérisée anatomiquement, par une atonie du côlon qui est dilaté et inerte. Régime : Purées de viande et de légumes, laitage. — Traitement général : hydrothérapie chaude, électrisation. — Local : laxatifs doux, lavages de l'intestin. Plombières.

3° La diarrhée accompagnée de sang, de ténesme, indiquant l'existence d'ulcérations au niveau du gros intestin, le plus souvent tuberculeuses. Traitement : lait et viande crue, acide lactique, opiacés.

4° La diarrhée caractérisée par un flux séreux souvent très abondant, par l'absence de douleurs, la résistance au traitement, la manifestation sous forme de crises et la disparition spontanée; c'est la diarrhée nerveuse ou névropathique. Traitement : douches chaudes, irrigations rectales chaudes, opiacés, belladone ou atropine.

DYSENTERIE.

Bien que l'on ne connaisse pas encore l'agent infectieux de la dysenterie, la spécificité attribuée par Kartulis aux amibes, par Chantemesse et Widal au bacille découvert par eux, n'ayant pas encore été reconnue, personne ne met en doute la nature infectieuse de cette maladie (le bacille de Chantemesse et Widal n'est autre que le *Bacterium coli*). On sait que l'eau est le principal agent, le seul probablement, de sa transmission, mais qu'une hygiène alimentaire défectueuse, l'abus des fruits, que d'autre part les refroidissements et toutes les causes de débilitation favorisent au plus haut degré son développement. On sait aussi que l'infection palustre est une cause prédisposante et que la dysenterie revêt chez les paludiques un caractère particulier de gravité. (On ne peut d'ailleurs admettre avec Cambay et Dutroulau que la dysenterie soit l'une des manifestations de l'infection palustre.)

Le **traitement prophylactique** consiste en l'usage d'eau filtrée ou mieux bouillie, dans les localités ou règne la dysenterie; d'autre part, dans l'exclusion des fruits verts et des aliments indigestes comme le biscuit, le lard, les salaisons, etc.

On doit en outre éviter les refroidissements brusques, porter des ceintures de flanelle. Les selles des dysentériques seront rigoureusement désinfectées.

On n'a plus recours aujourd'hui dans le **traitement curatif** de dysenterie à l'absurde pratique des émissions sanguines générales ou locales qui a donné de si funestes résultats, non plus qu'à la médication opiacée, préconisée par Sydenham; mais on est resté fidèle à la médication par les purgatifs et l'ipéca.

On ne doit employer exclusivement que les purgatifs salins ou le calomel ; parmi les *purgatifs salins* les plus employés sont le sulfate de soude, la crème de tartre, le sel de Seignette. Il faut toujours commencer par donner l'un de ces purgatifs (à la dose moyenne de 20 grammes chez l'adulte) avant d'instituer le traitement par l'ipéca.

Quant au *calomel*, très employé par les médecins anglais qui le considèrent comme le meilleur remède à opposer à la dysenterie, on peut l'administrer de deux façons, soit à doses fractionnées (5 centigrammes en 10 paquets à prendre d'heure en heure), soit à doses massives, 1 gramme ou même davantage, à prendre en une ou deux fois en vingt-quatre heures. Suivant M. Laveran ce dernier mode d'administration est préférable au précédent, car il donne des résultats plus satisfaisants, et a l'avantage de moins exposer à la salivation. Le calomel est surtout indiqué quand la sécrétion biliaire est suspendue. Peut-être agit-il aussi à titre d'antiseptique ? Le lendemain de l'administration du purgatif on donne l'ipéca, dont les propriétés antidysentériques étaient déjà connues sous le règne de Louis XIV; Helvétius avait obtenu avec ce médicament de si nombreuses guérisons, que Louis XIV lui acheta son secret moyennant 1000 louis d'or.

L'*ipéca* s'emploie suivant la méthode brésilienne qui est la suivante : On verse un verre d'eau bouillante (200 grammes d'eau) sur 2,4 ou 8 grammes de racines concassées d'ipéca; on laisse macérer pendant plusieurs heures, puis on décante et on fait prendre la macération au malade ; le deuxième jour on reprend les mêmes racines d'ipéca, on leur fait subir la même préparation et le malade absorbe la même quantité de macération; on répète la même opération le jour suivant de sorte que le malade prend l'ipéca pendant trois jours.

La méthode suivante que préconise Delioux de Savignac est plus simple et tout aussi efficace; Delioux prescrivait :

Poudre d'ipéca.................................. 4 grammes.

Faites bouillir cinq minutes dans :

Eau... 300 grammes.

Filtrez et ajoutez :

Sirop d'opium.................................. 30 grammes.
Hydrolat de cannelle........................... 30 —

à prendre par cuillerée à bouche d'heure en heure. L'addition d'une petite quantité d'opium a pour but de favoriser la tolérance de l'ipéca; il importe en effet pour obtenir l'action antidysentérique de prévenir les effets vomitifs.

Si la dysenterie est légère, on peut se borner à ne faire prendre que la moitié de la potion dans les vingt-quatre heures.

Sous l'influence de cette médication, les selles reprennent rapidement la coloration bilieuse, mais les rechutes sont fréquentes et il est souvent nécessaire de répéter à plusieurs reprises l'administration de l'ipéca.

On a proposé de donner l'ipéca associé au calomel, après que le malade a été soumis pendant trois jours au traitement par la méthode brésilienne ; on prescrit alors les pilules suivantes, dites pilules de Segond :

Ipéca.................................. 40 centigrammes.
Calomel................................ 20 —
Extrait d'opium........................ 5 —
Sirop de nerprun....................... Q. S.

Pour 6 pilules à prendre dans les vingt-quatre heures.

Telle est la médication interne à employer dans la dysenterie, médication empirique, car il est difficile d'expliquer d'une façon précise le mode d'action de l'ipéca. On a préconisé récemment l'iodoforme, à la dose de 25 à 30 centigrammes par jour, associé à la poudre d'opium, en cinq ou six cachets (Lardier et Pernet).

A la médication interne, il faut associer l'emploi des lavements médicamenteux, mais au bout de quelques jours seulement, lorsque l'acuité de la maladie est moindre ; on peut prescrire les *lavements à l'extrait de Saturne* (3 à 5 grammes pour 250 grammes d'eau) et les *lavements au nitrate d'argent* (5 à 10 centigrammes pour 120 grammes d'eau chez l'enfant; 25 à 50 centigrammes pour 200 grammes d'eau chez l'adulte) ; l'*ipéca en lavements* (3 gr. *en infusion*) donne également d'excellents résultats ; en cas d'hémorrhagie intestinale on peut donner un lavement avec une cuillerée à bouche de perchlorure de fer pour un litre d'eau.

Pendant tout le temps de la période aiguë le malade ne doit prendre comme aliments que du *bouillon* passé sur un linge fin et non salé, de l'*eau albumineuse et salée.*

Pendant la convalescence, il doit prendre du lait coupé d'eau de chaux ou d'eau de Vichy et de la viande crue, râpée et tamisée ; à titre de tonique, on emploiera la *macération de quinquina*, mais on proscrira les vins toniques, l'alcool.

Si la dysenterie passe à l'état chronique, il faut employer le même traitement et maintenir le malade à l'usage du *lait* et de la *viande crue* jusqu'à ce que les selles se modifient ; le passage à l'état chronique est le plus souvent dû aux écarts de régime du malade qui reprend prématurément l'alimentation habituelle.

Une saison à *Vichy* complète le traitement. Lorsque la dysenterie est terminée, mais que les selles restent semi-liquides, diarrhéiques, ce qui arrive fréquemment, il faut employer la *poudre de Dower* à la dose de 40 à 50 centigrammes par jour, et le *tannin* en pilules de 10 centigrammes à la dose de 5 à 6 par jour.

APPENDICITE.

« Tant que l'appendicite s'est appelée typhlite, tant qu'on a cru que les lésion siégeaient dans le cæcum, le traitement est resté presque exclusivement médical. Et il ne pouvait en être autrement ; on ne pouvait évidemment songer à inciser le gros intestin. Le chirurgien n'intervenait que le main forcée pour ainsi dire, quand le pus collecté, après des ravages internes plus ou moins étendus, venait pointer sous la peau en quelque partie de la paroi abdominale, c'est-à-dire le plus souvent trop tard, pour sauver le malade » (Talamon).

Aujourd'hui la connaissance du siège de la perforation, la possibilité reconnue d'ouvrir l'abcès périappendiculaire et de déterminer ainsi la guérison, avant l'extension des lésions ou l'ouverture de l'abcès à l'extérieur ou dans les cavités internes, a permis de substituer au traitement médical, l'intervention chirurgicale. Mêlier dès 1827 avait prévu le rôle que devait jouer la chirurgie. « S'il était possible, disait-il, d'établir d'une manière certaine le diagnostic de ces affections, on concevrait la possibilité d'en débarrasser les malades au moyen d'une opération. On arrivera peut-être un jour à ce résultat » (*Journal général de Médecine*).

Ainsi que le fait remarquer M. Talamon, la prévision de Mêlier se trouve aujourd'hui réalisée, ou, pour mieux dire, dépassée, car certains chirurgiens, en particulier les Américains, ont érigé l'intervention en règle absolue et ne reconnaissent d'autre traitement de l'appendicite que l'incision immédiate.

Il y a là un excès contre lequel il faut réagir. Nombre d'appendicités guérissent sous l'influence d'un traitement purement médical, et le traitement doit être subordonné à la variété d'appendicite à laquelle on a affaire.

Il est bon de rappeler ici que si la typhlite a été démembrée en grande partie au profit de l'appendicite, il n'existe pas moins plusieurs variétés de typhlite, qui constituent des localisations de la dysenterie, de la fièvre typhoïde et surtout de la tuberculose. D'autre part, l'appendicite est le plus souvent précédée de l'engouement stercoral du cæcum qui favorise la production des boulettes fécales et leur pénétration dans l'appendice. M. Talamon croit plutôt à l'influence de la colite chronique.

En ce qui concerne l'étiologie de l'appendicite, celle-ci dans l'immense majorité des cas, est déterminée par un corps étranger.

Celui-ci peut occasionner ou non la perforation de l'intestin.

Dans le dernier cas, le corps étranger peut donner lieu à des accidents douloureux, comparables à la colique hépatique, sans réaction inflammatoire : c'est la colique appendiculaire, ou bien à de la péritonite de voisinage.

Dans le premier cas, la perforation peut donner lieu à un abcès localisé, ou bien à une péritonite généralisée.

L'appendicite peut récidiver à plusieurs reprises ; c'est l'appendicite à rechutes.

Dans la **colique appendiculaire** le séjour au lit, une alimentation très légère, l'usage de la morphine constituent tout le traitement.

L'appendicite non perforante se traduit comme la précédente par l'apparition de douleurs dans la fosse iliaque droite, avec point limité, douloureux à la pression (point de Mac Burnen) et vomissements, mais s'en distingue par l'existence d'une élévation thermique et d'une petite tumeur allongée, de la grosseur du doigt.

Dans ce cas aucun signe ne fait songer à la perforation; mais parfois, bien qu'il n'existe aucune perforation, les symptômes sont assez graves pour faire admettre la présence d'une péritonite localisée ou même perforée. Cette forme a été comparée par M. Talamon aux pseudo-péritonites des hystériques et s'observerait d'ailleurs chez les sujets nerveux et hystériques. Le ventre est ballonné, il existe des vomissements porracés, un facies grippé, du refroidissement des extrémités. On conçoit l'embarras du médecin en présence de pareils symptômes et l'on comprend qu'il puisse être tenté d'avoir recours au chirurgien; cependant cette forme d'apparence grave se termine par résolution comme la précédente. Ce qui permettra le diagnostic c'est qu'au palper on trouve l'appendice normal ou à peine augmenté de volume.

Le traitement médical suffit dans les cas d'appendicite sans perforation.

Le malade doit être mis au *repos absolu;* on lui fait appliquer une *vessie de glace* sur le ventre. Le *bain* peut être utile, à la condition de déplacer le malade avec précaution. Les vésicatoires, les sangsues, les applications d'onguent napolitain sont inutiles ou nuisibles. L'emploi de l'*opium*, donné sous forme d'extrait thébaïque en pilules de un ou deux centigrammes, répétées quatre ou cinq fois par jour, complète le traitement.

L'usage des purgatifs est universellement condamné. On peut seulement, à la période de déclin prescrire l'*huile de ricin* à doses fractionnées, par cuillerées à café de demi-heure en demi-heure. On évite ainsi les contractions intestinales trop violentes.

Lorsque les douleurs s'apaisent et que l'appendicite paraît entrer en résolution on peut avoir recours aux grandes *irrigations intestinales*, à la condition de les faire sous très faible pression et avec une très grande lenteur.

Le professeur Bouchard recommande de faire passer dans l'intestin, deux fois par jour, un litre d'eau à 38°, à laquelle on peut ajouter :

Borate de soude.............................. 5 grammes.

et deux ou trois cuillerées à café du mélange suivant :

Teinture de benjoin...................... }
Alcool camphré.......................... } āā parties égales.

Bien que l'on puisse observer des appendicites avec abcès, sans perforation, l'abcès est habituellement la conséquence de la **perforation** de l'appendice.

Les symptômes de début sont les mêmes que ceux de l'appendicite simple (nausées, vomissements, douleurs vives dans la fosse iliaque droite, fièvre), mais il s'y ajoute un autre symptôme, la tuméfaction plus ou moins étendue de la région appendiculaire ; parfois les symptômes simulent au début ceux d'une péritonite généralisée, puis leur intensité décroît et la douleur se localise au niveau de la région indiquée. Inversement les signes de la péritonite généralisée peuvent apparaître secondairement à la suite de la rupture des adhérences qui limitent l'abcès.

Enfin, dans une autre variété de cas, les signes de la péritonite généralisée existent d'emblée, mais la tumeur fait défaut. Les vomissements deviennent porracés, verdâtres, le malade prend le facies abdominal, etc.

Lorsque la fluctuation existe, on ne peut douter de la présence du pus, dans le cas d'abcès limité ; mais attendre la fluctuation pour se prononcer, c'est risquer d'exposer le malade à de graves complications ; en général, la perforation ne devient évidente que vers le septième ou le huitième jour ; à ce moment, l'aggravation des symptômes locaux, la persistance de la fièvre lèvent tous les doutes sur l'existence d'une perforation.

C'est devant l'impossibilité d'affirmer l'existence de la perforation avant le septième ou le huitième jour, qu'un certain nombre de chirurgiens, notamment les chirurgiens américains, proposent l'intervention précoce, après un laps de temps variant de vingt-quatre à quarante-huit heures, ou ne dépassant pas quatre jours en tous cas, si les accidents ne paraissent pas s'amender. Leurs arguments sont :

L'impossibilité de savoir quelle sera la marche de l'appendicite.

La possibilité d'une mort rapide dans les deux ou trois premiers jours.

La bénignité de l'intervention immédiate alors qu'une opération trop tardive peut être inutile.

On ne saurait ériger en règle absolue, l'intervention précoce; celle-ci, en effet, est inutile dans beaucoup de cas qui se terminent par résolution ; il est donc légitime d'épargner au malade, autant que faire se peut, une opération qui pour être devenue de pratique courante, ne peut cependant être considérée comme dépourvue de tout danger. On ne doit opérer que les appendicites à rechutes, les appendicites avec abcès localisés, les appendicites suraiguës perforantes avec péritonite généralisée; dans ce dernier cas, l'utilité d'une intervention précoce ne saurait être mise en discussion. Lorsque au contraire les phénomènes inflammatoires ont tendance à se localiser, on peut temporiser, mais sans attendre le moment où l'abcès viendra faire saillie sous la peau.

Bien que l'on ne puisse fixer une date précise pour l'opération, les chirurgiens français opèrent généralement vers le cinquième ou le sixième jour, au moment où le pus est déjà collecté, mais où l'abcès n'a pas encore eu le temps de se frayer un passage soit vers l'extérieur, soit vers l'un des viscères abdominaux.

En résumé, il faut toujours commencer par avoir recours au traitement médical, à moins que l'on ne se trouve en présence d'une appendicite suraiguë perforante. Lorsque les symptômes indiquent une localisation des phénomènes inflammatoires, il faut temporiser pendant quelques jours : ou bien on constatera une amélioration manifeste, indiquant la résolution de la péritonite localisée et l'absence de perforation, ou bien la fièvre, la tumeur persisteront et l'on devra intervenir, en moyenne, du cinquième au sixième jour.

CONSTIPATION.

La constipation est le symptôme, accidentel ou habituel, que le médecin est appelé le plus souvent à combattre. Les médications dirigées contre la constipation sont innombrables ; si elles échouent souvent, leur insuccès est dû soit à l'existence d'une atonie rebelle contre laquelle tout médicament est impuissant, soit à la négligence du médecin qui omet de rechercher la cause de la constipation. La persistance de la constipation peut encore être due à l'emploi irrationnel de certains médicaments, par exemple à l'abus des purgatifs salins, dans les cas de constipation habituelle.

Il est indispensable de distinguer le traitement de la constipation accidentelle, de celui de la constipation habituelle.

A. — Constipation accidentelle.

La constipation accidentelle peut s'observer dans le cours de toutes les maladies infectieuses et même dans la fièvre typhoïde, dont la diarrhée est cependant l'un des symptômes pathognomoniques. Elle peut s'observer dans l'embarras gastrique, et dans toute une série de cas divers, comme la colique saturnine, l'appendicite, l'étranglement herniaire, l'occlusion intestinale, la méningite, l'hémorrhagie cérébrale, les affections du cœur, du rein, etc...

Trouver la cause de la constipation accidentelle est chose facile; c'est d'après la connaissance de cette cause que l'on se règle pour établir un traitement.

Il est des cas où l'on doit s'abstenir de toute intervention ; on sait quel est le danger des purgatifs administrés d'une façon intempestive dans l'appendicite, l'étranglement herniaire, l'occlusion intestinale.

Dans les maladies aiguës et dans les cas où la constipation résulte de troubles digestifs passagers, on doit au contraire combattre la constipation. Celle des maladies aiguës est justiciable de l'emploi des purgatifs salins et des lavements ; celle qui est la conséquence d'une indigestion nécessite le même traitement.

Dans la colique saturnine, dans les cardiopathies à la période d'asystolie, etc., l'intervention doit être énergique ; il faut avoir recours aux purgatifs drastiques.

Nous devrons donc étudier à cette place les purgatifs salins et les drastiques.

Parmi les purgatifs salins, les sels de soude et de magnésie occupent le premier rang.

Les sels de soude fournissent un certain nombre de purgatifs : sulfate, tartrate, citrate, phosphate etc... Le plus employé est le *sulfate de soude* dont la dose moyenne chez l'adulte est de 20 à 30 grammes que l'on fait prendre habituellement dans du bouillon aux herbes. Il détermine des selles séro-bilieuses, accompagnées de légères coliques qui se succèdent assez rapidement pendant quelques heures. Il est principalement indiqué dans l'embarras gastrique, la fièvre typhoïde. Il entre dans un certain nombre de purgations complexes et on l'associe parfois au tartre stibié :

Sulfate de soude........................	30 grammes.
Tartre stibié..............................	5 centigrammes.

à prendre dans un demi-litre d'eau en plusieurs fois.

Cet éméto-cathartique est usité principalement dans les cas d'intoxication.

Le sulfate de soude s'administre aussi très souvent par la voie rectale, associé au séné :

Feuilles de séné............................	15 grammes.
Sulfate de soude............................	15 —
Eau bouillante..............................	500 —

(Lavement purgatif du Codex).

Enfin le sulfate de soude entre dans la composition d'un certain nombre d'eaux purgatives que nous indiquerons plus loin.

Le *phosphate de soude* a récemment été remis en honneur ; on l'emploie à la dose de 30 à 60 grammes :

Phosphate de soude..........................	Q. variable.
Sirop de groseilles..........................	50 grammes.
Eau..	200 —

Le tartrate de soude s'emploie sous forme de sel double de soude et de potasse ou *sel de seignette* à la dose de 20 à 60 grammes, que l'on fait prendre dans du bouillon.

Les sels de magnésie sont d'un usage encore plus répandu que celui des sels de soude.

Avant de les indiquer citons la *magnésie* qui employée souvent à petites doses, comme laxatif, peut être employée à titre purgatif.

La magnésie calcinée se donne chez l'adulte à la dose de 10 à 20 grammes, la magnésie blanche (hydrocarbonate de magnésie), aux mêmes doses. On peut user de la magnésie calcinée, granulée, dont la saveur est moins désagréable ; quatre cuillerées à café sont nécessaires pour obtenir un effet purgatif.

Les deux sels de magnésie usités comme purgatifs sont le sulfate et le citrate. Le sulfate est celui qui possède les propriétés purgatives les plus sûres, mais son amertume le fait repousser par bien des malades qui préfèrent prendre le citrate sous forme de limonade gazeuse.

Le *sulfate de magnésie* (sel d'Epsom) qui est le principe actif des eaux d'Epsom et de Sedlitz s'emploie à la dose de 15 à 20 grammes.

Il se donne également en lavement, associé au séné :

Sulfate de magnésie........................	15	grammes.
Séné..	15	—
Eau bouillante..............................	250	—

pour un lavement.

L'eau de Sedlitz artificielle, qui est le mode d'administration habituel du sulfate de magnésie, s'emploie à la dose moyenne de deux verres.

Les limonades purgatives au *citrate de magnésie* se font avec l'acide citrique ou l'acide tartrique ; on prescrit une bouteille de limonade de 40 à 50 grammes de sel.

Les eaux minérales purgatives sont très nombreuses ; elles se divisent en eaux sulfatées et chlorurées. Les sulfatées se distinguent en sulfatées sodiques, sulfatées magnésiennes et sulfatées mixtes.

L'eau la plus riche en sulfate de soude est celle de *Rubinat* (Espagne) qui contient près de 100 grammes de sulfate par litre. La dose d'un verre à bordeaux suffit habituellement.

D'autres eaux contiennent encore du sulfate de soude, mais en faible quantité et sont plutôt indiquées comme laxatives et comme modificatrices des fonctions gastriques et hépatiques : telles sont celles de *Brides* (Savoie ; température : 35 à 36 degrés), d'*Aulus* (Ariège), de *Marienbad* et de *Carlsbad* (Bohême) qui comprennent plusieurs sources chaudes et renferment un grand nombre de principes minéraux, parmi lesquels domine le sulfate de soude à la dose de 2 à 5 grammes par litre.

Parmi les sulfatées magnésiennes et les sulfatées mixtes, il faut citer l'eau de *Montmirail* (Vaucluse) qui ne le cède en rien aux différentes eaux étrangères et qui doit par suite obtenir la préférence des médecins français. Elle contient 10 grammes de sulfate de magnésie et 5 grammes de sulfate de soude par litre; elle purge à la dose de trois à quatre verres.

L'eau de *Pullna* (Bohême) contient 12 grammes de sulfate de magnésie; 10 grammes de sulfate de soude; 2 gr. 50 de chlorure de magnésium par litre. Dose purgative : deux verres.

L'eau de *Birmenstorff* (Suisse) est également une sulfatée mixte; elle contient 22 grammes de sulfate de magnésie et 7 grammes de sulfate de soude par litre. Un verre à deux verres déterminent l'effet purgatif.

Les plus minéralisées des sulfatées mixtes sont les eaux célèbres d'*Hunyadi Janos* et de *Rakoczy*. Elles contiennent de 22 à 25 grammes de sulfate de magnésie, de 20 à 22 grammes de sulfate de soude et de 17 à 20 grammes de chlorure de sodium par litre. Dose : de un à deux verres.

Les eaux chlorurées : *Aulus*, *Châtel-Guyon* (Puy de Dôme) sont peu minéralisées et conviennent surtout dans le traitement de la constipation habituelle.

Les purgatifs salins agissent surtout en augmentant la sécrétion intestinale; aussi sont-ils particulièrement indiqués, d'une part dans les affections aiguës de l'intestin : embarras gastro-intestinal, diarrhées catarrhales, dysenterie au début, etc., et d'autre part, dans tous les cas où l'on veut obtenir une dérivation du côté de l'intestin, soit pour déterminer une « saignée séreuse » (cardiopathies avec œdème), soit pour favoriser l'élimination de produits toxiques quand l'émonctoire rénal fonctionne d'une façon insuffisante (Néphrites).

Leur usage prolongé entraîne toujours la constipation, aussi sont-ils contre-indiqués dans la plupart des cas de constipation habituelle.

Avant d'énumérer les drastiques, nous devons parler de l'*huile de ricin* qui est un excellent purgatif, et qu'il convient surtout d'employer au début du traitement de la constipation habituelle, quand il s'agit de déterminer la désobstruction préalable de l'intestin. Chez l'enfant (deuxième enfance) on l'administre à la dose de 10 à 20 grammes; chez l'adulte à la dose de 30 à 60 grammes. Sa saveur nauséeuse en rend le maniement très difficile, surtout chez les enfants. On a proposé de la faire prendre en potion :

Huile de ricin	30	grammes.
Sirop d'orgeat	30	—
Sirop de gomme	30	—
Eau de menthe	10	—
Eau distillée q. s. pour compléter	150	—

à prendre en une fois (Patein).

On l'administre habituellement dans du bouillon tiède, dégraissé ; dans du café noir, du jus d'orange.

Chez les enfants, on peut avoir recours à un mélange d'huile et de sirop de gomme bien aromatisé avec un peu d'eau de menthe ou de fleur d'oranger et qu'on agite vivement dans la fiole, au moment de l'administrer.

L'huile de ricin se donne encore en lavement à la dose de 30 grammes.

Les drastiques sont fort utiles dans certains cas en raison de leur action énergique, mais ils doivent être maniés avec prudence, car ils peuvent déterminer des entérites graves et entraîner la mort. Leur emploi prolongé est contre-indiqué. Les plus usités sont le jalap et la scammonée. L'huile de croton ne s'emploie que rarement.

Le *jalap* se donne en poudre à la dose de 80 centigrammes à 2 grammes au plus ; la résine à dose moindre (60 centigrammes).

La préparation de jalap que l'on prescrit habituellement est la teinture de jalap composée, plus connue sous le nom d'eau-de-vie allemande. Voici la formule de cette teinture :

Racine de jalap	80	grammes.
Racine de turbith	10	—
Scammonée d'Alep	20	—
Alcool à 60°	960	—

L'eau-de-vie allemande est prescrite à la dose de 10 à 30 grammes, seule ou associée à poids égal de sirop de nerprun ou de séné. C'est un purgatif fréquemment employé dans la colique saturnine, dans l'asystolie, avant le traitement digitalique, dans le mal de Bright, etc.

La *scammonée* se donne à l'état de poudre à la dose de 25 centigrammes à 1 gramme, à l'état de résine à le dose de 40 à 60 centigrammes ; elle est moins irritante que le jalap.

L'*huile de croton* est un drastique des plus violents, qu'il faut réserver pour les cas particulièrement rebelles (colique de plomb, accumulation de scybales). On la prescrit associée à l'huile de ricin.

Huile de ricin	30 grammes.
— de croton	I ou II gouttes.

ou en pilules :

Huile de croton	I goutte.
Miel blanc	ãã Q. S.
Poudre de guimauve	ãã Q. S.

Pour une pilule. Il est prudent de n'administrer qu'une seule pilule.

La *mercuriale* ne s'emploie guère qu'en lavement :

Miel de mercuriale	100	grammes.
Eau tiède	400	—

La coloquinte est peu employée, car elle détermine une colite dysentériforme; elle entre, à petites doses, dans la composition de pilules purgatives; il en est de même de la gomme-gutte. On a employé ces purgatifs surtout dans les cas de congestion de l'encéphale.

Bien que le séné ait une action purgative puissante, on l'emploie surtout à petites doses, dans la constipation habituelle; il en est de même de l'aloès. Cependant quelques personnes se purgent encore avec ce médicament (la dose purgative est de 15 à 30 centigrammes).

L'aloès en raison de son action active sur le gros intestin est utile dans les affections chroniques du foie, en déterminant la déplétion du système porte.

Il est un dernier purgatif qui ne rentre dans aucune des catégories précitées, c'est le *calomel*. A son pouvoir purgatif, le calomel joint une puissante action antiseptique; aussi est-il particulièrement indiqué dans la fièvre typhoïde, la dysenterie, l'ictère catarrhal, etc. Il se donne chez l'adulte à la dose de 60 centigrammes à 1 gramme, mélangé à du miel ou à du sucre; chez l'enfant, on prescrit de 10 à 40 centigrammes. La dose prescrite doit être prise en une seule fois.

Un certain nombre des purgatifs qui viennent d'être énumérés peuvent être administrés par la voie rectale, lorsque l'on a lieu de supposer que l'estomac les rejettera; l'intolérance gastrique qui se manifeste dans la colique de plomb, dans l'urémie, rend souvent nécessaire l'emploi des *lavements purgatifs*; nous avons précédemment donné la formule de ceux dont on se sert habituellement (lavement purgatif au sulfate de soude et au séné à l'huile de ricin), etc.

Depuis quelques années on a recours avec grand avantage aux *lavages de l'intestin*. On a répété pendant longtemps que la valvule iléo-cœcale s'oppose au passage dans l'intestin grêle des liquides administrés sous forme de lavement; jusqu'à nos jours, la valvule iléocœcale a paru justifier son nom classique de « barrière des apothicaires ». Cependant Cantani, avec le procédé de l'entéroclyse, prétendit pouvoir faire pénétrer, à l'aide d'une pression suffisante, une grande quantité d'eau dans l'intestin grêle; c'est dans la fièvre typhoïde, le choléra qu'il a utilisé les lavages de l'intestin, suivant son procédé. Récemment MM. Lesage et Dauriac (Gazette des hôpitaux 17 octobre 1893) ont préconisé un moyen qui permet, plus sûrement que le procédé de Cantani, de laver tout l'intestin et notamment de le désobstruer dans les cas d'occlusion par accumulation de matières. Ce procédé diffère de celui de Cantani en ce que la quantité d'eau qui pénètre dans l'intestin est considérable (huit à dix litres), bien que la pression employée pour assurer sa pénétration soit très faible.

Le malade est placé horizontalement sur le lit, la hanche gauche légèrement relevée par un coussin, de façon à mettre le cœcum dans une situation déclive.

Ceci fait, on introduit dans le rectum une sonde en caoutchouc telle que la sonde de Debove, jusqu'au milieu du côlon transverse. L'autre extrémité de la sonde est réunie par un tube de caoutchouc de un mètre muni d'un robinet, à un bock rempli de huit à dix litres de liquide chauffé à 40 degrés environ. Ce réservoir est élevé à peine au-dessus du plan horizontal du malade (de 20 à 30 centimètres environ). On laisse couler le liquide, qui, doucement et sous une très faible pression vient remplir le cœcum, ainsi que le côlon transverse. Pour éviter la sortie du liquide par l'anus, on doit obturer complètement cet orifice à l'aide d'un tampon de coton ou d'un appareil approprié. Vers le troisième litre environ la valvule de Bauhin est franchie ; à ce moment le malade éprouve quelques coliques.

Si le niveau de l'eau continue à baisser, on maintient le récipient dans sa situation. Si le niveau reste stationnnaire, on élève doucement le récipient et d'une très faible hauteur, pour augmenter un peu la pression, et ainsi de suite jusqu'à l'écoulement de la totalité du liquide. A partir du sixième litre, le liquide pénètre dans l'estomac. Immédiatement, le malade a des nausées ou des vomissements qui consistent en le rejet du liquide injecté, souillé plus ou moins par les matières fécales.

Le liquide ne refoule ni le foie, ni l'estomac, ni le diaphragme.

Bien que d'après Lesage et Dauriac aucun accident ne soit à redouter, on ne saurait recommander leur procédé comme susceptible d'être employé dans la pratique courante, en raison des vomissements pénibles qu'il détermine, mais il pourra rendre des services dans les cas d'occlusion intestinale par paralysie de l'intestin (pseudo-étranglement).

B. — Constipation habituelle.

Pour instituer un traitement rationnel de la constipation habituelle, il importe :

1° De s'enquérir de l'état de l'intestin et de l'appareil digestif.

2° De l'état de la santé générale.

3° De rechercher la cause de l'atonie de l'intestin, en s'appuyant sur les commémoratifs et sur les renseignements recueillis au cours de l'examen.

1° L'aspect des matières suffit le plus souvent à renseigner d'une façon suffisante sur l'état de l'intestin.

Tout d'abord la nature des évacuations peut fournir une indication sur le siège de la rétention des matières ; c'est ainsi que les débâcles sont en rapport avec une accumulation des matières dans le rectum ou l'S iliaque. S'il existe au contraire des scybales dures, ovillées, expulsées continuellement sous l'influence des lavements, on doit songer à l'arrêt des matières sur toute la longueur des parois du côlon. La présence de sécrétions blanchâtres analogues à des crachats, les amas gélatiniformes, teints ou non de sang indiquent une poussée inflammatoire aiguë ou subaiguë.

Les muco-membranes rubanées sont le signe de l'entérite muco-membraneuse et annoncent toujours une constipation d'ancienne date.

La fétidité des matières indique l'existence des fermentations intestinales; leur coloration, l'état du foie (décoloration par acholie).

Le ventre peut être normal comme aspect; d'autres fois, il est flasque et étalé ou bien au contraire proéminent et distendu par des gaz.

Il peut exister de la douleur en certains points du trajet de l'intestin; au niveau de la fosse iliaque droite, la douleur indique une altération du cœcum; en l'absence de douleurs, il peut y avoir à son niveau, une masse rénitente allongée verticalement, facile à circonscrire.

D'autres fois, c'est le côlon transverse qui souffre d'une façon prédominante (entérite muco-membraneuse); la douleur affecte à ce niveau la forme d'une barre transversale : il existe des points douloureux aux angles du côlon; la sonorité tympanique étendue, le clapotage indiquent la dilatation de l'organe.

Il est facile de constater l'accumulation des matières dans l'S iliaque; le toucher rectal et le toucher vaginal renseignent sur la stase stercorale dans le rectum; la douleur s'accuse alors par du ténesme, par de la brûlure anale. Les lavements ne peuvent être gardés.

Il importe, lorsqu'on est renseigné sur l'état de l'intestin, de rechercher la part qui revient aux troubles gastriques dans la production de la constipation. Il est bien rare que la dyspepsie évolue sans troubles intestinaux; plus fréquente est la constipation qui s'observe aussi bien dans l'hyperpepsie que dans l'hypopepsie; chez un grand nombre d'hyperchlorhydriques observés par nous, il existait une constipation opiniâtre avec colite muco-membraneuse; chez ces malades, le traitement de l'affection stomacale modifie d'une façon heureuse les fonctions intestinales, tandis que si l'on se borne, faute d'un diagnostic précis, à traiter uniquement la constipation, on peut aggraver l'état gastrique, sans que la constipation disparaisse.

Alors même que les malades n'accusent que des troubles intestinaux, le chimisme stomacal est presque toujours profondément altéré; le type chimique habituel que l'on trouve chez les constipés, chez les hémorrhoïdaires notamment, est l'hypopepsie. « Il est probable, dit M. Hayem, que beaucoup commencent par être des hyperpeptiques constipés et qu'après l'usage plus ou moins prolongé des purgatifs, des eaux minérales etc., ils deviennent des hypopeptiques.

La langue est souvent hyperémiée, rouge, luisante et l'haleine fétide (élimination des gaz intestinaux par la voie pulmonaire).

2° La santé générale est toujours troublée dans le cas de constipation opiniâtre; les malades accusent des troubles nerveux multiples : ils éprouvent une sensation permanente de fatigue ; ils ont de l'inaptitude au travail, de l'insomnie, des vertiges, de la céphalée, etc.; les signes de la neurasthénie coïncident habituellement avec l'entérite muco-membraneuse.

Quelques-uns de ces troubles nerveux peuvent être attribués aux auto-intoxications qui se traduisent par l'existence d'une grande quantité d'indol et de skatol dans les urines, par le teint jaunâtre du visage, etc.

A côté de ces troubles chroniques de la santé générale, il est des épisodes aigus dont la nature est souvent méconnue. Il n'est pas rare de voir survenir chez les malades atteints de constipation, avec ou sans colite muco-membraneuse, des accidents fébriles, véritables auto-intoxications aiguës, avec anorexie absolue, céphalalgie, insomnie.

La cause de ces accidents est parfois méconnue par les médecins qui traitent leurs malades pour un embarras gastrique fébrile, ou même une fièvre typhoïde.

3° Le diagnostic de la cause peut être parfois porté d'emblée ; l'existence chez le malade d'une affection chronique des centres nerveux (myélite chronique, tabès) ou de la neurasthénie, d'une grossesse, d'une tumeur utérine ou ovarique sont des causes évidentes de constipation. D'autres fois, la cause doit être recherchée avec soin. Il importe de faire porter l'enquête sur le genre de vie et sur le régime alimentaire du malade ; on sait que les personnes qui font grand usage de viande et qui ne donnent aux végétaux qu'une place restreinte dans leur alimentation sont prédisposées à la constipation ; il en est de même dans beaucoup de cas de celles qui sont soumises au régime lacté exclusif. En ce qui concerne les conditions d'existence du malade, il faut rechercher s'il n'existe pas chez lui une cause quelconque de débilitation et d'épuisement nerveux (convalescence de maladie fébrile, comme la fièvre typhoïde; excès vénériens, chlorose, etc.) ou bien, si pour des raisons de bienséance, le malade n'a pas pris l'habitude de résister aux besoins de se présenter à la garde-robe; enfin et surtout, s'il mène une vie sédentaire. Il sera utile également de s'enquérir des traitements suivis; on sait que l'usage d'un certain nombre de médicaments tels que l'opium, le tannin, etc., engendre la constipation ; et que d'autre part l'abus des lavements émousse la sensibilité de l'intestin et atténue la perception du besoin de défécation ; qu'enfin l'emploi répété des purgatifs salins augmente la constipation. On examinera ensuite le malade et l'on devra tout d'abord constater s'il existe ou non des hémorrhoïdes ; on recherchera ensuite s'il existe ou non un obstacle mécanique au cours des matières (rétrécissement rectal, amas de calculs biliaires, cancer intestinal, brides péritonéales à la suite d'une péritonite, tumeurs pelviennes ou adhérences anormales) ; on recherchera l'existence d'affections du foie, celle du diabète ou d'une maladie cachectisante et l'on ne s'arrêtera au diagnostic d'atonie intestinale primitive qu'après avoir éliminé les diverses causes qui viennent d'être énumérées.

Le traitement comprend :

1° Celui de la cause de l'atonie :

2° Celui de l'atonie ;

3° Celui des complications.

I. — Traitement causal.

Certaines indications causales ne peuvent être remplies.

On ne peut évidemment guérir radicalement la constipation d'un malade atteint de paraplégie, de cancer ou de rétrécissement intestinal, ou d'une affection grave du foie.

Le terrain névropathique est difficile à modifier ; nous verrons ultérieurement dans quel sens doivent s'exercer les efforts du médecin pour combattre la neurasthénie.

S'il existe une tendance du malade à résister aux sollicitations naturelles, on combat énergiquement cette funeste habitude.

On doit d'ailleurs engager tous les constipés, quelle que soit la cause de l'atonie intestinale, à se présenter à la garde-robe, tous les jours à la même heure. Ainsi que le dit Trousseau : « la volonté et une volonté patiente et régulièrement appliquée, triomphe le plus souvent de la constipation ».

On pourra voir la constipation céder chez les hémorrhoïdaires, si l'on parvient à les convaincre de la nécessité de se présenter régulièrement à la garde-robe ; ils sont en effet souvent redevables à eux-mêmes de la persistance de la constipation, en reculant le plus qu'ils peuvent par crainte de la douleur, le moment de satisfaire aux injonctions de la nature ! Dans certains cas cependant, une intervention opératoire est nécessaire chez ces malades.

La dyspepsie sera traitée suivant les moyens qui ont été précédemment indiqués. S'il existe des déviations utérines (retro-flexion ou retro-version), il faut avoir recours aux moyens chirurgicaux en usage aujourd'hui, car tout traitement palliatif serait illusoire.

Le diagnostic de brides péritonéales comprimant l'intestin est délicat ; il ne peut être que bien rarement établi avec certitude ; cependant s'il existe chez le malade des antécédents de péritonite, si celui-ci accuse des douleurs en un point fixe, on pourra soupçonner cette cause d'atonie et proposer une intervention ; malheureusement, ces brides péritonéales peuvent exister dans bon nombre de cas sans qu'on ait de raisons valables pour les diagnostiquer.

En résumé, si dans beaucoup de cas l'indication causale ne peut être remplie, il en est d'autres où l'obstacle au cours des matières peut être levé, notamment lorsqu'il existe une déviation utérine ou des hémorrhoïdes, par exemple. Il ne faudra pas reculer devant la nécessité d'une intervention opératoire, pour soustraire le malade aux souffrances causées par la constipation opiniâtre et pour prévenir les conséquences fâcheuses sur la santé générale qui ne manquent pas de se produire à la longue.

II. — Traitement de l'atonie.

1° Régime alimentaire et hygiène des constipés. — Plus l'alimentation est végétale, plus les fèces sont abondantes ; aussi faut-il prescrire aux constipés un large usage des *végétaux*, notamment de ceux qui laissent des résidus abondants de cellulose. L'usage du pain de son ou de seigle, celui des épinards, de l'oseille, des choux, des raves, des salades est particulièrement recommandable ; il en est de même de celui des fruits murs, en particulier du raisin, des prunes.

En ce qui concerne les viandes, il est bon de se rappeler que les viandes accommodées avec des sauces grasses produisent une plus facile évacuation (G. Sée).

On ne restreindra pas la quantité des boissons, puisque moins on boit, plus les garde-robes sont rares. Les malades devront éviter certaines eaux qui contiennent une trop grande quantité de principes calcaires.

Le café au lait jouit de la réputation, qui paraît méritée, de déterminer des effets laxatifs ; on le recommandera donc au premier déjeuner.

N'oublions pas que le tabac paraît favoriser les contractions de l'intestin et que la première cigarette fumée au réveil suffit souvent à provoquer une selle.

Si l'influence du régime sur les fonctions de l'intestin est considérable, celle de l'*exercice*, n'est pas moindre ; l'une des causes de la prédominance de la constipation chez les femmes est incontestablement la vie sédentaire que mènent un grand nombre d'entre elle. Il faut donc ordonner un exercice régulier, et dans certains cas une gymnastique méthodique pour mettre en jeu les muscles de l'abdomen.

2° Médicaments. — Faisant abstraction de toute classification, nous commencerons la longue énumération des médicaments propres à combattre la constipation par les purgatifs salins.

Ces purgatifs à base de soude, de magnésie, de potasse, ont une action énergique et sûre ; mais précisément, en raison de l'intensité de leurs effets, sont-ils plutôt réservés pour les cas où existe une indication de purgation que pour combattre la constipation habituelle ; on leur reproche, en effet, avec raison, de laisser parfois à leur suite un état de constipation plus tenace que celui qu'on voulait combattre. Cependant on les utilise assez souvent, à petites doses.

On peut prescrire le sulfate de soude, soit seul, soit associé à d'autres sels.

Sulfate de soude........................	ãã parties égales.
Sulfate de magnésie......................	
Sel de seignette.........................	

Une cuillerée à café ou à dessert le matin dans un verre d'eau pure.

On peut encore utiliser le mélange suivant qui est antiseptique, par suite de la présence de borate de soude :

Sulfate de soude.........................		20 grammes.
Sulfate de magnésie......................		10 —
Crème de tartre..........................	ãã	5 —
Magnésie calcinée........................		
Borate de soude..........................		10 —

Une cuillerée à café, le matin à jeun dans un demi-verre d'eau gazeuse.

M. Dujardin-Beaumetz recommande l'addition à un litre d'eau, du mélange suivant :

Sulfate de soude.........................	ãã 20 grammes.
Sel de seignette.........................	
Crème de tartre..........................	

Il faut prendre tous les matins un verre de cette solution.

La magnésie et ses sels sont plus fréquemment employés que les sels de soude, dans le traitement de la constipation habituelle.

La *magnésie* se prescrit à la dose d'une à deux cuillerées à café, le plus souvent sous forme granulée ; elle est surtout utile chez les enfants. Chez l'adulte on ne doit l'utiliser qu'avec discrétion, car à l'effet purgatif succède parfois une constipation plus ou moins opiniâtre ; on l'a de plus accusée de donner lieu à la formation de calculs intestinaux.

Le *sulfate de magnésie* s'emploie sous forme d'eau de Sedlitz (un verre).

Parmi les sels de potasse, le *sel de seignette* (tartrate double de soude et de potasse) est celui dont l'usage est le plus répandu. Il se donne à la dose de 10 à 20 grammes comme laxatif. Il entre dans la composition des poudres effervescentes (Sedlitz-powders) surtout usitées en Angleterre. Voici la composition d'une de ces poudres effervescentes, que l'on pourra prescrire aux malades les plus difficiles en raison de sa saveur agréable :

Tartrate de soufre et de potasse..................	50 grammes.
Sucre blanc pulvérisé..............................	100 —
Bicarbonate de soude...............................	22 grammes.
Acide tartrique......................................	20 —
Essence de citron....................................	Q. S.

Une cuillerée à café dans un demi-verre d'eau.

La *crème de tartre soluble* (tartrate borico-potassique) entre dans la composition de certains mélanges purgatifs :

Magnésie anglaise....................................	25 grammes.
Crème de tartre......................................	13 —
Bicarbonate de soude...............................	2 —
Oléo-saccharure d'anis..............................	1 gramme.

Pour 40 cachets. Un avant chaque repas.

Séné..	āā 5 grammes.
Rhubarbe..	

Faire infuser dans un litre d'eau et ajouter :

Tartrate borico-potassique........................	10 grammes.

Un verre le matin à jeun.

Les eaux minérales, que nous avons précédemment énumérées sont employées à combattre la constipation habituelle, à doses moindres que lorsqu'on recherche l'effet purgatif; il convient de ne pas en continuer l'usage pendant plusieurs jours de suite. Quant à la dose à prescrire, elle varie suivant la puissance purgative des différentes sources, un peu aussi suivant la résistance plus ou moins grande des malades à l'action des eaux. L'eau de Chatel-Guyon se donne à la dose de trois à quatre verres, celle de Montmirail à la dose d'un à deux verres, l'eau de Pullna à la dose d'un verre; on n'emploie qu'un demi-verre d'eau de Birmenstorff et un verre à liqueur d'eau de Rubinat.

La constipation est-elle justiciable d'un traitement à la source? En France on n'est guère partisan du traitement thermal, car l'on sait combien ses résultats sont éphémères; cependant quelques malades se trouvent bien d'une cure à Châtel-Guyon, à Brides, à Aulus.

Les purgatifs sucrés sont des purgatifs doux que l'on utilise surtout dans la médecine infantile, parce qu'ils sont volontiers acceptés par les enfants. Le principal d'entre eux, la *manne*, n'est que rarement employé chez l'adulte; il en est de même du *miel*. On peut les associer au soufre et à la magnésie dans la formule suivante :

Manné		25 grammes.
Magnésie calcinée	ãã	50 —
Soufre		
Miel blanc		20 —

Une ou deux cuillerées à bouche dans du lait chaud ou du thé léger.

La *casse* et le *tamarin* ne sont plus guère employés; on utilise cependant encore la préparation de tamarin connue sous le nom de bonbon de tamar indien.

Les *fleurs de pêcher*, en infusion on en sirop, constituent un laxatif agréable, mais des plus anodins, que l'on emploie exclusivement chez les enfants. Dose une cuillerée à dessert ou à soupe, de sirop.

La *rhubarbe* est l'un des laxatifs les plus répandus : elle purge en général, doucement et sans coliques, mais l'effet purgatif est souvent suivi d'un redoublement de la constipation. On utilise chez l'adulte la poudre à la dose de 40 à 50 grammes dans du pain azyme (une ou deux fois par jour).

On peut encore prendre de la tisane de rhubarbe, considérée à la fois comme stomachique et comme laxative. On suspend dans une carafe d'eau un nouet contenant 4 à 5 grammes de rhubarbe concassée ; on laisse macérer pendant douze heures, puis on prend deux à trois cuillerées à bouche de cette macération avant chaque repas ; on peut y ajouter quelques gouttes de Baumé (Ferrand). Chez l'enfant, on se sert du sirop de rhubarbe composé ou sirop de chicorée, dont on fait parfois abus.

Le *podophyllin* est très employé depuis quelques années ; il agit à doses faibles (2 à 3 centigrammes) et ne détermine pas d'accoutumance ; néanmoins il provoque très fréquemment des coliques, malgré les correctifs : jusquiame et belladone qu'on lui associe habituellement :

Podophyllin	30 centigrammes.
Extrait de jusquiame	20 —
ou de belladone	10 —
Savon médicinal	Q. S.

pour 10 pilules. Une pilule le soir, au dîner. On administre le podophyllin le soir, l'effet laxatif ne se manifeste que le lendemain matin.

Le *cascara sagrada* est passible du même reproche, c'est-à-dire qu'il donne lieu fréquemment à des coliques, mais il est très efficace. On donne la poudre à la dose de 25 centigrammes, en un cachet, au repas du soir, ou bien l'extrait en pilules :

Extrait de cascara	2 grammes.
— de jusquiame	25 centigrammes.
Poudre de réglisse	Q. S.

Pour 20 pilules, une ou deux au repas du soir.

L'*euonymine*, recommandée par Rutherford, puis par Vignal et Doods serait spécialement indiquée chez les hémorrhoïdaires ; on la prescrit à la dose moyenne de 5 centigrammes :

Podophyllin }	ãã 10 centigrammes.
Euonymine }	
Extrait de belladone	20 —
— d'hydrastis canadensis	1 gramme.
Savon médicinal	2 grammes.

Pour 20 pilules. Une pilule au repas du soir.

L'*aloès* a la propriété de congestionner les parties inférieures de l'intestin ; aussi offre-t-il des inconvénients chez les hémorrhoïdaires, puisqu'il augmente la réplétion des varices rectales. Par contre, il est utile chez les constipés prédisposés à la congestion cérébrale.

En le donnant au repas du soir, on obtient une garde-robe le lendemain matin. Il se prescrit à la dose de 5 à 10 centigrammes en pilules.

Voici la formule des pilules du Codex :

Aloès du Cap	10 centigrammes.
Conserve de roses	1 —

Pour 1 pilule ;

Celle des grains de santé du docteur Franck :

Aloès socotrin }	ãã 4 centigrammes.
Jalap pulvérisé }	
Rhubarbe pulvérisée	1 —
Sirop d'absinthe	Q. S.

Celle des pilules écossaises d'Anderson :

Aloès	10 centigrammes.
Gomme-gutte	10 —
Essence d'anis	1 —
Miel blanc	Q. S.

On peut associer l'aloès à la rhubarbe, à la scammonée, au jalap, etc.

Aloès	30 centigrammes.
Extrait de rhubarbe	30 —
— de noix vomique	20 —
— de belladone	15 —

Pour 10 pilules.

ou :

Aloès	ãã 3 grammes.
Extrait de rhubarbe	
— alcoolique de noix vomique	2 —

Pour 24 pilules. Une le soir.

L'aloès entre encore dans la composition des pilules *ante cibum*, qui sont à la fois stomachiques et purgatives :

Poudre d'aloès	6 grammes.
Extrait de quinquina	3 —
Poudre de cannelle	4 —
Sirop d'absinthe	Q. S.

Faire des pilules de 20 centigrammes. Une à trois avant le repas.

Le *séné* est à doses faibles, un excellent laxatif qui ne donne lieu à aucune colique, si l'on a soin de le traiter par l'alcool, ce qui permet de le débarrasser de la substance résineuse à laquelle on attribue les douleurs que provoque parfois son emploi. Il entre dans la composition d'un grand nombre de tisanes purgatives, de formules plus ou moins complexes, dont il nous suffira de rappeler les noms : médecine noire, thé purgatif de Saint-Germain, tisane royale, etc.

On peut prescrire la tisane suivante :

Séné	ãã 8 grammes.
Pensées sauvages	

Faire infuser pendant une heure dans un litre d'eau bouillante et édulcorer avec du miel. Un grand verre le matin (Hardy).

Le séné fait partie d'une poudre très employée, à juste titre, car ses effets sont sûrs et elle se prend facilement ; c'est la poudre de réglisse composée dont on a donné plusieurs formules. Voici celle qu'emploie M. Dujardin-Beaumetz :

Follicules de séné en poudre, passés à l'alcool	ãã 6 grammes.
Soufre sublimé	
Anis étoilé en poudre	ãã 3 —
Fenouil en poudre	
Crème de tartre pulvérisée	2 —
Réglisse en poudre	8 —
Sucre en poudre	25 —

On prend une dose variant d'une cuillerée à café à une cuillerée à bouche et même davantage dans un peu d'eau, le soir en se couchant.

Voici d'autres formules qui ne diffèrent pas sensiblement de celle-ci:

Réglisse en poudre	} ãã	12 grammes.
Follicules de séné pulvérisés et traités par l'alcool		
Soufre lavé	} ãã	6 —
Poudre de fenouil		
Sucre en poudre		36

mêmes doses.

Poudre de séné	} ãã	20 grammes.
— de réglisse		
Soufre précipité		10 —
Feuilles de jusquiame		2 —
Poudre de vanille		1 —
Sucre		70 —

Mêlez, porphyrisez et passez au tamis : une cuillerée à café au milieu du repas.

M. G. Sée emploie habituellement la formule suivante :

Extrait hydralcoolique d'hydrastis canadensis	1 gramme.
Follicules de séné pulvérisés	4 grammes.

Pour 20 pilules. Une à chaque repas.

Les purgatifs drastiques, autres que le séné, sont bien rarement employés dans le traitement de la constipation habituelle; cependant la scammonée et le jalap entrent dans la composition d'un certain nombre de pilules laxatives :

Scammonée	} ãã 1 gramme.
Aloès	
Résine de jalap	
Savon médicinal	

Pour 20 pilules, deux le matin tous les quatre ou cinq jours.

Aloès		1 gramme.
Résine de scammonée	} ãã	50 centigrammes.
Résine de jalap		
Calomel		
Extrait de belladone	} ãã	25 —
— de jusquiame		
Savon amygdalin		Q. S. (environ 2 gr.)

Pour 50 pilules, trois à cinq par jour (Ball).

L'*huile de ricin* s'emploie à doses laxatives, par cuillerées à café ou bien en capsules contenant 1 ou 2 grammes d'huile.

La *belladone* et la *noix vomique* sont souvent prescrites dans les cas de constipation habituelle; on les associe habituellement à d'autres substances médicamenteuses de sorte que l'on n'est guère fixé sur la part qui leur revient dans l'effet laxatif; on admet que, si la belladone paraît contraire à la fonction sécrétoire de l'intestin, elle favorise l'action de ces substances en corrigeant leur trop grande énergie (Malibran).

Voici quelques formules dans la composition desquelles entre la belladone et la noix vomique :

Poudre de belladone	1 gramme.
Poudre de noix vomique	1 gr. 50
Naphtol B	15 grammes.
Salicylate de bismuth	5 —

Pour 30 cachets; un au milieu de chaque repas (M. Bouchard).

Salicylate de magnésie	ãã 2 gr. 50
Benzoate de soude	
Poudre de rhubarbe	5 grammes.
— de noix vomique	50 centigrammes.

Pour 10 cachets. Un, 2 ou 3 fois par semaine (M. Huchard).

Les graines de *moutarde blanche*, de *lin*, de *plantago psyllium* sont très recommandées dans les cas de constipation habituelle, notamment quand il existe de la colite avec rejet de muco-membranes et que le moindre purgatif peut déterminer des phénomènes inflammatoires Une à deux cuillerées à bouche de ces graines, prises au moment du repas, produisent l'effet désiré ; l'ingestion de quelques gorgées d'eau en facilite la déglutition. Aux graines de moutarde blanche il faut préférer celles de lin ou mieux encore celles de psyllium. Ces graines ne sont pas des graines inertes, car elles laissent transsuder un principe âcre qui irrite la muqueuse et détermine l'hypersécrétion intestinale; c'est ainsi qu'après l'usage de la moutarde blanche une petite quantité de sinapisine (sulfocyanure d'allyle) se dégage dans l'intestin et donne à l'haleine une odeur alliacée.

D'après Gubler, on favoriserait la formation de ces principes âcres en concassant légèrement les graines dont l'activité serait ainsi augmentée Les graines de lin contiennent 20 p. 100 de mucilage et 32 à 38 p. 100 d'huile laxative. On a prétendu que les graines pouvaient être retenues dans l'intestin et donner lieu à des phénomènes d'obstruction. M. G. Sée qui les a employées dans plusieurs milliers de cas n'a jamais observé d'accidents de ce genre.

Les *huiles végétales* simples (d'olive, de lin, d'œillette) ne s'emploient guère qu'en lavement; cependant quelques médecins prescrivent l'huile d'olive à la dose d'un demi-verre à prendre chaque matin.

Le *savon médicinal* ou amygdalin a des propriétés laxatives, mais on ne l'utilise qu'associé à d'autres substances.

La *glycérine* est aujourd'hui fréquemment employée; malheureusement ses effets sont non pas inconstants, mais des plus variables dans leur intensité; tantôt elle agit à la façon d'un purgatif doux; tantôt elle purge énergiquement. « J'ai observé, dit M. Malibran, des atoniques chez lesquels il était impossible d'en régler la dose, comme c'est le cas pour beaucoup de laxatifs dans la colite chronique. Une dose faible ou modérée ne produisait rien. Venait-on à augmenter légèrement la quantité habituelle on obtenait une débâcle abondante avec coliques atroces et malaise général. L'action topique de la glycérine, la déshydratation intense qu'elle opère au niveau des muqueuses inégalement saines avec lesquelles elle se trouve en contact montre bien pourquoi cette substance produit des effets quelquefois immodérés et impose à son égard une prudente réserve. »

La glycérine se donne à la dose laxative d'une à deux cuillerées à café dans un peu d'eau froide. Depuis quelque temps on la prescrit en suppositoires (contenant 1 gramme). On obtient une selle au bout de 15 à 20 minutes.

Le *soufre* s'emploie souvent, associé à la magnésie, à la crème de tartre, chez les hémorroïdaires, ou bien chez les saturnins :

Miel............................ } ãã parties égales.
Fleur de soufre.................. }

Une à quatre cuillerées à bouche.

Magnésie......................... } ãã 10 grammes.
Fleur de soufre.................. }

Pour 20 cachets, 1 tous les jours.

Magnésie......................... }
Crème de tartre.................. } ãã 20 grammes.
Fleur de soufre.................. }
(G. Sée.)

Une cuillerée à café à chaque repas. Il se formerait dans l'intestin des sulfures alcalins, auxquels serait due l'action purgative.

Le *calomel* est utilisé non seulement dans la constipation accidentelle, mais encore dans la constipation habituelle. On l'associe habituellement à la belladone, la jusquiame : nous avons déjà cité quelques formules dans la composition desquelles il entre. Il est bon de se rappeler que, pour éviter sa transformation en sublimé, on doit repousser son union avec les alcalis, les sels, les chlorures, bromures et iodures solubles, et ne pas le mettre en contact avec des substances qui ont la propriété de le décomposer et de le transformer en bichlorure. On ne doit pas non plus le mettre en contact avec les substances contenant de l'acide cyanhydrique; on ne l'administrera donc pas dans un looch ou de l'eau de laurier-cerise.

Nous venons d'énumérer, sans nous astreindre à aucune classification, les médicaments dont on se sert pour combattre la constipation habituelle. Nous devons maintenant faire un choix parmi eux et montrer quelles sont les indications et les contre-indications particulières à quelques-uns d'entre eux.

Il est nécessaire tout d'abord de mettre en garde contre l'abus des laxatifs, en raison de l'action nuisible que la plupart d'entre eux exercent sur la fonction gastrique. D'après M. Hayem, le sulfate de soude, l'un des plus inoffensifs cependant, peut engendrer une affection grave de l'estomac, susceptible d'aboutir à l'apepsie. « Je puis être aujourd'hui absolument formel sur ce point, dit-il, car j'ai pu réunir plusieurs observations d'hypopepsie intense ou d'apepsie, dans lesquels l'état gastrique ne pouvait être rattaché à aucune autre cause que les irritations passagères plus ou moins violentes et répétées produites par les purgatifs » C'est d'ailleurs un fait d'observation vulgaire que l'abus des laxatifs finit par supprimer l'appétit.

Aussi chez les dyspeptiques atteints de constipation habituelle devra-t-on éviter autant que possible les purgatifs.

On cherchera à régulariser les garde-robes, surtout à l'aide des lavements chauds, additionnés d'huile ou de glycérine.

Par la bouche on fera prendre de préférence les graines inertes notamment les graines de psyllium, puis, si ces graines ne suffisent pas, la rhubarbe, la podophylline, le cascara sagrada.

Les préparations de séné et d'aloès peuvent encore rendre des services; mais l'aloès est contre-indiqué dans un assez grand nombre de cas, en raison de la congestion qu'il détermine du côté du rectum et des organes génitaux. On ne doit pas l'employer par suite chez les hémorrhoïdaires, chez les femmes enceintes, chez celles qui sont atteintes d'affections utérines avec hémorrhagies, ou pendant la période menstruelle. Chez les pléthoriques au contraire, l'aloès est utile.

Plus la constipation est ancienne, plus il faut apporter de précautions dans l'emploi des purgatifs, car l'on est exposé dans ce cas à irriter un intestin chroniquement enflammé et à provoquer une entérite grave.

3° **Lavements; suppositoires.** — On se sert moins aujourd'hui des *lavements* que sous le règne de Louis XIV; cependant on en fait encore parfois abus. A tout bien considérer d'abord, c'est là un mal moins grand que l'abus des laxatifs pris par la bouche. On a dit, et le fait paraît vrai, que l'usage immodéré des lavements émousse à la longue la sensibilité de l'intestin, dont les contractions ne se réveillent plus sous l'influence des sollicitations du bol fécal, mais on en peut dire autant des laxatifs.

On prescrit le lavement d'eau simple, ou plus souvent le lavement additionné d'une substance purgative. On y mêle soit du mellite de mercuriale (30 à 50 grammes), soit de l'huile d'olive (2 cuillerées à bouche), de l'huile de ricin, de la glycérine (mêmes doses); les lavements de séné et de sulfate de soude sont réservés aux cas dans lesquels il s'agit de vaincre une coprostase opiniâtre, une obstruction stercorale se produisant dans le cours de l'atonie (Voir précédemment).

L'obstruction une fois vaincue, on a recours habituellement au lavement simple ou huileux.

Le lavement n'agit pas seulement mécaniquement en entraînant les matières fécales retenues sur les parois de l'intestin inerte; il agit encore en déterminant des contractions de l'intestin, en vertu de sa température. Les lavements froids ont la réputation de provoquer mieux que les autres la contractilité de l'intestin ; cependant les lavements froids sont gardés moins facilement que les lavements chauds, et c'est à ces derniers (lavements à 38°) qu'il est préférable d'avoir recours.

Le lavement destiné à évacuer le rectum doit être peu abondant; mais si l'on se propose d'agir sur tout le gros intestin dilaté et atone, il faut employer les *irrigations intestinales*. Celles-ci réclament un dispositif spécial. On doit les faire avec une longue canule ou mieux avec une sonde arétlirale en caoutchouc rouge qu'on adapte au réservoir gradué en usage universellement pour les injections vaginales, utérines etc. On peut ainsi mesurer la pression du liquide, la diminuer ou l'augmenter à volonté. Il importe de savoir que dans les atonies anciennes la douche ascendante ne produit pas toujours un effet immédiat; ce n'est souvent qu'au bout de 4 ou 5 douches que l'intestin peut être désobstrué; on conçoit aisément qu'il puisse en être ainsi, en examinant les fragments durs, lamelleux de matières fécales, que l'irrigation est parvenue à entraîner.

Dans les cas d'atonie invétérée on peut essayer de ramollir au préalable les matières par le moyen suivant, indiqué par M. Malibran (l'*Atonie intestinale* p. 290. 1889). « On fait prendre au malade un lavement à température basse pour qu'il soit conservé tout en étant abondant.

« Ce lavement est pris le soir au moment du coucher et conservé jusqu'au lendemain matin, si cela se peut. Les premières minutes sont seules un peu désagréables. La tolérance s'établit assez vite. Le lendemain matin, bien que l'eau ait été absorbée depuis longtemps, les matières doivent se trouver suffisamment imbibées pour que leurs adhérences à la muqueuse soit grandement diminuées. A ce moment, on fait pratiquer le massage du gros intestin qui en désagrège le contenu et en excite les contractions. Après cela, il ne reste plus qu'à prendre la douche ascendante expulsive qui constitue le troisième et dernier temps de l'opération. » M. Malibran a obtenu de la sorte des résultats positifs dans un certain nombre de cas rebelles à toute autre thérapeutique.

On ne doit pas prescrire de lavements ni surtout de douches ascendantes sans s'être assuré au préalable de l'état de l'intestin. Si le malade a des antécédents de colite aiguë, ces irrigations peuvent en effet réveiller les accidents. Si donc le malade a des alternatives de diarrhée et de constipation, avec phénomènes dysentériformes récents ou anciens; si le ventre présente de la sensibilité à la pression, il vaut mieux s'abstenir des irrigations et s'en tenir aux lavements simples administrés avec prudence.

Nous avons déjà mentionné l'emploi des suppositoires glycérinés; nous n'y reviendrons pas.

4° **Moyens mécaniques et physiques; hydrothérapie; électricité; massage.** — On a conseillé les *applications froides sur la peau* pour provoquer les contractions de l'intestin; Priessnitz fit plusieurs cures à l'aide de ce seul traitement.

On a prescrit *les bains de pieds froids*, qui agissent vraisemblablement en déterminant une congestion réflexe de l'intestin et sa contraction; un duc de Ferrare ne pouvait aller à la garde-robe qu'en marchant pieds nus sur les dalles froides de son palais.

On a encore recommandé les *douches périnéales* qui agissent sur l'ensemble des muscles qui prennent part à l'acte de la défécation.

Enfin *l'hydrothérapie générale*, froide, peut exercer une heureuse influence en stimulant le système nerveux.

Les *exercices gymnastiques* actifs et passifs ont déjà été signalés; tous les mouvements doivent être combinés de façon à mettre en jeu les muscles abdominaux.

Le *massage* pratiqué méthodiquement par des mains exercées peut rendre de grands services dans les atonies anciennes, mais il est contre-indiqué toutes les fois que des douleurs sur le trajet d'une partie de l'intestin, ou que des poussées aiguës antérieures attestent l'existence de foyers inflammatoires et font soupçonner celle de plaques de péritonite localisée. Pour les détails concernant sa technique nous ne pouvons que renvoyer aux traités spéciaux.

L'atonie peut enfin bénéficier, dans une large mesure, de *l'électrothérapie* sous forme de courants faradiques ou galvaniques, ou bien encore d'électricité statique (bain électrique); les trois modes d'électrisation sont donc applicables au traitement de l'atonie.

C. — Traitement de l'atonie compliquée.

L'atonie coïncide parfois avec le relâchement général des viscères abdominaux, connu depuis les travaux de M. Franz Glénard de Lyon, sous le nom d'entéroptose. M. Glénard a mis en relief la fréquence des dislocations des diverses attaches du paquet intestinal et notamment du côlon; l'entéroptose est surtout caractérisée par le prolapsus du coude droit du côlon et de la première anse côlique transverse ; l'ectopie du rein droit en est habituellement la conséquence ; enfin un certain nombre de dilatations de l'estomac seraient la conséquence de la chute de l'intestin. Les causes habituelles de l'entéroptose sont habituellement les grossesses répétées ou bien la constriction qu'exerce le corset ; beaucoup plus rarement, un traumatisme. Un moyen de diagnostic et de traitement tout à la fois, est l'appareil contentif ou *sangle pelvienne* dont l'application soulage immédiatement les malades. Cette sangle prend ses points d'appui sur le bassin et détermine une compression énergique du segment inférieur de l'abdomen; elle porte à sa face interne des pelotes destinées à maintenir les reins ou les autres organes en état d'ectopie.

Les complications habituelles de l'atonie intestinale sont l'**obstruction stercorale** et l'entérite muco-membraneuse.

L'obstruction est justiciable de l'emploi de l'huile de ricin, des grandes irrigations intestinales et de l'électricité. Dans certains cas, lorsque l'accumulation des matières fécales s'est faite dans le rectum, il est nécessaire de les extraire avec la *curette*.

La constipation habituelle avec rejet de muco-membranes est appelée improprement **entérite muco-membraneuse**; en effet, il ne s'agit pas habituellement d'une entérite; il y a simplement rejet de filaments mucineux sans phénomène douloureux, sans flux liquide; en un mot, tous les signes habituels de l'entérite font défaut; toutefois elle peut à la longue se compliquer d'une véritable entérite, et sa marche essentiellement chronique peut être interrompue par des incidents aigus qui donnent lieu souvent à des méprises de la part du médecin.

Les causes de l'entérite muco-membraneuse sont celles de la constipation habituelle, c'est-à-dire que tantôt l'atonie est primitive et que tantôt l'on constate une cause qui entretient la constipation comme une tumeur fibreuse de l'utérus, une salpingite etc. Elle est particulièrement fréquente chez l'enfant où elle coïncide quelquefois avec des polypes du rectum. Chez l'adulte, on peut ne constater aucun trouble concomitant de la digestion stomacale; mais parfois les malades présentent les signes de l'hyperchlorhydrie ; il est vraisemblable que dans ce cas l'irritation de l'intestin déterminée par le contact du chyme hyperacide n'est pas sans influence sur la production des muco-membranes.

L'entérite muco-membraneuse peut donc être primitive ou secondaire soit à une compression de l'intestin, soit à des troubles gastriques. Ajoutons qu'il est fréquent de l'observer chez des névropathes, hystériques ou neurasthéniques, et que l'on a beaucoup discuté pour savoir si les troubles nerveux étaient primitifs ou secondaires.

Quand l'entérite muco-membraneuse est simple, son traitement ne diffère pas de celui qui a été précédemment indiqué pour la constipation habituelle.

L'indication essentielle est donc d'évacuer les matières stercorales et les produits muco-membraneux. Il faut éviter l'emploi des purgatifs qui déterminent chez les malades des douleurs vives et peuvent provoquer l'entérite. C'est aux laxatifs et parmi eux aux plus inoffensifs qu'il faut avoir recours. M. G. Sée (Académie de médecine 26 décembre 1893) donne la préférence aux graines, à l'huile d'olive ; il fait prendre avant chacun des trois repas une grande cuillerée de *graines de lin* épurées et trempées pendant trois à quatre minutes dans un quart de verre d'eau froide. On peut remplacer la graine de lin par la graine de psyllium.

L'*huile d'olive* se prend soit seule, soit avec une tasse de thé aromatisée et sucrée, à la dose de trois à quatre cuillerées à soupe le premier jour, le matin à jeun ; le deuxième jour, même dose le matin et à midi avant le deuxième repas ; le troisième jour, un demi-verre à ces mêmes heures ; le quatrième jour un verre entier en une fois. (G. Sée). Après cela on laisse reposer le malade pendant quatre à cinq jours, et on recommence la même série thérapeutique ; lorsque l'huile n'est pas supportée pendant la première série, il est inutile d'insister.

M. Sée emploie d'autre part la combinaison de *séné et d'hydrastis canadensis* dont nous avons déjà donné la formule.

Le séné, aux doses indiquées (20 à 30 centigrammes par jour) est laxatif et présente l'avantage de ne pas agir sur l'estomac et de ne pas entraîner de constipation par son usage prolongé ; l'hydrastis est associé au séné, comme correctif, parce qu'il excite les centres vaso-moteurs, d'où des contractions énergiques des vaisseaux avec élévation de la pression sanguine.

De temps à autre, il est utile de suspendre l'usage de la graine de lin et des pilules de séné et d'hydrastis, pour produire une évacuation plus complète, mais passagère. Aucun purgatif ne convient mieux que l'huile de ricin à la dose de 10 à 30 grammes.

Pour calmer les douleurs qui se manifestent fréquemment chez les malades atteints d'entérite muco-membraneuse, M. Sée emploi le *bromure de calcium* :

Bromure de calcium............................	30 grammes.
Eau distillée....................................	300 —

Prendre une cuillerée à dessert de cette solution, avec deux fois son volume d'eau, au début de chaque repas.

Enfin pour combattre la flatulence il fait prendre à chaque repas un paquet ainsi composé :

Phosphate de soude........................	1 gramme.
Salicylate de soude........................	40 centigrammes.
Biborate de soude........................	20 —

Les accidents aigus qui surviennent au cours de l'entérite muco-membraneuse revêtent parfois les allures d'une infection générale et simulent la fièvre typhoïde avec laquelle ils sont parfois confondus.

L'administration d'huile de ricin ou de calomel, celle des grands lavements d'eau à 38 degrés, additionnés de borate de soude (5 grammes) font disparaître ces accidents.

Quand l'entérite se complique de colite dysentériforme, les selles deviennent glaireuses, mêlées de sang et sont très fréquentes ; il existe un ténesme des plus pénibles et la pression détermine une vive douleur sur le trajet du côlon. Le régime lacté, la belladone pour calmer les douleurs, les lavements d'eau très chaude sont indiqués dans ce cas.

D. — Traitement de la constipation chez les enfants

Chez le nourrisson élevé au sein la constipation est due parfois à l'alimentation trop riche de la nourrice ; chez celui qui est soumis à l'allaitement artificiel, elle tient également à la qualité du lait qui peut être trop épais, trop crémeux. Il existe d'ailleurs, chez les tout jeunes enfants une conformation anatomique de l'S iliaque qui peut suffire à expliquer la constipation ; cette partie de l'intestin présente un calibre beaucoup plus considérable que les autres segments et les matières peuvent aisément s'y accumuler.

Dans la deuxième enfance les causes de la constipation sont les mêmes que chez l'adulte : alimentation surabondante, mastication insuffisante, défaut d'exercices, irrégularité dans la défécation etc...

Les moyens dont on dispose pour combattre la constipation chez les nourrissons sont les suivants :

On peut tout d'abord employer les *suppositoires au savon*, *au beurre de cacao*, à la *glycérine*. D'autre part, les *lavements* d'eau tiède ou d'eau de son ou de guimauve additionnée ou non d'huile, de glycérine suffisent le plus souvent à vaincre la paresse intestinale.

A l'intérieur, on peut employer le *sirop de chicorée composé* (une ou deux cuillerées à café), le *sirop de fleurs de pêcher* (une à quatre cuillerées à café), l'*huile d'amandes douces* (une cuillerée à café), le *calomel* (5 centigrammes jusqu'à six mois ; 10 centigrammes jusqu'à un an ; 15 à 20 centigrammes jusqu'à dix-huit mois) ; la *magnésie* (une pincée dans de l'eau très sucrée) ; la *manne* (5 à 10 centigrammes dans du lait, un looch ou un julep) ; l'*huile de ricin* (une demi-cuillerée à café à six mois).

Lorsque l'enfant est déjà soumis à l'alimentation mixte, il faut diminuer chez lui le nombre des bouillies préparées à la farine, au riz.

Au-dessus d'un an on peut faire usage de l'huile de ricin (5 à 10 grammes), facilement prise lorsqu'elle est associée au vin de Malaga à parties égales ou donnée dans du bouillon dégraissé, du jus d'orange de l'infusion de café ou un looch.

On peut encore donner une *décoction faite avec des pruneaux et 2 ou 3 grammes de follicules de séné.*

A partir de deux ou trois ans on peut donner diverses autres préparations. Voici quelques-unes des formules les plus recommandables :

Réglisse	60 grammes.
Séné pulvérisé	60 —
Soufre lavé	30 —
Poudre de fenouil	30 —
Sucre	180 —

Une à deux cuillerées à café par jour :

Extrait hydralcoolique de cascara	50 centigrammes.
Sirop simple	50 grammes.
Teinture de cannelle	2 —

Une à deux cuillerées à café.

Podophyllin	5 centigrammes.
Sirop de guimauve	95 grammes.
Cognac	5 —
	(Bouchut).

Une à deux cuillerées à café tous les trois ou quatre jours.

Scammonée	10 à 15 centigrammes.
Sucre	Q. S.

pour un paquet :

Calomel	20 centigrammes.
Sucre	Q. S.

pour un paquet :

Teinture de Baumé	1 gramme.
— de rhubarbe	ãã 10 grammes.
— de badiane	

XX gouttes au commencement de chaque repas.

Teinture de cascarille	ãã 10 grammes.
— de rhubarbe	
— de cannelle	
— de colombo	
— de gentiane	
— de noix vomique	5 grammes.
	(J. Simon).

X gouttes dans un peu d'eau froide, avant chaque repas.

Pepsine	1 gramme.
Acide chlorhydrique	50 centigrammes.
Eau	120 grammes.
Sucre	10 —
	(Henoch).

Une cuillerée à café ou à dessert, quatre fois par jour.

L'huile de ricin et les sels de soude et de magnésie, conviennent aux cas où l'on veut provoquer la purgation :

Sulfate de soude	10 à 30 grammes.
Sirop de menthe	30 —
Eau	120 —

Acide tartrique	ãã 10 à 30 grammes.
Bicarbonate de soude	
Sirop de limons	60 —
Eau	Q. S.

Sulfate de magnésie	10 à 30 grammes.
Infusion de café	100 —
Sirop de sucre	30 —

Citrate de magnésie	10 à 30 grammes.
Sirop de cerises	30 à 50 —
Eau	120 —

Tartrate de soude et de potasse (sel de seignete)	5 à 20 grammes.

OCCLUSION INTESTINALE.

Deux cas peuvent se présenter : l'occlusion survient brusquement, ou bien elle est précédée de symptômes qui indiquent l'existence d'un obstacle permanent au cours des matières.

Dans le cas d'**occlusion aiguë** le diagnostic de la cause est souvent fort difficile. Sans doute certaines causes peuvent être reconnues, ainsi l'occlusion par invagination détermine des selles sanguinolentes, provoque parfois l'élimination de lambeaux sphacélés, enfin s'observe surtout dans l'enfance; dans d'autres cas on est amené à soupçonner l'occlusion par calculs biliaires, si les symptômes d'étranglement se produisent immédiatement après un accès de coliques hépatiques, ou après un certain nombre de coliques antérieures ; mais on ne peut déterminer la cause de l'étranglement quand il s'agit d'une occlusion par bride, par volvulus, par adhérences épiploïques, etc ; aussi est-on forcé dans les cas douteux, d'avoir d'abord recours au traitement médical ; parmi les nombreux moyens proposés, deux surtout comptent des succès à leur actif : ce sont le lavage de l'estomac et l'électricité.

En cas d'échec de ces moyens, une intervention chirurgicale immédiate s'impose.

Avant de décrire ces moyens, il est nécessaire d'indiquer ceux dont l'emploi est dangereux. Les purgatifs sont contre-indiqués d'une façon absolue dans l'occlusion aiguë; on conçoit que dans les cas d'occlusion par bride ou par étranglement dans un diverticule ils puissent déterminer la rupture de l'intestin ; effectivement, plusieurs cas de mort ont été signalés à la suite de l'administration de purgatifs drastiques. Le purgatif n'est utile que dans les cas d'occlusion chronique, par stase stercorale.

C'est en 1884, que Kussmaul fit connaître les bons effets du *lavage de l'estomac* dans l'occlusion intestinale. Trois cas traités avec succès par cette méthode firent penser que l'on était en possession d'une arme excellente contre l'iléus, quelle que soit sa nature : étranglement interne, volvulus, invagination. Senator, Hasenclever employèrent à leur tour le lavage et ils obtinrent quatre guérisons sur six cas. Partie d'Allemagne, la nouvelle méthode fut essayée dans divers pays. En France, elle fut accueillie assez défavorablement; on lui reprocha (Société de chirurgie 1886) de faire perdre un temps précieux, et de restreindre les chances de guérison après la laparotomie ; quant à Nothnagel il fit cette remarque, qui est certainement très juste, c'est que le lavage est surtout un traitement palliatif ; il n'en est pas moins vrai que dans un certain nombre de cas il a pu, sans le secours d'un autre traitement, déterminer la guérison.

Le premier effet du lavage est de vider l'estomac de son contenu, et par suite de faire cesser les vomissements; or dans l'obstruction, les matières contenues dans l'estomac sont septiques, et c'est supprimer une cause puissante d'intoxication pour le malade, que d'évacuer le contenu gastrique. D'ailleurs le lavage ne vide pas seulement l'estomac, il vide encore l'intestin grêle sur une plus ou moins grande étendue ; que l'on admette ou non l'antipéristaltisme, il est certain en effet, qu'il se produit un reflux dans l'estomac des matières contenues dans l'intestin.

Le fait a été constaté directement par Rehn, pendant la laparotomie ; d'autre part, on a fait la remarque que souvent les premiers liquides extraits de l'estomac sont clairs, alors que les suivants deviennent brusquement fécaloïdes, ce qui indique bien un reflux du contenu intestinal à travers le pylore. Le lavage fait encore disparaître le ballonnement du ventre qui est un des symptômes les plus pénibles.

Le lavage n'aurait-il que ces effets palliatifs qu'il serait d'un secours précieux en retardant la septicémie, et prévenant la péritonite, due à la transsudation dans la cavité péritonéale des liquides et des gaz contenus dans l'intestin; mais il possède encore des effets curatifs.

Le lavage peut amener la guérison dans certains cas de pseudo-étranglements par péritonite simple ou tuberculeuse, où le diagnostic avec l'occlusion vraie était impossible; il peut la déterminer également dans l'occlusion vraie, en faisant cesser l'excès de pression exercée par les liquides contenus dans l'intestin, au-dessus de l'obstacle. Dans une autopsie pratiquée sur un individu mort d'une occlusion causée par l'introduction d'une anse d'intestin sous le mésentère d'un diverticule intestinal, M. Duret a constaté que le poids seul des liquides contenus dans l'intestin (plus de deux litres) maintenait l'anse dans cette position. Il peut encore être suivi de la guérison, dans les cas d'invagination, soit en aidant au dégagement de l'anse invaginée, soit en permettant au malade de résister aux accidents septicémiques, jusqu'à l'élimination lente de cette anse.

Une des trois premières observations d'étranglement interne traité par le lavage de l'estomac, rapportées par Kussmaul, se rapporte précisément à un cas de ce genre. Le lavage de l'estomac pratiqué deux fois chaque jour permit au malade de résister pendant vingt-trois jours à l'occlusion. Enfin dans un cas d'occlusion par calculs biliaires, il a suffi à lever l'obstacle.

L'*électricité* est certainement le moyen auquel on doit accorder le plus de confiance et c'est à lui qu'il faut s'adresser en premier lieu. C'est depuis les travaux de Duchenne de Boulogne sur l'électrisation localisée que l'attention a été appelée sur l'utilité de ce moyen. On utilise exclusivement les courants continus, car les muscles lisses de l'intestin répondent mal aux excitations faradiques. « Mais un obstacle s'est longtemps opposé à ce mode d'électrisation.

« Cet obstacle naît de l'action chimique ou électrolytique des courants de pile; car il y a lieu de se préoccuper de la formation possible d'eschares, non seulement au niveau des excitateurs, mais même, dans un certaine zone, autour de l'électrode intestinale.

« En fait le problème à résoudre était celui-ci : faire passer dans l'intestin un courant galvanique d'intensité suffisante pendant un temps assez long, de façon à emmagasiner une quantité considérable d'énergie, et en même temps, éviter l'action chimique locale au niveau des excitateurs.

« C'est un point qui a été heureusement résolu par Boudet de Paris, à l'aide du lavement électrique, qui a l'avantage de répandre l'électricité sur une large surface intestinale » (Larat, *Revue d'hygiène thérapeutique* 1893).

On emploie exclusivement aujourd'hui le procédé vulgarisé par Boudet de Paris. Ce procédé consiste à utiliser les courants continus que l'on fait parvenir au niveau de l'intestin par l'intermédiaire d'un liquide conducteur, l'eau salée : « l'excitateur rectal se compose d'une grosse sonde en gomme que l'on introduit dans le rectum, aussi profondément que possible; cette sonde est armée d'un mandrin métallique tubulaire dont l'extrémité n'atteint pas le niveau de l'œil de la sonde; ce mandrin est rattaché par un fil conducteur, à l'un des fils de la batterie, et, au moyen d'un tube de caoutchouc, on le raccorde avec la canule d'un irrigateur ordinaire plein d'eau salée. Cette eau traverse le mandrin, s'y électrise et remplit l'intestin, en portant l'électricité sur tous les points où elle entre en contact avec la muqueuse; elle joue, par le fait, le rôle d'un excitateur liquide très étendu.

Le danger résultant de l'action chimique locale se trouve ainsi écarté, puisque le point correspondant au maximum de densité du courant, l'extrémité du mandrin, est isolé, par la sonde, des parois de l'intestin. » (Boudet de Paris). Le second excitateur est représenté par une large plaque recouverte de peau de chamois mouillée.

On applique au-dessus d'elle une serviette pliée en quatre et maintenue par un bandage de corps. Elle constitue le pôle positif, tandis que la sonde est le pôle négatif.

Le galvanomètre étant au zéro, on relie la sonde avec le tube en caoutchouc de l'irrigateur; on ouvre alors à demi le robinet de l'irrigateur et l'eau pénètre lentement. Il faut éviter la pénétration brutale, car si l'on avait affaire à un intestin cancéreux, on pourrait en déterminer la rupture.

Lorsque l'eau a pénétré, on met la sonde en communication avec le pôle négatif de la pile. L'eau s'électrise et répartit le courant galvanique sur tous les points où elle est en contact avec la muqueuse. On doit toujours commencer par un courant très faible; dix milliampères suffisent au début; mais on doit augmenter progressivement l'intensité du courant jusqu'à trente et quarante milliampères. On fait passer le courant pendant cinq à six minutes, sans aucun choc; pendant le cours de la séance il faut faire quatre ou cinq inversions de courant, en ayant toujours soin de revenir au zéro avant de changer le sens du courant; on peut aussi faire quelques intermittences. La durée de la séance ne doit pas dépasser quinze à vingt minutes.

Il se produit des envies très fortes d'expulsion auxquelles le malade doit résister; si le lavement est rejeté trop tôt, il faut en donner un autre.

A la suite de l'administration du lavement électrique ou bien se produit une débâcle, et dans ce cas, qui est rare à la suite d'une première séance, quelques lavements ou purgatifs achèvent de vider l'intestin ; ou bien, quelques matières puriformes sont évacuées avec des gaz ; ou bien enfin le lavement est rendu, sans ramener de matières.

Dans les deux derniers cas, il est indiqué de recommencer, non immédiatement, mais sept à huit heures après, de telle sorte que l'on peut faire trois applications en vingt-quatre heures. Au bout de ce temps, il faut opérer.

L'emploi du lavement électrique, avant toute intervention, est suffisamment justifié par les résultats de la pratique. Boudet de Paris, dans une statistique qui reposait sur 150 cas, compte 70 p. 100 de succès; Larat sur 230 cas a réussi 130 fois à lever l'obstacle au cours des matières.

Le lavement électrique réussit surtout dans les cas d'obstruction par stase stercorale; cependant, il peut également rétablir le cours des matières dans les cas de volvulus ou d'invagination. Il est particulièrement utile dans les cas de paralysie de l'intestin que l'on voit parfois survenir à la suite de la laparotomie.

On a accusé l'électricité de produire des péritonites; mais l'électricité est, par elle-même, incapable de déterminer des phénomènes inflammatoires; dans les cas où la péritonite a été constatée, elle existait avant toute intervention.

L'existence d'accidents inflammatoires ne sera pas une contre-indication absolue à l'emploi du lavement électrique, mais nécessitera l'observation de diverses précautions : courants faibles, abstention des inversions et des intermittences.

Quant aux eschares, elles ne doivent pas se produire, si l'intensité du courant ne dépasse pas les chiffres indiqués et si la sonde métallique n'a pas été en contact direct avec la muqueuse.

Dans certains cas, alors que l'on suppose être en présence d'un étranglement interne ou d'un volvulus, l'*inversion* pourra être essayée.

Ce procédé consiste à suspendre le patient par les pieds, la tête en bas. La masse intestinale tire, dit-on, par son poids sur la partie engagée sous la bride fibreuse ou invaginée.

Tels sont les traitements à employer dans les cas d'occlusion dont la cause est douteuse; ajoutons que l'*opium* donné *larga manu* (15 à 20 centigrammes d'extrait thébaïque en plusieurs doses) calmera les douleurs atroces des malades.

Lorsque l'occlusion est **chronique** sa cause est en général facile à reconnaître; il s'agit le plus souvent soit d'une obstruction fécale, soit d'un rétrécissement cicatriciel ou cancéreux.

Dans le premier cas on peut administrer un *purgatif*, l'huile de ricin, par exemple, à la dose d'une cuillerée à café d'heure en heure, et employer les grands *lavements* d'eau très chaude. On se sert non de l'irrigateur mais du bock à injections qui seul peut donner une pression suffisante; mais c'est ici surtout le triomphe de l'électrisation, suivant le procédé de Boudet de Paris; parfois la disparition de l'occlusion est obtenue dès la première séance d'électrisation; d'autres fois, plusieurs séances sont nécessaires; il est à remarquer que, dans le cas d'occlusion chronique, la temporisation ne présente pas les mêmes inconvénients que dans les cas d'occlusion aiguë.

En ce qui concerne les indications de l'intervention dans les cas de rétrécissements cicatriciels ou cancéreux nous ne pouvons que renvoyer aux traités de chirurgie.

HÉMORRHOIDES.

Les hémorrhoïdes étaient considérées autrefois comme des émonctoires salutaires; en tous cas, comme une infirmité incurable et devant être respectée. Aujourd'hui encore quelques médecins estiment que les hémorrhoïdes exercent, dans certaines circonstances, chez les sujets pléthoriques, chez les goutteux, une action dérivatrice et n'hésitent pas à provoquer la réapparition du flux hémorrhoïdaire, lorsqu'il est tari, pour combattre les métastases goutteuses.

Cependant, les idées reçues au sujet de la pathogénie des hémorrhoïdes ainsi qu'au sujet de leur traitement, se sont modifiées d'une façon radicale. En ce qui concerne le traitement, à l'abstention qui était la règle jadis, ont été substitués des traitements médicaux ou chirurgicaux rationnels.

On ne craint pas d'avoir recours au bistouri, lorsque des complications comme les hémorrhagies abondantes ou l'étranglement se manifestent. « Jadis on osait à peine toucher aux hémorrhoïdes; l'infection purulente guettait à la porte.

Aujourd'hui on peut sans danger en faire l'extirpation; l'antisepsie garantit le succès opératoire » (Ozenne).

Toutes les hémorrhoïdes ne sont pas justiciables d'un même traitement; il importe, à cet égard, d'établir une distinction entre celles qui sont symptomatiques, et celles que l'on qualifie, plus ou moins justement, d'idiopathiques.

Les hémorrhoïdes symptomatiques sont connues depuis longtemps. On sait que les affections de l'intestin, du foie, de la vessie et de l'urèthre, de l'utérus, du cœur, du poumon peuvent déterminer leur apparition ; c'est ainsi que l'on observe les varices rectales à la suite du rétrécissement et du cancer du rectum, des cirrhoses ; chez les calculeux atteints de cystite chronique, chez les prostatiques, chez les femmes atteintes de métrite, de fibromes utérins ou de déviation de l'utérus, de salpingo-ovarite ou d'hématocèle, enfin chez les femmes gravides ; d'autre part, et beaucoup plus rarement, chez les malades atteints de tumeur du rein, chez les cardiaques et chez les emphysémateux.

Les cirrhoses sont, de beaucoup, la cause la plus fréquente des hémorrhoïdes symptomatiques, par suite de l'obstacle considérable qu'elles opposent à la circulation dans le domaine de la veine-porte. Jean-Louis Petit ne disait-il pas que « l'obstruction du foie est, par rapport aux veines hémorrhoïdales, ce que les jarretières trop serrées sont aux veines des jambes et ce que la ligature est à la saignée ».

Ces hémorrhoïdes symptomatiques doivent être respectées parce qu'il pourrait être dangereux de les supprimer, et surtout parce que leur suppression serait illusoire, la cause persistant. Le traitement causal sera seul légitime, encore ne sera-t-il guère efficace, puisque la plupart des hémorrhoïdes symptomatiques sont déterminées par des maladies organiques incurables.

On doit s'abstenir de toute intervention active chez les femmes enceintes, atteintes d'hémorrhoïdes, parce que les hémorrhoïdes disparaissent habituellement après l'accouchement et que, d'autre part toute intervention pourrait déterminer un avortement. On se bornera à combattre la constipation et les accidents inflammatoires, ces derniers, à l'aide de lotions chaudes, de pulvérisations phéniquées etc., ainsi que nous l'indiquons plus loin.

La pathogénie des hémorrhoïdes idiopathiques a été l'objet d'innombrables discussions, et il faut avouer que l'on n'est pas encore bien fixé sur elle.

Tout le monde admet l'influence de causes prédisposantes : comme l'alimentation trop abondante (notamment l'usage excessif des viandes noires, des mets épicés, des liqueurs alcooliques), la vie sédentaire, la constipation et l'abus des lavements, mais il est plus difficile d'expliquer comment ces causes agissent et quelles sont les conditions de « terrain » qui favorisent leur action. La théorie de la stase mécanique, due aux efforts de la défécation, chez les constipés, a été longtemps en faveur ; mais elle ne peut s'appliquer à tous les cas ; on a tenté récemment de lui substituer celle qui met les hémorrhoïdes sur le compte d'une infection, d'une phlébite d'origine infectieuse ; le rôle de la constipation s'expliquerait d'ailleurs aisément avec cette théorie, la constipation déterminant des érosions, de petits traumatismes incessants ; l'abus des purgatifs agirait dans le même sens.

La théorie de la congestion veineuse, la plus ancienne, a fait son temps ; on n'admet plus aujourd'hui l'existence d'un prétendu mouvement fluxionnaire, analogue à la menstruation. Déjà Gosselin avait fait justice de cette opinion en disant que « la fluxion est une pure rêverie ».

Par contre, on est enclin à considérer comme cause primordiale des hémorrhoïdes, un état particulier d'asthénie du système nerveux, qui se rattache au nervo-arthritisme ; c'est ainsi que s'expliquerait l'hérédité fréquente des hémorrhoïdes, leur existence chez les migraineux, les asthmatiques, les goutteux, chez tous les membres de la famille arthritique.

A. — Traitement général.

L'*hygiène* de l'hémorrhoïdaire se résume dans l'observation d'une propreté rigoureuse de la région anale, d'une vie active, d'un régime sobre.

Chaque matin le malade devra pratiquer des ablutions avec une éponge imbibée d'eau boriquée froide ; les *lavements froids*, également boriqués seront utiles quand il existera de la rectite, avec écoulement muqueux. Il est indispensable que le malade se présente chaque jour, à la garde-robe, à heure fixe, plutôt le soir que le matin car les hémorrhoïdes se réduisent plus facilement, grâce au repos de la nuit.

On doit bannir de l'alimentation les mets épicés, les liqueurs, le gibier, etc., etc.

Les excès de coït, les exercices violents, notamment l'équitation sont nuisibles ; par contre, les malades doivent se livrer à un exercice modéré, ainsi qu'aux *pratiques hydrothérapiques* ou tout au moins faire usage de frictions sèches quotidiennes.

La constipation est plutôt justiciable des lavements que des purgatifs qui peuvent augmenter la congestion veineuse. Si l'on est obligé d'avoir recours aux médicaments, on prescrira les capsules d'huile de ricin, le podophylle, le cascara, les graines inertes, la poudre de réglisse composée, etc.

La plupart des médecins défendent l'emploi de l'aloès, qui congestionne l'intestin ; cependant Fordyce Barker le recommande chez les hémorrhoïdaires.

Le traitement médicamenteux, s'adressant aux hémorrhoïdes elles-même, est des plus restreints. On ne saurait accorder une grande confiance aux divers remèdes, à qui l'on a attribué une action décongestive.

L'*hamamelis virginica* est populaire aux États-Unis, on le prescrit en teinture :

Teinture d'Hamamelis	20 grammes.
Glycérine anglaise	60 —

Une ou deux cuillerées à café par jour.

M. Vidal a préconisé l'emploi du *capsicum annum* :

Extrait de capsicum annum	20 centigrammes.

Pour une pilule. Prendre 4 ou 5 de ces pilules chaque jour, moitié au repas du matin, moitié au repas du soir.

B. — Traitement local

La division des hémorrhoïdes en deux classes : hémorrhoïdes externes et internes est fort légitime en thérapeutique, bien qu'elle repose sur une conception anatomique erronée, à savoir qu'il y a indépendance complète entre le système veineux anal et le système veineux rectal.

En réalité, ces deux systèmes se rattachant, le premier, à la circulation veineuse générale, le second à la circulation porte, communiquent largement entre eux. Les veines sous-muqueuses et sous-musculaires sont en effet reliées par de nombreuses anastomoses vues et décrites par Cruveilhier, Verneuil, Sappey, Dubreuil et Richard, Duret, Quénu. Non seulement existent les voies anastomotiques à travers les sphincters, minutieusement décrites par Duret, mais encore des anastomoses directes, signalées récemment par Quénu (*Société anatomique*, Juillet 1892); ces dernières anastomoses relient les veines hémorrhoïdales inférieures aux supérieures, sans avoir à traverser les sphincters.

Malgré les relations anatomiques qui existent entre les deux systèmes veineux, les hémorrhoïdes externes et internes, constituent des affections distinctes, qu'il est juste, ainsi que nous venons de le dire, de séparer au point de vue thérapeuthique comme au point de vue clinique.

1° **Hémorrhoïdes externes.** — Les hémorrhoïdes externes peuvent être flasques, molles, indolentes. Dans ce cas on doit s'abstenir de toute intervention active ; il suffit de faire chaque jour des lotions boriquées froides. Lorsqu'elles sont sèches et verruqueuses, elles peuvent être gênantes, en devenant le siège d'érosions et d'excoriations douloureuses ; aussi, pour prévenir le développement de ces accidents, le meilleur moyen est-il de les exciser avec le bistouri ou d'en pratiquer l'ablation avec le galvano-cautère. On réunit les lèvres de la plaie avec un point de suture. L'*excision* est encore plus indiquée lorsque les hémorrhoïdes indurées forment un bourrelet qui rétrécit le contour anal et met obstacle à la défécation.

Les hémorrhoïdes peuvent devenir turgescentes et douloureuses ; le gonflement survient habituellement, à la suite de constipation prolongée ou d'excès de table. Dès qu'il se manifeste, on prescrit le repos, un régime frugal, les bains de siège, les applications froides ou mieux encore les *pulvérisations phéniquées*, ou l'application en permanence d'*éponges trempées dans l'eau boriquée chaude* ; on peut aussi prescrire une *pommade iodoformée*, ou la pommade suivante :

Vaseline	20 grammes.
Chlorhydrate de cocaïne	15 centigrammes.
Tanin	1 gramme.
Extrait de ratanhia	50 centigrammes.
Extrait de belladone	10 —

Contre le suintement on emploie les applications de *compresses imbibées d'eau blanche* ou d'une *solution de sulfate de zinc à 1 p. 100.*

La répétition des phénomènes inflammatoires doit engager à pratiquer l'excision.

2° **Hémorrhoïdes internes.** — Les hémorrhoïdes internes peuvent être procidentes ou non.

Lorsqu'elles ne sont ni procidentes, ni douloureuses, ni saignantes, on se borne à combattre la constipation, à l'aide des différents laxatifs (la poudre de réglisse composée est une des meilleures préparations) et à recommander l'usage quotidien des lavements boriqués froids.

Si les hémorrhoïdes sont procidentes mais réductibles, on pratique le taxis avec une éponge imbibée d'eau froide et on engage les malades à se présenter chaque soir à la garde-robe, avant de se mettre au lit, le repos de la nuit facilitant la réduction spontanée.

Lorsque les hémorrhoïdes sont difficilement réductibles ou même lorsqu'il existe un véritable étranglement on emploie les grands bains, les pulvérisations, les applications de vessie de glace ou au contraire d'éponges imbibées d'eau chaude, et lorsque ces moyens ont diminué la turgescence, on pratique le taxis.

Les suppositoires suivants, à base de *morphine*, de *belladone*, etc., sont employés contre les phénomènes douloureux.

Extrait de ratanhia	50 centigrammes.
Chlorhydrate de morphine	2 —
Beurre de cacao	4 grammes.

ou bien :

Chrysarobine	40 centigrammes
Iodoforme	10 —
Extrait de belladone	5 —
Extrait de cacao	20 grammes.

pour cinq suppositoires (Unna), etc.

L'hémorrhagie sera traitée par les *lavements froids d'eau boriquée à*

4 *p.* 100, *additionnée par litre d'une cuillerée à bouche d'eau de Pagliari*, ou par les *lavements de perchlorure de fer* (1 à 2 grammes pour 500 grammes d'eau), d'*alun* (5 p. 100) etc. On peut encore introduire dans l'anus de petits fragments de glace enfermés dans un sac en baudruche, et si l'hémorrhagie est rebelle pratiquer le *tamponnement* avec un chapelet de bourdonnets de coton salicylé saupoudrés d'iodoforme. On peut enfin utiliser les propriétés hémostatiques de l'*antipyrine* :

Antipyrine .... } Salol .... }	ãã 30 centigrammes.
Extrait de belladone	1 centigramme.
Beurre de cacao et cire	Q. S.

pour un suppositoire de consistance ferme. Introduire dans l'anus trois à quatre suppositoires par jour.

Tels sont les différents moyens utilisés pour combattre les accidents hémorrhoïdaires : procidence et étranglement, douleurs, hémorrhagies; mais ce ne sont évidemment que des moyens palliatifs, et lorsque les accidents récidivent fréquemment, lorsqu'ils deviennent pour le patient une source de gêne continuelle et mettent obstacle à l'exercice de sa profession, il faut avoir recours à d'autres méthodes de traitement qui sont du domaine chirurgical. La plus simple, mais non la moins efficace est la *dilatation* forcée du sphincter qui a pour but de prévenir les accidents d'étranglement. Elle a été préconisée par Gayet (de Lyon) et par Fontan et est devenue d'un usage courant.

« La dilatation du sphincter s'exécute soit avec les doigts, soit avec un speculum, après avoir endormi le malade, sans oublier toutefois que des syncopes réflexes sont possibles au cours de cette intervention. Dans le premier cas, voici la manière de procéder : on introduit dans l'anus, l'un après l'autre, les deux pouces enduits de vaseline iodoformée, de façon à ce qu'ils se touchent par leur face dorsale, pendant que les quatre autres doigts prennent un point d'appui sur la tubérosité correspondante de l'ischion; puis on les écarte peu à peu, dans le sens transversal, jusqu'à ce que leur face palmaire rencontre les ischions. Même manœuvre est ensuite exécutée dans le sens antéro-postérieur; on peut aux deux pouces substituer les deux index, qui pénètrent plus profondément et dépassent les sphincters; de toute façon il faut faire cette dilatation avec douceur, sans aucune brusquerie, pour ne pas s'exposer à fragmenter ou à déplacer un caillot intra-veineux.

Si l'on préfère se servir d'un speculum, on introduit d'abord l'index dans l'anus, puis un speculum bivalve ou trivalve, les branches rapprochées. Cela fait, on écarte ces dernières peu à peu, et lorsqu'on juge l'écartement suffisant, on retire le speculum sans rapprocher les valves. (Ozenne, *Les Hémorrhoïdes*, p. 166).

A la suite de la dilatation on observe pendant quelques jours une incontinence des matières fécales, mais le sphincter ne tarde pas à reprendre sa tonicité.

La dilatation a pour effet de provoquer la réduction des bourrelets et par suite de prévenir tout accident ultérieur d'étranglement. On ne saurait toutefois affirmer que la dilatation forcée est en mesure d'assurer la guérison radicale ; on ne peut en effet se flatter de supprimer entièrement les hémorrhoïdes, ni d'éviter par suite le retour à une échéance plus ou moins éloignée, d'accidents analogues à ceux qui ont provoqué l'intervention. C'est pourquoi bon nombre de chirurgiens pratiquent aujourd'hui l'*extirpation sanglante*, suivie de réunion, suivant le procédé préconisé par Whitehead. L'application minutieuse des règles de l'antisepsie, encore plus nécessaire ici que pour les opérations pratiquées sur les autres régions, met les malades à l'abri de la pyohémie post-opératoire. On ne devra toutefois opérer que les malades placés dans de bonnes conditions hygiéniques et ne présentant aucune affection intestinale chronique.

HÉMORRHAGIES INTESTINALES.

Chez le nouveau-né l'hémorrhagie intestinale est rare ; son étiologie est très obscure ; elle ne paraît pas univoque. Parfois l'hémorrhagie est liée à l'hémophilie ou à la syphilis des parents ; d'autres fois à une infection septique ainsi que l'ont montré les recherches faites par Klebs et Eppinger sur les cadavres ; Hesse, Billard, Barthez et Sanné croient que la congestion de la muqueuse gastro-intestinale, qui est normale chez le nouveau-né, peut être exagérée par les troubles respiratoires et portée à un tel point qu'elle aboutit à l'hémorrhagie ; un certain nombre de cas ont été rattachés à la ligature tardive du cordon, d'autres fois enfin à l'athrepsie aiguë précoce (?) Il ne faut pas perdre de vue que le sang rendu par l'anus peut avoir été avalé pendant le passage de l'enfant par les voies génitales, ou bien que le sang peut provenir d'une excoriation du mamelon de la nourrice, lorsque l'hémorrhagie ne se produit qu'au bout de quelques jours.

Le traitement du melæna des nouveau-nés, quel qu'en soit la cause, est forcément très limité. Il faut espacer les tétées, donner à l'enfant 3 à 5 gouttes de *perchlorure de fer* dans le lait et s'il est dans un état de faiblesse considérable, le ranimer en ajoutant au lait quelques gouttes d'eau-de-vie et en le plaçant dans la couveuse.

M. Dusser (thèse de Paris 1890) a vu employer à la Maternité, dans le service de M. Guéniot, la solution aqueuse de naphtol (20 centigrammes pour 1000) dont on fait prendre 10 à 20 grammes par jour.

Chez l'adulte, les causes des hémorrhagies sont multiples ; elles peuvent survenir chez une personne en état de bonne santé apparente, dans le cours d'une affection de l'intestin, ou bien au cours de maladies générales aiguës ou chroniques.

Dans le premier cas l'hémorrhagie peut être due à une intoxication (sublimé), à un traumatisme déterminé par un fragment d'os mêlé aux aliments ; parfois à un parasite, notamment à l'ankylostome duodénal ; mais alors le malade accuse différents troubles qui se rattachent à un état anémique souvent fort grave ; la recherche des œufs de l'ankylostome devra être pratiquée et l'extrait de fougère mâle administré, si la recherche est positive.

Parmi les affections locales de l'intestin, la constipation, la plus fréquente de toutes, est celle qui donne lieu le plus rarement à l'entérorrhagie, encore celle-ci est-elle le plus souvent insignifiante ; la présence de sang sur des matières fécales durcies et modifiées dans leur forme doit faire songer moins à la constipation essentielle qu'à celle qui accompagne l'obstruction due à un néoplasme de l'intestin.

N'oublions pas que l'usage excessif des purgatifs, ou que l'emploi d'un drastique violent peut déterminer une hémorrhagie intestinale.

L'hémorrhagie la plus fréquente est l'hémorrhagie symptomatique d'hémorrhoïdes internes ; lorsque la perte de sang est abondante, ou que sa répétition entraîne un état anémique prononcé il faut la combattre au moyen des lavements froids boriqués, additionnés d'une à deux cuillerées à bouche d'eau de Pagliari par litre, à l'aide de glaçons renfermés dans un sac de baudruche que l'on introduit dans le rectum, etc. (Voir le traitement des hémorrhoïdes.)

D'autres fois elle est due à un polype du rectum ; lorsqu'un enfant est atteint d'une rectorrhagie abondante, on doit songer immédiatement à cette cause, et pratiquer l'ablation du polype, lorsque le diagnostic a été confirmé par l'examen local.

L'hémorrhagie du cancer est aisément rapportée à sa cause, en raison du cortège de symptômes qui l'accompagne ; lorsque le cancer n'est pas opérable, l'antisepsie intestinale peut rendre quelques services.

L'hémorrhagie est quelquefois le premier symptôme de l'ulcère duodénal, mais elle peut être aussi précédée des signes de cet ulcère : douleurs vives quelques heures après les repas, douleur à la pression, etc. ; le traitement est celui de l'ulcère de l'estomac (lait et alcalins à hautes doses).

L'hémorrhagie de la dysenterie n'implique pas un traitement spécial, à moins que son abondance ne soit excessive ; on peut la combattre en donnant au malade, avec prudence, un lavement d'eau additionnée de perchlorure de fer (une cuillerée à bouche) et en prévenir le retour en donnant plus tard les lavements au nitrate d'argent.

Chez les vieillards, l'hémorrhagie intestinale, lorsqu'elle n'est pas due aux hémorrhoïdes ou à un néoplasme, est souvent la conséquence d'une embolie ou de l'altération des artères de l'intestin (dégénérescence amyloïde, artério-sclérose); elle peut être alors fort abondante et entraîner la mort; on s'efforcera de la combattre par le repos absolu au lit, les boissons froides, la limonade sulfurique, en pratiquant des injections sous-cutanées d'ergotine ou en donnant l'ergotine par la bouche; voici une prescription faite par M. le professeur G. Sée dans un cas de ce genre :

1.	Sirop de térébenthine..........................	200 grammes.
	Sirop diacode..................................	100 —
	Extrait aqueux d'ergot de seigle..............	2 —

Une cuillerée à bouche toutes les deux heures.

2.	Antipyrine (à titre d'hémostatique).............	3 grammes.

en trois paquets.

Remplacer le lendemain l'antipyrine par 5 à 10 des pilules suivantes:

Extrait alcoolique d'hydrastis canadensis.	3 grammes.
Extrait alcoolique de jusquiame..........	30 centigrammes.

pour 30 pilules.

Les hémorrhagies intestinales qui peuvent survenir au cours des maladies générales chroniques s'observent dans les affections du cœur (à la suite d'embolie), dans les maladies du foie, dans l'urémie, la leucémie, la syphilis et la tuberculose intestinales; l'enterorrhagie est rare dans la tuberculose; en tous cas, quand elle survient, elle est habituellement peu abondante; cependant des cas mortels ont été observés, notamment à la suite d'ulcération du rectum; elle est plus fréquente dans la tuberculose aiguë.

Dans ces différents cas, à côté du traitement du symptôme, il faut instituer le traitement causal, régime lacté dans les affections du cœur, du foie, et des reins; médication spécifique dans la syphilis, etc.

Des maladies générales aiguës qui peuvent se compliquer d'hémorrhagie intestinale la fièvre typhoïde est de beaucoup la plus fréquente.

Les hémorrhagies dans la fièvre typhoïde sont dues à la rupture des artérioles mises à nu au niveau des ulcérations; ces hémorrhagies surviennent aussi bien dans les cas légers que dans les cas graves, et il est impossible d'en prévoir l'apparition. On a incriminé certaines causes prédisposantes, l'abus des purgatifs notamment. Il est certain que l'hémorrhagie se produit parfois à la suite de l'administration d'un purgatif; mais le plus souvent elle survient sans que l'on puisse incriminer cette cause. On a incriminé d'autre part la constipation; un bol fécal durci, venant au contact d'une ulcération peut en effet éroder celle-ci; si donc il faut se garder des purgatifs répétés, il ne faut pas négliger par contre d'assurer l'évacuation de l'intestin, et pour réduire au minimum les chances d'hémorrhagie on aura recours à l'époque où celle-ci se manifeste le plus souvent, c'est-à-dire dans le troisième septenaire, aux lavements administrés avec prudence.

Quelques méthodes thérapeutiques ont été accusées de favoriser les hémorrhagies, notamment la médication salicylée et les bains froids. En ce qui concerne la première, il nous est difficile de nous prononcer, car les éléments d'appréciation nous font défaut; l'acide salicylique n'est guère employé, en France du moins, et le salicylate de bismuth que l'on utilise souvent, associé au naphtol, pour réaliser l'antisepsie intestinale, n'est guère passible, croyons-nous, du reproche qui a été porté. Disons à ce propos que l'antisepsie intestinale réalisée par les moyens internes nous paraît être une excellente mesure préventive à l'égard des hémorrhagies; en combattant les fermentations microbiennes qui se produisent au niveau de l'intestin ulcéré, on réduit au minimum les chances d'infection secondaire et d'ulcération des vaisseaux.

La crainte de provoquer une hémorrhagie ne doit certes pas faire abandonner l'usage des bains froids; aux diverses statistiques invoquées pour justifier leur rôle de cause prédisposante, on peut opposer celle de Brand, le fervent adepte de la balnéation; sur 4, 890 cas de fièvre typhoïde traités par les bains froids Brand n'a relevé que 271 hémorrhagies, soit 5, 6 p. 100, chiffre qui ne dépasse pas la moyenne habituelle de cette complication.

Dès qu'un abaissement brusque de température survient chez un typhique, il faut soupçonner une hémorrhagie intestinale, et prescrire le traitement suivant : *repos absolu* dans le décubitus dorsal; *suppression de toute médication* ; ne donner que du *lait glacé*, ou des *boissons acidulées et glacées* à petites doses à la fois.

Si une hémorrhagie abondante se produit au dehors, on peut employer une *potion d'ergotine* :

Ergotine de Bonjean	4 grammes.
Acide gallique	50 centigrammes.
Sirop de térébenthine	30 grammes.
Eau de tilleul	120 —

dont on donne une cuillerée toutes les heures et que l'on peut faire alterner avec une *potion au perchlorure de fer :*

Eau distillée..............................	120 grammes.
Perchlorure de fer..........................	XX à XXX gouttes.

qui sera prise également par grandes cuillerées toutes les heures, de sorte qu'à chaque demi-heure le malade prendra l'une ou l'autre potion.

Si l'hémorrhagie ne cesse pas, on pratique une *injection d'ergotine* (un gramme d'ergotine Yvon qui représente son poids d'ergot de seigle) et l'on applique une *vessie de glace* sur le ventre.

On peut encore recourir au *sous-nitrate de bismuth* à hautes doses (15 grammes, dans le but de déterminer le dépôt sur les ulcérations d'une poudre isolante).

L'*alcool*, les *injections d'éther*, de *caféine* sont indiqués si l'abondance de l'hémorrhagie met la vie en danger immédiat; mais le moyen le plus efficace dans ce cas est l'*injection sous-cutanée de solution saline* (voir le traitement du choléra).

Lorsque l'hémorrhagie est arrêtée, il faut, au bout d'un jour ou deux, administrer un lavement d'eau boriquée, afin d'évacuer le sang qui est accumulé dans l'intestin et dont la putréfaction peut déterminer des accidents septicémiques.

Nous avons vu que l'on ne pouvait pas accuser les bains froids de favoriser l'hémorrhagie intestinale, Une autre question se pose maintenant: faut-il suspendre les bains, quand une hémorrhagie s'est produite? A ce sujet, les avis sont divisés. Les uns cessent l'emploi des bains, craignant que les mouvements nécessités par le transport du malade dans sa baignoire ne provoquent le retour de l'hémorrhagie ou même une perforation, les autres continuent à baigner les malades; pour notre part, nous croyons que l'hémorrhagie n'est pas une contre-indication absolue à l'emploi des bains. Dans les cas d'hémorrhagie abondante, ayant déterminé un abaissement considérable de la température, on peut suspendre les bains pendant le premier jour, puis les reprendre au bout de vingt-quatre heures ou les remplacer par les enveloppements dans le drap mouillé.

VERS INTESTINAUX.

Les **oxyures** siègent à peu près exclusivement dans le rectum aussi est-il très facile d'en débarrasser rapidement les malades.

On a prescrit en lavements l'*eau salée* (40 grammes de sel pour

200 grammes d'eau), l'*infusion d'absinthe* (8 à 10 grammes pour un lavement), ou l'*eau mélangée avec égale partie de glycérine*; d'autres fois on a recours aux suppositoires d'*onguent mercuriel*; on peut encore donner à l'intérieur les préparations vermicides comme le *calomel*, la *santonine*, on donnera par exemple :

Calomel........................ } āā 10 centigrammes.
Santonine...................... }

dans une cuillerée de miel (enfant de 2 à 3 ans).

Mais les moyens locaux suffisent habituellement.

Si les oxyures émigrent le soir et déterminent au niveau de l'anus et du vagin de vives démangeaisons, il sera bon d'enduire pendant quelques jours la marge de l'anus et les lèvres avec une *pommade au calomel*.

Les **lombrics** siègent non plus dans le rectum, mais dans la première portion de l'intestin ; ils peuvent émigrer du côté de l'estomac et être rendus par le vomissement, mais ils sont incapables de perforer les parois intestinales, si celles-ci ne sont pas préalablement altérées. Leur traitement est exclusivement interne. Le *calomel* donné à la dose de 50 centigrammes à un gramme suffit le plus souvent; mais on emploie également avec grand avantage la *santonine*, principe actif du semen-contra. Elle se donne à la dose de 30 à 40 centigrammes aux adultes, de 5 à 20 centigrammes chez les enfants; on en fait des tablettes contenant chacune un centigramme, des pilules, des biscuits. Prise à trop haute dose la santonine peut donner lieu à quelques accidents tels que coliques, vomissements, voire même la syncope; les objets sont vus en jaune, et les urines présentent une teinte jaunâtre, spéciale.

Le principe du traitement des **tœnias** consiste à engourdir ou à tuer les helminthes, et à profiter de cet état pour les expulser avant qu'ils n'aient eu le temps de se fixer en un autre point du tube digestif. Quel que soit l'anthelminthique auquel on ait recours, il faut supprimer le repas du soir, la veille du traitement, ou tout au moins recommander au malade de ne prendre que du lait.

La liste des anthelmintiques est longue, mais il n'en est en réalité que trois dont on se serve habituellement, le Kousso étant aujourd'hui abandonné, en raison de sa cherté et surtout de sa saveur répugnante, le Kamala, en raison de ses effets incertains. Ces trois anthelmintiques sont les graines de citrouille, la fougère mâle, l'écorce de grenadier et la pelletiérine qui en dérive.

Les graines de *citrouille* sont surtout usitées chez les enfants qui les prennent très facilement lorsqu'elles sont présentées sous forme de pâte sucrée ou incorporées à un looch ; toutefois elles sont bien inférieures en efficacité aux deux autres vermicides. La dose est de 30 à 45 grammes chez l'enfant, de 80 à 100 grammes chez l'adulte. Une heure après le malade prend de l'huile de ricin.

Semences de courges mondées................	Q. variable.
Sucre..	25 grammes.
Lait...	60 —

à prendre en une fois (enfant).

De la *fougère mâle* on fait un extrait éthéré que l'on donne suivant la formule du Dr Crequy, renfermé dans des capsules, et associé au calomel :

Extrait éthéré de fougère mâle	50 centigrammes.
Calomel	5 —

Pour une capsule. En faire 16 semblables que l'on administre deux par deux, toutes les dix minutes. Deux heures après l'ingestion des dernières capsules on administre l'*huile de ricin*.

Les enfants ne pouvant avaler de capsules, le Dr Duchesne (Société de médecine pratique 15 mars 1889) propose d'avoir recours au traitement suivant (enfant de cinq ans) :

1° la veille, lait et potages peu épais.

2° Le lendemain administrer le préparation suivante :

Huile éthérée de fougère mâle...........	4 grammes.
Calomel..................................	40 centigrammes.
Eau......................................	15 grammes.
Sucre en poudre..........................	15 —
Gélatine.................................	Q. S.

Il importe de ne pas associer d'huile à l'extrait éthéré de fougère mâle, car l'adjonction d'huile en rend l'absorption plus facile et donne lieu à des symptômes d'intoxication.

On peut encore prescrire l'extrait éthéré de fougère mâle, en potion chez l'enfant, suivant la formule suivante (Vieillard) :

Extrait éthéré de fougère mâle............ }	ãã 3 grammes.
Teinture de vanille....................... }	
Sirop de térébenthine..................... }	ãã 25 —
Eau distillée............................. }	
Gomme arabique pulvérisée.................	2 —

A prendre en une seule fois, dans du lait.

La décoction d'*écorces de racines de grenadier* se donne de 20 à 30 grammes chez l'enfant, de 50 à 60 grammes chez l'adulte ; on fait bouillir dans 300 grammes d'eau et on aromatise avec quelques gouttes d'essence de citron.

Depuis la découverte par Tanret de la *pelletiérine*, on utilise de préférence cette dernière préparation, c'est-à-dire un mélange de 30 centigrammes de sulfate de pelletiérine et d'isopelletiérine dans une solution renfermant 50 centigrammes de tannin; les deux autres alcaloïdes du grenadier (méthylpelletiérine et pseudo-pelletiérine), même employés à doses élevées, n'amènent jamais l'expulsion des tænias (Bérenger-Féraud).

Une demi-heure après l'administration de la pelletiérine, on donne 30 grammes d'eau-de-vie allemande ou 30-60 grammes d'huile de ricin; le tœnia est en général rendu au bout de quelques heures. Si la tête n'est pas expulsée, il ne faut pas administrer immédiatement une nouvelle dose du médicament, mais attendre deux ou trois mois. La pelletière ne doit pas être employée chez les enfants, car elle peut déterminer des phénomènes d'intoxication.

IV

MALADIES DU FOIE.

CONGESTION HÉPATIQUE.

Interposé entre les organes digestifs et la circulation veineuse générale, le foie subit le contre-coup des variations de pression qui se produisent dans le domaine de la veine-porte et dans celui de la veine-cave supérieure ; aussi sa congestion est-elle des plus fréquentes. Au niveau de la muqueuse du tube digestif sont absorbés des produits irritants, des substances toxiques ou infectieuses qui impressionnent les filets nerveux vasculaires et déterminent la vaso-dilatation de l'organe; du côté de la veine-cave, c'est la stase sanguine consécutive aux affections cardiaques ou pulmonaires qui produit une congestion passive du parenchyme hépatique; il peut enfin exister une congestion réflexe de cause nerveuse; c'est du moins la théorie émise pour expliquer certaines congestions telles que celles que l'on peut observer parfois au cours de la période menstruelle.

On peut diviser au point de vue pratique, les congestions du foie, en congestions:

1° D'origine infectieuse;
2° Diathésiques;
3° D'origine gastro-intestinale;
4° D'origine mécanique,

Dans le cours de la plupart des **maladies infectieuses**, mais surtout dans celles qui ont l'intestin pour localisation initiale comme la fièvre typhoïde, la dysenterie, peuvent survenir des congestions hépatiques qui d'ailleurs s'effacent devant les lésions concomitantes de la cellule hépatique; ces altérations congestives et dégénératives dues soit à l'infection primitive ou secondaire du parenchyme, soit plutôt à l'invasion des toxines puisées par les radicules de la veine-porte au niveau de la muqueuse intestinale sont rebelles à toute thérapeutique; elles guérissent spontanément lorsqu'elles sont légères; elles aboutissent à la cirrhose chronique ou à l'ictère grave, lorsqu'elles sont profondes et généralisées; c'est en pratiquant l'*antisepsie intestinale*, en instituant le *régime lacté* qui favorise la diurèse, que l'on peut espérer prévenir, dans une certaine mesure, le retentissement sur le foie de la maladie infectieuse.

Chez les paludiques la congestion hépatique peut survenir pendant un accès aigu, ou bien au cours de l'impaludisme chronique ; elle est alors permanente ou temporaire, et dans ce dernier cas constitue une manifestation larvée de la maladie ; il est superflu d'indiquer que le *sulfate de quinine* peut seul venir à bout des accidents hépatiques aigus ; l'*hydrothérapie locale* constitue ultérieurement un adjuvant utile du traitement.

Dans diverses intoxications (par l'arsenic, l'oxyde de carbone, le phosphore), on a signalé la congestion du foie, mais dans ces cas également il s'agit moins de congestion à proprement parler que d'une hépatite parenchymateuse.

Les **congestions diathésiques** s'observent chez les arthritiques, les goutteux, les diabétiques ; mais, comme dans tous ces cas, il existe des troubles digestifs, le traitement de ces congestions se confond avec celui des congestions dont nous allons nous entretenir, c'est-à-dire des **congestions d'origine gastro-intestinale**.

Ces congestions peuvent être d'origine purement alimentaire ; elles surviennent fréquemment chez les gros mangeurs, chez les individus qui font abus des viandes noires, du gibier, des crustacés, des mets épicés et d'autre part chez les alcooliques.

Elles peuvent encore résulter, sans qu'il y ait une alimentation défectueuse ou bien abus de l'alcool, de l'absorption des toxines qui se produisent sous l'influence de fermentations chez les dilatés, chez les constipés (stercorémie). Chez les dilatés, elles se rencontrent dans 23 p. 100 des cas, d'après M. le professeur Bouchard.

L'*hygiène alimentaire* tient la première place dans le traitement de ces congestions.

C'est en modifiant leur mode d'alimentation, c'est en faisant une plus large part aux aliments végétaux dans leur régime ; en renonçant définitivement aux boissons alcooliques que les malades peuvent éviter la répétition des poussées congestives.

Il n'existe pas de médicaments ayant une action décongestive directe sur le foie, mais il en est qui ont une action favorable, indirecte.

En modifiant la nutrition générale, les alcalins régularisent les fonctions digestives et du même coup les fonctions hépatiques.

Il est donc indiqué de prescrire le *bicarbonate de soude*, et le traitement à Vichy ou à Carlsbad.

Dans les cas où il existe de la constipation, il est nécessaire de combattre celle-ci par les moyens appropriés, c'est-à-dire par l'usage habituel des *laxatifs doux*, par l'usage temporaire des *purgatifs salins*, par les *lavages de l'intestin* suivant la méthode de Cantani. Les *lave-*

ments froids usités dans le traitement de l'ictère catarrhal (méthode de Krull) peuvent être également employés.

Le lavage de l'intestin et l'usage des purgatifs constituent les meilleurs moyens de réaliser l'antisepsie intestinale ; cependant on peut prescrire les médicaments employés habituellement dans ce but. M. Dujardin-Beaumetz recommande les formules suivantes, la première s'adressant aux hypérémies du foie compliquées de diarrhée.

Salol	ãã 10 grammes.
Salicylate de bismuth	
Bicarbonate de soude	

En 30 cachets.

La seconde, aux congestions du foie, accompagnées de constipation.

Salol	ãã 10 grammes.
Benzo-naphtol	
Bicarbonate de soude	

En 30 cachets, 3 à 4 par jour.

Si la diarrhée ou la constipation sont trop opiniâtres, on substitue au bicarbonate de soude, dans le premier cas, la craie préparée, et, dans le second, la magnésie.

Le *calomel* est très employé en Angleterre comme cholagogue et comme médicament capable de décongestionner le foie.

Son usage prolongé, à petites doses, 2 à 5 centigrammes peut entraîner des phénomènes d'hydrargyrisme mais on l'emploiera avec avantage comme purgatif, à la dose de 50 centigrammes à 1 gramme.

La congestion des pays chauds paraît se rattacher à une viciation des processus digestifs ; elle est favorisée, sinon déterminée par l'hygiène alimentaire défectueuse qui est l'apanage des colons ; elle coïncide d'ailleurs le plus souvent avec la dysenterie, ou tout au moins avec de l'entérite, et il est permis d'admettre ici aussi une influence toxi-infectieuse, à côté de l'action nocive exercée par les excès alcooliques et l'alimentation défectueuse.

La **congestion hépatique des cardiaques** n'est souvent qu'un incident passager de l'asystolie ; elle n'acquiert pas dans ce cas de signification particulière et ce n'est qu'en traitant la cardiopathie que l'on peut déterminer le retour du foie à ses dimensions normales, et la disparition de l'ictère, des troubles digestifs.

Dans quelques cas au contraire les désordres hépatiques occupent le premier plan ; il s'agit d'une asystolie locale, où le foie est primitivement et pendant longtemps seul touché, en raison des diverses causes prédisposantes (alcoolisme, impaludisme, goutte, etc.), qui en font le point *minoris resistentiæ* de l'économie. Cette congestion hépatique qui s'accompagne d'une ascite plus ou moins considérable, alors qu'il n'existe que peu ou pas d'œdème des membres inférieurs, qui détermine divers troubles digestifs et souvent des vomissements, un ictère persistant etc., est rebelle à la médication digitalique. Pour la combattre avec quelque efficacité il faut instituer le *régime lacté* et pratiquer la *ponction de l'ascite*; puis on administre le *calomel* vanté depuis longtemps par Graves, par Stokes, et récemment étudié en tant que diurétique cardiaque par Jendrassik, M. le professeur G. Sée etc. On peut administrer le calomel à petites doses (5 centigrammes) prolongées pendant longtemps ou bien à la dose de 40 à 60 centigrammes par jour, en deux ou trois prises; cette dernière médication ne doit pas être prolongée au delà de trois jours; elle est habituellement suivie d'une diurèse abondante, de la disparition de l'ascite et de la diminution du volume du foie. Il est indispensable de faire procéder à un nettoyage minutieux de la bouche, avant d'instituer le traitement hydrargyrique, si l'on ne veut exposer les malades à des accidents de stomatite, d'autant plus prompts à se produire que chez eux le foie est plus ou moins altéré et l'élimination rénale incomplète; pour prévenir la diarrhée il est bon d'associer au calomel une petite quantité d'opium. M. Huchard emploie concurremment, dans le traitement de la congestion hépatique d'origine cardiaque, l'ergot de seigle, la scille, le calomel et la digitale :

Extrait aqueux d'ergot de seigle	4	grammes.
Poudre de scille	3	—
Calomel	2	—
Poudre de digitale	1	gramme.

Pour 40 pilules, dont on donne 3 par jour pendant trois ou quatre jours seulement.

Dans les cas où la congestion hépatique détermine de vives douleurs, il peut être utile de pratiquer une *saignée locale* à l'aide de ventouses scarifiées, mais ces saignées ne devront pas être répétées fréquemment.

Lorsque ce traitement a déterminé une amélioration notable, il est bon de le compléter en administrant les *eaux alcalines* transportées : un verre d'eau de Vichy chaude Grande-Grille) en deux ou trois fois à une demi-heure d'intervalle.

Si le foie est gros, dur; s'il existe un certain degré de cirrhose cardiaque, on peut prescrire l'*iodure de potassium*.

INFECTIONS BILIAIRES.

Nous avons, dans ces dernières années, acquis de précieux renseignements sur la pathogénie des ictères. Il se dégage de ces notions nouvelles, qui ont, d'ailleurs, besoin d'être complétées, certaines indications thérapeutiques qui ont radicalement modifié les traitements en usage jusqu'ici. Nous laisserons de côté dans ce chapitre les ictères secondaires aux cardiopathies valvulaires, à la syphilis, à l'obstruction calculeuse et l'ictère des cirrhoses dont il est question dans d'autres parties de cet ouvrage. Dans ces cas d'ailleurs l'existence de l'ictère n'entraîne pas d'indications thérapeutiques spéciales. Nous n'envisageons ici que la classe des **ictères infectieux.**

On ne connaissait autrefois comme ictères infectieux que l'ictère grave; on sait aujourd'hui qu'il existe des ictères infectieux susceptibles de se terminer par la guérison et qu'entre l'ictère catarrhal, essentiellement bénin, et l'ictère grave rapidement mortel il existe toute une série d'états morbides intermédiaires.

Ce qu'il importe de retenir au point de vue pratique c'est que les ictères infectieux, graves ou bénins, sont essentiellement des maladies toxigènes, et que leur gravité est en raison directe de deux facteurs associés en proportions variables : degré d'altération de la cellule hépatique, et taux de la perméabilité rénale (M. Chauffard).

A. — Ictères infectieux bénins.

Parmi les ictères de cet ordre, il faut surtout retenir l'ictère catarrhal et l'ictère à rechutes, dit maladie de Weill.

L'ictère catarrhal est à la fois un ictère infectieux et toxique. Il est impossible de méconnaître le rôle joué dans sa genèse par les excès alimentaires et surtout par l'abus de l'alcool. S'agit-il seulement dans ces cas d'une action nocive de l'alcool ou de principes alimentaires irritants sur la cellule hépatique, ou de la production dans le tube intestinal de toxines en excès, c'est-à-dire existe-t-il seulement une intoxication? Ou bien doit-on admettre que les excès alimentaires préparent la voie à des infections biliaires d'origine intestinale ? Il est probable que ces différents facteurs étiologiques interviennent dans la production de l'ictère, c'est pourquoi il est légitime de ranger l'ictère catarrhal parmi les ictères toxi-infectieux.

Il est d'ailleurs des cas où l'origine infectieuse extrinsèque ne peut être mise en doute. On a signalé des épidémies d'ictère atteignant des individus qui avaient été exposés à des émanations de vase, de matières organiques en putréfaction. Chez d'autres, l'usage d'eaux impures en boisson a pu être incriminé.

La porte d'entrée de l'agent pathogène n'est donc pas toujours la même ; le plus souvent d'origine gastro-intestinale, l'infection peut être d'origine respiratoire.

La nature infectieuse de l'ictère catarrhal est encore prouvée par l'existence de certains symptômes qui se rencontrent dans les maladies infectieuses, notamment la crise polyurique et azoturique spontanée qui survient au décours de la maladie et qui a pour effet d'entraîner au dehors des toxines (la toxicité des urines s'élève brusquement à ce moment). Cette crise urinaire, le médecin devra employer tous ses efforts à la provoquer.

L'ictère infectieux à rechutes décrit en Allemagne par Weill, mais qui avait été étudié en France dès 1886 par Mathieu sous le nom de typhus hépatique bénin est un second type très remarquable d'ictère infectieux bénin.

Comment faut-il traiter les ictères de cette classe? Le traitement comporte deux grandes indications.

1° Empêcher la production et l'accumulation des toxines dans l'organisme au moyen d'un régime alimentaire approprié et de l'antisepsie intestinale.

2° Rétablir la perméabilité biliaire et rénale.

La première indication est réalisée par l'emploi du *régime lacté* exclusif; elle est complétée par l'usage des *antiseptiques intestinaux* (bétol, salol, benzo-naphtol etc.) et de certains purgatifs. Ceux que l'on emploie de préférence sont le *calomel* et les *sels de soude* (sulfate de soude, sel de seignette).

On utilise encore certains laxatifs végétaux comme le *podophyllin*, l'*evonymin* auxquels des propriétés cholagogues ont été attribuées :

Evonymin	40 centigrammes.
Terpine	4 grammes.

pour 20 pilules, 2 matin et soir.

ou :

Podophyllin	1 centigramme.
Evonymin	5 centigrammes.
Extrait de jusquiame	2 —
Savon médicinal	Q. S.

Pour une pilule, une à deux le soir.

Etc.

2° Pour rétablir la perméabilité biliaire, (l'on sait que le cholédoque a été le plus souvent trouvé obstrué par un bouchon muqueux dans l'ictère catarrhal), on a recours au *salicylate ou au benzoate de soude* et aux *alcalins*.

On donnera chez l'enfant,

Salicylate de soude	1 gramme.
Sirop des cinq racines	ãã 60 grammes.
Sirop de rhubarbe	

Chez l'adulte 1 à 2 grammes de salicylate de soude en solution.

Ou bien le benzoate associé à la rhubarbe par exemple, en cachets.

Benzoate de soude	ãã 5 grammes.
Rhubarbe	

Pour vingt cachets : 1 à chaque repas.

Quant au bicarbonate de soude on le prescrit en solution dans l'eau, ou sous forme d'eau de Vichy (source de l'Hôpital).

Un excellent moyen de provoquer à la fois le rétablissement de la sécrétion biliaire et d'assurer la diurèse, est d'employer les *lavements froids*.

Ce mode de traitement a été préconisé en 1877 par Krull. Il consiste à faire prendre au malade un lavement de un litre à un litre et demi d'eau à 15° qui doit être conservé de 5 à 10 minutes.

Sous l'influence de ces lavements qui sont bien supportés en général, on voit les matières fécales reprendre bientôt leur coloration habituelle, preuve que la bile recommence à s'écouler librement dans l'intestin ; le prurit, la xanthopsie même d'après Lœwenthal pourraient disparaître sous l'influence des lavements froids ; mais ce qu'ils déterminent surtout c'est une crise polyurique et azoturique qui peut faire monter l'urine à plus de trois litres et l'urée jusqu'à 50 grammes. L'azoturie terminale est due probablement, dit M. Chauffard, à ce que le foie délivré de la rétention biliaire, récupère la plénitude de sa fonction uréogénique et de sa puissance d'élaboration pour la matière azotée.

C'est là un effet de la reprise des fonctions hépatiques ; quant à l'action immédiate du lavement froid elle consiste d'après Krull, en ce qu'elle réveille les mouvements péristaltiques de l'intestin et des voies biliaires et excite la sécrétion de la bile qui par son flux abondant force l'obstacle qui s'opposait à son écoulement. Vulpian avait d'ailleurs montré que chez les animaux les irrigations d'eau froide étaient un puissant cholagogue.

La désobstruction des voies biliaires se produirait, d'après Krull, dès le second lavement ; cet auteur paraît avoir exagéré la rapidité d'action du remède, car ce n'est le plus souvent qu'au bout de six à huit jours que se produit la coloration des fèces.

Parmi les symptômes qui accompagnent tout ictère qui se prolonge il en est un qui est particulièrement désagréable pour les malades :

c'est le prurit; on peut le combattre à l'aide des *bains alcalins* ou des *bains de vapeur*, des *lotions de vinaigre aromatique additionné d'une petite quantité d'acide phénique*, ou des *lotions de sublimé* :

Sublimé........................	} āā	30 centigrammes.
Chlorhydrate d'ammoniaque......		
Alcool camphré..................		30 grammes.
Eau de laurier-cerise.............		300 —

Lorsque la désobstruction des voies biliaires s'est produite, on revient progressivement à l'alimentation ordinaire, mais on ne permet au convalescent qu'un régime où les aliments azotés doivent tenir peu de place (viandes blanches, volailles, œufs, légumes en purée, légumes verts, fruits).

B. — Ictères graves. Insuffisance hépatique.

Quelles que soient les circonstances au milieu desquelles se produit l'ictère grave, qu'il s'agisse d'un ictère grave infectieux primitif ou secondaire, ou bien encore de l'ictère grave terminal survenant au cours d'une affection hépatique : cirrhose, cancer, la thérapeutique est le plus souvent impuissante à combattre la maladie. C'est qu'en effet l'ictère grave n'est autre chose que la manifestation de l'insuffisance hépatique, c'est-à-dire de la suppression des fonctions de la cellule hépatique et que la « *restitutio ad integrum* » de ces fonctions est impossible, en raison des altérations irrémédiables du parenchyme.

Cette insuffisance du foie est d'autant plus grave que le rein est également altéré dans l'ictère grave ; il en résulte que d'une part le foie ne peut plus transformer et arrêter les poisons qui lui viennent de l'intestin et que d'autre part le rein ne peut plus les éliminer quand ils se sont accumulés dans le sang « Les ictères graves sont ceux où la cellule hépatique est frappée plus ou moins rapidement dans sa vie anatomique et fonctionnelle en même temps que la dépuration rénale devient insuffisante » (Chauffard).

Pour qu'un ictère grave guérisse, il faut que les altérations hépatiques ne soient pas trop prononcées et que la perméabilité rénale puisse être rétablie. Le principe du traitement est en somme le même que celui des ictères bénins, mais les chances de succès de ce traitement sont infiniment réduites. Le régime lacté, les boissons diaphorétiques chaudes, les lavement froids, les injections sous-cutanées de caféine, l'antisepsie intestinale, tels sont les moyens propres à remplir les indications précitées.

Quant aux principaux symptômes de l'ictère grave : hémorrhagies, phénomènes nerveux on ne peut que leur imposer un traitement palliatif : emploi des acides minéraux, de l'eau de Rabel contre les hémorrhagies ; de l'acétate d'ammoniaque, du camphre etc., contre les troubles nerveux.

CIRRHOSES.

Quelle que soit la cause de la cirrhose (intoxication ou infection) quelle qu'en soit la modalité clinique et anatomo-pathologique (cirrhose atrophique de Laënnec, cirrhose hypertrophique avec ictère de M. Hanot, hypertrophique du type Hanot-Gilbert, etc.), le traitement à prescrire est le même dans tous les cas. Ses résultats sont précaires le plus souvent, soit que les malades (ce qui est fréquent à l'hôpital), se présentent à une période trop avancée de la maladie, soit encore que la nature des lésions exclue toute idée de guérison ; c'est ainsi que la cirrhose atrophique de Laënnec, la plus anciennement connue, est la plus grave de toutes parce que, dans cette forme, les altérations cellulaires sont portées au maximum, les cellules étant rapidement étouffées, détruites par le tissu de sclérose.

Cependant au début de la cirrhose atrophique, il n'est pas très rare d'obtenir un arrêt dans l'évolution de la maladie ; les nombreuses communications faites dans ces dernières années, relativement à la curabilité de l'ascite dans la cirrhose atrophique sont une preuve que cette cirrhose, cependant la plus grave, ainsi qu'il vient être dit, n'a pas toujours une marche fatalement progressive.

M. Lancereaux admet que « non seulement la maladie peut être enrayée, mais que les cas de guérison sont relativement fréquents, car depuis une dizaine d'années, il a vu mourir fort peu de cirrhotiques, et il compte, pour le moins, quarante à cinquante guérisons ». MM. Hanot et Gilbert pensent, au contraire, avec plus de raison peut-être, qu' « il ne peut être question de guérison, mais de l'établissement d'un modus vivendi assez précaire, qui constitue actuellement le nec plus ultra des résultats que doit viser le médecin ».

La disparition de l'ascite ne peut pas en effet être considérée comme l'équivalence de la guérison, bien qu'on soit porté à regarder comme guéris les malades qui n'ayant plus d'ascite, ne présentent non plus aucun autre symptôme, tel que troubles digestifs, hémorrhagies, oligurie, etc.

On ne peut non plus tenir compte des modifications de volume du foie dans les cirrhoses, pour affirmer la guérison ; car on n'attache plus qu'une importance secondaire à ces modifications.

Ce qu'il faut seulement retenir, c'est que la cirrhose alcoolique à type hypertrophique (gros foie, avec ascite, sans ictère) comporte un pronostic beaucoup moins sévère que la cirrhose de Laënnec; cela tient à la nature des lésions : dans la cirrhose hypertrophique le tissu conjonctif qui s'est développé, est un tissu jeune où les éléments embryonnaires prédominent; par suite, la rétractilité des anneaux scléreux a moins de tendance à se prononcer, et la cellule hépatique n'est pas nécessairement étouffée, détruite par le processus de sclérose, comme dans la cirrhose atrophique.

Nous sommes conduits à subordonner le pronostic des cirrhoses à l'état des cellules hépatiques.

Les renseignements que l'on peut obtenir à ce sujet sont fournis par l'analyse des urines, qui donne la véritable note de la valeur biochimique de la cellule et permet seule d'établir une distinction entre la guérison réelle et la guérison apparente de la cirrhose. Cette analyse montre en effet que le plus souvent, chez les malades paraissant guéris c'est-à-dire, n'ayant plus ni ascite, ni troubles digestifs, ni hémorrhagies, persiste un trouble fonctionnel de la cellule qui doit suggérer les plus grandes réserves au sujet de l'avenir du malade. M. Chauffard a bien montré la nécessité d'utiliser l'urologie pour établir le pronostic exact d'une affection thérapeutique : « A la séméiologie physique traditionnelle, dit-il, il faut de toute nécessité ajouter une *séméiologie chimique*, infiniment plus instructive et plus *pénétrante* que la première.

Par la première méthode, on obtient la preuve de la *guérison symptomatique*; la seconde nous révèle la *guérison biochimique* de la cellule hépatique. Comment peut-on arriver à la notion de la valeur biochimique de la cellule hépatique? Par l'examen de l'urine qui donne les indications les plus précieuses sur le fonctionnement du foie.

On sait depuis les travaux de Meissner, de Murchison, de Brouardel que le foie est un des principaux foyers de formation de l'urée; il importe donc de doser l'urée contenue dans l'urine pour s'assurer de la valeur de la fonction *uréogénique* du foie; il faudra nécessairement tenir compte, pour l'appréciation de cette valeur, du régime alimentaire du malade; il est évident que si ce dernier n'a pas une alimentation correspondant à la ration physiologique, la diminution de l'urée n'aura qu'une importance relative.

On sait d'autre part que le foie arrête les substances amylacées et sucrées qu'il transforme en glycogène; les travaux de MM. Lépine, Bouchard et Roger ont montré que le sucre donné comme aliment repasse en partie par les urines, lorsque la cellule hépatique est altérée; on devra donc rechercher la glycosurie alimentaire.

On peut également rechercher le passage des peptones dans l'urine; on sait en effet que le foie transforme les peptones. L'existence de la peptonurie est fréquente dans les affections du foie; il ne faut cependant pas conclure de son absence que le foie est encore capable de transformer les peptones ou de leur livrer passage. » (M. Chauffard, *Archives de médecine*, octobre 1890).

Ce qu'il importe surtout de rechercher, c'est l'urobiline qui a la même valeur diagnostique et pronostique dans les cirrhoses que l'albumine dans le mal de Bright; l'urobiline est en effet le pigment qui traduit l'insuffisance hépatique.

L'analyse des urines permet le plus souvent de constater que s'il y a guérison clinique, le foie n'a cependant pas recouvré l'intégrité de ses fonctions.

L'urobilinurie serait moins tenace que la glycosurie alimentaire. Cette dernière est même, pour M. Chauffard, un signe plus sérieux que l'urobilinurie car elle montre le foie doublement insuffisant : incapable de fixer les matières féculentes ou sucrées, incapable aussi d'arrêter au passage les poisons d'origine intestinale. « C'est que ces deux fonctions sont solidaires et que les cas où le foie laisse passer les substances toxiques sont ceux où sa fonction glycogénique est compromise; si bien que, souvent, la glycosurie alimentaire coïncide avec l'hypertoxie des urines. On peut presque dire, à ce point de vue, que tout sujet atteint de glycosurie alimentaire est par cela seul en imminence d'intoxication.

Comme conclusion pratique, tout hépatique guéri en apparence, mais conservant de l'urobilinurie et de la glycosurie alimentaire, doit encore être considéré *comme un malade* et doublement surveillé et soigné ».

Que la cirrhose soit d'origine toxique (alcool, plomb) ou infectieuse, la *suppression de l'alcool*, sous toutes ses formes, est le prélude de tout traitement; rappelons que les divers vins toniques, comme le vin de quinquina, sont compris dans la proscription.

Le régime alimentaire tient le premier rang dans le traitement de la cirrhose comme dans celui du mal de Bright; à vrai dire, il constitue, à lui seul, tout le traitement.

Les médications que nous énumérons, après le *régime lacté*, ne sont qu'accessoires; employées seules, elles n'auraient aucune efficacité.

On fait généralement remonter à Chrestien (1831) la première indication formelle de l'emploi du lait dans les ascites accompagnées ou non d'anasarque, et l'on rappelle volontiers son fameux mot « le lait ou la mort ». Ce n'est cependant qu'à une époque récente, à la suite des travaux du professeur Semmola de Naples (1879) que l'usage exclusif du lait, dans le traitement de la cirrhose, a été définivement adopté.

Le lait convient à merveille aux cirrhotiques, c'est à la fois, pour eux, un aliment et un médicament de premier ordre. Comme aliment il constitue le type de l'aliment complet, puisqu'il renferme l'eau, les matières albuminoïdes, les hydrocarbures, les sels nécessaires à la nutrition; c'est d'autre part l'aliment le plus facilement assimilable, car les peptones qui proviennent de la digestion du lait sont plus facilement élaborées et assimilées que les autres; c'est enfin, l'aliment le moins irritant pour le foie, car il laisse un résidu fécal peu abondant et réduit au minimum les fermentations intestinales, de sorte que le foie reçoit de l'intestin d'autant moins d'alcaloïdes toxiques. Comme agent thérapeutique le lait est non moins précieux que comme aliment, car il exerce une action diurétique qui facilite la résorption du liquide ascitique.

Pour être réellement efficace, le régime lacté doit être intégral, exclusif; l'adjonction d'aliments même peu nombreux ou de digestion facile (bouillon, viandes blanches) peut suffire pour empêcher le malade de bénéficier du lait. La pierre d'achoppement du traitement est dans la difficulté d'amener les malades à ne prendre que du lait. En effet, s'ils l'acceptent volontiers, ils ne peuvent souvent se résigner à la nécessité d'en faire leur nourriture exclusive ni croire que la moindre infraction peut annihiler les bons effets du régime lacté !

Tant que l'ascite existe et reste stationnaire, le malade ne doit donc prendre que du lait. Plus tard, lorsque l'ascite a disparu, on peut permettre au malade une alimentation mixte composée de laitage, de potages, de légumes verts, de viandes en petite quantité, fraîches et bien cuites, blanches de préférence. A la moindre menace de retour offensif de la maladie, il faut revenir au régime lacté exclusif.

Pour que le régime lacté soit bien toléré, il est nécessaire que le malade prenne le lait à intervalles réguliers et à doses fractionnées (une tasse toutes les deux heures). Quant à la quantité journalière elle ne doit pas être moindre de trois litres. Il est préférable que le lait soit pris non bouilli. S'il détermine de la répugnance, on peut l'aromatiser avec de l'eau de fleurs d'orangers, de l'eau de menthe, ou bien l'additionner d'un peu de café, de quelques gouttes de teinture de badiane, etc.

Pour faciliter sa digestion on a recommandé de lui adjoindre des alcalins (une à deux cuillerées à bouche d'une source de Vichy froide, Hauterive, Saint-Yorre ou Célestins) ou mieux encore du chlorure de calcium qui favorise la coagulation du lait dans l'estomac (Hammarsten); à chaque tasse de lait on ajoutera une cuillerée à bouche de la solution suivante :

Chlorure de calcium........................	1 gramme.
Eau..	100 —

Il est certain que le chlorure de calcium précipite les acides organiques et prévient la diarrhée. L'eau de chaux avait été employée depuis fort longtemps, sans idée physiologique bien précise.

M. Huchard propose encore l'emploi de la *pepsine* et de la *pancréatine associées au bicarbonate de soude* pour aider à la digestion du lait :

Pancréatine	āā 4 grammes.
Pepsine	
Bicarbonate de soude	

Pour 20 cachets. 3 ou 4 cachets par jour dans une tasse de lait.

Il ne suffit pas de prescrire le régime lacté; il faut encore placer le malade dans des conditions telles que la diurèse puisse s'établir; si le malade présente une ascite considérable, il est nécessaire de le ponctionner, sinon il ne retirera aucun avantage du régime lacté.

Il est impossible de déterminer *à priori* la durée de la médication lactée; dans les cas favorables, c'est-à-dire dans ceux où la cirrhose est peu avancée, l'amélioration se manifeste en général au bout de trois semaines à un mois. « Les urines deviennent plus abondantes, l'œdème des membres et l'ascite diminuent, puis disparaissent, tandis que la dilatation des veines sous-cutanées de l'abdomen s'efface peu à peu et que la rate perd de son volume. Le météorisme cesse enfin, et pendant tout ce temps, les fonctions digestives, toujours plus ou moins troublées, se rétablissent, et à un état de dénutrition avec émaciation progressive, succèdent une nutrition normale et le relèvement des forces. Le temps nécessaire pour obtenir ce résultat varie depuis six semaines jusqu'à quatre ou cinq mois ». (M. Lancereaux).

Tel est le traitement essentiel de la cirrhose, celui qui permet d'assurer aux malades une survie parfois fort longue, ou même une guérison définitive.

Quant aux médications pharmaceutiques elles ne méritent qu'une confiance relative. On ne connaît pas en effet de médicament exerçant une action élective spéciale sur les éléments cellulaires du foie, ou capable d'entraver l'évolution de la sclérose. Ceux que l'on utilise agissent en modifiant la circulation de la glande par l'entremise de la veine-porte et en modifiant la circulation biliaire.

Cependant l'*iodure de potassium*, considéré par M. Lancereaux et d'autres médecins, comme doué d'une réelle efficacité, est donné dans le but de combattre le processus de sclérose; on le prescrit à petites doses (50 centigrammes à 1 gramme *pro die*). Il est permis de mettre en doute son efficacité, car il n'exerce aucune influence appréciable, si l'on ne lui adjoint le régime lacté.

Les médecins anglais emploient les préparations mercurielles, concurremment avec la médication iodurée. Il est difficile d'expliquer le mode d'action du *calomel*, qui est la préparation habituellement employée. On peut prescrire le calomel à petites doses, répétées chaque jour; ainsi, M. Gilbert a vu disparaître les symptômes de cirrhose chez deux malades auxquels on avait administré chaque matin pendant plusieurs mois une pilule contenant 1 ou 2 centigrammes de calomel. On peut encore prescrire le calomel à doses massives (de 60 ou 80 centigrammes en trois ou quatre fois), pendant un jour seulement, à titre de diurétique.

La médication symptomatique a pour but de combattre l'ascite, d'assurer le fonctionnement de l'intestin et l'excrétion biliaire.

Le traitement de l'ascite est la *ponction* que l'on peut être amené à pratiquer d'urgence, si l'abondance de l'épanchement expose le malade à l'asphyxie, ou bien que l'on pratique, alors même que l'épanchement est modéré, pour faciliter l'action du régime lacté. Il est contre-indiqué d'attendre qu'une grande quantité de liquide se soit formée dans la cavité péritonéale; l'utilité de la ponction précoce s'explique aisément par ce fait qu'il vaut mieux retirer une petite quantité de liquide, qu'attendre la formation de dix ou quinze litres de liquide; dans ce dernier cas, la soustraction brusque de cette masse liquide équivaut à une saignée abondante et peut avoir des conséquences immédiates, fâcheuses pour le malade; lorsqu'on n'a pas le choix du moment opportun pour la paracentèse, c'est-à-dire lorsque le malade se présente avec un épanchement nécessitant par son abondance une intervention immédiate, il faut se borner à ne retirer qu'une partie du liquide.

On est habituellement obligé de pratiquer plusieurs ponctions, avant que l'ascite ne disparaisse définitivement.

Les ponctions peuvent et doivent être souvent répétées un très grand nombre de fois; ainsi Lyons a pratiqué trente-six fois la ponction chez un malade et Duhamel jusqu'à cinquante-trois fois.

Ces deux exemples prouvent que l'on ne doit pas abandonner le malade à son sort après trois ou quatre ponctions, mais qu'il faut recourir au trocart sans se décourager, pendant un temps souvent fort long. Faite avec les précautions antiseptiques de rigueur, la ponction est absolument inoffensive. Après avoir fait bouillir le trocart dans l'eau phéniquée, flambé sa pointe et lavé la peau avec le sublimé, on pratique la ponction, au lieu d'élection, c'est-à-dire sur le milieu de la ligne qui relie l'ombilic à l'épine iliaque antéro-supérieure. On s'assure par la percussion qu'il existe bien à ce niveau une matité absolue et d'autre part on évite d'enfoncer le trocart dans l'une des veines qui effleurent la peau.

On a parfois employé la faradisation pour faire disparaître l'ascite. Solfanelli paraît être le premier à l'avoir utilisée, sur le conseil de Tripier; depuis, on a cité un certain nombre de cas de guérison d'ascite, due à des causes diverses, sous l'influence du même traitement. Il est difficile d'expliquer le mode d'action de l'électricité, et les différentes hypothèses émises à ce sujet n'ont pas jeté grande lumière sur ce point.

Lorsque l'ascite rétrocède spontanément, sans l'intervention d'aucun médicament ou sans ponction, sa disparition coïncide toujours avec une crise urinaire ou intestinale, de là est venue l'idée d'appliquer les *diurétiques* au traitement de l'ascite. Parmi eux prennent place le calomel déjà cité, le nitrate et l'acétate de potasse que l'on peut faire prendre à la dose de 2 à 4 grammes par jour, en solution dans de l'eau.

M. Millard fait prendre chaque jour aux cirrhotiques la potion suivante :

Baies de genièvre........................ 10 grammes.

Faire infuser dans :

Eau bouillante........................ 200 grammes.

Ajouter :

Nitrate de potasse........................	āā	2 grammes.
Acétate de potasse........................		
Oxymel scillitique........................		30 —
Sirop des cinq racines........................		30 —

On peut ranger parmi les diurétiques, le *raisin*, qui agit vraisemblablement par son sucre ; chez un malade atteint de cirrhose avec ascite considérable, M. Gaucher prescrivit une livre de raisin à prendre par jour, en plus du régime lacté et de l'iodure qui n'avaient pas encore déterminé d'amélioration. A la suite de cette cure de raisin se produisit une diurèse considérable et une diarrhée abondante, qui en dix jours amenèrent la disparition de l'ascite, (à noter une glycosurie passagère pendant cette cure de raisin, glycosurie qui témoignait de l'altération des cellules hépatiques) ; de 1884 à 1887, la guérison de ce malade se maintint, bien que le foie restât gros et débordât de deux travers de doigt ; il eut une rechute en 1887, qui céda au même traitement ; il semble donc que la cure de raisin puisse être dans certains cas un adjuvant du régime lacté.

A côté des diurétiques, prennent place les *purgatifs* dont l'emploi est souvent indiqué. On conçoit la nécessité de combattre la constipation et d'autre part de créer du côté de l'intestin un émonctoire supplémentaire. On fait usage des purgatifs salins ou bien des drastiques : gomme-gutte, jalap, etc. Pour combattre la constipation habituelle, on peut avoir recours à l'évonymine qui est un cholagogue efficace (Prévost et Binet).

On prescrit chaque matin une pilule ainsi composée :

Evonymine	5 centigrammes.
Extrait de jusquiame	5 —

L'usage des *lavements froids* à 18° ne peut qu'être utile. Nous avons vu que Krull, M. Chauffard et d'autres médecins les ont employés avec succès dans l'ictère dit catarrhal, et qu'à leur suite on observe d'ordinaire une sécrétion abondante de bile, une crise polyurique et azoturique.

S'il existe de la diarrhée, il est indiqué d'employer les antiseptiques intestinaux, bétol, benzo-naphtol, etc, associés au salicylate de Bismuth.

Comme traitement physique on a préconisé l'*hydrothérapie locale* (douches sur la région hépatique); toutefois l'hydrothérapie ne paraît réellement réussir que dans les cirrhoses impaludiques.

On peut avec avantage stimuler les fonctions de la peau à l'aide des *frictions sèches*.

LITHIASE BILIAIRE.

On croyait jusqu'à présent connaître assez bien les causes de la lithiase biliaire que l'on rattachait communément au groupe des maladies par ralentissement de la nutrition.

Toutes les conditions qui ralentissent et rendent incomplètes les oxydations étaient invoquées pour expliquer la formation des calculs. La lithiase, disait-on, est la maladie des sédentaires, des gros mangeurs, des obèses, de tous ceux qui absorbent beaucoup et dépensent peu; elle coïncide ou alterne avec les diverses manifestations de la seule diathèse encore admise : l'arthritisme.

La thérapeutique s'était conformée aux idées reçues et le régime alimentaire, les prescriptions hygiéniques tenaient la plus grande place dans le traitement.

Aujourd'hui on fait table rase des opinions anciennes, et l'on rattache la lithiase biliaire à une infection des voies biliaires; à l'origine diathésique on oppose l'origine microbienne.

La question fut nettement posée en 1891 par Naunyn, au congrès de médecine interne tenu à Wiesbaden.

Naunyn admet comme cause prédisposante l'influence qu'exerce la stagnation de la bile dans les voies biliaires. C'est dans ce sens que s'exercerait chez les femmes, l'action du mode d'habillement (corset) et l'action de la grossesse; chez les vieillards, où la lithiase est si fréquente, la stagnation biliaire paraît devoir être attribuée à l'affaiblissement des muscles lisses des conduits biliaires, de même que la paresse intestinale et vésicale est due chez eux à l'atonie de la musculature lisse de l'intestin et de la vessie (M. Charcot a reconnu l'atrophie des muscles lisses de la paroi des voies biliaires chez les vieillards).

Il y a donc stagnation biliaire; mais ce n'est, dit Naunyn, ni par le fait d'un épaississement de la bile, ni par une simple mise en liberté des substances lithogènes en dissolution dans la bile, que se produisent les concrétions; la lithiase est le résultat d'un état morbide de la muqueuse biliaire, d'une angiocholite desquamative, et cette angiocholite est elle-même déterminée par divers agents infectieux qui remontent de l'intestin. On retrouve les vestiges de cette angiocholite au centre des calculs, dans le noyau qui contient toujours des éléments cellulaires (débris d'épithéliums cylindriques).

Cette esquisse d'une pathogénie nouvelle a été développée dans une série de travaux ultérieurs. M. Létienne qui a fait récemment une étude bactériologique de la bile (thèse de Paris, 1891), se prononce nettement en faveur de l'origine parasitaire de la lithiase biliaire. Il a d'abord démontré que la bile n'est pas un milieu antiseptique; qu'elle constitue au contraire, un milieu de culture propice au développement des espèces microbiennes communes, en particulier du *bactérium coli commune*; il a démontré d'autre part que chez les sujets malades la bile contient le plus souvent des micro-organismes (près de 60 fois sur 100); ces microbes déterminent souvent des angiocholites, mais ils peuvent aussi ne donner lieu à aucune inflammation des voies biliaires. Quoi qu'il en soit, on est amené à se demander si la présence dans la bile du bactérium coli ou d'autres microbes ne peut pas amener dans la composition de la bile des modifications telles que les substances solubles qu'elle contient, se précipitent. M. Létienne se prononce nettement pour l'affirmative.

Après avoir montré que le liquide biliaire peut servir d'habitat à des micro-organismes pathogènes, sans qu'il y ait une véritable infection biliaire, dans le sens clinique du mot, il émet l'opinion, après Naunyn, que la lithiase biliaire est la conséquence habituelle d'états infectieux restés latents; la présence des microbes dans la bile amènerait des modifications que M. Létienne n'a pu étudier chimiquement, mais qui sont très apparentes physiquement (changement de coloration de la bile qui devient brune ou au contraire très pâle; augmentation de sa consistance, ou plutôt défaut d'homogénéité). On voit que M. Létienne confirme dans son ensemble la théorie de Naunyn; il s'en écarte cependant sur un point, car il admet que les microbes peuvent modifier la bile, sans lésion préalable des conduits biliaires, sans angiocholite.

Cette théorie de l'origine microbienne de la lithiase biliaire sera sans doute accueillie avec défiance, comme toute théorie que le temps n'a pas encore consacrée ; on ne peut cependant lui opposer aucune réfutation sérieuse. Invoquera-t-on l'hérédité directe pour constater l'origine infectieuse? Mais l'hérédité de la lithiase biliaire est très discutable. Fera-t-on appel à l'hérédité indirecte, à l'arthritisme?

La diathèse arthritique a subi de telles vicissitudes, qu'il est bien difficile aujourd'hui de la définir et de la délimiter ; d'ailleurs si l'on restreint l'arthritisme au sens de goutte, la statistique ne confirme guère la relation hypothétique établie entre l'arthritisme et la lithiase biliaire. « En réalité l'influence de l'arthritisme sur la formation des calculs biliaires est une idée théorique, un préjugé qui repose uniquement sur l'analogie grossière qui existe entre les calculs du rein et du foie. Cette analogie, on le sait, est chimiquement fausse ; il n'y a pas d'acide urique dans les calculs biliaires, et si l'uricémie peut expliquer la gravelle urique du rein, elle ne peut rendre compte de la formation de concrétions composées uniquement de cholestérine et de sels biliaires » (Talamon).

Si l'origine diathésique de la lithiase n'est guère prouvée, son origine infectieuse apparaît en revanche comme des plus vraisemblables : il suffit de se rappeler la fréquence de la lithiase biliaire à la suite de la pneumonie, de la fièvre typhoïde, des affections intestinales ; tous les états infectieux prédisposent à la lithiase biliaire, en favorisant l'invasion microbienne des voies biliaires.

Il importait de mettre en relief cette nouvelle et intéressante conception de la formation des calculs, bien qu'en fait on ne puisse encore en tirer aucune conclusion utile concernant le traitement de la lithiase. Il n'existe pas actuellement de moyen propre à empêcher l'ascension des microbes intestinaux dans les voies biliaires ; peut-être une antisepsie intestinale rigoureuse est-elle en mesure de la prévenir ; mais c'est là une opinion hypothétique.

En réalité, nous ne connaissons pas de traitement rationnel de la lithiase ; sous le luxe de médicaments cholagogues ou autres, usités contre elle, perce notre impuissance.

Nous aurons à envisager successivement le traitement de l'accès de colique hépatique, le traitement de la lithiase en dehors des accès et le traitement des complications.

A. — Traitement de l'accès.

On s'est surtout proposé de calmer les phénomènes douloureux et réflexes occasionnés par la migration des calculs.

Les indications varient suivant que la colique est imminente ou réalisée.

Dans le premier cas, lorsque chez un lithiasique on trouve la vésicule distendue et douloureuse, il faut s'efforcer d'émousser la sensibilité des voies biliaires (l'*éther amylvalérianique* à la dose de quatre à six capsules par jour rendrait de réels services, d'après M. Chauffard), et d'autre part tenter de provoquer la sécrétion d'une bile plus abondante et plus fluide en administrant les cholagogues (voir plus loin).

Lorsque la colique a éclaté, il faut mettre en œuvre tous les moyens susceptibles de calmer la **douleur**.

L'application de topiques sur la région hépatique est en général insuffisante, et d'ailleurs la douleur est parfois si intense et si superficielle que les malades ne peuvent rien tolérer sur la région de l'hypochondre. Cependant quelques-uns sont calmés par les *applications chaudes* (serviettes chaudes, cataplasmes laudanisés), d'autres par les *réfrigérants* (cataplasmes glacés, compresses imbibées de chloroforme ou d'éther, stypage à l'aide du chlorure de méthyle, ou pulvérisations de chlorure d'éthyle). On peut encore recourir aux applications de *pommade belladonée* ou aux onctions pratiquées avec le liniment suivant :

Alcoolat de menthe........................	ãã 25 grammes.
Baume de Fioravanti...	
Glycérine..................................	
Chloroforme................................	

Les grands *bains tièdes* à 35 degrés produisent souvent des effets calmants, toutefois les mouvements que l'on est obligé d'imprimer au malade, pour le mettre dans le bain, peuvent provoquer le retour des paroxysmes douloureux.

De nombreux médicaments ont été proposés pour calmer la douleur : on peut les administrer en inhalations, par les voies gastrique, rectale et sous-cutanée.

1° On peut faire respirer au malade une petite quantité de *chloroforme* et d'*éther* :

Alcool....................................	4 grammes.
Chloroforme...............................	8 —
Éther sulfurique..........................	12 —

quelques gouttes sur un mouchoir.

2° La voie gastrique est rarement choisie en raison des vomissements continuels des malades ; d'ailleurs l'opium administré par la bouche ne produit nullement les effets sédatifs de l'injection de morphine (G. Sée).

L'*antipyrine* est rarement efficace ; le chloroforme à l'intérieur est mal supporté ; l'éther à la dose de 4 grammes en potion gommeuse, peut rendre quelques services. On se borne en général à faire prendre par la bouche quelques boissons glacées (mélange de lait, de glace pilée, d'eau de Vichy ou d'eau de Seltz par exemple) par petites quantités à la fois.

3° Le *chloral* en lavement est un excellent moyen analgésique ; on en donne 2 ou 3 grammes dans un verre de lait additionné d'un jaune d'œuf. On peut aussi recourir aux *suppositoires belladonnés* :

Extrait de belladone.................. } āā	2 centigrammes.
— d'opium...................... }	
Beurre de cacao......................	2 grammes.

Pour un suppositoire (dose maxima : 5 dans les vingt-quatre heures, à intervalle d'une heure au moins les unes des autres).

4° L'*injection sous-cutanée de morphine* est le traitement de choix ; les injections d'antipyrine sont douloureuses et beaucoup moins efficaces.

Quelques médecins ont combattu l'usage de la morphine en l'accusant de paralyser les conduits excréteurs, et par conséquent, d'aller contre le but des efforts de la nature tendant à expulser le calcul ; cette crainte n'est pas fondée, car la quantité de morphine que l'on emploie est trop faible pour agir sur la contractilité des muscles lisses ; d'autres médecins, au contraire, croient que l'anesthésie en supprimant le spasme des conduits biliaires favorise la progression des calculs.

On a encore reproché à la morphine (ce grief est plus fondé) d'augmenter la fréquence des vomissements, et même de déterminer le collapsus dans quelques cas. Pour éviter les vomissements on pourra associer l'atropine à la morphine.

Chlorhydrate de morphine............	10 centigrammes.
Sulfate d'atropine......................	1 centigramme.
Eau distillée de laurier-cerise..........	20 grammes.

(Un cent.-cube de cette solution renferme un demi-centigramme de morphine et un demi-milligramme d'atropine).

Quant au collapsus on le préviendra qu'en n'employant à la fois que des doses minimes de morphine (un demi-centigramme).

Les **vomissements** incoercibles seront combattus par la glace, le champagne, la potion de Rivière, etc.

Les complications de l'accès comme le collapsus, la congestion pulmonaire seront traitées par les injections sous-cutanées de caféine, les ventouses sèches.

Les moyens qui viennent d'être énumérés ne sont pas les seuls dont on fasse usage pendant l'accès ; on utilise encore deux substances médicamenteuses, le salicylate de soude, dont l'action est sans doute complexe (action cholagogue, analgésique). Comme on les utilise également pendant la période intercalaire, nous en indiquerons l'emploi, au paragraphe suivant.

Certains médicaments peuvent être nuisibles, au cours de la colique hépatique; tels sont les purgatifs qui peuvent déterminer la rupture des conduits biliaires ou l'enclavement du calcul. Une fois l'accès terminé il est au contraire souvent indiqué d'administrer un léger purgatif.

B. — Traitement dans l'intervalle des accès.

Les malades atteints de lithiase biliaire doivent-ils être astreints à un *régime alimentaire* spécial? La réponse à cette question n'est pas douteuse, si l'on admet que la précipitation de la cholestérine est due à un trouble de la nutrition générale; l'indication d'un régime particulier ne paraîtra pas moins urgente aux médecins qui admettent l'origine microbienne de la lithiase; en effet, ce sont les fermentations intestinales qui favorisent la pullulation des microbes dans l'intestin, l'irritation prolongée du duodenum et des voies biliaires et à sa suite l'envahissement microbien de ces voies.

On a conseillé d'éviter les aliments riches en cholestérine, tels que la cervelle, le jaune d'œuf; on a recommandé de boire une assez grande quantité d'eau pour diluer la bile, mais d'éviter les eaux gazeuses, les boissons alcooliques, la bière et les liqueurs, ainsi que les eaux qui renferment de la chaux; les moules, les coquillages, le gibier, les féculents, les sucres ont été interdits, mais on a recommandé l'usage des graisses, parce qu'on a pensé que les acides biliaires (qui tiennent en solution la cholestérine) peuvent en dériver; cependant beaucoup de médecins proscrivent les aliments gras et la pratique paraît leur donner raison.

Afin d'activer les diverses fonctions on a prescrit les *frictions*, l'*exercice*, l'*hydrothérapie*.

Pour prévenir le retour des accidents douloureux, on a essayé maintes et maintes fois de dissoudre les calculs à l'aide de différents médicaments; c'est pour remplir cette indication que le remède de Durande avait été proposé; il est formé de dix parties d'essence de térébenthine et de quinze parties d'éther sulfurique; les médecins qui emploient encore aujourd'hui l'éther et la térébenthine ne donnent pas ce mélange qui est fort désagréable à prendre, mais se bornent à prescrire les *perles d'éther* et de *térébenthine*. Pour expliquer l'action du mélange on se basait sur le fait que les calculs biliaires placés dans une capsule se dissolvent au contact de l'éther et de la térébenthine; mais on ne peut admettre que l'éther et la térébenthine puissent arriver dans les voies biliaires, sans avoir subi aucune modification, et viennent y dissoudre les calculs. Rosenberg a montré que si l'on a obtenu dans quelques cas des résultats favorables avec le remède de Durande, cette action était due à l'essence de térébenthine qui, à haute dose, a des propriétés cholagogues incontestables; quant à l'éther, il n'a pas d'action. « On ne croit plus aujourd'hui que l'on puisse arriver par le secours seul d'un traitement interne à dissoudre les calculs biliaires. La question des lithothriptiques paraît quant à présent reléguée au nombre des illusions du passé » (G. Sée).

Si l'objectif du traitement n'est plus de détruire les calculs existants, on cherche du moins à favoriser leur expulsion en augmentant la sécrétion biliaire et en rendant la bile plus fluide.

De nombreuses expériences ont été instituées pour rechercher les médicaments qui possèdent des propriétés cholagogues.

Ces propriétés ont d'abord été attribuées à de nombreux médicaments qui sont en même temps des purgatifs plus ou moins énergiques : podophyllin, aloès, rhubarbe, séné, calomel, terpine et térébenthine, etc.; mais on a constaté que l'efficacité de certains d'entre eux était sujette à caution et l'on s'accorde aujourd'hui à ne reconnaître une action cholalogue incontestable qu'à quatre substances : la bile, le salicylate de soude l'huile d'olives et la glycérine.

L'action cholalogue de la bile a été démontrée par Schiff, Prévost et Binet, etc.; on a administré le *fiel* sous forme de pilules.

Le *salicylate de soude* serait le cholalogue par excellence, car non seulement il augmente la sécrétion biliaire, mais encore rend la bile plus fluide; les expériences de Lewascheff, Prévost et Binet, Rosenberg ont mis ce fait en lumière; l'action du salicylate de soude pris à la dose de 1 à 2 grammes se manifeste au bout de trente à quarante-cinq minutes et elle atteint son maximum deux à trois heures après l'ingestion du médicament. En outre de son action cholalogue le salicylate de soude possède une action analgésique, aussi est-il indiqué de l'employer non seulement en dehors des accès, mais encore pendant la colique hépatique; c'est à cette pratique qu'a recours M. le professeur G. Sée; il recommande de faire prendre le sel dans une quantité abondante de liquide, et conseille en outre de lui associer des purgatifs légers qui, en stimulant l'action péristaltique de l'intestin, empêchent la résorption complète d'une bile déjà altérée; les purgatifs végétaux conviennent particulièrement dans ce cas :

Extrait de rhubarbe		1 gramme.
Extrait de jusquiame	ãã	30 centigrammes.
Podophyllin		
Savon médicinal		

Pour 10 pilules, 1 ou 2 par jour (M. Huchard).

L'*huile d'olives* serait un agent cholagogue non moins énergique que le salicylate de soude; employée depuis longtemps comme remède populaire et empirique contre la cholélithiase en Italie et dans le Levant, préconisée en France par le docteur Feillée (d'Angers) elle a été remise en honneur par les médecins de la Nouvelle-Orléans. Le docteur Feillée se bornait à prescrire 125 grammes d'huile, cinq à six heures après un repas léger, et le lendemain il faisait prendre au malade 40 grammes d'huile de ricin; les médecins américains prescrivent au contraire des doses massives et répétées, chaque dose étant de 400 grammes et administrée le matin à jeun, en deux fois, à une demi-heure d'intervalle; pour faciliter l'action du médicament, le malade doit se coucher pendant trois heures sur le côté droit.

Les résultats surprenants et pour ainsi dire constants annoncés par les médecins américains : disparition de la douleur et expulsion des calculs appelèrent l'attention; le docteur Touâtre en 1887 confirma l'efficacité de l'huile d'olives et de toutes parts on mit à l'épreuve cette méthode thérapeutique. MM. Chauffard et Dupré, Bucquoy, Hayem furent les premiers à l'employer en France; il reconnurent que si l'huile d'olives calme effectivement la douleur, le second effet et non le moins important qui lui était attribué n'est rien moins que fondé.

La sédation de la douleur, pour n'être pas constante, est indiscutable; il résulte de la lecture des observations contenues dans un intéressant travail de M. le Dr Willemin (de Vichy), que non seulement l'ingestion d'huile d'olives calme la douleur si vive de la colique hépatique, mais qu'elle la calme presque instantanément; elle pourrait même prévenir une crise imminente. Cette rapidité de l'action de l'huile écarte toute idée d'une simple coïncidence entre l'administration de l'huile et la disparition spontanée de l'accès; on sait que la terminaison brusque de l'accès n'est pas fréquente; les paroxysmes douloureux subissent en général un amendement progressif et graduel.

L'huile d'olives détermine-t-elle réellement l'expulsion des calculs, comme le prétendent Touâtre et d'autres médecins? Ceux qui ont cru à l'expulsion des calculs ont été victimes d'une méprise; trouvant des concrétions dans les selles presque aussitôt après la disparition de la douleur, ils étaient portés naturellement à croire qu'il s'agissait de calculs; en réalité, ces prétendus calculs ne sont autres que des concrétions graisseuses, ainsi que James Ball, dès 1880, l'avait constaté. Ces concrétions sont olivaires, demi-transparentes, analogues à de la cire blanche ou verdâtre, friables sous le doigt, et l'analyse chimique a démontré à M. Villejean qu'il ne s'agissait pas de cholélithes, mais bien d'un mélange de graisses neutres et d'acides gras. M. Villejean a conclu que sous l'influence du suc pancréatique une partie de l'huile est dédoublée en glycérine et en acides gras et que cette décomposition porte surtout sur l'oléine.

Touâtre supposait que l'huile pénètre par capillarité dans les voies biliaires, qu'elle parvient ainsi jusque dans le foie et la vésicule et rend à son contact les calculs mous et malléables; les expériences de MM. Chauffard et Dupré ont réduit à néant cette hypothèse; chez les animaux ils ont retrouvé l'huile dans l'estomac et l'intestin, mais jamais au delà de l'ampoule de Vater; d'autre part, en injectant de l'huile d'olives, sur le cadavre, dans le duodenum fermé par une double ligature, ils n'ont pu constater la pénétration de l'huile dans les voies biliaires; l'huile n'a donc sur les calculs aucune action directe; elle ne peut agir mécaniquement en faisant glisser les pierres sur les parois des canaux cholédoque ou cystique, comme fait l'huile dont on enduit un instrument destiné à franchir un orifice ou un conduit rétrécis. Elle ne peut agir chimiquement en imbibant et décomposant les calculs, comme le croyait Touâtre, dont la théorie reposait sur le prétendu ramollissement des calculs (Willemin). D'ailleurs si l'on plonge dans l'huile d'olive un calcul de cholestérine, il reste inaltéré sans changer d'aspect ni de consistance (Chauffard).

Si l'huile en nature n'agit pas, en est-il de même de ses produits de dédoublement: acides gras et glycérine? D'après Stewart c'est à la glycérine que serait due l'action de l'huile; de même que la glycérine produit dans le rectum de l'hypérémie et des contractions péristaltiques, de même elle produirait dans le duodénum des contractions analogues se propageant aux canaux cystique et cholédoque, à la vésicule biliaire; nous verrons dans un instant que M. Ferrand attribue à la glycérine les propriétés cholagogues de l'huile d'olives.

L'huile ne dissolvant pas les calculs, doit avoir une action sur la sécrétion de la bile: c'est ce qu'ont bien montré les expériences de Rosenberg. Cet auteur a montré que sur des chiens soumis à l'alimentation normale, l'ingestion de 100 grammes d'huile détermine généralement au bout de trente à quarante-cinq minutes, quelquefois seulement après deux heures, l'augmentation de la sécrétion biliaire; la sécrétion atteint son maximum en moyenne dans la troisième et la cinquième heure. En comparant les quantités de bile obtenues sous l'influence de l'alimentation par les albuminates et les hydrates de carbone, Rosenberg a trouvé que ces quantités sont beaucoup plus considérables dans le premier cas que dans le second; la digestion des corps gras serait donc pour la sécrétion biliaire un excitant beaucoup plus énergique que ne l'est la digestion des corps azotés et hydrocarbonés. La bile devient non seulement plus aqueuse, mais encore plus riche en substances solides, toutefois la quantité d'eau augmentant plus rapidement que celle des matériaux solides, la bile diminue de consistance. Ces résultats des expériences de Rosenberg sont en contradiction avec ceux qu'avaient obtenus autrefois Bidder et Schmidt; pour ces derniers, l'alimentation exclusive par les corps gras diminue plutôt la quantité de bile.

Dans cette bile fluide qui est sécrétée en abondance, la cholestérine n'a que peu de tendance à se déposer et les graviers sont facilement entraînés ; on s'explique bien ainsi l'action préventive de l'huile, mais est-ce comme cholagogue que l'huile agit pendant l'accès de colique hépatique? Willemin suppose une action réflexe qui ferait cesser le spasme des conduits biliaires, ainsi que les douleurs occasionnées par ce spasme; plus tard interviendrait l'action cholagogue.

L'huile se donne à des doses variables; Touâtre et beaucoup de médecins l'administrent à la dose de deux grands verres (400 grammes environ) pris à une demi-heure d'intervalle l'un de l'autre. Rosenberg la fait prendre à la dose de 150 grammes additionnés de 15 grammes de cognac, de deux jaunes d'œuf et de menthol (25 centigrammes p. 100). Cette médication est mieux supportée qu'on ne le croirait; d'ailleurs chez les malades qui manifestent une trop grande répugnance, on peut introduire l'huile dans l'estomac au moyen de la sonde.

En résumé l'huile d'olives, quel que soit son mode d'action, est un médicament utile que l'on doit employer de temps à autre chez les lithiasiques. D'autre part, elle calme le plus souvent et très rapidement les douleurs de la colique hépatique et détermine quelquefois l'expulsion des calculs (15 fois sur 50 cas rapportés par Willemin); on devra donc toujours en tenter l'emploi lorsqu'un accès de colique aura éclaté.

Récemment M. Ferrand a préconisé la *glycérine* comme succédané de l'huile d'olives. Pas plus que l'huile, la glycérine ne dissout les calculs, mais elle paraît avoir la même action cholagogue ; nous avons vu d'ailleurs que pour Stewart les heureux effets de l'usage de l'huile sont dus à la décomposition de cette substance en ses éléments, c'est-à-dire à son dédoublement en acides gras et glycérine ; or, une grande partie de l'huile ingérée étant expulsée par l'intestin sous forme de concrétions de matière grasse à demi saponifiée et plus ou moins concrétée, il y aurait avantage à administrer aux lithiasiques non par l'huile en nature, mais la glycérine.

M. Ferrand fait prendre au moment des crises 20 à 30 grammes de glycérine dans une potion aromatisée avec de l'eau de laurier-cerise et additionnée de 25 à 30 grammes d'eau chloroformée et d'un peu d'éther ; cette potion est prise en deux ou trois fois.

En dehors des crises il fait prendre chaque matin une à trois cuillerées à café de glycérine dans un demi-verre d'eau de Vichy.

Les cholagogues sont contre-indiqués, ainsi que les purgatifs, quand il existe de l'obstruction des voies biliaires.

Les *alcalins* et surtout les eaux thermales alcalines ont joué jusqu'ici le rôle principal dans le traitement de la lithiase biliaire; on ne peut nier leur grande efficacité. Reconnaissons d'abord que l'eau chaude non minéralisée est douée d'un pouvoir cholagogue énergique; d'après Lewascheff l'eau amènerait au bout d'une heure et demie une telle augmentation de la partie aqueuse de la bile que la proportion des matériaux solides baisse de moitié.

Les eaux minérales employées se rangent en trois catégories : les eaux bicarbonatées sodiques (Vichy, Vals, Ems); les eaux sulfatées sodiques (Carlsbad, Marienbad); les eaux chlorurées sodiques (Chatel-Guyon, Kissingen, Niederbronn). Parmi ces eaux, Vichy et Carlsbad tiennent le premier rang.

Sous l'influence de l'eau de Vichy (Grande Grille) on voit l'appétit renaître, les digestions se régulariser; mais souvent quelques jours après le début du traitement survient de la sensibilité hépatique, puis un accès de coliques éclate; aussi le malade accuse-t-il le traitement thermal d'avoir aggravé son mal; cependant, s'il continue la cure, il ne tarde pas à en retirer un grand soulagement car les accès deviennent de moins en moins fréquents et peuvent même disparaître pendant plusieurs années, surtout quand le malade revient, à chaque saison, à la source.

L'action des alcalins est malaisée à interpréter; il est acquis aujourd'hui que le bicarbonate de soude, type des alcalins, n'a pas d'action cholagogue; il diminuerait même, d'après Nasse, la sécrétion biliaire, en solution concentrée.

D'après M. G. Sée les eaux sulfatées et chlorurées sodiques chaudes, comme Carlsbad, agissent sans doute en excitant le processus nutritif et en régularisant les échanges; les eaux alcalines du type Vichy en alcalinisant le tube digestif et la bile, et s'opposant à la précipitation de la cholestérine. N'oublions pas que l'eau chaude est un cholagogue, et que l'action des eaux minérales chaudes lui revient peut-être pour une large part.

C. — Traitement des complications.

Le traitement des complications de la lithiase biliaire était nul avant que la chirurgie hépatique ne fût créée. On était absolument désarmé contre les conséquences de l'obstruction chronique des voies biliaires, la cholécystite suppurée, etc.

Les opérations que l'on pratique actuellement sur les voies biliaires sont au nombre de trois : la cholécystotomie, la cholécystectomie, la cholécystentérostomie. Mentionnons sommairement les indications respectives de ces diverses opérations.

S'il existe simplement une tumeur biliaire, due à l'obstruction du canal cystique, sans signes d'infection, c'est à la *cholécystectomie*, c'est-à-dire à la résection de la vésicule que l'on aura recours. S'il existe au contraire des accès de fièvre intermittente hépatique, symptomatiques de l'infection des voies biliaires, il faut donner la préférence à la *cholécystotomie*, c'est-à-dire à la taille de la vésicule ; on extrait les calculs et on suture ensuite les lèvres de l'incision de la vésicule aux bords de l'incision cutanée ; on crée ainsi une fistule biliaire externe dont on peut amener ultérieurement la fermeture ; l'existence d'adhérences trop étendues de la vésicule implique encore le choix de cette opération.

L'abouchement direct de la vésicule dans un des segments de l'intestin, c'est-à-dire la *cholécystentérostomie* est indiquée quand il existe une oblitération calculeuse du cholédoque.

Quand il existe de l'occlusion intestinale par calculs biliaires (le diagnostic est des plus difficiles à établir) on peut essayer d'abord les lavements purgatifs, l'électricité, les injections d'eau de Seltz à l'aide d'une sonde introduite profondément, le lavage de l'estomac (Rosenthal); en dernier ressort on intervient chirurgicalement; l'intervention n'a donné jusqu'à présent qu'un petit nombre de succès (20 p. 100) mais il ne faut pas perdre de vue que souvent l'opération a été pratiquée trop tard, et que beaucoup de ces opérations ont été pratiquées à une époque où l'antisepsie était moins rigoureuse qu'à l'heure actuelle. Dans certains cas l'établissement d'un anus contre nature est la seule ressource qui reste au chirurgien, quand le calcul n'a pas été trouvé et que les accidents dus à l'obstruction de l'intestin mettent en danger les jours du malade.

Le traitement médical de la fièvre intermittente hépatique est des plus limités ; le sulfate de quinine ne possède aucune action contre cette fièvre ; le salicylate de soude n'a pas grande efficacité, bien que certains médecins, notamment M. Chauffard aient vu s'éteindre la fièvre angiocholitique sous l'influence de ce médicament. Une antisepsie intestinale rigoureuse (calomel, benzo-naphtol) sera pratiquée.

KYSTES HYDATIQUES DU FOIE.

Le traitement médical proprement dit des kystes hydatiques du foie n'existe pas ; on ne croit plus que certaines substances, administrées par la voie stomacale, puissent déterminer la mort de l'hydatide ; on n'a donc plus recours à la teinture de Kamala, au pétrole, à la rhubarbe, au sous-carbonate de soude, au chlorure de sodium (Laënnec), au mercure, à l'iodure de potassium. On avait cependant fondé sur ce dernier médicament en particulier, de grandes espérances et l'on invoquait comme témoignage de son efficacité une observation de M. Desnos, qui avait vu un kyste devenir albumineux à la suite de l'emploi de l'iodure; mais la présence de l'albumine dans le liquide n'est pas toujours l'indice de la mort du kyste, et au surplus les résultats obtenus avec l'iodure n'ont jamais été favorables.

Les méthodes de traitement, exclusivement en usage aujourd'hui, sont toutes d'ordre chirurgical; nous les décrirons d'abord, puis nous déterminerons leurs indications.

Ces méthodes peuvent être divisées en trois groupes.

I. Ponction simple.

II. Ponction et lavage avec un liquide antiseptique ou ponction et injection d'une petite quantité de liquide antiseptique.

III. Larges incisions; laparotomie.

I. — La *ponction évacuatrice*, faite aseptiquement, avec un appareil aspirateur, constitue le moyen de traitement, sinon le plus efficace, du moins le plus inoffensif. Nous n'en dirons pas autant de la ponction faite avec un gros trocart (à hydrocèle ou à kyste ovarique); ce dernier procédé avait été employé par Boinet, qui évacuait tout le liquide et les vésicules avec un gros trocart, dans lequel il introduisait quelques jours après un drain qu'il laissait à demeure.

M. Verneuil est partisan du procédé de Boinet, mais il pratique deux ponctions, remplace les trocarts par deux grosses sondes en caoutchouc rouge, et retire les trocarts quand les sondes ont pénétré dans le kyste. Au bout de quelques jours, lorsque des adhérences se sont produites, il sectionne le pont de tissu intermédiaire entre les deux ponctions. Ce procédé doit céder le pas à celui des larges incisions qui sera décrit plus loin, et lorsque l'on veut recourir à la ponction, c'est uniquement à la ponction capillaire, aspiratrice faite avec l'appareil de M. Potain ou celui de M. Dieulafoy.

Borgherini (1882) pensait qu'il suffit d'enlever au kyste une faible quantité de liquide pour en amener la guérison; mais cette opinion n'est pas partagée et l'on retire toujours tout le liquide.

La ponction doit être pratiquée avec une aiguille assez fine (n° 2 de l'appareil Dieulafoy), que l'on a désinfectée au préalable dans de l'eau phéniquée bouillante, puis flambée, et finalement trempée dans de l'huile au sublimé. Les mains de l'opérateur, la région opératoire sont savonnées et brossées avec la liqueur de van Swieten et la ponction est faite au point culminant de la tumeur.

Quand on retire l'aiguille, il faut avoir soin de soulever autant que possible, la paroi abdominale et la paroi du kyste, afin d'éviter la chute du liquide dans la cavité péritonéale. On applique ensuite une couche d'ouate circulaire autour de la ceinture et l'on exerce une compression assez énergique avec un bandage en flanelle; s'il survient des douleurs abdominales on a recours immédiatement à l'opium et à la glace.

Certains accidents peuvent survenir après la ponction (nous ne comprenons pas parmi eux la suppuration du kyste, qui ne peut survenir que si la ponction n'a pas été faite aseptiquement). Voici ce qui se produit le plus habituellement : quelques heures après une ponction faite suivant les règles, survient une éruption d'urticaire généralisée, dont la durée est éphémère. Plus rarement se manifestent des accidents d'allures graves : état syncopal, dyspnée, nausées, vomissements, refroidissement des extrémités, ou bien au contraire une fièvre élevée (40°) avec symptômes d'embarras gastrique, pouvant persister trois ou quatre jours. Dans quelques cas enfin, il semble qu'une péritonite se déclare, car l'on constate du météorisme, une sensibilité diffuse et superficielle du ventre, un pouls petit et accéléré, etc.; en réalité, il ne s'agit pas de péritonite, mais bien de péritonisme, ainsi que le démontre l'évolution de ces accidents.

La simple ponction peut même entraîner la mort subite ; à l'autopsie de malades morts subitement on a trouvé une congestion pulmonaire intense, pouvant faire songer à une paralysie réflexe du pneumogastrique (Martineau).

Ainsi donc, après une ponction régulière, peuvent apparaître brusquement des accidents polymorphes, souvent inquiétants en apparence, mais se terminant en général rapidement par la guérison.

La cause de ces accidents doit être attribuée à la présence dans le liquide du kyste de ptomaines, dont l'existence a été démontrée par MM. Mourson et Schlagdenhauffen en 1882 dans les kystes hydatiques du poumon; tout récemment M. Tiron a isolé des kystes hydatiques du poumon une substance albuminoïde se rapprochant des toxalbumines par ses caractères chimiques et ses propriétés physiologiques. M. Debove a pu reproduire expérimentalement les effets de l'absorption du liquide hydatique par le péritoine en l'introduisant sous la peau avec la seringue de Pravaz; il a déterminé ainsi des éruptions ortiées généralisées ou locales; l'expérience, il est vrai, ne réussit pas toujours.

Si les accidents ne se produisent pas dans tous les cas, cela tient sans doute à ce que la quantité et la qualité des ptomaines varie suivant le moment où le kyste est ponctionné. Le maximum d'abondance des ptomaines correspondrait aux périodes de reproduction des vésicules, et le minimum aux périodes d'arrêt de leur génération. Suivant que le kyste est en état d'activité ou de repos, le liquide est tantôt clair comme de l'eau de roche, très peu albumineux, tantôt louche et riche en substances organiques.

L'état fortement albumineux du liquide constitue une présomption en faveur de la faible vitalité ou même de la mort du kyste ; il n'indique pas sûrement que cette vitalité soit à jamais éteinte.

On a reproché à la ponction de favoriser la germination des hydatides sur la séreuse péritonéale; mais tandis que certains auteurs admettent qu'il s'agit bien dans ce cas d'une auto-inoculation (Volkmann, Likotsky), d'autres (Potherat) pensent que les kystes du foie et du péritoine sont le résultat d'une seule et même infection.

Tels sont les dangers résultant de la ponction : accidents d'intoxication d'une part, d'auto-inoculation de l'autre; ces dangers sont surtout à redouter lorsqu'on fait une ponction incomplète; en effet une ponction, faite dans un kyste tendu et suivie d'une évacuation partielle du liquide, permet aisément le passage dans le péritoine de quelques gouttes du liquide encore contenu dans le kyste ou même de quelques petites vésicules qui peuvent venir s'implanter sur la séreuse; c'est pourquoi l'évacuation du liquide doit toujours être totale.

Il peut se faire qu'une seule ponction amène la guérison définitive; mais le fait est rare. Le plus souvent plusieurs ponctions sont nécessaires (dans un cas de Gillette, le malade avait été ponctionné 79 fois, et le kyste finit alors par suppurer). La récidive est la règle, et si nombre de malades ont été déclarés guéris après une ou plusieurs ponctions, il faut bien savoir que beaucoup de ceux qui avaient été considérés comme guéris, n'ont pas été revus par la suite. Pour affirmer la guérison, il faut qu'un délai assez prolongé, de plusieurs mois au moins, se soit écoulé après la dernière ponction.

Combien de fois devra-t-on répéter les ponctions? Il est difficile de limiter à priori le nombre des tentatives; disons cependant qu'après une ponction aspiratrice simple, non suivie de guérison, il y a tout bénéfice à en pratiquer une seconde avec injection dans le kyste d'un liquide parasiticide.

II. — L'*injection parasiticide*, faite après ponction aspiratrice, a pour effet de tuer les hydatides et de permettre par suite la régression du kyste.

Rappelons pour mémoire qu'il y a quelque trente ans, on avait employé dans ce but les injections de bile de bœuf, (Dolbeau) de teinture d'iode iodurée; (Boinet) etc. ces injections faites avec des liquides septiques (du moins en ce qui concerne la bile) avaient pour effet de déterminer fatalement la suppuration du kyste, car le liquide hydatique constitue un excellent milieu de culture pour les microbes (Chauffard et Vidal).

L'aspiration, suivie d'une injection de liquide antiseptique fut pratiquée pour la première fois par Mesnard (de Bordeaux) en 1884, puis par Baccelli, M. Debove etc; mais différentes variantes ont été apportées au mode opératoire.

Le procédé employé par M. Mesnard (1884), puis par M. Debove (1888) consiste à injecter 100 grammes ou même davantage de liqueur de van Swieten, après évacuation du liquide, et à les retirer au bout de 10 minutes; pour éviter les accidents d'intoxication, il faut après avoir retiré la solution de sublimé, faire passer dans la cavité kystique de l'eau stérilisée par ébullition et salée. Même avec ces précautions, les accidents d'intoxication mercurielle sont à redouter; MM. Merklen et Juhel Rénoy en ont observé des exemples; c'est pourquoi l'on pourra substituer à la solution de sublimé l'eau naphtolée qui a donné de très bons résultats à MM. Chauffard, Merklen, etc...

Le procédé de Baccelli diffère du précédent en ce qu'au lieu de retirer tout le liquide du kyste, on se borne à en extraire une très petite quantité et à la remplacer par une quantité égale de liquide antiseptique que l'on abandonne dans le kyste; par l'emploi de petites doses on évite les accidents d'intoxication. Baccelli s'est également servi du sublimé comme agent antiseptique.

Une troisième méthode (Hanot) résulte de la combinaison des deux précédentes; en effet comme dans le procédé de Mesnard-Debove, on retire par la ponction tout le liquide contenu dans le kyste, et comme dans celui de Baccelli, on injecte dans la poche vide une dose de sublimé inférieure à la dose toxique, c'est-à-dire 15 à 20 grammes de liqueur de van Swieten. MM. Chauffard et Vidal ont montré, que pour empêcher toute germination pyogène dans un kyste hydatique contenant 2 litres de liquide, il faut environ 36 grammes de liqueur de van Swieten.

Ce dernier procédé est excellent, en ce qu'il permet d'éviter les accidents toxiques inhérents à l'emploi de fortes doses de sublimé; il convient surtout, lorsque le kyste contient de nombreuses vésicules-filles; par diffusion le sublimé atteint et tue ces vésicules.

L'aspiration suivie du lavage avec l'eau naphtolée peut être curative, alors même que le kyste est suppuré, ainsi qu'en témoigne une observation de M. Juhel Rénoy. Toutefois les chances de succès, dans les cas de suppuration sont bien moindres, et les kystes suppurés réclament exclusivement l'intervention chirurgicale.

III. — Nous ne comprenons plus dans ce groupe le procédé d'ouverture par les caustiques, ou méthode de Récamier. On sait que ce chirurgien établissait des adhérences entre la paroi abdominale et le kyste, à l'aide d'applications successives de pâte de Vienne.

Lorsque l'escharre avait atteint le voisinage du kyste, Récamier faisait une ponction avec un gros trocart, au centre de l'escharre, ou bien une incision évacuatrice. Cette méthode n'était pas à l'abri de danger, car les adhérences pouvaient céder et une péritonite généralisée succéder à l'épanchement dans le péritoine du liquide kystique qui avait été au contact de l'air. La méthode de Récamier n'est plus employée; mais nous reconnaissons sans difficulté qu'elle a rendu de grands services, à l'époque où la laparotomie n'existait pas, et nous nous souvenons de l'avoir vu employer avec succès chez quelques malades.

Aujourd'hui on a recours exclusivement à l'ouverture au bistouri. L'*incision* est, suivant les cas, un procédé de choix ou bien de nécessité lorsque l'ouverture spontanée du kyste est imminente ou qu'il existe des phénomènes de compression.

L'incision se fait en deux temps (méthode de Volkmann), ou bien en un temps, méthode Landau — Lindemann).

Cette dernière est celle qui compte le plus grand nombre de partisans : elle consiste à faire une incision allant jusqu'au péritoine exclusivement, puis après hémostase et lavage antiseptique de la plaie, à inciser le péritoine pariétal préalablement pincé. On ponctionne alors la tumeur et l'on applique au point ou a pénétré le trocart (que l'on retire) une pince à kyste ovarique, avec laquelle on attire la tumeur au dehors. Il faut avoir soin de n'exercer les tractions qu'avec une très grande prudence. Une fois attiré au dehors, la cavité abdominale étant bien protégée, le kyste est ouvert largement, puis vidé et enfin lavé avec une solution de sublimé ou de naphtol. Ceci fait, on suture les lèvres de l'incision et on noue les points de suture de façon à former une suture en collerette.

On fait le drainage avec deux gros drains, on remplit la cavité de gaze iodoformée et l'on fait le pansement à l'aide de lanières de même gaze et de l'ouate, le tout étant maintenu par un bandage de corps serré.

Le pansement peut être laissé en place pendant quelques jours, à moins qu'il ne survienne de la fièvre ; auquel cas on procède à un lavage de la poche.

La cicatrisation peut se faire rapidement; le plus souvent persiste une fistule qui retarde pendant un temps plus ou moins long la guérison définitive.

Une complication fâcheuse est l'écoulement permanent de la bile qui a été observé dans certains cas et qui, s'il ne prend fin, peut aboutir au marasme et à la mort.

Ces considérations s'appliquent au traitement des kystes antérieurs, les plus fréquents. Le manuel opératoire doit dêtre modifié lorsque le kyste siège en d'autres points.

Les kystes antéro-inférieurs seront traités, par la laparotomie-antérieure verticale, faite sur la ligne médiane, ou latéralement; les antéro-supérieurs par l'incision antérieure verticale; on peut être obligé dans ce dernier cas de réséquer le bord inférieur du thorax.

Les kystes postéro-supérieurs sont justiciables de l'opération faite par la voie transpleurale, sans ouverture de la plèvre. Enfin aux kystes postéro-inférieurs il faut opposer l'incision lombaire.

Nous venons de voir quelles sont les diverses méthodes de traitement des kystes hydatiques du foie; il s'agit maintenant de préciser leurs **indications** respectives.

Supposons d'abord qu'il s'agit d'un *kyste non suppuré* :

a. Le premier moyen à employer c'est le plus simple, c'est-à-dire la ponction capillaire aspiratrice, non suivie de lavage avec une solution antiseptique. Elle constitue à la fois un moyen de diagnostic et de traitement.

La ponction aspiratrice, non suivie de lavage, peut suffire à déterminer la guérison quand l'hydatide est morte; mais il n'y a pas de critérium certain pour reconnaître la mort de l'hydatide, tout au plus l'état fortement albumineux du liquide constitue-t-il une présomption à cet égard.

Une hydatide vivante peut être tuée par la ponction; seulement, avant d'affirmer la guérison définitive, il faut attendre plusieurs mois.

« Les chances de succès sont d'autant plus grandes que le kyste est plus jeune, moins volumineux, que sa paroi fibreuse est plus souple et plus mince et permet mieux l'affaissement de la poche. Dans les gros kystes intra-thoraciques à parois rigides, la ponction brusque peut être dangereuse en donnant lieu à des accidents de congestion pulmonaire aiguë, avec fièvre, expectoration sanguinolente, cyanose et mort. » (M. Chauffard.)

Si la première ponction simple n'est pas suivie de guérison, il est inutile de persévérer, bien que l'on soit parvenu parfois à guérir le malade, après de nombreuses ponctions, jusqu'à 300 (Dieulafoy). Mieux vaut avoir recours de suite à la ponction suivie de l'injection d'un liquide antiseptique.

Si le kyste se vide facilement, ce qui indique l'existence d'une seule ou de peu nombreuses vésicules, on en évacue le contenu aussi complètement que possible, et on procède ensuite au lavage de la poche avec une solution de sublimé au millième ou avec l'eau naphtolée. On ne doit pas se dissimuler que l'eau naphtolée est très inférieure comme antiseptique au sublimé, bien qu'elle ait donné de bons résultats à Juhel-Renoy, Merklen, Chauffard, etc. Il est donc préférable de s'en tenir au sublimé ; mais, pour éviter les accidents d'intoxication, il convient de ne pas injecter plus de 100 grammes; encore faut-il, après les avoir retirés (au bout de 10 minutes environ), faire un lavage soigneux avec de l'eau stérilisée et bouillie.

Si le kyste ne se vide qu'incomplètement, ce qui arrive lorsqu'il contient de nombreuses vésicules-filles, c'est au procédé de Baccelli qu'il faut avoir recours : on injecte et on abandonne dans la cavité kystique une petite quantité (20 centimètres cubes) de liqueur de Van-Swieten. Il faut employer la liqueur acidifiée suivant la formule de

Laplace, de façon à la rendre plus diffusible en empêchant la combinaison insoluble du sublimé et des matières albuminoïdes.

b. Le kyste est suppuré. Dans ce cas on peut encore avoir recours à la ponction suivie d'un lavage antiseptique; quelques bons résultats ont été obtenus à l'aide de cette méthode, mais il ne faut pas se dissimuler que les chances de succès sont minimes et il vaut mieux avoir recours à l'ouverture du kyste.

La méthode de choix est l'incision abdominale en un temps. Nous avons vu comment elle se modifiait suivant la situation du kyste (antéro-inférieur ou supérieur, postéro-inférieur ou supérieur).

Les opérations radicales dirigées contre les kystes hydatiques peuvent être suivies d'un écoulement persistant de bile. Si l'écoulement se prolonge, la mort peut survenir par cachexie, de sorte qu'outre les dangers inhérents à l'opération elle-même (mort par collapsus, hémorrhagie), il en est d'autres qui peuvent menacer le malade après l'opération.

MALADIES
DE L'APPAREIL RESPIRATOIRE

I

MALADIES DU NEZ.

CORYZA AIGU.

Nous ne nous occuperons dans ce chapitre que du coryza aigu primitif, du vulgaire « rhume de cerveau » et non des coryzas secondaires, de la grippe, de la rougeole, etc., ou de ceux qui sont déterminés par l'ingestion de certains médicaments (iodures). Le coryza est une affection microbienne, tout comme les angines. A l'état normal, le mucus nasal contient comme la salive de nombreux micro-organismes, dont les uns sont de simples saprophytes, dont les autres sont des microbes pathogènes, mais dépourvus momentanément de virulence. Von Besser, Netter et d'autres bactériologistes ont isolé le streptocoque, les staphylocoques, le pneumocoque, le bacille encapsulé de Friedlænder, le bacille de Koch (Straus). Cardone les a retrouvés chez les sujets atteints de coryza, mais on ne sait si l'un d'entre eux peut être considéré comme le microbe pathogène du coryza.

En tous les cas le coryza est manifestement infectieux, ainsi que le prouve sa contagiosité (transmission de la nourrice à l'enfant).

Bien que le coryza guérisse spontanément au bout de quelques jours, on peut abréger sa durée à l'aide d'un traitement approprié, prévenir l'extension du catarrhe aux premières voix respiratoires ; en tous cas, modérer l'intensité du catarrhe nasal.

Peut-on viser plus haut et faire avorter un coryza au début ? Comme **moyens abortifs** on a préconisé l'emploi d'un traitement local consistant à renifler des solutions astringentes ou antiseptiques fortes, et d'autre part l'usage à l'intérieur de la teinture d'opium ou de l'atropine.

Il faut accorder peu de confiance à ces moyens ; si l'on peut modérer le flux nasal, on ne parvient pas à juguler la maladie ; l'enchifrènement, la céphalalgie persistent et augmentent même parfois. D'ailleurs l'emploi des astringents ou des antiseptiques n'est pas sans inconvénient ; les lésions persistantes de la muqueuse peuvent en être la conséquence.

D'après Ruault, le remède abortif le moins inconstant serait le *benzoate de soude* à hautes doses (4 à 6 grammes chez l'enfant, 6 à 10 grammes chez l'adulte).

Il faut avoir soin de prescrire le benzoate de soude préparé avec l'acide benzoïque obtenu par sublimation du benjoin ou provenant du tolu. Il est plus efficace et surtout mieux supporté par l'estomac que le benzoate de soude préparé industriellement, qui est toujours plus ou moins nauséeux. On fait prendre le benzoate de soude en potion, à intervalles réguliers, en ayant soin de n'en pas donner pendant une heure au moins avant ou après les repas. Si le malade a soin de garder la chambre et de se préserver du froid, et s'il commence son traitement le premier ou le second jour au plus tard, l'effet de la médication est souvent presque immédiat. Si, au bout de deux jours, elle n'a pas réussi, on doit l'abandonner. D'après Ruault, elle réussirait dans la moitié des cas environ.

On peut encore arrêter dans certains cas l'évolution du coryza *incipiens*, en badigeonnant la muqueuse avec une solution de *cocaïne* concentrée :

Eau distillée...........................	5 grammes.
Chlorhydrate de cocaïne...............	25 centigrammes.

ou bien en faisant priser l'une des poudres dont l'énumération va suivre et que l'on emploie également, pendant le cours du coryza, comme **moyens curatifs**.

Le salol, le tanin, l'acide borique, le benjoin, le sous-nitrate de bismuth, le menthol, l'antipyrine, la cocaïne forment en général les éléments de ces poudres, où ils se trouvent diversement associés. D'après M. Capitan, les poudres suivantes seraient particulièrement efficaces et pourraient arrêter presque immédiatement un coryza qui commence :

1.	Acide borique...........................	6 grammes.
	Salicylate de soude.....................	1 gramme.
	Chlorhydrate de cocaïne................	20 centigrammes.
2.	Salol.......................................	1 gramme.
	Acide salicylique........................	20 centigrammes.
	Tannin.....................................	10 —
	Acide borique pulvérisé................	4 grammes.

Il faut priser une pincée de ces poudres pour chaque narine et les aspirer fortement, de façon à ce qu'elles pénètrent profondément. L'emploi de la dernière ne doit pas être continué plus d'une demi-journée (une prise toutes les heures). En prolongeant l'usage de cette poudre, on s'expose à voir survenir sur les bords des narines une petite éruption eczématiforme, due vraisemblablement à l'action de l'acide phénique provenant de la décomposition du salol (Cartaz).

Sil'on veut en continuer l'usage, il faut alors la mélanger avec un peu de poudre de talc ou d'acide borique pulvérisé, ou bien en modifier la formule en diminuant la quantité de salol : 25 à 50 centigrammes au lieu d'un gramme.

M. Capitan indique une autre formule, moins active que la précédente, mais qui lui a donné cependant des résultats assez satisfaisants.

Poudre de talc	5 grammes.
Antipyrine	1 gramme.
Acide borique pulvérisé	2 grammes.
Acide salicylique	25 centigrammes.

Priser assez fréquemment une pincée de cette poudre.

M. Tissier emploie la poudre suivante :

Sous-nitrate de bismuth	6 grammes.
Benjoin pulvérisé	6 —
Acide borique non pulvérisé	6 —
Menthol	20 centigrammes.

Priser 5 ou 6 fois dans la journée une pincée de ce mélange après s'être mouché avec soin, de façon à ce que la poudre pénètre profondément et arrive au contact de la muqueuse enflammée. On peut y ajouter 1 à 5 centigrammes de morphine et 1 gramme à 1gr 50 de calomel.

La formule suivante proposée par le Dr Coupard se distingue des précédentes par l'adjonction de cocaïne :

Chlorhydrate de cocaïne	15 centigrammes.
Menthol	25 —
Acide borique	2 grammes.
Poudre de café torréfié et pulvérisé très finement	50 centigrammes.

A prendre 5 à 6 prises par jour.

La cocaïne peut encore être utilisée sous forme de solution à 1 gramme pour 500, avec laquelle on imbibe des petits tampons d'ouate antiseptique que l'on introduit dans les narines ; cette application doit être renouvelée deux fois par jour ; elle a pour effet au bout de quelques minutes de faire cesser l'éternuement ainsi que toute sensation douloureuse, de décongestionner la muqueuse, d'amener la disparition de la céphalée frontale et de l'enchifrènement ; toutefois cet effet n'est que momentané.

Au lieu d'aspiration de poudres, on a conseillé les inhalations de liquides volatils ; M. Hayem emploie la formule suivante :

Acide phénique pur	5	grammes.
Ammoniaque liquide	5	—
Eau	15	—
Alcool	10	—

Ce moyen soulage parfois, mais n'est pas curatif.

Un moyen utile pour entraîner les mucosités et calmer la sensation d'ardeur perçue au niveau des narines, consiste à faire des aspirations répétées d'eau boriquée chaude à laquelle on peut ajouter quelques gouttes de teinture d'eucalyptus ou de benjoin.

S'il existe une céphalée intense, un malaise général assez sérieux, on donne l'antipyrine associée au sulfate de quinine et des grogs.

Lorsque l'état aigu a cessé, il peut arriver que le coryza tende à persister ; il en est souvent ainsi chez les strumeux, les arthritiques. Il faut dans ce cas prescrire un traitement général approprié et d'autre part chercher à modifier la muqueuse à l'aide des irrigations d'eau salée à 5 p. 100, ou des aspirations d'eau boriquée additionnée de quelques gouttes de teinture d'iode ; on peut aussi prescrire l'un des mélanges pulvérulents précédemment énumérés.

On doit prêter attention au coryza chez les enfants au sein, car l'obstruction des cavités nasales par les mucosités apporte une gêne considérable à la respiration et à l'alimentation.

Il faut mettre un terme à cette obstruction à l'aide de lavages.

A cet effet, on se sert d'une sonde de caoutchouc rouge de petit calibre, que l'on fait communiquer avec une carafe par l'intermédiaire d'un tube en caoutchouc ; la carafe est remplie d'eau tiède additionnée de borate de soude ; on amorce ce siphon par succion ; puis on incline fortement la tête de l'enfant au-dessus d'une cuvette et on introduit la sonde dans une des fosses nasales ; le liquide ressort par l'autre narine, entraînant avec lui les mucosités.

L'enfant dont le nez est obstrué ne peut se livrer à la succion sans être menacé d'asphyxie ; à peine sa bouche est-elle appliquée hermétiquement sur le mamelon ou sur l'ampoule du biberon qu'il se congestionne, se cyanose et est obligé de dégager sa bouche (Rayer). Il rejette alors sa tête en arrière et fait une inspiration qui amène souvent la pénétration du lait dans le larynx. Il faut donc l'alimenter à la cuiller tant que le nez n'est pas redevenu perméable à l'air.

RHINITES INFECTIEUSES.

Bien que le coryza aigu simple soit une maladie microbique, on réserve plus particulièrement le nom de coryza infectieux ou de rhinites infectieuses aux déterminations nasales des maladies infectieuses. Ces déterminations sont connues depuis longtemps, mais elles n'ont été complètement étudiées que dans ces dernières années.

Les rhinites infectieuses s'observent chez l'enfant et chez l'adulte.

Chez l'enfant on constate plus particulièrement certaines variétés.

a. Le **coryza membraneux** survient chez le nouveau-né ; l'origine infectieuse, très probablement streptococcique, est prouvée par la coïncidence très fréquente chez la mère de l'infection puerpérale.

b. Le **coryza blennorrhagique**, sur la fréquence duquel les médecins sont en désaccord, peut être soit secondaire à une conjonctivite de même nature, soit primitif. L'écoulement nasal est purulent, souvent plus ou moins mélangé de sang, parfois très abondant et d'une durée en général assez longue. Son pronostic est sérieux, car il ne détermine pas seulement la sténose nasale, mais il peut se compliquer de lésions purulentes de voisinage : pharyngite, otite, etc. On a même observé des symptômes cérébraux graves. Son traitement exige donc la plus grande attention de la part du médecin.

c. Le **coryza diphtéritique**, s'observe aussi très fréquemment chez l'enfant. Rappelons que chez les nouveau-nés et les jeunes enfants, la diphtérie débute assez souvent par les fosses nasales et que toutes hinite commençante doit faire songer à la diphtérie. On traite la diphtérie nasale par les lavages alternatifs avec l'eau de chaux et une solution d'acide phénique au 100°.

d. Enfin le **coryza syphilitique**, qui au début peut revêtir les allures du coryza aigu, se montre chez les nouveau-nés et affirme bientôt sa nature par l'apparition simultanée des syphilides cutanées et muqueuses.

Il résulte de ce qui vient d'être dit touchant la fréquence de la contamination de l'enfant par les sécrétions vaginales, que l'on devra faire un lavage du nez de l'enfant dans les cas où l'on saura la mère infectée. On ne devra pas cependant pousser la prophylaxie jusqu'à faire chez tous les nouveau-nés des insufflations (Cozzolino) par analogie avec l'instillation de nitrate d'argent dans la conjonctive, vulgarisée par Crede.

Dans toute rhinite purulente, quelle qu'en soit la nature, il faut pratiquer, à l'aide d'une petite seringue en verre, des *lavages du nez à l'eau boriquée* ou avec une *solution faible de résorcine* (50 centigrammes p. 100). Dans la rhinite blennorrhagique, c'est le *nitrate d'argent* qui donne les meilleurs résultats (Rilliet et Barthez, Bouchut, Fraenkel). On se sert d'une solution de nitrate d'argent à 1 p. 20 que l'on porte dans le nez avec un stylet garni d'ouate.

Afin d'éviter l'irritation des narines et de la lèvre supérieure, on a soin de les enduire de *vaseline boriquée.*

Lorsque la maladie tend à disparaître et que l'obstruction des fosses nasales diminue, on peut insuffler la poudre suivante (Tissier) :

Acide borique pulvérisé	12 grammes.
Benjoin	3 —
Iodol ou Iodoforme	1 gramme.
Sous-nitrate de bismuth	4 grammes.

Le coryza syphilitique est justiciable du traitement général de la syphilis infantile (frictions mercurielles) et du traitement local par les lavages du nez avec la liqueur de van Swieten dédoublée.

Chez l'adulte, on peut observer la rhinite au cours de la plupart des maladies infectieuses : variole, scarlatine, rougeole, fièvre typhoïde, érysipèle, diphtérie, grippe, morve, etc.

Dans la diphtérie nasale il faut faire de fréquents lavages avec une *solution phéniquée faible* et toucher les points accessibles avec le *naphtol camphré.*

Le coryza peut marquer le début de l'érysipèle ou bien survenir dans son cours. Il doit être traité énergiquement, car il peut avoir pour conséquence la suppuration des sinus et l'otite.

De plus, l'agent infectieux, le streptocoque, peut persister, après une première atteinte, soit dans la cavité nasale, saine en apparence, soit au niveau de lésions minimes banales telles qu'une fissure de l'entrée des narines. M. Tissier (*Annales des maladies de l'oreille et du larynx* 1892) recommande de faire des *lavages du nez avec une solution de sublimé à* 1. p. 5000 et d'insuffler à la suite de l'injection, une poudre composée à base de calomel.

Dans la fièvre typhoïde les lésions du nez sont pour ainsi dire constantes; les épistaxis, qui se produisent à la surface d'érosions superficielles situées au niveau de la partie antérieure de la cloison, sont la preuve de la fréquence des déterminations nasales; des infections secondaires peuvent se produire au niveau des érosions et entraîner des abcès, des perforations. Il faut donc chez les typhiques faire la toilette du nez comme l'on fait celle de la bouche.

Les mêmes considérations s'appliquent aux déterminations nasales de la grippe, de la rougeole, etc.

RHINITE CHRONIQUE SIMPLE.

La rhinite chronique simple comprend les nombreux cas de rhinite que l'on ne peut classer ni dans la rhinite hypertrophique, ni dans la rhinite atrophique. Bien que l'attention des médecins se soit plus con-plaisamment concentrée sur ces deux dernières variétés de rhinite, la première n'en est pas moins digne d'intérêt, en raison de sa fréquence notamment, puisque sur 100 cas de rhinite, la moitié environ appartient à la rhinite chronique simple. Sur 100 cas de rhinite chronique recueillis par le Dr Tissier, 54 étaient des cas de rhinite chronique simple, 40 de rhinite chronique hypertrophique diffuse ou localisée, et 6 seulement de rhinite atrophique.

La rhinite chronique simple concorde habituellement avec la pharyngite chronique, plus rarement s'accompagne de troubles laryngés et auriculaires. Les malades viennent plutôt consulter le médecin pour leur gorge (raclement du matin, expulsion pénible de mucosités, toux, etc.), pour leur larynx (troubles de la voix) ou pour leurs oreilles (diminution de l'ouïe) que pour leur nez. Cependant, en les interrogeant et surtout en examinant les fosses nasales, on ne tarde pas à se convaincre que la cause première des accidents dont ils sont atteints réside dans le nez. Les malades accusent habituellement une sensation de sécheresse nasale anormale; ils mouchent de temps à autre des croûtes noirâtres. La respiration est assez libre; mais l'anosmie ou tout au moins la diminution de l'odorat est fréquente; elle est plus souvent intermittente que continue, lorsque les mucosités qui obstruent la fente olfactive parviennent à se détacher.

L'examen du nez montre une rougeur diffuse de la muqueuse et la présence de quelques mucosités et surtout de nombreuses croûtes adhérentes. La muqueuse n'est pas notablement tuméfiée.

L'application de la cocaïne, surtout au niveau du cornet inférieur, ne détermine pas d'une façon aussi subite qu'à l'état normal l'anémie et la rétraction de la muqueuse (P. Tissier).

Le traitement de la rhinite chronique simple mérite beaucoup d'attention, bien que l'affection soit relativement peu gênante pour les malades qui en sont atteints. C'est en guérissant la rhinite que l'on peut entraver l'évolution de la pharyngite et de la laryngite secondaires et prévenir les complications auriculaires.

L'indication de pratiquer les grandes irrigations nasales est rare, car les sécrétions abondantes n'existent que dans un petit nombre de cas. Les *lavages avec une solution de phosphate de soude à la dose de 1 p.* 500 ont la propriété de tarir rapidement les secrétions et de diminuer la congestion de la muqueuse. Pour détacher les croûtes adhérentes il est préférable d'employer les *solutions physiologiques de chlorure de sodium* (7 gr. par litre) ; on peut ajouter une petite quantité de teinture d'iode, soit 2 gr. 50 (Bresgen).

Il est inutile, il peut être même nuisible de continuer les lavages pendant longtemps. Lorsque la rhinite est ancienne et que la muqueuse a perdu sa tonicité, la plupart des médecins recommandent les *insufflations d'un mélange de nitrate d'argent et de poudre d'amidon*. On doit commencer avec une dose faible de sel :

Nitrate d'argent........................	5 centigrammes.
Poudre d'amidon........................	10 grammes.

et n'insuffler la poudre que d'un seul côté. Si la réaction n'est pas vive, on pratique au bout de deux ou trois jours, une insufflation du côté opposé. Plus tard on peut augmenter la dose de nitrate d'argent. Une dizaine de séances peut suffire à restituer à la muqueuse sa coloration et sa tonicité.

Dans le même but Bresgen recommande les insufflations de *Sozoiodolate de soude* pur ; on peut aussi toucher la muqueuse avec un stylet garni d'ouate imbibée d'une solution de nitrate d'argent (0,5 p. 100 — 1,50 p. 100) ou de la solution suivante préconisée par Rethi.

Iode pur.....................		10 à 20 centigrammes.
Iodure de potassium...........		2 grammes.
Glycérine.....................		20 —
Vaseline......................	āā	1 centigramme.
Saccharine....................		

RHINITE CHRONIQUE HYPERTROPHIQUE.

La rhinite chronique hypertrophique, caractérisée anatomiquement par un gonflement inflammatoire de la muqueuse, et fonctionnellement par l'augmentation des sécrétions nasales, reconnaît comme cause générale prédisposante la scrofule et comme causes locales les déviations de la cloison, les végétations adénoïdes, l'action prolongée des poussières irritantes etc.

Elle se reconnaît aisément aux troubles respiratoires, à la perte de l'odorat, de l'ouïe, à l'enchifrenement et au nasonnement, enfin et surtout à l'écoulement abondant qui se produit par les fosses nasales. Il est à remarquer que l'obstruction n'est pas permanente ; elle disparaît à différentes reprises pour se produire à nouveau.

On débarrasse les fosses nasales de leurs sécrétions par des *irrigations* répétées plusieurs fois par jour avec de l'eau tiède, additionnée de deux cuillerées à café par litre de :

Bicarbonate de soude	ãã 100 grammes.
Biborate de soude	

On a proposé de modifier l'état de la muqueuse à l'aide des caustiques chimiques : acide chromique, chlorure de zinc; mais c'est habituellement au *galvano-cautère* que l'on a recours; s'il existe une hypertrophie partielle, faisant tumeur, on l'enlève avec le serre-nœud galvano caustique.

Une cure à *Salies de Béarn* complète le traitement.

OZÈNE.

On a beaucoup discuté sur les causes de l'ozène; l'opinion généralement adoptée jusqu'à maintenant est que l'on doit distinguer les pseudo-ozènes et l'ozène vrai ou rhinite atrophique, l'odeur fétide pouvant d'ailleurs faire défaut à certaines périodes de cette maladie.

Pour M. Tissier il n'y a qu'une seule espèce d'ozène (Annales de médecine 1893 et 1894). Selon cet auteur, l'ozène est une maladie spéciale, parfaitement caractérisée, relevant d'une cause univoque, toujours causée par un microbe encore indéterminé, se développant, en général, sinon toujours, sur une lésion antérieure du nez, de nature d'ailleurs variable, mais atteignant le plus souvent le système ethmoïdal (cellules ethmoïdales et sinus), lésion qui peut disparaître à un moment donné, mais en laissant pour ainsi dire constamment certains stigmates.

Le microbe causal tiendrait sous sa dépendance et la fétidité spéciale et sans doute aussi le processus atrophique qui tend à se produire sur la muqueuse et sur le squelette du nez.

Pour M. Tissier l'ozène est donc une maladie et non un symptôme : le mot n'est pas synonyme de fétidité, mais d'une fétidité spéciale. Il existerait un seul ozène greffé sur des lésions de nature variable. Les symptômes sont la fétidité, la modification des sécrétions (croûtes jaunes brunâtres, difficiles à détacher), parfois l'anosmie et la perte du goût; les troubles de la respiration due à la sténose incomplète déterminée par l'accumulation des croûtes, des épistaxis, des troubles secondaires du côté du pharynx, du larynx, des oreilles; enfin différents troubles nerveux réflexes (céphalée, Jurasz ; névralgies sus et sous-orbitaires; vertiges, cauchemars; troubles vaso-moteurs et trophiques du côté du nez); enfin l'ozène peut entraîner des troubles de la santé générale (anorexie, vomissements, néurasthénie déterminée par le sentiment de la répulsion que les malades inspirent aux personnes de leur entourage.)

Le facies est caractéristique : épaississement et saillie de la lèvre supérieure, bouffissure des joues, hypertrophie des ganglions sous-maxillaires et cervicaux, nez camard (par arrêt de développement). L'examen rhinoscopique montre la largeur anormale des fosses nasales, l'atrophie des cornets, surtout du cornet inférieur et la présence de croûtes plus ou moins abondantes et très adhérentes.

D'après Tissier, si l'on examine des cas d'ozène au début ou à la période d'état, on trouve toujours une lésion plus ou moins limitée, intéressant en l'une de ses parties le système éthmoïdal. Les parties atteintes le plus fréquemment sont les cellules ethmoïdales. (Le système ethmoïdal comprend les cellules ethmoïdales et para-ethmoïdales, les cornets moyen et supérieur, les sinus maxillaire, frontal et sphénoïdal). Après les cellules ethmoïdales c'est le sinus sphénoïdal qui est le plus souvent atteint.

Lorsqu'on porte le stylet au niveau des points où l'on constate la présence persistante de croûtes, après les lavages, on obtient le plus souvent la sensation d'un os dénudé, ramolli, carié (Tissier). A une phase avancée, la lésion génératrice peut être guérie et l'on trouve comme stigmates l'atrophie des cellules ethmoïdales.

Les sécrétions proviennent des points lésés ; si l'on suit la reproduction des croûtes, après nettoyage préalable des fosses nasales, on voit celles-ci apparaître tout d'abord à leur niveau (Moldenhauer). La cause de la fermentation putride des sécrétions a été attribuée à différents microbes, mais bien qu'on en ait rencontré un grand nombre, aucune des recherches entreprises n'a donné de résultat précis ; d'ailleurs par l'expérimentation, on n'a pas pu reproduire l'ozène chez l'animal.

En somme, quels que soient les microbes que l'on doive incriminer comme agents des fermentations, il est certain que celles-ci sont favorisées par la rétention des sécrétions et c'est dans ce sens qu'il faut interpréter le rôle de l'élargissement par atrophie des cavités nasales. Une modification histologique de la muqueuse contribue peut-être à la stagnation : en effet l'épithelium normal est transformé en épithelium pavimenteux stratifié ; enfin la pituitaire a perdu chez les ozénateux une grande partie de sa sensibilité et ne réagit plus aux excitations locales ou réflexes ; c'est là sans doute encore une cause de stagnation, etc...

Dans les cas anciens, on ne retrouve plus de lésions profondes, ce qui a permis de nier comme cause de l'ozène, les lésions des sinus ou des cellules ethmoïdales signalées précédemment. On conçoit qu'une interprétation fausse de la pathogénie de l'ozène ait influencé d'une façon fâcheuse la direction du traitement. Il ne suffit pas de combattre la fermentation putride par des lavages antiseptiques; il faut encore supprimer la lésion causale, que nous avons définie; la forme du nez et l'atrophie que l'on a souvent considérées comme les lésions primitives sont uniquement des lésions secondaires. Quant à la lésion primitive, celle du système ethmoïdal, elle peut elle-même reconnaître des causes diverses : c'est ainsi que chez les sujets atteints d'ozène on retrouve le plus souvent dans les antécédents une rhinite quelconque (syphilitique, blennorhagique, rhinite des maladies infectieuses, etc). Ces rhinites entraînent les lésions du système ethmoïdal et l'atrophie de la muqueuse qui est une sclérose épithéliale, expression d'une lésion irritative et dégénérative. La déformation consécutive du nez survient, si le processus se produit au moment du développement du squelette normal; elle fera défaut chez l'adulte.

De cette conception pathogénique que nous avons résumée d'après le travail du Dr Tissier, découle un traitement qui diffère sensiblement de ceux en usage jusqu'ici; les résultats de ce traitement confirment la justesse de cette conception.

Tous les traitements usités jusqu'ici ont visé exclusivement la disparition de la fétidité; les *irrigations* constituent le mode de traitement le plus employé; on a employé les solutions les plus diverses (chlorure de sodium, chlorate de potasse, bicarbonate, benzoate, borate, salicylate de soude, acides borique, phénique, lysol, solvéol, etc.).

M. Moure a notamment recommandé de faire le matin au lever, un grand lavage des fosses nasales avec de l'eau tiède additionnée d'une cuillerée à bouche de bicarbonate de soude par litre et de faire suivre ce premier lavage d'un second fait avec une solution antiseptique :

Acide phénique	20	grammes.
Glycérine pure	100	—
Alcool à 90°	50	—
Eau distillée	350	—

On a préconisé d'autre part les *pulvérisations* avec de l'eau oxygénée ou d'autres solutions, comme les solutions faibles de nitrate d'argent.

On a encore employé les pulvérisations de corps gras imputrescibles pour empêcher le desséchement de la muqueuse; M. Ruault emploie l'huile de vaseline :

Huile de vaseline	30 grammes.
Essence de géranium	VI à X gouttes.

On pulvérise cette huile à l'aide d'un petit pulvérisateur de Richardson. Ces pulvérisations doivent, d'après Ruault, être répétées à plusieurs reprises dans la journée et à intervalles réguliers et assez rapprochés.

Pour celles qui sont faites dans la seconde partie de la journée, on peut employer l'huile de vaseline additionnée de substances antiseptiques (salol camphré, dans la proportion de 5 gr. pour 200 gr.).

Les *inhalations* sont à peu près abandonnées. Au contraire les *insufflations* de poudre sont assez fréquemment prescrites; le meilleur topique serait, d'après Meyer d'Amsterdam, le nitrate d'argent.

Nitrate d'argent........................	1 centigramme.
Poudre d'amidon........................	10 grammes.

Les *badigeonnages* qui permettent de porter directement au contact de la muqueuse la substance modificatrice, comptent beaucoup de partisans; M. Tillaux se sert de la teinture d'iode dont il fait 8 à 10 applications à quatre ou cinq jours de distance; on s'est encore servi de solutions d'acide salicylique, de créosote, d'acide phénique, de chlorure de zinc, de sozoiodol, enfin de naphtol camphré ou sulforiciné.

L'emploi des *tampons* a été préconisé par Gottstein; le procédé consiste à maintenir alternativement dans l'une et l'autre narines, pendant plusieurs heures, un tampon d'ouate occupant tout l'espace compris entre le cornet inférieur et la cloison, sur toute la longueur du plancher.

Ce procédé répond à des vues théoriques inexactes, car il a pour but de remédier à la largeur anormale des fosses nasales qui pour certains auteurs serait la cause efficiente de l'ozène.

Bien que la théorie soit fausse on n'en doit pas moins reconnaître les avantages du tampon. On imprègne celui-ci de différentes substances; Seifert a conseillé l'emploi d'un mélange à parties égales de glycérine et de baume du Pérou; on maintient dans les fosses nasales des tampons qu'on renouvelle matin et soir.

D'après Tissier, le tampon agirait surtout en irritant la muqueuse et en diminuant son desséchement.

On a essayé l'*électricité*, notamment le galvano-cautère. Tout récemment M. Garnault (Semaine médicale 1893) a préconisé le *massage vibratoire* dans la description duquel nous ne pouvons nous engager ici.

Le *curettage* proposé par Rouge (de Lausanne) a donné de bons résultats, ce qui se conçoit aisément, si l'on veut bien se rapporter à ce qui a été dit de la pathogénie de l'ozène.

Voici maintenant le traitement que propose le Dr Tissier. S'appuyant sur ce fait que la lésion génératrice de l'ozène est une lésion du système ethmoïdal, représentée le plus souvent par un ou plusieurs foyers d'ostéite nécrosante, siégeant, soit au niveau de la partie intranasale de l'ethmoïde, soit au niveau des sinus et plus particulièrement du sinus sphénoïdal, Tissier conseille d'atteindre les foyers osseux à l'aide de la curette tranchante, après cocaïnisation préalable. Le curettage devra être précédé d'un nettoyage minutieux; on badigeonnera le foyer avec une solution phéniquée, et après le curettage on le touchera avec la teinture d'iode pure ou la glycérine iodée au 1/30. Il est souvent utile de tamponner pendant vingt-quatre heures avec la gaze iodoformée.

Si la lésion occupe le sinus sphénoïdal on pratique le curettage après avoir agrandi l'orifice du sinus; on fait suivre le curettage d'un lavage au sublimé à 1 p. 5000 et d'un attouchement iodé.

Après abrasion du foyer osseux il faut pratiquer la désinfection qui supprime l'odeur de l'ozène et qui empêche l'envahissement de l'épithelium et des glandes par les bactéries de la putréfaction. C'est alors qu'interviennent les lavages, les pulvérisations, les insufflations pulvérulentes etc., tous les moyens que nous avons énumérés, et qui sont seulement efficaces, si l'on traite d'abord le foyer osseux.

Il est indispensable que le médecin fasse lui-même, une fois par semaine, un nettoyage complet des fosses nasales, à l'aide du lavage et d'un stylet garni d'ouate; le nettoyage est suivi d'un attouchement de glycérine iodée à 1/30 ou 1/50.

Dans l'intervalle les malades pratiquent, à l'aide du siphon nasal, un *lavage avec de l'eau simple ou salée* (s'il y a formation abondante de croûtes). Ce lavage est fait le matin, un *second lavage est fait le soir avec une solution faible de sublimé :*

Sublimé	2 gr. 50.
Alcool	50 centigrammes.
Eau distillée	200 grammes.
Fuchsine	Q. S.

Une cuillerée à café pour un demi-litre d'eau tiède. On peut arriver progressivement à deux cuillerées.

Si le sublimé est mal supporté, on peut utiliser l'injection à la résorcine :

Résorcine	10 à 20 grammes.
Eau distillée	120 —
Violet de méthyle	Q. S.

Une cuillerée à café pour un demi-litre d'eau tiède.

On peut encore utiliser le permanganate de potasse à 20 p. 1000; l'hydrate de chloral :

Hydrate de chloral	10 grammes.
Eau distillée	100 —

Une cuillerée à café pour un demi-litre d'eau tiède.

L'effet de ce traitement est assez rapide; au bout de deux semaines environ les croûtes sont moins abondantes et la fétidité moindre; il faut examiner avec grand soin les endroits où elles persistent, car c'est là que se trouvent les lésions osseuses dont on déterminera l'existence avec le stylet et que l'on détruira pas la curette.

La durée du traitement varie de trois à six mois; il est le plus souvent efficace, mais parfois il est nécessaire de lui adjoindre d'autres moyens. Dans les cas d'ozène ancien, il se produit, comme nous l'avons indiqué, une atrophie de la muqueuse et un élargissement des fosses nasales qui favorise la stagnation des secrétions, la formation de croûtes et empêche les modifications que subit normalement l'air respiré, dans son passage à travers les fosses nasales.

Pour combattre la formation des croûtes on a recours aux lavages avec de l'eau boriquée; d'autre part, on rétrécit l'orifice des narines à l'aide d'un petit tampon d'ouate (tampon de Gottstein) qui ralentit le courant d'air inspiré, et filtre les poussières; enfin, s'il n'est pas permis d'espérer la *restitutio ad integrum* de la muqueuse atrophiée, on peut cependant déterminer une suractivité des parties de la muqueuse non atrophiée, à l'aide du massage vibratoire déjà indiqué.

LUPUS DU NEZ.

Voici le traitement que l'on pourra appliquer contre le lupus du nez :

1° Tout d'abord la *destruction au galvano-cautère*, effectuée en plusieurs séances.

2° Irrigations nasales matin et soir avec un demi-litre d'eau, aussi chaude que possible, additionnée d'une grande cuillerée de la solution suivante :

Alcool rectifié	150 grammes.
Naphtol	5 —
Menthol	50 centigrammes.
Acide thymique	1 gramme.

(Cozzolino.)

3° Attouchements des ulcérations deux fois par semaine, avec un tampon d'ouate imbibée d'une solution aqueuse d'acide trichloro-acétique à 10 p. 100 ou de :

Naphtol camphré	10 grammes.
Glycérine	20 —

ASTHME DES FOINS (RHINO-BRONCHITE SPASMODIQUE).

« L'asthme des foins est une névropathie réflexe du trijumeau d'origine nasale ou oculaire. Elle est le résultat de l'irritation des terminaisons nerveuses précitées par le pollen de certaines plantes. Cette irritation mécanique ou chimique qui paraît due plutôt à des micro-organismes transportés sur les muqueuses par ces poussières qu'aux poussières elles-mêmes, n'est capable de produire la fièvre de foin que chez un nombre restreint d'individus. Nous ignorons la cause de ces différences individuelles, mais nous savons que cette irritabilité spéciale est surtout fréquente chez les individus atteints de rhinite hypertrophique et qu'elle s'observe plus communément chez les goutteux, les névropathes ou les gens issus de souche goutteuse ou névropathique (Ruault).

Il résulte de ces données qu'il est indiqué de diriger contre l'asthme des foins un traitement général et un traitement local ».

Le **traitement préventif** chez les sujets qui ont déjà été atteints d'asthme des foins consiste à éviter l'exposition au soleil, à s'abstenir de promenades au milieu du jour, à l'époque du retour habituel des accidents, c'est-à-dire vers la seconde quinzaine de mai. Les voyages en mer recommandés par Morell-Mackenzie ne sont à la portée que de quelques privilégiés.

Chez les sujets qui sont porteurs de lésions nasales, on ne négligera pas le traitement de ces lésions.

Traitement général. — Quelques médecins frappés de la périodicité des attaques de rhino-bronchite annuelle, ont eu l'idée de recourir au *sulfate de quinine*, à titre d'antipériodique. Gueneau de Mussy dit avoir obtenu une guérison par ce moyen, mais Leflaive l'a employé sans succès chez plusieurs malades.

D'autres médecins ont proposé l'*antipyrine*, comme médicament nervin, prise à la dose de 1 à 2 grammes par jour, dans de l'eau minérale alcaline ou dans un liquide légèrement alcoolisé.

Chez les goutteux les *alcalins* sont plus particulièrement indiqués; enfin le traitement *hydrothérapique* et *hydro-minéral* compte des partisans.

Vichy, le Mont-Dore, Plombières, Enghien sont les stations qui ont été le plus recommandées; les eaux du Mont-Dore sont employées en vapeurs, en irrigations nasales, en pulvérisations, et aussi en boissons.

Contre la dyspnée on peut faire usage des cigarettes de *datura* ou du *papier nitré*, et surtout de la *belladone* ou de l'opium en pilules. L'*injection sous-cutanée de morphine* est le remède de choix contre une dyspnée trop vive. L'*iodure de potassium* est souvent utilisé comme eupnéique à la dose de 1 à 2 grammes sans que l'on constate l'aggravation des accidents du côté des yeux ou du nez.

Traitement local. — Comme moyens externes on a proposé les lavages des fosses nasales, les badigeonnages, les pulvérisations, les inhalations, les insufflations de poudres antiseptiques.

Les *lavages* se font au moyen du siphon et avec une solution faible de chlorure de sodium ou d'acide borique à 3 p. 100. D'après Tissier l'acide borique exagère plutôt l'état congestif; il préfère le phosphate de soude bisodique, à la dose de 1 gramme par demi-litre ; le phosphate de soude détermine une déplétion vasculaire marquée et tarit l'écoulement.

Les *badigeonnages* se font exclusivement avec une solution de cocaïne:

Hydrochlorate de cocaïne	1 gramme.
Glycérine	5 grammes.
Eau distillée	5 —

on a préconisé également les badigeonnages faits avec la mixture suivante :

Glycérine	25 grammes.
Acide phénique	6 —
Chlorhydrate de quinine	4 —
Sublimé	3 centigrammes.
	(Andrews Clark.)

(La quinine ne se dissout que si le mélange est chauffé).

L'introduction de la cocaïne (Stokton, 1885) dans la thérapeutique de l'asthme des foins, a été un réel progrès; grâce à son action décongestive la cocaïne exerce une influence indéniable, mais cette influence est passagère; d'autre part, l'usage répété de cette substance peut déterminer le gonflement des cornets.

Les *pulvérisations* phéniquées ont été recommandées, ainsi que les *inhalations* de vapeur d'eau chargée de teinture de benjoin ; ces moyens n'ont aucune efficacité. Parmi les nombreux mélanges destinés aux *insufflations* les meilleurs sont les suivants :

Hydrochlorate de cocaïne	1 centigramme.
Benjoin en poudre fine	20 centigrammes.
Sous-nitrate de bismuth	5 —

ou :

Acide borique	2 grammes.
Salicylate de soude	2 gr. 50
Chlorhydrate de cocaïne	12 centigrammes.
	(Philpots.)

La *cautérisation des cornets au moyen du galvano-cautère*, préconisée par Rœ, n'a pas toujours donné de résultats satisfaisants; elle amène la guérison quand il existe une lésion nasale et que celle-ci est accessible, mais la lésion peut faire défaut ou bien siéger hors de la portée de l'opérateur, dans le pharynx supérieur.

Contre les accidents oculaires, et surtout contre la photophobie on peut utiliser des lunettes à verres fumés. On peut aussi rétrécir la pupille à l'aide de l'ésérine.

Sulfate d'ésérine	2 centigrammes.
Eau distillée..........................	10 grammes.

(Instiller une goutte de ce collyre dans chaque œil).

Nitrate de pilocarpine..................	5 centigrammes.
Eau distillée..........................	10 grammes.

(Même mode d'emploi).

En résumé, les lavages avec la solution de phosphate de soude bisodique et d'autre part les badigeonnages avec la cocaïne constituent les meilleurs moyens locaux de traitement.

ÉPISTAXIS.

L'épistaxis reconnaît des causes multiples; à côté du traitement du symptôme qui est sensiblement le même dans tous cas, il est donc nécessaire d'instituer le traitement de la cause, afin de prévenir le retour de l'hémorrhagie.

A. — Traitement de l'hémorrhagie.

On n'est appelé habituellement à intervenir, que dans les cas où l'hémorrhagie est assez abondante pour inquiéter le malade, et ne cède pas aux petits moyens employés communément pour arrêter l'écoulement du sang.

Pour intervenir utilement, il faut se rappeler que le siège de l'hémorrhagie, quelle que soit la cause de celle-ci, est presque toujours au niveau de la partie antéro-inférieure de la cloison osseuse et du milieu de la cloison inter-cartilagineuse; cette localisation est due à la constitution particulière de la pituitaire à ce niveau; Kiesselbach a montré que la muqueuse de la région présente des capillaires très dilatés, dont quelques-uns affleurent la membrane basale, capillaires constituant un véritable tissu caverneux. Ces vaisseaux si richement développés sont très sensibles à toutes les modifications de la tension intra-vasculaire, de plus ils sont très exposés aux traumatismes par leur situation; enfin, il est à noter qu'au niveau du point indiqué, vient buter la colonne d'air inspiré; il s'y dépose donc continuellement des germes qui, lorsqu'ils trouvent des conditions favorables à leur développement, peuvent déterminer des ulcérations d'origine septique, et par suite l'érosion des vaisseaux. Il existe encore un tissu caverneux très superficiel, au niveau du cornet inférieur et à l'extrémité postérieure des trois cornets; néanmoins, sauf chez les enfants (Bresgen), les hémorrhagies proviennent assez rarement des cornets ; cette immunité relative tient sans doute à ce que la muqueuse des cornets est très rétractile, tandis que la rétractilité de la muqueuse est peu marquée au niveau de la cloison.

Il résulte de ce qui précède que le tamponnement postérieur est inutile, et que pour arrêter l'hémorrhagie persistante, il faut porter l'agent hémostatique sur le point saignant, c'est-à-dire à la partie antéro-inférieure de la cloison.

Toute épistaxis qui par son abondance menace d'affaiblir le malade doit être traitée. Il faut tout d'abord placer le malade dans un endroit frais, desserrer ses vêtements au niveau du cou, le faire asseoir et lui faire incliner légèrement la tête en avant pour éviter l'écoulement du sang par le pharynx ; ensuite on pratique l'hémostase.

Le moyen le plus simple, mais non le moins efficace, est la *compression digitale* pratiquée par le médecin ou le malade lui-même. On a construit des pinces hémostatiques à pression continue s'appliquant intérieurement sur les deux faces de la cloison (Ruault). On peut aussi réaliser l'hémostase à l'aide de l'application locale de *cocaïne* ou d'*antipyrine*. La cocaïne possède un pouvoir vaso-constricteur considérable; aussi utilise-t-on souvent cette propriété; on imbibe avec une solution aqueuse de chlorhydrate de cocaïne au dixième ou même au cinquième, un tampon de coton hydrophile peu serré, que l'on introduit dans la partie antérieure de la narine. Au bout de deux ou trois minutes, on obtient l'arrêt de l'écoulement sanguin; mais cet arrêt n'est pas toujours définitif et si l'on tente de nouveau l'application de la cocaïne, celle-ci n'est plus aussi efficace que primitivement. (Ruault). Au lieu de cocaïne M. Hénocque (Société de Biologie, 7 janvier 1888) a proposé d'employer comme hémostatique l'antipyrine en poudre ou mieux en solution au cinquième. D'après M. Ruault la cocaïne est supérieure à l'antipyrine et là où elle n'agit pas, l'antipyrine échoue également.

Les larges *irrigations d'eau chaude* à 48°, recommandées par Trousseau, plus récemment par Alvin constituent un moyen hémostatique commode et assez fidèle ; mais elles ne peuvent réussir à arrêter certaines hémorrhagies que le tamponnement seul parvient à arrêter.

Quand l'hémorrhagie est très abondante, il faut s'efforcer de limiter la perte de sang, en attendant que tout soit prêt pour le tamponnement.

Pendant que le malade exerce lui-même la compression extra-nasale, on fait des *ligatures à la racine des membres*, avec des bandes de flanelle, pour arrêter la circulation veineuses; au besoin même on pratique la *compression de la carotide primitive* du côté de l'hémorrhagie.

Avant d'indiquer le manuel opératoire du tamponnement, signalons certains moyens dont l'usage est très répandu dans le vulgaire mais qui doivent être abandonnés ; ce sont d'abord les insufflations de topiques pulvérulents (tannin, sulfate de zinc, alun) et surtout les applications de perchlorure de fer. Ce styptique produit des caillots noirâtres qui se concrètent et deviennent rapidement très adhérents; aussi l'hémorrhagie se reproduit-elle souvent quand les croûtes tombent ou quand le malade les arrache.

Le *tamponnement antérieur* constitue la méthode de choix dans le traitement de l'épistaxis. S'il échoue parfois, l'insuccès tient le plus souvent à un défaut dans l'application. Il ne suffit pas, en effet, d'obturer, même avec un gros tampon d'ouate, l'orifice antérieur des fosses nasales ; il faut que ce tampon exerce une compression sur le point saignant. L'emploi du spéculum nasi facilite l'application des tampons : On attache à un fil de petits bourdonnets d'ouate ou de gaze iodoformée ou salolée, les uns à la suite des autres, à une distance d'environ un centimètre et demi. Chaque bourdonnet doit avoir la grosseur d'un pois de grande dimension. Après lavage de la narine d'où vient le sang, on y introduit le premier bourdonnet et on le pousse avec un stylet entre la cloison et le méat inférieur; on introduit ensuite successivement les autres bourdonnets jusqu'à réplétion de la partie antérieure du nez. Ce tamponnement, bien pratiqué, n'est nullement douloureux. On ne doit pas le laisser plus de douze heures, lorsqu'on s'est servi d'ouate; si l'on a fait au contraire usage de gaze antiseptique, on peut le laisser plus longtemps sans inconvénients, mais au bout de trente-six ou quarante-huit heures, la plupart des malades se plaignent de céphalalgie et demandent qu'on les débarrasse des tampons; on doit donc les enlever au bout de vingt-quatre heures à moins que l'extrémité antérieure du tampon ne laisse transsuder de la sérosité sanguinolente. L'hémostase obtenue, on enlève avec précaution les bourdonnets. On trouve le plus souvent, en écartant légèrement l'aile du nez, à la partie antérieure de la cloison, un petit point noir, formé par un caillot sanguin qui a habituellement son origine dans une érosion superficielle. Cette érosion pourra être touchée avec le *galvano-cautère* (Calmettes, Moldenhauer) ; la cautérisation est nécessaire s'il existe une large ulcération ou une tumeur végétante.

Le *double tamponnement*, antérieur et postérieur, est beaucoup moins fréquemment indiqué qu'on ne le croyait, puisque, nous l'avons vu, le siège de l'hémorrhagie est habituellement au niveau de la partie antérieure du nez.

Néanmoins, dans quelques cas, le sang provient des parties postérieures de la muqueuse, et il devient alors nécessaire. L'indication devient évidente, lorsqu'après le tamponnement antérieur le sang continue à s'écouler et tombe dans le pharynx. Ce tamponnement dont le manuel opératoire est indiqué dans tous les ouvrages de petite chirurgie, s'effectue également avec des bourdonnets de coton hydrophile, on mieux de gaze antiseptique ; il est inutile de recourir à la sonde de Belloc, que l'on n'a d'ailleurs pas toujours sous la main; une simple sonde uréthrale en caoutchouc suffit à cet usage. Ce double tamponnement ne permet pas toujours d'arrêter l'hémorrhagie; dans certains cas, on a vu le sang refluer vers les points lacrymaux. Il est douloureux à appliquer, pénible à supporter et peut entraîner des accidents septiques; c'est ainsi que l'on a observé, à la suite de son emploi, des otites graves (Tillaux, Hartmann), la méningite suppurée, la pyémie.

La médication générale est inefficace dans le traitement de l'épistaxis, l'ergot de seigle, le perchlorure de fer, ne rendent aucun service; si le malade est très affaibli par une perte de sang considérable, on lui donnera de l'alcool, et en dernier ressort, on aura recours à *l'injection sous-cutanée d'eau salée* (injection de la solution dite physiologique de chlorure de sodium à 0,73 p. 100).

Lorsque l'hémorrhagie est terminée, on recommande au malade de s'abstenir de se moucher et de porter la main à son nez; il devra introduire dans la narine deux ou trois fois par jour, une petite quantité de vaseline blanche. La vaseline imprègne les concrétions sanguines qui se trouvent à l'entrée des narines et celles-ci finissent par se détacher spontanément.

L'emploi ultérieur du galvano-cautère n'est justifié que si l'on constate l'existence de varices nasales ou d'ulcérations tuberculeuses.

Nous avons dit que toute hémorrhagie abondante doit être arrêtée quelle qu'en soit la cause. Certaines hémorrhagies doivent être respectées, lorsque leur abondance n'est pas excessive, ce sont celles que l'on observe chez les cardiaques, les malades atteints de néphrite interstiticielle et d'artério-sclérose, celles qui surviennent chez les femmes dont la menstruation est supprimée; ces hémorrhagies font une dérivation salutaire; chez les cardiaques, les brightiques elles constituent une saignée naturelle qui soulage manifestement les malades.

B. — Traitement causal.

Les **hémorrhagies d'origine traumatique**, celles qui sont dues à une fracture des os du nez ou bien à une fracture de la base du crâne sont rarement abondantes; dans le dernier cas surtout, leur gravité réside uniquement dans leur cause.

Parmi les hémorrhagies de cause purement locale, celles qui accompagnent les **polypes naso-pharyngiens** sont celles pour lesquelles on est appelé le plus souvent à intervenir, en raison de leur abondance et de leur répétition, qui entraînent rapidement l'affaiblissement des malades.

L'épistaxis est fréquente au début et au cours des **maladies infectieuses**; celles du début sont en général insignifiantes; celle de la fièvre typhoïde notamment peut se réduire à l'écoulement de quelques gouttes de sang.

Les hémorrhagies de la période d'état de cette maladie peuvent être au contraire fort graves; elles indiquent d'abord l'existence d'un état infectieux très marqué, de plus elles sont difficiles à arrêter, car le sang profondément altéré n'a qu'une très faible tendance à se coaguler; les mêmes considérations s'appliquent aux épistaxis que l'on peut observer dans la diphtérie toxique. Plus graves encore, tant par elles-mêmes que par l'état général dont elles constituent l'expression, sont les épistaxis que l'on observe dans les formes hémorrhagiques de la variole, de la fièvre typhoïde, de la scarlatine etc.

A ces épistaxis on oppose le tamponnement; on fait prendre en outre au malade des boissons acides (limonade sulfurique), de l'alcool à hautes doses, du perchlorure de fer.

Chez les malades entachés de paludisme, le *sulfate de quinine* est toujours indiqué, que l'épistaxis revienne périodiquement ou non. On doit de même prescrire la quinine chez toute personne qui vit dans un pays ou la malaria est endémique, alors même qu'elle n'a pas été atteinte de fièvres intermittentes.

L'épistaxis est fréquente dans les **maladies générales chroniques**, notamment dans la leucémie, le scorbut, les diverses anémies, la goutte, la tuberculose.

Dans tous ces cas, au traitement local il faut joindre un traitement général approprié; chez les leucémiques donner l'arsenic, chez les chlorotiques, les préparations ferrugineuses. Dans l'anémie pernicieuse progressive, les épistaxis sont particulièrement rebelles au traitement, comme dans les cas d'hémophilie. Aux hémophiles il faut recommander tout particulièrement de ne jamais se moucher avec effort et surtout de ne jamais arracher les croûtes du nez, car le moindre effort, le moindre traumatisme peuvent être la cause d'une nouvelle hémorrhagie. Chez les goutteux, on doit prescrire le traitement général de la maladie et dans les cas où l'épistaxis est très abondante, ne pas hésiter à provoquer la fluxion goutteuse vers les articulations, au moyen de pédiluves chauds, de vésicatoires appliqués au niveau des jointures. On peut encore rappeler un flux hémorrhoïdaire tari. Chez les tuberculeux il convient de s'assurer s'il n'existe pas d'ulcérations tuberculeuses; dans le cas où celles-ci existent, on les touche au galvano-cautère.

Chez les sujets âgés principalement, les épistaxis à répétition se manifestent surtout au début ou au cours des affections du cœur, du foie et des reins.

Chez les cardiaques, arrivés à la période d'asystolie, l'épistaxis doit être parfois respectée, ainsi qu'il a été dit; il en est de même de celles qui surviennent chez les brightiques et les artério-scléreux (à la période d'hypertension artérielle). Dans ce dernier cas l'épistaxis peut éviter ou retarder l'hémorrhagie cérébrale.

Les épistaxis des cirrhotiques ont une pathogénie complexe; souvent rebelles, elles pourraient être arrêtées, d'après Verneuil, par l'application d'un vesicatoire sur la région hépatique.

Dans les **névroses**, l'épistaxis est l'indice des troubles vaso-moteurs qui font partie du cadre symptomatique; l'ergotine, le sulfate de quinine sont particulièrement indiqués dans ces cas.

II

MALADIES DU LARYNX.

LARYNGITES AIGUES.

On préconise habituellement contre la laryngite simple aiguë un traitement banal, consistant en *boissons chaudes*, en *pédiluves très chauds*, en *révulsifs placés au-devant du cou*, en *pulvérisations* ou *inhalations* de différents liquides :

Acide phénique cristallisé......	60 centigr. à 1 gramme.
Chlorhydrate de cocaïne........	25 à 50 centigrammes.
Glycérine neutre...............	50 grammes.
Eau distillée...................	450 —

(en pulvérisation trois fois par jour),

ou :

Acide borique..............................	5 grammes.
Résorcine cristallisée........................	2 —
Eau de laurier-cerise........................	50 —
Eau distillée................................	450 —

ou :

Alcool à 40°.........................	20 grammes.
Menthol..............................	20 centigrammes.
Acide benzoïque......................	1 gramme.
Chlorhydrate de cocaïne..............	15 centigrammes.

(pour pulvérisations que l'on répéte matin et soir pendant 10 minutes).

On prescrit à l'intérieur les teintures de *belladone* et d'*aconit*, associées à parties égales, à la dose de XX à XXX gouttes, ou bien encore quelques gouttes d'ammoniaque :

Ammoniaque................................	X gouttes.
Sirop d'erysimum............................	40 grammes.
Infusion de tilleul...........................	80 —

ou enfin le *benzoate de soude* très utile dans la laryngite qui accompagne le coryza aigu et la trachéite.

Mais si ces différents traitements peuvent suffire dans les cas légers, il n'en est pas de même dans les cas intenses. Ici le traitement local devient nécessaire. On peut employer comme topique soit le *salol camphré*, soit surtout le *menthol* en solution huileuse à 3 ou 5 p. 100).

Les insufflations de poudre morphinée que l'on recommandait autrefois ont l'inconvénient de déterminer parfois la torpeur des cordes vocales.

Il ne faut pas oublier enfin de traiter le coryza, ou la pharyngite qui coïncident si souvent avec la laryngite.

Ce traitement a raison le plus souvent de la **laryngite aiguë simple ou catarrhale** : quelquefois cependant il persiste un état congestif du larynx ou plus souvent encore de parésie des muscles superficiels (ary-arytenoïdien, thyro-arytenoïdien) ; dans le premier cas on se trouvera bien de quelques *attouchements au chlorure de zinc à* 1 p. 10, dans le second de l'*électrisation externe* ou mieux endo-laryngée.

Dans **la laryngite aiguë** des **états infectieux**, qui s'accompagne d'œdème, d'infiltration purulente (fièvre typhoïde, rougeole, érysipèle, etc.), ces moyens ne suffisent pas et la trachéotomie peut être nécessaire. L'*application de glace sur le cou*, les *pulvérisations antiseptiques*, les *inhalations de menthol* seront les seuls moyens à employer dès le début. Plus tard on traitera suivant les règles que nous avons exposées pour la laryngite aiguë simple.

On combat le laryngo-typhus au moyen de pulvérisations faites avec une solution de 0gr.25 de naphtol B dans 25 grammes d'alcool à 90° et 75 grammes d'eau ou bien au moyen des *pulvérisations de liqueur de van Swieten* (Renaut, de Lyon).

LARYNGITES SPASMODIQUES ET SPASMES LARYNGÉS.

A. — Laryngite striduleuse ; spasme glottique infantile.

La **laryngite striduleuse** doit son caractère spasmodique à la disposition étroite de la glotte respiratoire chez l'enfant, d'où l'obstruction facile de cet orifice par les sécrétions, et d'autre part, à la facilité avec laquelle la moindre cause d'excitation, met en jeu dans le jeune âge, le réflexe nerveux.

En présence d'un accès de laryngite striduleuse, il faut s'efforcer de remplir les indications suivantes : faciliter l'évacuation des sécrétions qui mettent obstacle à la respiration et combattre l'élément spasmodique.

Pour parer à la suffocation, on doit en cas d'urgence, titiller la luette avec le doigt ou une barbe de plume, et administrer ensuite un *vomitif*, en cas d'insuccès :

Sirop d'ipéca........	40 grammes.
Poudre d'ipéca....	40 centigrammes.

par cuillerées à dessert, de dix en dix minutes,

ou :

Sulfate de cuivre	10 à 40 centigrammes.
Sirop simple	10 grammes.
Eau	40 —

par cuillerées à dessert, de dix en dix minutes.

L'emploi de l'apomorphine, comme vomitif, est contre-indiqué chez les enfants âgés de moins de trois ans, en raison du collapsus possible. La dose à trois ans est de 2 à 3 milligrammes, en injection sous-cutanée.

Il importe, d'autre part, d'entretenir dans la chambre une *atmosphère humide* par l'évaporation de grandes quantités d'eau ; on peut également faire des pulvérisations au-devant de la bouche de l'enfant.

Pour combattre l'élément spasmodique, il est un moyen bien simple, qui réussit le plus souvent, c'est l'*éponge imbibée d'eau chaude*, placée au-devant du cou, ou bien les compresses trempées dans l'eau chaude et recouvertes de taffetas gommé. Le *bain chaud* est également très utile.

Les antispasmodiques employés habituellement sont les *bromures*, l'*aconit*, etc.

M. Jules Simon prescrit la potion suivante :

Alcoolature de racines d'aconit	āā X gouttes.
Teinture de belladone	
Eau de laurier-cerise	15 grammes.
Eau de fleurs d'oranger	60 —
Eau de tilleul	60 —
Sirop simple	30 —

par cuillerées à bouche d'heure en heure.

La moitié seulement de la potion si l'enfant n'a que deux ans, par cuillerées à café.

On peut encore prescrire :

Oxyde de zinc	10 centigrammes.
Extrait de jusquiame	10 —
Looch blanc	40 grammes.

ou :

Bromure de sodium	4 grammes.
Sirop de tolu	60 —
Sirop de laurier-cerise	20 —

Une cuillerée à café toutes les deux ou trois heures (R. Blache).

On enveloppera les jambes de l'enfant dans des bottes d'ouate et on lui donnera des boissons chaudes.

Tous ces moyens suffisent à faire disparaître les accidents dyspnéiques ; dans quelques cas cependant la trachéotomie a été nécessaire. Il ne faut pas oublier d'autre part que toute laryngite catarrhale, si légère soit-elle (laryngite aiguë simple, des fièvres eruptives, etc.), est susceptible chez l'enfant de se traduire par les symptômes menaçants de la laryngite striduleuse. C'est le cas surtout chez les enfants à système nerveux plus facilement excitable, aussi faut-il toujours traiter avec soin l'état nerveux général. On a d'autre part signalé (Coupart) l'existence de végétations adénoïdes du pharynx supérieur, chez de jeunes malades sujets aux attaques de laryngite striduleuse, et l'ablation de ces végétations a eu pour conséquence la disparition définitive des accidents du faux croup.

Le **spasme glottique infantile essentiel**, dénommé antérieurement asthme de Kopp, asthme thymique, en vertu de la théorie surannée de Kopp, qui attribuait à l'hypertrophie du thymus une influence pathogénique sur la production des accès, survient chez les jeunes enfants âgés de moins de deux ans.

En Allemagne, on fait jouer au rachitisme un rôle important dans son développement, mais il ne paraît être qu'une localisation spéciale de l'éclampsie. Il débute brusquement: la respiration s'arrête tout d'un coup, et le visage de l'enfant pâlit, puis se cyanose ; le thorax reste immobile pendant quelques secondes, puis une inspiration sifflante se produit et finalement la respiration se rétablit ; dans quelques cas cependant la glotte reste fermée et l'enfant succombe, l'apnée persistant. En raison de la brusquerie de l'accès et de son caractère immédiatement menaçant, il n'existe pas de thérapeutique. L'accès disparaît spontanément, ainsi qu'il vient d'être dit, ou l'enfant succombe avant qu'aucun secours utile puisse lui être apporté.

B. — Spasme glottique de l'adulte.

La cause habituelle du **spasme glottique chez l'adulte** est une lésion des récurrents.

Cette lésion est le plus souvent déterminée par un anévrysme de la crosse de l'aorte, par les tumeurs cancéreuses ou non du médiastin et particulièrement de l'œsophage, par les adénopathies de la même région et du cou, par le goitre ; on l'observe encore fréquemment chez les tuberculeux (Gouguenheim et Tissier), chez qui l'irritation du récurrent peut être produite par des adhérences du sommet de la plèvre gauche, par les ganglions situés le long du trajet du nerf laryngé inférieur.

Le spasme laryngé est un accident observé parfois chez les tabétiques (Féréol); il est dû à des lésions bulbaires (lésion des noyaux d'origine du spinal et du pneumogastrique, au niveau du plancher du quatrième ventricule). Les accès spasmodiques peuvent se répéter un très grand nombre de fois, dans un court laps de temps, jusqu'à 50 fois en vingt-quatre heures. Ces crises laryngées tabétiques coexistent souvent, mais non toujours avec des paralysies des muscles du larynx.

Il est une dernière variété de spasme laryngé, c'est celui que l'on observe chez les hystériques, soit coïncidant avec d'autres manifestations de la névrose, soit isolément et pouvant dans ce cas se répéter avec une ténacité désespérante.

Que faire en présence d'un accès de spasme glottique ? Tout d'abord faire respirer au malade de l'*éther*, du *chloroforme*, puis appliquer des révulsifs, et notamment des *compresses imbibées d'eau très chaude*, au-devant du cou.

Si l'asphyxie est menaçante, la *trachéotomie* devient nécessaire.

Chez les tabétiques, on pourra instituer la médication spécifique, si l'on relève des antécédents syphiliques chez le malade (?) D'autre part, on s'efforcera de rendre les accès plus rares, au moyen d'*applications cocaïnées* faites au niveau du larynx (solutions au 10e ou au 20e).

LARYNGITES CHRONIQUES.

La laryngite chronique se présente chez des individus d'un certain âge, des hommes le plus souvent, et se caractérise par des troubles plus ou moins sérieux de la phonation, allant de l'enrouement léger jusqu'à l'aphonie, troubles qui ne relèvent ni de la tuberculose, ni de la syphilis, ni de néoplasmes de nature maligne ou bénigne, ni de troubles intrinsèques de la motilité des muscles laryngés (P. Tissier, *Annales des maladies de l'oreille et du larynx*, p. 433., juillet 1891). Elle affecte le plus souvent la forme hypertrophique, pachydermique des Allemands ; constituée anatomiquement par une hyperplasie de la couche épithéliale qui atteint une épaisseur triple, quadruple ou même décuple de l'épaisseur normale, par la transformation pavimenteuse de cet épithélium dans les points où il est normalement cylindrique, enfin par la sclérose hypertrophique du chorion, cette laryngite reconnaît des causes banales, telles que le fonctionnement exagéré de la voix, parfois le refroidissement, le plus souvent des excès de tabac ou d'alcool ; elle coexiste d'ailleurs quelquefois avec des lésions nasales, rétro-pharyngées ou amygdaliennes. Elle ne présente pas de démarcation bien marquée d'avec la laryngite chronique simple, dont elle constitue seulement un degré plus élevé.

Jusqu'ici la thérapeutique de ces laryngites était restée dans l'enfance. On se bornait à prescrire les sulfureux, les balsamiques, parfois les inhalations. Aujourd'hui on a recours à une intervention plus énergique et plus efficace.

La première indication est de traiter les lésions concomitantes du nez, du rétro-pharynx ou de la gorge, qui peuvent accompagner la laryngite chronique.

On doit ensuite employer un topique que l'on porte, à l'aide d'une tige porte-ouate à pansement laryngé, après avoir introduit le miroir. On a d'abord proposé le chlorure de zinc, l'acide lactique, le nitrate d'argent, etc.; mais ces divers topiques n'ont donné que des résultats à peu près négatifs. Le menthol peut être utile, mais c'est le *naphtol camphré* qui réussit le mieux Il détermine une légère douleur, sous forme de brûlure, qui persiste deux à trois heures. Les attouchements peuvent être renouvelés deux ou trois fois par semaine. Il suffit le plus souvent de trois ou quatre séances. Lorsque la lésion est en voie de guérison, on peut remplacer le naphtol camphré par le chlorure de zinc en solution au dixième. D'après P. Tissier, le naphtol-camphré paraît agir en déterminant une desquamation abondante des parties sur lesquelles il a été appliqué.

Nous ne ferons que signaler le *traitement chirurgical* qui est indiqué quand les lésions sont très marquées. Il consiste à enlever les parties épaissies avec la pince coupante de Gouguenheim, si l'hyperplasie est limitée, ou avec l'emporte-pièce de Krause dans le cas de laryngite hyperplasique diffuse, etc.

Le traitement thermal impuissant dans la laryngite hypertrophique peut être utile dans les formes légères de la laryngite catarrhale; les *eaux sulfureuses* de Challes, Cauterets, Eaux-Bonnes rendent journellement des services.

TUBERCULOSE LARYNGÉE.

Pendant longtemps la thérapeutique de la tuberculose laryngée n'a disposé que de moyens purement médicaux; c'est seulement depuis un petit nombre d'années que l'on a osé traiter la tuberculose du larynx comme les autres tuberculoses locales, c'est-à-dire par le curettage et l'extirpation des foyers tuberculeux. Bien que supérieur au traitement médical, le traitement chirurgical ne peut toutefois être considéré comme curatif, que dans un nombre de cas très limité; trop souvent les bacilles repullulent sur place, à moins que la marche rapide de la tuberculose pulmonaire ne vienne annihiler la guérison apparente de la tuberculose laryngée momentanément arrêtée dans son évolution.

En ce qui concerne le **traitement médical**, il est aisé de comprendre son inefficacité. Les bacilles sont logés dans la profondeur, loin de la surface muqueuse, et l'on conçoit qu'un pinceau promené rapidement à la superficie ne puisse exercer d'action sur le processus tuberculeux. Les topiques n'ont d'utilité que comme cicatrisants, comme adjuvants du traitement chirurgical, ou bien encore comme analgésiques.

Trois grands symptômes réclament l'intervention du médecin auprès des malades atteints de tuberculose laryngée : ce sont la douleur, la dyspnée, la dysphonie.

La **douleur** peut être confondue avec la dysphagie ; en effet les malades ne souffrent réellement qu'au moment de la déglutition des solides et des liquides. La dysphagie ne fait pour ainsi dire jamais défaut, bien que Trousseau et Belloc aient considéré la laryngite tuberculeuse comme une maladie indolente ; seulement elle est plus ou moins accusée et ne survient en général qu'à une période avancée, après les troubles de la voix et de la respiration.

La douleur paraît dépendre plus du siége des lésions que de leur degré de développement.

Elle est surtout intense, lorsque les lésions prédominent à l'orifice supérieur du larynx (infiltration, ulcérations épiglottiques, gonflement des replis arytémo-épiglottiques). Pour Peter et Krishaber les lésions ulcératives de l'épiglotte sont seules la cause de la dysphagie. On admet plutôt aujourd'hui le rôle prédominant des lésions des aryténoïdes.

Quoi qu'il en soit, la douleur doit être combattue avec persévérance, car elle met obstacle à l'alimentation, condition essentielle de la guérison pour les tuberculeux.

Jusqu'à ces dernières années le médecin n'avait à sa disposition que la *morphine*, que l'on projetait, mélangée à une poudre inerte, sur les parties ulcérées, à l'aide d'un insufflateur.

M. Lermoyez lui donne encore la préférence sur la cocaïne, parce que si son action est plus lente à se produire que celle de cette dernière, elle a par contre l'avantage de persister plusieurs heures.

« La morphine doit être directement portée *loco dolenti.* Donc, *pas de pulvérisation ;* le médicament se perd en chemin, et sa dilution le rend anodin. Et *pas de badigeonnage* non plus avec le pinceau ou le porte-ouate; ce serait un contresens que de traumatiser un larynx pour le calmer. Il faut procéder par **insufflation**. On doit se servir d'un lance-poudre à poire, ayant la courbure ordinaire des instruments laryngiens (ceux de Rauchfuss, de Lefferts sont les plus commodes). On formule la poudre suivante, qui doit être très fine et conservée à l'abri de l'humidité : le sucre de lait la rend plus maniable, la gomme plus adhérente.

Poudre de chlorhydrate de morphine........ }	ãã 2 grammes.
— de sucre de lait.................... }	
— de gomme arabique................	1 gramme.

Cette insufflation peut être faite par tout médecin, même ignorant la technique laryngologique, car il s'agit de placer le bec de l'instrument non dans le larynx, mais à son entrée. Voici comment il faut procéder.

Avant l'insufflation. — Le malade rassuré exécute une douzaine d'inspirations profondes pour faire une provision d'oxygène qui supprime momentanément sa soif d'air.

Pendant l'insufflation. — Le malade tâche de proférer le son E, pour fermer le bas de son larynx et empêcher que la poudre aille inutilement se perdre dans la trachée. A ce moment, le médecin : 1° *s'il sait manier le laryngoscope*, introduit le miroir tenu de la main gauche et fait pénétrer, avec la main droite, le lance-poudre, jusqu'à ce qu'il dépasse le plan de l'épiglotte, s'arrête au moment où son extrémité antérieure vient se placer au-dessus du vestibule laryngien, et presse vivement la poire de caoutchouc ; 2° *s'il ne sait pas manier le laryngoscope*, se place juste en face du malade, de préférence debout, introduit son index gauche doucement le long du bord droit de la langue, jusqu'à la rencontre du bord droit de l'épiglotte, glisse la tige du lance-poudre sur ce doigt servant de conducteur, s'arrête, et souffle dès qu'il a senti que son bec dépassait le rebord épiglottique.

Après l'insufflation. — Le malade, pendant une minute environ, doit respirer exclusivement par le nez, ce qui suspend immédiatement le spasme laryngé, d'ailleurs bien léger, qui pourrait se produire, et prévient une quinte de toux expulsive. Il peut ensuite, sans inconvénient, parler et tousser.

Le pansement étant fait dans la matinée, le malade pourra déjeuner une heure après, sans souffrance ; parfois la sédation ainsi obtenue se prolongera jusqu'au lendemain. Le plus souvent il y aura avantage à recommencer l'insufflation avant le repas du soir.

Cinq centigrammes de poudre composée suffisent à chaque séance. » (Lermoyez, *Presse médicale*, 10 mars 1894).

La *cocaïne* est aujourd'hui employée en solution glycérinée au dixième ou même au cinquième. On fait avec la solution des badigeonnages de la région épiglottique et aryténo-épiglottique ; c'est un très bon analgésique, mais malheureument son action s'épuise très rapidement ; de plus la cocaïne exerce sur le cœur une action dépressive qui peut se traduire par la syncope.

Le *menthol* est encore employé contre la douleur. Rosenberg (de Berlin), qui a préconisé son emploi, se sert d'une solution huileuse à 20 p. 100 qu'il injecte au moyen d'une seringue recourbée dans la cavité laryngée.

Le menthol est d'ailleurs utilisé non seulement comme anesthésique, mais encore comme modificateur des ulcérations tuberculeuses.

Il est des cas où le traitement médical est absolument impuissant contre la douleur; c'est quand par exemple l'épiglotte et les cartilages aryténoïdes sont le siège d'une tuméfaction considérable, opposant un obstacle mécanique à la déglutition. Dans ces cas l'ablation des masses infiltrées permet seule l'alimentation ; elle est d'autant plus efficace qu'elle permet d'enlever en même temps les extrémités nerveuses atteintes de névrite, englobées dans l'infiltration tuberculeuse.

La **dyspnée** reconnaît des causes multiples : elle peut être due à un spasme ou une paralysie des muscles ; mais sa cause principale réside dans les infiltrats tuberculeux ou les végétations polypeuses qui rétrécissent l'orifice glottique ; elle peut encore être déterminée par la périchondrite ou la sténose. Pour conjurer l'asphyxie, le médecin n'avait autrefois à sa disposition que la *trachéotomie;* aujourd'hui il peut la prévenir à l'aide du *curettage du larynx* qui a l'avantage de détruire le tissu envahi par les tubercules, tout en rétablissant le libre cours de l'air. Depuis les travaux d'Heryng cette méthode de traitement a été adoptée par la plupart des laryngologistes. Elle est bien préférable à la trachéotomie, dont l'emploi n'est justifié que dans les cas urgents, et qui favorise les infections bronchiques et pulmonaires ; dans les cas de dyspnée s'installant progressivement, c'est donc au curettage qu'il faut avoir recours.

De tous les troubles fonctionnels que peut présenter le malade atteint de tuberculose du larynx, c'est la **dysphonie** qui est le plus difficile à combattre.

Le traitement médical n'a que peu d'action sur les troubles de la voix; cependant ces troubles peuvent parfois s'amender sous l'influence des applications d'acide lactique ou de chlorure de zinc. Ici encore, c'est le traitement chirurgical qui rend le plus de services; si la cause de la dysphonie est une végétation empêchant les mouvements des cordes vocales, son ablation permettra à la voix de recouvrer une partie de son intégrité. Si d'autre part la dysphonie est causée par l'infiltration de la région interaryténoïdienne, ayant immobilisé les cordes, le curettage suivi de pansements pourra également restituer à ces cordes leur mobilité.

Tels sont les principes du traitement à opposer aux principaux symptômes de la tuberculose laryngée; quant au traitement médical des lésions il est assez limité. Ainsi que le fait remarquer justement le Dr Garel, dans un rapport présenté à la société française de laryngologie (mai 1893), le traitement local de la tuberculose laryngée ne tire nullement sa valeur de lui-même, mais bien du malade sur lequel on l'applique. « Ce traitement n'a qu'une valeur fort secondaire, puisque les malades qui ne présentent qu'une faible fertilité pour la culture du bacille arrivent à guérir même sans le secours du traitement local.

Sans doute, on pourra modifier certaines ulcérations du larynx par quelques cautérisations à l'acide lactique, mais on s'apercevra bien vite que de deux lésions identiques en apparence, l'une guérira facilement tandis que l'autre s'aggravera d'une manière progressive et rapide. L'amélioration dépendra uniquement du terrain offert par le malade ».

Les badigeonnages à l'*acide lactique* se font avec des solutions variant de 20 à 80 p. 100. L'acide lactique est le meilleur modificateur des ulcérations tuberculeuses du larynx ; il ne doit être appliqué qu'après un badigeonnage à la cocaïne. M. Gouguenheim et d'autres laryngologistes ont employé, avec succès également, le *naphtol camphré.*

Les injections intralaryngées et intratrachéales se font avec une solution de *menthol dans l'huile d'olive à 20 p. 100* (Rosenberg).

M. Garel (de Lyon) et M Dor ont substitué au menthol une solution d'*huile créosotée à 5 p. 100.*

Nous venons de tracer les grandes lignes du traitement médical de la tuberculose laryngée et nous n'avons pas dissimulé que ce traitement était purement palliatif.

Nous devons maintenant signaler le **traitement chirurgical** qui tend de plus en plus à se substituer au premier.

Ce traitement a l'avantage d'être souvent curatif; lorsqu'il peut n'être que palliatif, il présente encore des avantages notables sur le traitement médical.

Occupons-nous d'abord des opérations curatives. Pour qu'elles soient applicables, il faut que la tuberculose soit primitive et limitée au larynx; il faut d'autre part que les lésions soient circonscrites.

Trois opérations permettent l'ablation du foyer tuberculeux; ce sont: le curettage, la laryngotomie, la laryngectomie.

Le *curettage* s'utilise dans le cas d'ulcérations circonscrites, d'infiltrations ou de fongosités, dans la forme papillomateuse et végétante décrite par Gouguenheim, Tissier et Glover. (On trouvera la description des instruments qu'il nécessite et du manuel opératoire dans l'excellente thèse de M. Hélary : *Traitement chirurgical de la tuberculose laryngée*, Paris, 1893).

La *laryngotomie*, bien que proposée dès la fin du XVIIIe siècle, par Desault, pour l'extirpation des tumeurs du larynx en général, n'a encore été que rarement employée. Elle comprend trois procédés différents, dont le plus usuel est la laryngotomie totale ou laryngo-fissure qui consiste à fendre verticalement le cartilage thyroïde sur la ligne médiane. La laryngofissure est indiquée quand les lésions sont profondes, qu'elles se dissimulent sous les fausses cordes ou pénètrent dans les ventricules.

La *laryngectomie* ou extirpation totale du larynx n'a été faite jusqu'ici qu'à la suite d'erreur de diagnostic (on croyait se trouver en présence du cancer). En raison de sa gravité, cette méthode ne saurait être comptée au nombre de celles qui peuvent être utilisées.

En tête des opérations palliatives il faut placer le *curettage* qui permet de débarrasser la cavité laryngienne des végétations polypiformes, et de modifier les ulcérations tuberculeuses, à la condition qu'il soit suivi de pansements antiseptiques (applications d'acide lactique).

L'*extirpation des foyers d'infiltrations tuberculeuses* à la pince coupante, est une autre opération devenue courante; elle rend les plus grands services dans les cas de périchondrite aryténoïdienne par exemple.

La **trachéotomie** a dû céder le pas à ces deux méthodes opératoires; ce n'est plus, ainsi que nous l'avons dit, qu'une opération d'urgence, dont l'emploi est seulement justifié en cas d'asphyxie imminente.

M. le Dr Gastex, dans un rapport présenté à la Société française de laryngologie (mai 1893) sur le traitement chirurgical de la tuberculose laryngée résume ainsi les indications et contre-indications de l'emploi des méthodes chirurgicales :

« 1° Supposons d'abord des cas de tuberculose primitive avec lésions pulmonaires nulles ou du moins sans importance relative.

a. Si la lésion est circonscrite sous forme de tumeur comme les pseudo-polypes décrits par Avellis (de Francfort), la pince coupante suffit, à la condition de toucher ensuite au galvano-cautère le lieu d'implantation de la tumeur.

b. Les lésions sont-elles plus étendues, en nappe, il y a lieu de recourir au curettage, à moins que la mobilité des parties (épiglotte, aryténoïdes) n'impose la pince coupante.

c. Si le curettage n'a pas suffi ou si les lésions sont d'un abord difficile, on envisagera l'opportunité de la laryngotomie pour employer, s'il y a lieu, la variété de taille laryngée qui correspondra le mieux au siège des foyer tuberculeux.

d. La laryngotomie ne me paraîtrait permise que si tous les moyens précédents ayant échoué, le malade était menacé de mort par l'envahissement de la tuberculose ou par les fâcheux symptômes de la bacillose laryngée.

2° Supposons en dernier lieu le cas du tuberculeux dont poumons et larynx sont atteints ensemble.

Le curettage est ici le moyen préférable, il enlève les fongosités, rend moins douloureuses les ulcérations et désinfecte en partie le larynx des microbes variés qui l'habitent.

La trachéotomie n'est alors qu'un pis-aller dont il ne faut user qu'en cas d'asphyxie menaçante.

Quant aux *contre-indications*, nous les trouvons surtout dans l'état pulmonaire et général du malade : tuberculose pulmonaire au troisième degré, amaigrissement marqué, perte des fonctions digestives, absence de sommeil, température élevée, indocilité du patient. Elles s'affirment d'autant plus que l'opération à tenter est plus importante. Les cas de tuberculose à marche rapide sont défavorables à l'opération. L'hybridité (coexistence de syphilis) ne contre-indique pas l'intervention opératoire.

En somme, pour me résumer : le curettage souvent et la laryngotomie quelquefois sont les deux méthodes de choix lorsque s'impose le traitement chirurgical de la tuberculose laryngée et c'est principalement à la deuxiéme période de l'affection que ces moyens trouvent à s'employer ».

CROUP

Les déterminations laryngées de la diphtérie sont plus graves que les déterminations pharyngées, pour deux raisons : parce qu'il est impossible de détruire les fausses membranes et que par suite l'on ne peut empêcher l'envahissement de l'organisme par les toxines du bacille de Löffler, parce que ces fausses membranes apportent bientôt un obstacle mécanique à l'accomplissement des fonctions respiratoires. Cet obstacle, il faut le supprimer par deux moyens : la trachéotomie ou l'intubation du larynx ; en faisant cesser la menace sans cesse imminente d'asphyxie, on prolonge l'existence de l'enfant et on lui permet de lutter contre l'infection, grâce au traitement général auquel on le soumet.

Récemment on a préconisé les instillations de menthol au 1/5, dissous dans l'huile, dans le but de dissoudre les fausses membranes et de pulvériser leur repullulement.

A. — Trachéotomie.

Indications et contre-indications. — La trachéotomie est indiquée dès qu'il y a menace d'asphyxie. Opération d'urgence dans un grand nombre de cas, alors que l'on apporte à l'hôpital un enfant plongé dans le collapsus, son opportunité doit être discutée, au contraire, si l'on peut suivre l'enfant, depuis le début de la maladie. Tous les médecins sont d'accord pour rejeter la trachéotomie précoce, préventive, si l'on peut dire; cette trachéotomie pourrait être inutile, car le croup guérit parfois, sans que l'intervention chirurgicale soit nécessaire; dangereuse même dans certains cas, en créant une plaie qui peut être le point de départ d'infections secondaires. Il ne suffit donc pas d'un seul accès de suffocation pour justifier l'opération; il faut que le *tirage permanent* s'établisse, qu'il dure depuis un certain temps, et qu'il augmente d'intensité. Mais on peut être forcé d'intervenir chez des enfants qui quelques heures auparavant n'avaient qu'un peu de raucité de la voix et de la toux.

Il serait, d'autre part, inutile d'attendre que l'asphyxie soit très prononcée, car les chances de guérison se trouveraient évidemment très amoindries. Il faut bien savoir d'ailleurs, que si l'on n'a pas le choix du moment de l'opération, *il n'est jamais trop tard pour faire la trachéotomie.* Nombre d'enfants, en état de mort apparente, ont pu être opérés et ont survécu dans ces conditions.

Les contre-indications de la trachéotomie se réduisent à trois: le *jeune âge* de l'enfant, la coexistence d'une *angine à forme toxique ou hypertoxique* et celle d'une *bronchite pseudo-membraneuse*; encore le jeune âge n'est-il pas une contre-indication absolue; on peut opérer entre un et deux ans, mais il est certain que la guérison est infiniment plus rare au-dessous de deux ans qu'après cet âge. Quant à l'existence d'une angine toxique, elle rend inutile l'opération, car l'intoxication rend illusoire toute chance de survie, alors même que l'obstacle à l'entrée de l'air dans les voies aériennes est levé. Il est évident enfin, que dans le cas de bronchite pseudo-membraneuse, la trachéotomie serait impuissante à supprimer l'asphyxie.

Préparatifs. — Lorsque l'opération est décidée, il faut se munir d'une *table*, sans roulettes, solide et bien d'aplomb; la table de cuisine, de forme rectangulaire, est la meilleure et la plus facile à se procurer; on y dépose comme *matelas* une série de draps pliés jusqu'à la hauteur convenable, et recouverts d'une toile imperméable et d'une alèze; comme *traversin*, on se sert d'un drap roulé autour d'une bûche de bois ou d'une bouteille, ou d'un traversin ordinaire serré vigoureusement à l'aide d'une bande roulée.

La question de l'*éclairage* est des plus importantes à régler. Si l'on opère dans le jour, la table doit être placée en pleine lumière, devant une fenêtre dont on aura enlevé rideaux et tentures; les pieds de l'enfant regarderont la fenêtre et la table sera disposée de telle sorte que la lumière arrive un peu obliquement de gauche à droite sur le cou de l'enfant.

Pendant la nuit, on multipliera les moyens d'éclairage autour de la table; on devra se munir en outre d'un rat de cave.

Les instruments nécessaires sont :

1° la canule.

2° des bistouris (droit et boutonné).

3° un dilatateur à deux branches.

Il faut en outre une pince à fausse membrane, des plumes avec leurs barbes, des plaques d'amadou, de l'eau bouillie, des tampons d'ouate hydrophile pour étancher le sang, de la tarlatane.

La *canule* dont on se sert, dite canule de Luër, est une canule double, à pavillon mobile, dont les cordons se fixent à la plaque même dans deux orifices situés aux extrémités de cette plaque.

Chaque canule porte un numéro indiquant le calibre qu'il convient d'employer, suivant l'âge de l'enfant :

n° 00, au-dessous de quinze mois;
n° 0, de quinze mois à deux ans;
n° 1, de deux ans à trois ans et demi ou quatre ans;
n° 2, de trois ans et demi ou quatre à cinq ans et demi ou six ans;
n° 3, au-dessus de cinq ans et demi ou six ans.

Il faut bien savoir d'ailleurs que ce sont là des mesures relatives et que l'on peut avoir besoin d'une canule d'un calibre supérieur à celui qui est indiqué pour un âge déterminé; aussi est-il nécessaire d'avoir toujours deux canules à sa disposition ; en cas d'hémorrhagie persistante, il suffit souvent, pour arrêter l'hémorrhagie, d'introduire une canule d'un calibre supérieur à celui de la canule préalablement utilisée.

On prépare la canule en la faisant passer à travers un orifice taillé dans un morceau de taffetas gommé, qui est destiné à séparer la peau de la face postérieure du pavillon; on glisse dans chaque trou de la plaque un ruban de 20 à 30 centimètres que l'on y fixe par un nœud, ou que l'on peut laisser libre, de telle sorte, que par son milieu il réponde à l'orifice. On doit s'assurer enfin que la canule interne glisse bien, peut être retirée et replacée aisément. Il est bon d'avoir toutes prêtes deux canules de calibre différent.

Comme *bistouri droit*, il faut se servir d'un bistouri court et à manche fixe, ayant de 3 à 4 centimètres de longueur de lame; il est de toute nécessité que la lame ait un bon tranchant et que la pointe soit bien affilée.

Le *dilatateur* est souvent inutile; il est nécessaire cependant d'en avoir un à portée.

Deux *aides* suffisent: l'un doit maintenir le corps de l'enfant qui est enroulé dans des couvertures; l'autre doit tenir la tête, c'est à lui qu'est échue la mission la plus délicate; aussi est-il nécessaire, qu'à défaut d'un médecin, on ait recours à une personne de sang-froid, et étrangère, s'il se peut, à la famille de l'enfant.

Choix de l'opération; chloroformisation. — Il existe trois procédés de trachéotomie :

1° Le procédé lent ou procédé de Trousseau, consistant à inciser lentement, et couche par couche les tissus jusqu'à la trachée, en pratiquant une hémostase minutieuse.

2° Le procédé rapide ou procédé de Saint-Germain (crico-trachéotomie en un temps), qui permet d'arriver, d'un seul coup de bistouri dans la trachée

3° Le procédé mixte, celui que l'on emploie habituellement, car il est préférable au premier, qui ne peut être utilisé dans les cas d'urgence, et au second qui peut être dangereux, si l'on ne possède une habitude de l'opération et une dextérité de main peu ordinaires.

Faut-il donner le *chloroforme*? La question qui paraissait résolue dans le sens de la négative, a de nouveau été discutée dans ces dernières années. On a reconnu que l'administration du chloroforme ne fait pas courir de dangers à l'enfant, à la condition qu'elle ne soit pas poussée jusqu'à la résolution musculaire, que l'asphyxie et l'intoxication ne soient pas trop avancées, et qu'il n'existe pas de broncho-pneumonie ; elle peut rendre de grands services chez les enfants vigoureux, qui peuvent se débattre violemment, elle est particulièrement indiquée enfin dans les cas ou le cou de l'enfant présente une conformation anormale antérieure à la maladie ou déterminée par le gonflement du tissu cellulaire de la région antérieure du cou sous l'influence de la diphtérie.

Le chloroforme présente encore l'avantage de régulariser la circulation veineuse du cou ; chez l'enfant non endormi et qui lutte contre les aides, l'effort distend les veines superficielles et profondes de la région opératoire; dès qu'il est sous l'influence du chloroforme, l'effort cesse, le sang est appelé avec force dans la poitrine, où l'air ne pénètre pas suffisamment, et le système veineux se vide rapidement; les hémorrhagies sont donc moins abondantes (Panné).

Quant à la suppression de la douleur, c'est là une considération qui doit tenir peu de poids dans le choix du chloroforme. Il est certain en effet que l'enfant trachéotomisé sans chloroforme, souffre peu, que le fait tienne à l'asphyxie commençante ou au pouvoir inhibitoire du premier coup de bistouri, comme le veut Brown-Sequard.

Le chloroforme n'a jamais déterminé de syncope primitive. La période d'excitation manque souvent; et quand elle se montre, elle peut être forte ou faible, suivant les cas.

Le temps nécessaire pour obtenir le sommeil varie entre deux et quatre minutes.

Sous le chloroforme l'enfant ne respire pas plus librement, puisque le chloroforme ne peut rien contre l'obstacle mécanique, mais il n'augmente pas non plus l'asphyxie, s'il est donné à doses légères. Il ne supprime pas non plus le réflexe trachéal, ce qui serait une contre-indication absolue à son emploi. Si la chloroformisation a été légère, comme elle doit toujours l'être, les quintes de toux surviennent dès l'ouverture de la trachée, et permettent l'expulsion du sang et des fausses membranes. L'enfant reste d'ailleurs quelques minutes encore sous l'influence du chloroforme; il est à ce moment en général très calme et pâle; M. Panné, qui a fait 50 trachéotomies sous le chloroforme n'a jamais observé après le chloroforme de véritable collapsus.

En résumé, si l'on peut et doit se passer du chloroforme dans la majorité des cas, on pourra le donner sans inconvénient, dans les conditions que nous avons déterminées, sous la réserve que l'anesthésie ne soit pas poussée jusqu'à la résolution musculaire complète.

Opération. — Lorsque l'opération est décidée et que tous les préparatifs sont terminés, on enroule l'enfant, complètement déshabillé, dans un drap ou dans une couverture préalablement chauffés et on le couche sur la table d'opération, la tête reposant sur le traversin. Il faut faire *tenir la tête*, de façon à ce que le cou soit un peu tendu et à peu près horizontal. L'aide chargé de tenir la tête, devra s'abstenir de tout mouvement, lorsque l'attitude convenable aura été déterminée; il appliquera ses mains sur les parties latérales de la face, les pouces ramenés sur le front; les doigts ne doivent pas dépasser le rebord du maxillaire inférieur pour ne pas gêner l'opérateur. Quand à l'aide qui tient le corps, il doit saisir à pleines mains les coudes de l'enfant et les maintenir solidement appliqués sur les parties latérales du tronc, en même temps que par ses coudes et ses avant-bras, il immobilise les jambes de l'enfant; cet aide devra s'effacer, de façon à ce que l'arrivée de la lumière ne soit pas entravée.

La *recherche des points de repère* et la *fixation du larynx* sont des temps capitaux de l'opération. La plupart des insuccès opératoires proviennent de l'inobservance des règles que nous allons indiquer:

Tout d'abord le chirurgien doit palper successivement les divers points de la région antérieure du cou, afin de reconnaître successivement les saillies et les dépressions qui s'y rencontrent: rebord de l'os hyoïde, membrane thyro-hyoïdienne, bord supérieur proéminent du cartilage thyroïde, faces latérales de ce cartilage, sillon crico-thyroïdien, saillie arrondie et dure du cricoïde, enfin dépression sous-cricoïdienne. Facile chez les enfants d'un certain âge (quatre à cinq ans) cette recherche est pleine de difficulté chez les enfants plus jeunes, dont le cou est gros et court naturellement, ou bien œdématié sous l'influence de la maladie.

Il est alors très malaisé de sentir les cartilages perdus dans le pannicule adipeux ou dans l'œdème. On ne doit cependant commencer l'opération que quand on a « dans les doigts les divers points de repère. »

Pour fixer le larynx on le saisit par ses faces latérales au niveau du cartilage thyroïde, comme si on voulait l'énucléer; le larynx étant ainsi tenu entre le médius et le pouce de la main gauche, on cherche avec l'index de la même main le cartilage cricoïde et l'on applique l'ongle au niveau de son bord inférieur.

A partir de ce moment la main gauche ne doit plus bouger, tant que la canule n'est pas dans la trachée.

On prend alors le bistouri et l'on fait exactement sur la ligne médiane, à partir de l'ongle de l'index, une incision de 2 à 3 centimètres d'étendue, comprenant toute la peau, le bistouri étant tenu un peu incliné comme une plume à écrire. On arrive rapidemment sur la trachée au moyen d'une ou deux incisions semblables, sans se préoccuper de l'hémorrhagie.

L'index gauche doit alors reconnaître la trachée et sur le doigt immobile, avec le bistouri tenu cette fois perpendiculairement, on ponctionne la trachée et on l'incise d'un seul coup, de façon à avoir une incision exactement parallèle à l'incision cutanée et assez longue pour admettre le doigt.

L'ouverture de la trachée est annoncée par un sifflement caractéristique, par la toux, par le rejet de mucosités et de fausses membranes. Si l'opérateur timide a fait une incision trop petite, il doit l'agrandir à la partie inférieure avec le bistouri boutonné; une incision trop profonde aurait pour résultat l'ouverture de l'œsophage et serait rapidemment mortelle.

L'introduction de la canule est le temps le plus difficile de l'opérateur. L'index ayant remplacé le bistouri dans l'ouverture trachéale, l'opérateur saisit la canule de la main droite et glisse son extrémité le long de l'index, le pavillon regardant directement en bas et non en avant.

Si la canule entre (ce qui a toujours lieu quand l'incision est bonne), on est prévenu de sa pénétration par le bruit canulaire. Il faut se garder de la redresser trop tôt, sinon on s'expose à la faire pénétrer dans le tissu cellulaire prétrachéal. Si deux ou trois tentatives d'introduction restent infructueuses, on doit se servir du dilatateur et glisser la canule entre les branches écartées de l'instrument; mais il faut bien se rappeler que le doigt est le guide le plus sûr pour l'introduction de la canule.

La difficulté qu'on éprouve à faire pénétrer la canule dans la trachée peut tenir à une incision vicieuse de la trachée, incision que l'on a naturellement tendance à faire dévier latéralement et à droite. On est parfois obligé de faire une nouvelle incision.

D'autres fois l'opérateur, au lieu de faire l'incision en une seule fois, donne plusieurs coups de bistouri, d'où la formation d'un éperon qui peut obliger à se servir du dilatateur.

On a proposé récemment l'emploi d'une canule coupante, qui pénètre dans la trachée en même temps qu'elle l'incise, ce qui simplifie singulièrement le temps le plus difficile de l'opération. Nous avons vu qu'il arrivait parfois que la canule pénètre dans le tissu cellulaire prétrachéal; on s'aperçoit de cette faute, à la continuation de la dyspnée et à l'absence de bruit canulaire; une plume introduite dans la canule ne peut alors pénétrer profondément et revient coudée. Il peut se faire cependant que le bruit canulaire ne se produise pas, bien que la canule ait pénétré dans la trachée ; cela tient à ce que l'enfant ne respire pas ou à ce que la canule est obstruée par une fausse membrane.

La canule une fois mise en place, on assied l'enfant et l'on noue les cordons; il faut avoir soin de maintenir la canule pendant ce temps pour en empêcher l'issue. La canule peut encore sortir lorsqu'elle est trop courte, lorsque les cordons ont été noués trop lâchement, ou bien encore si la plaie est trop étendue. Ultérieurement le gonflement de la plaie peut aussi déterminer son issue.

Lorsque la canule est introduite et fixée, l'hémorrhagie s'arrête; on nettoie soigneusement les alentours de la plaie, et l'on applique au devant du cou une cravate de tarlatane destinée à tamiser l'air. On donne alors à boire à l'enfant du café, du malaga ou du cognac étendu d'eau, etc.

Accidents et complications. — L'*hémorrhagie* est l'accident immédiat le plus fréquent; au lieu de s'arrêter dès que la canule est introduite, elle peut persister sous la forme de suintement plus ou moins abondant dont on peut venir à bout en interposant une ou deux plaques d'amadou entre la peau et le pavillon de la canule et en serrant les cordons. Dans certains cas l'écoulement ne cède que quand on a enlevé la canule pour la remplacer par une autre plus volumineuse.

Les hémorrhagies secondaires peuvent se produire lors des changements de canule; les bourgeons charnus seront alors touchés avec le crayon de nitrate d'argent. Si pendant l'opération une très grosse veine a été coupée, on jette une pince sur elle. Les hémorrhagies artérielles sont très rares elles ne se produisent, que dans les cas d'anomalie artérielle (artère thyroïdienne de Neubauer, etc.).

L'*emphysème sous-cutané* résulte du défaut de parallélisme entre les deux plaies cutanée et trachéale; il peut se produire dès le premier coup de bistouri. Sa gravité est en raison directe de son étendue. S'il reste limité au cou et à la face, son pronostic est bénin; ils se dissipe promptement. S'il se généralise, la seule ressource que l'on ait à sa disposition est d'appliquer la plus grosse canule possible.

L'état de *mort apparente* peut se produire pendant l'opération; il faut terminer celle-ci le plus rapidement possible et faire immédiatement après la respiration artificielle; ce serait perdre son temps que de recourir aux aspersions d'eau froide, aux frictions, aux flagellations, etc. On peut aussi avoir recours aux tractions rythmées de la langue, suivant le procédé préconisé par M. Laborde. La respiration artificielle doit être prolongée pendant longtemps, parfois une heure et plus, car ce n'est souvent qu'au bout de ce temps que l'on parvient à ranimer l'enfant. La mort apparente ne survient guère que quand l'enfant a été opéré trop tard; aussi, lorqu'on n'est pas appelé in extremis, convient-il de ne pas attendre la dernière période de l'asphyxie pour opérer.

Le *syncope* peut emporter le malade pendant l'opération ; elle est due à la myocardite diphtéritique. La famille doit être prévenue que pareille éventualité peut se produire.

Les complications tardives sont les *accidents septiques* du côté de la plaie (érysipèle, phlegmon, gangrène) et la *diphtérie de la plaie*. On s'efforcera de les prévenir par une antisepsie rigoureuse. La plaie sera lavée et détergée avec soin et ses bords seront touchés avec une solution faible d'acide phénique dans la glycérine (au 100e). Une légère couche de vaseline protègera la peau contre l'action irritante des liquides trachéaux. Si des fausses membranes recouvrent les bords de la plaie, on les enlèvera et on badigeonnera la plaie avec le jus de citron, le topique de Gaucher, le naphtol camphré, le sulforicinate, etc.

Certaines causes peuvent retarder l'enlèvement de la canule ; ce sont l'*ulcération de la trachée*, que l'on évitera en laissant la canule le moins longtemps possible ; le *rétrécissement de la trachée* dû le plus souvent à une faute opératoire; enfin la *prolongation de la diphtérie*.

La complication générale la plus fréquente, est la *broncho-pneumonie* qui emporte la plupart des petits opérés; l'accélération du nombre des mouvements respiratoires (50 à 60), la dilatation des ailes du nez, le rejet d'une expectoration sanieuse par la canule, ou bien au contraire la suppression de l'expectoration annoncent le début de cette redoutable complication.

Soins consécutifs. — Si l'on ne peut en prévenir toujours l'apparition, on peut du moins la rendre moins fréquente en apportant une attention minutieuse dans les soins à donner à l'enfant après l'opération.

On doit veiller à ce que la chambre soit fréquemment aérée et à ce que l'atmosphère y soit entretenue en état d'humidité, à l'aide de vaporisations.

La cravate de tarlatane placée au-devant du cou pourra être imbibée d'une solution de sublimé ; elle sera fréquemment changée.

La canule interne sera nettoyée toutes les trois heures ; si dans l'intervalle la gêne de la respiration indique l'obstruction de la canule par fausses membranes, celles-ci seront immédiatement enlevées.

La canule externe ne sera enlevée qu'au bout de vingt-quatre heures ; une seconde canule aura été préparée au préalable de façon à pouvoir être introduite immédiatement si l'enfant suffoque.

A chaque pansement suivant on laisse l'enfant sans canule, d'abord pendant quelques minutes seulement, puis progressivement pendant un temps plus long ; c'est par tâtonnement que l'on arrive à supprimer la canule (du 5e au 7e jour en moyenne). Dans certains cas on a été contraint de laisser la canule pendant plusieurs semaines ou même plusieurs mois (prolongation de la diphtérie, retard dans la cicatrisation de la plaie).

B. — Intubation du larynx.

Le tubage de la glotte, proposé en 1858 par Bouchut, fut presque aussitôt abandonné ; Trousseau, qui avait eu beaucoup de peine à faire entrer la trachéotomie dans la pratique, combattit l'invention de Bouchut avec toute l'autorité que lui donnait sa situation médicale.

Ce n'est qu'en 1880 que le procédé d'intubation du larynx fut mis en honneur par un médecin américain Joseph O' Dywer qui n'avait pas connaissance des travaux de Bouchut.

L'instrumentation de Bouchut était assez défectueuse. Ce médecin introduisait, avec une sonde comme conducteur, une petite virole de 2 centimètres, plus large en haut qu'en bas, et retenue au dehors par un fil qu'on pouvait fixer au cou ou au visage.

L'outillage d'O' Dywer se compose d'un ouvre-bouche, d'un manche ou applicateur auquel on adapte le tube pour l'introduire, d'une pince qui sert à le retirer, et de cinq tubes de dimensions graduées suivant l'âge. La longueur du tube est telle qu'il occupe toute la hauteur du larynx en affleurant en haut la face inférieur de l'épiglotte et en arrivant en bas jusqu'à une petite distance de la bifurcation de la trachée. Le tube est aplati latéralement, renflé au milieu de sa longueur et évasé à sa partie supérieure. A chaque tube correspond un mandrin obturateur qui doit être vissé à l'applicateur.

Voici d'après M. Legendre (Revue pratique d'obstétrique et de Bediatre p. 114, avril 1892), quel est le manuel opératoire :

« On choisit parmi les tubes celui qui paraît le mieux approprié à l'âge et à la taille de l'enfant. Un petit cordon de soie de 50 centimètres de long (fil de sûreté) est fixé dans un œillet du tube; l'obturateur, vissé à l'applicateur, est introduit dans le tube, et le tout est placé à portée de la main droite de l'opérateur.

Une personne assise sur une chaise à dossier droit, tient sur ses genoux et contre sa poitrine l'enfant immobilisé, les coudes au corps, dans une couverture.

Une deuxième personne, debout derrière la chaise, maintient solidement la tête de l'enfant entre ses mains placées sur les tempes.

Une troisième, placée à la gauche de l'enfant, maintient l'ouvre-bouche quand l'opérateur l'a mis au cran, et reçoit de lui, en temps utile, les chefs du fil de sûreté.

L'ouvre-bouche est en place. L'opérateur debout devant le patient, prend de la main droite l'applicateur armé du tube.

Il porte au fond de la gorge l'index gauche, dont l'extrémité, après avoir relevé l'épiglotte, détermine la place de l'orifice glottique.

C'est sur la face palmaire de ce doigt que l'opérateur glisse alors l'extrémité inférieure du tube pour la faire pénétrer dans le larynx et la trachée. A ce moment, il fait mouvoir le ressort qui dégage l'obturateur et il retire rapidement celui-ci. Son index s'assure que le tube est bien en place. D'ailleurs, ce qui le prouve, c'est que la respiration est aussitôt plus facile, la toux sonore, explosive et métallique (Jacques).

On peut alors retirer le fil de sûreté en laissant glisser l'un de ses chefs, pendant que l'index est maintenu sur la tête du tube pour l'empêcher de ressortir. Centains opérateurs ont préféré laisser quelque temps le fil en place, en fixant le chef sur la joue avec du collodion.

Quand on veut retirer le tube, en moyenne cinq à dix jours plus tard, on place l'enfant dans la même attitude que pour l'application.

Quand l'ouvre-bouche est en position, l'index gauche va sentir la tête du tube et sert à guider sur la pulpe l'extrémité fermée de la pince d'extraction tenue de la main droite. Quand celle-ci a pénétré dans l'orifice du tube, on presse sur le levier qui fait diverger les lames de cette extrémité ; puis on ramène à soi tout l'appareil pendant que l'index, maintenu en contact avec le tube, prévient l'échappement de celui-ci au cas où la pince lâcherait prise. »

L'introduction du tube n'est pas toujours commode ; de plus le tube peut être expulsé, et l'asphyxie peut survenir rapidement; on a signalé encore l'éventualité de la chute dans la trachée, mais c'est là un accident peu redoutable car l'inégalité du calibre de l'instrument l'empêcherait de pénétrer profondément. Enfin il est à craindre que la pression ne détermine la nécrose de la muqueuse ; aussi la durée de son application ne doit-elle pas dépasser cinq à six jours. Les fausses membranes peuvent obturer le tube, mais il est assez facile de les extraire avec une pince. M. d'Heilly qui pratiqua 113 fois le tubage (Société médicale des hôpitaux, 27 avril 1888) constate que l'inconvénient le plus grave du tubage est la gêne de la déglutition et, par suite, la difficulté de l'alimentation. Il pense que l'on doit, pour éviter la dysphagie, alimenter systématiquement dès le début tous les petits malades avec la sonde œsophagienne. Le tubage ne lui paraît indiqué que chez les jeunes enfants, âgés de moins de deux ans, chez qui la trachéotomie est si rarement suivie de succès, et, d'une façon générale, dans tous les cas où la tracheotomie est impossible ou dangereuse (croups légers, diphtéries infectieuses, croups secondaires à la rougeole, etc.). D'ailleurs le tube n'entrave en aucune façon l'exécution de la trachéotomie si celle-ci devient nécessaire, c'est-à-dire si la glotte n'est pas redevenue libre en peu de jours.

PARALYSIES DES MUSCLES DU LARYNX.

Bien qu'au point de vue thérapeutique nous devions être forcément bref sur le chapitre des paralysies laryngées, nous croyons utile cependant d'en présenter la séméiologie d'une façon succincte, afin de permettre au praticien de remonter facilement à la cause d'une paralysie, quand il sera appelé à traiter un cas de ce genre.

Rappelons d'abord que presque tous les muscles du larynx sont, à des degrés divers, constricteurs de la glotte. Seuls, les crico-aryténoïdiens postérieurs sont dilatateurs. Quant aux nerfs ils proviennent de deux branches nerveuses différentes : le laryngé supérieur et le laryngé inférieur ou récurrent, ce dernier innervant tous les muscles à l'exception du constricteur inférieur du pharynx et du crico-thyroïdien, qui reçoivent le laryngé externe, rameau du laryngé supérieur.

Il existe un centre cortical laryngé, dont la localisation n'a pu encore être précisée d'une façon définitive (peut-être le pied de la 3e frontale, d'après Garel de Lyon) ; d'après Horsley le centre cortical ne présiderait qu'à la phonation ; il existerait dans la région bulbo-protubérantielle un second centre pour les mouvements respiratoires.

On peut observer les variétés de paralysie suivantes :

Paralysie unilatérale de tous les muscles ;

Paralysie d'un groupe (constricteurs ou dilatateurs) ;

Paralysie d'un muscle isolé ;

Paralysie bilatérale des muscles de même nom (même d'après Krishaber, quand le nerf afférent n'est intéressé que d'un côté).

Les troubles fonctionnels déterminés par les paralysies laryngées portent sur la respiration (dyspnée avec tirage inspiratoire considérable, expiration normale), sur la phonation (aphonie totale ou dysphonie, voix bitonale), accessoirement sur la déglutition.

Les images laryngées paralytiques que l'on observe le plus fréquemment sont au nombre de trois (Luc) :

« 1° L'immobilité des deux cordes vocales en abduction (paralysie bilatérale des adducteurs) ;

2° L'immobilité d'une corde vocale en position cadavérique (paralysie récurrentielle unilatérale) ;

3° L'immobilité des deux cordes vocales en adduction (paralysie bilatérale des abducteurs). »

La première est l'image-type de la paralysie hystérique ; mais elle appartient aussi à la paralysie diphtéritique.

La seconde est presque toujours la conséquence d'une compression exercée sur l'un des récurrents ou sur le nerf vague. On devra donc rechercher l'une des nombreuses causes de compression qui seront énumérées plus loin ; on devra toujours songer à la syphilis. Cliniquement elle se caractérise par le timbre de la voix qui est faux et criard. Il n'existe pas de dyspnée.

La paralysie bilatérale des abducteurs peut être due à une compression ou une lésion bulbaire, et dans ce dernier cas, 99 fois sur 100 au tabès.

Les paralysies les plus intéressantes sont celles de l'ary-arytenoïdien, qui s'observent fréquemment chez les chanteurs, ou à la suite des affections aiguës du larynx, et de l'ary-thyroïdien. Toutes les deux compromettent sérieusement l'intégrité de la voix. La première en ne permettant pas l'occlusion de la partie postérieure de la glotte, la seconde en rendant impossible l'accolement des cordes. Elles se développent souvent chez les hystériques.

En présence d'un malade qui présente l'un des symptômes précédemment énumérés, on doit songer immédiatement à une paralysie laryngée. Le laryngoscope confirme le diagnostic en montrant l'immobilité totale ou partielle des muscles du larynx ; il permet d'éliminer l'aphonie due à l'existence de tumeurs, d'ulcérations, etc. Il s'agit alors de déterminer la cause de la paralysie.

La paralysie, ce n'est pas le cas le plus fréquent, peut coexister avec une affection centrale du système nerveux ou bien avec l'hystérie (paralysie de l'ary-arytenoïdien). Les paralysies hystériques paraissent être d'origine cérébrale, car elles n'intéressent que la fonction du larynx soumise à la volonté, c'est-à-dire la phonation. Leurs causes provocatrices habituelles sont un traumatisme, une peur ou bien encore une laryngite aiguë ; elles coïncident avec l'anesthésie laryngée.

La malade est complètement aphone, mais le langage chuchoté persiste chez elle ; ce qui distingue l'aphonie du mutisme hystérique ou l'articulation des mots est impossible.

D'autre part l'émission des sons, qui ne peut plus se produire sous l'influence de la volonté, reparaît à l'occasion de l'accomplissement de certains actes involontaires (toux, éternûment, rêve).

La paralysie laryngée hystérique survient brusquement et peut disparaître de même ; par contre, les récidives sont extrêmement fréquentes ; de plus, la paralysie passe souvent d'un muscle à un autre, en sorte que l'image laryngoscopique peut se modifier complètement d'un jour à l'autre (Gerhardt).

Il existe des paralysies laryngées d'origine centrale en même temps que des hémiplégies par ramollissement, par tumeur, embolie, etc. (Lewin, Cartaz, Garel, etc.), mais habituellement la cause de la paralysie centrale est une lésion bulbaire portant sur le noyau du pneumogastrique, et faisant partie du syndrome paralysie labio-glosso-laryngée, ou se manifestant dans le cours d'une paralysie bulbaire aiguë. Les paralysies des bulbaires chroniques sont graves parce que les muscles laryngés finissent par être atteints progressivement ; les mêmes paralysies peuvent accompagner les localisations bulbaires de la sclérose en plaques, de la sclérose latérale amyotrophique, de l'atrophie musculaire progressive, du tabès. A côté d'accidents d'ordre spasmodique, il existe dans le tabès des paralysies des dilatateurs qui peuvent entraîner la mort ; ces accidents peuvent survenir pendant la période préataxique et constituer par suite un signe révélateur, tout comme les diverses paralysies oculaires.

Les causes de compression ou de destruction des récurrents, dans leur trajet périphérique, sont multiples. La plus fréquente, celle à lequelle on doit songer en premier lieu, est l'anévrysme de l'aorte. La paralysie unilatérale, le plus souvent gauche, peut en être le premier symptôme. Tantôt il existe uniquement de l'aphonie ; simple, totale ou partielle (ton bitonal de la voix) suivant que les constricteurs glottiques sont intéressés d'un seul côté ou des deux côtés ; tantôt il existe de la paralysie des muscles respiratoires qui se manifeste avec ses accidents dyspnéiques habituels et qui peut être double, alors qu'un seul des récurrents est comprimé.

Après l'anévrysme de l'aorte, il faut songer à l'adénopathie trachéo-bronchique, et surtout de la chaîne récurrentielle, au goitre, aux tumeurs du médiastin, qu'elle qu'en soit la nature; peut-être les péricardites avec grand épanchement sont-elles susceptibles de produire des paralysies passagères (Baümller).

Dans le cours de la tuberculose les paralysies peuvent être dues à des lésions tuberculeuses du larynx, ou bien à la compression par les ganglions trachéo-bronchiques, à la pleurite du sommet, mais parfois il n'existe aucune lésion laryngée et c'est sans doute à une névrite qu'il faut rapporter les aphonies que l'on observe.

Mentionnons encore parmi les autres causes de compression : les tumeurs ganglionnaires du cou, les tumeurs du corps thyroïde (surtout les tumeurs malignes) ; dans ces cas la paralysie siège plus souvent à gauche qu'à droite ; enfin les tumeurs de l'œsophage, où la paralysie est habituellement à droite.

Les paralysies par névrite sont aisées à reconnaître, car elles surviennent dans la plupart des maladies infectieuses (rhumatisme, diphtérie syphilis, fièvre typhoïde, fièvre palustre, etc.) ou dans les intoxications (alcoolisme, saturnisme), les affections organiques du système nerveux (tabès).

N'oublions pas enfin que la laryngite aiguë peut entraîner une paralysie passagère des muscles laryngés, ainsi que les fatigues professionnelles. Les paralysies a frigore, dites rhumatismales, survenues à la suite d'exposition du cou au froid, d'ingestion de boissons glacées, ont été attribuées à le névrite (Schech).

Très souvent les paralysies laryngées sont incurables; tel est le cas de celles des malades atteints d'anévrysme aortique, de cancer de l'œsophage, de tabès, etc.

Quand la cause de compression peut être supprimée (c'est le cas de certaines tumeurs cervicales), l'ablation de la tumeur est évidemment le seul traitement.

Le traitement propre aux paralysies est surtout efficace dans les paralysies périphériques consécutives aux maladies infectieuses, notamment à la diphtérie, et dans la paralysie hystérique.

Cette dernière peut d'ailleurs guérir, à la suite d'une simple application du laryngoscope ou d'un badigeonnage du larynx ; habituellement toutefois on est obligé d'avoir recours au *massage* ou à l'*électrisation*.

Le massage se fait avec le pouce que l'on applique, à travers la couche cutanée, sur le muscle crico-thyroïdien.

« L'électrisation sera appliquée sous forme de séances de faradisation, autant que possible suivies de séances de galvanisation par la méthode extra ou intra-laryngée.

Dans le premier cas, les réophores sont appliqués de chaque côté du cartilage thyroïde, si la paralysie est bilatérale; si, au contraire, elle est limitée à une moitié de l'organe, l'un des réophores est appliqué sur la lame correspondante du thyroïde et l'autre à la région cervicale de la colonne vertébrale.

Dans le second cas, l'un des réophores étant fixé au-devant du larynx, l'autre est introduit, sous le contrôle du miroir, dans la cavité laryngée, sous forme d'un stylet en cuivre recourbé, enveloppé d'un manchon de caoutchouc qui l'isole jusqu'à son extrémité renflée et arrondie en forme de bouton. Ce dernier est entouré d'un peu d'ouate hydrophile humectée au dernier moment. Un ressort annexé au manche permet d'établir ou d'interrompre la communication avec la batterie. On ne laisse passer le courant que quand le stylet a été introduit dans le larynx » (Luc).

III

MALADIES DES BRONCHES.

BRONCHITES AIGUES.

Les bronches contiennent, à l'état normal, un grand nombre de micro-organismes, parmi lesquels il faut citer en première ligne les microbes pyogènes, c'est-à-dire le streptocoque et les différents staphylocoques, et d'autre part le pneumocoque et le pneumo-bacille de Friedlænder; il existe encore de nombreux saprophytes et enfin des bactéries chromogènes, pouvant donner aux crachats des colorations diverses (bacillus virescens de Frick, bacillus fluorescens putridus, bacillus aureus et squamosus, etc.). D'après Pansini, le streptocoque ne ferait jamais défaut dans les crachats, aussi bien dans la bronchite qu'à l'état de santé.

Parmi les causes qui éveillent la virulence de ces micro-organismes, il en est deux qui sont prépondérantes : ce sont d'une part le froid et d'autre part les maladies générales infectieuses. L'influence du froid n'est ni contestable ni contestée; mais ce n'est qu'une cause seconde, qui favorise seulement la pullulation dans les voies aériennes des microbes qui les habitent normalement, ainsi que leur retour à la virulence ; la plupart des maladies infectieuses agissent de même ; cependant quelques-unes d'entre elles se localisent primitivement sur l'arbre aérien et déterminent la bronchite d'emblée : telles la rougeole, la coqueluche, la grippe. Il est probable que dans ces cas la bronchite est due non à une infection secondaire, mais aux agents pathogènes, encore inconnus, de ces différentes maladies. D'autres maladies infectieuses à évolution aiguë ou chronique peuvent se compliquer, à un moment donné, de bronchite due peut-être également à leurs agents respectifs spécifiques.

A part les cas qui viennent d'être mentionnés, les bronchites secondaires aux maladies infectieuses paraissent dues, ainsi que nous l'avons dit plus haut, à l'invasion des voies aériennes par les microbes pyogènes venus de l'extérieur ou de la cavité buccale, ou bien encore par le retour à la virulence des hôtes habituels des bronches. Cette infection secondaire est favorisée par des causes générales, c'est-à-dire par la maladie primitive plaçant l'organisme dans des conditions de moindre résistance, et par des causes locales; c'est-à-dire par le décubitus prolongé, par la stase pulmonaire due à l'affaiblissement de la circulation; la bronchite de la fièvre typhoïde est le type de ces bronchites secondaires non spécifiques (peut-être existe-t-il un broncho-typhus dû au bacille d'Eberth; mais il n'en est pas moins vrai que la bronchite des typhiques est, dans l'immense majorité des cas, une bronchite non spécifique).

Ces brèves considérations sur la pathogénie des bronchites ne sont pas sans intérêt pratique: s'il nous est impossible de prévenir la bronchite des maladies à localisation broncho-pulmonaire primitive, nous pouvons, dans une certaine mesure tout au moins, prévenir l'infection secondaire des voies aériennes, dans les pyrexies de longue durée, comme la fièvre typhoïde par exemple. On y parviendra parfois en faisant varier fréquemment l'attitude des malades, en relevant l'énergie des contractions cardiaques, en pratiquant avec soin l'antisepsie buccale.

Nous venons de donner un aperçu rapide de la pathogénie de la plupart des [bronchites aiguës; mais toutes les bronchites ne sont pas d'origine microbienne; quelques-unes sont d'origine toxique, dues à l'élimination par les bronches de substances médicamenteuses irritantes; telle est la bronchite iodique par exemple; d'autres bronchites sont dues à l'action sur les bronches de poussières ou de gaz irritants (bronchites causées par les inhalations d'acide hypoazotique, de sulfhydrate d'ammoniaque, etc.).

Une dernière catégorie de bronchites comprend les bronchites par angio-névrose; on peut y faire entrer la bronchite de la fièvre des foins, la bronchite asthmatique, l'urticaire des bronches. On voit, par ce court aperçu, que les causes des bronchites sont multiples. Cependant les indications fournies par l'étude des causes restent le plus souvent lettre morte, car nous ne connaissons pas de moyens permettant de réaliser l'antisepsie du poumon et des bronches, et de détruire les microbes qui ont envahi les voies aériennes.

La thérapeutique, entre les mains du médecin le plus expert et le plus avisé, n'abrège pas sensiblement la durée de la bronchite; que l'on intervienne ou non, la virulence des agents infectieux s'atténue au bout d'un temps qui n'a rien d'invariable, mais qui n'excède pas cependant certaines limites. C'est à ce moment surtout que l'intervention thérapeutique devient efficace quand il s'agit de modifier les sécrétions bronchiques et de favoriser le retour de la muqueuse à son état normal.

Le traitement comporte l'emploi d'une médication générale destinée à combattre la fièvre, à soutenir les forces du malade, et d'un traitement local qui varie suivant les diverses phases de la maladie.

Dans l'exposé de ce traitement, nous envisagerons surtout la bronchite primitive ; d'ailleurs, la bronchite secondaire des états infectieux ne comporte que peu d'indications spéciales. Ces indications peuvent se résumer brièvement : lorsqu'on a réalisé l'antisepsie buccale, que l'on a employé les toniques généraux et les médicaments cardiaques, que l'on a combattu la stase sanguine au niveau du poumon, à l'aide d'une attitude convenable donnée au malade, on a épuisé la série des moyens préventifs à utiliser contre l'infection broncho-pulmonaire. Faisons remarquer incidemment que l'existence de la bronchite ne contre-indique pas l'usage des bains froids chez les typhiques ou même chez les rubéoliques; les bains exercent au contraire une influence des plus heureuses, en activant et régularisant la circulation, par suite en combattant la stase pulmonaire et ses conséquences, ils ne sont contre-indiqués que dans les cas où l'état du cœur (myocardite récente ou sclérose antérieure), ou bien encore une congestion pulmonaire intense et généralisée peuvent faire redouter la mort par syncope.

A. — Traitement de la bronchite aiguë primitive chez les adultes.

La bronchite aiguë présente de très grandes différences dans son intensité suivant qu'elle affecte uniquement les grosses bronches, ou suivant qu'elle se généralise et s'étend aux fines ramifications bronchiques; dans ce dernier cas, la propagation de l'inflammation aux alvéoles pulmonaires, l'obstacle apporté de ce chef à l'accomplissement de l'hématose, impliquent une thérapeutique spéciale qui légitime, au point de vue pratique, la division des bronchites en bronchites légères et en bronchites graves.

I. — Traitement des bronchites légères.

Les symptômes généraux de la bronchite légère peuvent être à peu près nuls; la fièvre peut être très modérée et éphémère; la céphalalgie, la courbature, l'inappétence, ne durer qu'un temps très court et ne nécessiter aucun traitement. D'autres fois, au contraire, le malaise général est plus accusé et plus durable, la fièvre est vive et doit être combattue.

L'*antipyrine* et le *sulfate de quinine* sont les deux antithermiques auxquels on a recours habituellement; il est utile de les associer, car à l'effet antipyrétique qui leur est commun, s'ajoute l'action de l'antipyrine sur les phénomènes nerveux, sur la courbature, les douleurs au niveau des membres si pénibles au début. Pour combattre la congestion encéphalique fréquente à ce moment, Barth conseille de faire prendre trois fois par jour dix gouttes d'un mélange de :

Teinture d'aconit	parties égales.
— de jusquiame	

L'emploi de l'*alcool* est classique ; on lui attribue, non seulement une action tonique générale, mais encore la propriété de favoriser les sécrétions des bronches et de hâter l'expectoration. On le donne en grogs ou bien mélangé à une infusion aromatique, à du thé ; pour calmer la toux, on peut associer au grog quelques gouttes de *teinture d'opium*. On peut faire prendre au moment du coucher le mélange suivant :

Eau chaude	250	grammes.
Eau-de-vie	50	—
Teinture d'opium	X	gouttes.

Le thé et le grog sont les meilleures des tisanes ; les innombrables tisanes pectorales plus ou moins composées sont aujourd'hui tombées en discrédit, à juste titre, et le lecteur nous saura gré de lui en épargner la longue et fastidieuse énumération. Indiquons seulement qu'il est utile de faire boire abondamment les malades.

Avec la fièvre et les quelques troubles généraux qui l'accompagnent, les symptômes du début de la bronchite sont une toux sèche et quinteuse, ainsi qu'un certain sentiment d'oppression et de douleur ou niveau du thorax. A cette période, la muqueuse des conduits bronchiques est congestionnée, tuméfiée ; mais elle ne sécrète pas. Il y a donc indication, d'une part à calmer la toux qui fatigue les malades et les prive de sommeil ; d'autre part, à combattre l'élément congestif à l'aide des révulsifs et des dérivatifs et à favoriser le passage de la bronchite à sa seconde phase, celle de sécrétion.

Le moyen le plus simple, mais non le moins sûr pour calmer la toux quinteuse de la trachéo-bronchite, consiste dans les *inhalations* d'eau additionnée de teinture de benjoin (une cuillerée à café par verre d'eau) ou d'alcool mentholé ;

Alcool à 70°	60	grammes.
Menthol	2	—

Le malade fait bouillir de l'eau dans une petite casserole et il respire la vapeur en adaptant un cornet de papier sur cette casserole. Marfan recommande encore les inhalations faites à l'aide d'un flacon barboteur à deux tubulures rempli à moitié de :

Créosote de hêtre		10	grammes.
Baume du Pérou		25	—
Térébenthine suisse		30	—
Teinture d'eucalyptus	āā	25	—
— de benjoin			
Essence de térébenthine		100	—

mais ces dernières inhalations ne doivent être faites qu'à la seconde période de la bronchite.

Il peut encore se procurer un soulagement sensible en se gargarisant fréquemment avec de l'eau boriquée additionnée de teinture d'eucalyptus ; l'angine est, en effet, fréquente au début de la trachéo-bronchite et la sensation de picotement perçue par les malades au niveau du pharynx est une cause provocatrice de toux qu'il convient de supprimer. Les médicaments destinés à calmer la toux sont nombreux ; les principaux sont les diverses préparations opiacées, la belladone, l'aconit, la jusquiame et d'autres plus anodins comme l'eau de laurier-cerise, le lactucarium, etc.

Parmi les *préparations opiacées*, la cynoglosse et le sirop diacode sont celles que l'on emploie le plus communément, lorsque la toux est modérée ; les pilules de cynoglosse opiacées du Codex contiennent 2 centigrammes d'extrait d'opium ; on en prescrit une à deux à prendre le soir et dans le courant de la nuit.

Le sirop diacode est habituellement associé à l'eau de laurier-cerise, ou à l'aconit :

Eau de laurier-cerise	ãã 30 grammes.
Eau de laitue	
Eau de tilleul	
Sirop diacode	

par cuillerée à bouche ;

ou :

Sirop diacode	100 grammes.
Eau de laurier-cerise	20 —
Alcoolature de racines d'aconit	2 —

Une à deux cuillerées à bouche, le soir au coucher ;

Ou aux *sels d'ammoniaque* (acétate, chlorhydrate, carbonate d'ammoniaque), qui sont recommandés comme stimulants diffusibles et comme expectorants. L'acétate se donne à la dose de 4 à 15 grammes, le carbonate et le chlorhydrate à la dose de 1 à 2 grammes :

Infusion de douce-amère	100 grammes.
Sirop diacode	25 —
Oxymel scillitique	25 —
Carbonate d'ammoniaque	1 gramme.

(Ferrand.)

Lorsque la toux est particulièrement rebelle, on a recours aux deux alcaloïdes actifs de l'opium : la morphine et la codéine. On utilise les sirops de morphine et de codéine à la dose de 20 à 40 grammes. (20 grammes de sirop de morphine représentent 1 centigramme de morphine, 20 grammes de sirop de codéine contiennent 4 centigrammes de codéine), ou bien on prescrit les alcaloïdes en pilules :

Eau de fleurs d'oranger....................		80 grammes.
Sirop de chloral..............................	āā	25 —
— de morphine..........................		
Eau de laurier-cerise........................		60 —

Une grande cuillerée toutes les trois heures (Dieulafoy);

ou :

Sirop de morphine.........................	āā	60 grammes.
— de codéine..............................		
— de baume de Tolu....................		
— de laurier-cerise.....................		
Alcoolature de racines d'aconit............		2 —

Une à quatre cuillerées dans les vingt-quatre heures, à prendre dans du lait chaud ;

ou :

Codéine....................................	2 centigrammes.
Acide benzoïque..........................	5 —
Gomme ammoniaque......................	10 —

pour 1 pilule, 1 à deux par jour.

Si les sirops constituent un mode d'administration commode et agréable pour les malades, il est bon de ne pas en faire un usage immodéré, car ils suppriment l'appétit et entretiennent l'embarras gastrique; aussi, devra-t-on utiliser surtout les pilules opiacées, les teintures d'aconit et de belladone, l'eau de laurier-cerise. En ce qui concerne l'opium, il importe également de se rappeler que ce médicament peut être nuisible chez les vieillards, que, chez eux, il entrave l'expectoration; on devra être très réservé sur son emploi dans la bronchite des gens âgés. Chez eux, on utilisera de préférence l'*alcoolature de racines d'aconit*, que l'on pourra utilement associer à la digitale.

Alcoolature de racines d'aconit............	āā 10 grammes.
Teinture de digitale........................	

X gouttes à prendre, 2 à 3 fois par jour.

Le *lactucarium* à la dose de 10 à 50 centigrammes, le sirop de lactucarium opiacé du Codex peuvent être également employés chez les vieillards; le sirop ne contient qu'une faible quantité d'opium (20 grammes de ce sirop représentent 5 milligrammes d'extrait d'opium et 1 centigramme d'extrait de lactucarium).

Looch blanc..................................	100 grammes.
Sirop de lactucarium......................	25 —
Teinture d'aconit...........................	1 —

Une cuillerée entre chaque repas et toutes les deux heures dans la soirée.

Le *laurier-cerise* est un des meilleurs calmants de la toux et en même temps le plus inoffensif; aussi convient-il particulièrement chez les vieillards ; on en prescrit une cuillerée à café, trois fois par jour dans un verre d'eau sucrée, ou bien on l'associe à l'aconit.

Sirop de Tolu	300 grammes.
Eau de laurier-cerise	100 —
Teinture d'aconit	C gouttes.

4 à 5 cuillerées à dessert.

Les loochs servent souvent de véhicule à l'eau de laurier-cerise et à l'*alcoolature de racine d'aconit.*

Cette dernière se prescrit à la dose de X à XXX gouttes, ainsi que la *teinture de belladone.*

On peut enfin utiliser les préparations de *jusquiame* et de *Datura stramonium.*

Teinture de scille		XX gouttes.
Sirop de codéine	ãã	20 grammes.
— de capillaire		
Extrait de jusquiame		5 centigrammes.
Eau de fleurs d'oranger		10 grammes.
Julep gommeux		120 —

ou :

Infusion de capillaire	100 grammes.
Sirop thébaïque	30 —
Teinture de jusquiame	2 —
Eau chloroformée	20 —

Les révulsifs ont été employés de tout temps, au début de la bronchite; on a recours le plus souvent à l'application de *teinture d'iode* (il est utile de faire recouvrir la poitrine d'une couche d'ouate à la suite de cette application) ou bien des *cataplasmes sinapisés* ou d'un *liniment excitant* :

Liniment ammoniacal camphré	60 grammes.
Essence de thérébenthine	40 —

L'emplâtre de thapsia, d'un usage si courant, a l'inconvénient de déterminer une éruption pustuleuse qui peut se généraliser par auto-inoculation.

Telle est la médication à employer dans les cas de bronchite légère au début ; elle consiste à combattre la fièvre et à modérer la toux à l'aide des préparations calmantes; toute autre médication serait inutile, sinon nuisible ; il faut se garder d'administrer à cette période les balsamiques qui contribueraient à augmenter la congestion de la muqueuse bronchique et à rendre la toux plus sèche et plus fatigante.

La seconde période de la bronchite est annoncée par l'apparition des crachats qui deviennent muco-purulents ; on peut à ce moment prescrire le *goudron* associé à la *poudre de Dower* et au *benjoin*; la poudre de Dower facilite l'expectoration et le goudron la rend moins visqueuse; voici la formule des pilules qu'employait Gueneau de Mussy :

Goudron de Norvège	1 gramme.
Poudre de Dower	1 ou 2 grammes.
— de benjoin	Q. S.

F. S. A. 20 pilules non argentées, dont le malade prend en moyenne quatre par jour.

La toux étant encore pénible à cette période, on peut ajouter de l'aconit à ces pilules et formuler ainsi :

Goudron	ãã 2 grammes.
Poudre de Dower	
— de benjoin	
Extrait de racines d'aconit	20 centigrammes.

pour 50 pilules, dont on prescrit 4 à 6 par jour.

Si l'expectoration est facile, on doit s'abstenir rigoureusement de l'emploi des antimoniaux.

Si l'expectoration est difficile, plusieurs moyens sont à la disposition du médecin :

Le plus énergique est le *vomitif*, qu'il ne faut pas hésiter à employer quand les bronches sont encombrées de mucosités que le malade est impuissant à expulser. On prescrit :

Ipéca	1 gr. 50

En 3 paquets que l'on prendra de dix minutes en dix minutes dans un peu d'eau tiède.

L'ipéca ne doit jamais être employé chez les vieillards, chez les artério-scléreux et les cardiaques.

Dans les cas où il n'y a pas urgence à provoquer l'évacuation rapide des bronches, on peut prescrire avec discrétion le *kermès* dont les effets ont été beaucoup trop vantés, mais qui peut cependant exercer une action utile :

Julep gommeux	80 grammes.
Sirop de Tolu	ãã 20 —
Alcoolat de mélisse	
Kermès	25 centigrammes.

(Barth.)

Une cuillerée à entremets de deux heures en deux heures. On peut encore prescrire le *tartre stibié*, l'*extrait de polygala* en pilules :

Extrait de jusquiame	20 centigrammes.
Tartre stibié	5 —
Extrait thébaïque	25 milligrammes.

pour 10 pilules argentées, 2 par jour à distance des repas.

Kermès	50 centigrammes.
Gomme ammoniaque	2 gr. 50
Extrait de digitale	15 centigrammes.

pour 25 pilules, 4 à 10 par jour.

Poudre d'opium	25 centigrammes.
Kermès	ãã 50 —
Extrait de polygala	

pour 50 pilules, 2 à 6 par jour.

Il peut se faire enfin qu'avec une dyspnée assez intense, de nombreux râles dans la poitrine, il n'existe que quelques crachats visqueux comme de l'empois, se détachant avec une grande difficulté; l'*acide benzoïque*, le *benzoate de soude* conviennent particulièrement dans ces cas :

Benzoate de soude	2 à 6 grammes.
Alcoolature de racines d'aconit	XX gouttes.
Eau de laurier-cerise	15 grammes.
Sirop de Tolu	ãã 60 grammes.
Eau	

par cuillerée à bouche, de deux heures en deux heures ;

ou :

Acide benzoïque	2 grammes.
Gomme ammoniaque	5 —
Savon médicinal	Q. S.

pour 20 pilules, 4 à 8 dans les vingt-quatre heures.

Dans quelques cas on est amené au contraire à modérer l'expectoration qui est excessive et constitue une véritable bronchorrhée. La *belladone*, le *datura* sont particulièrement indiqués :

Extrait de belladone	1 centigramme.
— de datura	5 centigrammes.
Camphre pulvérisé	Q. S.

pour 1 pilule, 1 à 3 par jour.

A la dernière période de la bronchite, quand la fièvre est tombée, on donne les balsamiques.

Il faut observer une sorte de gradation dans leur emploi et ne prescrire d'abord que les plus anodins, afin d'éviter des poussées congestives nouvelles. Chez les malades dont les reins fonctionnent mal, on doit être très réservé dans leur emploi. Le *baume de Tolu* employé en sirop ou sous forme de pilules de Morton est le balsamique qui convient le mieux au début.

On peut prescrire le baume de Tolu en sirop (60 grammes par jour) ou bien en pilules :

Baume de Tolu	5 grammes.
Gomme ammoniaque	2 —
Extrait de jusquiame	50 centigrammes.
Savon médicinal	Q. S.

pour 100 pilules, 4 à 10 par jour.

On peut encore prescrire les classiques pilules de Morton (4 à 8 par jour) où le tolu est associé à l'huile d'anis sulfurée, à l'acide benzoïque, au safran, à la gomme ammoniaque.

Le balsamique le plus actif et le mieux toléré est la *terpine*, que l'on peut associer au baume de Tolu en pilules :

Terpine	ãã 5 grammes.
Baume de Tolu	

pour 50 pilules, 4 à 8 par jour, ou prescrire en solution alcoolique :

Élixir de Garus	200 grammes.
Terpine	2 gr. 50

Deux à quatre cuillerées à bouche par jour (Vigier).

D'après Dujardin-Beaumetz le *terpinol* serait encore supérieur à la terpine; on l'administre en capsule de 10 centigrammes (8 à 10 par jour).

Nous reviendrons d'ailleurs sur l'emploi des divers balsamiques, quand nous traiterons de la bronchite chronique.

Les *sulfureux* sont également employés à la période de déclin de la bronchite aiguë, comme modificateurs des sécrétions. On les emploie en pulvérisations (eau d'Enghien ou eau de Labassère) à raison de deux séances par jour, de dix à quinze minutes chacune, ou en boissons (eau de Bonnes).

L'eau de Bonnes doit être employée avec précaution. On commencera par une seule cuillerée à soupe le matin, préalablement chauffée au bain-marie et mélangée à du lait chaud, et l'on arrivera progressivement à donner un demi-verre, matin et soir.

Il importe de se rappeler que chez les individus à tendance congestive et chez ceux qui sont suspects de tuberculose on ne doit prescrire les balsamiques et sulfureux qu'avec une grande circonspection.

Ces médicaments sont également mal supportés par les artério-scléreux, qui se trouvent au contraire fort bien de l'usage des *iodures*. Ceux-ci sont particulièrement indiqués chez les gens âgés présentant de la stase à la base des poumons, au niveau desquels on constate l'affaiblissement du murmure vésiculaire et des râles fins disséminés. L'iodure sera prescrit à petites doses : 20 à 50 centigrammes.

Outre son action substitutive sur la muqueuse bronchique, il a pour effet de dilater les capillaires pulmonaires et de régulariser la circulation intra-thoracique.

II. — Traitement des bronchites graves.

Les bronchites graves sont surtout les bronchites des états infectieux ou celles qui surviennent chez des malades atteints d'une maladie antérieure comme une cardiopathie, le mal de Bright, le diabète, l'emphysème.

Quant aux bronchites primitives elles ne revêtent un caractère marqué de gravité qu'aux deux âges extrêmes de la vie, soit que l'élément infectieux devienne dans ces cas particulièrement prédominant ou que le danger réside plutôt dans l'asphyxie toujours menaçante, les jeunes enfants et les vieillards étant impuissants à rejeter les mucosités accumulées dans leurs bronches.

Chez ces deux catégories de malades la bronchite a la plus grande tendance à gagner les petites bronches et les lobules pulmonaires : aussi entre la bronchite intense, la bronchite capillaire et la broncho-pneumonie n'existe-t-il que des différences de degré souvent difficiles à établir. Dans les formes graves de la bronchite il y a deux indications essentielles de traitement; soutenir les forces et relever l'énergie cardiaque, car si la maladie est au poumon, le danger est au cœur, ainsi qu'on l'a dit avec raison. L'*alcool* et la *digitale* sont donc les éléments essentiels de ce traitement.

Afin d'éviter des redites inutiles, nous renvoyons au chapitre consacré à la broncho-pneumonie, avec le traitement de laquelle se confond celui des bronchites graves.

B. — Traitement de la bronchite aiguë primitive chez l'enfant.

La bronchite aiguë simple guérit le plus souvent d'elle-même chez l'enfant.

Le repos au lit est de rigueur ; toutefois, les jeunes enfants seront fréquemment portés sur les bras par leurs nourrices pour éviter la congestion pulmonaire. On fera appliquer sur les membres inférieurs des *bottes d'ouate* recouvertes de taffetas gommé ; c'est là un excellent moyen qui détermine une dérivation sanguine énergique; on pratiquera sur le thorax des frictions avec le liniment suivant:

Baume de Fioravanti	80	grammes.
Teinture d'arnica	20	—

et l'on enveloppera également le thorax d'ouate et de taffetas gommé

On tiendra le corps libre au moyen d'une cuillerée de sirop de tamarin ou avec la manne en larmes (15 à 20 grammes) prise dans une tasse de lait.

S'il existe une température élevée on donne le *chlorhydrate de quinine* dans du café ou en suppositoire :

Quinine (chlorhydrate).............	10 à 25 centigrammes.
Beurre de cacao....................	1 gramme.

pour un suppositoire.

On prescrit une potion expectorante :

Infusion de polygala................	100 grammes.
Sirop de capillaire.................	30 —
Eau chloroformée....................	20 —
Oxyde blanc d'antimoine............	50 centigr. à 1 gr.

ou bien encore :

Julep gommeux...........................	80 grammes.
Sirop diacode............................	āā 20 —
Alcoolat de mélisse......................	(āā 20 —)
Chlorhydrate d'ammoniaque..............	2 —

Une cuillerée à café toutes les deux heures (Barth).

Si les râles muqueux apparaissent de bonne heure, ou bien un mélange de *teinture de belladone* et d'*alcoolature de racines d'aconit*, à parties égales, si la toux est sèche et quinteuse ; ce mélange se donne dans de l'eau, dans un looch ou en potion :

Teinture de belladone..........................	X gouttes.
Alcoolature de racines d'aconit................	X —
Eau de laurier-cerise..........................	10 grammes.
Eau de tilleul..................................	60 —
Eau de fleurs d'oranger........................	30 —
Sirop de lactucarium...........................	30 —

(potion pour un enfant de trois ans).

La dose de belladone est de IV à V gouttes de teinture deux fois par jour, ou 1 à 2 cuillerées à café de sirop en potion pour un enfant de deux ans ; à partir de trois ans on peut donner V à VI gouttes deux fois par jour ; aux enfants plus âgés (4, 5 et 10 ans) on peut donner XX, XXX, XL gouttes, à la condition de diviser ces doses en trois, quatre, six doses au moins dans les vingt-quatre heures (J. Simon).

L'addition d'aconit à la belladone a pour effet d'atténuer l'excitation générale que détermine souvent la belladone ; on peut aussi, comme correctif, associer la teinture de jusquiame à la belladone. Les *bains tièdes* sont utiles pour combattre l'insomnie et l'agitation chez les jeunes enfants.

La bronchite se généralise-t-elle, et les râles muqueux deviennent-ils confluents, il faut employer l'*ipéca* et l'*alcool*.

Les doses de poudre d'ipéca nécessaires pour faire vomir un enfant sont les suivantes :

Pour un enfant nouveau-né	20 centigrammes.
Jusqu'à un an	30 —
A partir de un an	50 —
A partir de deux ans	1 gramme.

On administre habituellement la poudre mêlée à du sirop d'ipéca (autant de centigrammes de poudre que de grammes de sirop). On donne le mélange par cuillerées à café de dix en dix minutes, jusqu'à effet vomitif.

Si l'enfant refuse le médicament sous cette forme, on peut le lui faire prendre dans un looch :

Poudre d'ipéca	30 centigr. à 1 gr.
Sirop de violettes	30 grammes.
Looch blanc du Codex	120 —
	(J. Simon.)

Le vomitif peut être répété tous les deux ou trois jours ; pour combattre la dépression qui survient souvent à la suite de son emploi, on donne l'alcool en potion :

Malaga ou eau-de-vie	20 grammes ou plus.
Julep gommeux	120 —
Teinture de digitale	V à VI gouttes.

Nous n'avons pas signalé les préparations opiacées parmi les médicaments à employer dans la bronchite infantile, c'est que l'opium n'est pas indispensable comme calmant, et qu'il peut être avantageusement suppléé par la belladone, la jusquiame, l'aconit. On peut cependant employer le sirop de codéine en potion, mais seulement à partir de deux ans, à la dose de 5 à 10 grammes (c'est-à-dire 1 à 2 centigrammes de codéine) dans une potion de 120 grammes.

La convalescence de la bronchite doit être particulièrement surveillée chez les enfants ; il sera indiqué de prescrire l'iodure de fer ou le sirop iodo-tannique, si l'on constate du souffle au niveau du hile du poumon, une légère dyspnée, de la toux quinteuse, c'est-à-dire des signes d'adénopathie trachéo-bronchique.

BRONCHITES CHRONIQUES.

La bronchite chronique est toujours une bronchite secondaire. Elle est en effet précédée d'une ou plusieurs poussées de bronchites aiguës, ou lorsqu'elle revêt d'emblée le caractère de chronicité, elle frappe un individu déjà atteint d'une affection organique (emphysème, mal de Bright, cardiopathie, etc.), chez qui des troubles de la circulation pulmonaire préparent le terrain pour la culture des agents infectieux.

Il est utile de se rappeler d'autre part, que la bronchite aiguë ne passe à l'état chronique que chez un certain nombre d'individus que l'on peut tous rattacher à la famille des neuro-arthritiques. D'où l'indication de traiter à la fois l'état local et de chercher à modifier l'état général du sujet.

Il importe enfin de rechercher chez les malades atteints de bronchite chronique, s'il n'existe pas simultanément quelque affection chronique du nez et du pharynx susceptible d'entretenir la bronchite. Il suffit parfois de traiter ces lésions pour voir du même coup la bronchite s'amender.

On doit donc tenir compte dans le traitement de la bronchite chronique, à la fois du terrain sur lequel elle se greffe et des diverses manifestations morbides locales qui peuvent coexister avec elle.

Depuis Laënnec on distingue plusieurs variétés dans la bronchite chronique : la forme sèche et la forme humide ; cette dernière est tantôt muqueuse (catarrhe pituiteux de Laënnec), tantôt purulente ; la sécrétion purulente peut enfin revêtir passagèrement le caractère putride (bronchite putride).

Il existe encore une autre variété de bronchite, différente des précédentes par sa localisation ; c'est la trachéite chronique, récemment étudiée par Lubet-Barbon et Nicaise. Elle s'observe surtout à la suite des affections du nez, du pharynx ou du larynx ; quelquefois elle prend les caractères spéciaux de la rhinite qu'elle accompagne ; ainsi Massei, B. Frænkel et Luc ont cité des cas d'ozène trachéal consécutif à l'ozène nasal. La trachéite se reconnaît à l'absence de phénomènes stéthoscopiques, à la toux persistante avec timbre spécial (timbre de chaudron fêlé), à la douleur rétro-sternale, etc.

A. — Traitement de la bronchite chronique chez les adultes.

I. — Forme commune.

Le traitement de la bronchite chronique est des plus malaisés à poursuivre, car la médication doit varier pour ainsi dire suivant chaque sujet.

Il comporte plusieurs indications que l'on peut classer ainsi :

1° Modifier la muqueuse bronchique et par suite les sécrétions ;

2° Faciliter l'expectoration ;

3° Calmer la toux et l'élément spasmodique ;

4° Traiter l'état général et prescrire une hygiène convenable au malade.

1° Les agents qui modifient les sécrétions bronchiques sont ceux qui, après absorption, s'éliminent par les voies respiratoires ; ce sont pour la plupart, des balsamiques, des gommes-résines, des plantes à huile essentielle ; à cette liste s'ajoutent les sulfureux, les iodures.

Parmi les premières substances il faut citer particulièrement le *goudron*, le *baume de Tolu*, le *benjoin*, la *térébenthine* et la *terpine*, l'*eucalyptol*, la *créosote*, etc.

Le copahu, bien que très rarement employé, en raison de sa mauvaise réputation, est cependant très efficace ; il agit par son essence qui s'élimine par la muqueuse respiratoire, tandis que la résine est excrétée par les reins. Dujardin-Beaumetz recommande de l'associer au goudron, pour éviter, dans une certaine mesure, les rapports nidoreux qu'il occasionne. Dujardin-Beaumetz prescrit chaque jour quatre à huit capsules contenant chacune 50 centigrammes d'un mélange à parties égales, de copahu et de goudron.

La térébenthine était très employée (en capsules de 25 centigrammes 6 à 8 par jour) avant que la terpine l'eût détrônée. La terpine et son congénère le terpinol sont d'excellents médicaments dont l'efficacité est aujourd'hui bien établie.

Le goudron leur est bien inférieur.

La créosote rend également de grands services dans le traitement de la bronchite chronique.

Les balsamiques s'emploient surtout à l'intérieur, mais ils sont aussi fort utiles en inhalations. Les malades font deux fois par jour des inhalations avec des vapeurs d'eau additionnée de teinture de benjoin ou d'eucalyptus, ou d'essence de térébenthine (une cuillerée à café par casserole d'eau).

Voici quelques formules relatives à l'emploi, à l'intérieur, des médicaments précédemment énumérés :

Goudron	5 grammes.
Baume de Tolu	5 —
Benzoate de soude	4 —

pour 40 pilules, 4 par jour.

Térébenthine de mélèze	2 grammes.
Goudron	2 —
Baume de Tolu	6 —
Benzoate de soude	Q. S.

pour 80 pilules, 6 à 8 par jour.

Terpinol	} ãã	10 centigrammes.
Benzoate de soude		
Sucre		Q. S.

pour 1 pilule, 6 à 12 par jour.

Terpine		5 grammes.
Eau-de vie		75 —
Sirop diacode	} ãã	100 —
Sirop de Tolu		

Deux à trois cuillerées à bouche par jour;

ou :

Terpine		5 grammes.
Glycérine à 30°	} ãã	70 —
Alcool à 95°		
Sirop simple		

mêmes doses.

L'eucalyptol se prescrit en capsules (6 à 10 par jour). L'eucalyptol est préférable à la térébenthine qui peut déterminer des troubles digestifs et surtout des lésions rénales; on réservera cette dernière pour les inhalations.

Le benjoin à la dose de 2 grammes en teinture donne de très bons résultats :

Teinture de benjoin	1 à 2 grammes.
Teinture de cannelle	10 —
Sirop d'écorces d'oranges amères	40 —
Vin de Banyuls	110 —

La créosote se donne en pilules:

Créosote	8 grammes.
Savon amygdalin	Q. S.

pour 80 pilules, 8 à 10 par jour.

La forme pilulaire est de beaucoup la meilleure; les vins créosotés, qui ne sont d'ailleurs plus employés dans le traitement de la tuberculose pulmonaire ont le grand inconvénient de provoquer des troubles digestifs.

Les *sulfureux* agissent par leur hydrogène sulfuré qui s'élimine au niveau de la muqueuse bronchique; les préparations artificielles de soufre sont inférieures aux eaux sulfureuses naturelles, dont nous parlerons ultérieurement; celles-ci s'emploient en boissons et en inhalations.

Pour les inhalations on emploie surtout les eaux de Challes, Enghien, Labassère.

Les *iodures* sont surtout efficaces dans la bronchite des emphysémateux, des artério-scléreux. L'iodure fluidifie les sécrétions et en facilite le rejet ; mais il y a des inconvénients que l'on ne peut toujours éviter ; il supprime l'appétit, il détermine souvent l'intolérance (phénomènes d'iodisme) ; aussi faut-il le manier prudemment. Il est bon d'en interrompre souvent l'usage, de le donner par exemple, pendant trois ou quatre jours de suite, puis de le reprendre seulement au bout d'un laps de temps égal ; la dose utile varie de 20 centigrammes à 1 gramme *pro die*. Il est avantageux de l'associer à de l'extrait thébaïque ou de la belladone.

On prescrit par exemple :

Eau distillée	200 grammes.
Iodure de potassium	1 à 10 —

Dont on fait prendre une cuillerée à bouche le matin dans du lait.

ou :

Eau distillée		300 grammes.
Iodure de potassium		10 à 20 —
Extrait de jusquiame	ãã	10 centigrammes.
— de belladone		

Une cuillerée à bouche le soir, au coucher, quand le malade a des paroxysmes de dyspnée nocturne ;

ou bien encore :

Iodure de potassium	20 grammes.
Sirop de bourgeons de sapin	150 —
— diacode	200 —
— de térébenthine	100 —

Une cuillerée à bouche avant chaque repas.

2° La médication expectorante a ses indications, mais il convient de ne pas faire abus des vomitifs.

Au début du traitement le vomitif est parfois utile ; on prescrit l'*ipéca*. D'autre part, quand la congestion pulmonaire accompagne la bronchite et que le malade est un homme vigoureux, on peut prescrire pendant un ou deux jours le *tartre stibié*, à doses fractionnées.

Julep gommeux	120 grammes.
Tartre stibié	10 centigrammes.

Une cuillerée à bouche toutes les deux heures. Chez les individus âgés on emploie plutôt le *kermès*, la *scille*, le *polygala*.

Voici quelques formules relatives à l'emploi des expectorants.

Opium pulvérisé	ãã	50 centigrammes.
Poudre d'ipéca		
Extrait de jusquiame		1 gramme.
Chlorhydrate d'ammoniaque		3 grammes.

pour 50 pilules, 4 par jour.

Le tartre stibié s'emploie en potion à la dose de 5 centigrammes à 10 centigrammes

Infusion de polygala	100 grammes.
Sirop de menthe	30 —
Eau de fleurs d'oranger	20 —
Tartre stibié	5 centigrammes.

par cuillerée à bouche toutes les deux heures.

La scille s'emploie seule ou associée à l'ipéca :

Poudre de Dower	āā 3 grammes.
Poudre de scille	
Poudre d'eucalyptus	*ad libitum.*

pour 30 cachets ; 3 par jour.

3° Pour calmer la toux on a recours aux mêmes médicaments que dans la bronchite aiguë, c'est-à-dire à l'*opium*, la *belladone*, l'*aconit*, l'*eau de laurier-cerise*. Dans certaines formes (catarrhe sec) les *bromures* sont parfois utiles. Les inhalations agissent également sur la toux.

4° Le traitement général et hygiénique ne doit jamais être négligé. S'il convient de prémunir les malades contre l'impression du froid humide, les variations de température, il faut aussi s'efforcer de les aguerrir par les *frictions* sèches ou alcooliques et même par l'*hydrothérapie* (affusions froides sur le thorax).

Ceux que leur situation rend indépendants, devront passer l'hiver sous un climat tempéré, dans l'une des stations méditerranéennes ou bien à Pau, à Dax. En été, ils gagneront les stations d'altitude modérée, qui avoisinent le lac de Genève.

Il importe que les malades consacrent quelques heures à la marche, tout en évitant les fatigues excessives ; ils doivent éviter les milieux où l'air est confiné, rempli de poussière ou saturé de fumée de tabac.

On a recommandé récemment l'*aérothérapie*. On se sert des appareils de Waldenburg et de Dupont qui permettent au malade d'inspirer dans l'air comprimé et d'expirer dans l'air raréfié ; le courant aérien facilite l'expectoration et permet aux bronches de reprendre leur élasticité.

Les agents de la médication générale varient suivant l'état constitutionnel des sujets. Aux lymphatiques conviennent l'*iodure de fer*, l'*huile de foie de morue*, les *amers*, le *quinquina*.

Chez les neuro-arthritiques l'*arsenic* sous forme de liqueur de Fowler ou d'eau de la Bourboule est particulièrement indiqué.

Chez les arthritiques dyspeptiques, il faut rétablir le bon fonctionnement de l'estomac à l'aide du régime et des *alcalins*.

Le *traitement thermal* a toujours joué un grand rôle dans le traitement de la bronchite chronique. Les eaux sulfureuses sont indiquées chez les malades à réactions faibles, à bronchites torpides.

Les Eaux-Bonnes, Cauterets, Saint-Honoré, Barèges, Challes, Bagnères-de-Luchon, Amélie-les-Bains sont les stations les plus fréquentées. La dernière a l'avantage d'être une station d'hiver.

Les eaux arsenicales (Bourboule, Mont-Dore) sont utiles dans le catarrhe sec. Royat est également indiquée dans cette forme.

II. — Catarrhe sec.

Le catarrhe sec de Laënnec a d'étroites relations avec l'asthme qui le précède ou l'accompagne ; il paraît lié à un état congestif de la muqueuse bronchique, très mobile, mais très sujet à récidive.

Le symptôme le plus pénible pour les malades est la toux quinteuse et sèche qui provoque chez eux des efforts incessants et aboutit parfois à l'expectoration de petits globules muqueux, perlés.

On calme la toux à l'aide des inhalations de vapeur d'eau chargée de benjoin et à l'aide de l'aconit, de la belladone, etc.

De toutes les préparations opiacées la *codéine* est celle que l'on peut employer le plus longtemps, sans inconvénient, parce qu'elle nuit moins aux fonctions digestives que la morphine ou l'extrait thébaïque.

Barth prescrit :

Teinture de jusquiame..........	ãã 15 grammes.
— de racines d'aconit........	
Codéine..........................	60 centigrammes.

V à X gouttes, toutes les six heures. X gouttes de cette teinture renferment environ un centigramme de codéine.

Le catarrhe sec se complique tôt où tard d'emphysème, aussi l'*iodure de potassium* est-il bientôt indiqué. Les eaux du *Mont-Dore* améliorent notablement l'état des malades ; par contre, les eaux sulfureuses sont contre-indiquées.

III. — Bronchorrhée séreuse.

La bronchorrhée séreuse est très rare ; elle s'observe surtout chez les neuro-arthritiques héréditaires ; elle est assez rebelle à la thérapeutique ; les médicaments antisécréteurs que l'on emploie habituellement sont la *belladone*, la *jusquiame*.

On peut aussi donner, à titre de médicament agissant sur les vasomoteurs l'*ergot de seigle* ou mieux l'ergotine d'Yvon ou l'ergotinine de Tanret ; cette dernière à la dose de III à V gouttes, répétée matin et soir.

L'arsenic doit être donné à petites doses pendant longtemps, soit en solution ou sous forme de liqueur de Fowler, soit sous forme d'eau minérale (un quart de verre d'eau de la Bourboule), à chaque repas.

IV. — Trachéite chronique.

Dans la trachéite chronique le seul traitement efficace est le traitement local. Lubet-Barbon et A. Martin ont conseillé les inhalations de *vapeurs de menthol* (*Annales de laryngologie*, 1892). Ils se servent d'un flacon à deux tubulures, contenant des cristaux de menthol. Celui-ci se résout en vapeur à 45° ; il suffit donc de plonger la partie inférieure du flacon dans de l'eau chaude pour obtenir des vapeurs de menthol que le malade respire par un embout de verre qu'un tube de caoutchouc relie à l'une des tubulures. Chaque séance comporte cinq ou six inspirations et peut être renouvelée toutes les trois ou quatre heures.

Dans les cas anciens on pratique des injections intra-trachéales d'huile mentholée (à 5 ou 10 p. 100) à l'aide d'une seringue munie d'une canule très allongée, mince et recourbée ; on injecte chaque fois quelques gouttes de la solution huileuse.

V. — Bronchite putride.

Le traitement de la bronchite fétide et des expectorations fétides en général se résume en ces deux indications fondamentales : évacuer les sécrétions et combattre les sécrétions putrides au moyen des antiseptiques qui s'éliminent par la muqueuse respiratoire.

On a cherché à modifier directement la muqueuse bronchique par les inhalations d'*essence de térébenthine*, d'*essence d'eucalyptus*, d'*acide phénique*, de *créosote*.

Créosote de goudron de hêtre	10	grammes.
Alcool	200	—
Glycérine	20	—
Eau	770	—

Les inhalations d'*oxygène* sont fort utiles ; Barth conseille de faire inhaler 3 fois par jour 10 à 20 litres d'oxygène avec l'appareil Limousin, dont le flacon laveur renfermera, outre la quantité habituelle d'eau de chaux, 20 grammes d'essence de térébenthine. Bien que ces inhalations produisent une amélioration incontestable ; elles ne suffisent pas à elles seules à déterminer la guérison, car la substance médicamenteuse ne pénètre pas profondément dans les voies respiratoires. Afin de faire pénétrer l'agent médicamenteux jusque dans les dernières ramifications bronchiques, MM. Tapret et G. Sée ont eu l'idée de faire respirer le malade dans une atmosphère artificielle sous pression. Le malade est enfermé dans une chambre métallique hermétiquement close, et lentement on fait pénétrer dans cette chambre de l'air comprimé qui vient de barboter dans un mélange de créosote et d'eucalyptol. Cette méthode n'a qu'un inconvénient, c'est de n'avoir pu encore être rendue assez pratique pour se généraliser.

Un moyen plus efficace est l'*injection sous-cutanée d'eucalyptol* :

Eucalyptol	20 grammes.
Vaseline liquide	80 —

Injecter cinq à dix centimètres cubes.

On a enfin donné par la bouche les nombreux médicaments balsamiques ou autres énumérés plus haut : *eucalyptus*, *terpine*, *benjoin* en teinture.

Le *myrtol* a été particulièrement vanté par Eichhorst qui prescrit toutes les deux heures deux ou trois capsules de 15 centigrammes de myrtol. Da Costa a préconisé l'*huile de santal* à la dose de V gouttes, quatre fois par jour.

Les *hyposulfites* ont été souvent employés (Lancereaux, Leviez, Polli), à la dose de 4 à 5 grammes par jour.

Hyposulfite de soude	4 à 5 grammes.
Julep gommeux	120 —
Sirop d'eucalyptus	30 —

Ainsi que le *phénate de soude* (M. Lancereaux).

En dépit de cette apparente richesse de traitements, la bronchite fétide est une affection souvent rebelle, parce qu'elle coïncide dans un grand nombre de cas avec la dilatation ou tout au moins la perte de tonicité des bronches, et que les produits de sécrétion bronchique sont exposés perpétuellement à stagner dans les bronches et à s'y putréfier.

Dans certaines bronchites chroniques de causes diverses (emphysème, tuberculose, mal de Bright, etc.) les crachats peuvent prendre subitement une coloration due à une infection secondaire par un micro-organisme, le *Bacillus virescens* de Frick ; bien que cette coloration des crachats n'implique aucune conséquence fâcheuse, il est bon de savoir que l'on peut la faire disparaître très rapidement en donnant aux malades une potion contenant de l'*acide borique* (1 gramme), ainsi que l'ont montré MM. Combemale et François.

VI. — Bronchite pseudo-membraneuse.

La bronchite chronique pseudo-membraneuse est une affection des bronches, qui n'a rien de commun avec la bronchite diphtéritique ; elle s'en distingue anatomiquement par la composition des fausses membranes, composées à peu près uniquement de mucine, alors que les fausses membranes de la diphtérie sont fibrineuses. Elle peut succéder à une bronchite aiguë, ou bien survenir d'emblée ; les fausses membranes peuvent encore apparaître au cours d'une bronchite chronique emphysémateuse ou tuberculeuse. Elle donne lieu à une oppression pénible, à une toux violente, quelquefois convulsive qui se prolonge pendant plusieurs heures sous forme de quintes presque continues sans amener d'autre expectoration que des mucosités filantes, visqueuses. (Lucas-Championnière). C'est après des efforts pénibles et prolongés que se détachent les fausses membranes rendues sous forme de fragments isolés, ou bien de pelotons enroulés, teintés de sang, ou de longs tuyaux ramifiés. On a essayé de nombreux traitements contre la bronchite pseudo-membraneuse, sans en avoir trouvé un réellement efficace. On a utilisé tous les balsamiques notamment la térébenthine, les expectorants comme le tartre stibié et l'ipéca, les mercuriaux (calomel); ce sont d'une part les *inhalations de vapeurs d'eau chaude* facilitant le décollement des fausses membranes, et d'autre part l'*iodure de potassium* qui ont donné les meilleurs résultats.

B. — Bronchite chronique chez l'enfant.

La bronchite chronique est beaucoup plus rare chez l'enfant que chez l'adulte ; elle peut succéder à la bronchite aiguë (bronchite dite *à frigore*, bronchite de la coqueluche, de la rougeole) ; mais ce passage à l'état chronique est favorisé par toutes les causes de débilitation (misère et mauvaise alimentation, syphilis héréditaire, scrofule); M. Comby insiste sur ce point. D'autre part le rachitisme, les lésions naso-pharyngées chroniques (végétations adénoïdes, rhinite hypertrophique) contribuent à entretenir la chronicité de la bronchite; il y a de ce dernier chef une indication thérapeutique importante.

Le traitement général par l'*huile de foie de morue*, le *sirop iodo-tannique*. L'*arsenic* est plus efficace dans la bronchite chronique des enfants que le traitement de la bronchite elle-même. Le séjour à la campagne est toujours indiqué.

On peut prescrire l'arsenic associé au sirop de quinquina.

Sirop de quinquina....................	150 grammes.
Arséniate de soude....................	5 centigrammes.

Une cuillerée à café deux fois par jour.

Comme modificateurs de l'état local, on emploie la *terpine*, la *créosote*, la *teinture d'eucalyptus* :

Créosote............................	50 centigr. à 1 gr.
Alcool à 90°........................	10 grammes.
Vin de Banyuls......................	110 —

Une ou deux cuillerées à entremets par jour, avant les repas, aux jeunes enfants (Barth).

Aux enfants plus âgés on peut donner l'huile de foie de morue créosotée.

Teinture d'eucalyptus	2	grammes.
Sirop de polygala	15	—
Infusion d'hysope	100	—

Par cuillerées à café dans les vingt-quatre heures (R. Blache).

DILATATION DES BRONCHES.

Nous serons brefs sur le traitement de la dilatation bronchique parce que ce traitement se confond en grande partie avec celui de la bronchite fétide. Il faut surtout s'efforcer de prévenir la dilatation, car le traitement préventif est plus efficace que celui qui s'adresse à la maladie constituée. Quand, dans la convalescence d'une broncho-pneumonie, la résolution tarde à se produire, il faut employer les pointes de feu, les expectorants (kermès), pour désobstruer les bronches; la terpine pour tarir les sécrétions, l'arsenic pour combattre la dépression des forces.

Quand la dilatation existe on doit faciliter l'évacuation des matières purulentes accumulées dans les bronches, au moyen des expectorants. On peut employer le *kermès*, le *polygala* :

Racine de polygala concassée	4 grammes.
Eau bouillante	1 litre.

Faites infuser pendant deux heures et passez ; trois tasses par jour à distance des repas.

D'autre part l'évacuation du pus ne se produisant souvent que dans certaines positions, le malade doit prendre plusieurs fois par jour, l'attitude qui lui permet de vider ses bronches ; souvent d'ailleurs il prend d'instinct l'attitude la plus propice à cet effet. Gerhardt a recommandé, dans le même but, la *compression méthodique du thorax*.

Il faut être très réservé dans l'emploi des narcotiques qui suppriment le réflexe tussigène indispensable pour l'expectoration. Si la toux est très pénible on la calmera plutôt avec les inhalations de vapeurs aromatiques : eau bouillante additionnée de teinture de benjoin ou d'eucalyptus ; comme somnifère on emploiera de préférence le chloral.

Pour combattre la fétidité, on aura recours aux inhalations d'acide phénique à l'aide du flacon à deux tubulures et aux autres moyens énumérés précédemment (Voir le paragraphe consacré au traitement de la bronchite fétide).

S'il existe de la défaillance cardiaque on prescrira la digitale, la caféine. Contre les hémoptysies on mettra en usage les médications habituelles de ce symptôme.

COQUELUCHE.

Pendant fort longtemps, le traitement de la coqueluche est resté un traitement purement symptomatique, dont les médicaments antispasmodiques, destinés à modérer le nombre et la violence des quintes de toux, faisaient tous les frais. Depuis quelques années les idées sur la nature parasitaire de la coqueluche ont pris corps et des médications nouvelles ont surgi, se proposant pour la plupart d'attaquer le mal dans sa cause.

Dès 1870 Letzerich inoculait par trachéotomie chez des jeunes chiens et des lapins des cultures de spores trouvées dans le mucus du coquelucheux; au bout d'une huitaine de jours les animaux inoculés étaient pris de quintes de toux et de jetage; dans un nouveau travail, publié en 1873 (*Wirchow's Archiv*), Letzerich décrivait comme agent pathogène de la coqueluche non plus des spores, mais des microcoques. En 1876, Tschamer trouva dans les crachats des spores et un mycélium, qui d'après cet auteur, offraient des caractères spéciaux. Burger, en 1883, crut avoir trouvé le parasite qu'il décrivit comme un petit bâtonnet ellipsoïde, étranglé dans sa partie moyenne; ces différentes recherches ne reçurent pas de confirmation et on n'accorda quelque créance qu'à celles d'Affanassiew (1883): ce médecin a trouvé dans les crachats à la fin des accès, une quantité de petits bâtonnets, minces, un peu courbés, réunis deux à deux ou assemblés en courtes chaînettes ou en petits amas. Ces bâtonnets purent être cultivés sur l'agar-agar, la pomme de terre et leurs cultures furent inoculées aux animaux ; sur dix-huit animaux inoculés, la plupart moururent après avoir présenté des symptômes de coqueluche on de broncho-pneumonie. Affanassiew a trouvé le même microbe dans le mucus nasal d'enfants atteints de coqueluche et dans celui des animaux inoculés.

Baumgarten a contesté la spécificité de ce micro-organisme et l'on peut dire que si la coqueluche est, à coup sûr, une maladie microbienne, son microbe pathogène est encore à trouver, ainsi que sa porte d'entrée (fosses nasales, bronches?).

Le coquelucheux doit être rigoureusement *isolé* des autres enfants, la transmission de la maladie s'effectuant avec la plus grande facilité. La durée de l'isolement ne doit pas être inférieure à deux ou trois mois.

Les coquelucheux qui sont en traitement dans les hôpitaux doivent être séparés des fiévreux, de tous les enfants qui sont atteints d'affections pulmonaires, car la tuberculose, et surtout la broncho-pneumonie, trouvent chez le coquelucheux un terrain éminemment apte à la réceptivité morbide. Enfin les coquelucheux sans fièvre doivent être isolés de ceux qui ont de la fièvre et surtout de la broncho-pneumonie. Grâce à ces *mesures prophylactiques*, on peut restreindre dans une large mesure la mortalité des coquelucheux hospitalisés. Mais trop souvent on ne peut éviter la contagion, car rien ne distingue au début la coqueluche d'une bronchite simple et lorsque les quintes survenant, on veut isoler le coquelucheux, il est trop tard.

Parmi les nombreux agents de la médication classique, les uns répondent à une indication symptomatique, les autres sont des remèdes empiriques.

Parmi ces derniers nous citerons l'*acide chlorhydrique* très employé en Angleterre, l'*acide nitrique* usité au Canada et aux États-Unis, l'*ammoniaque liquide*, le *nitrate d'argent* à la dose de 3 à 14 milligrammes, l'*iodure d'argent* (Robert Bell), le *soufre* (Horst) à la dose quotidienne de 15 centigrammes à 75 centigrammes, la *cochenille*, la *myrrhe*, le *Drosera rotundifolia* proposé par M. Lamarre ; ce dernier médicament, qui a été très vanté, ne possède en réalité aucune efficacité. M. Roger a donné la teinture de drosera à la dose progressive de 1 à 4 grammes par jour, sans en retirer d'effets appréciables ; M. Jules Simon l'a prescrite jusqu'à 10 grammes par jour et conclut que c'est une substance absolument inerte. Il nous reste à mentionner le *café*, auquel on a attribué une action spécifique ; on utilisait surtout le café vert. Le café n'a d'autre utilité dans la coqueluche que de stimuler les petits malades déprimés par les quintes de toux et les vomissements répétés.

Les vomitifs et les antispasmodiques font les frais de la médication classique : les vomitifs sont utiles au début, comme à la période d'état; ils débarrassent des mucosités les bronches des enfants qui ne savent pas encore cracher.

L'emploi du *tartre stibié* que prescrivait Laënnec est à rejeter, en raison de la dépression qu'il laisse à sa suite et de la diarrhée qu'il détermine souvent. Trousseau donnait volontiers le *sulfate de cuivre* à la dose de 25 à 45 centigrammes dans 100 grammes d'eau distillée, par cuillerée à dessert toutes les dix minutes jusqu'à vomissement ; mais le vomitif de choix est l'*ipéca* que l'on donne en sirop additionné de poudre (autant de centigrammes de poudre que de grammes de sirop). Il faut se mettre en garde contre l'abus des vomitifs chez les coquelucheux et ne pas en faire la base du traitement ; on ne les prescrira pas tous les jours ou tous les deux jours, comme on le faisait volontiers autrefois, mais seulement chaque fois que la bronchite augmentera d'intensité. La même observation s'applique à l'emploi des révulsifs. Le vésicatoire n'a quelque utilité que dans le cas de congestion pulmonaire.

Tous les antispasmodiques ont été tour à tour proposés : notamment le *musc* préconisé par J. Franck, par Hufeland et qui se donne en teinture à la dose de X à XX gouttes ; la *valériane*, d'un emploi difficile, à cause de son odeur répugnante ; l'*oxyde de zinc* qui a du moins le mérite d'être inodore et insipide, et que l'on peut donner à la dose de 20 à 30 centigrammes ; le *bromure de potassium* tout aussi inefficace dans la coqueluche que dans la chorée.

Les antispasmodiques qui sont en même temps narcotiques sont les seuls que l'on utilise actuellement. Leur emploi chez l'enfant est délicat, car chez l'enfant la dose thérapeutique côtoie souvent de près la dose toxique. Le plus dangereux est l'opium qui, outre son pouvoir toxique, a l'inconvénient de tarir les sécrétions bronchiques et d'émousser la contractilité des muscles bronchiques. Les enfants supportent mieux le *chloral*, que l'on peut utiliser lorsqu'il y a saturation de l'organisme par la belladone ; on donne suivant l'âge, 15 à 50 centigrammes ou davantage de chloral (15 centigrammes par cuillerée à café d'un mélange d'eau distillée et de sirop de menthe ou d'écorce d'orange associés).

Le *chloroforme* est souvent employé en inhalations, seul ou associé à l'éther.

Il est utile dans les coqueluches à longs et fréquents accès, mais il convient d'être très prudent dans son emploi. Pendant l'accès, Wilde fait respirer quelques gouttes du mélange suivant :

Chloroforme	30 grammes.
Éther	60 —
Essence de térébenthine	10 —

H. Roger a donné le chloroforme à l'intérieur, à la dose de VI à XL gouttes en potion gommeuse ; il commençait par VI gouttes et augmentait de deux tous les jours.

On a récemment proposé le *bromoforme* (Stepp, Neumann, Lowenthal, etc.), qui se donne à la dose de V à XX gouttes par jour, suivant l'âge de l'enfant, le nombre et l'intensité des quintes ; comme il est très peu soluble dans l'eau, on le donne en potion alcoolisée :

Bromoforme	XII gouttes.
Alcool	6 grammes.
Sirop	10 —
Eau	100 —

Cette potion sera prise dans la journée, par cuillerée à café toutes les heures. Il ne faut pas dépasser XII gouttes par jour, au-dessous d'un an, XVI gouttes de deux à quatre ans, XX à XXV gouttes de quatre à huit ans ; le bromoforme en effet, n'est pas sans danger ; il peut chez les jeunes enfants déterminer un état comateux inquiétant. Ses effets se résument en l'atténuation de l'intensité et la diminution du nombre des quintes ; ils se manifestent du deuxième au quatrième jour en moyenne, après le début de son emploi, mais la durée de la maladie n'est pas abrégée (Neumann).

Fischer prétend cependant que l'on peut obtenir la guérison en dix ou douze jours, avec ce médicament.

La *belladone* a de tout temps été le remède le plus vanté et le plus employé. Trousseau prescrivait, pour les très jeunes enfants, une pilule contenant un demi-centigramme d'extrait et autant de poudre, et pour les enfants au-dessus de quatre ans, une pilule contenant une dose double de la précédente ; la pilule était prise le matin à jeun. Si au bout de quelques jours les quintes restaient aussi fréquentes et aussi intenses, Trousseau doublait la dose ; il insistait d'ailleurs sur ce point que la dose *pro die*, quelle qu'elle fût, devait être prise en une seule fois. Roger donnait surtout la teinture de belladone ; M. Cadet de Gassicourt emploie le sirop.

Roger prescrivait le sirop composé suivant :

Sirop de belladone........................	50 grammes.
— de valériane ou d'éther...............	ãã 25 —
— de digitale..........................	

dont chaque cuillerée à café contient 5 milligrammes d'extrait de belladone ; il commençait par une demi-cuillerée à café chez les enfants au-dessous de deux ans, et augmentait la dose de quantité égale, tous les deux jours, jusqu'au chiffre de 2 cuillerées en vingt-quatre heures ; aux coquelucheux âgés de deux à cinq ans, la dose du premier jour était d'une cuillerée à café ; elle était rapidement portée à 4 ou 5 cuillerées.

Ce sirop composé était donné pur ou mélangé à de l'eau sucrée, à du lait, etc.

Lorsque la quantité de sirop à ingérer (3 à 6 cuillerées par jour) soulevait quelque répugnance de la part des jeunes malades, M. Roger remplaçait le sirop par la teinture suivante :

Teinture de belladone.......................	10 grammes.
— de valériane.......................	ãã 5 —
— de digitale.......................	

Pour les enfants au-dessous de deux ans, on commence le premier jour par V gouttes, et l'on augmente de V tous les jours jusqu'au chiffre de XXX gouttes ; aux coquelucheux de deux à cinq ans, on donne depuis X gouttes jusqu'à LX, l'augmentation étant de X gouttes par quarante-huit heures. Enfin pour les sujets plus âgés, on élève le nombre de XV à XX gouttes, tous les deux jours. On mêle cette teinture à 1 ou 2 cuillerées de sirop d'althæa, de gomme, de menthe, ce qui en atténue la saveur désagréable. M. Roger faisait prendre un tiers de la dose journalière le matin au réveil, et les deux derniers tiers, le soir vers huit heures.

M. Cadet de Gassicourt formule le sirop composé suivant :

Sirop de Tolu...............................	150 grammes.
— de belladone............................	50 —

Une cuillerée à café représente 1gr.25 de sirop de belladone ; les plus jeunes enfants prennent une cuillerée à café par jour, en deux fois (1/2 cuillerée matin et soir) ; les doses sont augmentées progressivement par 1/2 cuillerés à café, prises à intervalles réguliers dans le cours de la journée, jusqu'à sédation des quintes ; pour les enfants au-dessus de sept ans, il faut commencer par deux cuillerées à café par jour. On doit toujours s'arrêter lorsque se manifeste la congestion de la face, la dilatation pupillaire, premiers signes d'intolérance pour la belladone.

Archambault prescrivait une solution de un centigramme d'atropine dans 10 grammes d'eau distillée, dont il administrait 3 gouttes par jour, chez les enfants d'un an.

L'*acide cyanhydrique* a été employé dans le traitement de la coqueluche, depuis le commencement du siècle, et vivement préconisé par West, mais il est peu de médecins qui soient tentés de le prescrire en raison de sa grande toxicité.

A côté du traitement médicamenteux, il faut citer les *bains tièdes*, qui calment les troubles nerveux chez les enfants excitables.

Parmi les traitements suscités par la doctrine de la nature parasitaire de la coqueluche, celui qui a sollicité le plus vivement l'attention est la méthode des *insufflations intra-nasales de poudres antiseptiques*, à laquelle Michael donna la préférence, parmi les moyens locaux susceptibles d'être employés. Déjà on s'était servi avec succès des insufflations d'acide borique contre l'asthme des foins et, en 1882, Justi (Congrès de Londres) avait déclaré avoir obtenu de bons résultats de l'insufflation intra-nasale de poudre de quinine et de salicylate de soude dans la coqueluche ; toutefois il avait employé concurremment des inhalations de vapeurs antiseptiques, et il était difficile de décider lequel de ces moyens avait été le plus efficace.

Quant à la cautérisation de la muqueuse des cornets, tentée par Sommerbrodt, elle était peu praticable chez l'enfant, de même que la douche intra-nasale. Michael essaya un grand nombre de poudres : chlorhydrate de quinine et acide benzoïque, quinine et bromure de potassium, iodoforme, acide borique, acide salicylique, poudre de benjoin, cocaïne, bicarbonate de soude et poussière de marbre ; cette dernière substance parut même donner quelques résultats ! Les poudres qui se montrèrent les plus efficaces furent celles de quinine et de benjoin.

Les insufflations de poudres médicamenteuses amènent dans la grande majorité des cas une diminution du nombre et de l'intensité des quintes ; elles peuvent, dans quelques cas, déterminer très rapidement la guérison absolue (en trois ou quatre jours). C'est surtout dans les cas tout à fait récents ou bien au contraire dans ceux datant de plus d'un mois que le traitement s'est montré efficace. Au Congrès de Wiesbaden (1887), Michael apporta une statistique portant sur 250 cas, et déclara avoir obtenu des résultats plus ou moins prononcés, parfois surprenants dans 75 p. 100 des cas ; dans 7 p. 100 la guérison fut obtenue en deux ou trois jours. Genser se montre beaucoup moins enthousiaste que Michael du traitement par les insufflations : dans les 36 cas où il l'a employé, la durée moyenne de la maladie a été de quarante-trois jours, c'est-à-dire qu'elle n'a pas été sensiblement abrégée ; il a d'ailleurs observé des accès de toux et même de suffocation à la suite des insufflations et leur préfère de beaucoup l'emploi de l'antipyrine. En France, la méthode de Michael a été expérimentée par M. Guerder qui faisait faire deux insufflations par jour d'un mélange à parties égales de poudre d'acide borique et de café torréfié ; chez un enfant de quatre ans qui avait, jour et nuit, des quintes toutes les heures, le nombre des quintes s'est abaissé en deux jours à 4 la nuit et 5 ou 6 le jour. M. Moizard a prescrit le mélange suivant :

Salicylate de bismuth........................	ãã 5 grammes.
Poudre de benjoin..............................	
Sulfate de quinine..............................	1 gramme.

Avec lequel il faisait faire trois insufflations par jour, à l'aide d'une poire en caoutchouc ou d'un simple tube en verre.

A côté de la méthode des insufflations nasales, il faut placer celle qui est destinée à porter la substance médicamenteuse jusqu'au niveau du larynx ou des bronches à l'aide d'inhalations, de badigeonnages ou d'insufflations.

Letzerich insuffla de la *poudre de sulfate de quinine* sur les cordes vocales ; en 1885, Moncorvo préconisa les badigeonnages intra-laryngés avec une solution de résorcine (à 1 p. 100) qu'il faisait précéder d'un attouchement à la *cocaïne* (10 p. 100), quatre ou cinq minutes auparavant. Rosenberg a eu recours aux badigeonnages de *menthol* en solution huileuse à 20 p. 100. La *cocaïne* a été également employée en inhalations, notamment par Garnet et Graffner (de Breslau); ce dernier faisait faire deux fois par jour des inhalations avec une solution ainsi composée :

Chlorhydrate de cocaïne........		6 à 10 centigrammes.
Eau distillée....................		45 grammes.
Chlorate de potasse............	ãã	50 centigrammes.
Eau distillée d'amandes amères..		

On a encore employé en inhalations l'*acide phénique* (solution à 1 ou 2 p. 100); cette méthode a été utilisée par Burchardt, Ortille, Thornes, Scheiding. Davezac (de Bordeaux) fait séjourner les malades dans une atmosphère saturée d'eau phéniquée (solution au 1000e). Pick a imaginé les inhalations à l'aide d'un masque contenant une boulette de coton sur laquelle on fait tomber XV à XX gouttes d'acide phénique; celui-ci doit être porté six à huit heures par jour et la boulette de coton doit être renouvelée trois fois pendant ce temps. Goldsmitht (de Strasbourg) est également très partisan des pulvérisations phéniquées à 4 ou 5 p. 100, qu'il fait faire toutes les deux ou trois heures; il n'a jamais observé de phénomènes d'intolérance. Citons enfin parmi les autres substances utilisées en inhalations, le *salicylate de soude* en solution au 10e (Neubert), l'*essence de thym* (Bouchut et Paulet) :

Essence de thym............................	10 grammes.
Alcool..	250 —
Eau	750 —

(à placer sur une assiette au-dessus d'une veilleuse), et l'*eau térébenthinée.* On a proposé les fumigations *d'acide sulfureux* (Mohn, 1886). Le Dr Weisgerber fait brûler matin et soir 10 grammes de soufre en poudre dans une assiette; l'enfant doit rester pendant une heure chaque fois dans la pièce où se dégagent les vapeurs; celles-ci, dans une pièce de 18 mètres cubes environ, ne sont pas assez concentrées pour déterminer d'autre trouble qu'une légère irritation du nez et de la gorge.

Le Dr Boury fait brûler 25 grammes de soufre par mètre cube dans la chambre dont on ferme hermétiquement toutes les issues; ensuite on ouvre au bout de quelques heures; on aère pendant cinq à dix minutes, et c'est alors que le malade y est introduit pour y passer la nuit.

On a enfin proposé des badigeonnages de l'isthme du gosier, des amygdales et de la base de la langue avec une solution de cocaïne à 5 p. 100.

Plusieurs médicaments nouveaux et inutilisés jusqu'ici dans la coqueluche, ont été donnés à l'intérieur, avec des succès divers. Deux d'entre eux méritent une mention particulière : ce sont le sulfate de quinine et l'antipyrine qui agissent comme nervins.

Dès 1888 Binz avait constaté l'efficacité des fortes doses de *quinine*; d'après lui, les résultats négatifs ne peuvent prévaloir contre le grand nombre de succès obtenus avec cette médication ; les résultats négatifs s'expliqueraient d'ailleurs aisément par le fait d'avoir donné le médicament à des doses trop faibles. Il donne la préférence non au sulfate, mais au tannate de quinine parce que ce dernier n'a presque pas de goût, ce qui est important à considérer, quand il s'agit de thérapeutique infantile. Si l'on administre le médicament de façon que le petit malade prenne par jour 4 fois autant de décigrammes qu'il compte d'années d'âge, on constate une amélioration prononcée dès le troisième jour environ; la coqueluche perd son caractère spasmodique pour revêtir les allures d'un simple catarrhe bronchique et disparaît rapidement. Récemment (1886), Ungar (de Bonn) a de nouveau appelé l'attention sur la quinine (chlorhydrate) et insisté sur la nécessité d'employer des doses élevées ; selon Ungar, on doit administrer la quinine à doses répétées 2 ou 3 fois par jour et qui varient ainsi qu'il suit, d'après l'âge de l'enfant :

A trois mois	5	centigrammes.
A six mois	10	—
A un an	12	—
A dix-huit mois	20	—

De deux à cinq ans la dose sera d'autant de décigrammes que l'enfant compte d'années, soit 30 centigrammes à trois ans; 50 centigrammes à cinq ans.

Cette dernière dose est la quantité maxima à administrer en une prise, même chez les enfants dont l'âge dépasse cinq ans.

L'amélioration s'observe généralement au bout de cinq à six jours; il faut alors diminuer les doses, mais progressivement, de façon à continuer pendant un certain temps l'usage d'une petite prise quotidienne de quinine, même après la disparition complète des quintes. Ce traitement n'est pas plus infaillible que les autres, mais il compte à son actif un grand nombre de succès incontestables et rapides. Le chlorhydrate de quinine se donne en potion ou en cachets.

On peut prescrire le chlorhydro-sulfate de quinine à la dose de 20 à 50 centigrammes par jour :

Chlorhydro-sulfate de quinine	2	grammes.
Eau distillée	200	—

2 à 6 cuillerées à café par jour dans un peu de sirop, chez les enfants qui peuvent l'avaler ; dans le cas d'intolérance absolue de l'estomac, il faudrait recourir aux lavements quiniques.

Depuis quelques années l'*antipyrine* est employée dans le traitement de la coqueluche avec un succès au moins égal à celui de la quinine. Genser, Schnirer, Sonnenberger, etc., en Allemagne ont particulièrement vanté son efficacité; Sonnenberger prescrit autant de centigrammes que l'enfant a de mois, autant de décigrammes qu'il compte d'années, trois fois par jour, après le repas, dans une potion édulcorée avec du sirop de framboise; les effets sont d'autant plus marqués que l'administration du médicament est plus précoce; on observe toujours la diminution du nombre et de l'intensité des quintes et la durée de la maladie se trouve notablement abrégée. Schnirer (de Vienne) est beaucoup plus réservé sur l'efficacité de l'antipyrine. Sur 28 cas, l'action de celle-ci a souvent été presque nulle, et la durée moyenne de la maladie de 50 jours. En France, M. Dubousquet-Laborderie a publié les résultats obtenus chez un nombre relativement considérable de malades (plus de 300); l'antipyrine s'est montrée très efficace dans 197 cas; 15 fois seulement son emploi a été suivi d'accidents tels que phénomènes d'intolérance gastrique ou éruptions scarlatiniformes; elle est mieux supportée par les enfants qui n'ont pas de fièvre que par les fébricitants. M. Dubousquet-Laborderie fait prendre l'antipyrine, après les crises, dans de l'eau de Vals ou de Vichy additionnée de sirop et fait ingérer immédiatement après une tasse de lait ou de bouillon. Les doses *pro die* sont de 30 centigrammes à 1 gramme pour un enfant de un à trois ans, de 2 à 4 grammes pour les enfants plus âgés.

Marfan prescrit la solution suivante :

Antipyrine	3	grammes.
Sirop de fleurs d'oranger	25	—
Eau distillée	100	—

Chaque cuillerée à café contient 20 centigrammes d'antipyrine; les nourrissons doivent en prendre 1 à 2 cuillerées à café par jour : au-dessus de deux ans les enfants peuvent en prendre 5 et même plus.

Certains médecins ont associé l'antipyrine et le sulfate de quinine. Guidi (de Florence) donne :

Bisulfate de quinine	5	centigrammes.
Antipyrine	5	—

pour une prise; faire dissoudre dans une cuillerée d'eau, 4 prises par jour pour les nourrissons; 5 à 6 pour les enfants sevrés et jusqu'à quatre ans; pour les enfants plus âgés la dose pour une prise est :

Bisulfate de quinine	10	centigrammes.
Antipyrine	15	—

On administre 4 de ces prises aux enfants de quatre à six ans; 5 à 6 à ceux de six à douze ans; 309 individus de tout âge auraient été traités par cette méthode et 7 insuccès seulement auraient été observés.

Manasse a récemment prescrit la *terpine* contre la coqueluche et l'a employée dans 41 cas « avec les meilleurs résultats » ; chez les enfants au-dessous d'un an il a pu donner sans inconvénients 1 gr. 20, dose qu'en France nous réservons habituellement aux adultes. La terpine agit vraisemblablement contre la bronchite, mais il est peu probable qu'elle s'adresse à la cause même de la coqueluche. On peut prescrire :

Terpine	2	grammes.
Élixir de Garus	100	—

2 à 3 cuillerées à café délayées dans un peu d'eau. Le traitement par l'*ouabaïne* proposé par Percy, Wilde et Gemmel ne paraît pas très recommandable, en raison de la toxicité de cette substance.

L'*oxymel scillitique*, proposé en 1886 par le Dr Netter (de Nancy), aurait été employé avec un certain succès. Sur 149 cas Widowitz a vu 87 à 90 fois sur 100 une amélioration évidente se produire dès les premiers jours du traitement; d'après le Dr Benoît, l'oxymel scillitique abrège notablement la durée de la période spasmodique et fait cesser les vomissements.

Le Dr Schmidt, qui a traité par l'oxymel scillitique plus de 200 coquelucheux, a vu 20 fois sur 100 la maladie enrayée dans les huit premiers jours, et dans 65 p. 100 des cas, le nombre des quintes, leur durée et leur intensité diminuer au bout de deux à trois jours. Le médicament a l'avantage d'être bien toléré et d'une innocuité parfaite.

D'après le Dr Simon la durée de la coqueluche n'est pas sensiblement abrégée, mais le nombre et la violence des accès sont notablement diminués; quant aux vomissements et aux hémorrhagies, conséquences des quintes violentes, ils disparaissent. En même temps que les quintes diminuent de fréquence (elles tombent après quelques jours à la moitié et même au quart de leur taux primitif), l'expectoration devient plus abondante, plus fluide, partant plus facile. Chez les nourrissons on donnera de XX à LX gouttes dans les vingt-quatre heures, par doses égales, dans l'intervalle des tétées; chez les enfants plus âgés, on administre de 20 à 30 grammes, c'est-à-dire environ 4 à 6 cuillerées à café, coup sur coup, entre cinq à six heures du soir, le malade demeurant à jeun de trois à sept heures.

Nous avons énuméré avec complaisance les innombrables moyens de traitement, anciens ou nouveaux, que l'on a employés contre la coqueluche, et nous avons vu qu'aucun d'eux ne pouvait prétendre à exercer une action décisive sur l'évolution de la maladie. Il convient tout d'abord d'éliminer ceux qui comme le bromoforme, l'ouabaïne, etc. peuvent être toxiques à un degré quelconque, pour s'en tenir à l'emploi de ceux qui ont du moins l'avantage d'être bien tolérés d'une façon générale et de ne pas exposer à des accidents d'intoxication. Comment doit-on les utiliser aux différentes périodes, quelles variantes doit-on apporter au traitement suivant les formes de la maladie? c'est ce qu'il nous reste à examiner.

A la **première période**, celle de bronchite, l'intervention doit être discrète. D'ailleurs on ignore souvent, lorsqu'il n'existe pas de contagion avérée, que l'on se trouve en présence d'un début de coqueluche; aussi se borne-t-on à prescrire des potions calmantes; chez les jeunes enfants, au-dessous de deux ans, on donnera :

Infusé de mauve ou de coquelicots.............	60 grammes.
Sirop d'althæa................................	30 —
— de thridace................................	10 —

ou :

Soluté de gomme arabique.....................	60 grammes.
Sirop de capillaire............................	40 —
Eau distillée de laurier-cerise................	1 gramme.

(H. Roger.)

à faire prendre dans du lait, par cuillerée à dessert, toutes les deux heures. Si la toux est fréquente on peut ajouter à ces potions ou donner dans un looch (à deux ans) 5 grammes de sirop de codéine.

A la même période on fait une légère révulsion, à l'aide de cataplasmes sinapisés, et l'on pratique l'enveloppement continu des jambes à l'aide de bottes d'ouate; s'il existe de nombreux râles muqueux dans la poitrine, si la respiration est quelque peu gênée, l'emploi de l'ipéca est tout indiqué.

Lorsque la **deuxième période**, marquée par le début des quintes, apparaît, on doit mettre en pratique certaines mesures hygiéniques.

L'enfant est placé dans une chambre convenablement ventilée; quelques médecins conseillent le changement fréquent de chambre et même de faire coucher l'enfant dans une chambre autre que celle où il séjourne pendant la journée. Il n'est pas toujours pratique d'exécuter cette prescription, dont l'utilité est d'ailleurs contestable.

Une question plus importante se pose, celle des sorties de l'enfant. Peut-on laisser sortir le coquelucheux qui n'a pas de fièvre? Les avis sont partagés à cet égard; quelques médecins, entre autres Archambault, Jules Simon maintiennent les enfants à la chambre pendant toute la durée de la coqueluche; d'autres, tout en reconnaissant la nécessité d'éviter le refroidissement, conseillent les sorties quand le temps est beau et sec, pour prévenir l'anorexie et l'état anémique qui sont la résultante inévitable de la réclusion prolongée. C'est ce dernier parti que l'on adopte d'ordinaire; il faut veiller à ce que l'enfant ne se fatigue pas pendant ces sorties; la course, les jeux violents seront interdits, car toute fatigue se traduit par un redoublement des quintes.

Quand l'enfant est pris de quinte on doit le faire asseoir, lui soutenir le front avec la main; on débarrassera la bouche des jeunes enfants des mucosités qui les obstruent, en les extrayant avec le doigt.

Si l'accès très intense menace de produire l'asphyxie, on flagelle la figure avec des linges mouillés, on applique des sinapismes aux membres inférieurs, on pratique la *respiration artificielle*, en cas de syncope, en ayant soin d'attirer la langue au dehors; on peut aussi exercer des *tractions rythmées sur la langue* (procédé de Laborde). Quand l'attaque d'éclampsie succède à la quinte, on fait respirer au petit malade quelques gouttes d'*éther* ou de *chloroforme* sur un mouchoir.

L'*alimentation* des jeunes malades présente de grandes difficultés, lorsque les quintes sont suivies de vomissements répétés; dans ce dernier cas, on multiplie les repas et l'on donne des aliments à l'enfant, aussitôt après la quinte. On conseille habituellement de donner des purées de viande ou de légumes, des gelées, du ris de veau, des cervelles, c'est-à-dire des aliments très nourrissants sous un petit volume.

On insistera sur l'emploi du lait; le café noir diminue la fréquence des vomissements.

Si l'enfant est encore au sein, on utilise également les instants de répit qui suivent les fortes quintes pour lui donner à téter.

En ce qui concerne les médicaments à employer, il importe de faire un choix judicieux parmi le grand nombre de ceux que nous avons énumérés.

On traite la bronchite par le *benzoate de soude* donné en potion à la dose de 50 centigrammes à 1 gramme par jour, pour les enfants d'un an, par la *terpine* chez les enfants plus âgés.

Dans tous les cas on obtiendra d'excellents résultats des *pulvérisations* faites avec des balsamiques; ces pulvérisations facilitent l'expectoration, modèrent la toux, et modifient avantageusement l'état de la muqueuse bronchique. On peut faire évaporer 3 ou 4 fois par jour, dans une casserole placée au-dessus d'une lampe à alcool, une petite quantité d'un mélange balsamique :

Essence de thym........................	ãã 10 grammes.
— d'eucalyptus........................	
— de térébenthine........................	
Alcool rectifié........................	250 —
Eau........................	750 —
	(Marfan.)

Quant aux vomitifs, il faut se garder de la tendance qu'ont certains médecins à en répéter l'emploi trop souvent; l'ipéca n'est réellement utile que quand les bronches sont obstruées de mucosités dont l'enfant ne peut se débarrasser.

Comme antispasmodiques on prescrit d'abord l'*antipyrine* de la façon qui a été indiquée, et, si l'antipyrine échoue, on a recours à la *belladone*. On peut aussi essayer les insufflations intra-nasales de poudres antiseptiques, mais on en poursuivra l'usage, que si l'on obtient par ce moyen une amélioration rapide.

Il faut se garder, dans le traitement de la coqueluche de moyenne intensité, de surcharger l'estomac de médicaments dont l'efficacité n'est pas toujours très manifeste, mais dont l'action nuisible sur les fonctions digestives se fait au contraire bientôt sentir.

Par contre, il faut pratiquer avec le plus grand soin l'*antisepsie nasale* et *buccale*, dans le but de prévenir la broncho-pneumonie, la plus grave et la plus fréquente des complications de la coqueluche.

Marfan conseille d'introduire quatre fois par jour dans le nez de l'enfant, après l'avoir mouché, gros comme un pois de la pommade suivante :

Acide borique	6 grammes.
Menthol	5 centigrammes.
Vaseline	30 grammes.

et de lui renverser ensuite la tête pour que la vaseline pénètre profondément; il conseille d'autre part de rincer la bouche de l'enfant après les tétées ou les repas avec :

Acide phénique	1 gr. 50.
Thymol	10 centigrammes.
Eau distillée	500 grammes.

Dans l'hypercoqueluche on a surtout à lutter contre la violence des quintes et contre les complications qui en résultent ; on combat les vomissements en donnant de l'*eau de Selz*, du *café noir*, de l'*acide chlorhydrique* (3 à 4 gouttes), et au besoin une *demi-goutte de laudanum* immédiatement avant le repas. On lutte contre la fièvre au moyen du *sulfate de quinine*, du repos au lit, enfin on assure le sommeil par les *lavements de chloral*, les *bains tièdes*.

A la **troisième période** le caractère spasmodique de la bronchite disparaît; aussi faut-il diminuer les doses des médicaments prescrits (belladone, antipyrine, quinine), tout en continuant l'emploi pendant un certain temps, de crainte d'un retour offensif de la maladie. Au bout d'une quinzaine de jours on peut avoir recours aux *balsamiques :*

Sirop de Tolu	ãã parties égales.
Sirop de térébenthine	

et aux *eaux sulfureuses* ou *arsenicales* coupées avec du lait. La guérison complète sera hâtée par le changement d'air, le séjour à la campagne. Si l'adénopathie trachéo-bronchique complique la coqueluche, une cure à la *Bourboule*, au *Mont-Dore*, à *Cauterets*, complétera le traitement.

Contre les **complications** d'ordre mécanique le médecin n'est pas désarmé ; il doit remédier au prolapsus du rectum, aux hernies, toucher l'ulcération sublinguale avec un pinceau trempé dans du *miel rosat boraté* (2 grammes de borax pour 10 grammes de miel), ou en cas de persistance, avec une solution de *nitrate d'argent au 30*ᵉ, arrêter les épistaxis par les moyens appropriés (irrigation d'eau très chaude, tampons imbibés d'une solution d'antipyrine), etc.

La broncho-pneumonie est la complication d'ordre inflammatoire la plus fréquente et la plus grave ; nous renvoyons pour son traitement ainsi que pour celui de l'emphysème, etc., aux chapitres consacrés à ces maladies.

Le pneumothorax guérit généralement d'une façon spontanée, mais nécessite parfois la thoracentèse.

Pour combattre l'anémie qui suit toute coqueluche intense, le changement d'air est le plus sûr moyen. On prescrira de plus le *sirop d'iodure de fer*, les *amers* (sirop de gentiane, de quinquina), l'*arsenic*, (en solution ou sous forme d'eau de la Bourboule).

IV

MALADIES DU POUMON.

CONGESTION ET ŒDÈME PULMONAIRES.

La congestion pulmonaire existe rarement à l'état isolé, mais elle constitue un état morbide dont il faut tenir compte aussi bien dans les affections pulmonaires qu'il accompagne que dans les maladies générales infectieuses ou chroniques dont il est une manifestation ou une complication.

On distingue une congestion passive et une congestion active ; quant à l'œdème, il n'est que l'expression de la congestion à son maximum d'intensité.

La congestion pulmonaire s'observe très fréquemment, car le poumon, situé entre le cœur gauche et le cœur droit, subit le contre-coup direct de toutes les modifications de la circulation intra-cardiaque ; d'autre part, l'appareil vaso-moteur du poumon se laisse influencer très facilement soit par les agents extérieurs, soit par les poisons ou les microbes qui lui parviennent par la voie circulatoire.

La congestion est un élément anatomique constant des **affections pleuro-pulmonaires** aiguës ou chroniques ; elle joue un rôle considérable dans la broncho-pneumonie ; elle existe au début de la pleurésie (Potain) et peut faire croire à l'existence d'un épanchement abondant, nécessitant la thoracentèse, alors qu'en réalité celui-ci est insignifiant.

Lorsque la congestion qui accompagne la pneumonie et la broncho-pneumonie est très étendue, il est parfois nécessaire d'avoir recours à la *saignée*, si la dyspnée est excessive, si le malade est cyanosé, en proie à l'asphyxie. La saignée n'est cependant licite, que si le malade est un individu jeune et vigoureux ; elle est contre-indiquée chez l'enfant. Moins intense, la congestion est combattue à l'aide des *ventouses sèches* fréquemment répétées et des *cataplasmes sinapisés*. Le vésicatoire, comme agent de révulsion, est aujourd'hui abandonné par l'immense majorité des médecins, les nombreux inconvénients qui résultent de son emploi, ne sont pas compensés par ses avantages problématiques. Les *bains tièdes* chez les enfants, les bains froids même chez l'adulte peuvent rendre les plus grands services. Si l'on ne parvient à triompher des préjugés qui existent encore dans le public au sujet de l'emploi des bains dans les affections pulmonaires, on pourra du moins avoir recours aux *enveloppements froids*. On applique autour du thorax une pièce de gaze pliée en huit ou dix doubles, trempée dans de l'eau froide et recouverte de taffetas gommé; la première sensation est désagréable, mais elle disparaît rapidement et les enfant eux-mêmes acceptent assez aisément les applications froides. Sous leur influence la peau du thorax rougit rapidement, la température s'élève et au bout de quelques heures on peut constater souvent un érythème papuleux, analogue à celui que provoquent les révulsifs chimiques; les enveloppements froids agissent donc par leur action révulsive, peut-être aussi une certaine part de leur efficacité doit-elle être attribuée à la soustraction de calorique et à la stimulation nerveuse générale qu'ils provoquent. Nous avons obtenu d'excellents résultats des enveloppements froids, dans un assez grand nombre de pneumonies et de congestions pulmonaires d'origine grippale, ainsi que nous l'avons indiqué dans une *Revue de la Gazette des hôpitaux* (novembre 1893) ; plus récemment (*Société médicale des hôpitaux*, mars 1894) M. Legendre a recommandé à son tour ce mode de traitement qui est d'un emploi courant en Allemagne mais encore peu répandu en France.

Dans la tuberculose la congestion pulmonaire est un épisode qui peut survenir à toutes les périodes de la maladie et principalement au début. (Voir le Traitement de la tuberculose.)

La congestion pulmonaire existe dans la plupart des **maladies générales fébriles**; on l'observe en particulier dans la rougeole, la grippe, la fièvre typhoïde, le typhus exanthématique, l'infection puerpérale, le rhumatisme, etc. Tantôt elle relève d'un processus actif, comme dans la grippe, la rougeole, le rhumatisme, tantôt, comme dans la fièvre typhoïde, c'est un phénomène passif, une congestion hypostatique résultant du décubitus prolongé et déterminée par l'affaiblissement progressif de la contractilité cardiaque qui s'épuise.

Dans la rougeole la congestion peut être fugace, peu intense, et n'avoir aucune signification fâcheuse; mais dans quelques cas, elle envahit avec une grande brusquerie les deux poumons et peut déterminer une asphyxie rapide; en présence d'une semblable complication on ne doit pas hésiter à placer le malade dans un *bain frais* à 28 ou 30°, pendant la durée duquel on pratique des affusions froides; on fait suivre le bain d'une friction énergique et l'on fait boire des grogs, du café; au besoin, on pratique des *injections de caféine;* sous l'influence de ces moyens les symptômes menaçants peuvent être ordinairement enrayés.

La congestion pulmonaire d'origine palustre est justiciable du *sul-*

fate de quinine. Quant à la congestion d'origine rhumatismale qui survient brusquement et présente des allures dramatiques, elle est plus bénigne en réalité qu'en apparence, car elle disparaît avec la même rapidité qu'elle a débuté.

Chez les goutteux, au déclin de l'attaque articulaire, peuvent également survenir, d'une façon brusque, des poussées de congestion pulmonaire; elles cèdent en général au traitement par le *colchique* (dix à vingt gouttes de teinture).

Chez les typhiques qu'on laisse immobiles dans leur lit, la congestion pulmonaire ne pouvait être évitée autrefois, mais aujourd'hui que le traitement systématique par les bains froids est universellement adopté, on observe rarement des congestions étendues. Le bain froid constitue le meilleur moyen préventif contre la congestion, tant par les changements fréquents d'attitude qu'il impose aux malades, que par son action sthénique sur le cœur et le système nerveux; si le malade était déjà atteint de congestion avant que le traitement ne fût institué, on constate la disparition rapide de celle-ci à la suite des premiers bains. Le bain froid est donc le moyen de traitement par excellence de la congestion hypostatique de la fièvre typhoïde, comme de celle de tous les états adynamiques. Si la congestion est plus particulièrement liée à une altération du myocarde, on est conduit à instituer la médication cardiaque : digitale, caféine.

La congestion pulmonaire de la grippe est justiciable des *émissions sanguines locales* et de l'*ipéca* dont nous indiquerons le mode d'emploi, à propos du traitement de la congestion pulmonaire idiopathique.

Dans le **mal de Bright** et l'**artério-sclérose** la congestion est fréquente; tantôt (néphrite parenchymateuse) il s'agit d'une congestion passive localisée aux bases et s'installant progressivement comme dans les cardiopathies, tantôt (néphrite interstitielle et artério-sclérose) se produisent des poussées subites d'œdème aigu du poumon, amenant une asphyxie rapide. La *saignée* générale, ou les émissions sanguines locales, s'il s'agit d'un sujet trop âgé pour supporter une saignée, constituent le moyen de choix à employer concurremment avec l'ipéca, et surtout les *purgatifs drastiques* et le *régime lacté*, car Huchard a montré le rôle de l'insuffisance rénale dans la genèse de ces accidents; il faut donc, en cas d'œdème aigu du poumon, prescrire immédiatement le régime lacté et un purgatif comme par exemple :

Calomel..............................	ãã 50 centigrammes.
Scammonée..........................	

en deux paquets, à prendre à un quart d'heure d'intervalle.

La saignée est également indiquée dans la congestion de l'**alcoolisme aigu** ou dans celle qui suit le **coup de chaleur**, la **submersion**, enfin dans les **accidents gravido-cardiaques.** La congestion pulmonaire des **cardiaques mitraux** est un phénomène précoce. Au début il s'agit d'une congestion peu étendue, ne se traduisant par aucun symptôme, analogue à l'albuminurie légère, irréductible, qui peut précéder pendant longtemps la période d'asystolie confirmée. Cette congestion prémonitoire ne comporte aucune indication thérapeutique spéciale; il n'en est pas de même de la congestion des périodes avancées des cardiopathies, c'est-à-dire de celle qui coïncide avec l'œdème des membres inférieurs, l'augmentation de volume du foie, qui se traduit par un essoufflement permanent; ici il faut intervenir énergiquement par tous les moyens que l'on peut mettre en œuvre contre l'asystolie; la *digitale* est le seul remède de la congestion passive des cardiaques.

La **congestion idiopathique** (maladie de Woillez), est la seule qui nécessite un traitement s'adressant non à la cause, mais au symptôme. Nous envisagerons successivement son traitement chez l'enfant où elle est relativement fréquente (Cadet de Gassicourt) et chez l'adulte.

Chez l'enfant on a recours à la *révulsion* de la façon suivante : tout d'abord, on peut utiliser les frictions sèches et surtout les frictions faites avec l'alcool camphré, ou la térébenthine; cette révulsion par frictions est bien préférable à celle qui est faite avec la teinture d'iode (celle-ci pouvant provoquer l'albuminurie, J. Simon); elle est tout aussi énergique et moins désagréable pour l'enfant que l'emploi du sinapisme.

Alternant avec ces frictions, il faut utiliser le bain tiède sinapisé (60 grammes de farine de moutarde), de cinq minutes de durée; on peut encore prescrire les ventouses sèches, et l'enveloppement des membres inférieurs dans des bottes d'ouate; n'oublions pas la révulsion déjà indiquée au moyen des enveloppements froids. Le médicament par excellence de la congestion pulmonaire, tant de l'enfant que de l'adulte, est l'ipéca. On a beaucoup discuté sur le mode d'action de l'ipéca; il paraît évident que cette substance agit en anémiant le poumon par les vomissements qu'elle provoque, et en déterminant l'expulsion des mucosités accumulées dans les bronches. Suivant l'âge, on donne soit le sirop d'ipéca, additionné de poudre, soit la poudre seule à la dose de 20 à 50 centigrammes en trois ou quatre paquets que l'on administre à quelques minutes d'intervalle, et que l'on fait suivre d'ingestion d'eau tiède pour faciliter le vomissement.

Après avoir employé l'ipéca, on donne quelques gouttes de teinture de *digitale*, ou bien la macération de la même plante, à la dose de 10 centigrammes pour un enfant de trois ou quatre ans.

Quant aux *sels ammoniacaux*, notamment le chlorhydrate d'ammoniaque, si vanté par Marrotte dans le traitement de la congestion pulmonaire, on peut les prescrire, à titre de stimulants, dans une potion légèrement alcoolisée :

Chlorhydrate ou carbonate d'ammoniaque.	1 à 2 grammes.
Alcool................................	10 à 20 —
Sirop d'éther...........................	30 —
Eau distillée de cannelle................	100 —

par cuillerées à bouche, une toutes les deux heures;
ou :

Liqueur ammoniacale anisée.................	1 gramme.
Julep gommeux..............................	120 grammes.

par cuillerées à bouche, une toutes les deux heures.

Chez l'adulte, on prescrit habituellement l'ipéca à doses réfractées, sous forme de *poudre de Dower*, souvent associé à la *scille* :

Poudre de Dower............................	2 grammes.
— de scille................................	1 gramme.

pour vingt cachets, dont on donnera trois ou quatre dans la journée.

S'il existe une température assez élevée on peut associer la poudre de Dower et le *sulfate de quinine* :

Poudre de Dower............................	2 grammes.
Sulfate de quinine.........................	1 gramme.

pour 20 cachets; 4 par jour.

Les ventouses scarifiées sont indiquées si le point de côté est particulièrement douloureux.

PNEUMONIE.

« L'expérience clinique dégagée de toute préoccupation théorique, et jugeant la question sans parti pris, avait bien démontré depuis un quart de siècle qu'il n'existe pas de remède de la pneumonie; d'ores et déjà, on peut ajouter que les recherches doivent se poursuivre dans l'ordre des médicaments, qui atténuent l'action des parasites sur l'organisme, tout en maintenant les forces individuelles, de manière à leur permettre de lutter contre l'action envahissante et destructive du parasite; l'indication causale est là (1). »

Cette profession de foi demeure l'expression exacte de la vérité : c'est du côté de l'atténuation du virus pneumonique que doivent se diriger

(1) G. Sée, *Maladies spécifiques (non tuberculeuses) du poumon*, 1885, p. 268.

les efforts de la thérapeutique. De nombreuses recherches ont déjà été faites dans ce sens; mais les essais de vaccination antipneumonique sont encore presque exclusivement du domaine expérimental, aussi est-on réduit actuellement aux seules ressources du traitement médical, général et symptomatique. La découverte du microbe pathogène, le pneumocoque, n'est cependant pas restée sans influence sur la direction du traitement. Cette découverte attestant la nature infectieuse de la pneumonie et la révélant comme une maladie générale, et non comme une inflammation locale, a donné le coup de grâce à un certain nombre de médications surannées, inspiré une prophylaxie efficace et une thérapeutique plus rationnelle.

Aujourd'hui, le traitement de la pneumonie vise moins l'état local, dont il faut cependant tenir compte, que l'état général du sujet infecté par le pneumocoque; c'est pourquoi la médication tonique a pris peu à peu une importance prépondérante; d'autre part, les notions nouvelles acquises sur le rôle des toxines microbiennes et sur la nécessité de favoriser leur élimination par le filtre rénal, ont justifié l'emploi de la médication balnéaire et des agents diurétiques, qui ont pour effet commun d'assurer la dépuration de l'organisme.

En ce qui concerne l'état local, on a reconnu que, s'il était illusoire de vouloir combattre le processus congestif à l'aide des divers agents de révulsion ou des expectorants, on pouvait s'opposer à l'engouement progressif du poumon, en relevant l'énergie cardiaque.

Ainsi donc, médication tonique et diurétique, d'une part, médication cardiaque de l'autre, constituent les bases du traitement actuel de la pneumonie. Certaines indications, tirées non de la maladie elle-même, mais de l'état de chaque malade en particulier, viennent s'ajouter aux indications essentielles fournies par l'existence de la pneumonie.

Avant d'entrer dans le détail des différents traitements, il importe de constater que la pneumonie, en dépit de ses allures solennelles, est une affection généralement bénigne, lorsqu'elle survient, en dehors de toute épidémie grippale, chez des sujets jeunes, d'une bonne santé habituelle, indemnes de cardiopathie, de mal de Bright, d'artériosclérose, de tuberculose, d'alcoolisme. Ces malades, qui ne présentent aucune tare organique, guérissent habituellement sans aucun traitement, ou du moins après un traitement anodin dont il est permis, à bon droit, de contester l'influence; chez les enfants, notamment, la guérison est la règle.

Chez le vieillard, la pneumonie est infiniment plus grave que chez l'adulte, parce que les tares organiques deviennent de plus en plus fréquentes avec les progrès de l'âge; sans doute, il n'est pas rare de voir des vieillards guérir de pneumonie (ce fait se constate particulièrement chez ceux qui sont atteints de pneumonie à répétition), mais cette exception n'infirme pas la règle, à savoir que la gravité de la pneumonie est proportionnelle à l'âge et à l'intégrité moindre des différents organes. Ceci nous amène à indiquer que, chez tout pneumonique, il faut se préoccuper avant tout de l'organe *minoris resistentiæ*, du « point faible » ; que, chez le cardiaque, l'attention doit se porter immédiatement du côté du cœur, prêt à céder à la moindre attaque ; que, chez le brightique, le maintien de la perméabilité rénale doit être l'objet de toutes les préoccupations, etc... En un mot, expectation déguisée dans la pneumonie des sujets jeunes et bien portants, traitement énergique et variable, suivant les différentes conditions d'infériorité organique chez les sujets âgés ou malades antérieurement, sont pour nous des préceptes logiques à mettre en pratique dans le traitement de l'infection pneumonique. Ainsi qu'on l'a dit bien souvent, c'est le malade et non la maladie qu'il faut traiter (Peter). Cette proposition peut s'appliquer à la plupart des maladies, elle est particulièrement exacte dans le cas présent.

La broncho-pneumonie diffère de la pneumonie franche aiguë, en ce qu'elle est le plus souvent secondaire à une maladie infectieuse, et par suite se greffe sur un organisme déjà déprimé, en ce que les microbes qui peuvent l'engendrer sont nombreux (d'où son pronostic quelque peu variable, suivant sa nature microbienne), en ce que les lésions pulmonaires sont plus étendues que dans la pneumonie, occupent les deux poumons, entraînent des modifications du parenchyme d'ordre mécanique, telles que l'emphysème et l'atélectasie, qui restreignent singulièrement le champ de l'hématose. Il y a donc des raisons d'ordre général et d'ordre local, qui établissent entre la pneumonie et la broncho-pneumonie une différenciation bien tranchée, et rendent le pronostic de cette dernière beaucoup plus grave, d'une façon générale, que celui de la pneumonie ; mais, au point de vue thérapeutique, les différences s'effacent ; le traitement de la broncho-pneumonie est le même que celui des pneumonies graves.

A. — Traitement prophylactique.

Avant les découvertes modernes, on ne pouvait formuler aucune règle précise concernant la PROPHYLAXIE de la pneumonie. Le « coup de froid » était considéré comme la cause unique de la maladie, et toutes les précautions prophylactiques visaient cette étiologie prétendue.

Aujourd'hui, on est en mesure de donner quelques indications rationnelles. On sait que le pneumocoque, cause efficiente de la pneumonie, provient soit du milieu ambiant, soit de la bouche même des sujets chez qui se développe la pneumonie ; qu'en d'autres termes, il peut y avoir, suivant les cas, hétéro-infection ou auto-infection.

Le pneumocoque peut se rencontrer dans la salive des sujets sains, dans la proportion de près d'un cinquième des sujets; d'autre part, M. Netter a démontré, en 1887, que le pneumocoque se retrouve plus fréquemment encore, dans la salive des sujets ayant déjà présenté une pneumonie (60 à 70 p. 100 environ). Cette persistance des pneumocoques, après une première atteinte, jette un grand jour sur la fréquence des récidives de la pneumonie chez certains sujets. Il y a donc un intérêt majeur à ne pas négliger l'*antisepsie buccale* chez les sujets qui ont été atteints de pneumonie, ainsi que chez tout malade atteint d'une maladie infectieuse, telle que rougeole, scarlatine, variole, fièvre typhoïde, érysipèle, etc., parce que, chez ces derniers, les modifications que présente la salive dans ses propriétés physico-chimiques, constituent une condition éminemment prédisposante à l'infection secondaire des voies respiratoires par le pneumocoque. Les recherches de Méry et de Boulloche ont démontré que, dans la rougeole en particulier, il y a exaltation de la virulence du pneumocoque et du streptocoque salivaires, que les pneumocoques virulents existent dans 29 p. 100 des cas et les streptocoques dans 23 p. 100, proportion sensiblement supérieure à celle des mêmes microbes dans la salive des sujets sains.

Sans doute, l'antisepsie buccale ne peut être que relative, et l'on ne peut se flatter de prévenir à coup sûr les infections secondaires, en la mettant en pratique; cependant, on ne peut nier son utilité, car l'expérience a montré que les infections secondaires par le pneumocoque et le streptocoque sont moins fréquentes chez les malades dont l'état de la bouche est l'objet de soins minutieux dès le début de la maladie primitive.

L'antisepsie buccale se réalise au moyen de lavages fréquents de la bouche avec des solutions d'acide borique à 4 p. 1000, ou surtout d'acide thymique à 1 p. 1000.

L'antisepsie buccale est un moyen prophylactique plus certain que les précautions banales à prendre contre le froid, recommandées de temps immémorial par tous les médecins. Sans doute, le froid peut et doit être considéré comme l'une des causes qui favorisent l'exaltation de la virulence des agents infectieux, hôtes habituels des cavités du corps, et il n'est pas inutile de se prémunir contre les refroidissements; mais, à côté du froid, bien d'autres causes, tout au moins aussi actives, peuvent être considérées comme exaltant la virulence des microbes, notamment le surmenage, l'alimentation insuffisante, l'alcoolisme. Ce sont là autant de causes prédisposantes sur lesquelles le médecin doit appeler l'attention, mais que les inégalités sociales ne permettent pas d'éviter toujours.

Lorsque le pneumocoque ou les divers microbes qui engendrent la broncho-pneumonie (streptocoques, staphylocoques, bacilles encapsulés de Friendlænder, etc.) n'existent pas dans la salive des sujets, il faut admettre qu'ils ont été empruntés à des malades, en un mot qu'il y a eu contagion.

Pour éviter la contagion, il faut pratiquer *l'isolement* des malades atteints de pneumonie ou de broncho-pneumonie, et *détruire le véhicule du contage*, c'est-à-dire les produits de l'expectoration. Ces précautions mêmes ne sont pas toujours suffisantes; il faut encore *désinfecter les linges et les effets divers* qui ont été au contact du pneumonique, car ils peuvent servir à la transmission, ainsi qu'en témoignent quelques exemples typiques. On a cité des cas de pneumonie atteignant successivement des malades qui avaient occupé un lit où avait couché un pneumonique, ou s'étant servis de draps, de couvertures ayant appartenu également à un pneumonique. Il est d'autant plus nécessaire de pratiquer une désinfection minutieuse, que le contage pneumonique résiste à la dessiccation pendant un temps assez long, et que les germes contenus dans les poussières peuvent engendrer des épidémies, de famille et de maison. En ce qui concerne l'isolement, il est très difficile, à l'heure actuelle, de le faire accepter à l'entourage du malade. L'isolement est accepté et demandé par la famille, lorsqu'il s'agit de diphtérie, de variole, de fièvre typhoïde; il est encore considéré comme une précaution exagérée, quand il concerne des pneumoniques; aussi ne peut-il être réalisé que rarement. Il faut d'ailleurs reconnaître que, dans les conditions ordinaires, les chances de contagion sont infiniment moins grandes pour la pneumonie et la broncho-pneumonie que pour les fièvres éruptives, par exemple.

La contagion de la pneumonie s'affirme surtout pendant les épidémies de grippe, ou lorsque, dans l'entourage du malade atteint de pneumonie, se trouvent des vieillards, des sujets atteints de maladies chroniques. Ce sont surtout les personnes qui, en vertu de leur état d'infériorité physique, sont particulièrement prédisposées à la contagion, qu'il faut éloigner, quand l'isolement complet ne peut être réalisé.

La désinfection des crachats sera obtenue, en recevant les produits de l'expectoration dans des vases remplis au tiers d'une solution de sublimé au 1000e.

B. — Traitement de la forme commune.

Faut-il opposer un traitement à la pneumonie? L'expectation a été, pendant si longtemps, un article de foi pour bon nombre de médecins, qu'il n'est pas inutile de discuter la question. Il est reconnu, depuis longtemps, que la pneumonie franche aiguë évolue selon un cycle régulier, « qu'abandonnée à ses propres tendances, en dehors de toute action thérapeutique, elle atteint sa trajectoire avec la même précision qu'une fièvre typhoïde, que c'est là quelque chose de mathématique et d'irrévocable. La maladie éclate brusquement et spontanément, se dissipe brusquement et spontanément et cette atteinte superficielle et rapide n'impose à l'organisme qu'une convalescence légère. Contre une telle évolution la thérapeutique active ne peut rien; elle ne pourrait que troubler et fausser le développement correct de la maladie et jeter celle-ci hors de la voie naturelle qui conduit à la guérison. » (Hanot, thèse d'agrégation, 1880, p. 38.) Magendie avait réagi contre les thérapeutes à outrance, en leur disant : « Vous n'avez donc jamais essayé de ne rien faire ? »

Effectivement, si la pneumonie avait toujours un cycle régulier, et une évolution bénigne, tout essai de thérapeutique serait superflu; mais la clinique nous enseigne tous les jours qu'en réalité il existe autant de pneumonies différentes que de malades; elle nous apprend que la marche, la gravité, la durée de la maladie varient suivant une foule de facteurs : l'âge, le milieu, l'état de santé antérieur, etc., de sorte qu'ériger l'expectation en règle absolue est un non-sens manifeste. Ainsi que nous l'avons fait pressentir, il faut proportionner les efforts de la thérapeutique à la violence du mal, et se préoccuper, d'autre part, des points faibles du malade ; trop souvent, les incidents surgissent ; la guérison n'est plus comme une fonction immanquable de la maladie, mais le prix réservé à l'habileté du médecin, quand elle ne reste pas au-dessus de tous ses efforts (Hanot).

L'expectation n'est donc applicable qu'à un petit nombre de cas (pneumonie des enfants, des sujets sains, exempts de toute tare antérieure. etc.). Encore faut-il s'entendre sur le terme d'expectation. La méthode expectante, entendue dans son vrai sens, est loin d'être une contemplation oisive de la marche d'une maladie (Pinel) ; en même temps que l'on évite de troubler, par une médication intempestive, les efforts spontanés de la nature, on doit les seconder par un ensemble de soins hygiéniques, tendant à favoriser la guérison. En résumé, gardons-nous de l'expectation systématique, comme de tous les traitements exclusifs, tout en nous rappelant que si « l'expectation est mauvaise en tant que médication systématique exclusive, elle est la moins mauvaise de toutes les médications systématiques » (Peter). La seule thérapeutique rationnelle de la pneumonie est, à l'heure actuelle, celle des indications.

Supposons d'abord que l'on ait à traiter une pneumonie franche, à évolution régulière, chez un sujet jeune, d'une bonne santé habituelle.

Le malade doit être placé dans une chambre vaste, où l'on aura soin d'entretenir une température convenable, ne dépassant pas 18 degrés et dont l'air sera fréquemment renouvelé. On a souvent à réagir à cet égard contre les préjugés des personnes de l'entourage, qui n'ont d'autre préoccupation que d'amonceler les couvertures sur le malade et de s'opposer à ce que l'on ouvre les fenêtres, sous le prétexte que le malade peut prendre froid! Il n'est pas besoin d'insister sur l'inconvénient qu'il y aurait à priver d'air pur le pneumonique qui étouffe.

Celui-ci aura la tête élevée, le tronc soulevé par plusieurs oreillers, ce qui lui permettra de respirer plus facilement; on lui recommandera de changer souvent de position. Il s'alimentera avec du lait, du bouillon, du café, du vin, des grogs, et calmera sa soif par des boissons acidulées; il importe que le pneumonique, comme tout fébricitant, d'ailleurs, boive beaucoup pour faciliter l'élimination des déchets organiques et des toxines accumulées dans l'économie.

La première indication thérapeutique est de combattre le processus congestif qui est le stade initial de la pneumonie et de traiter les symptômes qui en sont l'expression, c'est-à-dire le point de côté et la dyspnée. Le point de côté peut être calmé par l'application de *ventouses scarifiées*, *loco dolenti;* il est rare qu'il ne disparaisse ou tout au moins ne s'atténue considérablement, à la suite de cette application; on peut encore pratiquer au siège du point douloureux une injection souscutanée de *chlorhydrate de morphine;* celle-ci est inoffensive à la condition que l'on emploie une très petite dose de morphine, 1 centigramme au plus. Contre la dyspnée, le médecin est désarmé, puisqu'il ne peut juguler la pneumonie; il est une circonstance toutefois où il peut et doit intervenir, c'est quand la dyspnée s'accompagne de cyanose, de dilatation des veines du cou, d'expectoration sanguinolente abondante; dans ce cas, et dans ce cas seulement, une *saignée générale* peut rendre de grands services; elle est d'autant plus licite que cette dyspnée excessive survient de préférence chez les individus vigoureux, pléthoriques; elle présente le grand avantage d'être suivie d'un effet immédiat, tandis que l'action de la digitale ne s'exerce que tardivement; nous ne sommes donc pas partisans de l'exclusion systématique de la saignée; mais nous croyons, avec la plupart des médecins, que l'indication de son emploi se présente rarement, car les pneumonies que l'on observe dans les villes, à Paris notamment, atteignent souvent des sujets déjà débilités, qui supporteraient mal la saignée.

La dyspnée n'est pas toujours l'expression d'une gêne mécanique de la respiration, déterminée par une congestion ou une hépatisation très étendue du poumon; on a remarqué que chez les femmes nerveuses, que chez les hystériques pouvait survenir, à l'occasion d'une pneumonie, une dyspnée hors de proportion avec les signes locaux; les antispasmodiques, le bromure de potassium, en particulier, peuvent en venir à bout, mieux que tout autre traitement.

Il est un excellent moyen révulsif, que nous recommandons vivement parce qu'il est inoffensif et nous paraît avoir une réelle efficacité, nous voulons parler de *l'enveloppement du thorax avec des compresses imbibées d'eau froide*, fréquemment renouvelées et recouvertes de taffetas gommé. Nous croyons que l'action locale de la compresse de Priessnitz est capable de déterminer, par action réflexe, une action décongestive du poumon, et, lors de la dernière épidémie de grippe, il nous a été donné d'observer la disparition rapide de foyers congestifs, à la suite des enveloppements froids, chez des malades atteints de pneumonie ou de broncho-pneumonie.

Quand l'exsudat s'est formé, il faut essayer de favoriser l'expectoration. Le *tartre stibié*, aujourd'hui déconsidéré par les abus de Rasori et de ses disciples est abandonné par la plupart des médecins qui redoutent à juste titre son action dépressive sur le cœur; il peut être cependant utile quand la pneumonie affecte un individu vigoureux et que l'intensité du mouvement fluxionnaire est extrême. On le prescrit alors à la dose de 10 à 20 centigrammes dans une potion de 120 grammes, dont on fait prendre une cuillerée toutes les deux heures. Il faut avoir soin d'en corriger les effets nuisibles sur l'état général, en faisant prendre des grogs dans l'intervalle de chaque dose ; si des phénomènes de collapsus sont à redouter, on doit en interrompre immédiatement l'usage. Le plus souvent on se borne à prescrire, comme expectorant, le *kermès*, à la dose de 10 à 25 centigrammes. Ses effets sont plus lents et moins profonds, mais il est par contre d'un maniement plus facile.

Quant à l'*ipéca*, on le prescrit à doses nauséeuses, c'est-à-dire réfractées; 20 à 60 centigrammes dans une potion de 120 grammes. On peut encore administrer la *poudre de Dower* ; celle-ci agit à la fois comme expectorant par l'ipéca qu'elle contient, et comme calmant de la toux par l'opium ; on en donne 40 centigrammes répartis en deux doses que l'on peut associer au sulfate de quinine. Les *sels ammoniacaux* peuvent également rendre des services comme expectorants ; on sait qu'ils ont été préconisés dans le traitement de toutes les affections aiguës du poumon.

Palton (1862) avait même érigé le traitement ammoniacal en méthode générale. On peut employer le carbonate, le chlorhydrate, l'acétate d'ammoniaque; ce dernier est le plus usité ; on pourra formuler, par exemple, la potion suivante :

Acétate d'ammoniaque	10 grammes.
Teinture de cannelle	5 —
Extrait de quinquina	2 —
Eau distillée de mélisse	120 —
Sirop d'écorces d'oranges amères	30 —

Dont on fera prendre une cuillerée à bouche toutes les heures ou toutes les deux heures ; on peut encore prescrire la liqueur ammoniacale anisée (X gouttes, quatre fois par jour). N'oublions pas que les simples *vaporisations d'eau* favorisent l'expectoration et soulagent sensiblement les malades.

Quand l'hépatisation est effectuée, que le tissu pulmonaire est transformé en une masse compacte, on ne peut plus agir utilement sur sur le processus local.

Les injections parenchymateuses tentées par quelques médecins pour détruire les pneumocoques dans les foyers d'hépatisation et hâter la désintégration de l'exsudat n'ont pas donné de résultats; elles ne sont pas d'ailleurs exemptes de dangers. Quant au vésicatoire, que tant de médecins utilisent encore, moins par conviction que par tradition, il est d'une inutilité incontestable.

Adversaire résolu du *vésicatoire*, nous en proscrivons systématiquement l'emploi dans toute pneumonie. Les inconvénients ou même les dangers qui peuvent résulter de l'usage des vésicatoires sont trop connus pour que nous insistions beaucoup sur ce point; bornons-nous à rappeler que le vésicatoire introduit dans l'économie un principe toxique, susceptible, dans certains cas, de déterminer des accidents de cystite ou de néphrite cantharidiennes, qui viennent aggraver d'autant la maladie, que le bon fonctionnement du filtre rénal est nécessaire pour l'élimination des produits infectieux. Rappelons encore que le vésicatoire crée une plaie qui peut être le point de départ de diphtérie, d'érysipèle ou tout au moins de furoncles, d'anthrax qui, chez certains sujets (vieillards, diabétiques), peuvent à leur tour devenir une source de complications, qu'il détermine de l'agitation et de l'insomnie, qu'il provoque une élévation passagère de la température et diminue la quantité des urines, etc. On nous objectera que l'on peut éviter un certain nombre de ces accidents, en ayant recours à une antisepsie minutieuse ; mais ce que l'on ne peut éviter, c'est l'action toxique de la cantharide, en dépit de l'association du camphre à l'emplâtre vésicant. D'ailleurs, ce sont moins les inconvénients du vésicatoire, que son inefficacité absolue qu'il faut considérer. La physiologie est impuissante à déterminer la valeur de ce procédé de révulsion, qui est du domaine de l'empirisme. Alors que la pneumonie était considérée uniquement comme une maladie locale, comme une inflammation où l'élément congestif jouait un grand rôle, on pouvait admettre l'action dérivative du vésicatoire, encore qu'aucune expérience précise ne prouve le fait; mais aujourd'hui que la notion d'infection s'est substituée à celle de l'inflammation locale, on ne peut concevoir qu'une révulsion superficielle, comme l'est celle du vésicatoire, puisse avoir une influence quelconque sur le processus infectieux ; en fait, les nombreuses expériences instituées pour démontrer l'action révulsive, n'ont jamais donné de résultats précis.

Ce n'est pas de nos jours, d'ailleurs, que la valeur du vésicatoire est discutée : Laënnec l'accusait de gêner la respiration et d'augmenter la congestion pulmonaire ; Louis le trouvait inutile ; Grisolle, qui avait fait de la pneumonie une étude approfondie, n'était pas non plus un partisan bien convaincu du vésicatoire ; il se montra d'abord très hésitant; plus tard il le recommanda parce que « une pratique si universellement acceptée doit avoir quelque raison d'être ». Cet argument paraîtra sans doute insuffisant ; c'est cependant moins par conviction que pour obéir à la tradition, que beaucoup prescrivent encore le vésicatoire ; il est juste de dire que bien peu nombreux sont ceux qui l'appliquent pendant la première période de la pneumonie ; la plupart en reculent l'emploi jusqu'à la période de résolution, qu'ils prétendent ainsi favoriser ; mais, dès l'instant que la résolution a tendance à se produire, il est permis de concevoir des doutes sur l'action favorable du vésicatoire, alors que l'on voit tant de pneumonies présenter spontanément une résolution franche et rapide.

Quelques médecins, assez sceptiques à l'égard de l'efficacité du vésicatoire appliqué pendant la période aiguë, croient cependant qu'il peut être utile, lorsque la résolution est traînante ; nous croyons que, même restreinte à ce point, la confiance accordée au vésicatoire est imméritée.

Qu'il nous soit permis de citer à cet égard une observation personnelle. Au mois d'avril 1892, entrait dans le service de la clinique médicale de l'Hôtel-Dieu, un homme d'une cinquantaine d'années, atteint de pneumonie. Cet homme n'avait eu antérieurement aucune maladie grave et n'était pas alcoolique ; mais, chargé de famille, il s'était un peu surmené depuis quelque temps et avait eu à subir quelques privations ; la pneumonie, localisée primitivement à la base du poumon gauche, gagna le poumon droit et là affecta les allures d'une affection migratrice, le foyer de souffle et de râles crépitants étant mobile et se déplaçant chaque jour, de telle sorte que tout le poumon droit fut successivement hépatisé ; en dépit de cette pneumonie double, qui rendait le pronostic réservé, la défervescence se produisit le treizième ou le quatorzième jour de la maladie (comme traitement nous avions prescrit le sulfate de quinine, l'alcool à fortes doses et quelques injections de caféine, à un moment où le cœur avait donné des signes de défaillance). Après la défervescence, le foyer de pneumonie situé à gauche entra immédiatement en résolution ; mais, à droite, il n'en fut pas de même : le souffle tubaire et les râles crépitants persistèrent sans modifications, pendant une quinzaine de jours ; bien plus, nous constatâmes que certains points, indemnes jusque-là, étaient envahis à leur tour par l'hépatisation ; l'état général était d'ailleurs satisfaisant, l'appétit était revenu, il n'existait aucune élévation thermique. Après avoir employé, sans le moindre succès, la créosote et l'eucalyptol, nous fîmes appliquer, à quelques jours de distance, deux larges vésicatoires, pensant que ce cas était particulièrement propice pour la vérification de l'action résolutive attribuée au vésicatoire, dans les cas de pneumonie tendant à la chronicité. L'auscultation, pratiquée avec grand soin, ne nous permit de constater aucune modification appréciable des signes physiques, après l'application de ces vésicatoires; les foyers d'hépatisation persistèrent, et ce n'est que plus d'un mois après la défervescence, c'est-à-dire quinze jours après l'emploi de la méthode révulsive, que le poumon revint à l'état normal. Nous avons cité cet exemple, parce qu'il nous semble particulièrement concluant et qu'il nous permet de contester l'influence attribuée au vésicatoire, sur l'évolution d'une pneumonie traînante.

Au traitement local, qui s'adresse au processus pneumonique, s'ajoutent diverses médications propres à combattre les principaux symptômes: l'insomnie, l'embarras gastrique.

L'insomnie n'est pas justiciable, en général, d'un traitement bien actif; si le malade réclame une potion pour la nuit, on peut lui prescrire une cuillerée de sirop de *chloral*, ou lui faire donner un lavement avec du chloral ; la dose de chloral ne dépassera pas 1 ou 2 grammes. Le chloral nous paraît préférable à l'extrait thébaïque ou à la morphine; au chloral, on pourrait d'ailleurs substituer le *sulfonal* à la dose de 1 gramme, en un cachet après l'ingestion duquel on fera absorber immédiatement un grog chaud, le sulfonal n'étant soluble que dans l'eau chaude. On peut encore prescrire la *paraldéhyde* à la dose de 2 grammes en potion ou en lavement.

La pneumonie s'accompagne toujours d'un certain degré d'embarras gastrique ; parfois cet embarras devient prononcé au point de justifier l'emploi de l'*ipéca* à dose vomitive (1 gr. 50 de poudre, à prendre en deux fois, à dix minutes d'intervalle, dans un verre d'eau tiède).

Il existe habituellement de la constipation au cours de la pneumonie ; il est utile d'administrer à une ou deux reprises un verre d'eau purgative (eau de Sedlitz).

Nous venons d'indiquer ce que doivent être le traitement local et celui de quelques symptômes ; nous devons aborder maintenant l'étude du traitement général.

Depuis la découverte de l'origine microbienne de la pneumonie, on a cherché à entraver le développement du pneumocoque, en rendant les humeurs de l'organisme réfractaires à son développement, et l'on s'est adressé à la médication immunisante ; les résultats obtenus, pour être encourageants, ne peuvent être considérés comme définitifs.

Les premiers essais de traitement de pneumonie chez l'homme, avec les *injections de sérum provenant d'animaux immunisés*, ont été pratiqués par F. et G. Klemperer (1), par Foa et Scabia (2).

Bornons-nous à mentionner très brièvement les résultats obtenus. Les injections faites par G. et F. Klemperer chez six pneumoniques, avec 4 à 6 centimètres cubes de sérum de lapin vacciné, ont déterminé une chute notable de la température qui, dans deux cas, resta normale et remonta les autres fois au bout de quelques heures.

Chez 12 autres pneumoniques (deuxième communication de G. Klemperer), la crise, pour 5 d'entre eux, s'est produite peu de temps après l'injection, sans que l'on puisse, toutefois, attribuer formellement la crise aux inoculations ; pour les 7 autres, chaque fois elle s'est produite immédiatement après l'injection. Même résultat chez un pneumonique, obtenu par Foa et Carbone (3); chez ce malade, la pneumonie fut arrêtée au quatrième jour de son évolution.

Enfin Foa et Scabia ont pratiqué également des inoculations de sérum de lapin immunisé, chez 10 pneumoniques, toujours à la dose de 5 à 7 centimètres cubes. Ces inoculations, répétées deux ou trois fois, ont 8 fois sur 10 déterminé la crise le soir ou le lendemain de la première inoculation. Deux fois seulement, chez ces malades, la crise ne survint que du neuvième au dixième jour. Il n'existe pas, à notre connaissance, d'autres faits publiés concernant ce mode de traitement.

En somme, ce que l'on peut conclure de ces rares essais, c'est qu'ils n'ont déterminé aucun accident et qu'ils *paraissent* avoir été suivis, au contraire, de résultats réellement favorables; nous disons « paraissent », parce qu'il est très difficile d'apprécier le rôle réel de ces inoculations de sérum, dans une maladie qui guérit souvent spontanément et dont la durée est plus sujette à variations que ne l'indiquent les auteurs classiques. Cependant, ce qui doit faire prendre en considération ces essais de sérumthérapie, c'est que parmi les pneumonies traitées par G. Klemperer, il s'en trouvait de très graves, survenues chez des vieillards et des malades atteints de lésions valvulaires, c'est que, d'autre part, il est possible de conférer aux animaux, préalablement vaccinés, une immunité absolue et relativement durable contre l'infection pneumococcique. Il est donc probable que la sérumthérapie, après avoir reçu des perfectionnements qui ne se feront sans doute pas attendre, constituera le traitement d'avenir des pneumoniques, ainsi que des malades atteints de diphtérie, de tétanos, de tous ceux, en un mot, dans les humeurs desquels existe, à côté de la toxine, le

(1) F. et G. Klemperer, *Berlin. klin. Wochens.*. 1891, nos 34 et 35, et *C. R. du XIe Congrès de médecine interne*, 1892.

(2) Foa et Scabia, *Gaz. med. di Torino*, 1892, nos 13, 14 et 15.

(3) Foa et Carbone, *Riforma med.*, 1891, no 256.

principe guérisseur, l'antitoxine. Pour de plus amples détails, et pour l'exposé des expériences et de la doctrine de l'immunisation expérimentale des animaux, nous renvoyons à l'excellente revue critique publiée par M. E. Mosny (*Arch. de méd. expériment.*, 1er mars 1893).

A défaut d'un moyen sûr d'empêcher le développement du pneumocoque par la stérilisation des humeurs de l'organisme, on est encore réduit à mettre en œuvre le traitement général commun à toutes les maladies infectieuses et qui consiste à modérer la fièvre, à favoriser l'élimination des produits nuisibles à l'organisme et des toxines; enfin à soutenir les forces.

Le pronostic de la pneumonie n'est nullement lié à l'intensité du processus fébrile; ce sont en général les pneumonies les plus franches, les moins « infectantes » qui s'accompagnent de l'hyperthermie la plus accentuée; cependant si la température atteint ou même dépasse 40°, on doit essayer de la modérer, car l'hyperthermie par elle-même peut constituer un danger, en raison de la dépression des forces et de l'asthénie cardiaque qu'elle détermine. Nous n'avons pas malheureusement de moyen héroïque à lui opposer.

Dans la pneumonie franche, de moyenne intensité, la température oscille entre 39 et 40 degrés. Pour combattre la fièvre, on a recours, depuis fort longtemps, aux agents antithermiques, c'est-à-dire au *sulfate de quinine* qui, pendant longtemps, a été seul en usage, et à l'*antipyrine* que l'on associe assez souvent maintenant, ou que l'on substitue même au premier. L'action de ces agents antithermiques (nous ne parlons pas des autres, tels que la kairine, la thalline, l'antifébrine, etc., qui ont été essayés, mais qui sont manifestement dangereux), cette action, disons-nous, nous paraît des plus problématiques.

La marche cyclique de la maladie n'est entravée en aucune façon par l'emploi de ces médicaments; quant à l'abaissement de la température, il ne devient manifeste que si l'on emploie des doses élevées de quinine, c'est-à-dire au moins 1 gr. 50, et d'antipyrine, c'est-à-dire 4 à 5 grammes. De plus, il faut administrer ces doses en un court espace de temps, car si on les fragmente, on n'obtient pas l'effet attendu. Cet effet consiste en un abaissement de la température qui se manifeste au bout de quatre à sept heures pour la quinine, de trois à cinq heures pour l'antipyrine, mais qui est passager et s'accompagne de sueurs profuses fort désagréables au malade. L'antipyrine possède au suprême degré la propriété de provoquer une abondante transpiration; elle peut de plus, chez les malades plongés dans l'adynamie, provoquer des phénomènes de collapsus; on lui reproche, d'ailleurs, de ralentir les oxydations et de faciliter l'accumulation dans l'économie de produits toxiques.

En dépit de l'inconvénient inhérent à l'emploi des deux antithermiques usuels, la plupart des médecins leur sont fidèles. Il nous a semblé que, si l'action de ces médicaments est problématique dans les premiers jours de la maladie, leur emploi peut être réellement utile vers le quatrième ou le cinquième jour de la maladie et que l'on peut parfois, grâce à eux, précipiter l'apparition de la défervescence. D'après M. Clément (de Lyon), on pourrait, avec l'antipyrine, hâter la défervescence de deux ou trois jours dans les formes moyennes de la pneumonie. Nous autorisant des faits qu'il nous a été donné d'observer, nous inclinons à croire que cette opinion est fondée, mais nous nous empressons d'ajouter qu'on n'obtient pas constamment ce résultat.

On a récemment remis en honneur un autre médicament antithermique, la *digitale*, déjà préconisée par Hirtz. Un médecin de Bucharest, Petrescu, ne craint pas d'administrer la digitale aux doses énormes de 4 à 8 grammes de feuilles, en infusion, continuées pendant deux, trois et même quatre jours. Sur 285 malades traités de cette façon Petrescu n'a compté que 17 morts, soit une mortalité de 2 p. 100. Fikl qui a employé la digitale à doses un peu moindres (2 à 3 grammes) a traité 46 malades qui tous ont guéri. Sous l'influence de la digitale, la température s'abaisse rapidemment de 1 à 3 degrés et peut descendre au-dessous de la normale au bout de deux ou trois doses. Les seuls phénomènes observés sont avec l'abaissement thermique, le ralentissement du pouls qui tombe à 60 et même 40 pulsations. Petrescu dit n'avoir jamais constaté de phénomènes d'intoxication. En dépit de cette assurance, nous ne pouvons conseiller de l'imiter; faisons d'ailleurs observer que les malades traités par lui étaient des soldats de la garnison de Bucharest, c'est-à-dire des hommes jeunes, en général vigoureux, et par conséquent susceptibles de guérir par les seuls efforts de la nature. On ne peut donc attribuer sûrement leur guérison au traitement employé.

Ce n'est pas à dire que la digitale doive être rayée du traitement de la pneumonie, mais ce n'est pas l'hyperthermie qui justifie son emploi, c'est l'état du cœur; nous verrons plus loin qu'administrée aux doses habituelles, elle peut rendre les plus grands services chez les malades qui présentent de la défaillance cardiaque, sans les exposer aux dangers de l'intoxication, qu'en dépit des assertions de Petrescu, les doses massives peuvent déterminer. Le *bain froid* est employé systématiquement par quelques médecins allemands dans le traitement de toute pneumonie. Tout en reconnaissant les excellents résultats que donne la balnéation dans certaines pneumonies, nous croyons qu'on doit la réserver pour les cas où l'intensité des phénomènes généraux prime celle des phénomènes locaux, c'est-à-dire pour les pneumonies infectantes; nous reviendrons sur ses indications, quand nous traiterons des pneumonies graves.

Comme chez tout malade atteint de pyrexie, il est nécessaire d'assurer, chez le pneumonique, l'élimination des toxines; c'est pourquoi le *régime lacté*, par son action diurétique, est éminemment utile; il importe également de *faire boire abondamment* les malades, pour réaliser un véritable lavage de l'organisme.

L'*antisepsie intestinale* peut contribuer à la neutralisation des toxines, mais nous croyons qu'il vaut mieux purger légèrement les malades, et assurer ainsi leur évacuation mécanique que de chercher à réaliser la neutralisation toujours aléatoire de ces toxines par les médicaments.

Il importe enfin de soutenir les forces du pneumonique en lui administrant du vin et diverses boissons alcooliques; mais on ne doit insister sur la médication alcoolique que dans les formes graves ou chez les alcooliques. Chez les sujets jeunes et sobres on se bornera à prescrire de la limonade vineuse et 40 à 50 grammes au maximum de bonne eau-de-vie, à prendre dans les vingt-quatre heures.

La convalescence de la pneumonie est habituellement de courte durée; peu de jours après la défervescence, parfois le jour même, l'appétit reparaît et le malade peut s'alimenter et réparer rapidement ses forces.

A ce moment, l'expectoration devient abondante (liquéfaction de l'exsudat pneumonique) et facile. S'il existe quelques signes de bronchite concomitante, on se trouvera bien de l'emploi des *balsamiques* comme la terpine, l'eucalyptol, le benjoin, etc.

Dans certains cas, surtout chez les individus débilités, la désintégration de l'exsudat se fait lentement et le malade présente pendant plusieurs jours ou même plusieurs semaines un foyer d'hépatisation où les râles et le souffle persistent. Bien que l'on conseille souvent le vésicatoire pour hâter la résolution, celui-ci n'a pas, nous l'avons indiqué précédemment, l'efficacité qu'on lui attribue. On obtiendra plus sûrement la restitution *ad integrum* en envoyant le malade à la campagne, en relevant ses forces par une alimentation substantielle, en lui administrant des préparations de *quinquina* ou de *kola*, la *strychnine*, en lui donnant de petites doses d'*iodure de potassium*.

C. — Traitement des formes graves.

Nous venons de voir quelle est la meilleure règle de conduite à observer dans les cas de pneumonie bénigne, qui sont de beaucoup les plus fréquents, tout au moins chez les sujets jeunes.

Occupons-nous maintenant des pneumonies graves. Une pneumonie est grave, lorsqu'elle s'accompagne d'hyperthermie avec phénomènes nerveux ataxo-adynamiques ou de manifestations viscérales extra-pulmonaires, lorsqu'elle perd, en un mot, l'aspect d'une maladie localisée pour revêtir celui d'une infection généralisée; enfin, lorsqu'elle tend à la suppuration ou à la gangrène. Ces pneumonies infectantes s'observent surtout en temps de grippe, ou bien chez les malades débilités par les excès ou les privations, chez les alcooliques, les diabétiques, etc. Une pneumonie est grave encore, lorque surviennent des phénomènes d'asystolie aiguë, une asphyxie progressive due à la dilatation du cœur; dans ce dernier cas, le danger n'est pas dans l'état du poumon, il est au cœur, ainsi qu'on l'a souvent répété, et c'est une médication cardiaque qu'il faudra instituer. Le collapsus cardiaque est surtout à redouter chez les vieillards, chez les malades atteints d'alcoolisme, d'affections valvulaires ou de mal de Bright; il peut d'ailleurs coexister avec les formes infectieuses de la pneumonie.

Contre la pneumonie infectieuse, nous pouvons employer deux grandes médications : la médication tonique et la balnéation.

Todd, en instituant la médication par *l'alcool*, qui, bornée d'abord au traitement de la pneumonie, a été généralisée ensuite à celui de toutes les maladies infectieuses, a fait faire un immense progrès à la thérapeutique. « Il suffit de parcourir le traité de Grisolle, d'y constater la répugnance, l'effroi, si l'on peut dire, qu'inspirait l'emploi du vin ou de l'eau-de-vie, dans le traitement des inflammations, pour se rendre compte de ce qu'il fallut de conviction à Todd, en Angleterre, et à Béhier, en France, pour préconiser les alcooliques si redoutés contre l'affection qu'on regardait comme type des maladies inflammatoires. »

Il faut d'ailleurs se garder de toute exagération, et éviter d'ériger l'emploi de l'alcool en traitement systématique de la pneumonie. Todd, avec un grand sens clinique, avait précisé et limité les indications; il ne donnait l'alcool que dans les pneumonies des alcooliques, et dans les pneumonies adynamiques ou infectieuses. Chez les vieillards, les cachectiques, l'adynamie est de règle, chez eux l'alcool sera donc toujours indiqué, de même que dans les pneumonies secondaires et les pneumonies ataxo-adynamiques ou typhoïdes, avec ou sans hyperthermie.

Il ne suffit pas de connaître les indications de l'alcool, il faut savoir l'administrer. Todd avait parfaitement indiqué « que le succès de l'emploi de l'alcool dépend presque entièrement de son mode d'administration... Ce n'est pas un tant d'alcool par *jour* qu'il faut ordonner, mais tant par *demi-heure*, par *heure* ou par *deux ou trois heures*, suivant l'état du malade. » Les doses massives ou trop souvent répétées peuvent, en effet, déterminer le délire ou même le coma.

Todd donnait une demi-once de brandy (14 grammes), toutes les deux ou trois heures (soit 110 à 170 grammes par jour), dans les cas de moyenne intensité; toutes les heures ou toutes les demi-heures (soit 300 à 600 grammes), dans les cas pressants; mais il ne maintenait ces dernières doses que pendant un temps fort court.

Béhier donnait 120 grammes d'eau-de-vie dans les cas ordinaires, et jusqu'à 300 grammes dans les cas graves, étendus de 80 à 100 grammes d'eau, et faisait prendre une cuillerée à bouche du mélange toutes les deux heures environ.

En somme, il faut donner l'eau-de-vie à doses fractionnées, et diluée dans une certaine quantité d'eau, sous forme de grog, afin de maintenir le malade sous l'influence permanente de l'alcool, tout en évitant l'action locale (irritation de l'estomac) et l'action générale dépressive dues aux doses massives. Il nous a semblé rarement nécessaire de dépasser la dose de 200 grammes *pro die.*

A l'eau-de-vie, on peut d'ailleurs substituer le champagne frappé, souvent mieux toléré, ou les vins fortement alcoolisés, comme le porto, le malaga, le xérès. Ceux-ci conviennent particulièrement chez les enfants; chez ces derniers, on doit les donner sous forme de potion dans un julep gommeux; ils sont ainsi facilement acceptés (dose : 30 à 60 grammes chez les jeunes enfants).

L'action de l'alcool est aisée à concevoir :

1° Il sert comme aliment absorbable directement par les veines, sans métamorphose préalable;

2° Il soutient les forces en empêchant la dénutrition; « l'aliment alcoolique » (Todd) est l'aliment d'épargne par excellence;

3° Il soutient encore les forces par son action directe sur le système nerveux;

4° Il agit comme antithermique (l'action antithermique étant d'ailleurs peu accusée) et peut-être comme antiparasitaire;

5° Enfin, chez les alcooliques, il permet d'éviter les accidents graves qui résulteraient de sa suppression brusque.

A l'alcool on joindra avec avantage le *café*, dont l'action sur le cœur et sur le rein s'associe utilement aux effets toniques de l'alcool. Quant au quinquina, bien que l'on ne doive pas en abuser, en raison des troubles digestifs qu'il peut déterminer, il est utile chez les malades débilités, chez les cachectiques. On peut prescrire la potion suivante :

Eau distillée	140	grammes.
Sirop d'écorces d'oranges	60	—
Vin de quinquina	40	—
Extrait de quinquina	8	—

par cuillerées à bouche, trois fois par jour (Barth).

Ce n'est pas sans hésitation que l'on s'est décidé à donner des *bains froids* aux pneumoniques. On vivait sur cette idée que le froid est la cause principale des inflammations du poumon, et il semblait absurde d'appliquer comme remède la cause principale du mal. Aujourd'hui que la pathogénie de la pneumonie est mieux connue, et que l'influence du froid est réduite au rang de cause accessoire, le préjugé a disparu et l'on ne craint pas de recourir, dans certains cas, aux bains froids.

Il ne s'agit pas là, d'ailleurs, d'un nouveau mode de traitement ; sans remonter à Hippocrate, il est bon de rappeler que Bartholin, il y a deux cents ans, donnait des bains froids dans les affections pulmonaires aiguës. En 1834, un médecin italien, Campagnano, avait essayé la médication par le bain froid, mais cette tentative n'avait pas trouvé d'imitateurs ; par contre, les bains tièdes avaient été administrés dans plusieurs circonstances et Grisolle avait écrit que s'il n'en avait pas toujours obtenu les effets qu'il désirait, il n'avait jamais eu à se repentir de les avoir administrés.

C'est seulement depuis quarante ans, que le traitement de la pneumonie par les bains froids est entré dans la pratique; mais il faut reconnaître que, si nombre de médecins allemands (Vogel, Weber, Liebermeister, Ziemmsen et surtout Jurgensen) ont préconisé vivement ce mode de traitement, les médecins français ne l'ont accueilli qu'avec une répugnance marquée ; aujourd'hui encore existe contre lui un préjugé puissant. Cependant les travaux et communications de Gignoux (de Lyon), de Barth, Rendu, Juhel-Renoy, etc., ont montré les excellents résultats que l'on pouvait retirer de la balnéation.

En réalité, le bain froid peut être utile ou nuisible, suivant qu'il est indiqué ou non, et ce sont ses indications qu'il s'agit de déterminer. Il nous faut constater, tout d'abord, que la réfrigération dans la pneumonie doit rester une méthode d'exception ; elle est inutile dans les formes bénignes, elle n'est applicable que dans *certaines* des formes graves (1).

Le bain froid est contre-indiqué d'une façon absolue chez les cardiaques et les artério-scléreux, et chez les diabétiques et les brightiques. Il faudra donc ne l'employer qu'à bon escient, après s'être assuré notamment que le malade n'est atteint ni d'une cardiopathie, ni d'artério-sclérose, ni de diabète ou d'albuminurie. Par contre, si l'asthénie cardiaque est le résultat de la maladie elle-même, le bain sera indiqué, à la condition qu'il n'y ait pas imminence de collapsus.

D'une façon générale on peut, on doit même administrer les bains froids dans les cas de pneumonie où les phénomènes généraux sont très marqués et dépassent de beaucoup en importance et en gravité les phénomènes locaux; ainsi, si la température oscille entre 40 et 41°,

(1) Barth, *Soc. méd. des hôpit.*, 27 juin 1890.

s'il existe des phénomènes ataxo-adynamiques intenses, on ne devra pas hésiter un seul instant à baigner le malade. Donné dans ces conditions, le bain froid diminue la température; mais il agit surtout sur le système nerveux, en faisant disparaître l'adynamie, en exerçant une action sthénique immédiate, en relevant la tension artérielle ; il provoque, en outre, la diurèse, et ce n'est pas là un avantage à dédaigner, car l'on sait que dans la pneumonie, comme dans toutes les maladies infectieuses d'ailleurs, s'accumulent dans l'organisme des toxines dont il importe de favoriser l'élimination (les expériences de MM. Bouchard, Lépine, Roger et Gaume ont mis en lumière la très faible toxicité des urines des pneumoniques, ce qui indique la rétention dans l'économie des produits toxiques). En somme, l'existence des phénomènes généraux graves est la seule indication formelle du bain froid, chez les malades qui ne sont ni cardiaques, ni artério-scléreux, ni diabétiques, ni brightiques et qui sont âgés de moins de cinquante ans.

L'hyperthermie seule n'est pas une indication, contrairement à l'opinion de Liebermeister; l'élévation de la température ne mesure nullement le degré de gravité de la maladie ; sans doute, une hyperthermie excessive est l'indice d'un état grave, mais le même degré de gravité peut s'observer avec une fièvre modérée.

L'influence favorable exercée par le bain se manifeste presque aussitôt après l'entrée du malade dans la baignoire : la respiration devient plus ample, la toux plus fréquente, l'expectoration plus abondante, les foyers congestifs diminuent d'étendue (Jurgensen); enfin la cyanose disparaît, ce qui indique que les circulations locales se régularisent et que le cœur redevient de nouveau suffisant à sa tâche. D'autre part, les symptômes qui caractérisent l'infection s'atténuent; le délire, l'agitation et l'adynamie disparaissent; le malade peut jouir d'un sommeil réparateur ; enfin, la fonction rénale, un instant suspendue, reprend son activité ; grâce à la polyurie qui s'installe sous l'influence de la balnéation, l'élimination des poisons accumulés dans l'organisme peut se faire. Quant à la température, bien qu'elle atteigne habituellement de nouveau au bout de deux ou trois heures, le degré qu'elle présentait avant le bain, elle peut rester définitivement inférieure de quelques dixièmes de degré. La courbe générale se trouve modifiée; la défervescence paraît se faire lentement et régulièrement au lieu de se produire brusquement. L'influence heureuse du bain froid est prouvée par la faible mortalité des malades qui ont été soumis à la médication réfrigérante (statistiques de Fisimer, Brugnatelli, Kisselef, Gignoux, etc.). Afin de tâter la susceptibilité des malades et pour prévenir autant que possible le collapsus, beaucoup plus à redouter dans la pneumonie que dans la fièvre typhoïde, il sera bon de donner presque tièdes les premiers bains et de les refroidir progressivement; on peut ensuite donner d'emblée le bain froid à 20°, de cinq à dix minutes de durée, répété toutes les trois ou quatre heures, si les premiers bains sont bien supportés; il va sans dire que, pendant et après le bain, on devra donner à boire au malade des grogs, du vin chaud et que celui-ci sera retiré de l'eau au premier frisson. Pour de plus amples détails concernant la technique, nous renvoyons au chapitre consacré à la fièvre typhoïde.

Lorsque, avec des phénomènes généraux graves, coïncident des lésions locales très étendues, le bain froid peut être encore utile, mais il est moins efficace que dans les cas précédents. Enfin, s'il existe surtout de grosses lésions locales, une pneumonie double, avec peu de réaction, il faut s'abstenir du bain froid, de crainte de déterminer le collapsus.

Chez les sujets âgés ou chez les très jeunes enfants, les bains froids sont rigoureusement interdits, mais les bains tièdes sinapisés rendent de grands services.

Les symptômes généraux peuvent être plus graves en apparence qu'ils ne sont en réalité ; ainsi, chez les alcooliques, il suffit parfois de donner une dose suffisante d'alcool et quelques centigrammes d'extrait thébaïque pour faire cesser un délire qui ne relève pas de l'infection pneumococcique, mais d'une intoxication ancienne par l'alcool.

Lorsque, en dépit de la médication la plus rationnelle, les signes de l'hépatisation grise se manifestent, le médecin se trouve absolument désarmé. On a cru récemment avoir trouvé un moyen de traitement permettant de s'opposer efficacement à la transformation purulente de l'exsudat pneumonique. Ce traitement consiste dans les *injections sous-cutanées d'essence de térébenthine*, que l'on réserve aux cas de pneumonie en imminence de suppuration. Ce traitement a été proposé par M. le professeur Fochier (de Lyon), qui se flatte de détourner du poumon l'afflux leucocytique et d'empêcher la suppuration, en provoquant artificiellement, au niveau des membres, un abcès que M. Fochier appelle abcès de fixation, bien qu'il ne fixe pas le moins du monde les agents infectieux, puisque le pus de ces abcès est toujours stérile. Ce ne sont donc pas des abcès de fixation, mais plutôt, comme les appelle M. Dieulafoy, des abcès de dérivation, si tant est que l'on puisse admettre de leur part une action dérivatrice.

M. Chantemesse a pensé que ces abcès exercent peut-être une action favorable en élevant le nombre des leucocytes et, par suite, en favorisant la lutte phagocytaire contre les éléments infectieux; mais l'augmentation du nombre des leucocytes n'a pas été constatée par lui.

Quel que soit le mode d'action de ces abcès, ce qu'il importe surtout de déterminer, c'est s'ils ont ou non une action réelle sur l'évolution de la pneumonie. Les résultats obtenus paraissent assez contradictoires; cependant ces injections ont été pratiquées dans un certain nombre de cas de pneumonies graves (Dieulafoy, Lépine, Ollivier, Bard, Gingeot, Revilliod) avec délire, ataxo-adynamie, symptômes de suppuration, et suivies de succès; il est vrai que des insuccès complets ont été obtenus dans huit cas de pneumonies très graves, traitées à l'hospice des Ménages par M. Chantemesse, et que l'on peut, dès lors, concevoir des doutes sur l'efficacité réelle de la méthode, et se demander avec les sceptiques, si le résultat le plus clair n'est pas de donner un abcès douloureux et exigeant un assez long temps pour guérir, à un malade atteint déjà de pneumonie (?).

Nous venons d'indiquer les divers moyens que l'on peut opposer aux pneumonies, qui sont graves surtout par leurs phénomènes généraux, qui sont plus infectieuses qu'asphyxiantes.

Mais la pneumonie peut être grave (et le cas est beaucoup plus fréquent) par suite de l'étendue des lésions pulmonaires qui rétrécissent considérablement le champ de l'hématose et déterminent l'insuffisance du myocarde, d'où l'asystolie aiguë ; c'est ce qui fait la gravité de la pneumonie chez les vieillards. A ces pneumonies, où le danger est au cœur, il faut opposer une médication cardiaque.

La *digitale* est employée depuis longtemps dans le traitement de la pneumonie. Au commencement du siècle, Rasori l'avait prescrite comme un contre-stimulant; elle fut remise en honneur par Traube, en 1850 et par le professeur Hirtz (de Strasbourg), en 1862. Hirtz prescrivait systématiquement la digitale, dans le but d'abaisser la température; il donnait de 75 centigrammes à 1 gramme de poudre de feuilles en infusion, pendant deux ou trois jours de suite. Aujourd'hui on la prescrit uniquement pour permettre au cœur de lutter contre les obstacles à la circulation pulmonaire. Sous l'influence de cette médication, on constate la diminution de la dyspnée, l'élévation de la pression artérielle; quant à l'abaissement de la température, il se produit au bout de trente-six heures environ après le début de la médication. On doit prescrire la digitale lorsque le pouls devient petit et dépressible, qu'il existe une stase veineuse se traduisant par la cyanose; pour en retirer de bons effets, il ne faut pas hésiter à l'employer de bonne heure, c'est-à-dire vers le troisième ou le quatrième jour; plus on temporisera et moins elle aura d'efficacité; on peut employer soit l'infusion ou la macération, soit la digitaline. M. Huchard donne la préférence à cette dernière et prescrit volontiers 1 milligramme de digitaline chloroformique pris en une seule fois, pendant un jour seulement. Il fait remarquer qu'il est inutile de fractionner les doses, car elles se fractionnent d'elles-mêmes dans l'organisme, en raison de la lenteur de leur action et de leur élimination.

On pourra prescrire :

Digitaline chloroformique...............	1 centigramme.
Alcool à 90°................................	9 grammes.
Glycérine....................................	6 —

LX gouttes représentent 1 milligramme.

On peut encore associer la *noix vomique* à la digitale quand les phénomènes d'asthénie nerveuse coïncident avec l'affaiblissement du cœur. On prescrit.

Teinture de noix vomique..................	ãã 5 grammes.
— de digitale........................	

X gouttes, trois ou quatre fois par jour.

La *caféine* est, d'autre part, une ressource précieuse dans la pneumonie; elle remplace avantageusement la digitale, surtout chez les vieillards, parce que ses effets sont plus rapides que ceux de la digitale et que les myocardes scléreux réagissent mal sous l'influence de ce dernier médicament. La caféine non seulement relève l'énergie cardiaque, mais encore combat l'adynamie et favorise la diurèse, aussi est-elle le remède par excellence à employer dans la pneumonie des cachectiques et des vieillards. L'injection sous-cutanée est le meilleur mode d'administration (25 centigrammes trois ou quatre fois par jour).

Benzoate de soude........................	ãã 2 gr. 50
Caféine....................................	
Eau distillée.............................	Q. S. pour 10 cc.

Une seringue de Pravaz de la capacité d'un centimètre cube contient 25 centigrammes de caféine.

L'*ergot de seigle* est également utile comme tonique cardio-vasculaire. M. Barth fait prendre 2 fois par jour, II à V gouttes de la solution d'ergotinine de Tanret, au millième.

On peut encore combattre l'adynamie et la tendance au collapsus au moyen des injections d'*éther*, d'*huile camphrée :*

Huile d'olives stérilisée..................	100 grammes.
Camphre......................................	10 —
	(Huchard.)

Injectez le contenu d'une seringue de Pravaz deux à quatre fois par jour.

Ou de *strychnine :*

Eau distillée..............................	10 grammes.
Sulfate de strychnine.....................	1 centigramme.

Injectez deux à quatre demi-seringues par jour.

On a préconisé encore les injections de *spartéine* :

Sulfate de spartéine	1 gramme.
Eau distillée	50 grammes.

Deux à quatre injections dans la journée.

M. Huchard emploie comme tonique le mélange suivant :

Teinture de kola	ãã 60 grammes.
— de coca	

Une cuillerée à café une, deux ou trois fois par jour dans une tasse de lait chaud et sucré, ou encore dans un peu de curaçao étendu d'eau.

Rappelons enfin que la *saignée* peut rendre de grands services lorsque survient une congestion pulmonaire rapide, se traduisant par une dyspnée intense avec cyanose, dilatation des veines du cou, expecto ration mousseuse et sanguinolente. Ces congestions, qui s'observent de préférence chez les individus pléthoriques, plus ou moins entachés de goutte, d'arthritisme, sont justiciables de la saignée qui permet souvent de parer à l'asphyxie imminente.

Il va sans dire que, lorsqu'on a des raisons de craindre la congestion passive hypostatique chez des sujets affaiblis, chez les vieillards, il est nécessaire de changer souvent les malades de position, de les faire coucher alternativement sur l'un ou l'autre côté.

D. — Traitement de la pneumonie chez l'enfant.

La pneumonie est le plus souvent très bénigne chez l'enfant ; aussi doit-on s'abstenir chez lui de toute médication active. La saignée, les vomitifs, les antimoniaux sont rigoureusement contre-indiqués.

Au début la pneumonie s'annonce souvent par des phénomènes convulsifs ou délirants qui peuvent faire croire à tort à l'invasion d'une méningite mais qui cèdent aisément sous l'influence des *bains tièdes* et de l'administration du *bromure de potassium* ou du *chloral* :

Eau distillée	40 grammes.
Sirop d'écorces d'oranges	20 —
Hydrate de chloral	50 centigrammes.

Potion à donner en 3 ou 4 fois à un enfant de cinq ans.

Le bromure se donne à la dose de 20 centigrammes au-dessous d'un an, de 40 centigrammes à partir d'un an, de 1 à 2 grammes à partir de deux ans.

A la période d'état on se borne à administrer une potion contenant une petite quantité d'un *sel ammoniacal* :

Chlorhydrate d'ammoniaque..........	25 centigr. à 1 gr.
Benzoate de soude....................	2 à 4 grammes.
Sirop de polygala....................	20 —
Julep gommeux......................	100 —

à donner par cuillerées à café, que l'on fait alterner avec une potion alcoolisée. L'*alcool*, le vin rendent les plus grands services dans la pneumonie infantile; on ne dépassera pas la dose de 20 à 30 grammes de cognac ou de vin de Malaga :

Julep gommeux..............................	60 grammes.
Cognac.......................................	20 —
Extrait de quinquina	1 gramme.

par cuillerées à café.

On peut associer une petite quantité de *teinture de digitale* à l'alcool si le pouls est mou et faible :

Teinture de digitale........................	V à X gouttes.
Eau-de-vie vieille...........................	10 à 40 grammes.
Julep gommeux.............................	100 —

Contre la dyspnée on prescrit les *ventouses sèches*; si le point de côté est particulièrement violent on fait appliquer *une ou deux ventouses scarifiées loco dolenti.*

Dans les pneumonies qui s'accompagnent de phénomènes généraux graves, on insiste sur l'emploi de l'alcool, des stimulants diffusibles :

Acétate d'ammoniaque.........................	5 grammes.
Teinture de cannelle.	10 —
Vin cordial.....................................	80 —

par cuillerées à café toutes les demi-heures.

Ou :

Teinture de noix vomique...............	V à X gouttes.
Sirop de quinquina......................	ãã 30 grammes.
Eau-de-vie vieille.........................	

par cuillerées à café d'heure en heure.

S'il existe une agitation excessive on prescrit le bromure en potion, le *musc* et le *camphre* en lavement :

Musc	ãã 25 à 50 centigrammes.
Camphre.........................	
Jaune d'œuf......................	n° 1.
Décocté de graines de lin.....	100 grammes.

Mais le *bain tiède progressivement refroidi* est supérieur à toutes ces médications et c'est à lui qu'il faut avoir recours sans hésitation dans les formes graves de la pneumonie infantile.

BRONCHO-PNEUMONIE.

La broncho-pneumonie est une affection beaucoup plus grave que la pneumonie ; en effet, ses facteurs microbiens, notamment le streptocoque, déterminent une infection généralisée plus intense et surtout plus fréquente que ne l'est l'infection pneumococcique. D'autre part, contrairement à la pneumonie qui est le plus souvent primitive, la broncho-pneumonie est habituellement secondaire ; elle complique des pyrexies : rougeole, grippe, fièvre typhoïde, variole, diphtérie qui, déjà fort graves par elles-mêmes, diminuent les moyens de résistance de l'organisme, ou bien encore elle survient au cours de maladies des voix respiratoires : coqueluche, emphysème, bronchite chronique qui apportent déjà une gêne sensible à l'hématose. Enfin l'étendue des lésions inflammatoires qui sont généralisées aux deux poumons et s'accompagnent de lésions mécaniques diverses (congestion, atéléctasie, emphysème), détermine une gêne rapide de la respiration d'où le danger toujours imminent de l'asphyxie. Si l'on se rappelle en outre que la broncho-pneumonie est surtout fréquente chez l'enfant et le vieillard, c'est-à-dire à des âges où l'organisme ne dispose pas encore ou ne dispose plus d'une réaction vitale suffisante on comprendra aisément la gravité du pronostic de la broncho-pneumonie.

A. — Traitement prophylactique.

Le traitement prophylactique ne diffère guère de celui de la pneumonie. Il faut avoir soin d'*isoler*, dans les hôpitaux, les malades atteints d'une maladie infectieuse, afin d'empêcher qu'ils ne soient contagionnés dans les salles communes par un malade atteint de pneumonie ou de broncho-pneumonie ; si, néanmoins, l'un de ces malades vient à contracter une broncho-pneumonie, il sera immédiatement séparé et isolé dans une chambre qui lui sera exclusivement réservée.

D'autre part, chez tout malade atteint de pyrexie, on pratiquera avec le plus grand soin les lavages du nez ou de la bouche qui constituent les meilleures mesures prophylactiques. Chez le coquelucheux, le grippé, le rubéolique atteints de bronchite, on facilitera l'expectoration par les *inhalations de vapeurs aromatiques*, au besoin par les *vomitifs* (ipéca), car la stagnation des mucosités dans les bronches est l'une des causes qui favorisent la pullulation des germes infectieux.

Pour prévenir la congestion pulmonaire chez cette catégorie de malades, on *évitera soigneusement le décubitus prolongé* ; les jeunes enfants seront portés sur les bras de la nourrice, les typhiques seront fréquemment couchés sur le ventre,

On préviendra également l'hypostase chez les enfants atteints de bronchite aiguë, chez les vieillards atteints de bronchite chronique, en variant fréquemment l'attitude.

Il n'est pas indifférent non plus d'assurer dans certains cas, à titre préventif, l'*antisepsie du milieu intestinal.* Il semble prouvé maintenant que, dans le cours de certaines entérites infectieuses, le bactérium coli peut émigrer de l'intestin pour venir se localiser dans les poumons et déterminer, chez l'enfant, des broncho-pneumonies secondaires.

MM. Sevestre, Gastou et Renard (*Revue des maladies de l'enfance*, mai 1892), ont signalé des faits de cet ordre. Marfan et Marot (*Revue des maladies de l'enfance*, 1893) ont montré que ce n'est pas seulement dans les diarrhées aiguës fébriles de la seconde année que l'on peut observer la broncho-pneumonie, mais que celle-ci peut survenir aussi au cours de la dyspepsie gastro-intestinale chronique des nourrissons soumis à l'alimentation artificielle.

B. — Traitement chez l'adulte.

Chez l'adulte la broncho-pneumonie ne s'observe qu'au cours des maladies infectieuses précédemment énumérées ; son traitement ne diffère pas de celui qui a été indiqué pour les pneumonies graves, c'est-à-dire que l'on devra mettre en œuvre tous les agents de la médication tonique d'une part (*alcool*, *café*, *préparations de strychnine*, *de kola*, etc.), et d'autre part instituer la médication cardiaque (*digitale*, *caféine*). Quant aux bains froids, on ne devra pas hésiter à les employer, car ils constituent un moyen héroïque comme dans la pneumonie. Cependant certains médecins les redoutent en raison de l'étendue des lésions pulmonaires et craignent de déterminer la syncope ou le collapsus. Nous croyons pour notre part que l'on peut éviter ces accidents en donnant d'abord des *bains tièdes* que l'on refroidit progressivement jusqu'à 25 ou même 22 degrés. On ne donnera d'emblée le bain froid à 22° qu'après les premiers bains tièdes. Chez un homme de cinquante ans, atteint de broncho-pneumonie primitive, nous avons pu obtenir une véritable résurrection par la balnéation. Cet homme allait succomber à l'asphyxie, car il était cyanosé, atteint d'une dyspnée excessive, et ne pouvait expectorer les mucosités qui encombraient ses bronches ; d'autre part il était profondément infecté ainsi qu'en témoignaient son teint plombé, ses urines rares et très albumineuses.

Ce malade tomba dans le coma et commença à râler ; les injections d'éther et de caféine que l'on avait multipliées n'avaient déterminé aucun effet utile ; jugeant cet homme irrémédiablement perdu, nous voulûmes employer la dernière ressource dont nous pouvions disposer. Malgré les appréhensions en apparence très justifiées que l'on pouvait concevoir, nous le fîmes plonger dans un bain à 28° que l'on refroidit rapidement. Au grand étonnement des élèves du service de la clinique, qui s'attendaient à le voir succomber dans le bain, le malade sortit immédiatement de sa torpeur et put expectorer quelques mucosités. On acheva de le ranimer en le frictionnant et lui faisant absorber des grogs ; l'amélioration ne fit que s'accentuer avec les bains qui suivirent et finalement cet homme que tout le monde considérait comme perdu, entra en convalescence. Si nous avons cité cet exemple personnel, c'est que cette guérison d'un moribond nous a particulièrement frappé et a chassé de notre esprit les derniers préjugés concernant le danger du bain froid chez les malades atteints de lésions pulmonaires étendues et en imminence d'asphyxie.

Chez le vieillard, le bain froid est contre-indiqué pour des raisons déjà exposées (altérations cardiaques et vasculaires, absence de réaction, etc,). Il faut insister sur l'alimentation, l'emploi du quinquina et de l'alcool, celui du régime lacté, de la digitale et de la caféine.

C. — Traitement chez l'enfant.

Dès que l'on constate les premiers symptômes de la broncho-pneumonie chez l'enfant, on doit s'efforcer d'enrayer le processus congestif, en pratiquant la révulsion. On obtient une révulsion légère, mais que l'on peut renouveler fréquemment, en appliquant des *ventouses sèches* ou des *cataplasmes sinapisés*, en faisant des *frictions avec de l'essence de térébenthine* pure ou associée au liniment ammoniacal camphré, enfin en entourant les jambes de l'enfant de bottes d'ouate recouvertes de taffetas gommé. Les *enveloppements froids*, dont il a déjà été question, constituent le meilleur mode de révulsion.

Quant au vésicatoire, il est contre-indiqué en raison de la douleur qu'il détermine et des dangers de l'intoxication cantharidienne. Si l'on croit néanmoins devoir le prescrire, sur la demande expresse des parents, on aura soin de ne pas le laisser appliqué plus de deux ou trois heures ; on le remplacera au bout de ce temps par un cataplasme de fécule qui provoque l'apparition des phlyctènes.

Toujours dans le but de décongestionner le poumon, et en même temps pour provoquer le rejet des mucosités accumulées dans les bronches (la broncho-pneumonie étant le plus souvent précédée de bronchite) on peut prescrire un vomitif. Celui-ci ne doit pas être renouvelé et ne peut être employé que chez les enfants âgés de plus d'un an. On donne l'*ipéca* de la façon suivante :

Sirop d'ipéca	30 grammes.
Poudre d'ipéca	30 centigrammes.

à donner en deux fois, à dix minutes d'intervalle.

Chez les enfants au-dessous d'un an, et chez ceux qui sont cachectiques, il est préférable de ne pas donner de vomitif. On se borne à prescrire l'*acétate d'ammoniaque* et le *benzoate de soude* comme expectorants :

Julep gommeux	āā 60 grammes.
Sirop de tolu	
Cognac	10 —
Acétate d'ammoniaque	āā 1 gr. 50
Benzoate de soude	

Une cuillerée à dessert toutes les heures ou toutes les deux heures suivant l'âge.

ou :

Julep gommeux	100 grammes.
Acétate d'ammoniaque	50 centigrammes.
Alcoolature de racines d'aconit	XV gouttes.
Sirop de codéine	5 grammes.

Une cuillerée à café d'heure en heure à un enfant de deux ans.

On peut encore prescrire X à XV gouttes d'*ammoniaque anisée* en potion.

Il faut enfin entretenir une *atmosphère humide* autour du malade, au moyen de vaporisation d'infusion de feuilles d'eucalyptus ou d'eau additionnée de teinture de benjoin.

Si la toux est fréquente, l'agitation vive, la température très élevée on peut prescrire l'*antipyrine* en potion.

Antipyrine	20 à 40 centigrammes.
Sirop de quinquina	30 grammes.
Sirop d'eucalyptus	40 —
Eau de menthe	50 —

Une cuillerée à café toutes les heures.

On peut encore donner comme antithermique le *sulfate de quinine*. On le fait prendre soit dans du café, soit dans de la glycérine sucrée avec du sirop tartrique ou du sirop de tolu ; la dose est de 10 à 20 centigrammes pour un enfant de un à deux ans ; de 30 à 40 centigrammes à partir de quatre ans.

Pour soutenir les forces, il est nécessaire de prescrire l'*eau-de-vie* ou le *vin de Malaga*, à doses fractionnées (20 grammes d'eau-de-vie pour un enfant d'un an, 60 au maximum au-dessus de deux ans). On prescrit :

Sirop de quinquina	ãã	15 grammes.
— de fleurs d'oranger		
Eau-de-vie		20 à 40 —
Infusion de mélisse		60 —

par cuillerées à café.

Il faut avoir soin de répartir la dose d'alcool en fractions données à intervalles réguliers, sinon on obtiendra un résultat opposé à celui que l'on attend, c'est-à-dire une dépression des forces, au lieu d'un relèvement.

Dès que le cœur devient défaillant, que le pouls devient faible et irrégulier, qu'il existe de la cyanose, on doit prescrire la *digitale* (15 centigrammes de poudre dans une infusion que l'on fait prendre en trois fois dans la journée), ou la *caféine*, soit en potion associée au benzoate de soude (10 à 50 centigrammes suivant l'âge), soit en injections sous-cutanées.

Pour combattre l'asphyxie imminente et l'adynamie nerveuse, on fait des injections d'*huile camphrée* au 10° (une injection d'un quart de seringue de Pravaz le matin et autant le soir). Outre son action sthénique, le camphre a également une action expectorante; on emploie encore l'*éther* pour répondre aux mêmes indications :

Éther sulfurique	X à XXX gouttes.
Sirop de fleurs d'oranger	30 grammes.
— de tolu	10 —
Eau de tilleul	100 —
— de mélisse	20 —

par cuillerées à café.

Lorsqu'il est urgent de ranimer un enfant qui asphyxie, on le plonge dans un *bain tiède sinapisé*, pendant quatre à cinq minutes.

Tous les moyens précédemment indiqués sont impuissants à combattre l'intoxication générale; ils visent surtout l'état local et la défaillance cardiaque; le seul remède efficace contre l'intoxication est le *bain froid* dont les remarquables effets ont été étudiés au chapitre précédent; MM. Hutinel, Sevestre sont des partisans très convaincus de ce mode de traitement qui tend de plus en plus à se vulgariser. La véritable indication du bain froid est une intoxiction générale très profonde avec des lésions locales peu accusées. Ainsi que le fait remarquer M. Hutinel, s'il est des cas de broncho-pneumonie où la mort s'explique suffisamment par la lésion du poumon, il en est d'autres dans lesquels l'autopsie n'explique pas la gravité des phénomènes observés pendant la vie. La mort semble alors être le résultat de la toxémie ; c'est dans ces cas où l'infection est prédominante que le bain froid peut prévenir l'issue fatale.

Quand il y a de très grosses lésions locales avec peu de réaction, le bain froid est au contraire contre-indiqué.

Il est quelquefois difficile, dit Hutinel, de faire accepter le bain par une famille timorée; il faut alors user d'un petit artifice ; on ajoute à l'eau une faible quantité de moutarde, le bain passe sous le couvert de la révulsion.

L'eau doit être à 28° pour le premier bain, dont la durée est de cinq à dix minutes. Il faut retirer l'enfant dès qu'il frissonne. Les autres bains peuvent être pris à 24° et au-dessous, jusqu'à 18° ; pendant le bain, on fait des affusions froides sur la tête de l'enfant. Le bain terminé, on enveloppe le petit malade dans une couverture de laine et on lui fait prendre un grog. Si trois heures après le bain, la température dépasse 39°, on donne un nouveau bain. Les bains doivent être donnés tant que dure l'hyperthermie, on peut en prescrire jusqu'à sept le premier jour (Hutinel) ; mais on peut rapidement les espacer par la suite.

Les bains froids sont indiqués indifféremment dans les bronchopneumonies primitives et dans celles de la rougeole, de la coqueluche et de la grippe; ils déterminent dans tous ces cas de véritables résurrections ; par contre, ils sont impuissants dans la broncho-pneumonie diphtéritique.

Pendant la convalescence, pour combattre la bronchite persistante, on fait prendre à l'enfant des balsamiques, par exemple deux à trois cuillerées à soupe par jour d'un mélange à parties égales de *sirop de tolu et de térébenthine* ; on aura recours aux toniques et aux modificateurs de le nutrition : *huile de foie de morue, phosphate de chaux.*

S'il existe de l'adénopathie trachéo-bronchique, de l'emphysème, l'*iodure de potassium* est particulièrement indiqué ; on fait prendre à chaque repas, dans de la bière ou de l'extrait de malt, 10 centigrammes d'iodure de potassium ou l'on prescrit le *sirop iodo-tannique.*

Le *fer* est également utile chez les enfants qui présentent une anémie persistante ; on peut prescrire trois cuillerées par jour de la potion suivante :

Sirop de quinquina	40	grammes.
— de terpine	50	—
— d'iodure de fer	60	—
Eau de menthe	50	—

Dans la belle saison on peut envoyer au *Mont-Dore* les enfants âgés d'au moins cinq ans.

GANGRÈNE PULMONAIRE.

Le traitement **médical** de la gangrène pulmonaire est des plus limités; on peut avouer sans ambages, que dans les cas suivis de guérison, les efforts de la nature sont plus efficaces que le traitement institué; les cas heureux sont d'ailleurs plutôt ceux de bronchites putrides avec sphacèle limité, que ceux de gangrène pulmonaire proprement dite. Quoi qu'il en soit, les indications thérapeutiques sont les suivantes :

a. Évacuation des produits de la sécrétion bronchique et de la fonte du parenchyme gangréné.

b. Antisepsie locale.

c. Médication tonique.

a. Pour faciliter l'expectoration, les médicaments expectorants sont rarement utiles; ils peuvent d'ailleurs favoriser parfois la rupture d'un vaisseau et déterminer une hémoptysie foudroyante; mieux vaut avoir recours aux *pulvérisations* d'eau simple ou saturée d'un corps antiseptique, ainsi qu'il sera indiqué plus loin.

b. On a tenté de réaliser l'antisepsie locale, avec des succès divers. Quelques médecins ont confiance dans les médicaments antiseptiques, administrés par la bouche. Graves employait le *chlorure de chaux* associé à l'opium; il prescrivait quotidiennement 3 à 6 pilules, contenant chacune 15 centigrammes de chlorure de chaux et 5 centigrammes d'extrait thébaïque. Leyden a recommandé l'*acide phénique*, à la dose de 25 centigrammes, en pilules ou mieux dans une potion aromatisée avec de l'eau de menthe.

M. Lancereaux a très grande confiance dans l'*hyposulfite de soude* qu'il donne à la dose de 3 à 5 grammes.

D'autres emploient la *liqueur de Labarraque* (M. Jaccoud), l'*alcoolature d'eucalyptus* à la dose de 3 ou 4 grammes. (M. Bucquoy) etc.....

C'est le plus souvent la voie bronchique que l'on a choisie pour faire pénétrer les substances antiseptiques jusqu'au foyer de gangrène.

Skoda a préconisé l'usage des *inhalations de térébenthine*. On verse quelques cuillerées à café d'essence de térébenthine dans de l'eau bouillante et le malade doit aspirer lentement les vapeurs.

M. Jaccoud a utilisé le *permanganate de potasse* (50 centigrammes pour un litre d'eau); d'autres l'*acide phénique* etc...

M. C. Paul se sert d'eau phéniquée placée dans un flacon à double tubulure; l'un des tubes qui pénètrent dans ce flacon plonge de 8 centimètres dans une solution phéniquée, il laisse pénétrer l'air extérieur qui se charge de vapeur phéniquée et ressort par le second tube.

Leyden a recommandé les *inhalations d'oxgène chargé de térébenthine ou d'eucalyptus.*

Il est permis de concevoir des doutes au sujet de la valeur des inhalations; les vapeurs pénètrent-elles jusque dans les plus fines ramifications bronchiques? La question a été bien souvent discutée, mais toujours diversement résolue.

Un autre procédé, celui de l'*injection directe de substances antiseptiques* dans le foyer gangreneux est plus rationnel; il a donné quelques bons résultats; mais on ne peut déterminer le plus souvent avec précision le siège, la profondeur exacts du foyer gangreneux. Hewelke (Deutsche Woch., n° 40, 1891) a dans 5 cas fait des injections interstitielles avec le mélange suivant :

Menthol	2	grammes.
Essence d'eucalyptus	3	—
Eau distillée	100	—

(Il injectait chaque fois 1 ou 2 centimètres cubes). Cette intervention est douloureuse et non sans danger, car elle détermine de violentes quintes de toux parfois suivies d'hémophthysies.

On peut encore utiliser la voie hypodermique pour injecter dans l'organisme des corps volatils, comme l'*eucalyptol*, qui s'éliminent par la muqueuse respiratoire. On fera des injections d'huile d'olive stérilisée contenant 20 p. 100 d'eucalyptol et l'on injectera chaque fois 50 à 60 centigrammes d'eucalyptol.

c. La médication tonique consistera en l'usage de vins généreux, de cognac, etc.

Le traitement **chirurgical** est celui qui répond le mieux aux indications. On ouvre le foyer gangreneux et on le draine ; cette pratique, déjà employée un assez grand nombre de fois, a donné des succès éclatants. A peine la cavité est-elle ouverte que la fièvre tombe, que la fétidité disparaît et que les forces reprennent. La pneumotomie n'est d'ailleurs indiquée, qu'après échec des moyens médicaux, et si le foyer gangréneux est nettement circonscrit et superficiel.

ASTHME.

On a beaucoup discuté sur les causes de l'asthme ; s'il existe des divergences au sujet de certains points, notamment au sujet des causes provocatrices de l'accès, on est d'accord cependant pour faire de l'asthme une névrose presque toujours diathésique et héréditaire. « Dartres, rhumatisme, goutte, hémorrhoïdes, gravelle, migraine, sont des affections que l'asthme peut remplacer et qui réciproquement peuvent remplacer l'asthme ; ce sont des expressions différentes d'une même diathèse » (Trousseau).

L'irritabilité anormale des centres et des nerfs respiratoires peut être mise en jeu par des causes provocatrices diverses, dont la principale est de connaissance relativement récente.

Parmi ces causes, les affections nasales tiennent le premier rang. C'est à Voltolini que l'on doit les premières observations relatives à la coïncidence d'asthme et de polypes du nez, et la guérison de cet asthme à la suite de l'ablation des polypes. Depuis de nombreux médecins ont confirmé la réalité des faits avancés par Voltolini : Frænkel regarda l'accès d'asthme comme un acte réflexe résultant de l'irritation des filets sensitifs de la pituitaire (filets du trijumeau et peut-être de l'olfactif).

« Avec Hack qui localisa le point de départ des réflexes dans les tissus érectiles de la muqueuse nasale, le champ des névroses nasales réflexes s'étendit démesurément.

L'enthousiasme fut excessif; mais les déceptions vinrent vite. Le nez de tous les asthmatiques fut examiné, leurs cornets reséqués ou détruits et cela sans succès. La réaction se dessina de plus en plus, et à l'heure actuelle, le moment semble venu d'établir sans parti pris le bilan réel des faits favorables ou contraire à la théorie.

Mais auparavant il nous faut signaler la théorie récemment proposée par E. Bloch qui mérite un examen d'autant plus sérieux qu'elle est en quelque sorte le colloraire éloigné des remarquables recherches expérimentales de cet auteur sur la physiologie de la respiration nasale.

Chez les nourrissons, la respiration normale est uniquement nasale, comme Honvett a pu s'en assurer, même lorsque la bouche est ouverte ; la voie buccale se fermant spontanément par le fait seul de sa tonicité musculaire, la base de la langue s'accolant au voile du palais. Aussi le coryza a-t-il pour conséquence chez les jeunes enfants, des troubles rapides de la nutrition (Kussmaul, Bresgen).

Chez l'adulte, dont le nez est normalement libre, survient-il une obstruction nasale, du fait d'un coryza aigu, il va se produire aussi des troubles respiratoires : la voie buccale se fermant spontanément, surtout pendant le sommeil, la respiration devient impossible. Le malade se réveille éprouvant une soif d'air et se rendort après quelques respirations énergiques pour se réveiller bientôt de nouveau. Pour Bloch, il y a là l'ébauche de l'accès d'asthme nasal. L'arrêt respiratoire se produit-il en inspiration, l'occlusion buccale est maintenue par la pression atmosphérique et accrue par la raréfaction de l'air produite par les efforts d'inspiration inutiles. L'inspiration étant gênée devient plus longue, mais sans résultat, le diaphragme se contracte énergiquement; il se produit une hypérémie pulmonaire *ex vacuo*. Le réveil du matin met fin à cette crise.

L'arrêt se produit-il pendant l'expiration, les efforts respiratoires ne font qu'accoler plus énergiquement le voile du palais à la base de la langue; les muscles bronchiques se contractent énergiquement sans résultat; par le fait de l'ampliation du poumon en expiration le diaphragme est abaissé et le poumon anémié.

De nombreuses affections des voies aériennes supérieures (nez, nasopharynx) sont susceptibles de déterminer l'obstruction de la voie nasale aussi bien pendant l'expiration que pendant l'inspiration; quelquefois même l'obstruction peut être telle qu'il peut encore entrer de l'air alors que la sortie est impossible (soupape) et alors se trouve réalisé le mécanisme de la pompe foulante.

Dans ce cas survient une contraction spasmodique des muscles inspirateurs aussi bien qu'expirateurs. Lorsque ces accès ne durent qu'un instant, se renouvellent fréquemment, les nerfs des muscles bronchiques et du diaphragme deviennent plus facilement irritables : il se produit en un mot un véritable état neurasthénique, seconde condition nécessaire pour l'éclosion de l'asthme » (P. Tissier, Annales de médecine 1892).

Faut-il rappeler encore, à l'appui de la théorie de l'origine nasale de l'asthme, les expériences de François Franck qui a réussi à provoquer chez le chien, le chat et le lapin, à la suite d'irritations de la pituitaire, une sorte d'accès d'asthme expérimental typique, bien que seulement ébauché; ou bien celles de Lazarus qui ont conduit cet expérimentateur à des conclusions analogues? Il résulte de ces diverses expériences que les irritations de la pituitaire, notamment au niveau de l'extrémité antérieure et du bord libre du cornet inférieur, de l'extrémité postérieure des cornets inférieurs et moyens, de la partie postérieure de la cloison et du méat inférieur sont suivies : 1° d'un spasme laryngé réflexe. 2° d'un spasme bronchique. 3° de troubles réflexes des mouvements extérieurs de la respiration, ayant toujours un caractère spasmodique. 4° Une contraction spasmodique des vaisseaux pulmonaires. Les lésions nasales agiraient surtout par voie réflexe, la voie centripète du réflexe étant le trijumeau et la voie centrifuge la plus importante, le pneumogastrique. Telles sont les conclusions auxquelles on arrive par l'expérimentation; la clinique les corrobore pleinement; elle les modifie seulement en ce sens que tout point de la muqueuse, quel qu'il soit, peut être, s'il est préalablement enflammé, le point de départ de l'excitation réflexe.

L'origine nasale de certains accès d'asthme est donc aujourd'hui acceptée par tous les médecins. Mais l'existence d'une lésion nasale ne suffit pas à provoquer l'accès d'asthme; il faut encore une prédisposition morbide constatée depuis longtemps : on l'attribuait uniquement à l'arthritisme (Trousseau) ; on la met aujourd'hui sur le compte de la névropathie. Chez les névropathes l'excitation répétée arrive à faire contracter au système nerveux une habitude morbide, que l'excitation soit d'ordre mécanique comme le veut Bloch, ou d'ordre réflexe, comme cela paraît plus plausible, si l'on s'en rapporte aux expériences précitées.

L'origine nasale est accusée au cours des accès par une sensation particulière de démangeaisons, de picotement au niveau du nez ; dans d'autres cas des accès d'éternuement constituent tout l'accès, du moins au début, car plus tard ils sont remplacés par la crise dyspnéique. De plus, au cours de l'accès, l'hyperesthésie de la pituitaire s'accroît, et Weber, Scheinmann, ont pu constater une augmentation de la tuméfaction des cornets.

La proportion des accès d'asthme nasal est assez difficile à établir ; car il existe des différences considérables entre les chiffres donnés par les différentes statistiques ; en établissant une moyenne on arrive à la proportion étonnante de 45 p. 100 (P. Tissier). Il ne faut pas oublier qu'indépendamment de toute affection nasale, l'accès peut être provoqué par diverses influences s'exerçant au niveau de la pituitaire (odeurs, poussières diverses, etc).

Les causes provocatrices de l'asthme, autres que les affections nasales sont plus discutables ; Henoch en 1876 a décrit chez les jeunes enfants un asthme dyspeptique disparaissant par un vomitif, Silbermann en 1882, a signalé des faits semblables. M. le professeur Bouchard a rattaché certaines crises d'asthme chez l'adulte à la dilatation de l'estomac ; les excitations cutanées (par dermatose) ont été incriminées également. Enfin chez les enfants, la malaria, la syphilis héréditaire ont été incriminées (il est probable qu'en ce qui concerne cette dernière maladie, c'est par l'intermédiaire de l'adénopathie trachéobronchique que le pneumogastrique est mis en jeu).

Lorsqu'il n'existe aucune cause appréciable, il faut bien admettre que l'asthme est essentiel, c'est-à-dire qu'il survient uniquement, en vertu de la prédisposition morbide héréditaire, que personne ne songe à discuter.

Nous étudierons d'abord le traitement général de l'asthme, indépendamment de sa cause provocatrice, puis le traitement causal.

A. — Traitement général.

I. — Traitement de l'accès.

Lorsque l'accès est commencé il faut asseoir le malade, et lui maintenir la tête haute, le corps penché en avant ; il sera débarrassé de tous les vêtements qui gênent la circulation et les fenêtres de l'appartement seront ouvertes.

Il suffit parfois de faire plonger au malade ses mains dans de l'eau très chaude (Winternitz) pour enrayer l'accès, mais le moyen n'est rien moins qu'infidèle.

Quand l'accès est très intense, il n'existe qu'un remède héroïque, c'est l'injection de *morphine*. On injecte un centigramme à la fois, ou bien une quantité moindre, si l'on ignore la susceptibilité du malade à l'égard de ce médicament; on peut d'ailleurs renouveler l'injection, si la première ne suffit pas à calmer la dyspnée.

Qand l'accès d'asthme est d'intensité modérée, on peut avoir recours aux *fumigations de feuilles sèches de solanées vireuses*, datura stramonium, belladone, jusquiame, tabac. On fait habituellement fumer au malade des cigarettes composées de ces diverses substances. G. Sée conseille de faire fumer une ou deux cigarettes contenant du tabac mélangé à un quart ou un tiers de feuilles de datura stramonium. Les fameuses cigarettes Espic, vantées par Trousseau sont ainsi composées :

Feuilles choisies de belladone.........		36 centigrammes.
— — de jusquiame........	ãã	18 —
— de stramoine................		
— de phellandrie aquatique.....		6 —
Extrait d'opium..........		8 —
Eau de laurier-cerise................		Q. S.

Voici une formule qu'il est facile de se rappeler :

Extrait de stramonium......................	5 grammes.
Alcool à 36°..........	50 —
Tabac en feuilles..........................	100 —
Iodure de potassium.....	5 —
Nitrate de potasse.........	5 —

pour 100 cigarettes.

Ces diverses substances doivent leur action aux alcoloïdes volatils comme la daturine qu'elles contiennent ; elles la doivent surtout, ainsi que le *papier nitré* (préparé avec une solution de nitrate de potasse à 10 p. 100), à la pyridine. Aussi G. Sée a-t-il proposé de remplacer ces diverses substances par les inhalations de *pyridine* en nature.

La pyridine est un liquide incolore, très volatil, d'une odeur très forte et quelque peu nauséeuse ; elle diminue la réflectivité de la moelle et du centre respiratoire (G. Sée, Bochefontaine). Son action est immédiate; dès les premières inhalations, la plupart des malades accusent un soulagement très marqué ; aussi la pyridine est-elle avec la morphine un moyen réellement efficace contre l'accès d'asthme; mais elle ne réussit pas également chez tous les malades, certains n'éprouvent aucun soulagement en respirant les vapeurs de pyridine, alors, qu'ils sont calmés par le papier nitré. Dans l'asthme, ainsi que l'avait fait remarquer Trousseau, les moyens les plus divers peuvent échouer ou réussir suivant les malades ; il faut tenir grand compte des idiosyncrasies.

Pour se servir de la pyridine on en verse quelques gouttes (X ou XV) sur un mouchoir ou bien on en met 4 à 5 grammes dans une soucoupe que l'on place au milieu de la chambre.

Citons encore parmi les moyens à employer, les *cigarettes arsenicales* faites avec du papier trempé dans une solution d'un gramme d'arsénite de potasse dans 15 grammes d'eau ; le papier imbibé de cette solution sert à faire des cigarettes que l'on remplit de tabac.

Les inhalations d'*éther*, de *chloroforme*, etc., peuvent rendre des services; ainsi, on peut faire respirer au malade le mélange volatil suivant :

Éther	30	grammes.
Essence de térébenthine	15	—
Acide benzoïque	15	—
Baume de tolu	8	—

(dans un flacon à large tubulure).

On peut aussi faire respirer de l'*iodure d'éthyle* (IV à V gouttes).

Parmi les nombreux médicaments que l'on a proposés de donner par la bouche, ou que l'on a injectés, bien peu ont une réelle efficacité ; le *nitrite d'amyle* est bien moins actif que dans l'angine de poitrine, le *valérianate d'amyle* en capsules est préférable à ce dernier. L'*euphorbia pilulifera* (Dujardin-Beaumetz), le *quebracho* sont également peu actifs.

II. — Traitement de la période intercalaire.

Les médicaments qui ont une influence marquée sur l'asthme « en tant que diathèse », c'est-à-dire qui éloignent les accès et en diminuent l'intensité, quand ils sont administrés dans la période intercalaire, sont l'iodure de potassium, la belladone, l'arsenic mais surtout le premier.

Les effets vraiment remarquables de l'*iodure de potassium* dans l'asthme sont connus depuis longtemps ; en 1860, Green donna la formule d'un remède secret antiasthmatique qui était en usage à Boston :

Décoction de polygala	100	grammes.
Teinture de lobelie	25	—
— camphrée d'opium	25	—
Iodure de potassium	8	—

Trousseau l'employait, mais assez timidement, car il ne donnait que 25 centigrammes d'iodure par jour, ce qui est une dose insuffisante. C'est à M. le professeur G. Sée que revient le mérite d'avoir précisé les doses d'iodure à employer, et d'avoir donné les règles du traitement iodique. Pour M. Sée, l'iodure de potassium exerce une triple action; il favorise manifestement l'hypersécrétion bronchique et dégage les bronches; il facilite l'acte réflexe central de la respiration comme oxydant du bulbe; enfin, il diminue la sensibilité impressive exagérée de la muqueuse respiratoire.

L'iodure de potassium doit être donné à la dose moyenne de 2 grammes par jour. Pour corriger ses effets sur les muqueuses, on peut lui associer l'extrait thébaïque; et s'il détermine de l'irritation gastrique on le donnera dans une forte dilution d'eau additionnée d'eau de laurier-cerise (10 grammes par jour) ou de teinture thébaïque (1 gramme). Il faut enfin le faire prendre au milieu du repas, supprimer le vin et le remplacer par une infusion chaude de thé ou par de la bière. Quant à la durée du traitement elle est pour ainsi dire indéfinie; il faut seulement l'interrompre pendant un jour tous les sept ou dix jours et réduire la dose d'iodure à 1 gramme au bout de quelque temps.

A l'iodure de potassium on associe parfois la *teinture de lobelie* (à la dose de 1 à 3 grammes par jour) dont l'action antiasthmatique est des plus discutables, ou le *bromure* qui peut rendre quelques services.

Voici quelques formules relatives à l'emploi de l'iodure de potassium.

Iodure de potassium....	ãã 10 grammes.
Teinture de lobelie................	
— de polygala	
Extrait d'opium.........	10 centigrammes.
Eau........................	300 grammes.

Deux à trois cuillerées par jour.

Iodure de potassium................	10 grammes.
Bromure de potassium.......................	5 —
Décoction de polygala......................	120 —
Teinture de lobelie....	20 —
Teinture d'opium camphrée.................	25 —

Deux à trois cuillerées à café par jour.

Eau distillée............	200 grammes.
Iodure de potassium.................	10 —
Teinture de jusquiame........... ...	10 —
Extrait thébaïque....................	50 centigrammes.

Une cuillerée à bouche en se couchant (Barth).

L'usage prolongé de l'iodure peut entraîner des accidents d'iodisme, en tous cas des troubles digestifs caractérisés par de la fétidité de l'haleine, de l'inappétence, parfois de la diarrhée; aussi est-il nécessaire de couper le traitement par des pauses d'une semaine environ par mois et d'administrer simultanément de l'eau de Vichy.

L'iodure n'est pas d'ailleurs efficace dans tous les cas d'asthme; il est surtout indiqué dans l'asthme des goutteux, dans celui qui se complique rapidement d'emphysème ou qui est lié à l'artério-sclérose. Chez les sujets jeunes l'arsenic est souvent plus utile.

M. Dieulafoy donne l'iodure pendant quinze jours seulement par mois; pendant les quinze autres il ordonne la *belladone* sous la forme suivante :

Poudre de feuilles de belladone........	ãa 20 centigrammes.
Extrait de belladone..................	

Pour 20 pilules ; prendre chaque matin d'abord une demi-pilule, puis une pilule. En même temps, il prescrit l'*arsenic*; il donne une cuillerée à café par jour de la solution suivante :

Arséniate de soude.....................	5 centigrammes.
Eau distillée..........................	80 grammes.

M. G. Sée fait continuer, dans l'intervalle des accès, les inhalations de pyridine; trois fois par jour, pendant vingt à trente minutes chaque fois, le malade respire les vapeurs de 4 à 5 grammes de pyridine.

Les *eaux arsenicales* du Mont-Dore et de la Bourboule sont très utiles dans l'asthme nerveux; les *eaux sulfureuses* (notamment les Eaux-Bonnes) quand il existe un élément bronchitique.

L'*hydrothérapie* froide, contrairement à ce qu'ont dit quelques médecins, peut rendre de grands services.

Il nous reste à indiquer les précautions hygiéniques auxquelles doit s'astreindre l'asthmatique.

On a cherché à déterminer quelles sont les influences climatériques qui déterminent l'accès d'asthme ; il a été impossible de préciser ces influences, car tel asthmatique peut être pris d'un accès dans une localité où un autre asthmatique voit disparaître les siens. Cependant on a remarqué depuis longtemps que c'était dans les endroits les plus humides et parfois les moins hygiéniques que les accès étaient le plus rares. C'est dans les parties basses, brumeuses des villes que l'asthmatique doit choisir son habitation ; s'il réclame le séjour à la campagne, on devra lui prescrire de choisir une localité bien abritée ; les pays boisés semblent préférables aux plaines découvertes et aux pays de culture où l'air est rempli, au printemps et en été, de poussières végétales qui peuvent provoquer les accès. Il faut interdire enfin les climats d'altitude.

Le traitement de l'asthme chez l'enfant consiste en l'emploi de la teinture de lobelia inflata (XX à C gouttes par jour), de la teinture de grindelia robusta (XV à LX). La pyridine en inhalations (V gouttes, 3 ou 4 fois par jour) est un des moyens les plus employés.

L'accès une fois calmé, on prescrit l'iodure de sodium et l'arsenic.

B. — Traitement causal.

Lorsque le diagnostic d'asthme nasal est posé, il faut satisfaire deux indications:

1° Faire disparaître l'excitabilité anormale de la pituitaire.

2° Supprimer la cause locale qui l'entretient.

La *cocaïne* est le meilleur moyen que l'on possède pour atténuer l'excitabilité de la muqueuse; il faudra, dès le début de l'accès, faire des attouchements de la muqueuse avec une solution forte (au 5e). Quant au traitement de la lésion, il est évidemment variable suivant qu'il s'agit de polypes, d'hypertrophie des cornets, d'épaississement chronique de la muqueuse, de déviation de la cloison, etc. Il importe de se garder de tout traitement systématique et de vouloir envers et contre tous, pratiquer la cautérisation, l'ablation des cornets, si ces opérations ne sont pas rigoureusement justifiées; c'est à cause des abus qui ont résulté de traitements intempestifs, faits sous le couvert de la nouvelle théorie, que la médication locale a paru tomber en discrédit. La proportion des guérisons, dans les cas d'asthme d'origine nasale, oscille, suivant les auteurs, entre 25 et 50 p. 100. (Hack, Lublinski, Heryng, Bosworth, Sommerbrodt).

EMPHYSÈME.

La lésion de l'emphysème étant irréparable, on ne peut qu'atténuer les conséquences de cette lésion au moyen d'une hygiène bien entendue et de quelques moyens thérapeutiques dont la valeur s'épuise à la longue, car ils ne parviennent pas à préserver l'emphysémateux des complications broncho-pulmonaires ou des accidents d'asystolie qui constituent pour lui une menace toujours imminente.

Le malade atteint d'emphysème doit exercer une profession sédentaire; il abandonnera toute occupation exigeant de grands efforts. Il se gardera de plus des intempéries, évitera de sortir par les temps de brouillard ou de pluie froide, et de grand vent. Ceux qui pourront émigrer l'hiver pour gagner un climat tempéré, ne devront pas hésiter à le faire; ce sera pour eux la meilleure sauvegarde contre ces bronchites tenaces qui, pendant la saison froide, atteignent d'une façon persistante les emphysémateux et contribuent à aggraver et à étendre la lésion primitive.

L'hygiène alimentaire doit être surveillée; les malades doivent s'abstenir d'alcool, éviter la constipation et ne faire usage que de mets de digestion facile.

La méthode thérapeutique, considérée comme la plus efficace est l'*aérothérapie*, au moyen de laquelle on se propose de faire inspirer le malade dans l'air comprimé, ou de le faire expirer dans l'air raréfié, ou bien, ce qui vaut encore mieux, de combiner ces deux pratiques.

L'emploi de l'aérothérapie est justifié par l'examen des conditions de la ventilation pulmonaire dans l'emphysème.

A l'aide du spiromètre, on peut se rendre compte que la capacité vitale du poumon, c'est-à-dire le volume d'air que peut expulser une expiration maxima après une inspiration maxima, est notablement diminuée. Estimée à 3 ou 4 litres chez l'homme, à l'état normal, la capacité vitale s'abaisse de moitié environ chez l'emphysémateux; il en résulte que la quantité d'air résidual se trouve en plus forte proportion. Il faut en outre se rappeler que la pression sous laquelle l'air est inspiré et expiré présente chez l'emphysémateux, un type inverse du type normal; la pression inspiratoire est ici plus grande que la pression expiratoire, contrairement à ce qui se passe chez l'individu sain. En somme, l'élasticité pulmonaire est amoindrie et la ventilation respiratoire insuffisante, et c'est pour remédier aux conséquences de ces désordres fonctionnels, que l'on a recours à l'aérothérapie; cette méthode thérapeutique, n'est malheureusement accessible qu'à un nombre limité de malades.

Elle comprend deux procédés : 1° le bain d'air comprimé ; 2° la pneumothérapie.

Le bain d'air comprimé a été appliqué pour la première fois par Pravaz et Bertin. Le malade doit séjourner pendant un temps variable (une heure à une heure et demie) dans une cloche où l'air a été refoulé avec un excès de pression de 30 centigrammes de mercure environ. Ce bain aurait double action : il agirait mécaniquement en facilitant l'inspiration et l'expiration, et chimiquement, en activant les oxydations par suite de la tension plus grande de l'oxygène. On a cependant objecté que, loin de favoriser l'expiration, il pouvait au contraire la gêner, le poumon ne pouvant rejeter l'air inspiré sous pression. En fait, le bain d'air comprimé n'a donné que des résultats contestables et a été abandonné, au profit d'une méthode de traitement plus récente, la pneumothérapie.

Cette méthode a été imaginée par Hanke en 1870; elle consiste à faire inspirer dans l'air comprimé, et à faire expirer dans l'air raréfié. De nombreux appareils ont été construits dans ce but; les plus connus sont ceux de Waldenburg et de Dupont. Les bons effets de la pneumothérapie sont confirmés par ce fait que la quantité d'air expiré se trouve plus grande que la capacité vitale du poumon: l'excès d'air appartient donc à l'air résidual et le maximum de ventilation pulmonaire se trouve ainsi obtenu. On a lancé certaines critiques à l'adresse de la pneumothérapie ; on a dit que l'expiration dans l'air raréfié a pour effet de congestionner la muqueuse bronchique et peut même déterminer des hémoptysies.

Afin d'éviter tout accident, on a proposé de faire expirer les malades à l'air libre, ou dans un air moins comprimé que celui de l'inspiration. La pneumothérapie n'est d'ailleurs pas praticable dans tous les cas d'emphysème ; on devra s'en abstenir chez les emphysémateux âgés, atteints de lésions cardiaques ou artérielles.

On ne peut rapprocher de l'aérothérapie les *inhalations d'oxygène* qui soulagent momentanément les malades lors des crises pseudo-asthmatiques, mais qui ne prétendent pas à un effet curatif.

Les médicaments internes n'ont sur l'emphysème qu'une influence des plus contestables.

M. le professeur G. Sée est un grand partisan de l'ioduration continue qu'il considère presque comme une médication spécifique. Nous ne reviendrons pas sur le mode d'emploi de l'*iodure* qui a déjà été exposé à l'occasion du traitement de l'asthme. Il est certain que l'usage prolongé de l'iodure de potassium amende la dypsnée permanente et dégage les bronches, lorsque celles-ci sont encombrées de mucosités adhérentes, car l'emphysème se complique toujours de « catarrhe bronchique », à un moment donné de son évolution.

L'iodure, à la dose moyenne de 1 gramme, constituera donc le meilleur remède à prescrire aux emphysémateux, pendant les périodes de calme; ou pourra en faire alterner l'usage avec celui de l'*arsenic*.

L'emphysème peut se compliquer de deux façons : ou bien survient une bronchite aiguë, compromettant rapidement le jeu de la respiration et déterminant des accès de dypsnée angoissante; ou bien, par suite du progrès des lésions emphysémateuses et du rétré cissement du champ de l'hématose, le malade s'achemine lentement vers l'asystolie; il revêt peu à peu l'aspect d'un cardiaque; les œdèmes, les congestions passives surviennent et la mort est déterminée par l'asphyxie.

Dans les cas de bronchite aiguë, les indications sont les suivantes : il faut combattre la dypsnée spasmodique et d'autre part lever l'obstacle mécanique à la respiration en favorisant l'expulsion des mucosités bronchiques. Les préparations de *morphine*, de *datura stramonium*, de *belladone* répondent à la première indication ; les injections de morphine constituent certainement le remède le plus précieux dans l'accès d'asthme emphysémateux ; les inhalations de *pyridine* peuvent rendre quelques services

Pour évacuer les mucosités, la médication vomitive est tout indiquée ; on prescrit 1 gr, 50 ou 2 grammes d'*ipéca* ; ensuite on prescrit de la terpine si les sécrétions sont visqueuses :

Terpine	10 grammes.
Alcool à 85°	150 —
Eau	100 —

Prendre aux repas, trois cuillerées par jour (G. Sée).

On peut aussi faire prendre le sirop suivant, à la dose de 2 ou 3 cuillerées par jour, pour favoriser l'expectoration :

Sirop de tolu	ãã parties égales.
— de térébenthine	
— d'ipéca	

L'*alcool* à doses modérées, 40 à 60 grammes par jour, donne aux malades la force d'arracher leurs crachats.

Les révulsifs n'ont qu'une utilité douteuse.

Lorsque la bronchite aiguë est terminée, les malades peuvent retirer quelque bénéfice d'un séjour au *Mont-Dore* ou à *Royat.*

Lorsque chez l'emphysémateux ancien, atteint de bronchite chronique, le cœur commence à donner des signes de défaillance, on institue la médication cardiaque, c'est-à-dire que l'on prescrit la *digitale*, la *caféine*, le *strophantus*, etc.

TUBERCULOSE PULMONAIRE.

En abordant l'étude du traitement de la tuberculose pulmonaire, nous ne pouvons nous dispenser de constater que les découvertes de Villemin et de Koch n'ont pas été le point de départ d'une rénovation de ce traitement ; c'est en vain que l'on a fait appel aux divers agents réputés bacillicides ; tous les essais de bactériothérapie ont échoué, et le même sort a été réservé à la tuberculine de Koch, dont il ne sera pas question ici, puisque nous n'avons pas à faire l'historique des innombrables médications qui ont, tour à tour, été proposées, puis abandonnées. Est-ce à dire cependant que l'on n'ait réalisé aucun progrès dans le traitement de la tuberculose ? Pareille affirmation serait contraire à notre sentiment. Nous croyons au contraire que l'on soigne mieux les phthisiques, parce que l'on attache maintenant avec raison une bien plus grande importance aux moyens hygiéniques, à l'alimentation, à l'aérothérapie, qu'aux moyens médicamenteux proprement dits ; d'autre part, la prophylaxie de la tuberculose n'est plus un vain mot, depuis que la notion de contagion a pris corps et que l'on s'est rendu compte de l'imminent danger que fait courir la dissémination au loin des germes infectieux. Certes il reste beaucoup à faire pour réaliser la prophylaxie de cette maladie, qu'il est impossible d'entreprendre efficacement dans les grandes agglomérations d'hommes, dans les cités, mais on peut du moins préserver l'entourage immédiat des malades, de la contagion ; on peut, dans certains cas, détruire les foyers d'infection et de ce chef la théorie de la nature infectieuse de la maladie a reçu une consécration pratique, dont on ne saurait nier l'importance.

La tuberculose peut guérir sous l'influence combinée des moyens hygiéniques que nous examinerons plus loin ; elle est d'ailleurs curable spontanément. Laënnec croyait à la curabilité de la tuberculose ; cette opinion, qui laissait des incrédules, reçut confirmation, lorsque les médecins des hospices montrèrent la fréquence des tubercules crétacés rencontrés aux autopsies de vieillards.

Le nombre est grand des prétendues bronchites *a frigore* ou des embarras gastriques fébriles qui guérissent et qui ne sont autres que des tuberculoses commençantes. Oui, la tuberculose est curable, dans toutes ses formes aiguës ou chroniques, sinon à toutes ses périodes.

C'est là une conviction dont le médecin doit être pénétré pour pouvoir la faire partager à ses malades et leur inspirer une confiance salutaire.

Si la tuberculose guérit néanmoins trop rarement, la cause de la mortalité réside principalement dans les conditions sociales de l'existence, dans l'impossibilité où se trouve l'immense majorité des malades d'abandonner leur domicile et profession, pour se consacrer uniquement au rétablissement de leur santé. Le nombre des tuberculeux diminuera d'autant que le bien-être sera plus également réparti.

A. — Prophylaxie de la tuberculose.

La prophylaxie de la tuberculose ne consiste pas uniquement à empêcher la dissémination du bacille de Koch, et à poursuivre sa destruction ; elle consiste encore à prévenir les causes qui favorisent sa greffe sur l'organisme.

Ces causes sont malheureusement fort nombreuses, et quelques-unes sont inaccessibles au traitement préventif.

On ne peut empêcher que certaines maladies aiguës prédisposent à la contagion de la tuberculose ; on sait combien fréquemment survient celle-ci à la suite de la coqueluche, de la grippe, de la rougeole. Encore y-a-t-il quelque restriction à faire au sujet du rôle attribué à ces maladies ; peut-être ne favorisent-elles pas la contagion, mais sont-elles seulement capables de donner un coup de fouet à des tuberculoses latentes.

Quoi qu'il en soit, la convalescence de ces maladies devra être l'objet d'une surveillance attentive et le médecin devra s'appliquer, d'une part à éviter aux convalescents les chances de contagion, d'autre part à parfaire la guérison à l'aide de tous les moyens de la médication reconstituante.

On ne peut empêcher non plus que certaines maladies chroniques comme le diabète se compliquent de tuberculose; mais ce que l'on peut faire dans une certaine mesure, c'est combattre l'alcoolisme et toutes les causes de débilitation qui jouent un rôle effectif si considérable dans la prédisposition à la phthisie.

M. Lancereaux professe que la plupart des alcooliques succombent à la tuberculose; c'est là une opinion parfaitement exacte, partagée par de nombreux médecins; tout ce que l'on peut accorder à ceux qui émettraient des doutes à cet égard, c'est qu'à l'alcoolisme, s'ajoutent le plus souvent d'autres causes débilitantes. D'ailleurs l'alcoolisme peut être en cause indirectement; plus l'ouvrier boit, moins il garde de ressources pour se loger, se nourrir, se vêtir. Nous n'insistons pas davantage sur les mesures préventives concernant l'alcoolisme, la misère, car il est plus facile d'indiquer leur rôle que de supprimer ces causes prédisposantes.

En résumé, tout ce qui met l'organisme dans une condition d'infériorité marquée, qu'il s'agisse d'une cause extrinsèque à l'homme ou d'une cause intrinsèque, constitue *ipso facto* une prédisposition à la tuberculose.

Il est une autre cause prédisposante qui est ni extérieure, ni personnelle au malade, mais qui lui vient d'héritage, c'est la tuberculose des parents. On peut hériter du bacille; le fait est rare, mais il est prouvé par des autopsies récentes (Birch-Hirschfeld); le plus souvent on hérite d'un terrain, c'est-à-dire que les tissus et les humeurs d'un fils de tuberculeux sont éminemment favorables à la pullulation bacillaire. On ne naît pas tuberculeux, mais tuberculisable, d'où la conclusion qu'il faut tout mettre en œuvre pour rendre le sujet tuberculisable réfractaire à l'infection bacillaire; nous verrons plus loin quels sont les moyens à employer, quand nous traiterons de la scrofulo-tuberculose infantile.

Examinons auparavant comment on peut combattre les dangers de la contagion. La notion de la contagion de la tuberculose n'est pas récente, puisque Morton, Morgagni, Valsalva croyaient la tuberculose transmissible; mais cette notion se perdit et ce n'est que lors des recherches de Villemin en 1865 que la contagion de la tuberculose fut démontrée scientifiquement.

Le bacille de Koch peut s'introduire dans l'économie par les voies aériennes, par les voies digestives, exceptionnellement par la voie cutanée.

La contagion par les voies aériennes s'effectue exclusivement par l'intermédiaire des poussières provenant des crachats desséchés; c'est uniquement dans les crachats que réside le danger de la cohabitation avec un phthisique, car l'air expiré, n'est nullement dangereux : l'innocuité de l'air expiré a été démontrée par (Tappeiner, par Charrin, Karth, Cadéac et Mallet, etc.).

Les bacilles contenus dans les poussières se répandent partout, sur les meubles, sur les vêtements; ils se logent dans les interstices des parquets et deviennent une source permanente de contagion, car leur virulence se maintient pendant un temps indéterminé.

Nous n'avons pas à insister ici sur les innombrables expériences qui, depuis Villemin, ont été faites pour démontrer la transmission de la tuberculose par les voies aériennes, non plus que sur celles qui ont mis en lumière le mode de contagion de la tuberculose par le lait provenant des vaches tuberculeuses, ou par la viande d'animaux tuberculeux. A Paris plus d'un cinquième des enfants âgés de moins de deux ans meurt tuberculeux; l'infection par le lait entre pour une large part dans la propagation de la tuberculose infantile.

Pour éviter la transmission de la tuberculose par la viande, il suffit de porter le degré de cuisson jusqu'à la température de l'ébullition.

Si l'on prescrit de la viande crue aux dyspeptiques, il faut recommander de se servir exclusivement de la partie musculaire proprement dite ; il faut aussi combattre cette absurde habitude qu'ont certaines personnes d'aller boire du sang frais aux abattoirs, dans le but problématique de se fortifier, car la vache la plus saine en apparence peut être atteinte de pommelière.

En ce qui concerne le lait, la seule garantie contre l'infection est l'ébullition, ou bien la stérilisation à 70° suivant la méthode de Sohxlet; d'après MM. Grancher et Ledoux-Lebard la virulence des bacilles serait détruite en une minute à 70°; toutefois si la stérilisation neutralise sûrement les germes pathogènes des entérites, il n'est pas encore prouvé d'une façon certaine qu'elle mette à l'abri de l'infection tuberculeuse. Quoi qu'il en soit, ébullition, stérilisation s'imposent lorsqu'on fait usage d'un lait dont on ignore la provenance. Il ne faut pas croire en effet, que le fait de boire toujours du lait provenant de la même vache saine en apparence, donne une sécurité absolue; une vache peut avoir tous les dehors d'une santé parfaite, et cependant être tuberculeuse; d'autre part, le lait d'une vache n'ayant qu'une tuberculose localisée, et indemne de tuberculose mammaire, peut être cependant virulent.

Une mère tuberculeuse ne doit pas nourrir son enfant; non seulement l'allaitement est une cause puissante de débilitation pour elle, mais il peut être encore l'origine de l'infection de l'enfant.

S'il est relativement facile de se préserver de l'infection de cause alimentaire, le problème se complique lorsqu'il s'agit de combattre l'infection par les poussières ou par les objets ayant appartenu aux phthisiques.

Le phthisique doit expectorer dans un crachoir s'il est alité ou s'il garde la chambre ; dans une bouteille à large goulot munie d'une fermeture métallique, s'il se trouve au dehors. On doit lui interdire de la façon la plus expresse de cracher dans un mouchoir, car le mouchoir qui traîne sur le lit, sur les meubles, qui est manié par plusieurs personnes, est un des agents les plus actifs de la transmission des bacilles.

Le meilleur crachoir est le crachoir en verre ou en porcelaine, crachoir que l'on remplit d'eau et non de matière pulvérulente et qui est muni d'un couvercle mobile. On le vide dans les lieux d'aisance (et non sur les éviers de cuisine) et on le plonge ensuite dans l'eau bouillante pendant quelques minutes.

Tous les objets tels que verres, fourchettes, couteaux dont le phthisique se sert, doivent être également stérilisés par l'eau bouillante.

Le bacille se trouve encore dans les déjections des phthisiques, qui présentent si souvent des lésions intestinales de nature bacillaire; celles-ci seront donc désinfectées, c'est-à-dire reçues dans des vases renfermant au préalable une solution de sublimé ou de sulfate de cuivre.

Si ces différentes mesures prophylactiques étaient observées par les malades et par leur entourage, on pourrait concevoir, sans trop de présomption, l'espérance de voir un jour la tuberculose diminuer progressivement de fréquence; mais pour un malade qui se soumet de bonne grâce à cette sujétion de tous les instants, combien de milliers d'autres, par insouciance ou ignorance, s'affranchissent de toute contrainte et disséminent à tout moment sur le sol des milliers de bacilles.

Les soins de la bouche ne doivent pas être négligés, car les lèvres, les moustaches, sont souvent souillées par des crachats qui peuvent transmettre la tuberculose aux personnes embrassées par le malade. D'ailleurs, c'est là une mesure utile au malade lui-même, puisqu'elle peut le préserver de l'infection secondaire de la cavité buccale; on lui recommandera donc des lavages fréquents de la bouche avec une solution légèrement phéniquée, qui agit moins comme antiseptique, qu'en entraînant mécaniquement les débris de crachats.

Pour la désinfection des mains, on se sert d'une solution de sublimé au millième, dont devra faire usage toute personne appelée à donner des soins au phthisique.

Quant à la désinfection des locaux, elle s'impose après décès, et devrait être rendue obligatoire.

Pendant la vie du malade, le meilleur moyen de prévenir la contagion pour les personnes de l'entourage est d'aérer fréquemment la chambre et d'y faire pénétrer largement la lumière. Les tapis doivent être autant que possible, supprimés, mais il est difficile d'y faire renoncer les malades de la classe aisée.

Après décès, les tapis, les rideaux, la literie, le linge doivent être envoyés à l'étuve de désinfection. On fait laver le plancher et les murs à l'eau savonneuse, puis avec une solution de sublimé. Le blanchiment à la chaux est absolument insuffisant pour détruire les germes; en 1889 de Giaxa a étalé des crachats sur un mur, puis, après leur dessication, et deux badigeonnages à la chaux, a pu inoculer la tuberculose aux cobayes avec l'eau du lavage.

B. — Traitement de la scrofulo-tuberculose infantile.

On sait que le cadre des manifestations morbides attribuées à la scrofule se rétrécit de jour en jour, et que la plupart d'entre elles ont été rattachées soit à la syphilis héréditaire, soit à la tuberculose; poussant plus loin le démembrement, de nombreux médecins veulent rayer la scrofule du cadre nosologique pour l'identifier avec la tuberculose; d'autres admettent encore l'existence de la scrofule, en tant qu'entité morbide distincte, et lui accordent une place à part, tout en reconnaissant d'ailleurs que les scrofuleux sont spécialement prédisposés aux tuberculoses locales et à la phthisie pulmonaire. Nous n'avons pas l'intention de discuter ici cette importante question doctrinale, ni de trancher le différend; il nous suffit d'ailleurs, pour rester sur le terrain pratique, que tout le monde soit d'accord sur les relations de la scrofule et de la tuberculose, pour en confondre le traitement dans une seule et même description. Le scrofuleux tuberculisable doit être traité comme un tuberculeux.

« Nous savons, dit P. Legendre, que la phthisie guette tous les débilités, que le bacille tuberculeux foisonne autour de nous prêt à s'insinuer dans l'organisme affaibli, si quelque porte d'entrée lui est ouverte ; or ces inflammations catarrhales, en desquamant les muqueuses, ces inflammations cutanées ulcéreuses, en dénudant le derme, ouvrent à chaque instant des brèches dans le système défensif de l'organisme. Comme avec cela les humeurs et les tissus des scrofuleux paraissent favorables par leur composition à la germination des bacilles tuberculeux, il est bien facile d'expliquer que la tuberculose envahisse si souvent les scrofuleux sans être obligé d'accepter que la scrofule soit une tuberculose latente. »

Les causes de la scrofule doivent être recherchée dans l'hérédité tuberculeuse et dans l'innéité, c'est-à-dire dans cet ensemble de conditions qui président à la procréation de l'enfant. Un père trop vieux ou syphilitique, une mère malade engendrent des scrofuleux.

D'autre part, la scrofule peutêtre acquise; l'allaitement artificiel mal dirigé, une mauvaise nourrice, une alimentation prématurée ou grossière, ayant pour conséquence habituelle toute la série des troubles gastro-intestinaux de l'enfance, peuvent créer de toutes pièces la scrofule, de même qu'elles peuvent déterminer le rachitisme...

Le plus souvent l'action du médecin n'est appelée à s'exercer que quand la scrofule s'est manifestée par l'un quelconque des accidents habituels ou bien, mais déjà plus rarement, quand les parents, se sachant entachés de tuberculose, réclament son avis sur les moyens propres à préserver leur enfant de cette redoutable maladie.

La prophylaxie de la scrofule chez l'enfant issu de parents tuberculeux est exclusivement du ressort de l'hygiène. Peter en a résumé les règles en d'excellents termes: « Faire de l'enfant un petit paysan, changer la vie urbaine pour la vie agreste, la vie dans les chambres pour la vie des champs, la privation de soleil par l'exposition au soleil, la crainte du froid par sa recherche, les bains chauds par les bains de rivière, le repos par l'activité, les exercices intellectuels par les musculaires; en un mot, vivre de la vie naturelle : là est en réalité la vraie prophylaxie. »

La scrofule déclarée est également justiciable d'un traitement hygiénique dans lequel l'exercice, la cure d'air jouent le plus grand rôle. Le *séjour au bord de la mer* est particulièrement utile; il peut amener la guérison, non seulement chez les malades qui ne présentent que les manifestations les plus atténuées de la diathèse, mais encore chez les scrofulotuberculeux, atteints d'adénopathie en voie de suppuration, d'abcès froids cutanés, de lupus, de tuberculose osseuse ou articulaire, etc.

On enverra donc au bord de la mer tous les scrofuleux sauf les enfants trop jeunes (au-dessous de trois ans), ou les enfants trop irritables, ou bien encore ceux qui sont atteints d'affection du cœur, de mal de Bright, de dermatoses étendues.

Le simple séjour au bord de la mer peut suffire à la guérison; l'exposition permanente au grand air, les bains de soleil sur les plages de sable, l'imprégnation par l'atmosphère maritime chargée de buées salines sont en effet à eux seuls de puissants modificateurs de la nutrition, mais on peut y adjoindre avec la plus grande utilité le *bain de mer* (bain à la lame, douche, etc); le bain détermine une « réaction » qui imprime aux circulations locales une activité insolite et amène dans la nutrition interne des tissus des modifications salutaires. Le bain de mer froid n'est utile qu'à la condition d'être très court ; sa durée doit être de deux à trois minutes et ne doit dépasser cinq minutes dans aucun cas. Si la réaction n'a pas lieu c'est que l'enfant est trop jeune ou trop faible ; il faut alors renoncer au bain froid et avoir recours aux bains de mer chauds ou aux douches chaudes. Toutes les stations maritimes ne conviennent pas également aux enfants ; les plages du Nord sont celles où l'air est le plus vif ; ce sont les plus excitantes ; celles de l'Ouest, mais surtout les plages du Midi (Arcachon, Royan, Biarritz), sont particulièrement favorables pour le traitement des scrofuleux dont les bronches sont facilement irritables.

Lorsqu'il existe des contre-indications au séjour au bord de la mer, ou bien lorsqu'en dehors de toute contre-indication, les parents préfèrent le séjour à la campagne, on prescrit pour leurs enfants un traitement aux eaux chlorurées ou aux eaux sulfureuses. De tout temps on a remarqué que les *bains salés* activent la circulation sanguine superficielle, qu'ils rendent la peau moins impressionnable aux variations de température, qu'ils relèvent les forces et augmentent l'appétit. Ces heureux effets ne peuvent être attribués à l'absorption des chlorures par la peau ; il est en effet prouvé que la peau ne peut absorber l'eau, car la couche d'éléidine qui existe entre le corps muqueux et les cellules épithéliales, s'oppose à la pénétration ; les médicaments ne peuvent être absorbés, par la voie cutanée, que s'ils sont incorporés à une substance grasse, et à la suite de frictions prolongées, les corps gras, à l'inverse de l'eau, se mêlant à la couche d'éléidine. L'eau ne peut en somme déterminer qu'une imbibition des couches superficielles de l'épiderme ; on a d'ailleurs constaté expérimentalement l'absence d'absorption des différentes solutions salines ; car les réactifs qui décèlent les substance salines n'ont permis de retrouver ces substances ni dans le sang, ni dans la salive, ni dans l'urine, ni dans aucune sécrétion.

L'effet des bains est cependant incontestable et cet effet est différent selon les principes minéraux dissous dans le bain, ce qui paraît en contradiction avec ce qui précède. Il faut donc admettre une action de contact, une irritation des nerfs superficielle, actionnant par voie réflexe les centres nerveux, d'une façon différente suivant les cas.

Les bains chlorurés produisent une action irritante sur la peau ; à la suite du bain persiste pendant cinq à six heures une rougeur généralisée des téguments d'où une puissante dérivation, et en même temps des modifications de la nutrition qui ont été constatées d'une façon rigoureuse ; c'est ainsi que d'après Beneke l'usage des bains salés détermine une augmentation considérable dans la combustion des matières albuminoïdes, c'est-à-dire une augmentation dans la proportion d'urée, tandis que l'acide urique et surtout l'acide phosphorique diminuent. Un bain d'eau simple ne produit pas d'effets analogues.

D'autre part Röhrig et Kuntz, ont trouvé que, dans le bain salé, il y a davantage d'oxygène consommé et plus d'acide carbonique expiré. Pour un bain à 36° et à 3 p. 100. de concentration, la consommation de l'oxygène était de 15, 3 p. 100 plus considérable qu'elle ne l'était dans un bain d'eau simple de même durée et d'égale température. L'acide carbonique exhalé était de 25 p. 100 plus abondant. « Il va de soi, dit M. Suchard, dans une intéressante étude sur le traitement de la scrofule (*Revue des maladies de l'enfance*, 1887, p. 214,) que cet accroissement des échanges moléculaires a une grande action dans la scrofule, car les scrofuleux ont toutes les fonctions vitales lentes et paresseuses et ils se distinguent par une déperdition notable de phosphates par les urines. »

La présence ou l'absence d'iode et de brome dans les eaux chlorurées n'a, d'après M. Suchard, qu'une importance accessoire, car ces deux corps n'existent dans les eaux salines qu'à l'état d'iodure et de bromure, sels très stables, et que leur proportion est des plus minimes, les sources salines les plus fortes en renfermant quelques centigrammes par litre, les eaux-mères les plus concentrées quelques grammes pour les bromures, et quelques centigrammes seulement pour les iodures.

L'action du bain salé est essentiellement une action irritante (l'hypothèse de l'absorption saline étant abandonnée) ; il faut donc considérer l'action thérapeutique du bain comme directement proportionnelle à l'irritation qu'il provoque, d'où l'importance qu'il y a à pouvoir augmenter ou diminuer à volonté son degré de saturation (M. Suchard). Il y a tel malade à peau impressionnable chez qui l'on obtient un effet physiologique suffisant par le bain à 1/2 p. 100, tandis que pour tel autre il faut 3 p. 100 et plus pour le résultat équivalent. « Que le praticien n'hésite donc pas, conclue M. Suchard, à ordonner des bains énergiques aux scrofuleux dont la peau torpide est peu impressionnable, à les graduer suivant la maladie et le terrain comme il graduerait tout autre médicament. »

L'efficacité des eaux chlorurées prises en boisson doit être essentiellement attribuée aux chlorures qu'elles contiennent et non à la faible quantité d'iode et de brome ; est-il besoin de rappeler quels heureux résultats donne l'addition de sel à la ration alimentaire des animaux, ou bien au contraire de quelle déchéance organique est suivie la privation du sel.

La quantité de sel prise en boisson ne doit pas dépasser 15 à 20 grammes par jour, sinon surviennent des phénomènes d'irritation gastrique. Il n'est pas indifférent de boire les eaux salées froides ou chaudes. L'eau salée chaude est rapidement absorbée par l'estomac ; elle n'est pas purgative, tandis que l'eau salée froide agit surtout sur l'intestin.

Parmi les *eaux chlorurées*, nous devons citer Salins du Jura (22 gr. 74

de chlorure de sodium par litre) employée en bains chauds ou en douches froides. On peut aussi donner des bains d'eaux-mères, celles-ci renfermant jusqu'à 160 à 200 grammes de chlorures par litre, et 2 grammes environ d'iodure et de bromure. Mentionnons encore Salins-Moutiers (Savoie) contenant 11 grammes de sel par litre (température 35°), Salies-de-Béarn (Basses-Pyrénées), Bourbonne-les-Bains, dont les eaux sont beaucoup moins minéralisées mais dont la haute thermalité (56 à 58°) est mise à profit dans le traitement des affections douloureuses des os, dans celui des myalgies et des névralgies des scrofuleux.

Les eaux sulfureuses fortes et chlorurées faibles de Challes (Savoie) sont indiquées chez les scrofuleux atteints simultanément d'adénite énorme et d'affections cutanées ou bien d'inflammations chroniques du nez, de la gorge, des bronches (J. Simon). Les eaux d'Uriage (Isère) sont au contraire faiblement sulfurées, et assez fortement chlorurées (7 grammes); elles sont particulièrement indiquées contre les scrofulides cutanées, la rhinite, la bronchite chronique.

Les *eaux sulfureuses* conviennent particulièrement aux manifestations bronchiques, tout en déterminant une action excitante sur la circulation, sur la peau et les muqueuses. Citons Luchon (Haute-Garonne), Cauterets (Hautes-Pyrénées), Barèges (Hautes-Pyrénées); à ces dernières eaux, on adresse les scrofuleux présentant des manifestations invétérées de la scrofule, ceux qui ont des arthrites, des fistules, des caries osseuses.

Saint-Honoré (Nièvre) a une action marquée sur la pharyngite, la rhinite et la trachéo-bronchite chronique des scrofuleux.

A Saint-Nectaire (Puy-de-Dôme) seront envoyés les scrofuleux atteints de troubles digestifs, d'adénite mésentérique, d'hypermégalie; à la Bourboule et à Royat, les scrofuleux anémiés, lymphatiques, mais sans manifestations graves.

L'huile de foie de morue et l'iode sont les deux médicaments par excellence de la scrofule. On a pendant longtemps attribué les propriétés de l'*huile de foie de morue*, à l'iode qu'elle contient, mais aujourd'hui on n'accorde que peu d'importance à l'iode et aux principes minéraux, car ils y sont renfermés en trop minime proportion, pour être actifs. C'est vraisemblablement en tant que corps gras, parfaitement assimilable, qu'elle exerce son influence heureuse sur la nutrition. Afin de ne pas déterminer de dégoût et de troubles digestifs, on doit recommander l'huile blonde. Pour être réellement efficace l'huile doit être prise à haute dose; on sait d'ailleurs combien les enfants s'habituent facilement à l'huile de foie de morue, et quelles quantités relativement élevées, ils arrivent à absorber. Les doses, faibles au début, seront rapidement élevées de façon à ce que l'enfant prenne, suivant l'âge, de 3 à 6 cuillerées à bouche.

Nous verrons plus loin, par quels artifices on peut masquer la saveur de l'huile, et quels sont les moments de la journée les plus propices à son administration.

Depuis le commencement du siècle, *l'iode* et les iodures ont été appliqués avec le plus grand succès au traitement de la scrofule ; on ne peut cependant donner l'iode à tous les scrofuleux ; au-dessous de deux ans son administration serait plus nuisible qu'utile.

La teinture d'iode a été parfois utilisée ; on la donne à la dose de 5 à 10 gouttes ; mais sa saveur désagréable l'a fait délaisser par beaucoup de praticiens ; elle est mieux tolérée quand elle est associée au sirop de quinquina, de gentiane, de raifort. M. J. Simon préconise l'emploi du sirop suivant :

Teinture d'iode	XXX gouttes.
Iodure de potassium	50 centigr. à 1 gr.
Sirop d'écorces d'oranges amères	300 grammes.
Alcoolat de mélisse	Q. S.

Dose : 1 cuillerée à café ou à dessert pour un enfant de deux ans ; le double à partir de quatre ans.

L'iodoforme a été donné dans quelques cas :

Iodoforme	60 centigrammes.
Extrait de gentiane	Q. S.

Pour 30 pilules, 2 à 4 par jour.

L'iodure de fer est un excellent médicament, permettant d'administrer l'iode avec facilité. On le donne à la dose de 1 à 5 centigrammes en pilules (chez les enfants de six à huit ans) et aux petits enfants à partir de deux ans, sous forme de sirop, à la dose de 1 centigramme à 2 centigrammes par jour ; le sirop contenant 10 centigrammes par cuillerée à bouche, il est facile de mesurer la dose appropriée à l'âge de l'enfant. Le sirop sera toujours donné au milieu du repas et dilué dans une certaine quantité d'eau.

Voici quelques formules concernant l'emploi de l'iode et des iodures dans le traitement de la scrofule :

Sirop antiscorbutique	ãã 60 grammes.
— de quinquina	
Vin antiscorbutique	280 —
Teinture d'iode	XL gouttes.

2 cuillerées à bouche par jour (six à huit ans).

Iodure de potassium	ãã 1 gramme.
Teinture d'iode	
Sirop antiscorbutique	ãã 125 grammes.
— de quinquina	

1 cuillerée à café pour un enfant de trois ans (Legendre).

Iodure de calcium	6 grammes
Eau de chaux	50 —
Eau distillée de menthe	100 —

2 à 4 cuillerées à café (Legendre).

Teinture d'iode	6 grammes.
Iodure de sodium	15 —
Sirop de gentiane	200 —
Vin de Banyuls	Q. S. pour 1 litre.

Une cuillerée à soupe de ce vin au milieu des deux principaux repas (Legendre).

Iodure de sodium	2 grammes.
Glycérine	ãã 50 —
Sirop d'écorces d'oranges amères	

1 cuillerée à dessert à un enfant de trois ans.

Le sirop de raifort iodé et le sirop iodo-tannique, sont encore d'excellents moyens d'administrer l'iode.

M. Jules Simon institue ainsi le traitement de la scrofule : pendant quinze jours il prescrit l'huile de foie de morue et le vin de quinquina, qu'il fait prendre avant les repas, et l'iodure de fer au milieu du repas. Le vin de quinquina ne doit être donné qu'à partir de deux ans, et coupé d'eau ; pour un enfant de deux ans la dose est d'une cuillerée à café seulement, pour un enfant de trois à quatre ans, on atteint une cuillerée à dessert et vers l'âge de dix à douze ans une cuillerée à bouche, sans oublier jamais de faire étendre le vin d'un peu d'eau. Au bout de quinze jours, M. J. Simon remplace les préparations iodées par les préparations phosphatées et arsenicales.

On peut prescrire diverses *préparations phosphatées*

Hypophosphite de chaux	2 grammes.
Eau	200 —

1 à 2 cuillerées à bouche par jour pour un enfant de sept à dix ans.

On sait combien l'action des phosphates calcaires est discutée en raison du défaut d'absorption de ces sels. Au phosphate de chaux, il faut préférer les hypophosphites de chaux ou de soude dont on donne 10 centigrammes à 20 centigrammes par jour chez les enfants ; ou bien encore les phosphates alcalins.

Eau distillée	100 grammes.
Phosphate de soude	ãã 10 —
— de potasse	

Une cuillerée à café à l'un des repas dans de l'eau sucrée.

L'*arsenic* ne doit pas être prescrit sous forme de liqueur de Fowler pour les enfants, en raison des erreurs possibles de dosage ; il vaut mieux prescrire la solution titrée suivante :

Arséniate de soude....................	5 centigrammes.
Eau distillée..........................	250 grammes.
Eau de mélisse..........	Q. S.

dont une cuillerée à café contient un milligramme d'arséniate de soude. M. J. Simon la donne, pendant le repas, à partir de deux ans, à la dose d'un quart de cuillerée à café d'abord : le lendemain il fait prendre un tiers, puis une demie, puis trois quarts, puis une cuillerée à café ou même plus. Il fait continuer l'usage de cette solution pendant trois à quatre jours à cette dose (soit 2 milligrammes d'arséniate par jour), puis diminuer de jour en jour pour suspendre au bout de trois semaines. On peut aussi donner la liqueur de Fowler associée au vin de quinquina :

Liqueur de Fowler.......	2 grammes.
Sirop de quinquina........................	120 —

mêmes doses que précédemment.

Tel est le traitement général de la scrofule ; ce traitement conduit avec méthode et persévérance parvient le plus souvent à modifier la nutrition et prévenir la tuberculisation. Sous son influence, on voit les ganglions diminuer de volume et reprendre peu à peu leurs dimensions normales ; alors même qu'il sont déjà ramollis, on voit parfois l'adénite entrer en résolution ; s'il existe déjà un abcès ganglionnaire, il faut, avoir recours au traitement chirurgical (injection d'éther iodoforme, curage, etc.).

C. — Traitement de la tuberculose pulmonaire chez l'adulte.

I. — Traitement hygiénique.

Alimentation et séjour au grand air, tels sont les deux grands remèdes de la tuberculose, les seuls qui puissent prolonger notablement l'existence des phthisiques ou même amener leur guérison : aussi les plaçons-nous en tête de la liste des moyens à opposer à la tuberculose. « Après des travaux sans nombre, a dit Peter, la médecine moderne, d'accord avec le bon sens, en arrive à conclure que la meilleure médication des tuberculeux est l'hygiène : l'hygiène qui empêche le tuberculisable de devenir tuberculeux, et le tuberculeux de devenir plus tuberculisable ».

Le phthisique est souvent dyspeptique ; il l'est pour ainsi dire toujours au début de sa maladie, mais les troubles digestifs s'atténuent parfois à mesure que les lésions pulmonaires se confirment, de telle sorte qu'il n'est pas rare de voir des phthisiques porteurs de cavernes étendues, conserver leur appétit et s'alimenter d'une façon satisfaisante. Nous verrons ultérieurement comment doit-être modifié le régime alimentaire du phthisique atteint de troubles gastriques et intestinaux ; pour l'instant indiquons ce que doit être son alimentation, alors qu'il est exempt de dyspepsie.

Il convient tout d'abord de faire observer qu'il faut être sobre de toute médication chez le tuberculeux, de crainte de provoquer l'apparition des troubles digestifs et d'entraver par suite l'alimentation.

Le *régime* ne doit être nullement exclusif; les graisses et les légumes doivent tout aussi bien que les viandes faire partie de l'alimentation. Le régime comprendra l'usage des viandes noires comme des viandes blanches, des hachis et des gelées, des huiles, des cervelles et du poisson (aliments riches en phosphore); les œufs, les légumes verts, les purées de légumes secs, le beurre, le fromage, etc. devront également en faire partie. Certains mets relevés et de haut goût comme le caviar sont utiles pour exciter l'appétit.

L'usage de la viande crue, toujours quelque peu répugnante, doit être réservé pour les malades dont les fonctions digestives sont profondément compromises. Quant au lait, il faut en défendre l'abus aux malades, qui ont de la tendance à en prendre irrégulièrement, en dehors des repas, et se mettent alors à table sans appétit. Le lait constituera, avec un œuf, le premier déjeuner du matin ; il tiendra lieu de collation au milieu de la journée ; enfin une dernière tasse pourra être prise au moment du coucher. Pour mieux le tolérer on peut l'aromatiser avec un peu de cognac, de kirsch, d'eau de fleurs d'orangers, l'additionner d'eau de chaux s'il détermine de la diarrhée, ou bien d'une petite quantité de magnésie s'il entretient au contraire la constipation.

Les cures de petit-lait ont eu autrefois une très grande vogue. De nombreuses stations en Suisse et en Autriche ont été fondées pour permettre aux malades de suivre ces cures ; la plupart des médecins sont sceptiques sur les avantages que l'on peut en retirer ; il est certain que les améliorations constatées chez un certain nombre de malades tiennent moins à la cure elle-même qu'au séjour au grand air, à la distraction, au changement de milieu et de genre de vie. Que l'on se borne donc à prescrire le séjour dans la montagne, sans prescrire la cure de petit-lait, qui peut déterminer la diarrhée. Quant au képhir. il est surtout utile chez les phthisiques dyspeptiques ou atteints de diarrhée.

Dans le choix des boissons de table le malade ne doit consulter que ses préférences, la bière ou le vin sont également indiqués; le stout (bière anglaise) possède notamment des propriétés reconstituantes indiscutables ; quant à l'alcool ingéré à petites doses, il est utile chez les malades; c'est un aliment d'épargne qui retarde l'usure des tissus ; mais il ne faut pas dépasser les doses de 60 à 80 grammes par jour dans les climats froids ou humides, de 30 à 40 grammes dans les climats chauds. On doit le prendre, à la fin des repas, ou bien en dehors des repas mélangé au lait, à des œufs crus ou à l'eau sucrée.

L'alcool devient d'un précieux secours quand il s'agit d'alimenter les phthisiques fébricitants ; Brehmer donnait un grog avant le début de la fièvre tuberculeuse ; s'il n'abaisse pas la fièvre, du moins atténue-t-il la prostration qui suit la chute de la température. Il ne faut pas compter non plus sur la prétendue action sclérogène qu'on lui a parfois attribuée.

Certains médecins conseillent aux malades de boire aux repas du thé, quand il existe de l'atonie gastrique, et permettent seulement un verre à bordeaux de vin pur à la fin du repas.

En résumé, le régime du phthisique ne comporte aucune prescription spéciale; ce qu'il faut, c'est que le malade mange beaucoup, tout en n'introduisant dans son estomac que des aliments facilement assimilables et très nourrissants sous un petit volume. Il doit non seulement s'alimenter, mais se suralimenter, car il doit manger plus qu'un homme sain pour réparer l'usure de l'organisme déterminée par la formation des crachats, par la production des sueurs, par l'élimination urinaire des phosphates, etc. Il importe seulement, pour assurer une parfaite tolérance, que le régime d'engraissement soit progressif ; on est étonné de voir combien on peut, avec de la persévérance, arriver à faire ingérer des quantités considérables de nourriture à des malades qui présentaient une anorexie absolue, au moment où ils s'étaient confiés aux soins des médecins. M. Daremberg, comme exemple à l'appui, rapporte l'observation d'une dame qui ne prenait chaque jour, au moment où il commença à la traiter, que deux verres d'eau rougie et deux ou trois bouchées de pain ou de viande ; cette malade arriva peu à peu à avaler quatre cuillerées à soupe de caviar et trois grands verres de stout; son appétit revint progressivement, de telle sorte qu'au bout d'un an elle absorbait chaque jour un demi-litre de lait, trois œufs, 100 grammes de viande crue, quatre cuillerées d'huile de foie de morue, un demi-litre de bière anglaise, sans préjudice de deux bons repas auxquels elle mangeait comme une personne bien portante. Il ne faut donc jamais désespérer d'arriver à suralimenter les malades; mais il faut apporter une grande patience et s'ingérer à trouver un ou deux aliments que le malade pourra absorber facilement et en grande quantité ; ce sera tantôt la viande, tantôt les œufs, tantôt des soupes épaisses ou même l'huile de foie de morue.

Nous ne parlons pas ici de la suralimentation par le gavage, qui donne d'excellents résultats, mais qu'il faut réserver pour les cas de vomissements rebelles ou d'anorexie invincible.

Voici le régime alimentaire que conseille M. Daremberg, dans son excellent livre sur le traitement de la phtisie pulmonaire.

« Quand les phtisiques ont un excellent appétit, je leur conseille le type alimentaire suivant : viande brute, 600 grammes ; pain, 350 grammes ; 2 œufs ; beurre ou matières grasses analogues, 80 grammes ; pommes de terre, 100 grammes ; riz, macaroni, maïs, pois, haricots, lentilles, 300 grammes ; bière, 1 litre ; lait, un demi-litre ; cognac, 20 grammes ; on peut ajouter à cette ration du fromage et des fruits. Cette masse alimentaire pourra être prise en 3, 4 ou 5 fois ; il ne faut pas avoir de formule immuable pour la répartition des repas ; on doit laisser quelque latitude aux caprices et aux aptitudes des estomacs. En général, mes malades font quatre repas : le matin, avant ou après la toilette, une tasse de lait et un œuf ; à midi, repas de viande, légumes, beurre, fromage et dessert ; à quatre heures, une tasse de lait et un œuf ; à sept heures, même repas qu'à midi. Quelques malades prennent une troisième tasse de lait en se couchant. D'autres s'abstiennent du repas de quatre heures, qui contrarie celui de sept heures. Le plus fort repas doit être fait à midi ; le repas du soir doit être plus léger, si l'on se couche vers dix heures ; il faut éviter les flatulences et les cauchemars si fréquents chez les gens qui mangent beaucoup de sept à huit heures du soir et qui s'endorment une ou deux heures avant la fin de la digestion. Souvent il vaut mieux se coucher immédiatement après la fin repas, comme le font les enfants ; la digestion se fait alors lentement, mais elle n'est pas brusquement interrompue, comme dans le cas précédent ».

Pour bien digérer et pour assimiler la grande quantité d'aliments qu'il absorbe, il est nécessaire que le phthisique passe la plus grande partie de son temps au grand air et au soleil, car le grand air et le soleil constituent le meilleur mode de bactériothérapie.

De tout temps on a reconnu les funestes effets de l'air confiné, et son influence sur le développement de la phthisie ; la fréquence de la phthisie dans les ateliers, dans les logements étroits et mal ventilés avait attiré l'attention sur ce point. Cette influence du milieu a été démontrée de différentes façons ; Brown-Séquard (*Académie des Sciences*, novembre 1887) a rapporté, qu'ayant inoculé la tuberculose à des cobayes, il les avait partagés en deux groupes, qu'il avait fait vivre chacun d'une façon différente. Les uns furent exposés au plein air et bien nourris ; les autres furent au contraire placés dans des conditions opposées d'existence, relégués au fond d'un laboratoire mal aéré ; ces derniers succombèrent alors que les autres résistèrent tous à l'infection bacillaire. L'influence de l'air sur les microbes a d'autre part été démontrée, sinon pour le bacille de Koch, du moins pour le microbe du choléra des poules qui perd sa virulence et sa vitalité, quand il est exposé à l'air (Pasteur).

Dans un air confiné, la composition de l'atmosphère subit de profondes modifications ; toutefois, ce n'est pas tant à la diminution de l'oxygène et à l'augmentation de l'acide carbonique que l'air confiné doit d'être nuisible. Gavarret introduisait des animaux sous une cloche et bien qu'il remplaçât l'oxygène dès qu'il était respiré et qu'il absorbât l'acide carbonique au fur et à mesure de sa production, les animaux mouraient; c'est qu'en effet l'air devenu irrespirable contient des produits volatils comme l'ammoniaque, les hydrogènes carbonés et sulfurés, dus tant à la respiration qu'au chauffage et à l'éclairage, mais surtout qu'il contient une grande quantité de matières organiques, entraînées par la vapeur d'eau qui s'exhale à la surface du poumon ; il est facile de les déceler, car elles décolorent le permanganate de potasse, colorent en jaune l'acide sulfurique et en rose une solution concentrée de nitrate d'argent. Injectée aux animaux, l'eau de condensation provenant de l'air expiré détermine leur mort. Il n'est donc pas étonnant que le bacille de Koch pullule dans les milieux où l'air n'est pas renouvelé, où le soleil ne pénètre pas ; dans ces ateliers sombres, dans ces réduits obscurs où travaille et repose l'ouvrier. Rien ne vaut l'aération et l'exposition à la lumière pour prévenir la tuberculose ; rien n'est supérieur à ces mêmes moyens quand il s'agit de combattre une tuberculose confirmée.

Les anciens (Pline, Arétée) avaient reconnu l'utilité des voyages, notamment des voyages en mer, et dès 1752, Raulin conseillait de maintenir les tuberculeux dans une chambre dont les fenêtres devaient rester ouvertes. Cependant jusqu'à une époque relativement rapprochée, la nécessité du séjour au grand air n'était pas considérée comme une condition *sine quâ non* de la guérison et si l'on envoyait les tuberculeux dans le Midi ou les pays d'outre-mer c'était uniquement pour les soustraire pendant l'hiver au froid et à l'humidité. On laissait d'ailleurs les malades se calfeutrer soigneusement dans leurs appartements, et se mesurer avec parcimonie cet air qui aurait dû pénétrer à flots dans leurs poumons. Aussi M. Peter a-t-il pu dire avec infiniment de raison :

« Je ne sais rien de plus hideusement fétide que la chambre à coucher d'un phthisique riche. C'est un endroit soigneusement clos, où il est interdit à l'air d'entrer, comme à l'espérance ; bourrelets aux portes, bourrelets aux fenêtres, épais rideaux enveloppant le lit, où le malheureux phthisique mijote à l'étuvée dans sa moiteur et dans son air vingt fois respiré, vingt fois souillé déjà par le contact de ses poumons altérés ».

Ce n'est que depuis vingt ans environ que la question de la *cure à l'air* a pris corps, grâce aux travaux de Brehmer, le fondateur du sanatorium de Goerbersdorf en Silésie, à ceux plus récents de Dettweiler, à ceux d'H. Bennett qui « devenu tuberculeux à Londres, se voyant condamné, par ses confrères, à vivre dans une chambre surchauffée et étroitement close, à boire du bouillon de poulet et des tisanes tièdes, partit pour Menton, s'étendit au soleil sur les rochers, mangea de la viande, du beurre, du pain, but du lait et de l'alcool et se lotionna avec de l'eau froide » (Daremberg).

On reconnut donc, à la suite des travaux des uns et de la guérison des autres, que le séjour permanent au grand air pouvait déterminer la guérison, sans qu'il fût même besoin de prescrire l'émigration vers un pays ensoleillé et chaud; on reconnut que respirer au grand air, c'est pour le phthisique, sous quelque climat qu'il se trouve, respirer la vie et dès lors ce ne fut plus au climat, mais à l'air seul que l'on demanda la guérison.

Voyons d'abord comment doit respirer le phthisique; nous examinerons ensuite l'action curative des différents climats.

Il ne suffit pas de dire aux phthisiques qu'ils doivent vivre au grand air nuit et jour; il faut encore les guider et les entraîner progressivement à la pratique de l'aération continue, qui leur inspire au début une vive répugnance.

« Les fenêtres doivent être laissées ouvertes, même l'hiver, dit M. le professeur Bouchard. Naturellement, certaines précautions sont indispensables. Si le traitement est commencé pendant l'été, l'accoutumance sera plus facile à obtenir; en tout cas, on commencera par laisser les persiennes closes, la fenêtre sera seulement entr'ouverte, plus ou moins, selon le degré de la température extérieure ; on pourra même, dans les premiers temps, tenir les rideaux fermés. C'est le moyen de dissiper les craintes plutôt que de conjurer les accidents. Pendant l'hiver, on obtient plus facilement la soumission des malades en faisant ouvrir les fenêtres d'une chambre contiguë dont les portes de communication avec la chambre du malade seront largement ouvertes.

Ce qu'il faut obtenir, c'est l'aération réelle et constante. Je ne crains par un froid modéré pour les phthisiques; je ne veux pourtant pas que la température s'abaisse au-dessous de + 8 degrés; on y arrivera en maintenant pendant l'hiver du feu dans la chambre ou dans la chambre voisine.

Le malade échappera au refroidissement en se tenant suffisamment couvert. Il peut être vêtu dans son lit, la tête couverte, au moins pendant l'hiver ».

C'est seulement quand il pleuvra, ou quand il aura plu dans la journée que la fenêtre restera close, car l'air humide est nuisible aux phthisiques.

Ce dont il faut se pénétrer, c'est que l'aération continue, pendant la nuit, est parfaitement applicable sous notre latitude. Elle est déjà mise en pratique par de nombreux médecins; M. Courtois-Suffit (*Gazette des hôpitaux*, n° 60, 1890) a publié les résultats qu'a obtenus dans son service M. le professeur Debove sur des tuberculeux avérés, parvenus à divers degrés de la phthisie. Ces malades ont séjourné pendant un an dans une petite chanbre carrée, munie sur une de ses faces, de deux fenêtres dont les croisées étaient enlevées; l'air entrait ainsi nuit et jour dans la chambre; la nuit seulement les stores étaient baissés pour empêcher le refroidissement de la chambre par rayonnement et pour s'opposer à l'entrée du vent. Il n'existait dans la pièce ni poêle, ni cheminée, ni calorifère.

L'aération permanente et l'alimentation intensive ont fait tous les frais du traitement; les malades n'ont pris ni créosote, ni huile de foie de morue, ni phosphate de chaux, et cependant ils se sont améliorés très sensiblement; à aucun moment ils n'ont eu de fièvre; leurs poids a augmenté, les sueurs ont disparu et l'expectoration a diminué. Ce qu'il importe de constater c'est qu'à aucun moment les malades ne se sont plaints du froid, même quand la température extérieure était très basse. Il est à remarquer qu'il n'existe aucun parallélisme entre la température de l'air extérieur et celle de la chambre; ainsi M. Courtois-Suffit a relevé que tandis que la température extérieure s'abaissait jusqu'à -7 degrés, celle de la chambre descendait seulement à $+5$ degrés; mais c'est là le degré le plus bas qu'il ait observé. Le reste du temps, au mois de mars, la température minima a oscillé entre $+9$ degrés et $+15$ degrés au dedans, alors que la température extérieure variait de $+2$ degrés à $+21$ degrés.

Dans la journée « le meilleur moyen d'habituer le malade à l'air est de l'y exposer étant couché ». (Dettweiller). Dans tous les sanatoria, à Falkenstein, à Davos, au Canigou les malades restent presque toute la journée étendus sur des chaises longues, dans des galeries ou des kiosques, ouverts à l'air libre; pour éviter la déperdition du calorique qu'entraînent le repos prolongé et l'exposition au froid, ils sont emmaillotés dans des couvertures et les plus faibles ont des boules d'eau chaude aux pieds. Ils ne consacrent à la promenade qu'un court espace de temps. Si le malade fait sa cure à l'air, dans sa chambre, pendant l'hiver, il est de toute nécessité qu'il reste étendu, sinon les extrémités se refroidissent. Quant à ceux qui se trouvent dans le Midi ils doivent rentrer ou fermer leur fenêtre lors du coucher du soleil, non pas tant à cause de l'abaissement de la température, que pour éviter la saturation rapide de l'air par la vapeur d'eau qui se produit à ce moment et qui pourrait déterminer de la congestion pulmonaire.

Il n'existe pour ainsi dire aucune contre-indication à l'emploi de l'aération continue ; on peut amener les fébricitants même, à supporter ce mode de traitement, à tel point, qu'à Falkenstein, des phthisiques atteints de fièvre ont pu être exposés sans inconvénients à un froid de 12°. L'aération produit de merveilleux résultats non seulement dans les tuberculoses à évolution lente, mais dans les tuberculoses fébriles, à évolution subaiguë. Il n'est pas rare de voir la fièvre tuberculeuse, si rebelle aux médicaments antipyrétiques, tomber sous l'influence combinée du repos et de l'aération continue. Le mode d'action de l'aération continue est assez malaisé à expliquer ; jugeons-le simplement sur les résultats qu'il donne ; le plus saisissant est la stimulation rapide de l'appétit. Les malades qui refusaient tout aliment, avant d'être soumis au traitement, arrivent au bout d'un temps relativement court, à absorber une quantité d'aliments telle qu'ils se suralimentent à leur insu. L'aération est donc le meilleur moyen de rendre l'appétit aux phthisiques. D'autre part, l'exposition au grand air, à la lumière, influe de la façon la plus heureuse sur le moral des malades, qui se sentent peu à peu renaître à l'espérance ; l'idée de la guérison n'est plus une chimère pour eux ; les idées noires se dissipent ; ils veulent guérir et c'est déjà beaucoup qu'un pareil stimulant. D'ailleurs ce ne sont point uniquement des effets moraux que l'on constate ; les lésions se réparent, (les cavernes mêmes peuvent se cicatriser), l'expectoration diminue ou cesse, et les bacilles peuvent même disparaître des crachats. D'autre part, les forces augmentent ainsi que le poids ; les malades perdent enfin l'apparence de la phthisie ; à cette amélioration peut succéder une guérison durable, mais à la condition que la cure soit longue, et observée avec une régularité parfaite ; c'est à quoi le phthisique doit se résigner, sinon il perd par une imprudence d'un jour, par des veillées prolongées, par le séjour dans une salle de spectacle, le bénéfice patiemment acquis au prix de longues journées de traitement. Ainsi que le fait remarquer M. Daremberg, le phthisique amélioré doit comprendre qu'on ne guérit jamais qu'à la condition de ne se croire jamais guéri.

Les malades indigents ou ceux qui ne peuvent supporter les frais d'un coûteux déplacement feront chez eux, pendant l'hiver, la cure d'air, telle qu'elle a été indiquée ; ceux que la fortune fait indépendants pourront suivre cette cure dans les établissements qui se sont fondés récemment ; ils y trouveront le repos nécessaire, une surveillance incessante ; ils y seront entraînéé méthodiquement, au lieu d'être livrés à eux-mêmes. Dans ces établissements tout est réglé avec une précision parfaite aucun détail de l'alimentation, de l'aération, de l'exercice et du repos, de l'habillement, etc, n'est laissé au hasard et l'on conçoit combien d'avantages présente pour le malade cette réglementation qu'il accepte en entrant dans l'établissement, et qui lui enlève toute initiative malencontreuse.

Les principaux *établissements pour le traitement des phthisiques* sont situés à l'étranger, en Suisse, en Allemagne, en Autriche. Les plus connus sont ceux de Davos, dans l'Engadine (à 1500 mètres d'altitude), de Leysin, dans la canton de Vaud (à 1450 mètres), de Falkenstein, dans le Taunus, près de Francfort (à 500 mètres), de Honeff sur les bords du Rhin (à 250 mètres), de Goerbersdorff en Silésie (à 550 métres). Jusqu'à ces derniers temps, il n'existait en France aucun établissement similaire; il vient d'en être créé un sur le modèle de Falkenstein, au Canigou, à 130 mètres au-dessus de Vernet-les-Bains dans les Pyrénées-Orientales; les malades français ne seront donc plus tributaires de l'étranger; à la mélancolie inspirée par la maladie ne se joindra pas pour eux celle de l'exil dans un pays lointain.

Nous venons de voir quelle importance on commence à attacher à l'aération continue; nous devons maintenant examiner la valeur relative des différents climats. S'il n'est pas indifférent pour un phthisique de vivre sous un climat froid et humide, sous un climat tempéré, il faut bien savoir cependant que l'aération continue peut donner d'excellents résultats, sous n'importe quelle latitude et que, partant il vaut mieux traiter sur place, d'une façon permanente, le phthisique peu fortuné, plutôt que de l'obliger à un déplacement de courte durée, dont il ne retire aucun bénéfice, s'il ne continue pas, en rentrant chez lui, à se conformer aux prescriptions hygiéniques précédemment indiquées.

Les *voyages en mer* ont été recommandés depuis longtemps; ils sont surtout en faveur auprès des médecins anglais. Il est certain que le voyage en mer peut être des plus salutaires pour les malades. L'exposition continue à la brise de mer, le repos absolu, l'absence de toute occupation ou préoccupation sont un appoint considérable pour la guérison; mais les voyages en mer ne sont à la portée que d'une classe privilégiée.

Les *climats* les plus différents ont été proposés pour le séjour des phthisiques, ce qui prouve bien que les malades peuvent s'améliorer partout, à la condition de vivre au grand air. Cependant il est de toute évidence que certains climats sont moins favorables que d'autres à la guérison. D'une façon générale les pays froids, les climats humides et ceux qui sont particulièrement exposés aux vents ne conviennent pas aux phthisiques. Les pays où règne une grande chaleur sont également contre-indiqués; il peut être dangereux pour les malades qui émigrent en Algérie, en Égypte ou qui vont simplement dans le Midi, de prolonger leur séjour pendant les mois d'été. Sous l'influence de la grande chaleur l'appétit se perd, les forces diminuent et le moindre effort peut être suivi d'hémoptysie.

Parmi les climats qui ne présentent pas les contre-indications précitées, faut-il donner la préférence aux climats d'altitude ou bien aux climats de plaine? S'il est vrai que la phthisie ne s'observe pas au delà d'une certaine altitude, il est non moins prouvé que dans certaines régions basses la phthisie est rare.

Il n'existe pas d'ailleurs de pays possédant l'immunité absolue contre la tuberculose, et les climats d'altitude ne sont pas plus privilégiés à cet égard que les climats de plaine.

Les stations d'hiver auxquelles on peut envoyer les phthisiques sont fort nombreuses. Elles doivent réunir plusieurs conditions indispensables : elles doivent être ensoleillées, mais en même temps voisines de bois où le malade puisse chercher l'ombre et se promener; elles doivent être autant que possible à l'abri des brusques variations de température et surtout du froid ou de la chaleur humides, mais le froid sec n'est pas à redouter si le soleil brille.

Il faut d'ailleurs que les malades soient bien persuadés qu'ils ne sont pas dispensés de prendre les plus grandes précautions, parce qu'ils sont sous un climat moins rude. Ils ne doivent sortir qu'après l'échauffement de l'air par les premiers rayons solaires, et ne pas rester au dehors après le coucher du soleil. Ils doivent se garder du vent, surtout en mars et ne sortir à ce moment, qu'aux heures où le vent n'existe pas, soit de neuf à onze heures du matin, de trois à quatre heures de l'après-midi. Ils doivent être chaudement vêtus, tout en évitant l'amas de châles, de cache-nez qui les empêcheraient de respirer. On ne peut déterminer par avance si telle ou telle station convient plus particulièrement à un malade donné, parce qu'on ne sait jamais l'évolution que peut revêtir la tuberculose; chez tel malade une phthisie se présentant d'abord avec les allures de la tuberculose rapide à forme congestive et fébrile peut s'assagir subitement, et inversement un malade, au cours de la phthisie la plus torpide en apparence, peut être pris brusquement de fièvre et d'accidents congestifs.

Il faut se garder enfin, de déplacer les malades qui sont en pleine crise aiguë; toute poussée tuberculeuse exige le repos le plus absolu : ce n'est que lors de la convalescence que l'on peut songer au changement de climat. Pour les phthisiques en état relatif de bonne santé, les déplacements répétés peuvent être nuisibles; il faut leur conseiller le séjour prolongé dans la même localité, s'ils s'y trouvent bien.

La plupart des stations hivernales sont méditerranéennes, situées au bord ou au voisinage de la mer. Il ne faut pas en inférer qu'elles doivent leur action salutaire à l'air marin qui les sature. Sans doute l'air de la mer est pur et vivifiant, mais il n'a pas d'action spécifique, car ce ne sont pas les traces insignifiantes d'iode et de brome qu'il contient, qui peuvent avoir des propriétés curatives. D'ailleurs les malades doivent éviter d'habiter dans les villes et sur les plages, mais seulement séjourner aux environs. Nous laissons ici la parole à M. Daremberg : « On ne devra pas habiter Nice, mais Cimiez, Saint-Barthélemy, Saint-Étienne et les collines voisines.

A Cannes, il faudra choisir une habitation dans la Californie, les Vallergues, Terrefial et la région du Cannet ; dans cette station on évitera le bord de la mer entre la rue Hermann et le port, parce qu'à cet endroit quelques égouts viennent encore se jeter sur le rivage et répandent des odeurs fort désagréables ; on évitera aussi les bords de la route d'Antibes et de la route de Fréjus, qui sont très poussiéreux. Le quartier le plus abrité est situé près du Cannet, au-dessous du grand Pin ; mais c'est justement le seul endroit où il n'y a pas d'installations confortables. A Menton il faut éviter le bord de la grande route de la Corniche, qui est très poussiéreuse, et habiter le bord de la mer ou les coteaux. Sur les collines qui entourent Menton et Cannes, on jouit d'une vue charmante et d'un air délicieux. On a voulu diviser la station de Menton en deux parties douées de climats différents ; la baie orientale appelée Garavent, serait tonique, tandis que la baie occidentale serait calmante ; une telle distinction est puérile. Menton est une station tonique ; c'est là qu'il faut envoyer les phthisiques affaiblis qui n'ont ni appétit, ni forces. Il faudra plutôt envoyer à Cannes les phthisiques qui se congestionnent facilement ; si de tels malades préfèrent le séjour de Menton, ils devront alors habiter dans les vallées, sur le bord des torrents, dans une humidité relative.

Les tuberculeux trouveront aussi d'excellentes installations, hôtels et villas, à Tamaris ; dans la baie de Toulon, Costebelle et Sylvabelle entre Hyères et Carqueiranne ; à Beaulieu et dans la presqu'île Saint-Jean ; sur la roche de Monaco et dans le quartier des Moulins qui est voisin de Monte-Carlo. C'est, à mon avis, ce dernier point de la côte qui est le plus protégé des vents, et s'il n'était pas si rapproché de la maison de jeu, ce serait le meilleur refuge pour les poitrinaires. Les malades doivent fuir les casinos, et surtout le jeu qui les énerve ; j'ai vu des cures, qui commençaient à donner d'excellents résultats, être complétement détruites par une dizaine de séances dans les salles de jeu. Bordigherra, San-Remo offrent aussi aux phtisiques de bonnes installations d'hiver. Saint-Raphaël et Valescure sont plus éventés que les stations précédentes, parce qu'ils ne sont pas protégés des vents d'Ouest par l'Esterel et des vents du Nord par le massif des Alpes-Maritimes.

Grasse, située à 320 mètres d'altitude, à 20 kilomètres de Cannes, n'est pas immédiatement sur la côte; il n'y fait pas aussi chaud que sur le littoral; mais pour les phtisiques convalescents les environs de cette ville constituent un parfait séjour d'hiver. Les malades devront habiter sur la route de Tence ou sur celle de Draguignan ».

Telles sont les principales stations méditerranéennes françaises. Parmi les stations étrangères citons celles de la Rivière de Gênes (Pegli et Nervi); puis, dans l'intérieur de l'Italie, la ville de Pise dont le climat est un peu humide et pluvieux, mais assez uniforme : les villages riverains du lac Majeur ne sont recommandables comme résidence qu'au printemps et en automne.

Parmi les stations d'outre-mer, nous a avons signaler la Corse trop ignorée des Français, Malte et Corfou, surtout cette dernière, les alentours de Palerme et de Catane en Sicile, le Caire qu'il faut abandonner au mois de mars pour éviter le vent, l'île de Madère, etc. Alger est très en faveur depuis quelques années ; mais ce n'est pas à Alger même que les malades devront résider, car les changements de température y sont très brusques, et le climat y est à redouter lorsque le sirocco vient à y souffler. C'est à Mustapha supérieur, aux portes de la ville, que s'installent d'ordinaire les phthisiques : la ville de Biskra est déjà fréquentée par quelques malades.

Les stations pyrénéennes reçoivent un très grand nombre de malades, surtout la ville de Pau. Cette ville n'a pas, comme les villes de la Méditerranée, les bénéfices d'un ensoleillement continuel ; de plus, le climat y est humide ; aussi le séjour d'Amélie-les-Bains doit-il être préféré par les malades ; nous connaissons plusieurs malades, dont un médecin, qui ont retrouvé la santé dans cette dernière station. Sur l'océan, Arcachon et Biarritz reçoivent les malades surtout au printemps et à l'automne.

Les charmantes stations qui sont situées sur les bords du lac de Genève; à l'entrée du Valais, notamment Montreux, Territet ont une réputation européenne. De nombreux malades anglais et russes y passent l'hiver, mais nous ne conseillons d'y résider qu'à l'automne et au printemps; nous recommandons particulièrement la délicieuse station de Glion située à 700 mètres au-dessus de Montreux et qu'un funiculaire relie en cinq minutes au bord du lac ; les malades y trouvent à la fois l'ombre et le soleil, de charmantes promenades en forêt, une vue incomparable sur le lac de Genève et sur la dent du Midi ; un peu plus haut que Glion, l'hôtel des Avents situé dans un vallon ensoleillé et abrité du vent nous paraît réunir également toutes les conditions requises pour le séjour des malades. En automne, ceux-ci peuvent encore se rendre à Méran, dans le Tyrol.

Nous venons d'énumérer les principaux centres de résidence d'hiver et d'automne; il faut bien savoir qu'au printemps, aucun d'eux n'est exempt des inconvénients inhérents à cette saison, c'est-à-dire des vents et de la pluie, des brusques changements de température ; aussi le printemps est-il pour les tuberculeux une saison critique à traverser, tout autant que l'automne condamné par le poète Millevoye !

Pour leur résidence d'été, les malades n'auront que l'embarras du choix ; ils ont tout d'abord les stations du lac de Genève que nous avons signalées, ainsi que les nombreuses stations du Valais : Aigle, Villars-sur-Ollon, Champéry, etc.. En France ils trouveront dans le Dauphiné, la Savoie, les Pyrénées et même l'Auvergne une foule de lieux de repos qu'il serait superflu d'énumérer ; citons seulement Uriage (Isère), Brides, Talloires sur les bords du lac d'Annecy, Aix-les-Bains, ou du moins la station qui se trouve au-dessus d'Aix sur les pentes du Revard, etc. Bagnères-de-Bigorre serait, d'après M. Daremberg, particulièrement propice au séjour d'été des phthisiques, en raison de son altitude moyenne (560 mètres) et de la sécheresse de son sol. Il est inutile de poursuivre cette énumération, car, en été, les phthisiques se trouvent bien du séjour dans toute campagne bien abritée, non humide.

Ainsi que nous l'avons fait entrevoir déjà, les stations d'altitude ne sont nullement indispensables ; mais il est incontestable qu'elles peuvent rendre de grands services. Sous l'influence de la vie sur les hauteurs, la circulation cutanée devient plus active, sans qu'il y ait augmentation corrélative dans la tension de la circulation pulmonaire ; aussi ne doit-on pas redouter l'apparition des hémoptysies, si toutefois l'altitude est modérée, entre 1000 à 1200 mètres. D'autre part, la respiration devient plus fréquente, et les mouvements respiratoires plus amples, d'où une ventilation plus parfaite du poumon. Les climats d'altitude ne reçoivent guère les phthisiques qu'en été. Davos est la seule station d'hiver qui soit fréquentée ; Davos est située à 1556 mètres ; aussi le froid y est-il fort vif, mais, à l'heure du soleil, les malades sortent et se promènent sans le moindre inconvénient ou restent étendus sur les galeries vitrées.

Saint-Moritz, non loin de Davos, situé à 1770 mètres d'altitude, est exclusivement une station d'été. Une nouvelle station d'hiver vient de se créer à Leysin (à 1300 mètres), dans le canton de Vaud, sur le modèle des installations de Falkenstein.

La cure d'air doit se faire au *repos* ; toute fatigue, en effet, est pour le phthisique une cause de déperdition des forces et par suite doit être écartée ; le repos est d'ailleurs souvent le seul moyen de faire disparaître la fièvre.

Si le malade vient de franchir une phase aiguë de la maladie il conservera le repos absolu, dans la situation horizontale. Plus tard, lorsqu'une amélioration marquée se sera manifestée dans l'état général, il pourra faire quelques promenades, mais sans atteindre la fatigue; La marche sera dosée pour lui, comme on dose les médicaments. Il marchera une heure environ le matin et deux heures dans l'après-midi. S'il a de la fièvre le soir, il supprimera la promenade de l'après-midi, celle-ci pouvant être la cause d'une augmentation de température.

On a souvent constaté des rechutes, des hémoptysies à la suite de longues excursions; ce sont là encore des raisons suffisantes pour que le malade observe la plus grande modération dans la marche. Il ne devra se promener qu'en terrain plat, les ascensions exigeant des efforts qui sont au-dessus des forces du malade.

Les exercices physiques violents comme le canotage, l'équitation, l'escrime doivent être interdits.

Le repos intellectuel est tout aussi indispensable que le repos physique; on sait que le travail cérébral exagéré donne lieu à la production de toxines qui amènent la dépression des forces.

Au repos, à la cure d'air, il faut joindre la *stimulation cutanée*; les frictions faites le soir avec de l'alcoolat de lavande, de l'eau de Cologne, de l'essence de térébenthine, sont fort utiles aux malades; elles préviennent ou diminuent les sueurs nocturnes et de plus ont une heureuse influence sur la nutrition générale; il est donc des plus importants de prendre un soin tout particulier de la peau « cette grande surface nerveuse dont les incitations retentissent avec tant d'énergie sur la nutrition générale » (Bouchard).

Il faut recommander également les lotions fraîches faites avec de l'eau vinaigrée ou salée, dont on imbibe des éponges que l'on exprime sur le cou et la nuque des malades.

Ces lotions seront faites le matin et suivies d'une friction sèche; après quoi le malade sera roulé dans une couverture de laine et replacé dans son lit.

Dans quelques établissements pour le traitement des phthisiques on donne des douches froides à la plupart des malades. Il est certain que beaucoup supportent bien la douche; mais on ne saurait en généraliser l'emploi. Certaines contre-indications sont évidentes : l'existence de fièvre ou de lésions pulmonaires très étendues, celle d'antécédents rhumatismaux ou goutteux. Il est une pratique d'hydrothérapie locale qui peut rendre de grands services quand il s'agit de calmer les points de côté si rebelles chez les malades; elle consiste à appliquer simplement sur le thorax une serviette imbibée d'eau fraîche, puis exprimée; on la recouvre d'une épaisse couche de flanelle et de taffetas gommé et on maintient le tout à l'aide d'un bandage de corps. Cette application détermine une révulsion énergique et exempte des inconvénients de la sinapisation, de la vésication etc.

La question des rapports sexuels est des plus importantes à débattre.

Si l'on ne peut les interdire d'une façon absolue, du moins faut-il les espacer à de longs intervalles : en outre de l'asthénie nerveuse qui les suit, il peuvent être la cause provocatrice d'hémoptysies. Il ne faut pas perdre de vue que la grossesse donne un coup de fouet à la tuberculose qui revêt le plus souvent une allure précipitée, après l'accouchement.

L'allaitement sera formellement interdit; il est dangereux pour la mère et pour l'enfant. Pour la mère parce qu'il est une cause d'épuisement; pour l'enfant, parce que le lait peut être virulent, ou simplement parce qu'il est de mauvaise qualité et secrété en quantité insuffisante.

II. — Traitement général.

Nous négligerons à dessein l'historique des moyens bactériothérapiques qui ont été proposés dans ces dernières années, notre but étant de montrer ce que la thérapeutique peut faire efficacement, et non ce qu'elle est impuissante à réaliser. Nous ne parlerons donc pas des essais de vaccination expérimentale faite avec des cultures de virulence affaiblie, ni de ceux qui ont été tentés avec les cultures de tuberculose aviaire, non plus que des inoculations de sang de chèvre ou de sérum de chien. Quant à la tuberculine de Koch son échec retentissant nous dispense d'en parler. Est-ce à dire cependant que les nombreuses et patientes recherches faites dans le but de vacciner les tuberculeux, de donner à leur sang des propriétés bactéricides, soient frappées fatalement d'impuissance ?

Non sans doute, et c'est plutôt dans cette voie qu'il faut persévérer que de poursuivre le spécifique médicamenteux, toujours insaisissable; mais pour l'instant, aucun résultat pratique n'ayant été acquis, nous devons garder le silence sur ces divers essais, pour nous consacrer uniquement à l'étude des modificateurs de la nutrition, que l'on utilise dans le traitement général de la tuberculose.

Ce sont : l'huile de foie de morue, la glycérine, l'arsenic, l'iode, le soufre, les chlorures, les phosphates, le tanin. A côté d'eux, nous signalerons d'autres médicaments qui sont non pas des modificateurs de la nutrition, mais des agents antiseptiques s'éliminant à la surface de la muqueuse bronchique. Leur action antibacillaire est nulle, mais ils combattent efficacement les infections secondaires, ce qui a pu faire croire parfois à leur action spécifique. La créosote, l'eucalyptol, sont les principaux médicaments de cet ordre.

L'*huile de foie de morue* est moins un médicament qu'un merveilleux aliment, facilement assimilable. Outre l'oléine et la margarine elle contient de nombreux composés phosphorés, des acides biliaires, des alcaloïdes isolés par Gautier et Mourgues. Ces alcaloïdes (butylamine, amylamine, morrhuine, etc.) qui excitent l'appétit, stimulent les fonctions de la nutrition ne se rencontrent que dans les huiles colorées; il faut donc rejeter l'usage des huiles blanches. Outre les principes mentionnés, l'huile contient encore des traces d'iode et de brome; mais on ne peut attribuer à la présence de ces corps les propriétés qu'elle possède; c'est essentiellement comme aliment gras qu'elle agit.

L'huile de foie de morue détermine rapidement une augmentation du poids et des forces, une amélioration sensible de l'état général, mais elle n'est réellement utile que si elle est prise pendant longtemps et à dose suffisante, c'est-à-dire à la dose de cinq à six cuillerées à soupe par jour.

« C'est le début surtout qui est scabreux; quand on a réussi à faire accepter deux cuillerées à bouche chaque jour, on n'a guère plus de peine à arriver au double, puis à six cuillerées, qui est le minimum de la dose que je considère comme vraiment utile » (Jaccoud). Certains malades arrivent à prendre des quantités considérables d'huile; ils la boivent non à la cuiller, mais au verre.

Il vaut mieux faire ingérer la dose totale en une ou deux fois que la répartir en plusieurs doses fractionnées; quant aux heures d'administration, elles varient suivant le gré des malades. Les uns la prennent le matin au réveil ou en se couchant, d'autres avant ou après les repas. On a recours à divers artifices pour masquer la saveur désagréable de l'huile : on peut l'additionner d'eau-de-vie, de liqueurs aromatiques, de sirops de quinquina, de gentiane, d'écorces d'oranges amères, d'éther.

Grasset prescrit :

Huile de foie de morue..................	ãã 450	cent. cubes.
Eau seconde de chaux..................		
Eau de laurier-cerise..................	100	—

5 à 6 cuillerées à bouche.

Quelques personnes versent dans un verre de bière mousseuse la quantité voulue d'huile de morue; plus légère que la bière, celle-ci se place à sa partie supérieure au-dessous de la mousse; elle traverse ainsi la cavité buccale entre la mousse qui affaiblit la sensibilité de la muqueuse et la bière qui fait rapidement disparaître la saveur de l'huile. On peut encore s'humecter la bouche avant et après l'ingestion de l'huile avec de l'eau, du cognac, du jus de citron, ou prendre simplement une pastille de menthe; ou avaler, après l'huile, un peu d'eau aromatisée avec de l'eau de laurier-cerise, de l'essence de menthe, etc.

On a fabriqué des cuillers très effilées permettant de verser l'huile presque directement dans l'arrière-bouche, ou bien on a renfermé l'huile dans des capsules; un autre moyen consiste à avaler l'huile dans du pain azyme, mais il n'est guère praticable, quand il s'agit d'absorber plus d'une à deux cuillerées d'huile.

L'usage de l'huile doit être prolongé pendant plusieurs mois, mais il importe de supprimer la prescription pendant huit jours chaque mois. Pendant l'été on cessera complètement l'usage de l'huile, car l'huile est mal digérée, lorsque la température devient élevée. Tous les phthisiques peuvent digérer l'huile, s'ils ne sont pas atteints de troubles digestifs graves (vomissements fréquents, diarrhée rebelle) ou de fièvre; encore l'existence d'une légère fièvre vespérale n'est-elle pas une contre-indication formelle; il suffit, pour amener la tolérance, de réduire la quantité journalière à deux ou trois cuillerées.

Lorsque l'huile détermine une diminution marquée de l'appétit, et surtout lorsqu'elle provoque de la diarrhée, il faut en suspendre l'emploi, car il faut veiller avant tout à l'intégrité des fonctions digestives.

On a voulu remplacer l'huile de foie de morue par quelques-uns de ses principes constituants, par l'acide oléique, par le morrhuol, etc; la substitution de ces corps à huile ne présente aucun avantage marqué; l'huile constitue un ensemble alimentaire et médicamenteux que rien ne saurait remplacer (Daremberg).

Dans ces dernières années quelques médecins ont tenté de substituer la *glycérine* à l'huile de foie de morue; mais la glycérine n'est en aucune façon un succédané de l'huile de foie de morue; c'est un alcool polyatomique qui agit en tant qu'alcool; on a constaté que l'usage quotidien de la glycérine déterminait l'augmentation du poids du corps (G. Sée), mais, passé certaines doses, la glycérine est plus nuisible qu'utile; elle détermine des phénomènes d'excitation, parfois de la diarrhée; l'existence de la fièvre constitue une contre-indication à son emploi. On ne doit pas dépasser la dose de 40 grammes par jour. M. Jaccoud prescrit le mélange de 40 grammes de glycérine avec 10 grammes de cognac ou de rhum et une goutte d'essence de menthe; il fait prendre le mélange en deux ou trois fois dans la journée.

L'*arsenic* est un des médicaments les plus employés dans le traitement de la tuberculose. Il exerce une action trophique incontestable, par l'intermédiaire du système nerveux; agit-il comme médicament d'épargne, ainsi que l'ont avancé les médecins qui ont constaté la diminution du taux de l'urée à la suite de son emploi? Le fait est contestable, car cette diminution de l'urée n'est pas constante. On ne peut admettre en tout cas, avec Buchner, une action bactéricide de ce médicament. L'arsenic est surtout indiqué chez les tuberculeux au début, ou bien chez ceux dont les lésions se réparent; l'existence de la fièvre, d'hémoptysies et de troubles digestifs, notamment de la diarrhée est une contre-indication à son emploi, comme à celui de la plupart des médicaments. L'usage prolongé de l'arsenic, même à doses modérées, pouvant entraîner des troubles digestifs, il faut avoir soin d'en alterner l'emploi avec celui de l'huile de foie de morue, des phosphates, etc.

La dose de tolérance varie beaucoup suivant les malades. Les uns supportent aisément 8 à 10 milligrammes d'acide arsénieux; d'autres éprouvent des crampes d'estomac avec des doses moindres.

On peut faire usage des granules de Dioscoride contenant chacun 1 milligramme d'acide arsénieux; on commence par deux granules et l'on augmente progressivement jusqu'à 6, 8 ou 10. La liqueur de Fowler se donne à la dose de X à XX gouttes par jour. D'une façon générale, il vaut mieux employer une solution titrée d'arséniate de soude :

Arséniate de soude....................	10 centigrammes.
Eau de laurier-cerise.................	50 grammes.
— distillée...........................	200 —

(Cette solution contient 2 milligrammes d'arséniate de soude par cuillerée à café). Quelle que soit la préparation à laquelle on donne la préférence, celle-ci doit être donnée au commencement ou au milieu du repas.

Les eaux arsenicales les plus connues sont le Mont-Dore et la Bourboule. L'eau de la Bourboule est beaucoup plus active que la première, puisqu'elle contient environ 1 centigramme d'arséniate de soude et 3 grammes de chlorure de sodium pur, tandis que l'eau du Mont-Dore ne renferme que 9 milligrammes d'arséniate de soude et 30 centigrammes de chlorure; aussi est-elle employée à peu près exclusivement en inhalations qui facilitent l'expectoration et rendent la toux moins fréquente et moins pénible. Les bains, dont on fait usage également au Mont-Dore, exercent une action utile par l'excitation cutanée qu'ils déterminent. A ces effets s'ajoutent ceux du climat, car le Mont-Dore est à plus de 1000 mètres d'altitude. L'eau de la Bourboule se prend à la dose moyenne de deux demi-verres par jour, immédiatement avant les repas, puis on augmente jusqu'à 2 ou 3 verres par jour; on peut l'édulcorer avec du sirop d'écorces d'oranges amères ou du sirop de bourgeons de sapins.

L'*iode* et les iodures sont vantés depuis longtemps dans le traitement de la tuberculose; ils peuvent faire beaucoup de bien ou beaucoup de mal; aussi sont-ils difficiles à manier et pour cette raison repoussés par nombre de médecins.

La teinture d'iode a été donnée parfois, notamment par Gueneau de Mussy, qui la prescrivait à la dose de X à XX gouttes dans du vin d'Espagne; elle paraît surtout utile dans les cas de vomissements rebelles, mais n'a pas d'influence bien appréciable sur l'évolution de la maladie.

M. le professeur G. Sée emploie volontiers l'iodure de potassium dans la tuberculose à forme torpide, apyrétique; il est certain que l'iodure rend les secrétions plus fluides et facilite l'expectoration; malheureusement il peut déterminer des hémoptysies, aussi n'est-ce pas sans appréhension qu'il faut le prescrire.

M. G. Sée emploie la formule suivante :

Iodure de potassium	20	grammes.
Sirop de bourgeons de sapin	150	—
— diacode	200	—
— de térébenthine	100	—

2 à 3 cuillerées à bouche par jour.

Contrairement à ce que l'on a prétendu, l'iodoforme n'a pas d'action bactéricide; les résultats heureux annoncés par Moleschott, Semmola, etc., n'ont pas été confirmés; en revanche, il est établi que l'iodoforme détermine rapidement des troubles digestifs. Ceux qui seraient tentés de prescrire ce dernier médicament, malgré son action douteuse, formuleront ainsi :

Iodoforme	1 gramme.
Extrait de laitue	1 —
Coumarine	10 centigrammes.

Pour 20 pilules dont on prendra 4 à 8 par jour (Daremberg).

Comment expliquer l'action incontestable de l'iodoforme sur les tuberculoses locales, articulaires et cutanées, alors qu'on lui dénie toute influence sur la tuberculose pulmonaire?

De nombreuses expériences ont montré que l'idoforme, mélangé avec du pus ou avec les ptomaïnes extraites des cultures des microbes pyogènes, se décompose en divers corps, notamment en iode, en acide iodhydrique, et c'est peut-être à ces produits de décomposition qu'est due l'efficacité de l'iodoforme dans les tuberculoses locales; on conçoit qu'il ne puisse agir ainsi, lorsqu'il est transporté au niveau de tubercules non ramollis.

L'iodure de fer est une excellente préparation, que l'on peut employer chez les scrofulo-tuberculeux, chez ceux qui ont des adénites, de l'adénopathie trachéo-bronchique, etc. Puisque nous sommes conduits à parler du fer, disons qu'à part l'iodure de fer, les autres préparations ferrugineuses sont généralement bannies par les médecins du traitement de la tuberculose; car elles peuvent déterminer la congestion pulmonaire et l'hémoptysie.

L'iodure de fer se donne à la dose de 20 centigrammes à 40 centigrammes, en pilules ou en sirop. Lorsque Kircher eut prétendu, en 1883, que les ouvriers employés dans les usines où se dégage de l'acide sulfureux ne deviennent jamais phthisiques, on soumit de divers côtés les malades aux inhalations de ce gaz; les seuls résultats appréciables que l'on obtint furent la facilité de l'expectoration, la décoloration des crachats. L'évolution de la maladie n'était en rien entravée. Si l'emploi des inhalations d'acide sulfureux est récent, celui des *eaux sulfureuses* est répandu depuis longtemps. Parmi elles, la station des Eaux-Bonnes, située dans les Basses-Pyrénées à 725 mètres d'altitude, jouit d'une réputation universelle. La quantité de soufre contenue dans ces eaux est fort minime, puisque l'analyse n'y a décelé que deux centigrammes de sulfure de sodium par litre; aussi est-il assez malaisé d'expliquer leur action. Ces eaux seraient cependant fort actives puisqu'on les a maintes et maintes fois accusées de provoquer la congestion pulmonaire et l'hémoptysie; aussi recommande-t-on de les employer avec une grande prudence et de commencer le traitement avec des doses très faibles : un quart de verre par jour. M. Daremberg se montre assez sceptique, aussi bien à l'égard de l'efficacité des Eaux-Bonnes, qu'au sujet des dangers que peut présenter leur emploi. Il croit que les aggravations et les améliorations constatées dans l'état des malades, pendant leur séjour, dépendent plus de l'hygiène suivie par eux que du traitement. Le phthisique qui se repose et se borne à respirer l'air, verra son état s'améliorer aux Eaux-Bonnes, celui qui fera de longues excursions, qui mènera une vie active ne retirera aucun bénéfice de son traitement. Est-ce à dire, cependant, que les Eaux-Bonnes soient des eaux indifférentes? ce serait, croyons-nous, contraire aux faits observés. Les eaux sulfureuses paraissent déterminer une excitation, une accélération de la circulation qui peut avoir une influence heureuse dans les tuberculoses torpides, mais qui peut aussi provoquer des accidents congestifs, des hémoptysies, transformer une phthisie apyrétique en une phthisie fébrile; aussi sont-elles dangereuses pour les tuberculeux qui ont eu des accidents congestifs et des hémoptysies; ce serait une faute grave que d'y envoyer de pareils malades.

En dehors de leur action générale les eaux sulfureuses ont une action locale incontestable sur la bronchite tuberculeuse, lorsqu'elles sont employées en inhalation; elles déterminent l'évacuation des sécrétions bronchiques, d'où une amélioration consécutive dans l'état général, l'infection secondaire produite par la résorption des matières purulentes étant supprimée. Ce ne sont par suite que les tuberculoses apyrétiques, arrivées à la seconde période, celle du ramollissement des tubercules, qui bénéficieront de ce traitement.

En résumé, les eaux sulfureuses ne sont indiquées que dans les tuberculoses torpides, non fébriles, parvenues à la période de ramollissement; elles paraissent exercer une action locale sur la muqueuse bronchique, et une action générale sur la nutrition; elles devront néanmoins être employées avec grande prudence, car elles prédisposent à la congestion et aux hémoptysies; elles sont enfin contre-indiquées quand il existe des troubles digestifs, de la dilatation de l'estomac, de la diarrhée.

A côté des Eaux-Bonnes il faut citer Allevard, Saint-Honoré, Amélie-les-Bains comme étant les stations les plus propices à la médication sulfureuse; dans ces stations ce sont les inhalations qui constituent la partie essentielle du traitement. Enghien et Pierrefonds sont aussi des stations très fréquentées.

L'action bien connue du *chlorure de sodium* sur la nutrition devait faire utiliser ce sel dans le traitement de la tuberculose pulmonaire: son emploi est d'autant plus indiqué que les phthisiques éliminent une grande quantité de chlorures tant par les urines que par les crachats; le chlorure de sodium n'a d'ailleurs aucune action spécifique sur la tuberculose; Israël (de Copenhague) a mélangé une grande quantité de sel à la nourriture de lapins qu'il avait rendus tuberculeux; l'évolution de la maladie ne fut pas entravée.

M. le professeur Potain prescrit la solution saline suivante, qu'il fait prendre à la dose d'une cuillerée à café, le matin, dans une tasse de lait:

Eau distillée..................................	100 grammes.
Chlorure de sodium........................	10 —
Bromure —	5 —
Iodure —	2 gr. 50.

Parmi les eaux chlorurées citons Ems, dont la vogue est très grande, et Royat; cette dernière station est très recommandable aux tuberculeux dont la maladie est peu avancée, qui présentent des troubles digestifs et de l'anémie. Mentionnons encore Uriage, dont les eaux sont à la fois sulfureuses et chlorurées et conviennent particulièrement aux scrofuleux-tuberculeux.

Les *phosphates* sont indiqués, tout comme les chlorures, parce que les phthisiques éprouvent une notable déperdition de phosphates. Le professeur J. Teissier (de Lyon) et Stokvis ont montré que les phthisiques éliminent par les urines une grande quantité d'acide phosphorique; d'après Daremberg, les malades qui expectorent beaucoup perdraient environ 1 gr. 30 de phosphates et 2 grammes de chlorure de sodium par les crachats.

On a beaucoup discuté sur l'absorption des phosphates calcaires. D'après Sanson, Caulet, les phosphates, qu'il s'agisse du phosphate acide soluble ou du phosphate tricalcique insoluble ne se fixeraient pas dans l'économie, et s'élimineraient avec les matières fécales.

Les phosphates se dédoubleraient dans le tube digestif en sel de chaux soluble et absorbable (lactate de chaux ou chlorure de calcium) et en biphosphate insoluble.

Cependant si l'on administre des phosphates, on constate l'augmentation de l'élimination du phosphore par les urines ; une partie en est donc absorbée. M. le professeur Bouchard admet cette absorption partielle ; mais il accorde la préférence aux phosphates alcalins sur les phosphates calcaires. On a, dans ces derniers temps, réussi à obtenir des laits riches en phosphates, en mélangeant à l'alimentation des vaches, une grande quantité de poudre d'os ou de phosphate de chaux (80 grammes); ces laits phosphatés contiennent environ 3 grammes de phosphate par litre ; c'est là encore un fait contradictoire avec l'expérimentation, car Weiske prétend que le phosphate donné en nature n'est pas éliminé par le lait.

Quoi qu'il en soit, il ne peut y avoir qu'avantage à prescrire les laits phosphatés. Si l'on veut prescrire les phosphates sous forme de préparation médicamenteuse, on prescrira les lacto-phosphates ou chlorhydrophosphates de chaux :

Lacto ou chlorhydrophosphate de chaux.....	10	grammes.
Eau distillée..................................	300	—

2 à 3 cuillerées par jour (50 centigrammes par cuillerée); ou mieux encore les phosphates alcalins ;

Phosphate de soude...........................	6	grammes.
— de potasse........................	3	—
Vin de Bagnols..................................	200	—
Sirop d'écorces d'oranges amères............	60	—

Un verre à liqueur à la fin des repas.

Marfan prescrit l'huile de foie de morue créosotée et phosphorée :

Huile de foie de morue.......................	300	grammes.
Créosote...	15	—
Huile phosphorée au 1000e.....................	30	—

une cuillerée à soupe à chaque repas.

Le *tannin* est employé, depuis le siècle dernier, dans le traitement de la tuberculose pulmonaire. Woillez disait en avoir obtenu de très bons résultats; récemment (1887), MM. Raymond et Arthaud ont constaté que l'administration du tannin avait empêché l'évolution de la tuberculose chez des lapins inoculés avec des produits tuberculeux; le tannin pourrait même exercer une action d'arrêt sur la tuberculose aiguë. Arthaud conseille de prendre après chaque repas un verre à bordeaux du mélange suivant :

Tannin à l'alcool	20	grammes.
Glycérine	150	—
Alcool	50	—
Vin de Banyuls	800	—

On a donné également le tannin en pilules de 10 centigrammes à la dose de 8 à 10 par jour.

A l'occasion de l'étude des modifications de la nutrition, nous avons passé en revue les principales *eaux minérales* que l'on a recommandées aux phthisiques. L'opinion qui semble prévaloir actuellement est qu'aucune eau minérale n'a d'action curative proprement dite. Sans doute les améliorations passagères ou mêmes durables sont fréquentes, à la suite du séjour aux eaux, mais ne faut-il pas les attribuer tout autant à l'influence combinée du repos, de l'alimentation, de la distraction et surtout du climat qu'à celle du traitement thermal? Beaucoup de médecins le croient ; aussi faut-il tenir compte, dans le choix d'une station minérale, aussi bien des conditions climatériques que de la nature des eaux.

Au début on enverra les malades à la Bourboule, à Royat, c'est-à-dire aux eaux reconstituantes. Les tuberculeux plus avancés, avec expectoration purulente, seront adressés aux eaux sulfureuses, aux Eaux-Bonnes, à Cauterets, à Allevard, etc., ou bien au Mont-Dore, pour y suivre le traitement local ; mais ces eaux ne seront permises qu'aux tuberculeux non congestifs, exempts de fièvre et de la tendance aux hémoptysies. On se gardera bien d'ailleurs de déplacer ceux qui vivent à la campagne, dans de bonnes conditions hygiéniques; le voyage, la vie active pourraient leur faire perdre le bénéfice de l'amélioration acquise.

A ceux qui trouveront ces conclusions trop rigoureuses et qui nous accuseront de scepticisme, nous opposerons cette phrase du maître de la médecine française, de Laënnec : « Il est probable que les bons effets des eaux minérales sont en partie dus au changement de lieu, car par elles-mêmes elles ont une efficacité au moins douteuse et beaucoup de phthisiques se sont très bien trouvés de l'air des montagnes, quoiqu'ils n'eussent pas pu supporter les bains et l'usage interne des eaux ».

De tous les médicaments réputés bacillaires, qui ont été proposés contre la tuberculose, un seul a résisté à l'épreuve du temps, bien qu'il ne puisse être nullement considéré comme un spécifique; c'est la *créosote*, mélange de gaïacol et de plusieurs crésols. La créosote fut recommandée dès 1832 par Reichenbach, qui l'avait isolée ; puis divers essais en furent faits de temps à autre, mais ils tombèrent dans l'oubli, et c'est seulement en 1877 qu'elle en fut tirée par Bouchard et Gimbert. Chez la plupart des malades à qui fut administrée la créosote, Bouchard et Gimbert constatèrent la diminution de la toux, de l'expectoration et des sueurs, le retour de l'appétit et le relèvement des forces.

Les contradictions commencent, dès que l'on essaye de déterminer le mode d'action de ce médicament; ainsi, pour quelques médecins (Sahli), elle agit uniquement comme stomachique et antiseptique stomacal ; pour d'autres, au contraire, la créosote agit en vertu de son pouvoir antiseptique général. Ce pouvoir serait égal ou supérieur à celui de l'acide phénique (M. Bouchard); en ce qui concerne le bacille de Koch, 80 centigrammes p. 1000 de créosote, d'après Bouchard, 50 centigrammes d'après Guttmann, en empêchent le développement; peut-on en conclure que la créosote introduite dans l'économie entrave le développement du bacille, qu'elle va porter son action germicide sur les bacilles logés dans les profondeurs du poumon? Voici les résultats de l'expérimentation et ceux de la pratique : M. Bouchard a inoculé le même jour deux lapins de même poids et de même âge avec une même quantité de la même matière tuberculeuse. A partir de ce moment tous deux ont été conservés dans la même cage ; l'un a été laissé sans traitement, l'autre a reçu quotidiennement 25 centigrammes de créosote par kilogramme. Le premier a été en dépérissant et a fini par mourir trois mois après l'inoculation. Le jour de sa mort, l'autre a été sacrifié, et les viscères des deux animaux ont été examinés. Celui qui a été abandonné sans traitement après l'inoculation a succombé à une tuberculose généralisée. Celui qui avait été soumis à l'influence quotidienne de la créosote ne présentait aucune trace de tuberculose.

Chez l'homme M. Bouchard a obtenu les résultats suivants : parmi les tuberculeux atteints au 1er et au 2e degré, chez 20 p. 100 il a constaté la disparition des phénomènes généraux et locaux ; c'étaient des guérisons apparentes ; chez plusieurs, ultérieurement, la phthisie pulmonaire a reparu ; chez un, M. Bouchard a vu survenir le mal de Pott. Il a constaté des améliorations dans 35 p. 100 des cas ; en somme 55 p. 100 des malades ont tiré bénéfice de ce traitement. « Au bout de 8 à 15 jours, dit M. Bouchard, l'expectoration diminue, puis la toux devient moins fréquente et moins pénible, l'appétit renaît, la fièvre est moins forte, les forces reviennent, les sueurs nocturnes se suppriment. L'amaigrissement cesse et bientôt le poids augmente. Enfin les signes locaux s'amendent, les râles bullaires deviennent moins abondants, la matité, le souffle d'induration s'atténuent et disparaissent. En somme la créosote détermine, dans un certain nombre de cas, une amélioration manifeste de l'état local; mais ce qu'il nous faut bien constater, au risque d'enlever aux médecins leurs dernières illusions au sujet du seul médicament auquel on accorde confiance, c'est que ces améliorations sont passagères dans l'immense majorité des cas, c'est que le nombre des malades traités par la créosote et guéris par ce moyen n'est pas supérieur à celui de ceux traités par l'huile de foie de morue, ou surtout par l'aérothérapie, c'est qu'à côté de ses avantages la créosote présente de nombreux inconvénients, en première ligne son action sur le tube digestif. Nous avons peine à comprendre que l'on accorde à ce médicament une vertu stomachique, alors que l'on constate journellement l'intolérance des malades pour la créosote, que celle-ci soit administrée en pilules, ou bien sous forme de vin créosoté, ou bien encore en dissolution dans l'huile. Les hautes doses, en tous cas, sont toujours mal supportées par l'estomac et c'est pourquoi, dans ces derniers temps, on s'est adressé aux injections sous-cutanées, aux lavements, aux inhalations pour l'administration de ce médicament. Ajoutons enfin, que, dans certains cas, la créosote paraît favoriser l'apparition des hémoptysies, tout comme l'iodoforme, et qu'il y a là une indication dont il faut tenir compte. La créosote sera laissée de côté dans les tuberculoses à tendance hyperhémique et congestive, à marche rapide et à réactions intenses; en tous cas, chez les fébricitants. Pour toutes ces raisons on ne peut accorder à la créosote qu'une confiance relative; c'est d'ailleurs l'opinion de M. Bouchard, le promoteur du traitement créosoté. « Je crois, dit-il, l'antisepsie utile, et je considère la créosote comme le moins mauvais des antiseptiques dans la tuberculose ; mais j'ai la conviction que si on se privait des ressources de l'hygiène dans le traitement de la tuberculose, on n'obtiendrait que de très minces résultats. Ce qui doit primer tout, c'est donc l'hygiène ; mais, en associant l'hygiène et l'antisepsie, on obtient le maximum de bénéfices. » (*Thérapeutique des maladies infectieuses*, 1889, p. 348.)

La dose moyenne de créosote à administrer par la bouche chez un adulte est de 80 centigrammes à 1 gramme. Dépasser cette dose ce serait exposer le malade à des troubles digestifs, à des hémoptysies, à des poussées tuberculeuses nouvelles. Le temps est passé où l'on espérait, à l'aide de fortes doses, détruire les bacilles de la tuberculose. On emploie, à l'intérieur, les pilules ou bien l'huile de foie de morue créosotée. Au début on a employé des vins créosotés, dont voici quelques formules :

Créosote	13 gr. 50
Teinture de gentiane	20 grammes.
Alcool de Montpellier	250 —
Vin de Malaga	Q. S. pour un litre.

Une à 2 cuillerées à soupe dans un verre d'eau le matin à jeun, et le soir; 20 centigrammes par cuillerée à bouche (Bouchard-Gimbert).

Créosote	18 grammes.
Alcool de Montpellier	250 —
Sirop de sucre	100 —
Vin de Malaga	Q. S. pour un litre.

30 centigrammes par cuillerée.

L'usage de ces vins est aujourd'hui abandonné parce qu'il détermine plus rapidement des troubles digestifs que les pilules ou l'huile de foie de morue.

On peut encore prescrire la formule suivante, préférable aux précédentes, car la créosote ne s'y trouve associée qu'à une très petite quantité d'alcool :

Teinture de gentiane ou de quinquina	10 grammes.
Créosote	5 —

XV gouttes, 3 fois par jour, à prendre dans de l'eau gazeuse au moment des repas.

La meilleure formule des pilules est la suivante :

Créosote	10 grammes.
Poudre de savon amygdalin	Q. S.

pour 100 pilules, dont on donne 8 à 10 par jour, au moment des repas.

Voici quelques autres formules où la créosote est associée à diverses substances :

Créosote de hêtre	5 centigrammes.
Iodoforme	1 centigramme.
Arséniate de soude	1 milligramme.
Cynoglosse	5 centigrammes.
Benjoin et magnésie	Q. S.

pour 1 pilule, 2 au milieu de chaque repas.

Créosote	ãã 5 centigrammes.
Iodoforme	
Poudre de benjoin	
Baume de Tolu	

pour 1 pilule (pilules capsulées ou dragéifiées), 4 par jour.

Baume de Tolu	ãã 2 grammes.
Térébenthine de mélèze	
Créosote de hêtre	3 —
Gomme adragante	1 gr. 50.
— arabique	3 grammes.
Extrait d'opium	25 centigrammes.
Iodoforme	50 —
Magnésie	6 grammes.

pour 100 pilules, dont on donne 5 à 10 par jour (M. Potain).

La solution huileuse est préférable au vin et aux pilules; ces dernières traversent quelquefois le tube digestif sans abandonner les principes actifs.

La formule de l'huile créosotée est la suivante:

Créosote	50 grammes.
Huile de foie de morue	Q. S. pour un litre.

chaque cuillerée à bouche contient 75 centigrammes de créosote.

Chez les tutuberculeux qui tolèrent mal la créosote (et ces malades sont nombreux) on a essayé de la faire pénétrer dans l'organisme par d'autres voies; c'est ainsi que Valentin Gilbert a préconisé les frictions créosotées faites sur le thorax avec la pommade suivante :

Créosote	5 grammes.
Lanoline	āā 25 —
Axonge	
Huile d'olives	

Cette méthode des frictions ne s'est pas répandue; en revanche, l'administration par la voie rectale, par les voies respiratoires et sous-cutanées est très en vogue actuellement; on peut ainsi faire absorber de plus grandes quantités de créosote que par la bouche, tout en ménageant l'appareil digestif.

M. Revillet (*Semaine médicale*, n° 33, 1891) est arrivé à faire prendre aux phthisiques des lavements contenant jusqu'à 3 et 4 grammes de créosote. La formule est la suivante :

Eau	200 grammes.
Créosote pure de goudron de hêtre	2 à 4 —
Huile d'amandes douces	25 —
Jaune d'œuf	n° 1.

On commence par faire dissoudre la créosote dans l'huile, on émulsionne ensuite avec le jaune d'œuf. On obtient ainsi un liquide bien lié, homogène, d'apparence laiteuse et de coloration jaunâtre. Le lavement est pris ordinairement le soir, avant le coucher; il est mieux conservé par le malade la nuit que dans le jour, où celui-ci est exposé à faire des efforts. Le lavement médicamenteux doit être précédé d'un lavement simple.

Le lendemain matin, le malade a une garde-robe plus ou moins sèche, consistante et ne contenant guère que quelques gouttes d'huile. Les signes de l'absorption se manifestent d'ailleurs rapidement; le malade accuse presque instantanément la saveur de la créosote dans la bouche et ses urines prennent une coloration noire verdâtre. Il se produit en outre un abaissement de température qui se manifeste au bout d'une heure environ ; cet abaissement peut aller jusqu'à deux degrés ; on observe en même temps un léger ralentissement du pouls et du nombre des inspirations ; l'abaissement de température, chez les fébricitants, s'accompagne de sueurs profuses, d'une sensation pénible de froid ; aussi chez eux serait-il dangereux d'atteindre la dose de 3 à 4 grammes, car on pourrait provoquer le collapsus. Nous avons, pendant plusieurs mois, traité les tuberculeux de la Clinique de l'Hôtel-Dieu, avec les lavements créosotés. Nous avons constaté que ces lavements étaient le plus souvent bien tolérés, qu'ils donnaient lieu tout au plus à quelques coliques légères et de courte durée ; mais nous n'avons pas obtenu d'améliorations bien marquées ni supérieures à celles que donnent le repos et une alimentation substantielle. D'autre part, chez quelques malades, des hémoptysies sont survenues peu de jours après le début de ce traitement et nous ont paru dues à cette cause ; chez un malade notamment, l'hémoptysie est survenue chaque fois, lors de la reprise du traitement. Aussi croyons-nous que si l'administration de la créosote en lavements est un moyen commode de faire absorber le médicament chez les malades dont il importe de respecter les voies digestives, il n'existe aucune indication formelle pour la médication intensive avec plusieurs grammes de créosote par jour, car à cette dose la créosote nous paraît provoquer des poussées congestives. Il est absolument nécessaire enfin que la créosote employée soit pure, c'est-à-dire redistillée entre 200 et 210° et débarrassée de toute trace d'acide phénique et d'autres impuretés.

Pour éviter au malade d'avoir recours chaque jour au pharmacien pour la préparation du lavement, on peut formuler la solution suivante de créosote dans l'huile, dont il met deux cuillerées à bouche dans un verre d'eau tiède et qu'il émulsionne avec un jaune d'œuf.

Huile d'olives	300	cent. cubes.
Créosote pure	30	grammes.
Laudanum de Sydenham	3	—

D'après le Dr Chabaud (*Semaine médicale*, CCXL, 1891), on peut se borner à se servir de l'eau distillée comme véhicule de la créosote donnée en lavement, à la condition d'employer la créosote pure ; celle-ci en effet se dissout dans l'eau à 15°, dans la proportion de 1 gramme (ou XL gouttes environ pour 200 grammes d'eau). On emploie l'eau à la température ambiante en été et légèrement chauffée en hiver ; la quantité d'eau est de 100 à 200 grammes. Ces lavements seraient très facilement gardés, très rapidement et complètement absorbés ; ils présenteraient des avantages marqués sur les lavements huileux, plus difficiles à garder et d'absorption plus lente et incomplète. On peut aussi prescrire des lavements créosotés suivant la formule suivante :

Créosote	10 grammes.	
Teinture de quillaya	80	—
Eau	60	—

Chaque cuillerée contient 1 gramme de créosote (à mettre dans un verre d'eau).

On a récemment proposé d'administrer des suppositoires contenant 50 centigrammes de créosote.

Les inhalations de créosote sont en usage depuis longtemps; ces inhalations sont surtout bien supportées, dit M. Daremberg, par les malades qui dorment dans une chambre dont la fenêtre est entr'ouverte.

M. Tapret fait pulvériser pendant plusieurs heures la solution suivante (à l'aide d'un pulvérisateur à vapeur) :

Créosote	10 grammes.	
Alcool	200	—
Glycérine	20	—
Eau	770	—

Depuis le mois de mai 1890, il emploie les inhalations de vapeurs créosotées sous pression. M. le professeur G. Sée avait de son côté songé à utiliser les atmosphères sous pression ; la méthode qu'il emploie est la suivante :

« Le malade est enfermé dans une chambre métallique hermétiquement close, et lentement on fait pénétrer dans cette chambre de l'air comprimé qui a barboté dans de la créosote et de l'eucalyptol. L'air, en traversant ces liquides, se sature et arrive ainsi chargé d'une grande quantité de substances médicamenteuses. La pression doit être augmentée lentement, très régulièrement, et ne pas dépasser une demi-atmosphère. La vitesse du débit de l'air saturé de vapeurs médicamenteuses est d'environ de 15 à 20 mètres cubes à l'heure pour un espace clos de 5 mètres cubes de capacité. La durée du séjour du malade dans la chambre close est de deux heures ordinairement, trois heures quelquefois, et même plus, le séjour dans cette atmosphère n'ayant aucun inconvénient. Ces inhalations se font quotidiennement ou le plus fréquemment possible. » (*Médecine moderne*, p. 294, 1891.) Des résultats notables ont été constatés par MM. G. Sée et Tapret à la suite de ces inhalations : retour de l'appétit, modification des crachats, abaissement de la température, etc. ; toutefois les inhalations n'agissent que sur la bronchite et n'ont aucune action sur les bacilles qui persistent dans les crachats ; leur principal inconvénient est de ne pas être pratiques.

Les injections sous-cutanées ont été expérimentées dès 1875 par M. Bouchard, puis en 1883 et 1884 par MM. Tapret et Du Castel ; mais la quantité de créosote injectée était toujours minime ; la méthode des injections de créosote à hautes doses n'est entrée dans la pratique qu'en 1886 ; M. Gimbert injecte chaque jour 10 à 30 centimètres cubes d'une solution au quinzième de créosote dans l'huile ; ces injections sont faites avec une seringue ; c'est la meilleur méthode, car elle permet seule une stérilisation parfaite. Récemment M. Burlureaux est parvenu à injecter des quantités de créosote considérables, véhiculées dans une grande quantité d'huile ; il emploie la formule suivante :

Créosote....................................	1 gramme.
Huile d'amandes douces neutralisée et stérilisée.	14 grammes.

M. Burlureaux injecte à la fois 10, 30, 40, jusqu'à 150 grammes de la solution de créosote ; il est donc parvenu à introduire dans l'économie jusqu'à 15 grammes de créosote. Ces injections sont faites non avec une seringue, mais avec un appareil qui se compose d'un flacon gradué de 300 centimètres cubes environ, muni de deux tubulures en haut, et portant à sa partie inférieure une troisième tubulure, avec robinet en verre, que ferme un bouchon en caoutchouc et que traverse un tube. On introduit la solution huileuse dans le flacon stérilisé. A l'aide d'une poire munie d'un tube qui aboutit à l'une des tubulures supérieures, on refoule de l'air dans le flacon de façon à obtenir une pression que l'on évalue à l'aide d'un manomètre qui est ajusté à la seconde tubulure supérieure. Lorsque l'on obtient le degré de pression voulu, on ajoute à la tubulure inférieure, le tube qui est terminé par une aiguille en platine iridié (ce qui permet de la flamber). Par mesure de précaution, il est préférable d'enfoncer d'abord l'aiguille seule sous la peau, afin de s'assurer que l'on n'a pas pénétré dans une veine ; on a cité en effet quelques cas d'embolies graisseuses à la suite d'injection d'huile dans les veines. L'injection se fait au niveau du sillon rétro-trochantérien ; il va sans dire que la peau a été préalablement savonnée, puis lavée au sublimé.

La pression doit être telle qu'il s'écoule par l'aiguille XL gouttes par minute, ce qui correspond à 20 grammes par heure. Il est inutile de renouveler la pression avant une heure, une heure et demie, c'est-à-dire que cette manœuvre est seulement nécessaire lorsqu'on veut injecter plus de 20 à 30 grammes d'huile. L'injection terminée, on applique pendant quelques instants un tampon d'ouate hydrophile sur le point de la piqûre pour empêcher le liquide injecté de s'écouler au dehors. L'injection est douloureuse ; au bout d'une demi-heure environ, la peau rougit et la présence de l'huile s'accuse par de l'empâtement. L'érythème disparaît bientôt, et il ne survient aucun accident, à la condition que le malade se repose dans la journée. Si la piqûre a été faite trop superficiellement il se produit un kyste huileux qui se résorbe, lentement il est vrai, en dix ou quinze jours et même davantage, ou qui peut suppurer. D'autre fois surviennent des eschares, dues toujours au défaut de pénétration de l'aiguille dans la profondeur.

Les injections déterminent une transpiration abondante, surtout marquée dans la région de l'injection. Elles peuvent aussi déterminer chez les fébricitants, au bout de quelques heures, cette réaction tardive sous la forme algide, que nous avons déjà signalée. Cette réaction doit faire suspendre le traitement. Nous n'insistons pas sur les modifications dans l'état local et dans l'état général que déterminent les injections; leurs effets sont les mêmes, mais plus rapides et plus marqués, que ceux produits par l'administration de la créosote par la bouche ou la voie rectale. En dépit de leurs nombreux inconvénients, et des accidents qui peuvent les compliquer, les injections d'huile créosotée seraient la méthode de choix, si l'on pouvait se flatter de réaliser, par ce moyen, la stérilisation du milieu intérieur et même l'élimination des tubercules, à la suite d'une action sclérogène. Le temps a déjà fait justice des espérances que l'on avait conçues à cet égard ; en revanche, on a observé des poussées tuberculeuses survenues manifestement sous l'influence des injections, de telle sorte que la créosote paraît agir seulement dans les formes torpides, celles qui peuvent guérir spontanément, et qu'elle est contre-indiquée chez les sujets prédisposés aux congestions pulmonaires, surtout lorsqu'on emploie ces hautes doses considérées comme curatives. En résumé, la méthode des injections ne paraît pas présenter d'avantages bien marqués sur les autres modes d'administration de la créosote ; elle peut rendre cependant des services chez les sujets dont il importe de respecter les voies digestives, mais à la condition que la créosote soit injectée à doses modérées et qu'il n'existe d'ailleurs aucune des contre-indications déjà formulées (fièvre, congestion pulmonaire, etc.) ; les injections seront faites avec la seringue de Straus ou de Roux qui peut être placée dans l'eau bouillante avant et après l'injection et munie d'une canule-aiguille en platine iridié. On n'injectera pas une dose supérieure à 1 gramme de créosote.

Disons en terminant que les injections sont aujourd'hui un peu délaissées, depuis que s'est introduit l'usage des lavements créosotés, qui permettent l'administration de la créosote à hautes doses, sans avoir l'inconvénient de nécessiter l'intervention d'un tiers.

Le *gaïacol*, qui est le principal élément constitutif de la créosote, lui a été substitué fréquemment dans ces dernières années ; proposé par Sahli (de Berne) en 1887, et Roussel (de Genève), il a été employé en France par M. Labadie-Lagrave, puis par MM. Picot, Pignol, etc. Il a une action thérapeutique analogue à celle de la créosote, mais serait mieux supporté par l'estomac. On l'administre en pilules à la dose de 30 à 60 centigrammes.

M. Pignol formule ainsi :

Gaïacol	5 grammes.
Arséniate de strychnine	2 centigrammes.
Iodoforme	50 —
Poudre thébaïque	20 —

pour 100 pilules, 10 par jour.

Le gaïacol est surtout employé en injections sous-cutanées. M. Picot (de Bordeaux) se sert d'une solution contenant :

Huile d'olives stérilisée	100 cent. cubes.
Gaïacol	5 grammes.
Iodoforme	1 gramme.

dont il injecte 2 à 3 centimètres cubes par jour, c'est-à-dire 10 à 15 centigrammes de gaïacol. M. Pignol associe l'*eucalyptol*, le gaïacol et l'iodoforme.

Eucalyptol	15 grammes.
Gaïacol	5 —
Iodoforme	1 —
Huile d'olives stérilisée	Q. S. pour 100 cc.

Il injecte 5 à 10 centimètres cubes par jour de cette solution huileuse.

L'eucalyptol est contre-indiqué ainsi que l'iodoforme, s'il existe des lésions rénales ; la stéatose hépatique contre-indique aussi l'eucalyptol dans une certaine mesure. Il agirait surtout sur les saprophytes et les microbes pyogènes. Sur 130 cas traités, Pignol signale 21 améliorations très notables.

III. — Traitement symptomatique.

Fièvre. — « Abaisser la température des tuberculeux, disait Lasègue, c'est commencer à les guérir » ; mais la fièvre, qui est un tourment pour les phthisiques, est malheureusement le symptôme le plus rebelle aux agents médicamenteux. Les sueurs dont elle est accompagnée, l'anorexie qu'elle détermine, contribuent à précipiter l'apparition de la cachexie terminale. Il y a donc un intérêt majeur à combattre toute élévation de température qui se produit chez le tuberculeux. La fièvre légère qui ne dépasse pas 38° à 38°,5 est la plus accessible au traitement ; le repos peut suffire à la faire disparaître ; en tous cas l'accès vespéral est moins intense quand le malade a conservé le repos absolu, tout en restant au grand air. M. Daremberg a vu des malades faire cesser cet accès en se couchant à quatre heures avec une boule d'eau bouillante aux pieds, et un grog chaud dans l'estomac.

Le repos est absolument nécessaire quand il existe de la fièvre ; une marche, même très courte, surtout pendant les heures qui précèdent immédiatement l'accès, augmente toujours la température. On peut d'ailleurs prévoir la fièvre ; car une température au-dessous de la normale, le matin, indique à peu près sûrement qu'un accès surviendra le soir.

Lorsque la température atteint 38°,5 à 39° ou dépasse ce chiffre, le repos ne suffit plus ; il faut employer les antithermiques : sels de quinine, antipyrine, antifébrine, phénacétine.

Le sulfate de quinine est remplacé aujourd'hui avec grand avantage par l'antipyrine ; il ne détermine en effet qu'un abaissement très passager de la température, encore cet abaissement n'est-il acquis qu'au prix de nausées, de bourdonnement d'oreilles, etc. Il est vrai que l'on a accusé l'*antipyrine* de déterminer de nombreux troubles, tels que sueurs profuses, suivies de faiblesse, parfois de vomissements. Il est certain que l'antipyrine mérite souvent ce reproche ; mais alors la faute en est au médecin. Il ne faut pas en effet donner l'antipyrine lorsque la fièvre est à peu près continue, existe dès le matin et atteint le soir un maximum très élevé (40°) ; il ne faut pas non plus la donner à doses massives dans le but de faire tomber la température à la normale. Ainsi que l'a judicieusement indiqué M. Daremberg, il faut donner l'antipyrine non pour abaisser la température, mais seulement pour l'empêcher de monter. Voici le mode d'administration du médicament préconisé par M. Daremberg : « Quelques médecins croient encore qu'il faut donner les antithermiques chez les tuberculeux, comme chez les malades atteints d'une amygdalite aiguë, d'une indigestion, d'une grippe, c'est-à-dire au moment où la température atteint son summum ou commence à descendre. Si l'on agit ainsi, on provoque des sueurs et une détente salutaires chez les premiers malades, mais désastreuses chez les phthisiques qui ne peuvent supporter les brusques dépressions.

L'antipyrine peut être donnée par la voie stomacale ou la voie rectale.

Lorque la fièvre débute à deux heures de l'après-midi et cesse vers sept heures du soir, il est très facile de la couper. Si elle ne dépasse pas 38° de cinq heures à sept heures, il suffit de donner 75 centigrammes d'antipyrine à trois heures et demie. Si la température atteint 38° à trois heures et 38°,5 à six heures, il faut donner 75 centigrammes d'antipyrine une heure avant le déjeuner de midi, et répéter cette dose à trois heures. Si la température atteint 38°,5 à quatre heures et 39° à six heures, il faut porter les deux doses à un gramme.

Si la fièvre se prolonge jusque vers neuf heures du soir, il faut donner un gramme d'antipyrine à onze heures du matin, et répéter la dose à deux heures et demie et à six heures. On arrive toujours avec une dose maxima de 3 grammes d'antipyrine à couper une fièvre qui ne commencera qu'après le grand déjeuner. On la réduit à un maximum de 38° dans les plus mauvais cas, et on arrive ainsi à enlever aux malades les pénibles sensations fébriles. Mais si cette fièvre débute vers dix heures du matin et se termine à une heure avancée de la nuit, même avec 4 grammes d'antipyrine, on arrivera difficilement à la couper; il faudra quelquefois atteindre 5 grammes et donner la dernière dose vers dix heures du soir si la température atteint encore 37°,7. Sinon la fièvre n'est que reculée; elle se produit pendant la nuit et le malade dort très mal ou transpire abondamment. Quand la fièvre existe dès huit heures du matin, atteint un maximum de 40° et n'a qu'une courte rémission nocturne, il est absolument inutile de prescrire les antithermiques.

Chez quelques malades la température monte avec une telle rapidité, qu'il faut donner l'antipyrine le thermomètre à la main et prendre la température toutes les heures après le début de l'accès fébrile, sinon on pourra donner le médicament quand la fièvre est trop élevée, et on provoquera des sueurs ou des vomissements. Aussi, pour ces cas, j'ai formulé la règle suivante : *On prendra la première dose d'antipyrine avant que le thermomètre ait atteint* 37°,6, *puis on prendra un nouveau gramme toutes les fois qu'en une heure le thermomètre aura monté de plus de 3 dixièmes.*

Il convient de donner l'antipyrine une heure avant ou deux heures après les repas; on pourra la mélanger avec du bicarbonate de soude ou de l'eau de Seltz, pour éviter les pesanteurs d'estomac. Les doses de 2 à 5 grammes d'antipyrine peuvent être continuées avec avantage pendant plusieurs mois : je soigne même un malade qui en prend 4 grammes depuis dix-sept mois, et qui cesse de manger et de dormir dès qu'il suspend l'usage des antipyrétiques, parce qu'il est très péniblement impressionné par les sensations fébriles.

Dans la phthisie rapide on ne pourra pas obtenir une disparition de la fièvre, parce que les élévations thermiques atteignent parfois un degré et demi en une heure et qu'on ne peut plus graduer les doses de façon à éviter les sueurs profuses et les vomissements; mais on peut donner une bonne matinée et une bonne demi-journée aux malades en leur faisant absorber 2 grammes d'antipyrine à huit heures du matin, alors ils mangent bien à neuf heures; puis 2 autres grammes à onze heures et demie et ils mangent très bien à midi et demi; la fièvre apparaît vers trois heures, mais il est absolument impossible de la combattre avant le lendemain matin. Quelquefois il est bon de cesser les antithermiques pendant quelques jours; ils agissent mieux quand on en reprend l'usage. Si la fièvre diminue et tend à disparaître, il est bon de continuer pendant plusieurs jours, 75 centigrammes d'antipyrine avant midi; cette dose suffit à donner des bonnes journées et des bonnes nuits aux malades.

La dose d'un gramme d'antipyrine peut être remplacée par 25 centigrammes d'*antifébrine* ou 35 centigrammes de *phénacétine*. On peut donner couramment 2 grammes de l'un ou l'autre médicament en vingt-quatre heures et jamais on n'observera un accident si on les fait absorber avant l'élévation de température, selon la méthode que je viens d'indiquer. Je n'ai jamais constaté la cyanose dont on a tant parlé et qui est due probablement à une manière défectueuse d'administrer le médicament. Quelquefois l'usage des antithermiques n'empêche pas le malade d'éprouver entre quatre ou cinq heures une sensation de froid et une quinte de toux, sans élévation de la température. »

L'*alcool* à doses modérées est très utile chez les fébricitants; il est d'autant plus indiqué que l'alimentation des malades devient plus difficile et la perte des forces plus marquée. M. Jaccoud prescrit l'alcool en potion :

Vin rouge	100	grammes.
Cognac	40	—
Sirop d'écorces d'oranges amères	30	—
Teinture de cannelle	8	—
Extrait de quinquina	2	—

Enfin les *lotions fraîches,* suivies de frictions à l'alcool, donnent aux malades une sensation passagère de bien-être.

On a récemment proposé les *applications locales de gaïacol,* dans le but d'abaisser la température des tuberculeux (Sciolla). Essayés par certains médecins de Lyon, MM. Bard, Lannois, Weill, etc., ces badigeonnages ont donné quelques résultats satisfaisants. Sciolla emploie en une fois une dose de 2 à 10 centigrammes en badigeonnages sur diverses parties du corps; habituellement on n'emploie que 50 centigrammes à 2 grammes sur des surfaces cutanées de différentes grandeurs (10 à 15 centimètres carrés); la température baisse rapidement de 1 à plusieurs degrés à la suite de ces badigeonnages qui ne sont pas d'ailleurs sans inconvénients, car ils déterminent des sueurs très abondantes, laissent au malade un goût désagréable dans la bouche et de plus déterminent souvent du gonflement et de l'érythème. Il est contre-indiqué de les employer chez les tuberculeux à la période de ramollissement et de formation des cavernes, car ils peuvent déterminer des accidents graves de collapsus et même entraîner la mort (Bard). En somme, ils ne seraient utiles que contre la fièvre tuberculeuse pure, celle qui est due à la formation de nouvelles granulations, mais seraient impuissants contre la fièvre hectique.

A. Gilbert (*Société de biologie*, 14 avril 1894) a confirmé la plupart des faits qui précèdent. Il déclare n'avoir pas dépassé la dose de 1 gr. 50 de gaïacol en badigeonnages. L'abaissement thermique est très fréquent, mais non constant; il se manifeste une heure après le badigeonnage et atteint le plus souvent son maximum trois heures après celui-ci. A ce moment, l'abaissement obtenu est de 1° à 1°,5. Ultérieurement la température se relève quelquefois brusquement, le plus souvent progressivement et au bout de cinq à sept heures, après le badigeonnage, elle a repris son taux habituel.

Il faut d'ailleurs noter que le relèvement peut être excessif et que, dans certains cas, à l'action dépressive sur la température succède une hyperhémie réactionnelle qui ne laisse aucun bénéfice aux malades.

Le créosol se montre antipyrétique chez la plupart des malades, à la façon du gaïacol.

Les malades atteints de fièvre vespérale doivent faire leur principal repas à midi. Ceux qui ont une fièvre à peu près continue doivent s'alimenter avec du lait, des œufs, de la gelée de viande ou de la pulpe de viande crue.

Poussées fébriles et congestives. — Le traitement de ces poussées est des plus limités. Les antimoniaux sont les médicaments les plus employés, bien que Laënnec eût émis des doutes sur leur efficacité. Le kermès (20 à 30 centigrammes), l'oxyde blanc d'antimoine ont été prescrits, mais c'est surtout le *tartre stibié* que l'on a utilisé. Fonssagrives le donnait à la dose quotidienne de 20 à 30 centigrammes dans une potion contenant du sirop diacode, de l'eau de laurier-cerise, etc., que le malade prenait par cuillerée à bouche d'heure en heure; la glace permettait d'arrêter les vomissements. M. Bucquoy emploie également le tartre stibié, mais à moins forte dose (10 à 15 centigrammes) et il obtient rapidement la tolérance; puis il réduit la dose journalière à 5 centigrammes. Si la diarrhée ou l'état nauséeux persistent néanmoins le traitement doit être suspendu.

La médication stibiée s'adresse surtout, d'après M. Bucquoy, aux complications inflammatoires si communes à la période intermédiaire du premier au deuxième degré de phthisie.

MM. Hérard et Cornil insistent sur la tolérance à laquelle parviennent les malades, qui peuvent prendre chaque jour 25 centigrammes de tartre stibié en même temps qu'une alimentation copieuse sans éprouver la plus petite nausée, le plus léger malaise.

Les malades ne peuvent cependant arriver à s'alimenter suffisamment que d'une façon progressive, quand ils sont soumis à la médication stibiée. Le premier jour, l'alimentation ne doit consister qu'en quelques bouillons dégraissés, pris froids. Le deuxième jour, on permet deux potages; le troisième, trois; le quatrième, aux potages on associe quelques aliments légers ; le cinquième jour, le malade peut faire usage de viandes rôties, et à partir de ce moment se nourrir à son appétit. M. Hérard et Cornil ne paraissent cependant pas partisans des hautes doses de tartre stibié, puisqu'ils ne prescrivent pas plus d'un centigramme par jour :

Tartre stibié	5 centigrammes.
Extrait de réglisse	Q. S.

pour 20 pilules dont on prend 3 à 4 par jour.

En résumé, le tartre stibié, d'après plusieurs médecins autorisés, abaisserait la température et décongestionnerait le poumon, lors des poussées fébriles.

La *révulsion* est aujourd'hui bien délaissée ; elle conserve cependant des partisans convaincus qui ont oublié ce qu'a dit Laënnec au sujet de l'emploi des vésicatoires : « Tous les praticiens conviendront qu'on ne s'aperçoit pas beaucoup de leur utilité chez les sujets qui présentent déjà des signes de phthisie. » Il est vrai que du temps de Laënnec on entretenait les vésicatoires pendant un temps indéterminé.

De nos jours on ne fait usage que du vésicatoire volant « moyen révulsif par excellence, dit M. Peter, le plus rapide dans son action, le plus constamment efficace, celui dont tous les malades se félicitent, auquel ils ont même spontanément recours en cas d'oppression pour en avoir antérieurement éprouvé les bienfaits ».

Pour être exempts d'inconvénients les vésicatoires doivent être de très petites dimensions, appliqués tout au plus pendant cinq ou six heures et pansés avec soin pour que leur cicatrisation soit rapide.

Chez les phthisiques atteints de lésions rénales, ils seront remplacés par les pointes de feu ou les ventouses sèches. Quant aux cautères volants ils sont aujourd'hui abandonnés.

Chez les tuberculeux atteints de poussée congestive il faut recommander le repos absolu, employer le tartre stibié, si l'on veut, ou bien l'*ipéca*, que Reid considérait également comme très utile dans les phases fébriles ; on prescrira la *poudre de Dower* à la dose de 50 à 60 centigrammes, associée ou non au bromhydrate ou au *chlorhydrate de quinine* et une *préparation ammoniacale* pour faciliter l'expectoration :

Liqueur ammoniacale anisée	4 grammes.
Sirop de térébenthine	30 —
Eau de fleurs d'oranger	40 —
Eau	60 —

(Daremberg.)

Chez les femmes les poussées congestives coïncident souvent avec la période menstruelle, elles peuvent être accompagnées d'hémoptysies ;

aussi prescrira-t-on le repos absolu, dans les jours qui précèdent l'époque présumée des règles, l'application d'une mouche de Milan et le bromure de potassium, s'il s'agit de femmes nerveuses, dont les vaso-moteurs sont particulièrement impressionnables.

Troubles digestifs. — L'importance du bon fonctionnement de l'estomac et de l'intestin chez les tuberculeux a été reconnue de tout temps. On peut dire, sans être taxé d'exagération, que le pronostic de la tuberculose pulmonaire dépend en grande partie de l'état des voies digestives, et qu'un tuberculeux qui peut s'alimenter, qui assimile les aliments ingérés, a de grandes chances de guérison ; en tous cas, guérissent ceux-là seuls qui peuvent lutter contre l'invasion bacillaire par une alimentation convenable. Il faut donc se conformer scrupuleusement au conseil donné par M. le professeur Peter « d'entourer de soins pieux l'estomac des tuberculeux », et parmi les précautions à prendre à son égard, nous mettons au premier rang celle qui consiste à éviter les médicaments dont l'administration prolongée est susceptible de déterminer des troubles digestifs ; mieux vaut en effet nourrir un tuberculeux que le droguer.

Les troubles digestifs sont la règle au début de la tuberculose ; ils précèdent même souvent l'apparition des autres symptômes. L'estomac est le plus souvent seul en cause à cette époque, alors que les troubles intestinaux prédominent à la période ultime.

Anorexie rebelle, vomissements, douleurs dues à l'hyperchlorhydrie, dilatation avec fermentations, tels sont les symptômes que l'on doit combattre.

Nous avons indiqué ce que doit être l'alimentation du tuberculeux dont les fonctions digestives s'accomplissent d'une façon normale ; il nous faut indiquer sommairement les variantes au régime, qu'implique l'existence des troubles digestifs.

La *viande crue*, la *poudre de viande*, le *képhir*, constituent une précieuse ressource chez le tuberculeux anorexique qui refuse toute alimentation. Nombreux sont les malades à qui l'usage prolongé de la viande crue a permis de reprendre des forces et de revenir progressivement à l'alimentation. Si l'on veut amener les malades à accepter la viande crue sans répugnance et même avec plaisir, il faut leur recommander le mode de préparation suivant : On prend une quantité de filet de bœuf de bonne qualité, double de celle qui doit être absorbée (300 grammes par exemple pour obtenir 150 grammes de purée de viande, après préparation). On débarrasse cette viande des nerfs, des vaisseaux, de toutes les parties fibreuses et aponévrotiques ; on la gratte avec un couteau peu tranchant ou bien sur une râpe et on la passe sur un tamis très fin ; il est parfois nécessaire de procéder deux fois à cette opération. On obtient ainsi une véritable purée de viande que l'on fait prendre dans un peu de bouillon tiède ou bien incorporée à de la purée de pommes de terre ou de lentilles. Ce mode de préparation est bien préférable à celui qui consiste à hacher la viande et à la réduire en bouillie ; nous n'avons jamais vu les malades refuser d'avaler leur potage à la purée de viande, dont l'aspect rappelle le potage au tapioca, tandis que les boulettes sont parfois rejetées. On voit que ces détails culinaires ont leur importance et qu'il ne faut pas les négliger. L'usage de la viande crue détermine parfois un peu de diarrhée, que l'on préviendra en faisant prendre au malade, avant chaque repas, une petite quantité de bismuth et de craie préparée. Pour obtenir des résultats sensibles avec la viande crue, il faut arriver à en faire absorber 200 ou même 300 grammes, mais au début on n'en fera prendre qu'une petite quantité, 50 grammes par exemple, pour assurer la tolérance. On augmentera ensuite rapidement les doses.

Les poudres de viandes ont été introduites en thérapeutique par M. le professeur Debove. Estimant avec raison que la grande digestibilité de la viande crue réside dans son état d'extrême division, M. Debove eut l'idée de faire préparer des poudres de viande qui sont également très assimilables et qui, sous un petit volume, représentent environ quatre fois leur poids de viande crue. La viande hachée, puis desséchée à l'étuve à 65°, est ensuite pilée et finalement stérilisée à 110°, sans que cette dernière opération l'empêche d'être digérée. M. Debove introduisait d'abord la poudre de viande par la sonde œsophagienne ; il faisait prendre 2 ou 3 fois par jour 25 grammes de poudre mélangée à du lait, puis augmentait progressivement les doses jusqu'à 300 à 400 grammes par jour. Il n'est pas nécessaire d'avoir recours à la sonde, les malades pouvant avaler très facilement la poudre de viande lorsqu'elle est mélangée à du lait, du bouillon, du chocolat. Le procédé le plus simple de préparation, consiste à la délayer dans l'eau. On verse une certaine quantité de poudre dans un bol, puis de l'eau goutte à goutte, et on agite continuellement avec une cuiller, pour éviter qu'il se produise des grumeaux ; quand tout est mélangé et que l'on a obtenu un mélange suffisamment liquide, on ajoute une cuillerée de sucre en poudre et deux cuillerées de rhum, ou bien de l'anisette, du malaga, de la teinture de vanilline. On peut encore incorporer la poudre de viande dans un potage aux lentilles, qui en masque très bien la saveur.

La plupart des malades peuvent prendre aisément 100, 150 grammes ou même davantage de poudre de viande, en plusieurs fois, dans la journée. Sous l'influence de ce régime on observe des améliorations remarquables, non seulement dans les tuberculoses apyrétiques, mais parfois dans les tuberculoses avec fièvre vespérale de moyenne intensité. L'état général devient rapidement meilleur, et des lésions très avancées, des cavernes mêmes sont susceptibles de se réparer.

Le *lait* est surtout utile comme un adjuvant dans l'alimentation des phthisiques anorexiques ou bien chez ceux qui sont atteints de diarrhée incoercible. Avec la viande crue, il constitue toute l'alimentation de ces malades ; beaucoup cependant ne peuvent le supporter. On le remplacera par le képhir, qui exerce parfois la plus heureuse influence sur les troubles digestifs ; il réveille l'appétit, relève les forces et supprime ou diminue considérablement les vomissements et la diarrhée. Lorsqu'il est pris comme aliment presque exclusif, la dose journalière doit être de trois à quatre bouteilles (képhir n° 2).

La bière, les boissons chaudes sont très utiles chez les phthisiques dyspeptiques ; ceux qui peuvent s'alimenter, quelque peu, se nourriront avec de la viande crue, des œufs, des viandes rôties ou bouillies, des purées de viande et de légumes, des fruits cuits, du fromage, etc.

Nous avons vu que l'on pouvait arriver à la suralimentation naturelle chez un certain nombre de malades ; le gavage est nécessaire chez d'autres, lorsque des vomissements incoercibles amènent une dénutrition rapide, ou lorsqu'une **anorexie** rebelle à tous les moyens usités existe chez le malade. Cette anorexie n'est pas toujours en corrélation avec une insuffisance qualitative et quantitative du suc gastrique ; elle peut coïncider avec un chimisme stomacal à peu près normal ; la meilleure preuve en est la facilité avec laquelle ces malades, qui ne pouvaient avaler une bouchée de viande, parviennent à digérer les quantités considérables de lait, d'œufs et de poudre de viande que l'on introduit par la sonde. La pratique du *gavage*, préconisée par M. Debove, rend journellement les plus grands services ; toutefois le gavage, étant une opération toujours pénible pour les malades, sera exclusivement réservé aux cas qui viennent d'être indiqués (anorexie et vomissements rebelles).

Nous venons d'indiquer un moyen qui permet, sinon de vaincre l'anorexie, du moins de tourner l'obstacle qu'elle apporte à l'alimentation. La *vie au grand air*, le changement de climat, la distraction sont également de puissants moyens d'action contre cette anorexie ; les *inhalations d'oxygène*, pratiquées avant les repas, peuvent être utiles. Par contre, les divers médicaments employés pour donner l'appétit ont une influence plus ou moins discutable. Parmi les amers recommandés, l'une des meilleures préparations est la *macération de quinquina calisaya* (8 à 10 grammes pour un litre d'eau) dont on fera prendre deux tasses par jour, une avant chaque repas ; on peut encore prescrire le *colombo en macération* (4 grammes), ou le *quassia amara associé à la rhubarbe* (un gramme de quassia et 25 centigrammes de rhubarbe dans un verre d'eau froide ; prendre deux ou trois verres à bordeaux de cette macération dans les vingt-quatre heures).

Pidoux, Fonssagrives employaient journellement la *teinture de noix vomique* à la dose de X à XV gouttes avant chaque repas ou les *gouttes amères de Baumé* (II à VI), la *teinture de fèves de Saint-Ignace*, etc. On pourra prescrire les préparations suivantes :

Teinture de noix vomique	ãã 5 grammes.
— de badiane	
— de gentiane	

X gouttes avant chaque repas.

Teinture de badiane	10 grammes.
— de fèves de Saint-Ignace	2 —

X gouttes avant chaque repas.

Teinture de quinquina	ãã 5 grammes.
— de colombo	
— de gentiane	
— de rhubarbe	3 —
— de noix vomique	2 —

XV à XX gouttes avant le déjeuner et le dîner.

Teinture de Baumé	2 grammes.
— de noix vomique	5 —
— de rhubarbe	20 —
— de gentiane	20 —
Sirop d'écorces d'oranges amères	100 —

une cuillerée à café avant chaque repas ;

ou :

Teinture de gentiane	ãã 5 grammes.
— d'écorces d'oranges amères	
— de badiane	8 —
— de cardamome composée	1 gr. 50.
— de Baumé	1 gramme.
Eau distillée de mélisse	125 grammes.

mêmes doses ;

ou :

Poudre de noix vomique	1 gramme.
— de rhubarbe	4 grammes.
Carbonate de chaux	3 —
Oléo-saccharure de menthe	4 —

Pour 20 paquets. Un avant chaque repas (Hérard).

On peut peut encore prescrire la *quassine critallisée* en granules de 3 à 4 milligrammes, avant chaque repas, ou l'*eau de Vichy* (Hôpital, Hauterive) à la dose d'un verre, une demi-heure avant le repas.

L'anorexie étant accompagnée souvent d'une insuffisance de la sécrétion chlorée, on a proposé d'employer l'*acide chlorhydrique* :

Une cuillerée à bouche de la solution à 1 p. 100, à la fin de chaque repas, ou bien :

Eau de mélisse	ãã 60 grammes.
— de tilleul	
Acide chlorhydrique	XXX à XL gouttes.
Teinture de noix vomique	1 gramme.
Sirop de fleurs d'oranger	30 grammes.

Même mode d'administration (Huchard).

Mais les effets que l'on peut obtenir avec l'acide chlorhydrique ne sont nullement comparables à ceux que détermine son emploi chez les chlorotiques.

On a enfin proposé le jus de cresson, pris le matin à jeun, à la dose de 100 à 150 grammes.

Les **vomissements** des phthisiques sont provoqués ou non par la toux. Certains médecins pensant que l'on pouvait y remédier en combattant l'excitabilité du nerf vague ont prescrit le *bromure de potassium* (2 grammes par jour ; Gubler, Ferrand) ou les antispasmodiques, comme le valérianate d'ammoniaque (Gueneau de Mussy).

Pour prévenir la toux gastrique, Gueneau de Mussy donnait également au malade, après le repas, une ou deux des pilules suivantes :

Extrait mou de quinquina	2 grammes.
— de belladone	25 centigrammes.

Pour 25 pilules.

L'un des moyens les plus simples et les plus sûrs consiste à donner au moment du repas deux à trois gouttes de *laudanum* ou bien la *morphine* (une cuillerée à café d'une solution de 1 centigramme dans 50 grammes d'eau, Peter).

Le Dr Tison a préconisé l'association de la cocaïne à l'extrait thébaïque (1 centigramme de chaque pour une pilule). On peut aussi donner une à plusieurs cuillerées à bouche d'une potion contenant de la *cocaïne* :

Chlorhydrate de cocaïne	50 centigrammes.
Eau	300 grammes.

ou l'extrait thébaïque associé à l'acide chlorhydrique :

Acide chlorhydrique	1 gramme.
Extrait thébaïque	5 centigrammes
Eau	100 grammes.

Une cuillerée à bouche à la fin du repas.

M. le professeur G. Sée a constaté la disparition des vomissements sous l'influence de la *teinture d'iode* (V à X gouttes) que MM. Roque et Cartier ont de nouveau vantée :

Teinture d'iode	āā 5 grammes.
Chloroforme	

V gouttes au moment du repas dans un peu d'eau.

Pécholier a préconisé l'*acide phénique* associé aux gouttes noires anglaises :

Acide phénique pur déliquescent	2 grammes.
Gouttes noires anglaises	6 —

IV gouttes trois fois par jour, avant les repas, dans un peu d'eau sucrée;

M. Empis la *strychnine* :

Strychnine	1 centigramme.
Alcool	1 gramme.
Eau distillée	100 grammes.

(1 à 3 cuillerées à bouche).

M. Tripier recommande l'*alcool* pris en petite quantité après les repas.

On a récemment proposé d'utiliser les propriétés antiémétiques du *menthol*; voici la formule que propose Marfan :

Alcool rectifié	10 grammes.
Menthol	5 —

V ou VI gouttes dans un peu d'eau au commencement de chaque repas.

Au lieu d'employer les sédatifs généraux du système nerveux ou les anesthésiants gastriques, on a souvent recours aux moyens thérapeutiques dont l'action porte sur les filets pharyngés du nerf vague. Woillez faisait badigeonner le pharynx de ses malades avec une solution concentrée de bromure de potassium; depuis la découverte des propriétés anesthésiantes de la cocaïne, on a recours exclusivement à celle-ci (badigeonnages du pharynx avant ou mieux après le repas, avec une solution au 20e, Lescarret, Ory).

La *révulsion externe* à l'aide de pointes de feu appliquées au creux épigastrique, de pulvérisations d'éther (Jaccoud), de chlorure de méthyle; les vésicatoires pansés à la morphine, l'emplâtre de Gueneau de Mussy :

Diachylon	2 parties.
Thériaque	2 —
Extrait de belladone	1 partie.

ont paru diminuer parfois la fréquence des vomissements.

En dépit des divers moyens qui viennent d'être énumérés, les vomissements persistent souvent ou même deviennent de plus en plus fréquents et rappellent les vomissements incoercibles de la grossesse. Il faut dans ce cas soumettre le malade à la diète lactée, lui donner de la glace pilée, du champagne frappé, la potion de Rivière, l'eau chloroformée :

Eau distillée	120	grammes.
Eau de menthe	30	—
Eau chloroformée saturée	150	—

(Plusieurs cuillerées à bouche par jour.)

Les injections de morphine, réussissent parfois à calmer ces vomissements incoercibles, mais le véritable traitement à leur opposer est le *lavage de l'estomac* joint au gavage.

Le lavage fait avec de l'eau très chaude additionnée de bicarbonate de soude ou d'eau chloroformée supprime souvent les vomissements : mais ses effets sont moins sûrs que ceux donnés par l'*alimentation artificielle.* M. Debove a constaté que le passage de la sonde peut suffire à arrêter les vomissements sans qu'il y ait besoin du lavage ; les aliments introduits par la sonde sont gardés, alors que le malade vomit tout ce qu'il essaye d'ingérer.

Il importe de continuer l'alimentation artificielle longtemps encore après la disparition des vomissements, car les rechutes peuvent se produire après la cessation du traitement et compromettre une amélioration acquise au prix de nombreux efforts.

Lorsqu'il existe des douleurs gastriques très vives et d'autres signes indiquant l'hyperpepsie avec hyperchlorhydrie, il faut opposer à cette variété de dyspepsie, le traitement habituel ; c'est-à-dire l'alimentation par le lait, les œufs, la viande crue ou la poudre de viande et les alcalins à hautes doses.

S'il existe de la dilatation de l'estomac avec haleine fétide, fermentations intenses, il faut faire le lavage avec de l'eau bouillie additionnée d'acide salicylique (2 grammes par litre), prescrire le régime sec et l'antisepsie intestinale.

Le traitement de la dyspepsie terminale est au-dessus des ressources de la thérapeutique. Il importe de savoir cependant qu'à une époque très avancée de la phthisie, on peut encore rendre de grands services aux malades à l'aide du lavage de l'estomac. Nombre de phthisiques, présentant du ramollissement pulmonaire on même des cavernes, mais dont les fonctions intestinales ne sont pas compromises, sont atteints d'anorexie absolue et de vomissements dus uniquement au séjour dans l'estomac des crachats déglutis.

Le lavage fait le matin permet d'évacuer un liquide puriforme, analogue à celui qui remplit le crachoir. De Cérenville a cité des exemples très nets de cette action particulière du lavage dans la tuberculose.

La **constipation** chez les phthisiques se traite par les laxatifs habituels (poudre de réglisse composée, podophylle, etc).

La **diarrhée** doit être combattue dès son apparition. Le phthisique atteint de diarrhée doit cesser immédiatement l'usage de tous les médicaments qu'il prend ; il se nourrira avec des œufs, du jambon, des viandes blanches râpées ou de la gelée de viande, des purées, du riz, etc. Quant à la viande crue, elle est parfois bien supportée, alors que dans d'autres cas elle entretient ou augmente la diarrhée.

Comme boisson, il prendra de l'infusion de thé ou de l'eau additionnée de cognac.

Le régime lacté exclusif est parfois le meilleur régime ; le lait sera additionné d'eau de chaux ou de 2 à 3 grammes de chlorure de calcium. Le *képhir*, déjà signalé, est à la fois un excellent aliment et médicament dans la diarrhée des phthisiques : on emploie dans ce cas le képhir n° 3.

La diarrhée n'est pas toujours due à des ulcérations intestinales ; il existe parfois une lientérie due à l'absence de digestion des aliments par le suc pancréatique ; dans ce cas la pancréatine peut rendre des services :

Bicarbonate de soude........................	8	grammes.
Pancréatine.................................	6	—
Pepsine.....................................	4	—
Diastase....................................	2	—

en 20 cachets, un au milieu de chaque repas.

Les deux grands symptômes de l'entérite tuberculeuse, ulcéreuse, sont la diarrhée et la douleur : les préparations opiacées sont indiquées pour combattre l'une et l'autre; on usera donc avec avantage du laudanum, de l'élixir parégorique, de la poudre de Dower, du diascordium, etc. ; mais il ne faut pas abuser de ces différentes préparations qui ont parfois l'inconvénient de favoriser la rétention dans l'intestin des matières en fermentation, qu'il importerait, au contraire, d'évacuer. Aussi faut-il de temps en temps prescrire quelques verres d'eau purgative, et dans l'intervalle faire l'antisepsie intestinale avec le *salicylate de bismuth*, associé au *naphtol*, au *salol*, au *bétol*, au *benzo-naphtol*.

On peut aussi donner par jour 2 grammes de *tannin*, en pilules ou l'*oxyde de zinc*. Enfin l'*acide lactique*, qui est efficace dans toutes les diarrhées (Hayem) et qui, dans l'entérite tuberculeuse en particulier, a été employé avec succès par différents médecins, peut être prescrit à doses élevées (10 à 15 grammes par jour) dans un litre d'eau additionnée de 100 grammes de sirop de coings.

Les *lavements créosotés* peuvent arrêter parfois la diarrhée.

Si la diarrhée s'accompagne de coliques très douloureuses, on calme ces coliques par l'application de *cataplasmes laudanisés* ou d'un *liniment calmant* :

Teinture d'iode	ãã 15 grammes.
Laudanum de Sydenham	
Chlorofome	

ou bien :

Laudanum	ãã 10 grammes.
Chloroforme	
Huile de jusquiame	80 —

Le traitement local pourra être essayé lorsque les symptômes indiqueront une prédominance des lésions au niveau du gros intestin (lavements de décoction de pavots additionnée d'une cuillerée à soupe d'eau-de-vie ou d'une cuillerée de ratanhia (Ferrand), lavements à la décoction de racine d'ipéca (Bourdon et Chouppe) ; au sulfate de zinc (Lasègue).

Sueurs nocturnes. — Faut-il traiter les sueurs nocturnes des phthisiques? La question pourra sembler hors de propos, pour qui sait combien ce symptôme est pénible, combien par sa répétition il contribue à l'affaiblissement des malades ; elle a cependant été souvent débattue. Sans remonter aux anciens auteurs, rappelons l'opinion de Trousseau sur le danger qui résulte de la suppression des sueurs ; il l'expliquait par un prétendu antagonisme existant entre les différentes sécrétions. « L'antagonisme des sécrétions, dit-il, existe aussi entre la peau et la membrane pulmonaire, car la suppression brusque de l'exhalation cutanée, par suite du refroidissement, suscite un flux muqueux dans les poumons comme elle suscite des diarrhées. » L'opinion de Trousseau au sujet de cet antagonisme entre les diverses sécrétions est erronée; ce qui est exact, c'est que la suppression des sueurs peut dans certains cas être le signal de l'apparition d'autres manifestations morbides; c'est ainsi que chez les arthritiques si des sueurs abondantes et habituelles sont supprimées, peuvent survenir des douleurs articulaires ou musculaires; c'est qu'en effet l'excrétion sudorale est une voie d'élimination pour les toxines microbiennes ou pour certains produits de désassimilation cellulaire.

Lorsque cette voie est fermée, une partie des principes nuisibles reste dans la circulation et devient une cause d'auto-intoxication. Il est certain que les sueurs des phthisiques éliminent les produits provenant de la combustion des tissus et les toxines des micro-organismes qui pullulent au niveau des bronches ; elles sont donc, à ce point de vue, salutaires; mais, comme d'autre part elles constituent une cause d'insomnie et surtout d'affaiblissement, on ne peut toujours les respecter.

Le phthisique qui est atteint la nuit de sueurs abondantes doit ne pas trop se couvrir, ni user d'oreillers de plume. Chaque soir, avant de se mettre au lit, il fera sur tout le corps, une *lotion avec de l'eau froide*, aiguisée ou non avec du vinaigre (H. Bennett, Hérard et Cornil, Peter). La lotion sera suivie d'une *friction avec de l'alcool.*

Les *antithermiques* constituent l'un des meilleurs moyens de supprimer la sueur, lorsqu'on les donne de la façon qui a été indiquée plus haut. Ils agissent presque toujours efficacement, sauf dans le cas où la température ne présente que quelques heures de rémission, et se maintient entre 39°,5 et 40°.

Les médicaments proposés comme antisudoraux sont extrêmement nombreux; le plus employé est l'atropine, proposée pour la première fois en France par Vulpian. On donne le *sulfate neutre d'atropine*, à la dose d'un demi-milligramme pour une pilule, deux ou trois heures avant l'arrivée de la sueur, c'est-à-dire vers dix heures du soir, les premières sueurs se produisant en général vers une heure du matin. Il est rare qu'une seule pilule suffise à produire l'effet attendu ; le malade est habituellement obligé d'en prendre deux ou trois dans la soirée : une toute les deux heures. On a préconisé l'hyoscine à la même dose; mais elle est plus dangereuse à manier, tout en étant moins efficace.

L'*agaric blanc* a été recommandé par Andral, Trousseau, Peter ; il s'emploie en poudre à la dose de 30 à 50 centigrammes que l'on prend en pilules, au moment du coucher ; il est aussi actif que l'atropine, mais peut provoquer parfois la diarrhée. On emploie depuis quelque temps son principe actif, l'agaricine, à la dose de 5 milligrammes pour une pilule.

Agaricine..................................	50 centigrammes.
Poudre de Dower..........................	7 gr. 50.
— de guimauve..........................	ãã 4 grammes.
Mucilage de gomme........................	

pour 100 pilules.

1 à 2 dans la soirée ; la première à cinq heures, la seconde dans la soirée (Seifert).

D'après M. Combemale, l'agaricine est un agent antisudoral d'action certaine, aussi bien contre les sueurs des phthisiques que dans tous les autres cas où il est nécessaire de supprimer les sueurs ; ses effets ne s'accumulent pas et ne s'atténuent pas.

Le *phosphate tribasique de chaux*, à la dose de 5 à 6 grammes par jour, est aujourd'hui délaissé.

L'*ergot de seigle* et l'*ergotine* ont eté recommandés par Dacosta, Tenneson, etc. On donne un gramme de poudre d'ergot de seigle le soir avant le sommeil, ou mieux encore une demi-heure environ avant l'apparition des sueurs. On renouvelle cette dose une ou deux heures après, s'il y a lieu. On doit continuer cette médication pendant trois jours de suite; l'effet thérapeutique se prolonge souvent pendant un ou deux septénaires. On peut remplacer la poudre d'ergot de seigle par une injection sous-cutanée d'ergotine.

Bien d'autres médicaments encore ont été préconisés : le *tannin* à la dose de 50 centigrammes à 1 gramme, en pilules; l'*oxyde de zinc* associé ou non à la poudre de Dower (30 à 50 centigrammes) ; la *picrotoxine*, la *duboisine* en granules de un quart de milligramme (Gubler), dont on donne un à deux, ou bien en injections sous-cutanées.

Sulfate de duboisine......................	1 centigramme.
Eau distillée de laurier-cerise...........	20 grammes.

Chaque centimètre cube renferme un demi-milligramme de principe actif.

L'*hydrastis canadensis* à la dose de XXX gouttes d'extrait fluide à prendre le soir.

L'*acétate de plomb*, vanté par Ettmuller, Pringle, Amelung et Fouquier, mais complètement abandonné aujourd'hui, en raison des dangers d'intoxication auxquels il expose.

Le *sulfonal* a été donné avec succès par quelques médecins (Böttrich, Cantu) à la dose de 50 centigrammes à 1 gramme. Cantu aurait obtenu la disparition complète des sueurs 14 fois sur 27 cas, 8 fois une amélioration, 5 fois seulement un échec.

Deux médicaments antisudorifiques ont été particulièrement étudiés dans ces dernières années; ce sont l'acide camphorique et le tellurate de soude.

L'*acide camphorique* a été expérimenté par Leu, Bohland, Combemale, etc. Il se donne à la dose de 2 grammes dans un julep alcoolisé, que l'on prend en une seule fois le soir, deux heures après le dernier repas. Il serait supérieur à l'atropine, d'après Leu, et agirait en détruisant les produits solubles septiques, cause des sueurs. Il n'a pas en tout cas d'effet désagréable ou fâcheux. Quant au *tellurate de soude*, il se donne en pilules à la dose de 2 à 5 centigrammes (Neusser, Combemale) ; après son usage prolongé on peut observer des troubles digestifs et l'haleine prend une odeur alliacée. L'efficacité du tellurate de soude serait supérieure à celle de l'acide camphorique.

Quel que soit le remède employé contre les sueurs, il faut bien savoir que son administration prolongée est nécessaire, car l'action des antisudorifiques n'est que passagère. Il ne faut pas perdre de vue non plus que ces médicaments sont inutiles si l'on parvient à couper la fièvre à l'aide de l'antypirine ; c'est donc à lutter contre la fièvre que le médecin devra s'appliquer avant tout.

Hémoptysies. — (Voir le chapitre consacré au traitement de ce symptôme.)

Toux. — La toux destinée à éliminer les sécrétions contenues dans les bronches et les cavernes, est une toux salutaire que l'on ne peut d'ailleurs combattre. Il n'en est pas de même de la toux sèche, quinteuse, qui tourmente les malades d'une façon incessante, pour aboutir à l'expulsion de quelques rares crachats.

La *morphine* est le seul médicament qui vienne à bout de la toux invétérée des phtisiques. On la donne en sirop, en pilules ou bien en injections

La meilleure potion pour la nuit est la suivante :

Sirop de morphine	ãã 25 grammes.
Eau de laurier-cerise	
Eau de fleurs d'oranger	
Sirop de Tolu	

Il se produit une accoutumance rapide à la morphine qui oblige à en élever progressivement les doses. De plus, chez les phthisiques avancés elle peut déterminer la mort par asphyxie, en empêchant l'expectoration.

Si la morphine convient particulièrement à la toux nocturne, celle du matin et du jour est surtout justiciable du *bromure de potassium*, de l'*éther*, de l'*eau chloroformée*. La toux quinteuse pourrait être arrêtée par les *injections sous-cutanées d'eau pure* faites dans la région sous-claviculaire ou cervicale, au niveau des points où les malades accusent des sensations de fourmillements, de picotements (Landouzy).

Il est un moyen bien simple, mais trop souvent négligé, de rendre la toux moins pénible, dans les cas où les malades ont peine à « arracher » leurs crachats ; c'est l'*inhalation d'eau chaude* à laquelle on peut ajouter un peu de teinture de benjoin.

Dans les cas où la bronchite prédomine, la *terpine* en pilules ou en potion alcoolisée facilite l'expectoration.

Parfois enfin, le point de départ de la toux est un réflexe pharyngé que l'on pourra supprimer par les badigeonnages du pharynx avec une solution de *cocaïne* :

Chlorhydrate de cocaïne	25 centigrammes.
Glycérine	10 grammes.

Dyspnée. — Lorsque la dyspnée résulte, comme c'est le cas habituel, du rétrécissement progressif du champ de l'hématose, on est impuissant à lutter contre elle. Seules, les inhalations répétées d'*oxygène* apportent un soulagement momentané ainsi que les fortes doses de *sirops d'éther et de morphine*, données à parties égales. Lorsqu'elle est l'effet d'un emphysème concomitant, l'iodure de potassium à petites doses peut rendre des services, s'il n'existe d'ailleurs ni fièvre ni hémoptysie.

Pleurodynie. — Les douleurs thoraciques sont un des symptômes pour lesquels on est le plus souvent consulté. La médication interne n'a que peu d'influence sur elles ; parfois cependant l'antipyrine paraît les calmer. On poursuit habituellement les points de côté avec la *teinture d'iode* associée ou non au laudanum, avec les *sinapismes*, les *vésicatoires* ; on peut encore faire des *pulvérisations de chlorure de méthyle*, des *badigeonnages d'un mélange à parties égales de glycérine et gaïacol*. Un excellent moyen d'y remédier est la *compresse échauffante*, très usitée en Allemagne. On applique sur le point douloureux une compresse imbibée d'eau froide et tordue ; par-dessus on pose une forte épaisseur de flanelle et on recouvre le tout de taffetas gommé. Il se produit une sensation de chaleur interne au bout de peu de temps et la douleur disparaît.

Insomnie. — L'insomnie des phthisiques est due le plus souvent à la toux, d'autres fois à la fièvre et aux sueurs qui l'accompagnent. Le sulfonal, le chloral, la morphine sont les moyens à employer dans le premier cas ; la médication antithermique et antisudorale dans le second. M. Huchard, qui pratique depuis quelque temps des injections d'huile camphrée chez les tuberculeux, emploie la formule suivante :

Huile d'olives stérilisée	100 grammes.
Camphre	25 —

(Injectez tous les deux jours, une ou deux fois par jour, ou même tous les jours deux fois, le contenu d'une seringue de Pravaz.)

Il a constaté que ces injections déterminent la suppression des sueurs et le retour du sommeil. « Chez presque tous les malades, dit-il, la nuit qui a suivi la première injection a été caractérisée par un sommeil de plomb ; les nuits d'après ont été bonnes, avec six à huit heures de sommeil, alors que l'insomnie était de règle auparavant ».

IV. — Traitement des formes et des périodes.

Nous venons de poser les règles du traitement général de la tuberculose et du traitement de ses principaux symptômes. Il est malaisé de donner des indications plus précises, car la conduite à tenir varie à l'infini suivant les cas ; essayons, cependant, d'établir quelques catégories parmi les nombreuses modalités cliniques de la tuberculose et de montrer comment doit se comporter le médecin suivant les circonstances.

Une première distinction s'impose entre la tuberculose aiguë et la tuberculose à marche chronique.

Phthisie aiguë. — Bien que l'on sépare habituellement la tuberculose aiguë (à forme granulique et pneumonique) de la phthisie galopante qui ne diffère de la phthisie commune qu'en ce qu'elle brûle les étapes, nous pouvons étudier leur traitement dans le même paragraphe, d'autant que les ressources de la thérapeutique à leur égard sont des plus limitées.

La phthisie aiguë à forme granulique est presque toujours mortelle; cependant il existe quelques exemples, bien rares à la vérité, de guérison. Les observations de Lebert sont classiques; ce médecin a rapporté les résultats des autopsies faites par lui de quatre sujets morts d'affections autres que la tuberculose et chez qui il a découvert les vestiges d'une ancienne tuberculose granulique ; d'autres observations analogues ont été publiées.

Le traitement a-t-il beaucoup d'influence sur la régression des lésions ? il est permis d'en douter.

Voici quels sont les moyens les plus rationnels à mettre en œuvre :

Tout d'abord il faut assurer la nutrition du malade. Celui-ci, en raison de la fièvre intense dont il est atteint, n'accepte que des aliments liquides ; le lait, le képhir, le bouillon dégraissé, le café, le vin vieux feront donc exclusivement les frais de l'alimentation. Il est nécessaire d'entretenir la bouche dans un état parfait d'asepsie, afin d'éviter les fermentations secondaires qui peuvent être la cause des vomissements.

Si la fièvre diminue d'intensité, le malade peut accepter des aliments solides tels que les œufs, la gelée de viande, les ris de veau, la viande rapée, etc.

La principale indication thérapeutique est de combattre l'hyperthermie. On y parvient parfois à l'aide des *lotions froides* (eau pure ou additionnée de vinaigre aromatique). Le *bain froid*, lorsque la température atteint ou dépasse 40°, peut être employé ; s'il n'a pas, il s'en faut, l'influence salutaire qu'il exerce dans la fièvre typhoïde, il est du moins sans inconvénient sérieux ; toutefois, on ne devra pas l'employer dans la forme suffocante que simule la bronchite capillaire.

Les médicaments antipyrétiques ont une efficacité douteuse; on peut prescrire l'acide salicylique à la dose de 2 grammes en 4 cachets ou l'antipyrine, mais il ne faut pas insister sur leur emploi.

La dyspnée résiste aux moyens thérapeutiques ordinaires; elle est un peu soulagée par l'éther. M. S. Bernheim préconise l'injection hypodermique de citrate de caféine.

Éther sulfurique..............................	20 grammes.
Citrate de caféine..............................	2 —

Faire une injection sous-cutanée, matin et soir, avec deux centimètres cubes de cette solution.

Deux modes de révulsion sont seuls à conseiller : les *cataplasmes sinapisés* et les *ventouses sèches*.

On ne peut guère espérer arrêter la pullulation des bacilles à l'aide des médicaments ; nous ne pensons pas que le *tannin* (Arthaud), que les *iodures* (Lépine), que l'*iodoforme* puissent avoir cette action ; on pourra cependant les utiliser et pratiquer notamment des injections d'iodoforme :

Huile d'olive stérilisée........................	5 grammes.
Éther sulfurique................................	5 —
Iodoforme.......................................	1 gramme.

injectez par jour un à deux centimètres cubes du mélange.

Phthisie torpide avec apyrexie habituelle. — Cette forme est celle sur laquelle le traitement a le plus de prise. Tout à fait au début, alors qu'il existe simplement des signes d'induration, il faut être très sobre de médicaments et se bornei à administrer l'huile de foie de morue ; tous les efforts du médecin doivent tendre à suralimenter le malade. La *suralimentation* ne suffit d'ailleurs pas ; il faut encore que le malade séjourne au grand air et garde un repos réparateur, c'est pourquoi il devra abandonner sa profession ; ce sacrifice ne peut être fait malheureusement que par de bien rares privilégiés de la fortune.

Cette forme torpide de la tuberculose revêt parfois au début le masque de la chlorose ; s'il n'existe aucune tendance aux hémoptysies, on peut administrer avec grand avantage les *préparations ferrugineuses* (protoxalate de fer ou iodure de fer), à la condition d'en interrompre l'usage, à d'assez fréquents intervalles, et de les suspendre définitivement si quelques signes indiquant une tendance congestive se manifestent.

Dans d'autre circonstances, ce sont des troubles digestifs qui ouvrent la scène. Ici déjà le pronostic est moins favorable, les chances de guérison sont moins grandes, car le fonctionnement défectueux de l'estomac met obstacle à la suralimentation. Le repos et la vie au grand air sont encore, dans ce cas, rigoureusement indiqués ; il faut de plus combattre les troubles digestifs avec la plus grande énergie et se garder d'administrer des médicaments comme l'arsenic, la créosote, etc. susceptibles de les entretenir ou de les aggraver. Nous avons indiqué précédemment le traitement qu'il convenait d'instituer contre la forme hyperpeptique avec hyperchlorhydrie de ces troubles digestifs et contre la forme atonique (dilatation de l'estomac avec fermentation); nous n'y reviendrons pas. Ce sont en somme les moyens hygiéniques généraux combinés avec un régime alimentaire judicieux qui viennent à bout des troubles digestifs de la période initiale de la tuberculose.

Lorsque le ramollissement des tubercules commence et que la bronchite apparaît, on institue la *médication créosotée*, en ayant recours de préférence à l'administration du médicament en lavement, ce qui permet de continuer l'usage à l'intérieur de l'huile de foie de morue ou de l'arsenic. L'*huile de foie de morue* est en général mieux tolérée que l'arsenic ; il faut donc l'employer en premier lieu ; nous avons dit qu'on ne pouvait en faire usage que pendant l'hiver et que les fortes doses (5 à 6 cuillerées) étaient les seules réellement utiles. Si le malade présente au bout d'un certain temps des phénomènes d'intolérance ; s'il perd l'appétit, s'il accuse de la diarrhée, on supprimera l'huile et on la remplacera par la *viande crue* réduite en pulpe (200 grammes par jour), par le *lait phosphaté*, par les *solutions salines.*

A la période de cavernes, les ressources de la thérapeutique deviennent de plus en plus limitées ; à ce moment, la fièvre d'infection secondaire ne manque jamais, la diarrhée s'installe, le malade se cachectise rapidement. Il ne faut cependant pas perdre tout espoir, car quelques exemples célèbres prouvent que même à une période très avancée, la tuberculose peut s'arrêter dans son évolution.

Le repos absolu est de rigueur, mais l'existence de fièvre n'est pas une contre-indication à l'exposition à l'air libre ; souvent au contraire, on constate l'abaissement de la température à la suite du séjour au grand air ; il faut en profiter pour renforcer l'alimentation devenue précaire ; à ce moment le képhir, le lait, les œufs, la viande crue, l'alcool à petite doses sont les seuls aliments susceptibles d'être acceptés par le malade ; s'ils sont bien tolérés, si la température présente une tendance notable à l'abaissement, si le malade reprend des forces, on utilise cette amélioration en donnant quelques aliments solides et c'est ainsi que l'on parvient parfois à obtenir sinon la guérison, tout au moins d'assez longues rémissions dans des cas que l'on jugeait désespérés.

Phthisie avec fièvre habituelle. — La tuberculose qui débute par des phénomènes fébriles est une forme grave, souvent rebelle à toute intervention thérapeutique. Nous ne pouvons que signaler à nouveau la nécessité absolue de mettre le tuberculeux fébricitant au repos et à l'air libre ; la nature de son alimentation et les quelques moyens susceptibles d'enrayer la fièvre ont été précédemment indiqués : l'alcool, la viande crue, la gelée de viande, le lait constituent le régime ; il faut s'abstenir de tout médicament ; le principal repas sera fait à midi, si la fièvre ne commence que dans l'après-midi.

Variétés diverses de la tuberculose. — La phthisie fibreuse s'observe particulièrement chez les neuro-arthritiques où elle revêt le masque de l'asthme catarrhal. Bien que donnant lieu à des phénomènes dyspnéiques et à des poussées congestives, accompagnées d'hémoptysies, fort pénibles pour le malade et d'apparence alarmante, elle présente un pronostic moins grave, d'une façon générale, que celui de la forme commune. En effet, ces poussées congestives sont séparées par de longues périodes de calme, pendant lesquelles, à part une légère dyspnée, le malade se trouve dans un bon état relatif ; il ne deviendra « phthisique » qu'au bout d'un temps fort long ; parfois même, il ne le devient pas, les tubercules restent fibreux, ce qui a permis de considérer la transformation fibreuse comme un processus de guérison. Cependant les malades ne sont pas à l'abri, il s'en faut, de tout danger ; s'ils ne meurent pas toujours par le poumon, ils meurent souvent par le cœur, et finissent par succomber au milieu d'une attaque d'asystolie, provoquée par la gêne progressive que présente la circulation pulmonaire.

Dans la phthisie fibreuse, il faut être sobre de médicaments, car ceux-ci peuvent facilement déterminer des poussées congestives ; on n'emploiera la créosote qu'en inhalations ; l'*iodure de potassium* est très utile contre la dyspnée, mais il faut en surveiller l'emploi, car il peut aussi favoriser les hémoptysies. Des séjours répétés au *Mont-Dore* déterminent souvent de très remarquables améliorations.

La **phthisie diabétique** est toujours très grave ; elle présente une évolution rapide que l'on ne peut essayer d'enrayer qu'à l'aide d'une alimentation surabondante. Il faut insister sur les aliments carnés et gras, faire prendre aux malades six à huit cuillerées d'huile de foie de morue par jour ; malheureusement ils perdent souvent l'appétit au moment où la tuberculose s'installe. Comme médicaments on emploiera la *créosote* ou le *glaïacol* et les *phosphates*, particulièrement indiqués, parce que les diabétiques en éliminent par l'urine une grande quantité.

HÉMOPTYSIE.

En présence d'un malade qui crache du sang, on est immédiatement amené à se demander si l'hémoptysie est due à la tuberculose ou à une cardiopathie ; la question est en général facile à trancher, mais il n'en est pas toujours ainsi et le nombre est grand des cas d'hémoptysie, due à un rétrécissement mitral méconnu, qui sont attribués à la tuberculose.

L'hémoptysie reconnaît encore beaucoup d'autre causes, mais tellement rares relativement aux précédentes, qu'elles sont pour ainsi dire négligeables. D'ailleurs leur traitement ne diffère pas de celui qui sera indiqué pour l'hémoptysie tuberculeuse. Nous ne nous occuperons donc pas des hémoptysies que l'on peut observer dans le cours des kystes hydatiques du poumon, de la gangrène pulmonaire, de la syphilis et du cancer du poumon, de la dilatation bronchique, non plus que de celles qui s'observent au début du mal de Bright, dans l'artério-sclérose, ni de celles que l'on observe chez les hystériques.

Ces hémoptysies sont d'ailleurs peu graves par elles-mêmes, sauf des cas exceptionnels.

Hémoptysies des tuberculeux. — L'hémoptysie peut s'observer à toutes les périodes de la tuberculose, mais surtout au début et à la période terminale.

Au début, elle reconnaît pour cause la congestion intense qui se produit autour des granulations tuberculeuses et qui est la conséquence de l'oblitération de nombreux vaisseaux; l'hémoptysie terminale reconnaît une tout autre pathogénie: elle est due à la rupture d'anévrysmes développés sur les vaisseaux qui sillonnent les parois des cavernes et elle est au-dessus des ressources de la thérapeutique.

L'hémoptysie du début peut survenir spontanément, sans cause occasionnelle apparente; dans d'autres circonstances elle survient à la suite de fatigues, d'un voyage, ou bien à la suite de l'administration intempestive de certains médicaments comme l'iodure de potassium, le fer, la créosote. Il est à remarquer que les malades soumis au repos et à l'aération continue ont rarement des hémoptysies; ceux au contraire qui séjournent dans des chambres surchauffées, qui continuent à mener la vie mondaine, qui se livrent à de longues marches, etc., y sont particulièrement exposés. On peut donc en conclure que le meilleur moyen d'éviter les hémoptysies est de tenir la main à l'observation des règles hygiéniques précédemment indiquées.

Chez la femme atteinte de tuberculose, l'hémoptysie est particulièrement à craindre au moment des époques menstruelles; il se produit à ce moment un mouvement congestif, d'autant plus intense que les règles sont supprimées, et qui peut favoriser le raptus vasculaire. On devra donc recommander aux femmes de conserver le repos au moment de l'époque habituelle des règles.

Chez tout malade atteint d'hémoptysie les soins préliminaires suivants sont de rigueur : on le débarrasse de tous les vêtements susceptibles de comprimer le thorax et la région cervicale; on le fait asseoir, la tête et le tronc étant soutenus par un oreiller assez dur; on lui recommande un silence absolu; enfin on ouvre largement les fenêtres de la chambre.

L'usage très répandu qui consiste à faire prendre des boissons froides ou des fragments de glace pilée, ne paraît guère justifié; quant au remède populaire, le *sel marin* (1 à 3 cuillerées à café de sel dissous dans un peu d'eau), s'il agit, c'est peut-être en déterminant une action constrictive réflexe sur les vaisseaux du poumon (Nothnagel, Rossbach); le *jus de citron* est également un remède populaire.

Une *révulsion* énergique sous forme de pédiluves ou de maniluves, de ventouses sèches, de sinapismes, destinée à faire affluer le sang vers la périphérie, sera immédiatement tentée et souvent suivie de la cessation de l'hémoptysie; l'application de ligatures à la racine des membres pour entraver la circulation veineuse peut également déterminer l'arrêt de l'hémoptysie; si celle-ci persiste, il ne reste au médecin que deux ressources vraiment efficaces : l'emploi de l'ipéca ou de l'opium.

L'*ipéca* peut être prescrit de deux façons différentes : suivant la méthode de Graves qui consiste à donner cinq à six fois de suite, à un quart d'heure d'intervalle, 10 centigrammes de poudre jusqu'à production d'état nauséeux sans vomissements, ou bien suivant la méthode de Trousseau, à dose vomitive, c'est-à-dire à la dose de 3 à 4 grammes en 4 paquets administrés de dix minutes en dix minutes; il faut rejeter absolument le tartre stibié que donnaient Laënnec et Monneret, car, à la suite de son emploi, persiste une dépression qu'il faut éviter chez des malades déjà très abattus par l'hémorrhagie et la vue du sang. Le but que l'on poursuit en donnant l'ipéca à dose nauséeuse est de modérer la circulation et d'abaisser la tension artérielle; le professeur G. Sée n'est pas partisan de l'ipéca, parce que l'on n'est pas le maître de l'état nauséeux, et que si le vomissement survient, il peut augmenter l'hémoptysie ou en provoquer le retour. Il faut en tous cas éviter le vomissement et ne donner l'ipéca qu'à dose nauséeuse, suivant la méthode de Graves. M. Sée préfère de beaucoup l'opium à l'ipéca. Ce dernier médicament a d'ailleurs l'inconvénient d'augmenter la dépression produite chez le malade par l'hémoptysie.

On peut donner l'*opium* soit en pilules, en faisant prendre au malade d'heure en heure et jusqu'à somnolence une pilule de 25 milligrammes d'extrait thébaïque (on peut aller ainsi, jusqu'à 25 centigrammes et même 40 centigrammes d'extrait thébaïque dans une journée), soit sous forme d'injections de morphine, qui ont l'avantage de produire très rapidement l'effet qu'on en attend; cet effet se résume, croyons-nous, en la suppression des quintes de toux, dont la répétition ne pourrait qu'entretenir l'hémoptysie en empêchant le sang de se coaguler dans les vaisseaux rompus. Marfan prescrit :

Extrait thébaïque..	10 centigrammes.
Eau de Rabel..........................	4 grammes.
Eau....................................	100 —

à prendre par cuillerées à soupe dans la journée.

L'ipéca et l'opium ne sont pas les seuls moyens que l'on ait préconisés contre les hémoptysies ; l'*ergot de seigle*, ou plutôt son extrait aqueux, l'ergotine, administré le plus souvent en injection sous-cutanée est encore en faveur ; mais son emploi n'est guère justifié, si l'on tient compte à la fois de ce que l'on sait sur les propriétés physiologiques de ce médicament et des résultats obtenus.

On admet que l'ergot agit surtout sur les vaisseaux riches en fibres lisses et qu'il est par suite efficace contre les hémorrhagies bronchiques ; mais, d'après Bénard il serait contre-indiqué dans les hémorrhagies pulmonaires, parce qu'il augmente la tension sanguine dans le réseau à sang noir. D'autre part, il est difficile de prouver que l'ergotine ait réellement arrêté des hémoptysies ; par contre, on sait qu'elle a été impuissante dans bien des cas d'hémoptysies à répétition, finissant par entraîner la mort, de sorte qu'à tout bien considérer, son efficacité est fort douteuse. Encore moins rationnel est l'emploi du perchlorure de fer ; on croyait autrefois que ce sel peut passer dans la circulation et aller coaguler l'albumine au siège même des hémorrhagies pour les arrêter ; malheureusement pour les théoriciens, le perchlorure se transforme dans l'estomac en protochlorure et n'est absorbé que sous cette forme. Or le sang qui contient des chlorures ferreux n'est plus coagulable (Rabuteau).

La *térébenthine* et son essence ont également beaucoup de partisans ; on sait qu'elle entre dans la composition de l'eau de Tisserand ; plus récemment M. le professeur G. Sée a préconisé la *terpine* à la dose de 80 à 1^{gr},20 centigrammes.

Le *tannin*, en vertu de son action constrictive sur les vaisseaux, est également employé contre l'hémoptysie, à la dose de 60 centigrammes à 1 gramme, soit en poudre, soit en potion ; le ratanhia agit par les substances tanniques qu'il renferme, on le donne en extrait à la dose de 2 à 4 grammes, sous forme de pilules, ou incorporé à une potion.

Voici quelques formules où se trouvent associés diversement le tannin, la digitale, l'opium, l'ergot de seigle, etc.

1.	Extrait de ratanhia.....................	4 grammes.
	Ergot de seigle.........................	3 —
	Poudre de digitale......................	50 centigrammes.

pour 40 pilules, 6 par jour.

2.	Extrait de ratanhia.....................	15 centigrammes.
	Ergotine................................	15 —
	Poudre de digitale......................	3 —
	— de Dower..............................	5 —
	Extrait de jusquiame....................	5 —

pour 1 pilule, prendre 6 pilules semblables par jour.

3.

Acide gallique	2 grammes.
Ergotine	1 gramme.
Glycérine	V gouttes.
Sirop simple	Q. S.

pour 20 pilules, dont on prendra 5 par jour.

La *digitale* est assez souvent prescrite dans le cas d'hémoptysie. Elle est contre-indiquée, quand il existe de la fièvre, car les tuberculeux fébricitants supportent très mal la digitale; elle paraît rendre des services dans l'hémoptysie de la tuberculose apyrétique. On peut prescrire soit la teinture (XX à XXX gouttes), soit la macération (20 à 40 centigrammes). On peut aussi donner en douze heures six pilules contenant chacune :

Poudre de feuilles de digitale	ãa 6 centigrammes.
Antifébrine	

(Daremberg.)

ou bien encore la digitaline cristallisée, à la dose d'un milligramme, prise en une seule fois.

Le *sulfate de quinine* est le médicament que l'on peut employer avec le plus d'avantages, après l'opium. Il est particulièrement utile dans les hémoptysies fébriles, dont le pronostic est, on le sait, beaucoup plus grave que celui des hémoptysies apyrétiques. On le prescrit aux doses de 1 gramme à 1gr,50 par jour.

Les *boissons acides* sont utilisées depuis longtemps parce qu'on leur attribue la propriété d'augmenter la coagubilité du sang. On peut ajouter 5 grammes d'eau de Rabel à une potion contenant de l'extrait thébaïque, ou prescrire les limonades sulfurique, nitrique, etc.

Pendant toute la durée de la phase hémoptoïque, l'*alimentation* consistera exclusivement en bouillon, en lait, en grogs et en limonade acidules; les malades ne prendront ensuite pendant quelque temps que des viandes blanches, des œufs, du poisson; ils ne boiront qu'une très petite quantité de vin coupé d'eau.

Hémoptysies des cardiaques. — Chez les cardiaques l'indication essentielle est de donner, en cas d'hémoptysie, les toniques du cœur pour parer aux troubles circulatoires, et de combattre la stase veineuse pulmonaire, point de départ de l'hémorrhagie; on prescrira donc la *digitale*, la *caféine*, les *révulsifs cutanés.*

Les hémorrhagies des cardiaques, qu'elles soient le fait d'une thrombose ou d'une embolie, sont rarement inquiétantes par leur abondance; leur pronostic est grave surtout parce qu'elles indiquent que le cœur n'est plus suffisant à sa tâche et que l'asystolie est menaçante.

DYSPNÉES.

Bien que le traitement de la dyspnée se confonde avec celui des maladies qui la déterminent, nous croyons devoir passer en revue les différentes causes de dyspnée, car cette énumération prête à quelques considérations pratiques intéressantes.

Il est des cas où la cause de la dyspnée ressort avec évidence des circonstances au milieu desquelles elle se produit; telle est la dyspnée symptomatique des affections du cœur, du larynx, du poumon et de la plèvre, et la dyspnée fébrile. Il en est d'autres ou le type particulier revêtu par la dyspnée (respiration de Cheyne-Stokes par exemple) acquiert une valeur toute particulière, et permet de rapporter aisément la gêne respiratoire à sa véritable cause, alors même qu'elle constitue le symptôme initial, le signe révélateur de l'affection qui la détermine. Il est d'autres cas enfin où la signification de la dyspnée n'apparaît qu'après un examen minutieux du malade, et l'utilisation de tous les procédés d'investigation clinique en usage (examen des urines, du sang, etc.)

La pathogénie des dyspnées varie suivant les cas; tantôt et le plus souvent, elle est d'origine mécanique, déterminée par un obstacle à l'entrée de l'air dans les alvéoles; tantôt, elle est d'origine hématique (intoxications ou maladies infectieuses modifiant la constitution du globule rouge); tantôt, elle est d'origine nerveuse, quand les centres qui président aux mouvements respiratoires sont altérés dans leur structure ou troublés dans leur fonctionnement; souvent plusieurs causes s'associent pour déterminer la dyspnée; chez les cardiaques artério-scléreux la dyspnée peut être à la fois d'origine mécanique et toxique.

Nous ne rappelons ces différents facteurs de la dyspnée, que pour montrer combien les indications thérapeutiques varient suivant le cas.

Il suffit de mentionner certaines dyspnées de **cause extérieure** au malade, comme la dyspnée due à la respiration d'un air confiné ou raréfié (séjour à une grande altitude), pour constater que la suppression de la cause est, dans ces cas, le seul moyen qui mette un terme à la gêne respiratoire; la dyspnée due à l'intoxication par l'oxyde de carbone persiste alors que le malade n'est plus exposé à respirer ce gaz, parce que les globules rouges présentent des altérations irrémédiables. Les inhalations d'oxygène ne sont d'aucune utilité dans ce cas, car ce n'est pas l'oxygène qui fait défaut, mais l'aptitude du globule à le fixer.

La dyspnée **fébrile** n'est pas susceptible d'être traitée directement; elle ne disparaît qu'avec la fièvre, c'est-à-dire avec la maladie elle-même. Deux moyens agissent indirectement sur elle; les *médicaments antithermiques* et les *bains froids*,

Rappelons incidemment que l'augmentation de la dyspnée au cours d'une pyrexie doit toujours faire songer à une complication intercurrente, comme la pneumonie ou la broncho-pneumonie, et qu'en présence d'une accélération notable des mouvements respiratoires on doit ausculter le malade avec le plus grand soin.

Les dyspnées dues à une affection des voies respiratoires sont avec les dyspnées cardiaques, celles que l'on observe le plus fréquemment.

S'agit-il d'un obstacle siégeant dans les **fosses nasales** (polypes naso-pharyngiens par exemple), il faut intervenir, non seulement dans le but immédiat de supprimer l'obstacle à la respiration, mais pour prévenir certaines complications, qui peuvent survenir à plus ou moins longue échéance, comme les déformations thoraciques.

Dans les **affections laryngées**, la dyspnée, qui se caractérise ici par le tirage, peut survenir progressivement, ce qui permet de se tenir prêt à toute éventualité; d'autres fois, elle survient inopinément, au cours d'une affectation laryngée qui jusqu'alors n'avait déterminé qu'une gêne respiratoire insignifiante (croup, syphilis, paralysie laryngée par anévrysme de l'aorte) ou bien dans le cours d'une maladie générale (variole, scarlatine, mal de Bright), déterminant l'œdème de la glotte. C'est pour prévenir l'éventualité d'une asphyxie subite que l'on propose la *trachéotomie* préventive, dans nombre de cas de cancer ou de tuberculose du larynx.

La dyspnée **pulmonaire** est des plus variables dans son intensité. Celle des affections aiguës (pneumonie, broncho-pneumonie) peut être soulagée par divers moyens : par la *morphine* qui supprime le point de côté et qui agit d'autre part sur le centre bulbaire, par la *révulsion cutanée*, et notamment par les enveloppements froids, par les *vaporisations* d'eau qui rendent les exsudats moins adhérents et facilitent ainsi l'expectoration, par les *vomitifs* qui débarrassent les bronches des mucosités, parfois par les *bains* qui diminuent la température, qui déterminent une réaction énergique de la part des centres nerveux, qui facilitent enfin l'élimination des toxines.

La dyspnée dans les bronchites n'acquiert une importance réelle qu'aux deux âges extrêmes de la vie, parce qu'alors la bronchite est habituellement profonde et surtout parce que les muscles de Reissessen ont perdu leur force contractile ou ne sont pas encore assez énergiques pour aider à l'expectoration. C'est pourquoi les vomitifs sont d'une utilité extrême dans ces cas, en provoquant la déplétion du poumon et le rejet des crachats. Pour la même raison, ils constituent le meilleur remède de la congestion pulmonaire aiguë. La dyspnée emphysémateuse trouve dans l'emploi des *iodures* un remède précieux, mais dont l'usage doit être pour ainsi dire indéfini.

Dans l'adénopathie trachéo-bronchique, la dyspnée est parfois au-dessus des ressources de la thérapeutique lorsque les ganglions sont cancéreux, mais d'autres fois les *iodures*, l'*huile de foie de morue*, l'*arsenic*, la font rapidement disparaître s'il s'agit de ganglions tuberculeux ou bien hypertrophiés à la suite d'une maladie infectieuse (coqueluche, rougeole, etc.).

Chez les tuberculeux les causes de dyspnée sont multiples; il faut tenir compte de l'emphysème, du pneumothorax, de la rétraction du poumon par suite d'adhérences pleurales, etc., avant de mettre la dyspnée sur le compte des lésions tuberculeuses. Alors que l'*oxygène* n'apporte qu'un soulagement précaire, il suffit parfois d'une simple *vaporisation d'eau chaude* pour mettre un terme à l'asphyxie si menaçante, en permettant le rejet des gros crachats qui devient si difficile à la période ultime. La morphine est une ressource précieuse à cette période, mais ce peut être aussi une arme dangereuse, car beaucoup de phthisiques avancés, ne peuvent plus expectorer à la suite d'une injection.

Outre les inhalations d'oxygène on a proposé, ce qui peut paraître étrange à priori, les *inhalations d'acide carbonique* comme moyen de traitement de certaines dyspnées et notamment de la dyspnée des tuberculeux.

C'est un médecin lyonnais, le Dr Weill, qui a proposé les inhalations d'acide carbonique. Ces inhalations se font à l'aide du ballon Limousin. Les séances d'inhalations se font une ou deux fois par jour et durent de deux à cinq minutes.

La dyspnée dans les épanchements **pleuraux** est un signe trompeur, sur l'existence ou l'absence duquel on ne doit pas se fonder uniquement pour intervenir. S'il est des cas en effet où l'existence d'une dyspnée intense révèle un épanchement très abondant, il en est d'autres où le même épanchement existe, avec une dyspnée très modérée ou même nulle. On s'exposerait à de graves mécomptes en ne pratiquant la *thoracentèse* que dans le cas où le malade étouffe; c'est le degré de déplacement des organes qui est le principal élément d'appréciation, quand il s'agit de déterminer si la thoracentèse est urgente ou non.

La dyspnée, dans la pleurésie diaphragmatique, acquiert une intensité particulière, en raison de la participation du phrénique; elle ne cède qu'aux injections répétées de morphine.

Dans la pleurésie sèche, elle est en raison directe de l'étendue des adhérences.

La dyspnée est le symptôme le plus important et le plus commun des **maladies du cœur**; sa pathogénie a été récemment l'objet d'intéressants travaux; on a démontré que la dyspnée cardiaque ne revêt pas toujours des formes identiques et ne reconnaît pas toujours une cause univoque. La forme la plus commune est la dyspnée d'effort, qui cesse au repos, et qui est le symptôme initial des cardiopathies. D'autres fois, à une période plus avancée, la dyspnée est continue ou bien se manifeste sous forme d'accès nocturnes simulant l'asthme essentiel. Quant aux causes, elles varient comme les caractères mêmes de cette dyspnée; tantôt en effet on ne peut constater que l'existence d'une lésion valvulaire, sans stase sanguine dans le poumon; tantôt il existe des congestions pulmonaires étendues; enfin parfois, avec des troubles circulatoires et pulmonaires peu marqués, il existe une oppression considérable. C'est qu'alors la lésion n'atteint pas seulement le cœur; elle est généralisée à l'arbre artériel et reconnaît pour cause immédiate l'insuffisance rénale; comme pathogénie, l'accumulation dans l'économie des toxines qui n'ont pu être éliminées.

De la diversité des formes et des causes de la dyspnée cardiaque résulte de grandes différences dans les traitements à lui opposer, suivant les cas. Tel malade n'est soulagé que par la *digitale*, tel autre par l'*iodure* ou par le *régime lacté*; un autre encore ne trouvera de soulagement que dans l'usage de la *morphine*. Nous n'insisterons pas davantage sur ces différents points, devant y revenir à l'occasion de l'étude thérapeutique des cardiopathies et de l'artério-sclérose.

A côté de la dyspnée cardiaque, citons celle qui est due aux névroses accompagnées de troubles circulatoires, comme la tachycardie essentielle paroxystique, le goitre exophthalmique. Ici les médicaments cardiaques n'ont plus aucune action et c'est aux médicaments nervins qu'il faut s'adresser.

La dyspnée est fréquemment la conséquence d'affection des **organes de la digestion**; ses causes varient à l'infini, depuis l'abcès retro-pharyngien ou la glossite mettant obstacle à l'entrée de l'air dans les voies aériennes, jusqu'à la dyspnée due à la distension gazeuse de l'estomac, à la tympanite, etc. La dyspnée due à la distension gazeuse ne dure que pendant les premières heures de la digestion; les poudres absorbantes, les carminatifs, l'éther peuvent être utiles, mais c'est principalement en observant un *régime alimentaire* rigoureux (réduction de la quantité des aliments, suppression des pâtes, farineux, usage des boissons aromatiques chaudes) que le dyspeptique parvient à éviter cette sensation si pénible d'angoisse respiratoire qui le saisit à la fin de son repas, et l'oblige à desserrer ses vêtements, à rechercher le grand air.

La dyspnée d'**origine rénale** peut survenir à une période avancée, accompagnant les autres signes de l'urémie confirmée, ou bien, d'une façon précoce, dans les cas frustes de mal de Bright.

On doit toujours songer à l'insuffisance rénale chez les sujets qui se plaignent d'oppression nocturne, de lourdeur de tête, et, qu'après un examen superficiel, on traite parfois comme des arthritiques migraineux ou emphysémateux.

Il est inutile d'insister sur la nécessité de porter un diagnostic exact, car en instituant à temps le *régime lacté*, on peut retarder de longtemps l'apparition de l'urémie confirmée.

La dyspnée des **chlorotiques**, des **leucémiques** est due aux altérations hématiques; elle ne cède dans le premier cas qu'aux modificateurs du sang, c'est-à-dire aux préparations *ferrugineuses;* dans le second cas l'*arsenic* apportera un soulagement momentané.

Chez certains jeunes gens on observe à la puberté, à la suite du surmenage, des excès de toute nature (abus du coït, du tabac), une dyspnée continue ou paroxystique caractérisée par une sorte de soif d'air permanente, que le malade a la sensation de ne pouvoir satisfaire; l'inspiration est longue, pénible; elle n'est plus l'effet d'un réflexe inconscient, elle est le résultat d'un effort voulu. Cette dyspnée est due vraisemblablement à un certain degré d'anémie ou de neurasthénie, elle est assez rebelle au traitement et ne cède qu'au bout d'un certain temps sous l'influence combinée d'une vie calme, de l'hydrothérapie et du traitement arsenical.

La dyspnée des **affections nerveuses organiques** est rebelle à tout traitement, qu'elle soit consécutive à une hémorrhagie cérébrale, aux affections bulbaires, à l'atrophie musculaire progressive, aux myélites.

Dans la myélite cervicale, la mort survient rapidement, tous les muscles respiratoires, intercostaux et diaphragme étant intéressés.

La dyspnée **hystérique** est intéressante à connaître, car elle peut donner lieu à des erreurs de diagnostic. Elle ne se manifeste pas exclusivement sous forme d'angoisse respiratoire, accompagnée de la sensation de boule à la gorge qui permet alors de la dépister aisément. Elle est caractérisée parfois par une tachypnée excessive, compararable à la tachycardie du goitre exophthalmique et susceptible d'induire en erreur les médecins non prévenus; dans d'autres circonstances elle revêt le type de Cheyne-Stokes, ce qui peut faire croire à l'existence d'une lésion rénale.

Cette dyspnée hystérique peut être prise pour une dyspnée d'origine bulbaire. Elle peut guérir sous l'influence des différentes médications de l'hystérie. M. Huchard croit que l'hydrothérapie est contre-indiquée, parce qu'au lieu de ralentir les mouvements respiratoires, elle pourrait les précipiter.

TOUX.

La **toux d'origine bronchique** est un acte défensif et utile ; sa cessation est un signe fâcheux car elle indique que les bronches ont perdu leur tonicité et que le malade est impuissant à rejeter les mucosités accumulées dans les voies aériennes; ainsi, dans la broncho-pneumonie, la cessation de la toux est l'avant-coureur d'une fin prochaine.

La toux doit donc être respectée d'une façon générale, lorsqu'elle a pour effet de déterminer le rejet des sécrétions bronchiques ou des exsudats pulmonaires (pneumonie). Quand un malade tousse pour cracher et seulement pour cracher, il s'agit d'une toux salutaire; il n'en est pas de même lorsque la toux est sèche, quinteuse, comme au début de la bronchite aiguë ou bien chez les tuberculeux, qui toussent perpétuellement, alors qu'ils n'arrivent qu'à expulser péniblement de très rares crachats. Dans ces cas une intervention est légitime, pour assurer le sommeil et supprimer les douleurs thoraciques qui résultent des efforts répétés d'expiration. Il ne faut pas oublier d'ailleurs qu'une toux opiniâtre peut déterminer des accidents divers, tels que production de hernie, avortement chez les femmes enceintes, rupture d'artères cérébrales chez les artério-scléreux, et surtout le pneumothorax chez les tuberculeux, et qu'il y a un intérêt majeur à prévenir ces accidents éventuels.

Les calmants de la toux sont la morphine et la codéine, l'aconit, la belladone, la jusquiame, surtout les deux premiers médicaments. Nous n'insistons pas sur leur mode d'emploi qui a été précédemment indiqué (traitement des bronchites).

D'autres moyens encore permettent de calmer la toux quinteuse, celle que l'on observe par exemple dans certaines formes de grippe et dont la cause paraît résider soit dans les bronches, soit dans le pharynx ou le larynx.

Les *inhalations* sont très utiles dans ce cas ; on les fait avec de l'eau simple ou boriquée, additionnée de teinture de benjoin ou d'eucalyptus (une cuillerée à café) ou bien encore du mélange suivant (à la même dose) :

Alcool à 70°	30 grammes.
Menthol	1 gramme.

On peut encore, ainsi que le recommande Capitan (*Médecine moderne*, n° 53, 1892) faire inhaler pendant quelques minutes, X gouttes du mélange suivant, versées sur un mouchoir :

Alcool	10 grammes.
Chloroforme	2 —
Teinture de benjoin	6 —
Menthol	2 —

D'autre part, il faut donner à l'intérieur les médicaments propres à agir sur l'excitabilité nerveuse; on peut prescrire dans ce but l'antipyrine ou le bromure associés à l'aconit.

Eau distillée	150 grammes.
Bromure de potassium	5 —
Alcoolature de racine d'aconit	L gouttes.

3 à 4 cuillerées à soupe par jour.

La **toux de la trachéite** est une petite toux sonore, presque incessante qui se manifeste le matin au réveil, ou lorsque le malade est exposé à une atmosphère froide; les calmants n'ont guère d'influence sur elle; elle est surtout justiciable des *inhalations*.

La **toux quinteuse de la pneumonie interstitielle** due à l'absorption de poussières résiste à la plupart des médicaments, notamment aux narcotiques.

Celle de la **pneumonie franche aiguë** ne nécessite pas de traitement, sauf au début cependant où elle est parfois quinteuse et très pénible; la *morphine* seule est capable de la calmer; il en est de même de la toux de la **pleurésie sèche**.

La toux, dans le cas de **cancer du poumon**, devient fort pénible lorsque les ganglions sont intéressés.

La toux quinteuse de la **dilatation des bronches** n'est pas calmée par les narcotiques; seules, les inhalations peuvent en diminuer la fréquence; les malades qui sont atteints de cette affection doivent se garder de quitter brusquement la position horizontale pour la position assise, afin d'éviter le choc des liquides tussigènes contre les parois des bronches encore saines.

La toux n'a pas seulement son point de départ dans une excitation de la muqueuse des voies respiratoires; divers points de l'économie peuvent être l'origine du réflexe qui donne naissance à la toux; ce sont : le larynx, la base de la langue (qui reçoit un filet du laryngé supérieur), le voile du palais, le pharynx, le nez et l'arrière-cavité des fosses nasales, le conduit auditif interne (innervé par des filets du rameau auriculaire du nerf vague), enfin les nerfs vagues sur un point quelconque de leur trajet.

Il existe encore une toux gastrique, une toux vermineuse, une toux toxique, une toux nerveuse symptomatique d'une névrose ou d'affections organiques de l'axe cérébro-spinal. Il importe de se rappeler ces particularités, car à chacune de ces toux laryngée, pharyngée, nasale, auriculaire s'adresse une thérapeutique appropriée.

De toutes les affections du **larynx**, c'est la plus bénigne, la laryngite aiguë simple, qui donne lieu à la toux la plus vive et la plus fréquente. Cette toux est due à l'irritation déterminée par la sécrétion visqueuse qui recouvre les ventricules et les cordes vocales ; le meilleur moyen d'y remédier est de rendre les mucosités moins adhérentes, en entretenant une atmosphère humide dans la chambre du malade ; il suffit d'y placer des récipients contenant de l'eau bouillante. Dans les laryngopathies aiguës secondaires (laryngite de la variole, de la rougeole, laryngo-typhus) la toux est justiciable du même traitement par les inhalations, qui doivent être pratiquées avec des solutions antiseptiques ; ici d'ailleurs c'est la douleur qui domine la scène morbide.

Dans le croup, dans l'œdème de la glotte, dans la laryngite chronique glanduleuse, dans les polypes du larynx, la laryngite syphilitique, le traitement causal peut seul amener la cessation de la toux.

Notons incidemment que la laryngite tuberculeuse ne produit pas volontiers la toux; si les malades ont cette toux irritante, voilée et creuse, que l'on connaît bien, c'est qu ils ont en même temps de la bronchite spécifique. Le cancer du larynx ne détermine qu'une toux insignifiante. On a attribué la toux de la coqueluche à une irritation laryngée et l'on a proposé, ainsi que nous l'avons vu, de modifier par des topiques la sensibilité réflexe de l'organe.

La toux est souvent l'effet d'une affection du **pharynx ou du nez**; on l'oublie trop souvent ; aussi quand un malade se plaint de tousser, et que, à l'auscultation, on ne constate aucun signe anormal, est-on enclin à prescrire un traitement banal qui ne détermine aucun soulagement, alors que l'examen de la gorge ou du nez permettrait d'instituer une thérapeutique rationnelle.

La pharyngite chronique détermine une toux pénible qui peut se produire à toute heure du jour ou de la nuit, mais qui est particulièrement intense le matin au réveil ; elle s'accompagne d'un enrouement qui doit éveiller l'attention. Si l'on examine le pharynx on voit sur sa partie postérieure des mucosités gluantes qui descendent du nez et du naso-pharynx.

Pour amener la disparition de la toux pharyngée il faut traiter la rhinite au moyen des *insufflations de poudre boriquée*, et des *attouchements de la pituitaire avec une solution huileuse de menthol à 5 p. 100*; il faut d'autre part enlever les mucosités du pharynx à l'aide de bourdonnets de coton hydrophile imbibés d'une solution alcaline et pratiquer encore des *badigeonnages avec une solution d'iode iodurée dans la glycérine*, enfin contre la laryngite compagne habituelle de la pharyngite, on utilise les *injections intra-laryngiennes d'huile mentholée*, ou d'huile tenant en dissolution un mélange à parties égales de camphre et de menthol :

Camphre pulvérisé............	} ãã 2 grammes.
Menthol......................	
Huile d'olive................	50 —

Point n'est besoin de savoir manier le laryngoscope ; il suffit d'avoir à sa disposition une seringue laryngienne, c'est-à-dire une seringue de la capacité de 5 centimètres cubes, munie d'une canule recourbée à angle droit. Le malade étant assis, on attire la langue en avant et on la maintient à l'aide d'un mouchoir ; puis, avec l'index de la main gauche, on accroche l'épiglotte, on applique immédiatement derrière elle la canule tenue de la main droite et l'on pratique l'injection ; les injections peuvent être répétées tous les jours ; elles déterminent au début quelques quintes de toux qui cessent rapidement.

S'il existe enfin soit concurremment, soit isolément, de l'hypertrophie des amygdales, ou des tumeurs adénoïdes du pharynx nasal on traite ces affections par les moyens appropriés.

La **toux auriculaire** est due à l'irritation du conduit auditif externe soit par un corps étranger, soit par un bouchon de cérumen ; chez un malade qui se plaint de tousser et qui accuse en même temps une surdité unilatérale, accompagnée de bourdonnements d'oreille, des sensations vertigineuses, etc., il faut songer à l'obstruction par la cire, introduire dans l'oreille malade une petite quantité de glycérine boriquée tiède et quelques heures après pratiquer une injection d'eau.

La toux par compression du pneumogastrique est due à l'**adénopathie trachéo-bronchique**. Elle se reconnaît à son caractère coqueluchoïde et spasmodique, à sa persistance en dépit des traitements habituels de la toux ; elle est améliorée parfois par les *badigeonnages du pharynx et du larynx à l'aide de la cocaïne*, mais le plus souvent elle persiste jusqu'à ce qu'un traitement ioduré soit institué ; l'*iodure*, surtout lorsqu'il s'agit d'une adénopathie syphilitique, et souvent aussi lorsque l'adénopathie est de nature tuberculeuse ou constituée par une hypertrophie simple des ganglions (adénopathie consécutive à la rougeole, la coqueluche, etc.), détermine la cessation de la toux.

Il importe de ne pas confondre cette toux spasmodique de l'adénopathie avec celle qui survient fréquemment au début du goitre exophthalmique ; lorsque la constatation des trois grands symptômes de cette maladie a mis sur la voie du diagnostic étiologique, il faut recourir à l'antipyrine et au bromure de potassium.

La **toux de la dentition** est calmée par les frictions exercées sur les gencives avec des collutoires au borax, légèrement cocaïnés ; la **toux d'origine gastrique** dont l'existence est sujette à contestation, exige le traitement de la dyspepsie ; chez un enfant, l'existence d'une toux sonore, éclatante, férine, et rebelle à toute médication doit faire songer à l'existence de **vers intestinaux**. S'il existe quelque autre signe de présomption, tel que dilatation des pupilles, convulsions, polyphagie, démangeaisons anales, etc., on ne devra pas hésiter à prescrire un anthelminthique.

La toux réflexe qui accompagne parfois la **métrite** dure tant que l'affection n'est pas traitée.

La **toux hystérique** est facile à reconnaître en raison de son caractère convulsif, de son timbre invariable, métallique, retentissant, parfois aboyant ; de son apparition sous forme d'attaques pouvant alterner avec des crises convulsives, etc. Cette toux qui peut cesser spontanément, comme toutes les manifestations de l'hystérie, est souvent rebelle à toute médication. Il faut instituer le *traitement général de l'hystérie*, prescrire notamment l'*hydrothérapie* et recourir d'autre part à l'application de *topiques laryngés*, les malades rapportant à un picotement, à un chatouillement dont le larynx est le siège, la cause de leur toux.

Les *badigeonnages du larynx avec la cocaïne* ou les *injections* précédemment indiquées d'*huile mentholée* rendront de grands services; on peut aussi recourir aux *pulvérisations de chlorure de méthyle faites au niveau de la nuque*. Chez les **neurasthéniques** également, peut survenir une petite toux sèche, saccadée, justiciable du même traitement.

Il faut enfin se rappeler que la toux peut être l'un des symptômes de l'**ataxie locomotrice** ; ici encore elle est précédée d'un picotement laryngé, puis elle éclate sonore ou rauque, et l'accès se termine par une inspiration prolongée et sifflante; il est indiqué de pratiquer des badigeonnages cocaïnés du larynx, mais il faut savoir que dans ces cas le moindre attouchement du larynx peut déterminer le spasme glottique.

Mentionnons simplement la **toux toxique**, notamment celle qui est due à l'intoxication par la belladone. Il faut encore citer la toux qui peut accompagner un accès de **fièvre paludéenne**, mais qui peut aussi apparaître comme symptôme larvé de l'infection paludéenne, d'une façon paroxystique. Le *sulfate de quinine* en triomphe aisément.

V

MALADIES DE LA PLÈVRE.

PLEURÉSIES SÉRO-FIBRINEUSES.

Peu de questions ont été l'objet d'autant de discussions que celle du traitement de la pleurésie aiguë avec épanchement séro-fibrineux. Si l'accord règne aujourd'hui parmi les médecins, au sujet de l'utilité de la thoracentèse, de nombreuses divergences s'élèvent encore au sujet de l'opportunité du traitement médical. Deux écoles sont en présence; les uns (le nombre s'en accroît chaque jour) ne reconnaissent d'autre traitement de la pleurésie que la thoracentèse; les autres, fidèles aux anciennes traditions, croient que l'on peut, dans certains cas, enrayer l'évolution de la maladie ou hâter la résorption de l'épanchement, à l'aide de certains médicaments.

Pour porter un jugement exact sur la valeur du traitement médical de la pleurésie, il faut se rappeler :

1° Que la pleurésie est une affection bénigne, tout au moins en ce qui concerne son pronostic immédiat; qu'elle guérit spontanément, lorsqu'elle est abandonnée à elle-même.

2° Que la pleurésie est une maladie de nature infectieuse.

On ne peut évidemment accorder au traitement une valeur incontestable que s'il parvient à abréger notablement la durée de la maladie. Or, il n'en est rien : traitée ou non traitée (ceci s'applique surtout au traitement médical) la pleurésie dure un temps sensiblement égal, qui varie entre vingt à trente jours en moyenne.

Les médicaments n'ont donc aucune influence sur la durée de la maladie; ont-ils au moins une influence sur la résorption de l'épanchement, et peuvent-ils la rendre plus rapide que si l'épanchement était abandonné à lui-même? On croit que les diurétiques, que le régime lacté exercent à un moment donné une action favorable; mais on ne peut oublier que les épanchements livrés à eux-mêmes peuvent se résorber aussi rapidement que sous l'influence d'un traitement.

Les recherches bactériologiques modernes ont apporté des arguments sérieux aux partisans de l'abstention, en montrant que la pleurésie est dans la grande majorité des cas la manifestation d'une maladie infectieuse. Peut-on espérer à l'aide des diurétiques, des purgatifs ou des révulsifs atteindre le microbe pathogène localisé au niveau de la plèvre ? L'antisepsie pleurale, à l'aide des médicaments, n'est pas réalisable. Il vaut donc mieux s'en tenir au traitement du seul symptôme sur lequel on ait prise, c'est-à-dire de l'épanchement, au moyen de la thoracentèse.

A. — Traitement médical.

Passons rapidement en revue les divers moyens médicaux que l'on a proposés et commençons par le *vésicatoire* dont l'emploi est si discutable et si discuté. « On aura beau protester contre ce moyen douloureux et même dangereux, dit M. G. Sée (*Maladies simples du poumon*, p. 553), on aura beau accumuler les preuves pour démontrer sa parfaite inutilité, les médecins continueront à l'imposer à leurs malades, car au besoin les malades l'exigeraient de leur médecin. Et cependant le vésicatoire n'a jamais eu aucune action sur la pleurésie. Mais il paraît en avoir une, et c'est là sans doute ce qui explique la persistance de sa vogue.

» Comment les choses se passent-elles, en effet, le plus souvent? Le médecin appelé constate une pleurésie ; il s'empresse de conseiller un vésicatoire. Ce premier vésicatoire, appliqué à la période douloureuse, a généralement pour effet de faire disparaître le point de côté. C'est un encouragement ; deuxième vésicatoire. Cette fois le résultat est nul, la pleurésie étant en pleine période d'augmentation. Le médecin hésite à ordonner, le malade à accepter un nouveau vésicatoire. On tergiverse, on transige, on fait des badigeonnages iodés ; le temps passe et la pleurésie reste. L'application d'un troisième vésicatoire est décidée. Nous sommes au troisième septénaire ; du coup l'épanchement a dominé. Un dernier effort, et le quatrième vésicatoire coïncide avec la résorption du liquide. Comment démontrer au malade et surtout au médecin que la guérison n'est pas l'effet de sa médication vésicante, et que la pleurésie n'eût pas évolué différemment si aucun vésicatoire n'avait été appliqué.

» Si par hasard, et cela arrive souvent, la pleurésie n'est pas de celles qui se résorbent d'elles-mêmes, ce n'est plus quatre, c'est huit, dix, douze vésicatoires qui seront prescrits et l'on ne sait enfin ce que l'on doit le plus admirer du courage du patient ou de la persévérance du médecin. »

La *saignée* générale est aujourd'hui fort heureusement abandonnée ; quant à la saignée locale, par application de ventouses scarifiées, si elle n'exerce aucune influence sur l'épanchement, elle a du moins l'utilité de faire disparaîtra le point de côté.

Les *mercuriaux* sont employés surtout en Angleterre, sous forme de frictions d'onguent napolitain, ou de calomel donné à l'intérieur.

M. A. Robin donne au début 40 centigrammes de calomel en quatre doses à une heure d'intervalle, et cela pendant deux ou trois jours.

Les diurétiques employés sont la *scille* et surtout la *digitale* et le *régime lacté*; on a placé une grande confiance dans le lait, considéré comme diurétique; on a dit que parfois « l'urèthre remplace le trocart ». On peut toujours objecter que les bons effets attribués à ces médications ne se manifestent qu'à l'époque où la résorption de l'épanchement s'effectue spontanément. N'y a-t-il pas d'inconvénient d'ailleurs à soumettre à un régime débilitant comme le régime lacté exclusif, un malade qui est souvent déjà tuberculeux, ou tout au moins a les apparences de la débilité ou de l'anémie, comme cela s'observe si fréquemment à l'hôpital.

Les sudorifiques et les purgatifs ont été vantés à différentes reprises. Pour provoquer une sudation abondante, Olivier faisait appliquer autour du thorax une *enveloppe d'ouate;* puis, deux fois par jour, cette couche d'ouate était recouverte pendant deux heures avec une large bande de taffetas gommé. Après chacune de ces applications on enlevait le pansement qui est imbibé de sueur; on le remplaçait par de la ouate chaude et on faisait des frictions avec un morceau de flanelle. M. Rigal, quand l'épanchement est devenu stationnaire, vers le quatrième septénaire, emploie la *pilocarpine* en injections sous-cutanées (2 à 3 centigrammes de nitrate de pilocarpine) tous les deux ou trois jours.

Parmi les purgatifs, on a utilisé tantôt les drastiques, tantôt les *purgatifs légers* (sulfate de magnésie, huile de ricin); c'est à ces derniers qu'il faut avoir recours, non pas dans le but chimérique de hâter, grâce à eux, la résorption de l'épanchement, mais si l'indication d'une purgation se présente.

On a récemment proposé l'emploi du salicylate de soude et de l'antipyrine. C'est Aufrecht qui, en 1883, a le premier préconisé le *salicylate de soude*; depuis, ce médicament a été utilisé par un grand nombre de médecins. On l'a donné, non seulement dans les pleurésies rhumatismales où son usage paraît particulièrement indiqué, mais dans toutes les pleurésies sans distinction d'origine.

Dans cinq pleurésies traitées par M. Talamon la résorption rapide de l'épanchement a coïncidé avec l'administration du salicylate ; or, ces pleurésies étaient dues à la grippe, à la tuberculose, consécutives à une bronchite, à une pneumonie et la dernière était survenue chez une vieille femme, sans cause cliniquement appréciable. Aufrecht et Drezwiecki ont également donné le salicylate dans tous les cas de pleurésie; Drezwiecki a constaté que dès les deux ou trois premiers jours, on obtient une amélioration notable: la disparition de la fièvre, l'augmentation de la quantité des urines, coïncidant avec l'abaissement du niveau de l'épanchement; pour Titz, les préparations salicylées sont le véritable spécifique de toutes les inflammations pleurales. C'est surtout chez les malades traités à une période rapprochée du début de leur pleurésie que le salicylate s'est montré efficace. Comment agirait le salicylate de soude? Si l'on prend en considération ce fait que l'acide salicylique s'élimine à travers la plèvre et que l'on trouve sa réaction caractéristique (coloration violette par le perchlorure de fer) dans le liquide épanché, on est porté à admettre une action antimicrobienne directe de cet agent, au niveau de la surface pleurale; peut-être compromet-il la vitalité des micro-organismes, en rendant le milieu de culture inapte à leur pullulation; peut-être agit-il en neutralisant les toxines sécrétées par eux? Ce sont là du moins les hypothèses qui ont été formulées pour expliquer le mode d'action du salicylate.

La dose à employer doit être de 4 à 6 grammes par jour, les doses faibles n'auraient aucune efficacité; les solutions sont préférables aux cachets ; on prescrira par exemple 4 à 6 cuillerées par jour de :

Salicylate de soude	12	grammes.
Rhum vieux	60	—
Sirop diacode	50	—
Eau distillée	100	—

Nous avons employé le salicylate de soude aux doses indiquées, dans un certain nombre de cas, et nous avons simplement constaté une légère diminution de la fièvre sous l'influence de ce traitement; quant à l'épanchement, tantôt il a continué à évoluer, tantôt il s'est résorbé, mais c'est qu'alors il était parvenu à l'époque de sa résorption spontanée.

M. Clément (de Lyon) attribue à l'*antipyrine* donnée à la dose de 6 grammes par jour (1 gramme toutes les quatre heures) une action comparable à celle du salicylate de soude. Il aurait observé une disparition très rapide de l'épanchement, après l'administration du médicament.

De ce qu'il n'existe pas de traitement susceptible de guérir radicalement la pleurésie, il ne s'ensuit pas que l'on doive se cantonner dans l'expectation absolue, qui ne serait pas de mise au lit du malade. Le point de côté et la fièvre doivent être combattus; parfois l'existence d'une congestion pulmonaire intense implique une troisième indication thérapeutique.

Les *ventouses scarifiées* constituent le meilleur moyen d'atténuer l'intensité du point de côté; pour assurer le sommeil on peut donner l'*opium* ou pratiquer pendant un jour ou deux des injections de *morphine;* celles-ci deviennent nécessaires dans le cas de pleurésie diaphragmatique, car la douleur devient alors d'une acuité extrême.

Contre la fièvre on peut employer le sulfate de quinine ou l'antipyrine. M. Huchard prescrit le *sulfate de quinine* associé à la poudre de Dower et à la poudre de scille, quand il existe une congestion pulmonaire de moyenne intensité :

Poudre de Dower	ãã 3 grammes.
— de scille	
Sulfate de quinine	

pour 30 cachets. Prendre 4 à 5 cachets par jour. Si la congestion est très intense on fait couvrir le thorax de ventouses sèches et l'on peut donner l'*ipéca* à doses vomitives (1 gr. 50 à 2 grammes).

Au bout de quelques jours, lorsque le point de côté s'est apaisé, que la fièvre a diminué d'intensité, on prescrit une potion avec de l'*oxymel scillitique* (10 à 15 grammes), et de la *teinture de digitale* (XXX à XL gouttes), ce qui permet de faire patienter le malade et de le conduire jusqu'au moment ou la thoracentèse pourra être faite efficacement, si toutefois elle devient nécessaire.

Si la pleurésie est d'origine rhumatismale, l'emploi du salicylate de soude est des plus légitimes; il est certain que les pleurésies et les péricardites sont beaucoup moins fréquentes qu'autrefois, depuis que l'on traite le rhumatisme articulaire aigu par le salicylate de soude ; c'est ainsi que Stricker a vu tomber de 25 à 4 p. 100 le chiffre des épanchements dans les séreuses.

Chez les cardiaques, la digitale mérite plus de confiance que dans les pleurésies dues à d'autres causes qu'une cardiopathie ; cependant elle ne suffit pas toujours et la thoracentèse peut devenir nécessaire.

B. — Thoracentèse.

La thoracentèse est le meilleur moyen de favoriser la résorption d'un exsudat, nous ne disons pas de le supprimer ; car d'une part, la pratique de l'épuisement total du liquide est aujourd'hui condamnée comme dangereuse, et d'autre part, alors que l'épanchement a été soustrait presque entièrement, il n'en est pas moins susceptible de se reproduire plus ou moins rapidement. La thoracentèse n'est donc pas plus que les moyens médicaux, un procédé radical de traitement, mais c'est une ressource précieuse, car elle permet de préserver de la mort subite ou de l'asphyxie les malades qui se présentent avec un épanchement considérable, remplissant toute la cavité pleurale et entravant les fonctions du cœur.

La thoracentèse ne doit pas être appliquée au traitement de toutes les pleurésies; en dehors des cas d'urgence que nous envisagerons plus loin, l'emploi de la thoracentèse repose sur certaines indications qu'il importe de fixer.

Indications. — L'indication d'opérer, dit M. le professeur Potain (*Académie de médecine*, 31 mai 1892), doit se tirer de quatre ordres de considérations distinctes :

1° Les troubles fonctionnels;

2° L'abondance de l'épanchement;

3° L'âge de l'épanchement;

4° La nature de l'épanchement.

Parmi les troubles fonctionnels, la dyspnée est un guide des plus trompeurs. M. Dieulafoy a rappelé la fameuse observation rapportée par Trousseau, d'une nourrice venue à pied, sans grande fatigue, de Saint-Eustache à l'hôpital Necker, en portant son enfant et chez qui l'épanchement était si considérable que la thoracentèse aussitôt appliquée donna issue à 2500 grammes de liquide; tous les médecins ont observé des cas analogues, c'est-à-dire des cas de pleurésie avec épanchement très abondant, où la dyspnée faisait défaut. Il existe, inversement, des cas de pleurésie qui s'accompagnent d'une dyspnée intense, bien que l'épanchement soit très faible. La dyspnée en effet n'est pas proportionnelle à la quantité du liquide contenu dans la plèvre; elle est la résultante de plusieurs facteurs : elle dépend d'abord de la rapidité avec laquelle s'est produit l'épanchement; plus celui-ci s'est produit rapidement, plus la dyspnée est prononcée. D'autre part, il peut exister une dyspnée intense avec un petit épanchement enkysté (Potain); enfin et surtout le degré de la dyspnée est subordonné à l'état du poumon sous-jacent. Si celui-ci est sain ou à peu près, la dyspnée est nulle ou modérée ; est-il au contraire congestionné, la dyspnée peut être très vive, et cependant dans ce dernier cas, la thoracentèse est contre-indiquée car l'aspiration peut augmenter la congestion. La dyspnée n'est donc pas toujours une indication formelle à la thoracentèse; elle peut même contre-indiquer parfois cette opération.

La tendance syncopale est au contraire un signe qui doit commander l'urgence de la thoracentèse ; temporiser chez un malade qui vient d'avoir une syncope, serait l'exposer aux dangers de l'embolie ou de la thrombose pulmonaire, à la mort subite.

L'insomnie persistante est un signe qu'il faut prendre en considération, ainsi que nous l'a souvent répété notre maître M. Duguet; elle coïncide en effet habituellement avec un épanchement abondant. Nous avons eu souvent l'occasion de vérifier la justesse de cette observation.

Bien que les troubles fonctionnels puissent avertir parfois du danger qui menace les malades, on ne peut s'appuyer sur eux seuls pour décider de l'urgence de la thoracentèse puisque, d'une part ils peuvent faire défaut, alors qu'il y a un épanchement abondant, et que d'autre part ils peuvent exister pour des raisons tout autres que celles qui nécessitent la thoracentèse (congestion pulmonaire, granulie, etc.).

L'abondance de l'épanchement est le critérium par excellence. Mais si l'on est d'accord sur ce point, il est plus difficile de définir ce que l'on entend par un épanchement abondant. Pour les épanchements qui remplissent toute la cavité pleurale, qui se traduisent par une matité complète en avant comme en arrière, par le silence respiratoire, par un déplacement considérable des organes, la difficulté n'existe pas ; mais lorsque la plèvre n'est pas entièrement remplie, l'appréciation de l'abondance de l'épanchement est plus délicate. M. Dieulafoy évacue tous les épanchements qui atteignent 1800 à 2000 centimètres cubes. Pour reconnaître que la plèvre contient cette quantité de liquide, on ne peut s'appuyer sur le souffle, l'égophonie ou la pectoriloquie. Dans la majorité des cas, dit M. Dieulafoy, ce diagnostic doit être basé sur la nature de la matité, sur la disparition des vibrations thoraciques et sur le déplacement des organes. « Prenons, par exemple, une pleurésie gauche : lorsque la matité et l'absence de vibrations remontent en arrière, jusqu'à l'épine de l'omoplate, lorsque la submatité remplace en avant, à la région sous-claviculaire, la tonalité normale ou la tonalité élevée du son skodique ; lorsque, enfin, le maximum du bruit systolique cardiaque siège au bord droit du sternum, ou entre le sternum et le sein droit, bien qu'à ce moment la cavité pleurale ne soit pas remplie au maximum, de tels signes chez un adulte dénotent que l'épanchement atteint ou avoisine deux litres. Dès lors la thoracentèse est urgente, elle s'impose.

» Quand la pleurésie siège à droite, on reconnaîtra également la quantité de liquide épanché en s'appuyant sur les caractères de la matité, sur l'abolition des vibrations thoraciques et sur le déplacement du foie. Cet organe ne commence à déborder les fausses côtes que si l'épanchement atteint au moins 1800 grammes. La thoracentèse sera donc de toute nécessité quand on constatera cet abaissement de la glande hépatique. »

Les épanchements faibles, ceux pour lesquels l'indication de la thoracentèse ne se pose pas (à moins qu'ils ne soient stationnaires depuis très longtemps) sont ceux dont la matité ne remonte pas en arrière au delà de la moitié ou des deux tiers inférieurs de la plèvre en arrière, où les organes (cœur ou foie) ne sont que peu ou pas déplacés.

Il est une cause d'erreur dans l'évaluation de l'abondance d'un épanchement, qu'il importe de bien connaître, car l'on pourrait croire, dans certains cas, à la suite d'un examen superficiel, que la plèvre contient une grande quantité de liquide, alors qu'en réalité elle n'en renferme que quelques centaines de grammes. Cette cause d'erreur dépend de l'état du poumon sous-jacent. Lorsqu'un épanchement se forme dans la cavité pleurale, le poumon, s'il n'est pas congestionné, se rétracte en moignon et reste accolé le long de la colonne vertébrale; mais, s'il est congestionné, il reste volumineux et comme il ne contient plus d'air, il plonge dans le liquide et l'oblige à s'élever autour de lui, de sorte que l'épanchement, quoique paraissant remonter très haut, ne forme en réalité qu'une très mince lame de liquide interposée entre le poumon et la plèvre pariétale. Il est de la plus haute importance de tenir compte de l'état du poumon, car « s'il y a beaucoup de liquide, on fera la thoracentèse. S'il y a beaucoup de poumon, on ne la fera pas... Les signes qui peuvent indiquer que derrière le liquide il y a un poumon congestionné plongeant dans l'épanchement, consistent dans la propagation au-dessous de la ligne de matité, du bruit de souffle, du retentissement vocal et des vibrations thoraciques. » (M. Potain.) Les vibrations se perçoivent donc jusqu'à la base et on entend le retentissement vocal, de plus le souffle perçu a un caractère différent du souffle pleurétique; il est doux au lieu d'avoir le timbre aigre, caractéristique d'un épanchement de moyenne abondance.

En résumé, lorsqu'un épanchement paraît atteindre au minimun deux litres, il ne faut pas hésiter à pratiquer la thoracentèse, surtout s'il s'agit d une pleurésie gauche; il ne faut pas croire d'ailleurs que la mort subite soit l'apanage exclusif des pleurésies gauches; on l'a signalée également dans la pleurésie droite (Weill, *Revue de médecine*, 1887).

Lorsqu'un épanchement n'est pas assez abondant pour justifier une intervention immédiate, il faut se garder de l'évacuer hâtivement, car cet épanchement est susceptible de se résorber spontanément. Nous avons déjà dit que la durée des épanchements séreux variait entre des limites peu étendues; après avoir présenté la tendance à l'accroissement jusqu'à une époque comprise habituellement entre le quinzième et le vingtième jour après le début, les épanchements restent stationnaires pendant quelques jours, puis finissent par se résorber dans l'immense majorité des cas. On devra donc s'abstenir de toute intervention précoce, faite pendant les quinze premiers jours (hormis les cas d'urgence), car si l'on a vu quelquefois la pleurésie guérir à la suite d'une thoracentèse faite de bonne heure, le plus souvent l'épanchement se reproduit dès le lendemain.

Par contre, du vingtième au vingt-cinquième jour (ce sont les dates indiquées par la majorité des auteurs) il faudra pratiquer la ponction; il n'est pas indifférent, en effet, d'abandonner à lui-même un épanchement pleurétique; sans doute il peut finir par se résorber, mais s'il est ancien, il est remplacé par la formation d'adhérences plus ou moins étendues; on sait combien il est fréquent d'être consulté par des malades qui, depuis leur pleurésie, ressentent une gêne permanente de la respiration s'accentuant au moindre effort, et éprouvent des douleurs fort pénibles à la base du thorax. La thoracentèse permet le plus souvent de prévenir la formation de ces adhérences, puisqu'en même temps que la sérosité, est évacuée la fibrine qui s'y trouve dissoute. Or, cette fibrine abandonnée dans la plèvre s'organise et c'est à sa transformation fibreuse qu'est due la formation des adhérences. Il y a donc un intérêt majeur de ce chef, à pratiquer la thoracentèse; de plus, on prévient encore, par l'intervention, la formation de pleurésies enkystées.

A défaut même de ces indications, il y aurait encore intérêt à débarrasser le malade de son épanchement, pour lui éviter un séjour au lit ou à la chambre, toujours préjudiciable à la santé.

Il est enfin une dernière raison qui justifie l'emploi de la thoracentèse, c'est la nécessité de rendre au plus vite au poumon son volume primitif, sa faculté d'ampliation, sinon, on favorise la production de cette pneumonie interstitielle qu'a bien décrite M. le professeur Brouardel et qui réduit définitivement le poumon à l'état de moignon inerte, perdu pour l'hématose; d'ailleurs cette sclérose pulmonaire ne se produirait-elle pas par l'expectation, que le poumon pourrait être fixé contre la colonne vertébrale par des brides fibreuses et sa déchéance fonctionnelle serait également prononcée.

La nature de l'épanchement intervient dans le choix du traitement. La thoracentèse est applicable aux épanchements hémorrhagiques dans les mêmes conditions qu'aux épanchements séreux. Dans les épanchements purulents, elle est le plus souvent inutile et parfois même préjudiciable au malade, en ce sens qu'elle retarde le traitement de choix, c'est-à-dire l'empyème. Nous verrons cependant que, chez l'enfant, elle peut amener la guérison définitive de l'épanchement, les pleurésies infantiles étant le plus souvent dues au pneumocoque et par suite facilement curables.

Il nous reste à mentionner quelques indications particulières tirées de la cause de l'épanchement et de sa localisation.

Tout ce qui précède concerne la pleurésie la plus commune, celle que l'on appelait autrefois pleurésie *a frigore*, mais qui serait mieux dénommée : pleurésie prétuberculeuse ou tuberculeuse. La notion de cause peut intervenir pour retarder ou avancer le moment de la thoracentèse. Ainsi la pleurésie chez un cardiaque doit être ponctionnée de bonne heure, alors même que l'épanchement est d'abondance moyenne; car les cardiaques sont particulièrement exposés à la thrombose cardiaque ou aux embolies. Dans la pleurésie rhumatismale, il ne faut pas se laisser déconcerter par la rapidité avec laquelle se forme l'épanchement ni trop se presser de l'évacuer, car il peut disparaître avec une rapidité égale à celle de sa formation. Dans le cas de pleurésie séreuse méta-pneumonique, on peut évacuer le liquide de bonne heure, pour hâter le rétablissement complet du malade, de même dans les pleurésies séreuses consécutives à la grippe, la fièvre typhoïde. La pleurésie syphilitique est constituée par un épanchement très peu abondant qui se résorbe facilement dès que le traitement est institué; nous en avons observé un remarquable exemple à l'Hôtel-Dieu. Il s'agissait d'un homme d'une trentaine d'années, qui avait contracté la syphilis par l'amygdale et présentait au moment de son entrée une syphilide papuleuse intense et une adénopathie sous-maxillaire unilatérale, dernier témoin du chancre amygdalien. Ce malade avait de la fièvre (38°,5 à 39°,5) et se plaignait de gêne respiratoire. On trouvait à l'auscultation des frottements dans la majeure partie du poumon droit; à gauche au contraire, on constatait le silence respiratoire dans l'étendue de la paume de la main, en arrière et à la base, de la matité dans la même zone, ainsi que l'abolition des vibrations. Ce petit épanchement se résorba dès que le traitement hydrargyrique fut institué et la fièvre syphilitique secondaire céda brusquement.

Dans le cas de cancer du poumon, la thoracentèse ne peut être considérée que comme une opération palliative, destinée à procurer un soulagement momentané au malade; car l'épanchement se reproduit le plus souvent après la ponction. Cependant on a cité quelques cas où la thoracentèse a permis d'évacuer définitivement le liquide.

Lorsque le liquide est enkysté dans le cul-de-sac diaphragmatique, dans un interlobe, la thoracentèse présente des difficultés que l'on ne rencontre pas dans les cas ordinaires. Dans la pleurésie diaphragmatique la thoracentèse s'impose dès que le diagnostic est établi, la dyspnée commandant l'intervention précoce.

La pleurésie interlobaire n'est le plus souvent reconnue qu'après la vomique; aussi a-t-on bien rarement eu l'occasion de pratiquer la thoracentèse dans cette variété de pleurésie.

On a beaucoup discuté sur l'opportunité de la thoracentèse dans la pleurésie cloisonnée. M. le professeur Jaccoud, dans une communication à l'Académie de médecine (22 avril 1879) a conclu contre les ponctions. Elles seraient inutiles, car, souvent répétées, elles détermineraient l'extension du cloisonnement, et, par suite du rétrécissement des loges, deviendraient de moins en moins efficaces. Ici ce n'est pas l'abondance de l'épanchement qui fait recourir à la thoracentèse, ce n'est pas non plus le déplacement des organes, car le cœur peut être déplacé par des brides fibreuses qui le maintiennent dans une position vicieuse.

Manuel opératoire. — Une fois l'intervention décidée, on doit pratiquer une *ponction exploratrice* qui renseigne sur la présence réelle du liquide ; faite aseptiquement, elle est absolument inoffensive et ne détermine qu'une douleur insignifiante. La ponction exploratrice permettra d'éviter de faire la thoracentèse au niveau d'une cloison.

Deux *appareils aspirateurs*, celui de M. Dieulafoy et celui de M. Potain sont universellement employés. Celui de M. Potain comporte l'emploi de trocarts mousses, alors que l'on doit se servir uniquement d'aiguilles quand on a recours à l'aspirateur de M. Dieulafoy. Nous ne décrirons pas ces appareils qui doivent être entre les mains de tous les médecins.

Les *mesures antiseptiques* concernant l'instrument, l'opérateur et le malade doivent être prises avec le plus grand soin. Après s'être lavé les mains dans une solution de sublimé au millième, l'opérateur place le trocart ou l'aiguille dans un tube à expérience rempli d'eau phéniquée qu'il porte à l'ébullition pendant quelques minutes; puis il les rejette dans un récipient contenant également de l'eau phéniquée. La peau de la région est savonnée et lavée au sublimé.

On fait alors le vide dans l'appareil et l'on s'occupe de donner au malade une position convenable. Il doit être à demi assis dans son lit, le corps soutenu par plusieurs oreillers, et quelque peu tourné du côté opposé à celui qui est le siège de l'épanchement. Le malade ne gardera la position horizontale que s'il est dans un état d'extrême faiblesse et que l'on redoute une syncope.

Le choix du *lieu de la ponction* est quelquefois imposé par la localisation de l'épanchement. En dehors des cas spéciaux, la ponction se fait dans le septième ou huitième espace intercostal, dans l'axe d'une ligne verticale abaissée du sommet du creux axillaire.

Pour faire la *ponction*, on fixe la peau de façon à s'assurer que l'on est bien au niveau d'un espace intercostal. L'ongle appliqué sur le bord supérieur de la côte située en bas de l'espace intercostal sert de conducteur pour l'introduction de l'instrument.

Il faut bien savoir que la détermination de l'espace intercostal, très facile dans la grande majorité des cas, est parfois malaisée lorsque le tissu cellulaire est très épais, ou bien œdématié à la suite de l'application de vésicatoires. Il faut déprimer profondément la peau, à plusieurs reprises, pour arriver à percevoir la sensation particulière de résistance qu'offre la côte sous-jacente.

L'index étant fixé, on trempe le trocart dans de l'huile phéniquée et on l'enfonce, d'un coup sec, un peu obliquement, mais sans lui imprimer cependant une trop grande obliquité, sinon on pénètre dans le tissu cellulaire, ce qui arrive fréquemment aux débutants, et nous est arrivé à nous-mêmes lors de nos premières thoracentèses. Lorsque le trocart a pénétré dans la plèvre, on en est averti par une sensation spéciale, et par le fait que l'on peut imprimer facilement des mouvements latéraux à l'instrument.

Si l'on s'est servi de l'aiguille, on ouvre alors le robinet du corps de pompe ; si l'on a employé le trocart, on en enlève d'abord la pointe. Deux éventualités peuvent alors se présenter : ou bien le liquide s'écoule ou bien la ponction est blanche.

La ponction blanche peut être due à des causes multiples. Parfois c'est une fausse membrane qui vient obstruer l'orifice du trocart ; il suffit, dans ce cas, de la repousser avec l'écouvillon, pour que le liquide puisse s'écouler. Trousseau mettait ses élèves en garde contre le décollement d'une fausse membrane produit par la pointe du trocart, de telle sorte que celui-ci pénètre non dans la plèvre, mais dans une cavité artificielle, due au décollement de la fausse membrane.

On a d'ailleurs abusé un peu trop des fausses membranes, et mis sur leur compte bien des ponctions blanches dont la cause est en réalité ailleurs. Il peut arriver, en effet, que l'aspiration ne puisse se faire, parce qu'on a oublié de faire le vide, ou parce que le vide n'existe plus (si un certain temps s'est écoulé entre le moment où le vide a été fait et celui où la ponction est pratiquée), ou bien encore parce que l'instrument est bouché sur un point quelconque des tubes. Si l'instrument a servi à extraire quelque temps auparavant un liquide purulent et s'il a été nettoyé avec une solution phéniquée, l'acide phénique coagule une partie du liquide purulent contenu dans l'intérieur du tube, et il se forme un bouchon qui en obstrue la lumière. Pour prévenir les à-coups, il faut ne faire le vide qu'au moment où tout est prêt pour la ponction et s'assurer que l'instrument fonctionne bien, en y faisant passer un courant d'eau phéniquée.

Dans quelques cas on n'obtient pas de liquide, parce que l'aiguille ou le trocart ont pénétré dans le poumon, ce dont on est averti par l'apparition dans l'index de verre situé sur le trajet du tube en caoutchouc, d'une petite quantité de sang rutilant. Il faut alors dégager le trocart.

L'interruption de l'écoulement, au cours de l'aspiration, peut être due soit à la présence d'une fausse membrane (éventualité déjà signalée), soit à ce que l'extrémité du trocart vient buter contre le poumon qui se déplisse. Il suffit, dans ce cas, d'incliner le trocart, en exagérant son obliquité, pour le faire plonger à nouveau dans le liquide.

L'aspiration doit être faite lentement ; c'est là une condition essentielle pour prévenir tout accident. Il faut n'ouvrir qu'à moitié le robinet qui permet l'écoulement du liquide et de plus interrompre l'écoulement de temps en temps, afin que le déplissement du poumon puisse s'accomplir avec lenteur.

Dès qu'une quinte de toux se produit, on doit cesser l'écoulement.

La toux ne survient en général, que quand on a épuisé la totalité du liquide; mais on ne doit jamais arriver jusqu'à épuisement complet. Il est inutile, il peut être dangereux, de vouloir extraire tout le liquide jusqu'à la dernière goutte; la plupart des accidents que l'on a observés étaient dus à ce que tout le liquide avait été évacué. M. le professeur Dieulafoy estime que la *quantité* de liquide, à retirer, ne doit pas, à chaque ponction dépasser un litre. Si l'épanchement est très abondant, on en est quitte pour renouveler la thoracentèse le lendemain.

Nous avons retiré souvent 1500 à 1600 grammes, sans qu'il en résulte le moindre inconvénient, sans même que la toux survienne, mais nous pensons qu'il ne faut pas aller au delà, et que la moyenne indiquée par M. Dieulafoy doit être tenue pour bonne, surtout si l'épanchement n'est pas d'une extrême abondance.

Une thoracentèse faite avec les précautions qui viennent d'être indiquées, c'est-à-dire avec lenteur et limitation de la quantité du liquide extrait, *ne s'accompagne jamais d'accident*. Nous avons jusqu'à ce jour, pratiqué 174 thoracentèses, pendant que nous étions interne et chef de clinique et nous n'avons jamais eu le moindre accident à déplorer; aussi tenons-nous la thoracentèse pour la plus inoffensive des opérations.

Accidents de la thoracentèse. — Si les accidents que l'on a signalés sont dus pour la plupart, à l'inobservation des règles, quelques-uns cependant ne peuvent être mis sur le compte de l'opération.

La *mort subite* peut survenir à la suite de la thoracentèse, par thrombose cardiaque ou embolie pulmonaire; elle n'est pas rare chez les chevaux qui ont subi cette opération (Trasbot). Dans quelques cas, elle survient seulement quelques heures ou même un jour ou deux après la thoracentèse (par thrombose cardiaque ou pulmonaire). L'accident immédiat le plus fréquent est l'*œdème pulmonaire* qui se traduit aussitôt ou peu après l'opération par une toux continuelle, quinteuse, par de l'oppression, une expectoration spumeuse, sanguinolente ou albumineuse. Habituellement tout rentre dans l'ordre au bout de peu de temps, mais dans quelques cas l'oppression augmente, l'expectoration devient de plus en plus abondante (certains malades rendent un litre, et plus de liquide spumeux); en dépit de ces symptômes alarmants, le malade survit en général; la mort a été très rarement observée. Dans les cas à terminaison fatale, les malades peuvent être emportés en quelques minutes (Legendre, Gombault), au bout de quelques heures (Béhier et Liouville, Bouveret). Ces accidents mortels ont été observés à peu près exclusivement chez des malades atteints de pleurésies compliquées : bronchite, ou pleurésie ancienne du poumon opposé, maladies du cœur et surtout symphyse péricardique, notamment tuberculeuse (Hayem et Tissier), maladies du rein, et chez des malades à qui l'on avait retiré rapidement une trop grande quantité de liquide.

Dès que se manifestent la toux et l'expectoration albumineuse, il faut pratiquer une injection de morphine.

On a signalé des *hémorrhagies pleurales* à la suite de la thoracentèse; à la fin de l'évacuation, le liquide se colore par le mélange du sang que les vaisseaux fragiles des néomembranes laissent exsuder; généralement le suintement est peu abondant, mais il peut parfois devenir mortel. Lorain a cité le cas d'un tuberculeux qui mourut ainsi quelques heures après la ponction; on reconnut que les vaisseaux intercostaux n'avaient pas été atteints par le trocart, et que par suite on ne pouvait mettre l'hémorrhagie sur le compte d'un traumatisme des artères.

Citons enfin parmi les complications les plus rares l'*hémoptysie* et le *pneumothorax*; on a même signalé la production d'hématémèse chez un malade qui était atteint d'ulcère de l'estomac.

Quant à la transformation purulente de l'épanchement, elle ne peut être considérée comme un accident imputable à la thoracentèse elle-même, mais bien aux fautes opératoires, c'est-à-dire à l'absence de précautions antiseptiques.

« *Lorsque l'épanchement est tari, quand la pleurésie paraît entièrement guérie, le rôle du médecin n'est pas terminé* », dit avec raison M. Netter. Il faut, même dans le cas où la pleurésie n'apparaît pas nettement de nature tuberculeuse, recommander au malade une hygiène rigoureuse, lui prescrire une vie régulière, les exercices du corps, la vie au grand air, une alimentation substantielle, l'usage prolongé de l'huile de foie de morue, etc., car la plupart des pleurétiques sont des tuberculeux à la période de germination et peuvent éviter les progrès de la tuberculose en observant scrupuleusement ces prescriptions.

PLEURÉSIES PURULENTES.

Il serait sans doute intéressant de tracer à grands traits l'historique du traitement de la pleurésie purulente, et de montrer combien il a fallu de temps et d'efforts pour que l'accord s'établisse entre les médecins, à l'effet d'adopter le traitement de choix : la pleurotomie précoce; mais le cadre de cet ouvrage ne comporte pas de digressions historiques et nous devons nous borner à enregistrer les conclusions que l'on peut tirer de la longue série de recherches et de travaux faits sur le traitement de l'empyème.

Actuellement, deux traitements sont en vigueur : la **thoracentèse** et la **pleurotomie antiseptique**; encore la thoracentèse n'est-elle qu'un procédé le plus souvent palliatif, bien rarement curatif. Nous exposerons d'abord leur manuel opératoire, et formulerons ensuite les indications particulières tirées de la nature bactériologique de l'épanchement et de sa localisation.

A. — Thoracentèse.

La thoracentèse est parfois une opération d'urgence : lorsque l'épanchement est assez abondant pour déterminer une dyspnée notable, de la cyanose, un refoulement très prononcé des organes, il faut intervenir de suite, pour prévenir l'imminence de la mort subite.

En dehors de ce cas où l'abondance de l'épanchement nécessite l'évacuation immédiate du liquide, la thoracentèse est indiquée comme traitement de choix dans les circonstances suivantes :

1° Lorsqu'il s'agit d'une pleurésie, que l'examen bactériologique a démontrée comme étant due au pneumocoque, surtout si l'on a affaire à un enfant. L'expérience a prouvé en effet qu'une ou plusieurs ponctions suffisent en général à amener la guérison définitive des pleurésies pneumococciques. Toutefois cette guérison n'est pas la règle absolue ; même chez l'enfant, l'empyème peut devenir nécessaire.

2° Lorsqu'il s'agit d'une pleurésie chronique, datant de plusieurs mois, et telle que l'on soit autorisé à admettre l'inutilité de l'empyème, en raison de l'épaisseur de la coque pleurale et de l'impossibilité pour la paroi de se rétracter.

Les règles à suivre dans la thoracentèse ne diffèrent pas de celles qui ont été indiquées à l'occasion du traitement de la pleurésie séro-fibrineuse, mais elles peuvent présenter dans leur application certaines difficultés inhérentes à la nature du liquide contenu dans la plèvre. Tout d'abord, s'il s'agit d'une pleurésie ancienne, surtout s'il y a eu évacuation d'une partie du liquide par une fistule, le thorax est affaissé, les côtes sont abaissées et les espaces intercostaux sont très rétrécis de telle sorte que l'introduction du trocart peut être difficile. Enfin la paroi pleurale pouvant être très épaisse, il ne faut pas craindre d'enfoncer profondément le trocart. Il peut arriver, lorsque la ponction a été faite, que l'écoulement se fasse mal, ou s'interrompe, par suite de la présence d'une fausse membrane ou de grumeaux de pus assez volumineux pour obstruer la lumière du trocart. Il suffit, pour rétablir le cours du liquide, d'enfoncer l'écouvillon.

Parfois une seule ponction suffit pour amener la guérison définitive ; d'autres fois plusieurs ponctions sont nécessaires, d'autant que l'on ne doit jamais retirer d'emblée tout le liquide, s'il est quelque peu abondant.

Il ne faut pas confondre la méthode des ponctions simples ou multiples, uniquement appliquée aux pleurésies pneumococciques, avec celle des ponctions répétées, qui consiste à faire de nombreuses ponctions, à intervalles très rapprochés, sans craindre les ponctions blanches. On se proposait, par ce moyen, de favoriser la tension des parois de la poche et leur accolement. Cette méthode introduite dans la pratique par Trousseau, Legroux, recommandée de nos jours par Bouchut, M. Desplats, doit être absolument rejetée, en tant que méthode générale de traitement de toutes les pleurésies purulentes aiguës, car elle fait perdre un temps précieux, empêche de pratiquer la pleurotomie au moment le plus opportun, celui où le poumon n'est pas encore altéré, où le malade n'est pas affaibli par une suppuration prolongée.

On ne s'est pas borné à évacuer le pus; on a, dans certains cas lavé la poche purulente avec un liquide antiseptique. Les résultats n'ont pas été assez satisfaisants pour faire préférer ce procédé à la pleurotomie.

B. — Pleurotomie.

La pleurotomie doit être rigoureusement *antiseptique*; nous verrons dans un instant que l'opération peut réaliser cette condition, sans que l'on soit obligé de pratiquer le lavage de la plèvre. D'autre part, la pleurotomie doit être *précoce*. Quand elle est faite tardivement, le poumon est sclérosé et ratatiné, et ne peut plus combler le vide pleural; l'opération ne réussit qu'incomplètement, car il persiste une fistule qui plus tard nécessite une intervention. La pleurotomie doit être pratiquée, dès que le diagnostic est établi et que l'examen bactériologique du liquide est fait; aussi la *ponction exploratrice* est-elle de rigueur, dès que l'on soupçonne une pleurésie purulente. On la fait avec la seringue de Pravaz à laquelle on adapte de préférence une aiguille en platine iridié, qui peut être portée au rouge et par suite stérilisée complètement et instantanément.

Les *instruments* nécessaires sont : un bistouri droit, un bistouri boutonné, des écarteurs, des pinces hémostatiques.

Il faut en outre une certaine quantité de bourdonnets de coton hydrophile aseptique, des éponges, des drains. S'il est possible, les instruments sont stérilisés à l'autoclave, ou placés dans une solution d'acide phénique à 5 p. 100 que l'on chauffe à 70° ou 80 degrés.

Le *lavage du champ opératoire* doit être pratiqué avec le plus grand soin, d'autant plus que la peau présente souvent encore des traces et résidus de vésicatoires, de petits foyers de suppuration consécutifs à l'application de topiques, etc. ; aussi est-il indispensable de laver avec de l'eau tiède, du savon et une brosse, puis avec du sublimé, à l'aide d'une compresse stérilisée.

Il va sans dire que l'opérateur se désinfectera les mains.

L'*anesthésie* est contre-indiquée d'une façon générale, car elle peut être dangereuse chez les malades dont le cœur est déplacé, dont le champ respiratoire est diminué; d'ailleurs la douleur due à l'incision ne dure que quelques instants. Quant à l'injection de cocaïne (de 2 ou 3 centigrammes) faite à chaque extrémité de la ligne d'incision, elle peut être utile, mais on ne doit pas oublier que la cocaïne n'est pas non plus inoffensive; aussi bien vaut-il mieux s'abstenir de toute anesthésie générale ou locale.

Le *choix de l'espace intercostal* est subordonné à la variété anatomique de la pleurésie; tantôt on est maître du choix de l'espace intercostal à inciser, tantôt on pratique une incision de nécessité.

Dans le premier cas, c'est le huitième espace qu'il faut choisir, en faisant partir l'incision de la ligne axillaire postérieure, à peu près sur le bord antérieur du muscle grand dorsal; chez les enfants, en raison de la moindre étendue du diamètre vertical du thorax, on peut faire la pleurotomie au niveau du septième ou même du sixième espace.

Lorsqu'il existe un abcès extérieur, il faut ouvrir largement la tumeur fluctuante, à moins que celle-ci ne soit située en avant et en haut, dans une situation peu favorable à l'écoulement du pus; auquel cas, il faut pratiquer l'incision hors de la tumeur fluctuante, au lieu d'élection.

On peut d'ailleurs être amené à inciser cette tumeur lorsqu'elle est sur le point de s'abcéder et que l'on est certain qu'elle ne pourra disparaître spontanément, et d'autre part à pratiquer une seconde incision au point indiqué.

Enfin dans le cas de pleurésies partielles enkystées, l'incision est encore subordonnée au siège de l'épanchement.

Le *manuel opératoire* est des plus simples : il suffit d'inciser rapidement les diverses couches de l'espace intercostal, depuis la peau jusqu'à la plèvre, l'index gauche ne quittant pas l'incision et devant aller à la recherche de la plèvre; dès que celle-ci est reconnue, on la ponctionne avec la pointe du bistouri, puis on agrandit l'incision dans le sens transversal; le bistouri boutonné est utile, pour ce dernier temps de l'opération, s'il s'agit d'une pleurésie gauche et que l'on craigne de blesser le cœur.

Le pus s'écoule avec violence, par saccades; afin d'éviter sa projection sur l'opérateur et les aides, une grosse éponge sera appliquée sur la plaie. Un lavage fait avec de l'eau bouillie, saturée d'acide borique, et contenue dans un récipient en verre que l'on élève au-dessus de l'ouverture de la plèvre, permet d'entraîner le pus qui ne s'était pas écoulé; il faut auparavant, laver et nettoyer avec soin les lèvres de la plaie avec les tampons de ouate trempés dans la solution de sublimé ; on renouvelle ce nettoyage, une fois le lavage de la plèvre terminé. Enfin on introduit un gros drain, de 5 à 6 centimètres de long, muni à son extrémité inférieure d'une épingle de nourrice, à laquelle deux fils sont attachés, afin d'éviter sa chute dans la cavité pleurale.

Le *pansement* se fait avec de la gaze iodoformée (on a eu soin auparavant de projeter sur les lèvres de la plaie soit de l'iodoforme, soit du salol) ; cette gaze est enroulé autour du drain et recouverte ensuite de couches régulières de même gaze.

Une couche très épaisse et très étendue de ouate antiseptique complète le pansement, dont l'ensemble est maintenu par une bande de tarlatane trempée dans la solution de sublimé et exprimée. Il est nécessaire que la ouate recouvre toute la surface du thorax.

Le malade se couche sur le côté opéré, afin de faciliter l'écoulement du liquide.

Le pansement ne doit être renouvelé que quand il est sali, à moins qu'il n'y ait élévation de température.

A chaque pansement le drain est remis dans la plèvre, après avoir été nettoyé dans la solution phéniquée forte ; on en diminue progressivement la longueur, et on le retire définitivement, quand il ne s'écoule plus de liquide.

Faut-il pratiquer des *lavages de la plèvre*, après la pleurotomie? Cette question a été maintes fois discutée. Bien qu'il y ait tendance manifeste aujourd'hui à les supprimer complètement, nous ne croyons pas que leur interdiction doive être érigée en règle absolue.

L'une des raisons pour lesquelles on a condamné les lavages, est la crainte que la plèvre n'absorbe les liquides antiseptiques... et toxiques ; mais cette crainte n'est plus fondée, puisque nous avons maintenant à notre disposition des agents doués d'un fort pouvoir antiseptique, tout en n'étant pas toxiques.

« Tant que le liquide est franchement purulent et non encore séreux, disent MM. Debove et Courtois-Suffit, il faut laver la plèvre.

» Si le liquide est d'odeur fétide, il faut laver la plèvre, et même à l'aide de solutions antiseptiques énergiques.

» Si la fièvre persiste après l'opération ou reparaît après une période d'apyrexie, il faut encore agir de même. »

De tous les agents antiseptiques qui ont été tour à tour employés, le sublimé est incontestablement le plus énergique ; mais, pour éviter les accidents d'intoxication, le lavage avec la solution de sublimé doit être suivi d'un lavage à l'eau bouillie. Si l'on redoute néanmoins ces accidents, on peut recourir à l'acide salicylique en solution à 1 ou 2 p. 1000, ou bien à la créoline en solution à 4 p. 100 (Laveran).

Le liquide doit être injecté à la température de 38 ou 39 degrés.

Pour pratiquer le lavage de la plèvre, on se sert d'un récipient ou d'un entonnoir en verre, terminé par un tube ; on élève l'instrument au-dessus du malade, de telle façon que l'on puisse régler à son gré la pression sous laquelle le liquide est introduit dans la plèvre.

Parmi les *accidents* qui peuvent survenir au cours de l'opération citons la blessure du diaphragme, lorsqu'il s'est produit au niveau des espaces intercostaux des adhérences ayant effacé le sinus costo-diaphragmatique ; quant à l'ouverture de l'artère intercostale elle est exceptionnelle, puisque l'on ne pratique jamais la pleurotomie dans les points où elle peut être atteinte, c'est-à-dire dans les parties antérieures et postérieures de l'espace, où elle abandonne l'abri que lui offre la gouttière costale.

Ces deux accidents ne sont pas inhérents à la nature de l'opération ; on peut les éviter à coup sûr, en se conformant aux règles opératoires énoncées plus haut, c'est-à-dire en pratiquant toujours une ponction exploratrice préalable (pour s'assurer que l'on est bien dans la plèvre) et en faisant porter l'incision sur le milieu de l'espace intercostal. La même observation s'applique aux accidents consécutifs tels que l'érysipèle, la suppuration des lèvres de la plaie, la pyohémie, qui ne doivent pas s'observer si l'asepsie a été rigoureuse.

Quant aux accidents très rares qui ont été signalés, tels que les embolies cérébrales (cas de Laveran, Vallin, Potain, etc.), ils paraissent le résultat de la compression totale du poumon, par un grand épanchement qui occasionne de graves désordres circulatoires ; il dépendra du médecin de les éviter, en faisant la pleurotomie sans retard, ou en pratiquant la thoracentèse d'urgence.

Certaines complications sont particulières aux pleurésies purulentes qui ont été traitées par le lavage : telles les attaques syncopales et les attaques éclamptiques (éclampsie pleurétique) suivies habituellement de paralysies passagères, quelquefois terminées par la mort. Encore n'est-ce pas le lavage lui-même qui doit être incriminé, mais les conditions dans lesquelles il a été fait. On a constaté en effet que ces accidents sont toujours survenus à l'occasion de lavages faits sans ménagements, avec une trop forte pression du liquide.

Ce qui vient d'être dit jusqu'à présent, s'applique exclusivement au traitement des empyèmes aigus ; celui que nécessitent les pleurésies purulentes chroniques, étant exclusivement du ressort chirurgical, ne peut nous arrêter. Bornons-nous à rappeler, que pour permettre le rapprochement des deux feuillets de la plèvre, après la pleurotomie, dans les cas où la coque pleurale rigide ne peut revenir sur elle-même, on pratique une opération destinée à mobiliser une plus ou moins grande partie de la paroi thoracique : c'est l'opération d'Estlander (1879)

D'ailleurs cette opération, acceptée avec empressement par les chirurgiens, lorsqu'elle fut proposée il y a quelques années, est aujourd'hui moins en faveur. L'expérience a montré que ce n'est pas une opération bénigne, et qu'elle n'a chance de succès que chez les sujets jeunes.

C. — Indications thérapeutiques particulières.

Tel est le manuel opératoire de la pleurotomie envisagée d'une façon générale. Il nous faut maintenant revenir sur les indications particulières fournies par la nature bactériologique du liquide, et sur les localisations de l'épanchement.

On sait que les pleurésies purulentes peuvent être dues à divers microbes, isolés ou associés diversement suivant les cas.

Parmi ces « variétés bactériologiques » d'épanchements purulents, il en est une qui mérite particulièrement de nous arrêter, en raison des considérations thérapeutiques qui s'y appliquent, c'est la **pleurésie à pneumocoques**, primitive ou consécutive à une pneumonie. Ces pleurésies livrées à elles-mêmes se terminent quelquefois par résorption, plus souvent s'enkystent, et se terminent par vomique (26 fois sur 100 d'après Netter). Doit-on, en raison de cette tendance à la guérison spontanée, abandonner à elle-même une pleurésie que l'on a reconnu comme étant déterminée par le pneumocoque ?

On peut répondre non, sans hésitation. En effet la vomique ne survient que dans un quart des cas, exposant d'ailleurs le malade à des accidents graves comme le pneumothorax, la suppuration prolongée. Il faut donc intervenir, mais ici la pleurotomie doit le plus souvent céder le pas à la thoracentèse, l'expérience ayant montré que la plupart des pleurésies à pneumocoques, surtout chez les enfants, sont susceptibles de guérir après une ou plusieurs ponctions ; ce fait s'explique aisément, si l'on veut bien se rappeler que le pneumocoque perd rapidement sa virulence, toutefois cette virulence est très variable suivant les cas, et l'inoculation aux animaux permet seule de l'apprécier. Si donc cette inoculation montre que l'on a affaire à un pneumocoque peu virulent, on doit faire la thoracentèse ; si le pneumocoque est au contraire très virulent, il vaut mieux recourir d'emblée à la pleurotomie que de s'exposer à pratiquer plusieurs ponctions, et finalement d'être obligé d'ouvrir la plèvre.

D'ailleurs dans les cas d'empyèmes à pneumocoques, le succès de la pleurotomie est complet et, comme le disent MM. Debove et Courtois-Suffit, « la pleurésie purulente à pneumocoques est le triomphe de l'opération de l'empyème antiseptique ». Nombre de malades ont complètement guéri, après l'incision, sans lavages ultérieurs, au bout d'un temps très court, variant de trois semaines à un mois.

En résumé, la ponction devra presque toujours être pratiquée en premier lieu dans le cas de pleurésie à pneumocoques ; mais si le liquide se reproduit, et si l'inoculation démontre une grande virulence du microbe, il faudra recourir sans hésitation à l'empyème ; les lavages consécutifs ne seront pas nécessaires.

A côté de la pleurésie à pneumocoques, il est une autre variété bactériologique, non moins nettement définie, c'est la **pleurésie purulente à streptocoques**. Contrairement au microbe de Talamon-Fraenkel, le streptocoque offre aux agents de destruction une grande résistance, et présente une longue vitalité, ce qui explique sa longévité dans le milieu pleural, qui lui est éminemment favorable, par suite de l'absence d'air ; enfin ses produits sont les plus toxiques de ceux que renferment les liquides pleuraux (Vignalou). On doit toutefois se rappeler que la virulence du streptocoque peut varier beaucoup, suivant sa provenance, et que si les streptocoques de l'infection puerpérale sont d'une virulence extrême, d'autres streptocoques sont infiniment moins virulents.

Ce qu'il faut surtout savoir, au point de vue pratique, c'est que les pleurésies à streptocoques sont éminemment caractérisées par la reproduction incessante du liquide, à tel point que celui-ci peut se reproduire, même après la pleurotomie, et qu'en tous cas cette reproduction est une règle absolue après la simple thoracentèse ; que d'autre part, contrairement à l'empyème pneumococcique, la pleurésie à streptocoques ne présente aucune tendance à l'évacuation spontanée, et qu'abandonnée à elle-même elle fait courir au malade les chances d'une infection généralisée, aiguë ou chronique.

Conclusion : la pleurotomie d'emblée est le plus souvent indiquée comme traitement de cette variété de pleurésie purulente ; il existe cependant quelques observations de pleurésies à streptocoques guéries par la simple ponction (une entre autres, de M. Widal, qui se fondant sur les résultats des cultures et des inoculations lui ayant démontré la faible virulence du pus, avait eu recours à la thoracentèse) ; toutefois les exceptions ne peuvent infirmer la règle, et nous concluons, avec M. Netter et beaucoup d'autres, que la pleurotomie précoce est rigoureusement indiquée dans cette variété de pleurésie. Faut-il ou non la faire suivre de lavages antiseptiques ? A cet égard, il n'existe pas de règle absolue.

Il existe de nombreuses observations de guérison sans lavages, mais d'autre part l'absence de lavages expose aux rechutes, et l'on ne sait jamais, alors même que l'on a constaté une faible virulence du liquide, si les streptocoques encore existant sur les parois pleurales, ne pourront pas, à un moment donné, voir leur virulence s'exalter. Les lavages avec une solution antiseptique énergique (lavage avec une solution de sublimé, puis lavage à l'eau bouillie) sont donc indiqués. Quant à leur nombre il est impossible de le préciser à l'avance ; il y a, en tous cas, avantage à les faire le moins souvent possible. Un seul peut suffire, ou deux tout au plus.

Il reste à examiner les cas où la pleurésie est due, ce qui est rare, à quelques autres microbes qui existent isolément, tels que le bacille typhique, le bacille encapsulé de Friedlaender. Autant qu'on peut l'affirmer, en raison du petit nombre d'observations publiées jusqu'ici, le traitement précédent leur est applicable de tous points.

Quant aux pleurésies aiguës dues à des associations microbiennes, les plus communes sont celles où le pneumocoque est associé au streptocoque; ici encore, même traitement, ainsi que pour les pleurésies purulentes aiguës des tuberculeux, dues à l'association du bacille de Koch aux microbes pyogènes.

La pleurésie gangreneuse, consécutive à la gangrène pulmonaire ; la pleurésie putride telle que celle que l'on peut observer consécutivement à un abcès du foie, à un abcès du poumon, nécessitent également une intervention hâtive.

En résumé, pour ne pas égarer le lecteur, et pour rester le plus possible sur le terrain de la pratique, en ne retenant que les cas qui s'offrent le plus fréquemment à l'observation, nous croyons pouvoir schématiser de la façon suivante, ce qui vient d'être dit sur les pleurésies purulentes aiguës :

Il existe, au point de vue thérapeutique, deux grandes variétés de pleurésies purulentes aiguës.

a. Les pleurésies à pneumocoques, que l'on doit, d'une façon générale, traiter d'abord par la ponction, simple ou répétée, mais que l'on ne doit pas hésiter à traiter par l'empyème, si l'épanchement ne présente après deux ou trois ponctions, aucune tendance à la guérison, et surtout si l'inoculation démontre la virulence de l'agent microbien. La pleurotomie, sans lavages, suffit ordinairement à amener la guérison.

b. Les pleurésies à streptocoques qu'il faut, d'une façon générale, traiter par la pleurotomie précoce, suivie de rares lavages avec un liquide antiseptique.

La pleurésie chronique, uniquement et exclusivement **tuberculeuse**, doit maintenant nous occuper. Rappelons qu'elle est caractérisée bactériologiquement, par l'absence habituelle du bacille de Koch (1 fois sur 4, a-t-on dit), à tel point que pour Fraenkel le meilleur moyen d'en affirmer la nature, est de constater dans le liquide l'absence du bacille de Koch et des bacilles de la suppuration ; ajoutons que le meilleur élément du diagnostic est en réalité fourni par l'inoculation qui est presque toujours positive, mais qu'on doit en attendre le résultat pendant plusieurs semaines, puisque c'est du 25e au 30e jour que l'on peut seulement constater les tubercules, chez les cobayes inoculés dans le péritoine. Ce qui fait la gravité de la pleurésie tuberculeuse, en dehors de l'existence des tubercules dans les poumons ou d'autres organes, c'est l'état de la plèvre qui reste infiltrée de tubercules ; c'est, d'autre part, l'état du poumon qui, dans les épanchements anciens, est réduit à l'état de moignon accolé contre la colonne vertébrale par la plèvre rigide, et ne peut dès lors venir combler le ride pleural. On conçoit que la pleurotomie ne puisse être recommandée avec assurance dans ce cas, puisque la plèvre béante peut s'infecter avec la plus grande facilité ; aussi la plupart des auteurs, entre autres M. Netter, s'en tiennent-ils à la ponction simple, d'autant que le liquide se reproduit très lentement, contrairement à ce qui se passe dans les pleurésies aiguës, et que l'on peut ainsi être utile au malade, sans l'exposer à l'infection purulente rapidement mortelle. La thoracentèse ne doit pas être suivie de lavages, car l'on ne peut se flatter de détruire les microbes logés dans l'épaisseur de la coque pleurale ; et de fait, on a essayé sans le moindre succès, les injections de sublimé, de chlorure de zinc, etc.

Pour justifier l'abstention de toute intervention active, MM. Debove et Courtois-Suffit font remarquer avec raison que si l'assimilation de la tuberculose chronique de la plèvre avec l'abcès froid, est exacte en ce qui concerne l'étiologie et l'évolution, elle cesse d'être exacte, en ce qui concerne l'intervention, puisque l'on ne peut songer à curer la plèvre, à détruire la coque pleurale par le grattage, comme on le fait pour un abcès froid. Mais, dira-t-on, ces considérations sont applicables à la pleurésie ancienne, et ne faut-il pas intervenir, si l'occasion se présente de traiter un malade au début d'une semblable pleurésie ? Nous répondrons à cela, qu'au début, de telles pleurésies sont habituellement séreuses, et par suite traitées uniquement par la thoracentèse, et que d'ailleurs l'intervention précoce n'empêcherait pas l'évolution des tubercules pleuraux et leur fonte purulente. Si nombre de pleurésies séreuses guérissent chez les tuberculeux par la simple ponction, c'est que les tubercules subissent la transformation fibreuse de guérison ; sinon ni la pleurotomie, ni la thoracentèse ne peuvent retarder ou empêcher la transformation purulente ; ferait-on la pleurotomie précoce, dans ces conditions, qu'il persisterait une fistule inguérissable. Il est vrai que cette éventualité n'est pas regardée comme défavorable par certains médecins !

Donc, en dernier ressort, les ponctions très largement espacées, paraissent être le meilleur mode de traitement « palliatif » qui convienne aux pleurésies purulentes chroniques dues au bacille de Koch.

Voyons maintenant quelles sont les indications spéciales fournies par la localisation de l'épanchement. Sur la *pleurésie interlobaire* nous n'avons pas à insister, car elle est le plus souvent méconnue et la vomique est le premier signe révélateur; la *pleurésie diaphragmatique*, elle aussi, s'évacue fréquemment par vomique; mais si la déformation partielle de la base du thorax, l'œdème de l'espace intercostal, la douleur phrénique etc. ont fait songer à une pleurésie localisée à ce niveau, et si la ponction exploratrice a confirmé le diagnostic, on pourra pratiquer la thoracentèse, en prenant de grande précautions pour ne pas perforer le diaphragme, c'est-à-dire que l'on enfoncera le trocart ni trop obliquement, ni trop profondément; la thoracentèse est le traitement habituel des pleurésies enkystées du sommet, ainsi que des autres pleurésies partielles et des *pleurésies cloisonnées*. On la fera suivre d'injections antiseptiques.

L'*empyème pulsatile* est une variété de pleurésie chronique; s'il a perforé un espace intercostal, il faut ouvrir l'abcès, mais la guérison définitive est rare, il reste une fistule que l'on pourra traiter ultérieurement par l'opération d'Estlander.

PNEUMOTHORAX.

Il n'existe pas un traitement uniforme s'appliquant à tous les cas de pneumothorax, car cette maladie reconnaît des causes diverses et présente des modalités anatomo-pathologiques et cliniques variées (pneumothorax gazeux, hydropneumothorax, pyopneumothorax). Il faut, dans le choix du traitement, se guider à la fois sur la notion de cause, sur celle de l'existence d'un épanchement gazeux ou hydro-aérique, enfin sur la nature du liquide épanché dans la plèvre.

Lorsque l'on constate un pneumothorax, on doit immédiatement rechercher s'il est d'origine tuberculeuse, ou non, la tuberculose déterminant 80 à 90 p. 100 des cas de pneumothorax.

Le pneumothorax tuberculeux est dû le plus souvent à la rupture de tubercules ramollis, mais il peut être aussi consécutif à la rupture de vésicules emphysémateuses, à une vomique, à la rupture d'une caverne. Le pneumothorax tuberculeux est total ou partiel; il peut être pur, mais le cas est exceptionnel et le plus souvent la plèvre contient un liquide séreux ou purulent; ainsi que Monneret l'avait indiqué, le liquide épanché est habituellement séreux; c'est ce qui résulte clairement de la statistique récemment publiée par M. Netter (*Société médicale des hôpitaux*, décembre 1891). Sur 16 cas personnels, M. Netter a relevé 13 fois un épanchement séreux ou séro-purulent-deux fois un épanchement purulent; une seule fois le liquide, primi, tivement clair, est devenu plus tard purulent. Le liquide séreux ou séro-purulent renferme des bacilles de Koch, ainsi que le démontrent les examens microscopiques et les inoculations, mais il ne contient que ces microbes, à l'exclusion de tout autre micro-organisme.

Dans les cas de pyopneumothorax, à côté du bacille de Koch existent d'autres microbes pyogènes ou saprogènes. Ces associations microbiennes sont rares, car la perforation a lieu habituellement au niveau de noyaux ramollis de petites dimensions, et l'air des alvéoles pulmonaires ne contient pas de bactéries.

Le pyopneumothorax ne se produit guère que dans les cas où la perforation est due à la rupture d'une caverne ou d'une vomique.

Le pronostic du pneumothorax tuberculeux est variable ; M. Galliard distingue celui qui tue rapidement (en moyenne dans le cours du second septénaire), celui qui tue lentement, enfin celui qui guérit. Certains médecins (Woillez, Béhier, etc.) ont considéré le pneumothorax, non comme une complication fâcheuse, mais comme une circonstance favorable, capable d'enrayer la marche de la tuberculose dans le poumon comprimé. C'est là une opinion erronée ; en réalité le pneumothorax constitue très souvent une complication sérieuse, en rétrécissant le champ de l'hématose, dans un poumon dont les lésions étaient minimes ; néanmoins il guérit parfois, soit qu'il s'agisse d'un pneumothorax pur, sans liquide (7 cas rapportés par M. Galliard dus vraisemblablement à la rupture de vésicules emphysémateuses), soit qu'il s'agisse d'un hydropneumothorax. Lorsqu'il existe du liquide, la guérison a lieu par suite de l'oblitération de la fistule, à laquelle contribue sans doute la présence du liquide, favorisant la production des fausses membranes et leur accumulation au niveau de la fistule ; aussi beaucoup de médecins conseillent-ils de s'abstenir de toute intervention, jusqu'au jour où l'on aura acquis la certitude de l'oblitération de la fistule.

Que doit donc être le traitement du **pneumothorax tuberculeux** ? On peut distinguer le traitement d'urgence, imposé par l'asphyxie, du traitement méthodique que l'on emploie, au moment jugé opportun. Le traitement d'urgence comprend l'emploi de moyens médicaux et celui de la thoracentèse.

Les moyens médicaux ne peuvent être considérés que comme des palliatifs ; ils consistent à peu près exclusivement dans l'emploi des injections de morphine et des injections d'éther.

Les *injections de morphine* calment la douleur et diminuent la dyspnée parfois si intense éprouvée par les malades : les *injections d'éther* ne peuvent remplir le même office ; elles ne sont de mise que quand le malade est cyanosé, que l'asphyxie est imminente.

Les *inhalations d'oxygène* peuvent rendre quelques services contre la dyspnée; quant aux *révulsifs* (ventouses sèches, sinapismes, etc.), leur utilité est contestable. On donnera enfin des *boissons alcooliques* (cognac, champagne, etc.).

Si l'asphyxie est menaçante, et que le poumon du côté opposé soit malade, la *thoracentèse* s'impose ; elle permet d'évacuer l'air qui dans certains cas présente une pression supérieure à celle de l'atmosphère (pneumothorax à soupape).

Si le malade surmonte, ce qui est le cas habituel, la phase périlleuse du début, la conduite à tenir varie suivant les cas : le pneumothorax reste-t-il pur, sans formation de liquide, l'abstention doit être observée, car l'air se résorbe spontanément; sans doute la thoracentèse pourrait hâter cette résorption; mais elle pourrait aussi provoquer de nouvelles perforations ; il faut donc s'armer de patience et attendre que l'air se résorbe spontanément (deux mois sont en général nécessaires pour cette résorption).

S'il existe un épanchement, on s'accorde à temporiser jusqu'à ce que, la fistule étant oblitérée, l'hydropneumothorax se trouve transformé en hydrothorax ; la difficulté à résoudre réside dans la diagnostic de cette oblitération. La plupart des médecins admettent que la fistule est oblitérée au bout de cinq à six semaines, mais ce délai n'a rien d'invariable; dans certains cas, en effet, la cicatrisation de la fistule pleuro-pulmonaire peut être précoce (8 à 15 jours); quant aux signes indiqués pour distinguer le pneumothorax fermé du pneumothorax ouvert, ils ne sont pas pathognomoniques; autrefois on admettait que le tintement métallique et le bourdonnement amphorique ne s'entendent que s'il existe une communication entre la plèvre et le poumon, mais Skoda et Béhier ont montré que les bruits amphoro-métalliques peuvent persister après l'occlusion fistulaire; d'ailleurs, dans le faux pneumothorax sous-phrénique, le souffle amphorique et le tintement métallique se produisent, bien qu'il n'existe aucune communication avec les bronches. Unverricht signale le bruit fistulaire (sorte de gargouillement produit par des bulles d'eau qui viendraient crever à la surface du liquide), comme un signe absolument infaillible de la persistance d'une fistule pleuro-bronchique ; mais ce signe ne paraît avoir été retrouvé jusqu'ici que par Riégel; et il faut noter que Unverricht ne l'a constaté qu'en auscultant les malades pendant la thoracentèse. Quant aux renseignements que l'on peut tirer de l'analyse des gaz contenus dans la plèvre, on ne peut les considérer ni comme assez sûrs, ni surtout comme assez pratiques pour pouvoir entrer en ligne de compte. En résumé, on doit attendre avant de pratiquer la thoracentèse qu'un intervalle égal au moins à six semaines se soit écoulé depuis le début du pneumothorax; plus le liquide atteint un niveau élevé dans la cavité pleurale, plus il y a de chances pour que la fistule soit oblitérée. On doit en tous cas n'évacuer qu'une partie du liquide, afin de ne pas provoquer la rupture de la cicatrice par une décompression brusque du poumon; les ponctions partielles et répétées n'ont aucun inconvénient.

On ne s'est pas borné à évacuer le liquide; M. le professeur Potain a proposé de substituer de l'*air stérilisé* au liquide que l'on évacue, de façon à maintenir la tension pleurale à un degré voisin de la normale. On évite ainsi le déplissement du poumon, déplissement qui peut avoir pour conséquence, quand le poumon est affaissé depuis longtemps, une congestion intense, une expectoration albumineuse. Voici d'ailleurs les conclusions de M. le professeur Potain relatives aux indications de la méthode qu'il préconise :

1° Il est possible d'évacuer complètement le liquide des épanchements pleuraux consécutifs au pneumothorax, à la condition d'y substituer de l'air stérilisé.

2° L'air débarrassé de tout germe, par la filtration à travers la ouate, est dépourvu de toute action nuisible et ne provoque aucune altération des liquides pleuraux.

3° Cette pratique supprime les dangers graves qui résultent de la présence d'une grande quantité de liquide dans la cavité pleurale ou de l'évacuation rapide d'un grand épanchement.

4° Elle permet, d'autre part, d'éviter les inconvénients sérieux de ponctions fréquemment renouvelées, et ménage aux poumons la possibilité d'une distension lente et progressive.

5° Elle semble enfin, en laissant pendant longtemps le poumon malade dans le repos et l'inactivité, favoriser la cicatrisation et la guérison définitive des lésions tuberculeuses (*Académie de médecine*, 24 avril 1888).

Lorsque l'épanchement est purulent, on peut se comporter comme dans le cas d'hydropneumothorax, c'est-à-dire pratiquer des ponctions successives lorsque l'on suppose que la fistule est oblitérée. Quelques médecins font suivre la ponction d'une injection pleurale modificatrice (le plus souvent on emploie la solution d'iode iodurée). Cette pratique est adoptée par M. Duguet, qui compte à son actif un assez grand nombre de cas de guérison de pneumothorax.

On peut poser aussi la question de la *thoracotomie*. Les cas d'empyème sont encore assez rares; Leyden a cité en 1890 deux cas de pyopneumothorax, traités par l'empyème, qui ont guéri, mais avec persistance d'une fistule. Guttmann, sur trois cas, a eu deux échecs et un succès ; le malade survécut cinq ans et trois mois.

M. Merklen a récemment rapporté (*Société médicale des hôpitaux*, 13 novembre 1891) l'observation d'un homme de vingt-huit ans qui fut d'abord traité par les ponctions suivies de lavages à l'eau naphtolée, mais sans succès, puis par la pleurotomie non accompagnée de résection costale. Le malade a guéri, après avoir conservé pendant longtemps une fistule. M. Merklen ne pense pas que l'on puisse ériger en principe le traitement du pyopneumothorax par la pleurotomie; on ne peut songer à cette opération qui si les lésions pulmonaires, surtout du côté opposé au pneumothorax, sont peu avancées. Or, il est difficile d'apprécier exactement le degré de la tuberculose, et si le poumon est farci de tubercules, il peut arriver que la pleurotomie soit le signal d'une poussée aiguë. « Il faudrait pour pratiquer l'empyème, être sûr, ce qui est bien difficile, que le poumon du côté opposé au pneumothorax n'a rien. Quant à l'âge du pyopneumothorax, son ancienneté ne paraît pas une mauvaise condition pour opérer; au contraire, car cela prouve que le poumon est en bon état. »

Le pneumothorax non tuberculeux peut être dû à des causes multiples. Habituellement il est consécutif à une affection pulmonaire ou pleurale aiguë (broncho-pneumonie, pneumonie, abcès, gangrène, infarctus pulmonaire, pleurésie purulente ou très rarement séreuse) ou bien à une affection pulmonaire chronique (emphysème, kyste hydatique, syphilis, dilatation des bronches); dans d'autres circonstances, il est dû à une lésion de voisinage (lésions de la paroi costale, carie du sternum, abcès du sein, cancer œsophagien, ou bien encore à l'ouverture dans la plèvre d'une collection provenant de l'estomac (ulcère simple, cancer), de l'intestin (appendicite) du foie, des reins (abcès, kystes), enfin il peut être d'origine traumatique ou opératoire (trachéotomie, thoracentèse).

Parmi ces différentes causes l'une des plus communes est l'**emphysème**. Le pneumothorax des emphysémateux est toujours pur, sans liquide; il n'en est pas moins grave, car il peut entraîner rapidement la mort, du moins chez de grands emphysémateux (2/3 des cas). Le seul traitement à appliquer est la thoracentèse, qu'il ne faut pas différer, si la dyspnée est menaçante.

Le pneumothorax dit par effort ne survient en réalité que chez des jeunes gens emphysémateux latents; la physiologie a démontré en effet qu'un poumon absolument sain ne cède pas sous l'influence d'efforts même violents. Quoi qu'il en soit, contrairement à celui des grands emphysémateux, ce pneumothorax est bénin; sur 37 cas de ce genre relevés par M. Galliard, il y eut seulement trois décès. Comme dans les cas précédents, la thoracentèse précoce peut être rendue nécessaire par une dyspnée intense; mais, les premières heures passées, il n'en est plus de même : « Les premières heures passées, la première journée passée si l'on veut, les indications de la thoracentèse sont de moins en moins pressantes, et dès lors, à moins d'accidents comme ceux qui ont tué, au troisième et au quatrième jour, les malades de Stokes et de

Desmaroux (ces sujets n'ont pas été ponctionnés), il faut éviter de la faire.

Elle aurait pour inconvénient, en effet, en facilitant la décompression du poumon, de mettre obstacle à la cicatrisation de la plaie pulmonaire. Il faut se rappeler que, pour se cicatriser, le poumon a besoin d'une immobilité absolue. On évitera donc les alternatives de dilatation et de rétraction que provoquerait la thoracentèse.

Quand, avec de l'air, il y a du liquide et surtout quand il y a du pus, la question devient différente. Mais là encore, il ne faut ponctionner qu'au moment où l'on supposera l'orifice pulmonaire oblitéré. En résumé, *grande prudence* pour ce qui concerne l'intervention chirurgicale. » (Galliard, *Le Pneumothorax*, p. 125.)

En ce qui concerne le pneumothorax qui peut compliquer la **pneumonie** et la **broncho-pneumonie** on doit recourir aux ponctions partielles répétées, s'il s'agit d'un hydropneumothorax ; s'il s'agit, ce qui est le cas habituel, d'un pyopneumothorax consécutif à la rupture dans la plèvre d'un abcès ou d'un foyer gangreneux, ou ne devra pas hésiter à pratiquer l'empyème ; enfin l'empyème sera suivi de lavages antiseptiques si le pus est fétide et provient d'un foyer gangreneux.

On adoptera la même conduite, c'est-à-dire la thoracotomie hâtive, suivie de lavages, dans les cas de **gangrène** primitive du poumon.

Le pneumothorax consécutif aux **vomiques** ne comporte pas d'intervention immédiate à moins qu'il n'y ait une dyspnée intense.

Cette éventualité mise à part, il vaudra mieux temporiser.

MALADIES
DE L'APPAREIL CIRCULATOIRE

PÉRICARDITES.

Le traitement des péricardites aiguës se confond en partie avec celui de l'endocardite aiguë ; une indication essentielle existe dans les deux cas : combattre l'affaiblissement du myocarde.

Cet affaiblissement du myocarde est précédé d'une phase initiale d'éréthisme cardiaque caractérisée par des palpitations, des sensations douloureuses diverses, localisées au niveau de la région précordiale ; par de la tachycardie.

Cet éréthisme est souvent calmé d'une façon efficace par les *injections de morphine* et par l'application de quelques *ventouses scarifiées* sur la région du cœur ; les ventouses sont préférables aux vésicatoires dont on a tant abusé et dont l'emploi remonte à Corvisart. Gendrin employait volontiers la *glace* en applications locales ; c'est là un moyen que l'on peut utiliser, mais avec discrétion ; la vessie de glace ne devra pas être laissée plus d'une heure environ.

La *poudre de Dower* peut rendre quelques services en atténuant les sensations douloureuses ; la vératrine a été proposée, mais peu employée.

Les avis sont partagés au sujet de l'emploi de la *digitale*. Les uns la considèrent comme dangereuse (Gendrin, Graves, Stokes) ; d'autres s'en servent lorsque le cœur se dilate et commence à faiblir. Peu utile ou même nuisible au début de la péricardite, elle sera d'un grand secours, quelques jours après, si l'asystolie est menaçante. A ce moment, les cordiaux, les boissons alcooliques, la digitale et la caféine doivent faire les frais du traitement.

Une autre indication thérapeutique de grande importance est fournie par la présence d'un épanchement. Celui-ci est rarement assez abondant pour nécessiter une intervention ; cependant, il est des cas où l'épanchement s'accroît dans des proportions telles que la mort par syncope est menaçante, si l'on n'évacue le liquide.

Il va sans dire que le traitement médical est impuissant contre l'épanchement; ni le calomel, ni les diurétiques ne peuvent déterminer sa résorption; il n'est influencé par la médication interne que dans le cas de péricardite rhumatismale : le salicylate de soude est alors indiqué. On pratique donc la *paracentèse du péricarde* que Desault tenta de faire en 1798, croyant avoir affaire à une péricardite (il s'agissait en fait d'une pleurésie enkystée; le péricarde était adhérent). La paracentèse du péricarde est une opération qui n'est pas sans danger; sur 46 cas rassemblés par Maurice Raynaud, 6 fois la mort est survenue en vingt-quatre heures (deux fois elle était imputable à l'opération : piqûre du cœur). La ponction se fait avec le trocart de Potain dans le quatrième espace ou le cinquième espace intercostal; pour éviter la mammaire interne, il faut pratiquer la ponction à environ 6 centimètres du bord gauche du sternum (Dieulafoy).

Dans le cas où l'épanchement est hémorrhagique ou purulent, on peut être conduit, par suite de la reproduction rapide de l'épanchement, à multiplier les ponctions. Churton (*Société clinique de Londres*, 1891), les a répétées treize fois chez un homme de quarante-six ans, atteint de péricardite hémorrhagique.

L'ouverture du péricarde, suivie de lavage, a été tentée un certain nombre de fois, dans les cas de péricardite purulente; la mort est survenue le plus souvent, moins du fait de l'opération elle-même, qu'en raison de la gravité de la maladie causale ou de ses complications.

ENDOCARDITES AIGUËS.

L'endocardite aiguë survient presque toujours au cours d'une maladie infectieuse, à la suite de la localisation sur l'endocarde du microbe qui a causé l'infection primitive ou bien comme conséquence d'une infection secondaire.

Parfois l'endocardite aiguë survient chez un malade atteint déjà d'une affection valvulaire chronique ou bien encore elle se manifeste comme une maladie primitive, déterminée par un agent infectieux qui se dissémine dans tout l'organisme où il produit des désordres multiples, mais paraît se localiser primitivement sur l'endocarde.

Le traitement de cette endocardite infectieuse primitive est au-dessus des ressources de la thérapeutique; il s'adresse d'ailleurs, en tous cas, moins à la localisation cardiaque qu'à l'infection générale; si le cœur donne des signes d'affaissement, par suite de la myocardite concomitante, on a recours aux *injections de caféine*.

Ces endocardites infectieuses sont d'ailleurs très rares. L'endocardite aiguë que l'on observe le plus fréquemment est l'endocardite rhumatismale dont le pronostic immédiat est infiniment moins grave, dont l'évolution est moins bruyante, à tel point que cette endocardite passe souvent inaperçue et que l'auscultation du cœur seule met sur sa trace.

Peut-on prévenir les complications cardiaques du rhumatisme? On a dit qu'en administrant le salicylate de soude dès le début des douleurs articulaires, on pouvait éviter au malade les complications viscérales. Il est difficile d'exprimer à ce sujet une opinion motivée, car il n'existe pas de statistique suffisamment probante à cet égard. On sait d'ailleurs que la plupart des malades, surtout ceux qui appartiennent aux classes laborieuses, laissent s'écouler un certain temps avant d'avoir recours aux soins médicaux et qu'ils arrivent souvent à l'hôpital avec une endocardite déjà constituée ; on sait aussi qu'il existe des cas de rhumatisme grave, s'accompagnant dès le début de manifestations viscérales que le salicylate de soude est impuissant à prévenir.

Lorsque l'endocardite est constituée, on ne peut se flatter d'obtenir la régression des lésions, à l'aide des moyens auxquels on a recours habituellement, c'est-à-dire des révulsifs (ventouses scarifiées) appliqués sur la région précordiale. Quoi que l'on fasse, on constate la persistance des bruits morbides, après la disparition des douleurs.

Le traitement est donc purement symptomatique.

Nous avons dit que l'endocardite est souvent latente ; dans d'autres cas, elle traduit son existence par des phénomènes d'éréthisme cardiaque (douleurs précordiales, tachycardie, etc.) qu'il importe de combattre. Ici se pose la question de l'opportunité du *traitement digitalique.* Quelques médecins ne craignent pas, en présence de pareils symptômes, de donner la digitale à hautes doses ; administrée de cette façon, la digitale peut aller à l'encontre des résultats que l'on veut obtenir d'elle.

Il faut se borner à prescrire la teinture à doses modérées ; on l'associera avantageusement à la teinture d'aconit.

On peut prescrire :

Teinture de digitale	6	grammes.
— de racine d'aconit	4	—

X gouttes, trois à quatre fois par jour.

Cet éréthisme cardiaque n'existe qu'au début ; ultérieurement peuvent se produire des accidents d'asystolie aiguë, caractérisée par la faiblesse du pouls, la congestion pulmonaire, la dyspnée, etc. C'est ici que la digitale en macération ou mieux encore les injections de caféine trouvent leur indication.

Chez les enfants, dans les cas d'endo-péricardite aiguë, on applique quelques ventouses scarifiées au niveau de la région précordiale et l'on prescrit la teinture de digitale, le muguet, etc.

1.	Teinture d'aloès..........................		2 grammes.
	— de scille..........................	āā	50 centigrammes.
	— de digitale..........................		

Doses : VI à XII gouttes.

2.	Extrait de muguet..........................	2 grammes.
	Sirop d'écorces d'oranges amères..........................	60 —

2 à 4 cuillerées à café.

ENDOCARDITES CHRONIQUES.

Les endocardites chroniques présentent dans leur évolution deux phases bien distinctes : la première, dont la durée varie entre de très grandes limites, suivant l'âge du sujet, suivant ses conditions d'existence et la nature de la lésion orificielle, est la phase latente de la maladie, celle où les troubles fonctionnels sont réduits au minimum ; n'était l'essoufflement inévitable qui se produit à l'occasion des grands efforts, des marches prolongées etc., et qui vient rappeler au cardiaque l'existence de sa maladie, celui-ci pourrait avoir l'illusion de la santé parfaite ; aussi a-t-on donné à cette première phase le nom de période de compensation et répété souvent qu'au début le cardiaque est atteint d'une lésion mais non d'une maladie.

Plus tard, au contraire, la scène change ; les congestions passives des différents viscères, les œdèmes surviennent, le fonctionnement des organes subit de ce chef des troubles profonds et la cardiopathie devient alors une maladie générale ; c'est la phase troublée qui aboutit fatalement à l'asystolie. Ce qui caractérise essentiellement cette phase ultime des endocardites, c'est avec les congestions et les œdèmes qui résultent des troubles circulatoires, la dégénérescence du myocarde ; ainsi que l'a dit Stokes, c'est dans les conditions vitales et anatomiques de la fibre musculaire que se trouve la clef de la pathologie cardiaque. Le pronostic dépend essentiellement de l'état du muscle cardiaque, car les toniques du cœur, surtout la digitale, exercent une action d'autant moindre que les altérations du myocarde sont plus prononcées ; aussi l'action de la digitale juge-t-elle, en quelque sorte, l'état du myocarde et le degré de gravité de la maladie ; lorsque cette action s'épuise, la mort est imminente.

Il faut encore tenir compte, au point de vue du pronostic

et du traitement, de l'état des vaisseaux périphériques. A cet égard, il importe d'établir une démarcation entre les cardiopathies des sujets jeunes, chez qui tout se réduit à de simples troubles mécaniques de la circulation, et celles des artério-scléreux.

L'existence de l'artério-sclérose chez un cardiaque implique en effet une orientation particulière du traitement; l'insuffisance rénale d'une part, et, d'autre part, la sclérose du myocarde et des artères, donnent lieu à des indications thérapeutiques spéciales, ainsi que nous le verrons. Quant au pronostic, il est notablement aggravé, car la digitale ne produit chez les artério-scléreux que de médiocres résultats; elle augmente la tension artérielle déjà exagérée chez ces malades et peut s'accumuler en raison de l'insuffisance rénale.

Il ne nous semble pas légitime d'établir, au point de vue thérapeutique, une distinction entre les lésions de l'orifice mitral et celles de l'orifice aortique. Sans doute à la première période, les troubles fonctionnels diffèrent, et si l'essoufflement est la signature de la cardiopathie mitrale, le vertige et les autres signes d'anémie cérébrale révèlent la lésion aortique; mais le traitement des unes et des autres ne diffère pas sensiblement : au début, les mêmes règles hygiéniques sont applicables aux mitraux comme aux aortiques. On a dit que la digitale est le médicament des affections mitrales compensées, et l'opium celui des affections aortiques; cette proposition ne nous semble pas absolument exacte, car chez les mitraux la digitale doit être réservée pour la période troublée. Quant à l'opium, s'il peut être utile aux aortiques en atténuant les effets de l'anémie cérébrale, ce n'est en tous cas qu'un palliatif dont on ne peut faire usage que passagèrement.

A la période troublée, d'ailleurs, le traitement des cardiopathies s'identifie, de même que les différences symptomatiques s'effacent. Lorsque chez l'aortique surviennent les congestions et les œdèmes, lorsque le malade « se mitralise », si nous pouvons ainsi nous exprimer, la digitale devient, comme chez le mitral, l'unique et dernière ressource.

Il est donc permis de confondre dans une même description le traitement des affections valvulaires, puisqu'au début, pendant leur période de compensation, elles sont uniquement justiciables d'un traitement hygiénique et que plus tard elles ont mêmes conséquences fonctionnelles et même traitement.

A. — Traitement des endocardites chroniques à la période de compensation.

Ce traitement, avons-nous dit, est purement hygiénique. On ne peut, en effet, espérer déterminer, à l'aide de médicaments, la régression des lésions scléreuses; il faut donc se borner à mettre le malade à l'abri de toutes les causes susceptibles d'entraîner un travail exagéré du cœur.

Le cardiaque doit renoncer aux *professions* qui exigent des efforts musculaires, aux travaux manuels pénibles, ainsi qu'à celles où les marches prolongées sont nécessaires; aussi la carrière médicale et celle des armes sont-elles *ipso facto* interdites aux cardiaques. L'influence fâcheuse de l'exercice et du travail manuel établit, au point de vue du pronostic, une différence considérable, entre les personnes aisées qui peuvent garder le repos pendant de longues années et l'ouvrier obligé pour vivre, de se livrer sans cesse à des travaux pénibles.

La *gymnastique* et les *longues courses* rentrent dans le cadre des exercices nuisibles. On sait que chez les individus sains les marches forcées déterminent le surmenage du cœur; pareil surmenage pourrait avoir les plus fâcheuses influences chez un cardiaque.

On est souvent consulté au sujet du *climat* à conseiller aux cardiaques. D'une façon générale, les climats doux et tempérés leur conviennent particulièrement; aussi les personnes de la classe aisée ont-elles avantage à passer l'hiver dans le Midi où elles seront moins exposées à contracter les bronchites et les pneumonies dont l'issue est si souvent fatale chez les cardiaques. Si le séjour dans les pays froids est à éviter, celui des régions trop chaudes n'est pas moins nuisible, en raison de l'anémie et des autres troubles qu'entraînent les températures excessives. Le séjour au bord de la mer est nuisible, surtout chez les cardiaques nerveux, qui sont sujets aux palpitations. Le malade doit se garder des brusques variations de température, des courants d'air et de l'humidité. Dans son *habitation*, la température doit être égale, ne pas dépasser 18 à 20 degrés.

Les *bains* ne sont dangereux que s'ils sont pris trop chauds ou prolongés au delà d'une certaine limite. Le bain de vapeur doit être interdit d'une façon absolue, ainsi que les bains froids qui sont susceptibles d'entraîner des congestions pulmonaires. Bien que quelques médecins aient prescrit les douches froides, celles-ci sont également à rejeter.

Dans leur *régime alimentaire*, les malades doivent éviter certains aliments comme les pâtes, les farineux, susceptibles de déterminer la distension gazeuse de l'estomac et comme conséquence, des palpitations pénibles, la dyspnée par refoulement du cœur. Pour la même raison les repas ne seront pas trop copieux.

L'usage de l'alcool, comme celui du thé, du café, du tabac, doit être sinon interdit d'une façon absolue, du moins des plus limités. Il importe enfin, que les malades évitent la constipation. On sait que la *grossesse* exerce la plus fâcheuse influence sur les cardiopathies ; les accidents gravido-cardiaques précipitent la marche de la maladie et entraînent souvent l'asystolie finale ; aussi doit-on déconseiller le mariage aux jeunes filles atteintes de rétrécissement mitral pur (c'est l'affection que l'on observe le plus souvent chez elles), et interdire aux femmes mariées la grossesse et l'allaitement.

Il est à peine besoin de dire que les cardiaques doivent éviter, dans la mesure du possible, les émotions vives, les impressions morales qui peuvent retentir d'une façon fâcheuse sur le système nerveux cardiaque. N'oublions pas que « le cœur physique est doublé d'un cœur moral », ainsi que l'a dit excellemment M. Peter. Le repos de l'esprit et le repos physique ont une égale importance.

Telles sont, sommairement exposées, les règles hygiéniques, grâce auxquelles on peut maintenir, pendant longtemps, les cardiaques dans un état de santé satisfaisant. L'écueil à éviter est l'administration intempestive de médicaments ; donner des médicaments à un cardiaque uniquement parce qu'il présente une lésion valvulaire est un non-sens thérapeutique, aussi doit-on résister aux sollicitations des malades qui espèrent obtenir la guérison en prenant la digitale. Non seulement elle est inutile à la première période, mais elle peut être nuisible. Il arrive souvent, en effet, que pendant la période de compensation, le malade présente une exagération de la tension artérielle qui se traduit par des phénomènes congestifs divers : épistaxis répétées, congestion du visage, céphalalgie, bourdonnements d'oreilles, éblouissements, battements artériels violents, palpitations, insomnie, etc.). Si l'on commet la faute de donner la digitale à ce moment, on peut voir les accidents s'exagérer et la congestion pulmonaire ou cérébrale devenir plus intense.

Pour parer à ces accidents, il faut employer non la digitale, mais les dépresseurs de la circulation, notamment les *bromures*, l'*aconit* ; au besoin une *légère saignée*, et instituer le *régime lacté*.

La *digitale* peut cependant être utile à la première période, dans les cas d'ataxie nerveuse du cœur, d'arythmie indépendante de lésions du myocarde ; encore devra-t-on l'employer à petites doses, sous forme de teinture par exemple, et l'associera-t-on avec avantage au bromure de potassium :

Eau distillée	300	grammes.
Bromure de potassium	20	—
Teinture de digitale	2	—

1 à 3 cuillerées par jour.

A part les cas mentionnés plus haut, le médecin n'est appelé à intervenir que rarement dans le cours de la première période des cardiopathies, tout au moins chez les malades atteints d'affections valvulaires mitrales; chez les aortiques, lorsque les vertiges sont incessants, lorsque les symptômes d'anémie cérébrale constituent pour le malade un perpétuel tourment, il faut avoir recours à la *médication opiacée* (pilules d'extrait thébaïque de 1 à 5 centigrammes ou gouttes noires anglaises, à la dose de 2 à 3 gouttes).

Le plus souvent, c'est à l'occasion de l'essoufflement éprouvé par le malade, lorsqu'il se livre à quelque effort ou entreprend une marche prolongée ou bien pour des troubles digestifs que le médecin est consulté.

Le vrai médicament antidyspnéique est l'*iodure de potassium*, ainsi que M. G. Sée le professe depuis fort longtemps. Grâce à l'action vaso-dilatatrice exercée par ce merveilleux médicament, la circulation périphérique est activée, la stase veineuse se dissipe et la sensation d'oppression disparaît. On donne l'iodure de potassium à la dose de 1 gramme à 1 gr. 50 par jour. Tant que le myocarde n'est pas dégénéré, l'iodure conserve son pouvoir antidyspnéique; son action s'épuise plus tard et devient moins efficace contre la dyspnée permanente. L'iodure peut être encore utile cependant, après une phase de traitement digitalique.

Souvent, c'est à l'occasion de troubles digestifs que le cardiaque vient pour la première fois consulter le médecin; beaucoup de malades accusent déjà de l'anorexie, de la lenteur de la digestion, du ballonnement du ventre, alors qu'ils n'éprouvent pas encore d'essoufflement ou d'autres symptômes en rapport plus direct avec l'existence d'une affection valvulaire; si l'on ausculte le cœur, on est surpris de constater un souffle. « Le malade est entré gastrique dans votre cabinet, il en sort cardiaque. » (G. Sée.) Plus fréquemment, les troubles gastriques apparaissent dans le cours d'une affection mitrale reconnue. Ils consistent essentiellement en dégoût pour certains aliments, pour la viande en particulier, et dans une très grande lenteur de la digestion. Les malades n'éprouvent pas de douleurs aiguës, mais ils se plaignent de l'excessive lenteur de la digestion; ils disent qu'ils ont la sensation d'une barre au niveau de la région épigastrique et que leur estomac se ballonne; cette distension gazeuse de l'estomac a pour effet de déterminer des palpitations, de l'oppression. Les malades sont obligés de desserrer leurs vêtements et parfois de conserver le repos dans la position horizontale.

A la distension gazeuse peut s'ajouter du pyrosis.

Dans le cours de l'insuffisance aortique, les troubles gastriques initiaux sont parfois très accusés, ainsi que l'a montré un médecin anglais, Leared, en 1867. Contrairement à ce que l'on observe chez les mitraux, les malades atteints d'insuffisance aortique accusent de vives douleurs après le repas; mais cette gastralgie n'est guère observée chez les sujets jeunes; elle paraît être l'apanage exclusif des lésions aortiques qui accompagnent l'artério-sclérose : chez ceux qui sont atteints d'insuffisance aortique d'origine rhumatismale, par exemple, les troubles gastriques ne diffèrent pas de ceux qui viennent d'être mentionnés.

Les examens du suc gastrique ont donné chez les cardiaques des résultats dont quelques-uns sont sujets à revision, car ils ont été obtenus avec des procédés techniques insuffisants. Hüfler (d'Erlangen) dit n'avoir jamais trouvé l'acide chlorhydrique à l'état libre dans le contenu de l'estomac des cardiaques. Einhorn, Adler et Stern ont au contraire trouvé le plus souvent de l'acide libre. D'après M. Hautecœur (thèse de Paris, 1891), qui a fait usage du procédé de MM. Hayem et Winter, le suc gastrique des cardiaques est en général insuffisant en HCl et en combinaisons chlorées organiques. L'acidité totale du suc gastrique est diminuée, la chlorhydrie (H + C) est insuffisante et la valeur de α est généralement inférieure à la normale; cette hypopepsie devient de plus en plus prononcée, à mesure que la maladie se rapproche de la phase asystolique. Les troubles gastriques sont manifestement sous la dépendance de la stase veineuse dans le domaine de la veine porte. Il en résulte des modifications importantes dans la sécrétion chlorée; par suite de l'insuffisance de l'acide chlorhydrique, il se produit au cours de la digestion stomacale des fermentations pathologiques, d'où le ballonnement, le pyrosis, etc.

Le meilleur moyen de remédier à ces différents symptômes est d'instituer temporairement le *régime lacté*; sous son influence, la circulation se régularise, la diurèse devient plus marquée, en même temps que l'estomac se repose. Lorsqu'une amélioration sensible s'est produite, on revient graduellement à l'alimentation habituelle, en ayant soin d'éviter, ainsi que nous l'avons dit, les aliments susceptibles de fermenter et de donner lieu à un dégagement abondant de gaz. Le repas du soir sera moins copieux que celui de midi. Hüfler recommande l'acide chlorhydrique, mais nous n'avons obtenu aucune amélioration avec ce médicament; il vaut mieux faire prendre un verre d'*eau de Vichy* (source d'Hauterive) une demi-heure avant chaque repas, et prescrire à la fin du repas une poudre absorbante (charbon, magnésie calcinée). Les *infusions chaudes* de menthe, de camomille, prises deux ou trois heures après le repas sont également très utiles. S'il existe des douleurs assez vives, l'*eau chloroformée*, la *cocaïne* prise par cuillerées à café d'une solution au cinquantième sont indiquées.

En résumé, les troubles digestifs, les désordres nerveux du cœur (palpitations, arythmie), les phénomènes congestifs liés à une hypertension artérielle passagère sont les accidents pour lesquels le médecin est le plus souvent consulté au cours de la période initiale des cardiopathies. Le repos, les sédatifs du système nerveux, l'hygiène alimentaire suffisent à dissiper ces divers accidents et le rôle actif du médecin ne commence qu'avec l'apparition des signes qui indiquent la dilatation du cœur et l'affaiblissement de sa puissance contractile.

B. — Traitement des endocardites à la période troublée.

I. — Traitement général.

Lorsque chez un cardiaque survient une dyspnée qui ne disparaît pas avec le repos, lorsque s'installe un œdème persistant des membres inférieurs; lorsque le pouls devient petit et faible, lorsque le foie dépasse le rebord des fausses côtes, et que les poumons se congestionnent, lorsqu'enfin les urines diminuent de quantité, l'intervention est nécessaire : il faut donner la *digitale*. S'il est contre-indiqué de l'adnistrer en l'absence des symptômes qui viennent d'être énumérés, il est d'autre part urgent d'avoir recours à ce précieux médicament dès que la fatigue du cœur devient manifeste, car une plus longue attente n'aurait d'autre résultat que de rendre ses effets moins efficaces. Il faut donc donner ce médicament au moment opportun, ni trop tôt ni trop tard; c'est là une question de sens clinique, que la pratique peut seule permettre de résoudre. Il nous paraît indispensable de rappeler brièvement la constitution chimique de la digitale, avant de conclure sur le choix de la préparation digitalique à employer. Dès 1844 Homolle et Quévenne avaient isolé de la digitale un principe actif, amorphe, dont ils perfectionnèrent ultérieurement la préparation, en le purifiant à l'aide du chloroforme; leur produit primitif était un mélange, en proportions variables, de digitaline cristallisée et de digitaléine, aussi a-t-on pu le prescrire à des doses relativement considérables et les formulaires l'ont-ils indiqué comme étant dix fois moins toxique que la digitaline cristallisée; mais il n'en est pas de même de la digitaline amorphe obtenue par le chloroforme; celle-ci est d'une action sensiblement égale à celle de la digitaline cristallisée, aussi serait-il très dangereux de prescrire, sur la foi des anciens formulaires, une dose de digitaline amorphe dix fois plus forte que celle indiquée pour la digitaline cristallisée. Il est essentiel de se rappeler que la digitaline amorphe chloroformique est aussi active que la digitaline cristallisée, et que si l'on peut prescrire indifféremment l'une ou l'autre, la dose maxima est la même pour la digitaline chloroformique amorphe que pour la digitaline chloroformique cristallisée. Cette dernière a été découverte en 1867 par Nativelle, pharmacien à Bourg-la-Reine; elle est également soluble dans le chloroforme. Outre la digitaline, la plante contient encore, d'après Schmiedeberg, divers principes qui ont reçu les noms de digitine, digitaléine, digitoxine, digitonine. Il existe enfin deux produits de décomposition des corps précédents : la toxirésine et la digitalirésine.

La digitine est inerte ; la digitoxine, la digitaline et la digitaléine ont une action identique, c'est-à-dire celle de la digitaline pure ; l'action de la digitonine diffère sensiblement des précédentes, puisqu'elle est analogue à celle de la saponine ; quant à la toxirésine et la digitalirésine, elles s'écartent également par leurs propriétés de la digitataline ; leur action peut être comparée à celle de la picrotoxine. La digitaline est le principe actif par excellence de la digitale ; c'est elle qui produit les effets que l'on obtient avec les préparations de plante fraîche, mais son action est incomparablement plus énergique et plus constante, car c'est un produit identique à lui-même, tandis que l'efficacité de la macération ou de l'infusion varie suivant les espèces végétales de la plante, suivant le moment de la récolte, suivant le procédé de conservation. Malgré la supériorité incontestable de la digitaline sur les préparations faites avec la plante même, on a hésité pendant longtemps à l'employer, en raison de sa toxicité d'abord, mais aussi et surtout parce que plusieurs corps différents ont reçu le nom commun de digitaline et que l'on ne savait auquel d'entre eux réserver la dénomination de digitaline. C'est ainsi qu'en Allemagne on donne le nom de digitaline au principe que nous appelons digitaléine ; il existe cependant au point de vue chimique, une différence essentielle entre la digitaléine, et les digitalines amorphe ou cristallisée, puisque la première est soluble dans l'eau et insoluble dans le chloroforme, tandis que les secondes sont solubles dans le chloroforme seulement. Cette digitaline allemande est environ vingt fois moins active que les digitalines françaises ou digitalines chloroformiques ; aussi, pour éviter toute confusion, est-il nécessaire de prescrire toujours la digitaline chloroformique. Il importe peu d'ailleurs, nous le répétons, que l'on prescrive la digitaline amorphe ou la digitaline cristallisée, car il semble prouvé que toutes deux ont même intensité d'action (Lafont et Bardet). L'inconstance des résultats obtenus avec les préparations de digitale, tient à l'inégalité de la richesse en digitaline des diverses variétés de plante. Quand on donne les feuilles, on ne sait pas à quelles doses on administre le principe actif, bien que théoriquement 1 gramme de poudre représente environ 5 milligrammes de principe actif.

Pour obtenir des effets certains avec la macération ou l'infusion, il faut que les feuilles soient celles de la seconde année, qu'elles aient été cueillies au mois de juin, avant la floraison, qu'elles aient été conservées à l'abri de la lumière et de l'humidité dans des flacons bien bouchés, enfin qu'elles n'aient pas été conservées pendant plus d'un an. Mais, est-on sûr que ces conditions sont toujours remplies? Peut-on affirmer d'autre part, qu'à poids égal, les préparations prescrites contiennent toujours la même quantité de principe actif? Il est bien évident que non, et c'est pourquoi l'usage de la digitaline chloroformique tend à se substituer de plus en plus à celui des préparations faites avec la plante; nous ne saurions trop en recommander l'emploi.

On a cependant formulé quelques objections; tout en reconnaissant l'efficacité de la digitaline, on a dit qu'il était illogique de vouloir la substituer à la plante, car à côté du glucoside digitaline, il existe, dans la plante, d'autres corps dont l'action est peu connue, mais qui n'est sans doute pas négligeable; de sorte qu'en prescrivant la digitaline pure, on fait perdre au malade le bénéfice de l'action combinée de ces divers principes; on a comparé à cet égard l'action de l'opium à celle de la morphine, et rappelé que la différence entre l'action de l'opium et de la morphine est due précisément à l'existence dans l'opium, à côté de la morphine, d'autres alcaloïdes doués de propriétés physiologiques distinctes. A cette objection on peut opposer ce fait que l'action de la digitaline est identique à celle de l'infusion ou de la macération, et qu'elle n'en diffère uniquement que par son efficacité plus marquée; reconnaissons seulement qu'il est difficile d'expliquer cette identité d'action, puisque la digitaline n'est pas soluble dans l'eau. On a objecté d'autre part que la digitaline n'est pas diurétique, alors que la digitaline provoque toujours la diurèse; nous considérons cette affirmation comme une erreur absolue; depuis que nous employons systématiquement la digitaline, nous l'avons presque toujours vu déterminer une diurèse considérable, atteignant parfois le taux de 5 à 6 litres d'urine par jour; sans doute, il est des cas où cette diurèse ne se produit pas, mais c'est qu'alors la digitale ne peut plus agir, c'est que le muscle cardiaque est profondément dégénéré, c'est que les reins sont le siège d'altérations avancées; dans ces conditions, la digitale ne rendrait pas plus de services que la digitaline. La véritable cause de la répugnance que l'on a manifestée à l'égard de l'emploi de la digitaline, est, pour certains médecins tout au moins, la crainte de déterminer des accidents. Cette crainte n'est pas plus fondée que les griefs précédemment invoqués; on peut employer en toute sécurité la digitaline, dans tous les cas où les indications de l'emploi de la digitale sont formelles. La seule contre-indication que nous reconnaissions à l'emploi de la digitaline est l'âge du sujet; ce principe est trop actif pour être prescrit dans la thérapeutique infantile; aussi ne peut-on utiliser chez les enfants que le sirop ou la teinture de digitale.

En résumé, nous croyons devoir nous autoriser des enseignements de la clinique, pour recommander l'emploi de la digitaline chez l'adulte, de préférence à celui de l'infusion ou de la macération, car nous lui reconnaissons une action plus constante et plus efficace. Cette préférence n'implique pas d'ailleurs l'abandon systématique des autres préparations, que l'on peut être appelé à employer dans un certain nombre de circonstances, lorsque, par exemple, on n'a pas de digitaline à sa disposition que l'on ne peut en surveiller les effets ou bien que l'on veut seulement prescrire une préparation anodine, comme la teinture, pour combattre certaines palpitations, la tachycardie, etc.

Nous devons donc passer en revue ces diverses préparations, avant d'indiquer la posologie de la digitaline.

De toutes les préparations de digitale, la plus mauvaise, assurément, est la poudre, administrée sous forme pilulaire ; ainsi que l'a démontré Gubler, la poudre de feuilles de digitale exerce une action irritante sur l'estomac et provoque le plus souvent des vomissements ; c'est donc une préparation à rejeter. L'extrait alcoolique n'est guère plus employé.

Il existe deux sortes de teintures de digitale ; la teinture éthérée qui est infidèle et qui n'est plus usitée, et la teinture alcoolique ; celle-ci est une bonne préparation, mais infiniment moins active que la macération ou l'infusion ; aussi doit-on la réserver pour les cas où l'on veut obtenir simplement un effet sédatif ; elle n'a pas la propriété de faire disparaître les œdèmes et les congestions, comme la macération ou l'infusion ; on l'emploie à la dose de X à L gouttes (un gramme de teinture correspond à LIV gouttes environ).

L'infusion de digitale, vivement préconisée par Hirtz, se prépare en faisant infuser pendant trente minutes la poudre de feuilles dans 100 grammes d'eau.

M. Jaccoud formule ainsi :

Poudre de feuilles de digitale..........	50 centigrammes.
Eau chaude..........................	120 grammes.
Sirop de digitale.......................	30 —

La plupart des médecins préfèrent à l'exemple d'Hérard, de Dujardin-Beaumetz, la macération ; son seul désavantage est d'exiger une préparation de douze heures ; tandis que l'infusion peut être faite extemporanément. La macération produit une diurèse plus rapide, plus sûre et plus abondante que l'infusion.

On formule ainsi :

Poudre de feuilles de digitale (ou feuilles de digitale privées de leurs nervures)......	25 à 40 centigr.
Eau froide..............................	120 grammes.

Faire macérer pendant douze heures.

Il importe que cette macération soit filtrée avec le plus grand soin, car s'il restait quelque trace de poudre de feuilles, cette poudre pourrait déterminer le vomissement.

Lorsque la digitale ne peut être prise par la bouche, on peut donner la macération en lavements.

Il existe deux modes d'administration de la macération et de l'infusion : les uns prescrivent une quantité invariable de digitale, pendant toute la durée du traitement; les autres administrent d'emblée une dose massive, puis des doses progressivement décroissantes, car il ne faut pas oublier que la digitale s'accumule, et que les doses massives continuées pendant un certain temps peuvent devenir dangereuses. Cette deuxième méthode est bien préférable à la première; aussi est-elle universellement employée; on prescrit par exemple le premier jour 40 à 50 centigrammes de macération, puis on abaisse graduellement la dose de 10 centigrammes chaque jour, par exemple; il faut avoir soin, de toutes façons, de ne pas prolonger l'administration de la digitale au delà de quatre à cinq jours; de plus il faut laisser s'écouler dix à quinze jours après sa suppression, avant d'en reprendre l'emploi, car son action s'exerce encore pendant ce temps.

Les médicaments à élimination rapide comme la belladone, les bromures et les iodures doivent être donnés à doses fractionnées, afin que l'organisme en soit constamment imprégné; il n'est pas nécessaire de fractionner les doses de digitale, puisque l'élimination de celle-ci est très lente; on la fera prendre seulement en deux ou trois fois dans les vingt-quatre heures.

Dans la médecine infantile il faut prescrire uniquement la teinture ou le sirop au-dessous de trois ans; on donne la teinture à la dose de V à X gouttes au-dessous de cet âge; de X à XV gouttes de trois à cinq ans, et de XX gouttes au-dessus de cet âge.

Le sirop (dont chaque cuillerée à soupe contient 50 centigrammes de teinture) se prescrit à la dose de 1 à 2 cuillerées à café aux enfants âgés de moins de deux ans, de 3 à 4 cuillerées à café au-dessus de six à huit ans.

L'infusion se donne au-dessus de trois ans à la dose de 5 à 10 centigrammes dans 150 grammes d'eau. D'une façon générale, on peut donner 2 centigrammes de poudre, par année d'âge.

Nous arrivons maintenant au mode d'administration de la digitaline. M. Huchard prescrivait autrefois la formule suivante :

Digitaline amorphe chloroformique.		10 centigrammes.
Alcool	ãã	25 grammes.
Eau distillée		

X gouttes de cette solution représentent un demi-milligramme de digitaline.

M. Hayem propose la formule suivante :

Alcool à 90°........................	āā 60 grammes.
Eau distillée........................	
Digitaline amorphe chloroformique..	8 milligrammes.

Une cuillerée à bouche contient un milligramme.

M. Germain Sée emploie habituellement la formule suivante :

Digitaline chloroformique...............	6 milligrammes.
Alcool à 90°..........................	90 grammes.

Une cuillerée à bouche contient 1 milligramme.

On emploie beaucoup actuellement la solution de digitaline cristallisée au 1000e (solution de Potain) :

Digitaline cristallisée...........	1 gramme.
Glycérine pure (densité 1250).....	333 cent. cubes.
Eau distillée.....................	147 —
Alcool à 95°......................	Q. S. pour compléter un litre à 15 degrés centigrades.

Un gramme de cette solution, correspondant à L gouttes, contient 1 milligramme de digitaline. On a proposé récemment la formule suivante, plus facile à prescrire et qui est celle que nous employons habituellement :

Digitaline cristallisée chloroformique......	1 centigramme.
Alcool..................................	6 grammes.
Glycérine................................	9 —

LX gouttes représentent un milligramme de digitaline.

Comment doit-on administrer la digitaline ? Ici encore deux méthodes sont en présence ; quelques médecins donnent, chaque jour, une même quantité de digitaline, soit, par exemple, un demi-milligramme, pendant trois ou quatre jours. D'autres sont au contraire partisans de l'administration d'une dose massive qui n'est plus renouvelée. M. Huchard prescrit en une fois et pendant un seul jour, XXX, XL et même L gouttes de la solution au millième ; puis il laisse s'écouler quinze ou vingt jours avant de recommencer, de la même façon et à la même dose, si l'indication persiste. Il la prescrit ainsi systématiquement toutes les trois semaines et soumet ses malades à cette médication pendant plusieurs années.

Il ne faut pas craindre l'administration des doses massives. « Il est temps, dit M. Huchard, de réagir contre les craintes exagérées et de proclamer bien haut que les effets accumulatifs et la lenteur d'action ou d'élimination de la digitale sont plutôt des qualités de plus à lui ajouter ; il faut dire et redire que la digitale trouve son correctif dans la diurèse qu'elle provoque et qui devient ainsi une sauvegarde pour l'organisme. On doit la prescrire à dose massive précisément parce qu'elle s'accumule et agit lentement. »

Si l'on ne veut imiter cette pratique, que nous avons suivie couramment à l'Hôtel-Dieu, et qui nous a donné d'excellents résultats, on pourra se borner à prescrire pendant trois ou quatre jours, un demi-milligramme de digitaline chaque fois.

En dépit de son action énergique, la digitale ne pourrait donner les résultats que l'on est en droit d'attendre d'elle, si l'on ne soumettait le malade à un traitement préliminaire, avant l'administration du médicament. Prescrire d'emblée la digitale à un malade qui n'a encore pris aucun repos, qui arrive à l'hôpital en proie à une dyspnée extrême, qui n'urine pas et qui est considérablement œdématié ; prescrire, disons-nous, la digitale, dans ces conditions défavorables, serait courir à un échec certain.

Il faut d'abord suspendre tout médicament ; il faut de plus :

1° Prescrire le repos absolu au lit;

2° Le régime lacté exclusif;

3° Un purgatif (le plus souvent la teinture de jalap composée ou eau-de-vie allemande à la dose de 20 à 25 grammes).

Dans certains cas, enfin, lorsqu'il existe une stase veineuse extrême, lorsque les malades sont cyanosés, on ne peut espérer obtenir un effet efficace de la part de la digitale, qu'après avoir pratiqué une saignée de 200 à 300 grammes. On ne saurait trop se pénétrer de l'importance de ces préceptes ; les deux premiers sont si importants, que leur observation rigoureuse par le malade suffit parfois à régulariser la circulation, à faire disparaître l'affolement du cœur, les œdèmes et les congestions, de telle sorte que l'administration de la digitale peut devenir inutile.

S'il est contre-indiqué de donner la digitale, sans préparation préalable du malade, il y a danger à prolonger son administration au delà des limites que nous avons fixées ou en dehors des conditions qui légitiment son emploi

Prescrite hors de propos ou pendant un délai trop long, la digitale provoque l'apparition d'une véritable asystolie thérapeutique; le cœur s'affole, le malade est pris de vertiges, de céphalée, de bourdonnements d'oreille; ses pupilles se dilatent; il est l'objet d'hallucinations et tombe dans un délire comparable au délire alcoolique. .

Il faut enfin savoir interrompre à temps l'administration de la digitale lorsque celle-ci ne donne pas les résultats attendus ; si malgré l'observation des règles précitées, l'état du malade ne s'améliore pas; si les œdèmes, l'anurie, la dyspnée, persistent, c'est que le myocarde est profondément altéré est que la digitale ne peut avoir de prise sur lui.

Nous n'avons pas jusqu'ici essayé de donner la clef de l'action de la digitale; il serait inutile de rapporter ici les innombrables théories relatives à l'action physiologique de ce médicament, tant elles sont contradictoires; qu'importent les théories, en présence de cette action thérapeutique merveilleuse, devant laquelle tout le monde s'incline. On ne peut d'ailleurs comparer les effets physiologiques aux effets thérapeutiques; on sait que la digitale n'agit pas sur l'homme malade, comme sur l'homme sain ou les animaux en expérience; elle ne produit par exemple la diurèse que dans les cas pathologiques; pour ainsi dire, ses effets utiles ne se manifestent qu'autant que l'indication de son emploi se trouve nettement posée.

Bref, bornons-nous à constater que la digitale ralentit et régularise les contractions cardiaques, qu'elle augmente la tension artérielle et par suite relève la force du pouls et fait disparaître les œdèmes et les congestions; que, pour la même raison, elle est diurétique, bien que n'exerçant pas d'action primitive sur le rein. Rappelons encore que son action s'exerce lentement et que les premiers effets ne s'accusent en général qu'au bout de vingt-quatre heures au plus tôt; mais que, par contre, ils se poursuivent pendant dix à quinze jours, après la cessation du médicament. Tant que le malade reste sous l'influence de la digitale, son pouls présente des caractères spéciaux, qui permettent au médecin de poser aisément un diagnostic rétrospectif; la digitale produit en effet une sorte d'irrégularité régulière ou rythmée, en vertu de laquelle deux pulsations rapides sont séparées des deux suivantes par une pause assez longue; c'est le pouls bigéminé.

Nous avons placé la digitale en tête des médicaments cardiaques, parce que c'est à elle et à elle seule qu'il faut s'adresser, si l'on ne veut perdre un temps précieux, lorsqu'il s'agit de parer aux cas urgents, de combattre une attaque d'asystolie. Une fois le danger conjuré, il suffit de conseiller le repos au malade et la continuation du régime lacté pour entretenir l'amélioration; si le cœur faiblit de nouveau, on reprend la digitale. Ce médicament peut en somme suffire pour le traitement des cardiopathies à la période troublée; son efficacité persiste tant que le myocarde n'est pas profondément altéré.

Bien que la digitale soit le remède par excellence, le spécifique des cardiopathies, il importe cependant de connaître les autres toniques du cœur; leur efficacité est sensiblement inférieure à celle de la digitale; ils peuvent rendre cependant des services importants, en permettant d'entretenir l'énergie du cœur, dans l'intervalle des périodes du traitement digitalique, ou bien en permettant de retarder l'emploi de la digitale, lorsque les premiers symptômes de la période troublée se manifestent, mais que l'affaiblissement du cœur n'est pas encore assez sensible pour nécessiter l'emploi de la digitale.

Le meilleur de ces toniques cardiaques «secondaires » est le *strophantus*, introduit dans la thérapeutique après les travaux de Fraser.

L'action du strophantus est sensiblement analogue à celle de la digitale; elle lui est inférieure toutefois en ce que la diurèse n'est pas constante ni surtout aussi marquée qu'après l'administration de la digitale. M. Bucquoy, qui est l'un des plus chauds partisans du strophantus, reconnaît lui-même, « que le strophantus donne rarement de ces débâcles d'urine, qu'on obtient souvent au deuxième ou troisième jour de l'administration de la digitale ».

Le strophantus aurait, par contre, une action marquée sur la dyspnée. Il a l'avantage de pouvoir être administré, pendant longtemps, sans que l'on ait à redouter d'effets accumulatifs. De plus, ses effets sont immédiats; ils se produisent dès le premier jour.

On peut employer la teinture, l'extrait ou la strophantine.

La teinture est faite au 5e et se donne à la dose de V à X gouttes par jour ; on ne doit pas donner plus de V gouttes à la fois.

L'extrait se donne à la dose de 1 à 5 milligrammes.

Quant à la strophantine, c'est un corps extrêmement actif et toxique, que l'on prescrit par granules contenant un dixième de milligramme. M. G. Sée préfère de beaucoup la strophantine aux autres préparations de la plante ; il est à remarquer toutefois qu'il existe actuellement plusieurs sortes de strophantine dont l'action ne paraît pas comparable; aussi ne peut-on employer la strophantine avec la même sécurité que la digitaline, bien qu'il soit préférable d'avoir toujours recours aux principes actifs des plantes (G. Sée).

Le *muguet* (convallaria maialis) est entré dans la thérapeutique, à la suite des recherches de Botkin, de Bojojawlenski, etc. ; son introduction en France est due à M. le professeur G. Sée ; le muguet ralentit et régularise le pouls, et possède une certaine action diurétique; on ne saurait toutefois compter sur lui pour combattre une attaque d'asystolie ; il n'est utile que dans les périodes intercalaires de l'administration de la digitale; on utilise l'extrait de fleurs et de feuilles, à la dose journalière de 1 gramme à 1 gr. 50.

M. Dujardin-Beaumetz prescrit :

Extrait de fleurs et de feuilles de convallaria..	7	grammes.
Sirop d'écorces d'oranges..........	120	—
— des cinq racines.....................	130	—

Une cuillerée à bouche le matin, à midi et le soir.

On peut aussi se servir de la teinture à la dose de 2 à 4 grammes par jour.

M. Germain Sée emploie la convallamarine sous forme pilulaire à la dose de 5 à 10 centigrammes.

La spartéine est, comme le muguet, un tonique du cœur, d'une efficacité trop incertaine pour être substituée à la digitale. Elle ne jouit d'aucune propriété diurétique, mais elle est utile dans les cas d'arythmie. On prescrit son sulfate à la dose moyenne de 10 centigrammes par jour :

Sulfate de spartéine	30 centigrammes.
Sirop d'écorces d'oranges amères	300 grammes.

(Houdé.)

Chaque cuillerée contient 2 centigrammes de principe actif.

On peut encore prescrire les pilules suivantes :

Spartéine	50 centigrammes.
Sucre de lait	5 grammes.
Sirop simple	Q. S.

pour 50 pilules. 2 à 10 par jour.

La *strychnine* a été parfois employée avec succès, surtout en injections hypodermiques et dans les cas où il existe de la sclérose du myocarde ; M. Desnos prescrit la poudre de *noix vomique* à la dose de 5 à 10 centigrammes. L'*ergot de seigle* a été utilisé dans quelques circonstances :

Extrait aqueux d'ergot	ãã 10 centigrammes.
Sulfate de quinine	

pour 1 pilule, 6 par jour ;

ou :

Sirop de fleurs d'oranger	200 grammes.
Ergotine	5 —

Chaque cuillerée contient 50 centigrammes d'ergotine. Donner 2 cuillerées par jour.

Bornons-nous à citer l'adonis-vernalis, le laurier-rose, l'érythrophléine qui ne font pas partie de la thérapeutique courante. Quant à la caféine, qui est à la période ultime des cardiopathies ce qu'est la digitale dans la période troublée, nous l'étudierons ultérieurement.

II. — Traitement symptomatique.

Nous serons bref sur le traitement des symptômes propres aux lésions valvulaires ; tous sont essentiellement justiciables du traitement général, car la digitale, en relevant l'énergie des contractions cardiaques et la tension artérielle, met un terme aux troubles fonctionnels qui dépendent de l'affaiblissement du cœur.

a. — Œdème.

Les hydropisies sont la première conséquence de cet affaiblissement; leur apparition n'implique nullement un pronostic fatal à brève échéance, car il suffit au début, d'une légère fatigue du cœur pour en provoquer l'apparition, comme d'un repos très court pour les faire disparaître.

Il arrive journellement que l'on observe des malades chez qui les jambes ont enflé pour la première fois dix ou quinze ans auparavant.

Lorsque se manifeste un léger œdème des malléoles, que cet œdème survient seulement le soir et n'existe plus le matin, au réveil, le repos est la seule prescription qu'il convienne de faire ; encore ne peut-on guère l'imposer aux travailleurs à qui les nécessités de la vie imposent un labeur quotidien. Le repos ne devient une impétueuse nécessité que quand l'œdème devient permanent, envahit les cuisses et les organes génitaux ; même, à ce degré plus avancé, l'œdème peut encore céder sous la seule influence du repos au lit ; sa disparition est favorisée par le régime lacté qui détermine la diurèse.

Dans ces derniers temps M. le professeur G. Sée, s'autorisant des recherches antérieures sur le pouvoir diurétique des sucres, a proposé l'emploi de la *lactose*, comme succédané du lait. On prescrit la lactose en tisane (100 grammes dissous dans 2 litres d'eau).

M. Dieulafoy administre la lactose à la dose de 50 à 100 grammes par jour, en solution dans l'eau d'Evian ou de Vittel. Si l'on jette simplement la lactose dans l'eau, le malade se plaint du goût désagréable du mélange, ce qui est dû à ce que la lactose se dissout mal à froid ; aussi M. Dieulafoy recommande-t-il de dissoudre d'abord la lactose dans une petite quantité d'eau chaude et de verser ensuite la solution dans une bouteille d'eau minérale diurétique. On peut aromatiser le mélange avec quelques gouttes de jus de citron ou 2 ou 3 cuillerées de champagne. On administre alternativement toutes les heures une tasse de lait et une tasse de la solution de lactose.

Lorsque le repos et le régime lacté ne suffisent pas, il faut employer les diurétiques, en tête desquels est la digitale.

Parmi les autres diurétiques il convient de citer la scille, le calomel, les sels de potasse.

La *scille* s'emploie en poudre à la dose de 20 centigrammes à 40 centigrammes ; en teinture, à la dose de XX à L gouttes (XXX gouttes représentant 15 centigrammes de poudre), enfin sous forme de vin scillitique (2 à 4 cuillerées par jour dans de l'eau sucrée) ou d'oxymel (15 à 45 grammes).

On associe habituellement la scille à la digitale ; les deux préparations les plus connues sont le vin de Trousseau et l'oxymel de Gubler :

Le vin de Trousseau ou de l'Hôtel-Dieu est ainsi composé :

Feuilles sèches de digitale	5 grammes.
Squames de scille	15 —
Baies de genièvre	25 —
Vin blanc	900 —
Alcool à 90°	100 —

faire macérer pendant quinze jours et ajouter :

Acétate de potasse sec	50 —

dose : 2 cuillerées à bouche par jour.

Il importe de ne pas dépasser cette dose car ce vin renferme une forte proportion de digitale : 10 centigr. de poudre par cuillerée à bouche.

L'oxymel diurétique de Gubler est une bonne préparation, bien qu'un peu complexe ; ou pourra l'utiliser non seulement dans les cas où l'on veut provoquer la diurèse, mais dans ceux où il existe de l'éréthisme cardiaque. Voici sa composition :

Teinture alcoolique de digitale	ãã 10 grammes.
Extrait aqueux d'ergot	
Acide gallique	5 —
Bromure de potassium	ãã 30 —
Eau de laurier-cerise	
Sirop de cerises	400 —
Oxymel scillitique	515 —

2 ou 3 cuillerées par jour dans un peu d'eau.

M. Huchard prescrit un vin dans lequel la digitale, la scille sont associées à la kola et à la coca :

Teinture de kola	40 grammes.
— de coca	30 —
— de scille	20 —
— de digitale	10 —
Sirop de cerises	100 —
Vin de Lunel	800 —

Laissez reposer, décantez et filtrez ; 2 à 3 cuillerées à bouche par jour, pendant huit à dix jours.

Chez les enfants on prescrit la teinture à la dose de XX à XXX gouttes, l'extrait à la dose de 1 centigramme à 5 centigrammes ainsi que la poudre, le vin à la dose d'une ou deux cuillerées à café, l'oxymel à celle de une à deux cuillerées à bouche dans un pot de tisane (J. Simon).

Les propriétés diurétiques du *calomel* sont connues depuis longtemps ; toutefois on ne songeait guère à les utiliser, lorsque Jendrassik tira de l'oubli le calomel, envisagé comme médicament diurétique.

Chez l'homme sain l'effet diurétique est nul ou peu marqué ; il paraît dû, chez l'hydropique, à une action spéciale du mercure sur l'épithélium rénal.

L'action diurétique du calomel est inconstante ; un inconvénient plus sérieux est le mercurialisme aigu qui est d'autant plus à redouter qu'il existe toujours des lésions rénales dans les cardiopathies anciennes ; aussi importe-t-il de veiller au soin de la bouche et d'associer l'opium au calomel, pour éviter la diarrhée. De toute façon le médicament ne doit pas être administré plus de trois jours ; on le donne à la dose quotidienne de 40 à 60 centigrammes en deux ou trois prises.

On peut associer dans la même formule la scille, le calomel et la digitale :

Poudre de scille........................	ãã 5 centigrammes.
— de digitale........................	
Calomel........................	

Mêlez en 3 paquets à donner à une heure d'intervalle ; renouveler pendant 4 jours (M. Lancereaux).

Les *sels de potasse* étaient très employés autrefois comme diurétiques ; on emploie particulièrement le nitrate et l'acétate à la dose de 2 à 4 grammes, dans un litre de tisane ; on peut également les associer à la digitale :

Sulfate de potasse pulvérisé................	ãã 6 grammes.
Crème de tartre soluble................	
Nitrate de potasse pulvérisé................	
Feuilles de digitale pulvérisées............	1 —

Mêlez et divisez en 20 paquets, un à trois paquets par jour (Huchard).

Les *purgatifs*, notamment les drastiques, sont souvent utilisés pour combattre les hydropisies.

L'un des plus vantés est la scammonée donnée à la dose de 50 centigrammes à 1 gramme ; la teinture de jalap composée (eau-de-vie allemande) est d'un usage courant, à la dose de 10 à 30 grammes ; on fait souvent précéder l'administration de la digitale, de l'administration d'eau-de-vie allemande.

M. Dujardin-Beaumetz recommande la formule suivante.

Teinture de jalap composée................	ãã 30 grammes.
Sirop de séné................	
— de nerprun................	

De 1 à 3 cuillerées à bouche.

Trousseau employait de préférence la coloquinte :

Extrait de coloquinte..................	1 gramme.
Extrait de rhubarbe..................	1 —
Gomme-gutte..................	1 —
Extrait de jusquiame..................	25 centigrammes.
Huile essentielle d'anis..................	2 gr. 90.

Pour 20 pilules, 1 ou 2 le soir.

Les purgatifs drastiques sont habituellement bien tolérés par les cardiaques ; cette tolérance n'a rien d'absolu cependant et l'abus des purgatifs peut déterminer une entérite dysentériforme.

Il est nécessaire dans certains cas d'évacuer le liquide qui distend les mailles du tissu cellulaire, lorsque la peau menace de se rompre et que le malade est condamné à l'immobilité complète par le gonflement de ses membres ; la digitale n'agit souvent qu'après évacuation du liquide. Le procédé habituellement employé est celui des mouchetures que l'on fait avec des aiguilles flambées et trempées dans une solution phéniquée forte. Pour préserver le malade de l'érysipèle ou de la lymphangite qui se produisent si facilement au niveau des tissus dont la nutrition se fait mal, on enveloppe les membres inférieurs de compresses imbibées d'eau boriquée ou d'une solution faible de sublimé, ou bien de tourbe antiseptique qui s'imbibe de la sérosité au fur et à mesure de son écoulement.

Pour assurer l'évacuation du liquide, il est utile que les malades soient à demi couchés dans un fauteuil.

Un médecin anglais, Sounthey, a proposé l'emploi d'un système de drainage à l'aide de petits trocarts capillaires auxquels s'adaptent des tubes de caoutchouc qui conduisent le liquide dans des récipients placés au pied du lit; on assure ainsi l'écoulement continu du liquide, mais il est nécessaire que les trocarts soient rigoureusement aseptiques, si l'on ne veut exposer le malade aux accidents infectieux mentionnés plus haut.

Les épanchements dans les cavités splanchniques doivent être évacués comme les œdèmes des membres ; on ne doit pas hésiter à ponctionner de bonne heure l'hydrothorax des cardiaques, car l'abstention peut être la cause de la mort par thrombose cardiaque ou asphyxie, et d'autre part la digitale reste impuissante tant que le liquide n'est pas évacué.

b. — **Accidents hépatiques.**

Nous sommes conduits à parler de l'ascite cardiaque. Cette ascite ne survient le plus souvent que longtemps après le début de l'œdème des membres, dans les endocardites anciennes ; d'autres fois l'ascite est au contraire un symptôme précoce, qui peut se manifester alors qu'il n'existe pas encore d'infiltration des membres inférieurs ou seulement un très léger œdème ; dans les cas d' « asystolie hépatique » il ne faut pas hésiter à évacuer le liquide, ce qui permet à la digitale d'exercer son action jusque-là impuissante.

Le calomel a été préconisé par de nombreux médecins, notamment par Stokes, dans les accidents cardio-hépatiques; il est nécessaire d'en continuer l'usage, à très petites doses (4 à 5 centigrammes) pendant longtemps. Il convient particulièrement aux cas où le foie est gros et dur, sans ascite; on peut aussi dans ces cas prescrire l'*iodure de potassium*.

M. Huchard recommande les pilules suivantes :

Extrait aqueux d'ergot de seigle	4 grammes.
Poudre de scille	3 —
Calomel	2 —
Poudre de digitale	1 gramme.

Pour 40 pilules, 3 à 4 par jour pendant 3 ou 4 jours.

Les *alcalins* rendent des services dans les cas où les troubles digestifs sont manifestement sous la dépendance de l'état du foie. Le malade peut additionner son lait d'eau de Vichy (Grande-Grille) ou bien, le matin à jeun, prendre un grand verre de cette eau, tiédie au bain-marie.

S'il existe surtout de la congestion hépatique, avec douleurs intenses dans la région de l'hypochondre droit, les *ventouses scarifiées* soulagent le malade.

c. — Troubles nerveux.

Les troubles nerveux sont sous la dépendance de la congestion du cerveau ; ils se traduisent par l'assoupissement, la torpeur ou bien au contraire l'insomnie; dans certains cas même, il existe un véritable délire cardiaque.

Les hypnotiques que l'on peut employer contre l'insomnie sont le *bromure de potassium*, le *paraldéhyde*, l'*uréthane*, le *sulfonal*.

Les préparations opiacées peuvent être dangereuses car elles entretiennent l'état congestif; le chloral doit être repoussé, car il exerce une action nuisible sur le cœur ; la paraldéhyde qui en possède les propriétés utiles lui sera substituée avec avantage ; on peut donner 2 à 3 grammes de ce dernier médicament :

Paraldéhyde	25 grammes.
Eau	250 —

Donner 2 ou 3 cuillerées de cette solution dans un verre d'eau sucrée, additionnée d'un peu de rhum ou d'eau-de-vie (Dujardin-Beaumetz). Il est nécessaire d'ajouter de l'alcool pour masquer le goût désagréable de la paraldéhyde.

Le sulfonal étant insipide en raison de son insolubilité, peut être employé de préférence à la paraldéhyde. On l'administre en cachets à la dose de 1 gramme. Il est bon de faire prendre au malade, immédiatement après le cachet, une tasse d'infusion aromatique chaude. Pour obtenir un effet hypnotique, à l'heure où le malade s'endort d'habitude, il faut donner le sulfonal au moment du dîner, car ses effets ne se manifestent que tardivement.

d. — **Troubles pulmonaires.**

Contre la congestion pulmonaire on utilise la *révulsion*. L'ipéca à doses vomitives doit être rejeté, car les efforts de vomissement peuvent déterminer des ruptures vasculaires chez les cardiaques.

Mais on peut prescrire la *poudre de Dower* :

Poudre de Dower..................	} āā	2 grammes.
— de scille....................	}	
— de noix vomique		20 centigrammes.

Par 20 cachets, 4 par jour.

Lorsque la congestion pulmonaire est intense, lorsque le malade a la face cyanosée, et que le pouls est à peine perceptible, surtout s'il s'agit d'un sujet jeune, on ne doit pas hésiter à pratiquer une *saignée*. La digitale n'agit parfois qu'après une saignée, de même qu'il est nécessaire dans certains cas d'évacuer l'ascite, ou le liquide épanché dans le tissu cellulaire des membres, pour faciliter l'action de ce médicament.

La toux est calmée par les *préparations opiacées*, notamment par les pilules de cynoglosse, et par l'*eau de laurier-cerise* (1 à 3 cuillerées à café par jour dans du lait chaud et sucré).

L'hémoptysie consécutive à l'apoplexie pulmonaire, est rarement assez abondante pour constituer un danger par elle-même; elle n'est grave que parce qu'elle indique en général, un degré avancé de l'affection cardiaque; encore l'embolie, dans le rétrécissement mitral pur, peut-elle se produire longtemps avant la période ultime. La digitale est le seul remède à employer dans le cas d'apoplexie pulmonaire.

La dyspnée chez les cardiaques est essentiellement variable dans sa nature et son intensité, suivant la période de la maladie, à laquelle elle se produit. Au début, c'est un simple essouflement qui n'existe qu'à l'occasion d'un effort, d'une marche un peu rapide, de l'ascension d'un escalier; cet essoufflement est parfois si minime qu'un certain nombre de malades ne s'en plaignent pas et ne songent pas à le rapporter à l'état de leur cœur; ce genre de dyspnée est la dyspnée d'effort; plus tard, à la période troublée, l'essoufflement devient plus ou moins permanent; il persiste pendant le repos, tout en s'exagérant à l'occasion des mouvements. Vers le soir, l'oppression augmente, à cause du décubitus dorsal; aussi, pendant la nuit, les malades sont-ils obligés de s'asseoir de temps à autre sur leur lit pour respirer. Dans certains cas la dyspnée nocturne se manifeste sous forme d'accès, simulant une crise d'asthme; c'est le pseudo-asthme cardiaque.

Finalement, à la dernière période, la dyspnée devient angoissante; elle interdit tout repos, les malades ne pouvant prendre la situation horizontale, sans être menacés immédiatement de suffocation. « De là cette cruelle alternative : ou se laisser gagner par l'asphyxie, ou se passer absolument de sommeil. » (M. Raynaud.)

La dyspnée du début n'est justiciable que du repos; si elle coïncide avec un certain degré d'éréthisme cardiaque, se traduisant par la violence des battements du cœur, un pouls fort et vibrant, les *bromures*, le *régime lacté* en viendront à bout.

A la période troublée, le repos, le régime lacté et la digitale constituent le traitement de la dyspnée permanente; l'iodure de potassium est également utile comme eupnéique à ce moment; on prescrira :

Eau distillée	275	grammes.
Teinture de colombo	ãã 10	—
— de quinquina		
— d'écorces d'oranges amères	5	—
Iodure de potassium	15	

2 cuillerées par jour.

Plus tard, lorsque la congestion envahit progressivement les poumons, une *saignée* modérée, les *inhalations d'éther*, de *chloroforme*, *d'oxygène*, les *injections de caféine et celles de morphine*, sont les ressources dont on peut disposer, pour retarder l'asphyxie. Au sujet des injections de morphine, disons que si elles sont surtout utiles dans les dyspnées paroxystiques des aortiques, on ne doit pas se passer systématiquement de leurs services chez les mitraux, par crainte d'exagérer la congestion encéphalique. La *morphine* injectée à petites doses, un demi-centigramme on un centigramme à la fois, est souvent le seul moyen efficace que l'on puisse utiliser pour procurer quelque répit au malade.

C. — Traitement de la période ultime.

On peut définir cette période, au point de vue thérapeutique, celle où la digitale n'agit plus; à partir de ce moment, les jours du malade sont comptés, on peut encore cependant les prolonger à l'aide d'un médicament dont l'action est vraiment remarquable : la *caféine*. Employée depuis longtemps dans les cardiopathies, mais à doses insuffisantes et exclusivement par la voie gastrique, la caféine n'a pris rang définitivement dans la thérapeutique des maladies du cœur que dans ces dernières années; M. Lépine, en montrant la nécessité d'avoir recours aux hautes doses, M. Huchard, en insistant sur la supériorité des injections hypodermiques, ont contribué à mettre en relief l'utilité de la caféine dans les périodes avancées des cardiopathies.

La caféine présente sur la digitale cet avantage qu'elle s'élimine plus rapidement et ne s'accumule pas dans l'organisme ; qu'enfin les phénomènes d'intolérance sont très rares lorsqu'elle est administrée par la voie hypodermique : par contre, elle détermine une diurèse moins abondante.

Voici la formule des solutions de caféine pour injections sous-cutanées :

Caféine	2 grammes.
Benzoate de soude	3 —
Eau distillée	6 —

(Faire la solution à chaud.)
chaque seringue contient 25 centigrammes de caféine;
ou :

Salicylate de soude	3 grammes.
Caféine	4 —
Eau distillée	6 —

chaque seringue contient 40 centigrammes de caféine.

Dans les cas graves on peut injecter 4 ou 5 fois par jour le contenu d'une seringue de Pravaz ; puis, lorsque les accidents menaçants sont conjurés, on réduit le nombre des injections quotidiennes à une ou deux; on peut tenir ainsi pendant huit ou dix jours le malade sous l'action de la caféine. Les vomissements sont assez rares, mais il survient fréquemment de l'insomnie caféique, une excitation cérébrale fort pénible pour le malade.

Si l'on ne peut recourir aux injections, dans les cas où l'œdème du tissu cellulaire est tel que l'on peut craindre de déterminer du sphacèle, on aura recours à l'administration du médicament par la bouche.

Caféine } āā	7 grammes.
Benzoate de soude }	
Eau	250 —

chaque cuillerée à soupe de cette solution contient 50 centigrammes de caféine.

M. le professeur G. Sée a proposé récemment la *théobromine*, comme succédané de la caféine; ce médicament se donne en cachet à des doses variant de 3 à 5 grammes, continuées durant trois jours : la diurèse s'établit très rapidement, dans des cas où la digitale et la caféine elle-même échouent.

La théobromine nous a paru surtout indiquée dans les affections valvulaires compliquées de sclérose du myocarde ; dans ces cas, elle rend des services inespérés et l'on peut assister en quelques heures à la disparition d'un œdème considérable, ainsi que nous avons pu le constater plusieurs fois sur des malades chez qui la digitale était restée inefficace. Ajoutons que l'emploi prolongé de la théobromine peut déterminer certains accidents d'intolérance (palpitations très violentes, troubles cérébraux, hémoglobinurie) ; nous avons observé ces accidents chez un malade qui, en dépit de nos observations, prenait continuellement de la théobromine, seul médicament, disait-il, qui le faisait désenfler.

Concurremment à la caféine on peut utiliser les *injections d'éther*, à la période ultime, dans les cas où le collapsus est imminent, ainsi que les *injections de strychnine* (un milligramme par injection; deux ou trois par jour).

Il faut enfin donner des *boissons alcooliques* (porto, xérès), qui ont la propriété de ranimer momentanément les contractions du myocarde, ainsi que les préparations de *kola*, les *sels ammoniacaux* :

Carbonate d'ammoniaque	2	grammes.
Eau-de-vie	30	—
Sirop de fleurs d'oranger	40	—
— de gomme	ãã 20	—
— de tolu		
— de morphine		

PALPITATIONS.

Pour beaucoup de médecins le mot : palpitation, est synonyme d'affection du cœur. C'est là une erreur dont Hirtz a fait justice en disant qu'il faut examiner le poumon, quand un malade se plaint de palpitations, et le cœur, quand il se plaint d'essoufflement.

Présentée sous cette forme paradoxale, la réfutation n'est guère plus exacte que la première affirmation ; il n'en est pas moins vrai que le plus souvent les palpitations sont indépendantes des cardiopathies ; ce sont précisément les palpitations de cause nerveuse qui sont les plus pénibles et celles pour lesquelles on est le plus souvent consulté : « Les palpitations purement nerveuses, c'est-à-dire qui existent sans lésion organique, sont souvent plus incommodes que les autres. » (Laënnec.)

Lorsque l'on est consulté pour des palpitations, on doit rechercher immédiatement s'il s'agit de palpitations organiques ou de palpitations de cause nerveuse. Ce diagnostic est facile ; déjà l'interrogatoire peut fournir de grandes probabilités ; il apprend dans le cas où il existe une endocardite, que les palpitations ont été précédées d'essoufflement, qu'elles surviennent presque exclusivement à la suite de la marche ou d'un effort et qu'elles disparaissent ou diminuent sous l'influence du repos. L'examen confirme le diagnostic en révélant l'existence de bruits morbides à l'un ou l'autre des orifices.

Les palpitations accompagnent non seulement les endocardites, mais encore la péricardite et l'artério-sclérose du cœur. Dans ce dernier cas, elle coïncident ou non avec l'arythmie, avec la tachycardie, parfois même avec le ralentissement des battements du cœur; il n'existe en effet aucune corrélation entre la régularité, l'accélération ou le ralentissement des battements du cœur et les palpitations qui sont exclusivement caractérisées par une sensation subjective d'augmentation dans l'énergie des contractions cardiaques.

Lorsque chez un malade âgé, on constate des palpitations coïncidant avec une hypertrophie cardiaque manifeste, avec la sclérose des artères périphériques, qu'il existe ou non des souffles orificiels, le diagnostic d'artério-sclérose s'impose.

L'existence de palpitations au cours d'une endocardite est elle une indication thérapeutique ? C'est là une question importante que l'on pourrait présenter sous une autre forme : doit-on donner la digitale dans le cas de palpitations ? Pour avoir indûment donné la digitale, au début d'une cardiopathie, beaucoup de médecins ont vu augmenter d'intensité les palpitations qu'ils voulaient combattre; c'est qu'en effet, dans la première période des cardiopathies, la digitale est le plus souvent inutile, ou même nuisible. M. Huchard a parfaitement démontré les dangers du médicament : « Suivons ce cardiopathe, dit-il ; il est aortique ou mitral, cela importe peu, puisqu'il est démontré que la localisation de la lésion à un orifice ne peut être un élément certain d'indication ou de contre-indication à l'emploi de la digitale. Après la période latente d'eusystolie, le cœur s'hypertrophie non pas *pour* lutter, mais *parce qu'il* lutte.

Alors la pointe du cœur s'abaisse, la matité précordiale augmente, le choc ventriculaire est fort, vigoureux, donnant à la main la sensation du *cœur impulsif;* il y a des phénomènes de fluxion active vers les organes avec épistaxis fréquentes et accès répétés d'hyperhémie pulmonaire aiguë ; la face est congestionnée et vultueuse, les yeux injectés, la tête lourde ; le malade se plaint de céphalalgie ou de battements céphaliques, de tintements d'oreille, d'éblouissements ou de vertiges ; les artères battent avec violence, le pouls radial est plein, développé, vibrant et résistant, concentré ou serré; le cœur est agité de palpitations fréquentes, souvent douloureuses, parfois nocturnes, au point de causer une insomnie plus ou moins rebelle...

Le malade vous presse, il vous supplie de mettre un terme à ses palpitations si pénibles. Vous cédez parfois, et vous ordonnez la digitale. C'est là une faute ; car les palpitations augmentent d'intensité et de fréquence, le pouls ne se ralentit pas et peut même s'accélérer, les accidents de congestion pulmonaire ou cérébrale deviennent plus menaçants. Votre cardiopathe était entré dans la période d'*hypersys-*

tolie, caractérisée surtout par une élévation de la pression artérielle; et comme celle-ci augmente encore par le fait de la digitale, vous avez ajouté à la maladie du patient la maladie du médicament. » (Huchard, *Quand et comment doit-on prescrire la digitale*, 1888, p. 28.)

Dans ces cas, les moyens hygiéniques doivent constituer le principal traitement; il faut ordonner au malade le repos, le régime lacté mitigé, l'abstention de tous les excitants, et si ces moyens ne suffisent pas, donner les préparations de bromure, d'aconit.

Si la *digitale* est contre-indiquée à la période d'hypersystolie, il n'en est pas de même dans les cas d'ataxie cardiaque avec battements violents et tumultueux qui s'observent à la période troublée; ici, l'emploi de la digitale s'impose; c'est le spécifique qui rapidement met fin à ces troubles fonctionnels si pénibles. Tandis qu'au début les palpitations signifiaient: « augmentation de travail du cœur », elles traduisent, à la période troublée, la faiblesse du myocarde et c'est pourquoi la digitale rend de si grands services dans ce cas.

Dans les cardiopathies artérielles la digitale est le plus souvent inefficace ; elle exagère les mêmes palpitations, tout au moins dans les premières phases de l'artério-sclérose, alors que l'hypertension artérielle est manifeste, que le pouls est serré, concentré, fort et vibrant. Plus tard, lorsque le pouls devient dépressible, que le cœur faiblit, le malade rentre dans les conditions où se trouve le cardiaque atteint d'une endocardite à la période troublée et la digitale devient indiquée.

Lorsque l'existence d'une affection de l'endocarde ou du myocarde est mise hors de cause, mais que l'on constate des souffles anémiques, le diagnostic de la cause des palpitations devient évident; il s'agit de la chlorose ou d'une anémie symptomatique (par hémorrhagie, surmenage, etc.). Rappelons à ce sujet que les palpitations sont très fréquentes, comme symptômes de l'anémie tuberculeuse du début, et que dans les cas où il existe des signes d'anémie chez un sujet jeune, le poumon doit être ausculté avec le plus grand soin. Il ne faut pas oublier non plus que, chez la femme principalement, l'anémie syphilitique secondaire donne lieu souvent à des palpitations.

Les palpitations des chlorotiques cèdent comme toutes les autres manifestations de la chlorose, au *traitement ferrugineux* et à ce traitement seulement. Il est indispensable de maintenir au repos absolu les chlorotiques qui se plaignent de palpitations intenses, car le moindre effort exagère immédiatement les sensations douloureuses; l'*hydrothérapie*, bien conduite, est très utile dans les cas où les palpitations sont liées à l'anémie.

Des palpitations par anémie on peut rapprocher celles que l'on observe chez les jeunes gens, à l'époque de la puberté, et que l'on doit rapporter le plus souvent aux excès vénériens, à la spermatorrhée. D'autres fois, les palpitations doivent être mises sur le compte d'une croissance rapide ; elles coïncident avec la céphalée, avec les douleurs épiphysaires, avec l'hypertrophie cardiaque. Une bonne hygiène, le repos, viennent à bout de ces palpitations. Chez les épuisés et les surmenés le repos, l'hydrothérapie, un régime substantiel sont particulièrement indiqués.

Le groupe des palpitations d'origine réflexe est considérable, la plupart des affections des organes pouvant retentir sur le cœur ; c'est aux troubles de la digestion que sont dues le plus souvent les palpitations réflexes; qu'il nous suffise de citer la distension gazeuse de l'estomac, l'entéroptose, la constipation, les vers intestinaux. M. Germain Sée cite le fait d'une jeune femme qui était venue le consulter plusieurs fois pour des palpitations rebelles à tous les traitements; un jour la malade dit avoir remarqué dans ses garde-robes des fragments rubanés; un anthelminthique la débarrassa de son tænia et de ses palpitations.

Depuis Stokes on sait que les troubles fonctionnels d'origine hépatique peuvent retentir sur le cœur; c'est ainsi que la colique hépatique s'accompagne fréquemment de palpitations; il en est de même des affections utéro-ovariennes ; il suffit parfois de l'ablation d'un polype utérin ou d'un pessaire prescrit à propos pour faire disparaître des palpitations rebelles à tout traitement. Nous ne nous étendrons pas davantage sur les palpitations d'ordre réflexe, puisque leur traitement est exclusivement causal.

Les palpitations d'origine toxique sont trop connues pour qu'il soit besoin d'y insister; la suppression du tabac, du thé, du café, de l'alcool font disparaître rapidement ces palpitations.

Il nous reste à mentionner les palpitations que l'on observe dans les névroses : chorée, goitre exophthalmique et surtout dans l'hystérie et la neurasthénie. Dans le cas de goitre exophthalmique la digitale exagère les palpitations ; il faut exclusivement recourir à l'antipyrine, aux bromures et à l'aconit; au *veratrum viride*; ce dernier médicament, administré sous forme de teinture à la dose de XX gouttes présente une efficacité incontestable. Dans la chorée, le bromure et l'antipyrine conviennent également au traitement des palpitations.

Les palpitations sont parfois l'un des symptômes prémonitoires de l'attaque hystérique; d'autres fois, elles se manifestent par accès qui se succèdent sans régularité et qui peuvent se répéter pendant fort longtemps, en dépit des médications calmantes.

Dans la neurasthénie, les crises de palpitations surviennent sous l'influence d'une émotion ou bien à la suite des repas ; il faut se garder de les mettre sur le compte d'une affection organique du cœur ou des vaisseaux, confusion d'autant plus aisée à commettre que l'on peut observer chez les neurasthéniques une sorte d'angoisse précordiale, simulant l'*angor pectoris*.

Contre les palpitations névropathiques il faut utiliser divers moyens : les applications, sur la région précordiale, de compresses imbibées d'eau froide, ou mieux les *pulvérisations d'éther* peuvent soulager les malades ; les *bromures*, l'*aconit*, le *valérianate d'ammoniaque* seront utilisés avec des succès variables. L'hydrothérapie peut rendre de grands services.

TACHYCARDIES.

Les tachycardies se divisent en deux groupes : les tachycardies symptomatiques et la tachycardie dite essentielle paroxystique. La suppression de la cause devra toujours être recherchée, lorsqu'on aura reconnu que la tachycardie est **symptomatique** ; encore est-on absolument impuissant lorsque l'accélération des battements du cœur est la conséquence d'une myocardite aiguë ou de l'artério-sclérose du cœur, ou bien encore d'une péricardite ou d'une aortite aiguë ; il en est de même lorsqu'elle est due à une compression du pneumogastrique par des ganglions trachéo-bronchiques diversement altérés, ou à une lésion bulbaire (paralysie labio-glosso-laryngée, poliencéphalite, myélite ascendante, sclérose en plaques, atrophie musculaire progressive, tabès, etc.), à une névrite du nerf pneumogastrique (beriberi, alcoolisme, saturnisme, diphthérie).

Lorsque la tachycardie est sous la dépendance d'une intoxication (digitale, alcool, tabac) la thérapeutique est aisée ; la tachycardie est encore justiciable d'une intervention efficace lorsqu'elle est d'ordre réflexe ; c'est ainsi qu'il suffit de traiter la dilatation de l'estomac, la flatulence, l'hyperchlorhydrie (Klemperer), pour faire cesser les troubles cardiaques et notamment la tachycardie que l'on observe chez les dyspeptiques ; de même, en traitant l'utérus on déterminera la cessation de la tachycardie liée aux troubles de la menstruation, aux fibromes, à la métrite, au prolapsus utérin, etc. ; la tachycardie de la ménopause signalée par Kisch (de Prague), par le Dr Clément (de Lyon), disparaît en général au bout de quelques semaines ; on l'a vue cependant persister pendant deux ans et plus. Il est bon de savoir que si les opérations pratiquées sur l'utérus et les ovaires font disparaître souvent une tachycardie liée aux altérations de ces organes, elles peuvent par contre en déterminer l'apparition. M. Martin (*Des accidents réflexes consécutifs aux opérations pratiquées sur l'utérus et les ovaires*. Thèse de Paris, 1888) a signalé des cas de ce genre.

La tachycardie des névroses, notamment celle de la maladie de Basedow, ou celle qui constitue une forme de l'épilepsie larvée est rebelle au traitement; dans la neurasthénie (Bouveret) elle est tantôt bénigne, susceptible de guérison; d'autres fois plus grave, permanente, sans rémissions durables; elle peut aboutir à l'affaiblissement du cœur, à la dilatation des cavités cardiaques et à la mort par asystolie.

Le traitement de la **tachycardie essentielle paroxystique** s'adresse surtout à l'accès; dans la période intercalaire on doit recommander au malade une vie calme, sans fatigue physique ni morale; de plus, il doit renoncer au café, au thé, à l'alcool, au tabac; on peut faire usage de l'*arsenic* (X à XX gouttes de liqueur de Pearson); on donne, à l'exemple de M. Huchard, le *sulfate de quinine associé à l'ergot de seigle*, suivant cette formule :

Extrait aqueux d'ergot de seigle..... Sulfate de quinine....................	ãã 4 grammes.
Extrait de noix vomique...........	10 centigrammes.

pour 40 pilules dont on prendra 2, à 3 fois par jour, pendant quinze ou trente jours.

Les moyens proposés contre l'accès sont nombreux; leur multiplicité est la preuve même de leur inefficacité relative; ces moyens sont mécaniques ou pharmaceutiques. Parmi les premiers, il faut citer la *compression du pneumogastrique* à la hauteur du cartilage thyroïde (Bensen et Preisendorfer), la *compression légère des carotides* (Czermack, Quincke), les *courants galvaniques* (Samson) ou *faradiques* (Pribram, Oliver) sur le nerf vague, les *pulvérisations d'éther* le long du cou, *celles de chlorure de méthyle* à la région précordiale et sur la nuque (Duchaussoy), la commotion mécanique du rachis dorsal pratiquée alternativement de haut en bas et de bas en haut; on a même inventé un appareil spécial pour pratiquer cette manœuvre (Sanders)!

Parmi les moyens médicamenteux prennent place les *inhalations de chloroforme* (Bristowe), *celles de nitrite d'amyle* (West), regardées comme dangereuses par M. Huchard; les sédatifs tels que le *bromure de potassium*, le *valérianate d'ammoniaque*. On a eu recours également à l'*ergotine et la caféine associées, en injections sous-cutanées* (1 gramme d'ergotine, 25 centigrammes de caféine pour une seringue de Pravaz, Huchard); ces injections n'ont donné aucun résultat à M. Debove. La *digitale* serait dangereuse pour M. Bouveret, parfois utile selon MM. Debove et Huchard, mais doit être maniée avec précaution; il reste enfin à mentionner l'opium, donné le plus souvent sous forme d'*injections de morphine;* les injections ont souvent réussi entre les mains de MM. Rendu, Faisans, Debove à modérer l'intensité des accès. M. Huchard a préconisé l'*antipyrine* ; on n'est pas encore fixé sur la valeur de cet agent médicamenteux, dans ce cas particulier.

De cette énumération il faut retenir que les injections sous-cutanées de morphine constituent, à l'heure actuelle, le moyen le moins infidèle pour combattre ou modérer les accès de tachycardie paroxystique.

BRADYCARDIE.

Nous serons brefs sur le traitement de la bradycardie, ou plutôt de la maladie de Stokes-Adams (pouls lent permanent avec attaques syncopales et épileptiformes). Le traitement de ce syndrome se confond avec celui de l'artério-sclérose du cœur ; mais il faut en outre combattre l'ischémie bulbaire.

Parmi les toniques du cœur, il faut s'adresser à peu près exclusivement à l'infusion de café ou à la *caféine :*

Caféine..	ãã
Benzoate de soude..............................	

pour 20 cachets, 3 ou 4 par jour (Huchard),

La digitale est contre-indiquée, parce qu'elle ralentit le pouls et parce qu'elle est souvent nuisible quand le cœur est graisseux. Quant à l'anémie bulbaire, elle nécessite l'emploi des vaso-dilatateurs: *nitrite d'amyle* (en inhalations), *trinitrine* en solution alcoolique au 100e (VI à X gouttes par jour) ou en injections sous-cutanées.

Eau distillée..................................	10 grammes.
Solution alcoolique de trinitrine au 100e.......	LX gouttes.

injecter deux à trois demi-seringues par jour.

Les *opiacés* et la morphine en injections sous-cutanées peuvent également produire de bons résultats en déterminant un état d'hypérémie cérébrale.

Dans l'intervalle des crises, le *régime lacté* et l'*iodure de potassium* feront les frais du traitement.

ANGINE DE POITRINE.

Les multiples contradictions que l'on relève dans les travaux relatifs à l'angine de poitrine tiennent à ce que l'on a confondu jusqu'à ces dernières années, sous la même dénomination, des phénomènes morbides qui ont une même expression symptômatique, mais qui diffèrent essentiellement par leur nature, leur pronostic et leur traitement.

C'est ainsi qu'après avoir décrit une angine de poitrine, à pronostic grave, le plus souvent mortelle, à lésions définies, on a décrit successivement des angines de poitrine nerveuses (hystérie, neurasthénie), des angines de poitrine réflexes (principalement dans les affections gastro-intestinales), des angines de poitrine diathésiques (goutte, diabète, syphilis) et des angines toxiques produites par l'abus du tabac, du thé, du café. Il en est résulté une confusion des plus fâcheuses que l'on vient seulement de dissiper.

On est d'accord aujourd'hui pour réserver le nom d'angine de poitrine au syndrôme morbide décrit par Rougnon et Heberden, caractérisé anatomiquement par l'existence constante de la sclérose du cœur avec ou sans oblitération des coronaires et cliniquement par son issue fatale presque constante. Ainsi comprise l'angine de poitrine n'est qu'un épisode de l'artério-sclérose.

Il est facile de distinguer les pseudo-angines (cardiacalgies de M. G. Sée) d'avec l'angine vraie.

Les premières s'observent moins souvent chez l'homme que chez la femme, se manifestent souvent sans cause appréciable, reviennent périodiquement, donnent lieu à des phénomènes douloureux moins intenses que la seconde, et sont d'un pronostic bénin, en dépit de l'allure solennelle qu'elles revêtent parfois ; aussi sont-elles plus bruyantes que dangereuses.

L'angine de poitrine vraie s'observe au contraire plus souvent chez l'homme que chez la femme et seulement à un âge avancé ; elle survient chez des individus manifestement artério-scléreux ; les accès sont presque toujours provoqués par une marche précipitée sur un terrain incliné et contre le vent, par un effort. Leur durée, contrairement à celle des cardiacalgies, est toujours très courte, mais leur intensité est extrême ; il faut avoir vu des malades, frappés soudain de cette douleur angoissante qui leur donne la sensation de la mort imminente pour comprendre la justesse de cette phrase de Sénèque : « *Aliud enim quidquid ægrotare est ; post est animam agere* ».

Chez ces malades enfin, l'examen de la région précordiale révèle toujours des signes anormaux : douleur à la pression de l'aorte, augmentation de la matité aortique, soulèvement des sous-clavières, bruits parcheminés de l'aorte, souffles orificiels etc.

La pathogénie de l'angine de poitrine vraie, a été très discutée ; les observations de MM. Huchard, G. Sée, Potain etc. ont montré que l'angine a pour substratum anatomique la sclérose des coronaires et que les accès angineux sont dus à l'ischémie cardiaque résultant de l'oblitération de ces artères : il s'agirait d'après eux d'une véritable claudication intermittente du cœur. Quelques médecins, s'appuyant sur ce fait que cette oblitération ne peut toujours être constatée, mais que par contre, il existe souvent une névrite évidente du plexus cardiaque (Lancereaux, Peter) se sont rattachés à la théorie nerveuse. Récemment (*Académie de médecine*, 17 juillet 1894), M. Lancereaux a communiqué une nouvelle observation d'angine de poitrine liée à des altérations du plexus cardiaque que déterminait une aortite en plaques, d'origine paludique.

L'existence de cette névrite ne peut être niée, mais elle ne constitue pas à elle seule l'angine; elle coïncide toujours avec des lésions artérielles, aussi la première théorie doit-elle être admise comme étant la plus conforme aux faits observés.

L'angine de poitrine vraie est donc un symptôme de l'artério-sclérose; à cette maladie artérielle, il faut par suite opposer une médication artérielle. Le traitement hygiénique et médicamenteux à suivre dans l'intervalle des accès est exactement le même que celui de l'artério-sclérose.

Quant au **traitement de l'accès** il consiste dans l'emploi des médicaments susceptibles de déterminer une vaso-dilatation rapide; la *morphine* est une ressource précieuse contre l'accès d'angine de poitrine, car elle permet de calmer la douleur, en même temps qu'elle répond à l'indication précitée ; déjà Heberden prescrivait la teinture thébaïque à la dose de X à XV gouttes, mais l'opium pris par la bouche ne peut exercer son action qu'au bout d'un temps assez long; aussi la vulgarisation par M. Huchard des injections de morphine dans les cas d'angine de poitrine a-t-elle rendu de signalés services.

Deux autres médicaments vaso-dilatateurs : la *trinitrine* et le *nitrite d'amyle* sont également fort utiles. La trinitrine s'emploie en injections sous-cutanées (suivant la formule précédemment indiquée).

Quant au nitrite d'amyle, il a le grand avantage d'être toujours à portée des malades qui le conservent sur eux, renfermé dans des ampoules de verre scellées à lampe; il suffit d'en verser 3 ou 4 gouttes sur un mouchoir pour voir se produire une congestion intense du visage, indice de la vaso-dilatation instantanée que détermine le médicament.

La digitale accroît la tension artérielle et détermine l'augmentation de la contractilité artérielle, elle est donc contre-indiquée dans les cas d'angine ; cette contre-indication n'est cependant pas absolue, elle ne s'applique pas à toutes les périodes de la maladie ; lorsqu'en effet, l'angineux devient un cardiaque, lorsque par suite la tension artérielle s'abaisse tandis que la tension veineuse augmente, on peut, on doit même employer la digitale.

On sait d'ailleurs que les accès d'angine tendent à s'espacer ou même à disparaître lorsque le myocarde faiblit et se laisse distendre par le sang. On pourra donc chez les angineux parvenus à la période cardiaque ou mitro-artérielle employer la digitale, que l'on pourra, si l'on veut, associer à la trinitrine, pour en corriger le pouvoir vaso-constricteur. On pourra par exemple formuler ainsi :

Eau distillée................................	300 grammes.
Teinture de digitale.........................	3 —
Solution alcoolique de trinitrine au 100e......	XXX

Prendre 2 à 6 cuillerées à soupe par jour.

De toutes les fausses angines les plus fréquentes sont l'angine tabagique et l'angine hystérique.

Le spasme artériel qui se produit sous l'influence de la nicotine, ne se reproduit pas si la cause qui l'engendre est supprimée ; le traitement de l'angine tabagique consiste donc essentiellement dans la cessation de l'usage du tabac ; mais il faut bien savoir qu'il est des cas où le tabac est simplement la cause provocatrice mais non déterminante de l'accès ; chez un artério-scléreux, la fumée d'une pipe ou d'une cigarette peut être le signal d'un accès, il ne faut donc pas conclure toujours de l'origine tabagique apparente de l'angine de poitrine à son innocuité.

A l'angine hystérique il faut opposer un traitement nervin ; c'est-à-dire que tout réussit et que rien ne réussit ; que la thérapeutique suggestive a plus de prise que les médications effectives ; Stokes, avec son grand sens clinique, avait établi judicieusement que : « l'un des moyens les plus efficaces pour la guérison, c'est de convaincre le malade qu'il n'est point atteint d'une affection organique du cou ».

Tout l'arsenal de la médication antispasmodique a été mis en œuvre.

On peut prescrire pendant l'accès X à XX gouttes de :

Liqueur d'Hoffmann........................	ãã 4 grammes.
Teinture éthérée de Valériane...............	
— de digitale........................	
— de belladone.......................	

Le *bromure de potassium associé au chloral* a parfois donné de bons résultats ; l'*antipyrine* peut être également utile. Le *nitrite d'amyle* réussit parfois dans l'angine de poitrine hystérique comme dans l'angine vraie.

Les *pulvérisations d'éther ou de bromure d'éthyle* au niveau de la région précordiale peuvent être essayées, de même que le vésicatoire dont l'effet purement suggestif n'est pas à négliger.

L'*hydrothérapie* est recommandable, mais à la condition d'être employée sous forme de douches très légères, de courte durée ; on commencera par des douches tièdes à jet brisé et on n'arrivera progressivement qu'à la douche froide à 24°; on évitera de diriger le jet sur la région précordiale.

ARTÉRIO-SCLÉROSE.

Le rôle joué en pathologie par les lésions artérielles n'est bien connu que depuis peu de temps ; jusqu'à ces dernières années, on n'accordait aux altérations des vaisseaux qu'une importance restreinte, alors qu'en réalité l'artério-sclérose se trouve à l'origine de la plupart des maladies chroniques et constitue à peu près exclusivement la pathologie sénile.

S'il nous fallait mesurer à son importance réelle, l'espace à lui consacrer dans cet ouvrage, nous devrions lui accorder la part la plus importante; nous serons cependant très brefs, car l'artério-sclérose n'est guère accessible à la thérapeutique.

Sans doute, on peut parfois en retarder l'apparition, ou du moins en atténuer les effets lorsqu'elle est déjà constituée, par des moyens qui sont du ressort exclusif de l'hygiène, mais on ne peut se flatter d'en arrêter bien longtemps l'évolution, car sa progression est une fatalité inéluctable; si la sénilité précoce due à la « rouille des artères » est dans quelques cas l'effet de causes contingentes, l'artério-sclérose n'est souvent aussi que le dernier terme de l'évolution vitale.

Les causes « pathologiques » de l'artério-sclérose sont les unes diathésiques (goutte, rhumatisme chronique), les autres infectieuses (variole, fièvre typhoïde, syphilis etc.), les autres plus nombreuses sont d'origine toxique (intoxication par le tabac, le plomb, l'alcool, surmenage, auto-intoxication d'origine alimentaire). Ces différentes causes ne produisent pas d'emblée la sclérose artérielle ; il existe une période prémonitoire, que M. Huchard a fort bien étudiée, et qui d'après lui est caractérisée exclusivement par l'hypertension artérielle; voici quelle est, d'après M. Huchard, la filiation des accidents aboutissant au développement de l'artério-sclérose : le premier anneau de la chaîne pathologique commence à l'adultération sanguine, et celle-ci est d'origine diathésique, infectieuse, toxique ou alimentaire; puis survient le second stade, d'une importance prépondérante, l'hypertension artérielle provoquée le plus souvent par un état de vasoconstriction; enfin dans le troisième et dernier stade, à la faveur de l'irritation vasculaire provoquée par cette hypertension artérielle se développent les lésions scléreuses des vaisseaux et au bout d'un temps très variable survient la mort, soit par le fait des lésions rénales, soit par asystolie, soit par thrombose ou hémorrhagie cérébrale. Lorsque l'artério-scléreux meurt par le cœur, il arrive un moment où le cœur faiblit, où les œdèmes et les congestions passives surviennent. Rien ne distingue alors l'artério-scléreux du cardiaque vulgaire. Auparavant il présente, diversement associés, suivant les cas, un grand nombre de symptômes qui sont l'attribut de la première période clinique de la maladie, celle d'hypertension artérielle ; ces symptômes il importe de les avoir toujours présents à l'esprit, et de les rapporter à leur véritable cause, car un traitement « à côté » pourrait entraîner les plus funestes conséquences.

L'aspect de l'artério-scléreux est caractéristique ; le malade est habituellement pâle (bien qu'il puisse passer rapidement de la teinte anémique à l'aspect vultueux, animé) et atteint de calvitie plus ou moins complète ; ses artères temporales sont animées de battements violents et décrivent des flexuosités visibles à distance ; il se plaint d'une céphalalgie pulsatile, de bourdonnements d'oreilles, de troubles visuels, de vertiges et de somnolence ; il accuse en outre des douleurs vagues dans la continuité des membres, des crampes, souvent aussi du refroidissement des extrémités et le phénomène du doigt mort.

Il est sujet aux hémorrhagies, notamment aux épistaxis.

Il raconte que ses digestions sont lentes et pénibles, qu'il éprouve souvent une sensation de barre au niveau du creux épigastrique, qu'après le repas son visage s'empourpre, qu'il est pris de palpitations et de somnolence ; les palpitations surviennent également pendant la nuit et troublent le sommeil.

Il se plaint souvent d'une dyspnée qui survient sous l'influence de la marche, au moindre effort, et qui d'autres fois survient d'une façon dramatique, brusquement, au milieu de la nuit ; cette dyspnée inquiète le malade par son intensité, mais il ne croit pas qu'il s'agisse là d'un symptôme grave, car le mot d'asthme a été prononcé dans son entourage et souvent aussi par le médecin. Il se plaint souvent également d'éprouver une sensation pénible de constriction thoracique, au niveau de la région aortique, et parfois il décrit le tableau classique de l'angine de poitrine, ou bien appelle l'attention sur l'irrégularité des battements de son cœur. Il est, par contre, pleinement satisfait du fonctionnement du rein, car il raconte qu'il urine abondamment, et que ses urines sont claires et limpides ; on sait que cette prétendue diurèse marque au contraire l'insuffisance de la perméabilité rénale et que ces urines abondantes contiennent peu d'urée et de matières extractives.

Si l'on prend le pouls, on constate qu'il est généralement plein, fort, presque vibrant, et résistant au doigt ; parfois il a l'apparence de la petitesse, il est serré, tendu ; ce dernier caractère est l'indice non de l'affaiblissement du myocarde, mais d'une hypertension extrême ;

la digitale serait funeste aux malades présentant une semblable hypertension. Le pouls est habituellement régulier, sans intermittences, mais sa fréquence est presque toujours anormale, soit qu'il s'agisse d'une tachycardie modérée (100 à 150 pulsations) ou qu'au contraire le nombre des pulsations soit inférieur à la moyenne physiologique.

L'auscultation du cœur et de l'aorte confirme le diagnostic; on constate dans le deuxième espace intercostal, près du bord droit du sternum, le retentissement diastolique de l'aorte, retentissement en coup de marteau ou bruit parcheminé de Bouillaud; il se peut aussi que l'on entende à l'orifice aortique un ou deux souffles râpeux indice des incrustations athéromateuses des valvules ou de l'insuffisance de l'orifice artériel.

Le cœur est manifestement hypertrophié; la pointe bat avec force dans le sixième ou le septième espace intercostal et le choc précordial se fait sur une large surface.

Les bruits d'auscultation sont variables; tantôt ils sont réguliers et éclatants, tantôt ils conservent leur régularité, mais sont sourds et mal frappés; d'autres fois, il existe un bruit de galop, des souffles aux orifices, des intermittences etc.

Tel est le tableau schématique des signes et des principaux symptômes de l'artério-sclérose à son début et à sa période d'état; suivant les cas l'un ou l'autre de ces symptômes prédomine; rien n'est plus variable en effet que l'expression clinique de l'artério-sclérose, puisque les lésions artérielles peuvent être localisées ou prédominer au niveau d'un seul département vasculaire.

Le traitement de ces divers troubles diffère cependant peu, car ils ont communauté d'origine.

Il importe donc au point du traitement, de ne pas envisager chaque symptôme pris isolément, mais de remonter à la cause et d'instituer le traitement pathogénique qui est immuable dans son essence.

Ce qui domine en effet l'artério-sclérose c'est l'insuffisance rénale, symptôme précoce et pour ainsi dire constant des dégénérescences artérielles (Huchard). Les beaux travaux de M. Bouchard ont rendu classique la notion des auto-intoxications. On sait qu'à l'état normal comme à l'état pathologique, l'organisme est un réceptacle et un laboratoire de poisons. La plupart proviennent du tube digestif, où ils sont apportés par les aliments, ou bien naissent sur place, du fait des fermentations gastro-intestinales. Les autres se forment dans les tissus et représentent les déchets de la nutrition. Si chez l'individu sain, l'organisme ne paraît pas se ressentir de l'auto-intoxication lente et continue dont il est le théâtre, c'est qu'il se débarrasse des poisons qu'il contient ou parvient à les neutraliser. Le rein est le principal émonctoire, la peau, l'intestin et le poumon sont des émonctoires accessoires;

quant à l'organe destructeur des poisons c'est le foie qui joue un rôle égal à celui du rein, dans la défense de l'économie. Ces données nouvelles de la physiologie expérimentale ont la plus haute importance pratique; elles ont permis d'instituer un traitement rationnel de l'artério-sclérose.

Que se passe-t-il chez l'artério-scléreux? Le rein fonctionne d'une façon insuffisante; le spasme des artères porte entrave à la circulation sanguine et le filtre est en partie fermé; il se trouve en état d'aptitude fonctionnelle restreinte ou de méiopragie (Potain); aussi les urines sont-elles beaucoup moins toxiques qu'à l'état normal, les poisons étant retenus dans le sang. Cette imperméabilité relative du rein est plus fonctionnelle qu'organique, tout au moins au début, car le rein des artério- scléreux ne présente dans les premières phases de la maladie que peu ou pas de lésions; c'est donc au spasme artériel que l'on doit attribuer le principal rôle dans la rétention des produits toxiques; ultérieurement d'ailleurs surviennent des lésions qui rendent définitive la déchéance fonctionnelle de l'organe. L'imperméabilité du rein tient sous sa dépendance la plupart des symptômes de l'artério-sclérose; c'est à elle qu'il faut attribuer la somnolence, certains vertiges, la céphalée et surtout la dyspnée; la fatigue du réveil, si souvent accusée par les artério-scléreux s'explique aisément, si l'on songe que pendant le sommeil il y a élimination moins active des poisons; on s'explique, pour la même raison, la fréquence nocturne des accès dyspnéiques. Cette théorie de l'origine toxique de la plupart des accidents de l'artério-sclérose n'est pas une vue de l'esprit; elle repose non sur des inductions hypothétiques, mais sur des faits expérimentaux. On a constaté que la toxicité des urines, chez les scléreux dyspnéiques, était notablement diminuée.

La dyspnée des artério-scléreux est donc souvent de même nature que la dyspnée urémique; comme cette dernière, elle est favorablement influencée par le régime lacté; les résultats du traitement confirment donc les données expérimentales. La dyspnée des artério-scléreux ne diffère de l'urémie que par une question de degré : « A côté de l'*uremia major*, survenue dans l'insuffisance organique du rein, il y a l'*urémia minor*, due à l'insuffisance fonctionnelle » (H. Huchard).

Si nous avons des données suffisantes sur le rôle du rein dans la genèse des accidents de l'artério-sclérose, nous ne pouvons guère apprécier encore celui du foie; l'urobilinurie, la glycosurie alimentaire ont cependant été constatées et l'anatomie pathologique a confirmé l'existence d'altérations fréquentes du parenchyme hépatique dans l'artério-sclérose; il est donc permis de supposer que le foie, comme le rein, fonctionne d'une façon imparfaite; la dyspnée toxique pourrait être à la fois d'origine rénale et hépatique.

Il était nécessaire de rappeler ces données de la physiologie pathologique, car le traitement de l'artério-sclérose repose uniquement sur elles. On ne cherchera donc pas à combattre la sclérose vasculaire, car la sclérose est une lésion irréductible, mais on s'efforcera d'en prévenir l'extension au moyen de diverses règles hygiéniques qui convergent toutes vers un but commun : introduire dans l'économie le moins de substances toxiques possible, faciliter l'élimination de celles qui s'y forment. L'application de ces règles hygiéniques résume presque tout le traitement de la première période de l'artério-sclérose, celle de l'hypertension artérielle. La période ultime, celle où surviennent les troubles cardiaques (période mitro-artérielle d'Huchard), nécessite l'intervention des toniques du cœur; son traitement ne diffère pas de celui des endocardites parvenues à la période d'asystolie.

A. — Traitement de la première période.

Ce traitement consiste exclusivement dans l'observation de l'**hygiène** suivante :

Les artério-scléreux doivent *éviter toutes les causes de fatigue*, aussi bien le surmenage physique que le surmenage intellectuel, car ce sont là deux sources incontestables d'auto-intoxication.

Il ne doivent pas cependant se condamner à l'immobilité prolongée, qui serait nuisible à d'autres égards. Un *exercice modéré* ne peut qu'être utile pour activer et régulariser la circulation périphérique; il importe en outre que les fonctions de la peau soient favorisées par les *lotions froides*, le *massage* et les *frictions excitantes* pratiqués régulièrement chaque jour. Le séjour dans un air confiné, l'usage des bains trop chauds ou des bains froids doivent être interdits ; le tabac est nuisible, car il favorise le spasme artériel. Les prescriptions hygiéniques les plus importantes sont relatives à l'*alimentation*. Les viandes étant la principale source des toxines alimentaires, leur quantité doit être réduite au minimum; on interdira d'autre part, la charcuterie, le gibier, les viandes faisandées ou peu cuites et l'on recommandera surtout les viandes blanches; on interdira les poissons, les coquillages, les crustacés, les conserves alimentaires et le bouillon gras. Ce n'est point par la potasse qu'il contient, que le bouillon est nuisible aux brightiques et aux artério-scléreux, c'est parce qu'il renferme une grande quantité de ptomaines. M. Huchard cite un passage bien curieux de Senac, relatif à l'action nocive du bouillon. Si Senac n'a pas incriminé les ptomaines, il a du moins parfaitement indiqué que le bouillon peut être nuisible dans certains cas : « Les aliments qui portent une matière grossière ou trop nourrissante dans des corps malades sont des aliments pernicieux, ils agitent les corps qui jouissent d'une santé parfaite; ils mettent donc en feu les corps qui souffrent. Les bouillons trop forts ou les consommés sont donc *des poisons*, les bouillons légers sont, il est vrai, moins pernicieux; mais, outre qu'ils s'altèrent dans les premières voies, qu'ils y prennent une disposition à la pourriture, qu'ils y consacrent une âcreté rongeante, ils surchargent les vaisseaux d'une manière dont la densité donne au cœur plus d'action. » (Senac). Le régime qui convient le mieux aux artério-scléreux est un régime mixte composé surtout de laitage et de légumes, de quelques œufs, de viandes très cuites et très fraîches. Le régime lacté exclusif n'est de rigueur que s'il existe des accidents dyspnéiques graves, une céphalée rebelle, etc. Le lait agit comme diurétique; il est surtout utile parce qu'il réduit au minimum l'apport des substances toxiques dans l'organisme; ainsi que l'a dit très justement M. le professeur Potain, le lait agit surtout parce qu'il ne nuit pas. C'est merveille de voir avec quelle facilité cèdent sous l'influence du régime lacté absolu, les accès d'angoisse nocturne, l'insomnie, la céphalée; au bout de deux ou trois jours la transformation est parfois complète et le malade qui passait ses nuits, assis dans un fauteuil, peut dormir d'un sommeil paisible. Nous n'indiquerons pas ici le mode d'administration du régime lacté, dont il sera question dans un autre chapitre (traitement du mal de Bright).

On ne peut fixer a priori la durée de l'usage exclusif du lait ; il importe de ne pas trop la prolonger, car les malades arrivent vite à la satiété. Lorsque les accidents se sont dissipés, on revient progressivement à l'alimentation mixte, en diminuant au fur et à mesure la quantité de laitage ; mais le malade ne devra jamais cesser complètement l'usage du lait, qui devra constituer la majeure partie du repas du soir.

Il ne suffit pas de régler la nature des aliments, il faut encore régler la quantité et la qualité des boissons ; l'absorption d'une grande quantité de boissons peut conduire à l'hypertension artérielle, il faut donc modérer la quantité des boissons prises à chaque repas, mais il faut se garder de prescrire le régime sec dans toute sa rigueur, car l'expérience a montré qu'il peut être nuisible.

Certaines boissons sont manifestement nuisibles aux artério-scléreux : les vins et les boissons spiritueuses doivent être proscrites. La meilleure boisson est le lait ; si les malades répugnent à l'idée de boire du lait aux repas, ils peuvent faire usage d'une très petite quantité de vin blanc, coupé d'eau ou d'une eau minérale indifférente comme l'eau d'Évian, l'eau d'Alet, etc. On ne saurait trop leur recommander l'usage des infusions aromatiques chaudes qui, prises à la fin des repas, stimulent les contractions de l'estomac.

Les eaux minérales, prises à la source, ne doivent être employées qu'avec la plus grande réserve, chez les artérios-scléreux ; certaines, comme les eaux sulfureuses, sont absolument contre-indiquées car elles déterminent une excitation du cœur et de l'appareil cardio-vasculaire. La même observation s'applique aux eaux bicarbonatées et aux eaux arsénicales.

Les seules eaux que l'on peut permettre ou même recommander aux malades sont les eaux faiblement minéralisées de *Vittel*, *Contrexéville*, *Évian* qui agissent comme diurétiques ; encore les malades devront-ils se garder d'ingérer une quantité trop considérable de ces eaux, ce qui pourrait accroître les symptômes d'hypertension artérielle (palpitations, battements artériels, etc.).

Parmi les eaux que l'on peut encore utiliser M. Huchard cite celle encore peu connue de *Bondonneau* (dans la Drôme) qui est l'une des plus iodurées de France, celle de *Saxon* (Valais) qui est bicarbonatée, iodurée et bromurée sodique, et celle de *Bourbon-Lancy* (Saône-et-Loire) qui est chlorurée sodique (eau thermale à 55°).

Il ne suffit pas de prescrire une alimentation convenable, il faut encore s'efforcer de neutraliser les poisons contenus dans le tube digestif; aussi recommande-t-on les *antiseptiques intestinaux ;* on pourra donner soit le naphtol associé au salicylate de bismuth, soit le benzonaphtol (à la dose de 4 ou 5 grammes par jour) ; mais on n'oubliera pas que la meilleure antisepsie de l'intestin consiste dans l'évacuation de son contenu. Les malades devront donc éviter avec soin la constipation ; ils la combattront avec les *lavements glycérinés* et les *laxatifs* ; l'usage fréquent des purgatifs salins à petites doses (une cuillerée de citrate de magnésie granulé, pris le matin dans un peu d'eau fraîche) est une excellente mesure.

Le **traitement général** de l'artério-sclérose comporte l'emploi des médicaments qui abaissent la tension artérielle (vaso-dilatateurs); M. Huchard prescrit au début, alors que l'hypertension artérielle prédomine et que la sclérose est peu développée, la nitro-glycérine ou trinitrine ; plus tard, à la période d'artério-sclérose constituée, l'iodure doit lui être associé ou substitué.

La *trinitrine* s'administre par la voie gastrique ou la voie sous-cutanée; les injections seront réservées pour les cas où il est urgent d'obtenir un effet rapide.

M. Huchard prescrit matin et soir, pendant dix à quinze jours chaque mois, II, à IV gouttes de la solution alcoolique de trinitrine au centième (dose qui peut être portée progressivement, suivant les différentes susceptibilités des malades à XII et même XX gouttes par jour, en 3. 4, 5 ou 6 fois). On peut formuler ainsi :

Eau distillée..................................	300 grammes.
Solution alcoolique de trinitrine au 100e......	XXX gouttes.

Prendre de 2 à 6 cuillerées à bouche par jour.

Voici la formule des injections sous-cutanées :

Eau distillée	10 grammes.
Solution alcoolique de trinitrine au 100e	XL gouttes.

Injecter un quart de seringue ou une demi-seringue, deux à quatre fois par jour.

L'*iodure de potassium* est le médicament par excellence de l'artério-sclérose. M. le professeur G. Sée a démontré qu'il active la circulation, et par suite la nutrition du myocarde, qu'il dilate les artères et par suite détermine un abaissement marqué de la pression artérielle. M. G. Sée n'emploie que l'iodure de potassium ; d'autres médecins, M. Huchard notamment, emploient indistinctement l'iodure de potassium ou l'iodure de sodium, ou même de préférence ce dernier, car ils redoutent l'action nocive que l'administration prolongée du sel de potassium peut exercer sur le cœur, et les effets de l'accumulation lente et progressive des sels de potasse dans l'économie.

Si l'iodure de sodium présente certains avantages sur l'iodure de potassium, on ne peut nier cependant qu'il ne soit moins actif ; aucun médecin n'oserait le substituer à l'iodure de potassium dans le traitement de la syphilis par exemple.

Deux autres iodures ont été introduits récemment dans la thérapeutique et peuvent être substitués aux précédents, car ils paraissent doués d'une action analogue sur l'appareil cardio-vasculaire : ce sont les iodures de strontium et de calcium ; ce dernier est particulièrement indiqué lorsqu'il existe de l'intolérance des voies digestives pour l'iodure de potassium.

Quelle que soit la préparation iodurée sur laquelle on arrête son choix, il est nécessaire, si l'on veut obtenir quelques résultats, d'en continuer l'usage pendant longtemps. M. Huchard donne, au début, l'iodure à petites doses : 20 centigrammes par jour. Lorsque l'artério-sclérose est constituée, il donne 1 à 2 grammes d'iodure par jour.

Pour assurer la tolérance on l'associe habituellement à l'extrait thébaïque :

Iodure de potassium	10 grammes.
Extrait thébaïque	10 centigrammes.
Eau	300 grammes.

ou bien on additionne chaque cuillerée, de la solution de X à XX gouttes de teinture de scille (Huchard).

L'iodure se donne aux repas dans une petite quantité de bière ou mieux de lait.

Lorsque le cœur commence à faiblir, M. Huchard associe le *sulfate de spartéine* à l'iodure ou au *strophantus* :

Eau distillée........................	100 grammes.
Iodure de sodium......	5 —
Sulfate de spartéine.................	50 centigrammes.

Une cuillerée à café au commencement de chaque repas;

ou :

Eau distillée.........................	100 grammes.
Iodure de sodium.....................	5 —
Extrait de strophantus...	1 centigramme.

mêmes doses.

Le strophantus ayant une saveur amère, désagréable, on peut encore le prescrire avec la solution iodurée, sous forme de granules d'extrait de strophantus à un demi ou un milligramme.

M. Huchard prescrit la préparation suivante, antidyspnéique et diurétique, chez les artério-scléreux :

Teinture de grindelia robusta................	30 grammes.
— de convallaria maialis................	10 —
— de scille............................	5 —

XV gouttes de cette mixture trois fois par jour.

Contre les palpitations M. Huchard emploie la digitale sous forme de solution alcoolique de digitaline au millième, à la dose de X à XV gouttes par jour, pendant cinq à six jours ou bien la *teinture de digitale associée à celles de scille et d'aconit :*

Teinture alcoolique de digitale.............	ãã 5 grammes.
— de scille..........................	
— de racines d'aconit................	

Prendre X gouttes, 3 ou 4 fois par jour pendant huit ou dix jours.

B. — Traitement de la seconde période (mitro-artérielle).

Jusqu'ici il n'a pas éte question de la digitale ; son emploi serait encore plus nuisible, à la première période de l'artério-sclérose, qu'à la période de compensation des endocardites, ce qui se conçoit aisément, puisque la digitale augmente la vaso-constriction qu'il s'agit de combattre. L'emploi intempestif de la digitale a déterminé nombre d'accidents chez les artério-scléreux : crises d'angine de poitrine, embolies et hémorrhagies cérébrales. Un autre médicament vaso-constricteur, l'ergot de seigle, est également dangereux.

La digitale ne doit pas cependant être rayée du traitement de l'artério-sclérose du cœur, car à la période ultime, ainsi que nous l'avons dit, le myocarde faiblit, ses cavités se dilatent et les œdèmes apparaissent; à ce moment la pression veineuse augmente tandis que la pression artérielle diminue ; le malade se retrouve dans les conditions du mitral à la période d'asystolie et la digitale peut chez lui donner d'excellents effets, bien qu'en général, en raison de la sclérose du myocarde et de sa rigidité, la digitale ne puisse lui rendre l'énergie qu'elle donne aux cœurs simplement dilatés, des sujets jeunes.

On a invoqué l'imperméabilité rénale comme une contre-indication à l'emploi de la digitale. On a exagéré les conséquences des effets accumulatifs; dans une communication à la *Société médicale des hôpitaux* (29 avril 1892), M. Huchard a fait justice de ce préjugé que l'observation permet de considérer comme mal fondé.

La digitale n'est réellement contre-indiquée qu'à la période ultime de la maladie ; encore peut-on parfois lui rendre son efficacité temporaire, en pratiquant une saignée; mais la caféine est à ce moment le seul médicament qui permette de prolonger de quelques jours l'existence du malade.

Pour les règles de l'administration de la digitale et sa posologie nous renvoyons au chapitre des endocardites. Nous renvoyons également à ce chapitre pour les indications relatives à la *caféine* ou à la *théobromine*, les seuls médicaments réellement utiles à cette période.

Tel est le traitement général de l'artério-sclérose ; il nous reste à formuler les indications du **traitement symptômatique.**

L'un des symptômes le plus constants, nous l'avons dit est la dyspnée, qui est d'origine toxique le plus souvent et qui est alors exclusivement justiciable du régime lacté. On peut parfois soulager les malades en leur faisant respirer pendant un instant les vapeurs du mélange suivant contenu dans un flacon :

Iodure d'amyle	25	grammes.
Chloroforme	5	—

La dyspnée toxique n'est cependant pas la seule que l'on puisse observer chez les artério-scléreux; parfois, elle est exclusivement d'origine cardiaque, ainsi qu'en témoignent l'affaiblissement des contractions du cœur, la dilatation de l'organe, les œdèmes ; au régime lacté, il est de toute nécessité d'ajouter dans ce cas l'emploi de la digitale et de la caféine ; parfois même, la saignée devient nécessaire ; d'autres fois, elle est due non à la cardioplégie, mais à un œdème aigu du poumon qui commande la saignée d'urgence, l'emploi des *injections de caféine et de strychnine*.

Dans d'autres circonstances enfin, il s'agit d'une dyspnée nervo-réflexe, au traitement de laquelle convient parfaitement le *bromure de potassium* donné à hautes doses.

Contre les troubles cérébraux (vertiges, céphalée, etc.), l'*iodure de potassium, associé à l'opium* est habituellement prescrit, concurremment au régime lacté; le *bromure* est indiqué, s'il existe des crises épileptiformes.

Les troubles digestifs sont pour ainsi dire constants; ici encore le régime lacté est la seule ressource du médecin. On peut assurer la digestion du lait en additionnant chaque tasse d'une cuillerée à café d'eau de chaux, ou d'une à deux cuillerées à soupe d'eau de Vichy (Célestins) ou d'eau de Vals. M. Huchard prescrit parfois la pancréatine associée au benzo-naphtol :

Benzo-naphtol...............................	20 grammes.
Pancréatine..................................	10 —

pour 40 cachets.

Un cachet dans une tasse de lait, 5 à 6 fois par jour.

S'il existe de la diarrhée, on substitue le salicylate de bismuth au benzo-naphtol ; le lait stérilisé convient particulièrement dans ce cas.

La magnésie, la rhubarbe, etc., permettent de combattre la constipation.

Pour atténuer le dégoût que la plupart des malades éprouvent pour le lait, après un usage prolongé, on peut aromatiser celui-ci avec différentes boissons alcooliques : rhum, anisette, kirsch, chartreuse, etc. (1 cuillerée à dessert par tasse). Cette addition d'une petite quantité d'alcool présente encore l'avantage de remédier dans une certaine mesure à l'affaiblissement dans lequel la diète lacté jette les malades.

M. Huchard conseille encore, pendant toute la durée du régime lacté, de prendre une ou deux fois par jour, dans le lait ou dans un peu d'eau, une petite cuillerée à café du mélange tonique suivant :

Extrait fluide de coca........................	120 grammes.
— de kola........................	80 —

L'insomnie est due à des causes diverses; tantôt elle est sous la dépendance de l'urémie chronique, tantôt elle est liée aux troubles circulatoires; dans le premier cas, le régime lacté est le meilleur des hypnotiques, dans le second cas, la digitale, l'iodure ramènent le sommeil. Il faut être sobre des médicaments hypnotiques chez les scléreux; car c'est surtout chez ces malades, en raison de l'insuffisance rénale habituelle chez eux, qu'ont été observés des accidents d'intoxication à la suite de l'emploi du sulfonal, du chloralose, etc.

ANÉVRISMES DE L'AORTE.

Si l'on n'est guère armé efficacement contre l'anévrisme de l'aorte, au moins ne soumet-on plus personne au martyre de la diète, du repos prolongé et de la saignée, qu'Albertini, Valsava et plus tard Pelletan, Hoper, Hodgson, Chomel avaient infligé à de nombreux patients.

De nos jours on a recours à la médication interne et externe :

Médication interne. — Les sels de plomb, notamment l'acétate de plomb que Dupuytren, que Laënnec avaient employés sont abandonnés, ainsi que l'alun (Sabatier), la digitale. Le seul agent de la médication interne, actuellement en faveur, à juste titre, est l'*iodure de potassium*, auquel on doit quelques guérisons et de nombreuses et notables améliorations.

C'est à Bouillaud que revient le mérite d'avoir le premier appliqué l'iodure de potassium au traitement des affections aortiques en général et de l'anévrisme de l'aorte en particulier.

On peut se demander si l'iodure agit dans les cas d'anévrisme de l'aorte, à titre d'agent antisyphilitique, ou bien comme médicament artériel, quelle que soit d'ailleurs la cause de l'anévrisme. Il est à peu près certain que l'iodure de potassium ne limite pas son action aux seuls cas d'anévrisme d'origine syphilitique; mais il est réellement efficace plutôt dans les cas d'aortite avec dilatation, que dans l'anévrisme avec poche (Dujardin-Beaumetz).

En tous cas, il est formellement indiqué, lorsqu'on a constaté l'existence d'un anévrisme, d'instituer immédiatement la médication iodurée. On a beaucoup discuté et l'on discute encore sur la question de savoir, s'il convient plutôt d'administrer les sels de potassium, que les sels de sodium. M. le professeur G. Sée préfère de beaucoup l'iodure de potassium à celui de sodium que M. Huchard avait proposé comme étant moins dépressif et mieux toléré que le précédent.

L'iodure doit être administré à la dose quotidienne de 2 à 3 grammes (surtout si le sujet est un syphilitique avéré) pendant plusieurs mois, avec quelques interruptions que l'on rendra plus ou moins fréquentes et prolongées, suivant la tolérance. L'iodure sera pris aux repas, dans du lait, de la bière, ou du café.

Médication externe. — Plusieurs méthodes qui toutes consistent à introduire des corps étrangers dans la poche anévrismale, ont été successivement employées, avec des fortunes diverses; tout ce que l'on peut dire à leur égard, c'est qu'elles ont parfois déterminé des améliorations, mais qu'aucun cas de guérison ne leur est imputable; encore les améliorations dues à l'usage de l'iodure sont-elles moins contestables, et plus facilement acquises; aussi ces méthodes difficiles à mettre en pratique, parfois périlleuses, sont-elles aujourd'hui à peu près complètement abandonnées; nous nous bornerons donc à rappeler que Moore faisait pénétrer dans la poche un certain nombre de fils de fer doux, que Bacelli, encore plus audacieux, a fait pénétrer à l'aide de trocarts fins, des ressorts de montre qu'il abandonnait ensuite dans la poche. Cette méthode est à rejeter, comme celle de Moore, et M. le professeur Verneuil (Académie de médecine, juillet 1888) n'a pas eu de peine à en montrer les dangers.

Quant à l'autre méthode, qui nous est venue également d'Italie, celle de Ciniselli, pour être d'une application moins dangereuse, elle n'est guère plus avantageuse que les précédentes; elle consiste à chercher la coagulation du sang par le moyen d'un courant électrique que transmet une aiguille plongée dans la tumeur.

Pour qu'elle soit applicable, il faut que l'anévrisme forme une poche distincte appendue à l'aorte, qu'il ne donne pas naissance à une artère volumineuse (sinon les embolies sont à craindre), enfin que le cœur soit sain. Le pôle négatif s'applique à l'extérieur; il est constitué par une plaque métallique souple, recouverte d'une peau de chamois que l'on humecte d'eau; par l'aiguille implantée dans la tumeur passe le courant positif; l'intensité de ce courant ne doit pas dépasser 20 à 30 milliampères.

MALADIES
DE L'APPAREIL URINAIRE

MAL DE BRIGHT.

Si toutes les altérations du rein ne s'accompagnent pas d'albuminurie (il en est quelques-unes, en effet, où l'albuminurie peut faire défaut pendant une certaine période de leur évolution), on a tendance à admettre aujourd'hui que toute albuminurie doit être rattachée au cadre pathologique ; les prétendues albuminuries physiologiques ou intermittentes seraient en réalité des albuminuries morbides, aussi la présence de l'albumine doit-elle toujours être prise en considération, quelle que soit d'ailleurs la quantité de ce principe.

Cependant l'albuminurie intermittente est encore considérée comme physiologique par un grand nombre de médecins, notamment par Sénator. On s'appuie, pour lui dénier toute signification pathologique, sur son existence chez des sujets dont la santé est en apparence parfaite, sur l'absence de cylindres dans les urines, sur sa réduction à un taux invariable et très bas. Cette albuminurie, dite physiologique, augmente sous l'influence des digestions, du travail musculaire, des fatigues intellectuelles etc. ; elle se montre habituellement dans la matinée pour disparaître vers le soir ou dans la nuit. Est-elle bien d'ordre physiologique, comme on le prétend, ou bien n'est-elle que le signe avant-coureur de lésions rénales encore très légères, destinées ultérieurement à progresser et à donner lieu au mal de Bright classique? La question est importante et mérite d'être soulevée ici, car il n'est pas indifférent de savoir si l'on doit opposer à ces albuminuries le traitement habituel de la néphrite chronique, dès leur apparition, ou bien si l'on peut les négliger.

Tout d'abord, il nous semble illogique de considérer comme physiologique un phénomène que l'on observe seulement chez un petit nombre d'individus, car le chiffre de 23 p. 100 donné par Sénator est sans doute fort exagéré. D'autre part, il est incontestable qu'un grand nombre de ces cas d'albuminurie dite physiologique, se transforment au bout d'un temps plus ou moins long, en albuminurie permanente, et qu'à ce moment apparaissent les autres signes du mal de Bright; il s'agirait seulement de savoir, si toutes ces albuminuries intermittentes présentent la même évolution, ce qui est impossible à déterminer, car la plupart des individùs qui en sont atteints, sont perdus de vue.

Nous croyons que l'albuminurie intermittente est qualifiée à tort de physiologique, car elle serait secondaire, suivant nous, dans un grand nombre de cas, à des troubles digestifs; le passage continuel à travers le filtre rénal de principes irritants, produits d'une digestion gastro-intestinale défectueuse (acides, matières albuminoïdes dérivées de la peptonisation et des fermentations microbiennes) est susceptible de déterminer à la longue une irritation des épithéliums du rein; ce n'est pas là une supposition hypothétique, mais un fait que l'on peut considérer comme scientifiquement démontré, ainsi que nous le verrons plus loin. Nous pensons d'autre part qu'à côté de cette cause qui doit jouer un rôle important, on peut vraisemblablement considérer l'albuminurie intermittente, comme le signe d'un très léger degré de néphrite consécutive à une infection antérieure, par exemple une amygdalite, une pneumonie, une grippe légère.

Si l'on adopte cette manière de voir, on est conduit à conclure que chez tout malade présentant de l'albuminurie intermittente, on doit s'enquérir avec soin de l'état des fonctions digestives, au besoin pratiquer l'examen du chimisme stomacal, et si cet examen montre que ce chimisme est anormal, instituer une diététique et un traitement antidyspeptique appropriés.

Les causes du mal de Bright peuvent se réduire à deux; l'infection et l'intoxication. Qu'il s'agisse d'ailleurs de l'une ou l'autre cause, le processus des altérations rénales est le même; les poisons chimiques ou microbiens sont véhiculés par le sang et déterminent les altérations rénales en s'éliminant au niveau des glomérules et des tubes contournés.

En citant l'intoxication comme cause de l'albuminurie nous n'entendons pas incriminer seulement les hétéro-intoxications, comme le saturnisme par exemple; il est en effet très vraisemblable que les auto-intoxications prennent une part importante dans la genèse des néphrites; il résulte de diverses expériences, notamment de celles de M. Gaucher, que des matières extractives comme la tyrosine, la créatine et la créatinine, etc., peuvent provoquer des altérations rénales; les troubles de la nutrition caractérisés par la modification qualitative des matières albuminoïdes provenant de la digestion prendraient donc une part importante dans la genèse du mal de Bright, ce qui concorde bien avec la fréquence reconnue de l'albuminurie chez les dyspeptiques (Harley, Johnson).

Dès que le rein est lésé, il remplit imparfaitement son rôle dépurateur et permet l'accumulation dans l'économie de produits toxiques.

Nous ne connaissons pas de moyen propre à modifier les épithéliums du rein ; aussi toute la thérapeutique du mal de Bright se borne-t-elle à introduire avec les aliments un minimum de substances nuisibles et d'autre part à faciliter l'élimination rénale en provoquant la diurèse ; le lait remplit à merveille ces deux indications, aussi est-il à la fois le remède et l'aliment par excellence des brightiques.

On peut distinguer deux phases dans l'évolution du mal de Bright, comme dans celle des cardiopathies.

Dans la première, les troubles fonctionnels sont réduits au minimum ; ils consistent surtout dans l'association de ces symptômes que M. Dieulafoy a fort heureusement désignés sous le nom de petits signes du brightisme ; ces signes n'en ont pas moins une grande importance puisqu'ils permettent de dépister la maladie à son début.

Celle-ci présente au début une période de calme qui peut durer suivant la nature des lésions (néphrite interstitielle ou épithéliale) un temps plus ou moins long, atteignant souvent plusieurs années. Cette période peut cependant être traversée par des incidents qui constituent des étapes de la marche en avant de la maladie. Les poussées de congestion rénale, de néphrite aiguë surviennent sous l'influence d'écarts de régime ou bien du refroidissement ; elles se traduisent alors par un ensemble de phénomènes morbides qui constituent l'urémie.

La deuxième période du mal de Bright est la période troublée, celle où les œdèmes deviennent permanents et augmentent ; où se développe l'état cachectique résultant du mode d'alimentation et de la déperdition prolongée d'albumine ; celle enfin, où les signes d'urémie atténuée qui indiquent l'insuffisance rénale (céphalée, troubles digestifs, diarrhée, oligurie etc.) revêtent une intensité de plus en plus grande pour aboutir à l'urémie terminale.

Nous verrons plus loin que si le traitement des deux grandes formes du mal de Bright (néphrite parenchymateuse et interstitielle) se confond en grande partie, il existe quelques indications spéciales à chacune de ces variétés.

A. — Traitement de la première période du mal de Bright.

Nous n'envisagerons ici que le mal de Bright à début chronique ; le traitement des néphrites aiguës étant identique à celui des poussées aiguës qui peuvent se manifester dans le cours du mal de Bright chronique, ne réclame pas de mention particulière.

Dans le traitement de la première période du mal de Bright, l'hygiène alimentaire et l'hygiène générale tiennent le premier rang; les médicaments n'ont qu'une importance secondaire.

I. — Hygiène alimentaire.

Le *lait* est l'aliment par excellence des brightiques; pendant certaines périodes de leur maladie, il doit constituer leur aliment exclusif; il doit encore faire partie de l'alimentation pendant toute la durée de la maladie, alors même que les malades peuvent avoir recours à une nourriture mixte.

Comment le lait doit-il être pris et en quelle quantité, ce sont là deux questions qu'il importe de résoudre?

Le lait est, on le sait, un aliment complet, puisqu'il contient des matières azotées, des matières grasses, hydrocarbonées (sucre) et minérales; mais il faut en ingérer une grande quantité pour parfaire la somme des matériaux nutritifs nécessaires à la ration d'entretien. Quatre litres de lait sont nécessaires à cet effet; ils représentent, d'après M. Hayem :

		Ration normale.
Matières azotées	112	124
Beurre	122	55
Sucre de lait	208	430

On voit qu'il existe un déficit en hydrates de carbone, peut-être compensé par la plus grande proportion de matières grasses contenues dans le lait. Cependant cette compensation paraîtra bien théorique si l'on songe que l'usage exclusif du lait, prolongé pendant longtemps, entraîne un affaiblissement notable.

Les travailleurs, qui se livrent à des travaux manuels, ne peuvent continuer leurs occupations s'ils sont soumis à ce régime; seuls, les malades confinés au lit, peuvent supporter pendant longtemps la privation d'aliments autres que le lait.

Bien que quatre litres de lait soient nécessaires à l'entretien, il est cependant bien difficile d'en assurer la tolérance prolongée. Malgré les précautions prises à cet égard, malgré les artifices à l'aide desquels on parvient à modifier la monotonie du régime lacté, la plupart des malades arrivent rapidement à la satiété; on est alors obligé d'en venir à l'alimentation mixte, qui est d'ailleurs sans inconvénients, si les accidents aigus qui avaient nécessité le régime lacté exclusif ont disparu, si la diurèse se maintient à un degré satisfaisant, si l'albumine n'atteint pas un taux trop élevé.

Le lait, toutes choses égales d'ailleurs, n'est bien toléré que s'il est pris régulièrement et à dose fixes comme celles d'un médicament. Il doit être bu, par fractions égales, toutes les deux ou trois heures, de façon à ce que la quantité prescrite pour les vingt-quatre heures soit prise entièrement, en tenant compte des heures consacrées au sommeil. Si donc le malade prend quatre litres de lait, il devra en absorber toutes les deux heures un demi-litre (huit heures étant réservées au repos). A moins qu'il n'y ait urgence absolue à instituer d'emblée le régime lacté exclusif, il est préférable d'entraîner progressivement le malade à la diète lactée en prescrivant d'abord le régime mixte, puis, en diminuant peu à peu la quantité des aliments ordinaires.

Le lait sera pris bouilli ou cru, chaud ou froid, suivant la convenance des malades, mais le lait cru est habituellement mieux digéré que le lait qui a subi l'ébullition.

Pour en assurer la tolérance prolongée, on autorise au bout de quelques jours, l'addition au lait, soit de café, soit d'eau de laurier-cerise, d'eau de fleurs d'oranger, ou même d'une très petite quantité de kirsch ou de cognac.

Si le lait est bien digéré, il est inutile de l'additionner d'eau de Vichy, comme on le fait parfois.

Le régime lacté entraîne la constipation, ce qui se conçoit aisément puisqu'il ne laisse qu'un faible résidu solide. On combattra la constipation à l'aide des lavements ou des moyens doux comme les pruneaux, la pulpe de tamarin, etc.

L'existence de diarrhée indique que le lait n'est plus toléré. On peut alors utiliser le lait stérilisé, car l'intolérance peut tenir à la mauvaise qualité du lait, contenant en abondance des ferments d'acidité. On recommande, en tous cas, de couper alors le lait avec de l'eau de chaux (deux cuillerées à bouche par verre) ou de l'eau de Vichy, de Vals, ou bien encore de l'additionner de sous-nitrate de bismuth.

De même qu'il est utile de procéder graduellement, lorsqu'on institue le régime lacté, de même, il importe de ne revenir que progressivement à l'alimentation ordinaire, afin de se rendre compte du degré de tolérance des malades à l'égard des autres aliments.

On réduit d'abord la quantité de lait à deux litres et l'on donne en plus, des potages au lait et aux pâtes, des crèmes, des fromages frais.

Puis on arrive au régime mixte proprement dit, dans lequel le lait est donné comme boisson aux repas et constitue souvent un repas à lui seul (repas du soir).

Lorsque les malades ne peuvent plus supporter le lait et que cependant l'alimentation ordinaire est impossible, le *képhir* à la dose de trois à cinq bouteilles par jour, pourra rendre les plus grands services ; en même temps qu'il permettra d'alimenter les malades, il combattra les troubles digestifs. Il est très utile, dit M. Hayem, chez les néphrétiques hypopeptiques ou apeptiques digérant mal le lait ou fatigués de cette alimentation.

Il est un fait d'observation vulgaire c'est que l'usage de la *viande* détermine chez les brightiques une augmentation du taux de l'albumine et que, dans les cas où la maladie est ancienne, l'abus de l'alimentation carnée peut conduire rapidement à l'urémie. Aussi, la plupart des médecins proscrivent-ils d'une façon absolue la viande du régime des brightiques, ou tout au moins en restreignent-ils l'usage dans une très large mesure.

Peut-être a-t-on exagéré les craintes que peut faire concevoir l'alimentation carnée ; il est certain qu'un assez grand nombre de malades supportent assez bien les viandes, ou du moins certaines viandes, et qu'on peut leur en permettre l'usage dans les périodes de repos de la maladie. On est d'ailleurs souvent obligé d'introduire la viande dans leur alimentation, car le régime lacté trop longtemps prolongé détermine un affaiblissement, une sorte de cachexie par inanition relative qu'il importe de combattre.

Toutes les viandes ne peuvent être indifféremment permises aux brightiques ; on est d'accord pour repousser l'usage des viandes noires, celui des gibiers faisandés, de la charcuterie. Ces diverses viandes sont particulièrement riches en ptomaines, et d'autant plus toxiques qu'elles sont moins fraîches ; il faut en repousser l'emploi ; on peut cependant, dans certains cas, autoriser la viande crue de bœuf, qui est bien digérée lorsqu'elle est convenablement préparée.

On peut, au moyen de la viande crue, tirer rapidement les malades de l'état de faiblesse où les avait plongés le régime lacté exclusif; parmi les viandes noires, le bœuf à la mode qui exige une cuisson prolongée, est celle dont l'usage présente le moins d'inconvénients. Les viandes blanches telles que le veau, la volaille, la cervelle, le ris de veau, la viande de porc sont particulièrement recommandées aux brightiques ; elles doivent remplir deux conditions pour n'être pas nuisibles ; il faut qu'elles soient très fraîches et très cuites. Le *bouillon* est défendu aux brightiques parce qu'il contient une assez grande quantité de principes extractifs de la viande et même des ptomaines ; cependant M. Sée croit qu'on a exagéré ses effets nocifs.

M. G. Sée autorise l'usage modéré du *poisson*, si toutefois les fonctions digestives s'accomplissent d'une façon satisfaisante ; quelques malades ne paraissent pas se ressentir défavorablement de l'usage du poisson ; chez d'autres au contraire, il augmente rapidement l'albuminurie.

La tolérance est évidemment variable suivant le degré d'étendue des lésions ; aussi est-il difficile de préciser pour le poisson, comme pour tous les autres aliments d'ailleurs, le cœfficient de nocuité.

Les *coquillages* et les *crustacés* doivent être interdits ; l'huître et les moules renferment souvent, en effet, des principes toxiques, susceptibles d'irriter le rein.

On a beaucoup discuté sur la question de l'alimentation par les *œufs*. De nombreuses expériences ont été faites à ce sujet ; leurs résultats sont contradictoires ; d'ailleurs la plupart ayant été faites sur des animaux ou sur des hommes sains, et avec des œufs crus, ne peuvent avoir grande valeur, quand il s'agit d'en tirer des déductions pratiques, relatives à l'alimentation des brightiques. Beaucoup d'individus sains peuvent prendre des œufs crus en assez grande quantité, sans que l'albumine apparaisse dans leur urine ; chez d'autres, au contraire, l'usage des œufs crus détermine l'albuminurie ; peut-être chez les personnes de cette dernière catégorie existe-t-il déjà quelques lésions rénales restées latentes jusqu'alors ; récemment Prior en injectant de l'albumine d'œuf sous la peau de différents animaux a produit l'albuminurie dans la moitié des cas. Si nous laissons de côté ces expériences, pour envisager la question des effets de l'albumine de l'œuf sur les brightiques, nous constatons que l'on est à peu près unanimement d'accord pour admettre que l'ingestion de blanc d'œuf cru détermine l'augmentation de l'albumine (Sénator). On ne doit donc autoriser que des œufs très cuits sous forme d'omelettes, d'œufs brouillés, de crèmes. M. Lépine conseille de ne donner que le jaune de l'œuf.

Les *végétaux* doivent entrer pour une large part dans l'alimentation, notamment les légumes secs réduits en purée (haricots, pommes de terre, lentilles), ainsi que les mélanges artificiels de fécule (Racahout, farine lactée), le chocolat, les pâtes alimentaires, les bouillies de blé, de riz, d'orge, de maïs etc. Si l'oignon n'a pas les vertus curatives que lui attribue Serres d'Alais, on peut du moins en conseiller l'usage. Tous les légumes verts, frais, sont également permis.

Sous toutes les formes, dit M. G. Sée, les fruits constituent un aliment tertiaire des plus utiles pour les brightiques, car ils forment dans l'estomac des composés organiques (malates, etc.) qui se transforment dans le sang en carbonates alcalins.

Les noix, en raison de leur richesse en albumine, ne conviennent pas aux brightiques. Quant aux cures de raisin elles ne peuvent être considérées comme ayant, au point de vue thérapeutique, une valeur définie.

On est d'accord pour reconnaître le danger de l'*alcool* chez les brightiques. La bière est particulièrement nuisible ; cependant MM. Lécorché et Talamon, tout en interdisant les bières fortes anglaises (pale ale, porter), autorisent, dans certains cas, les bières légères. L'interdiction du vin ne doit pas être absolue ; dans les périodes de calme de la maladie, l'albuminurique peut boire aux repas une petite quantité de vin blanc ou de vin rouge léger, coupé d'une eau alcaline.

Les *boissons aromatiques chaudes* sont très recommandées par M. G.

Sée qui les considère comme aussi parfaitement inoffensives qu'éminemment utiles.

II. — Hygiène générale.

Les brightiques doivent se soumettre à certaines règles hygiéniques : un *exercice* exagéré leur est nuisible, car il augmente l'albuminurie, mais on ne doit pas leur imposer non plus un repos absolu, tant que les œdèmes ne s'opposent pas à la marche ; les malades pourront donc se livrer, sans aller jusqu'à la fatigue, à un exercice modéré qui aura pour avantage de favoriser le fonctionnement de la peau et la nutrition générale.

Le repos au lit est nécessaire quand survient une poussée aiguë ou quand l'œdème devient envahissant.

Les malades doivent éviter toutes les causes de refroidissement ; aussi doivent-ils se prémunir contre l'impression du froid en portant sur la peau, gilet et caleçon de flanelle. Pendant la saison froide ils se trouveront bien du séjour dans le midi de la France.

Les fonctions de la peau doivent être activées à l'aide des *frictions sèches*, du *massage*, des *bains tièdes*. Quant aux *bains chauds* à 40°, ils ont été recommandés par Bartels qui en fait la base du traitement. Pour combattre l'œdème, Leube fait prendre aux malades des bains de jambe à 38°, dont la température est élevée progressivement à 42° ; au bout de trois quarts d'heure les jambes sont essuyées puis enveloppées de bandes de flanelle et recouvertes ensuite de toile cirée.

Les bains de vapeur ou d'étuve sèche ont encore été recommandés ; ils peuvent être nuisibles cependant et Bartels, Wagner en repoussent l'emploi. Il est bon de savoir que les bains chauds eux-mêmes peuvent être la source d'accidents (chez les artério-scléreux et les cardiaques).

III. — Traitement médicamenteux.

De nombreux traitements ont été proposés contre le mal de Bright ; l'expérience ayant montré qu'aucun médicament n'exerce une influence décisive sur les lésions rénales, il faudra être très sobre de médicaments et surtout laisser de côté les médicaments toxiques susceptibles de rencontrer un obstacle à leur élimination.

C'est ainsi que l'on devra manier avec prudence le mercure, l'opium, la digitale, le sulfate de quinine, le salicylate de soude, le chlorate de potasse etc, chez les malades atteints de mal de Bright ; non seulement les médicaments peuvent devenir dangereux par suite de leur rétention dans l'organisme, mais encore par l'action irritante que certains d'entre eux, comme le mercure, le salicylate de soude par exemple exercent sur les reins.

Avant d'aborder l'étude des médicaments que l'on peut utiliser dans le mal de Bright, disons un mot de la *saignée* aujourd'hui réservée presque uniquement aux cas d'urémie convulsive et respiratoire ; cependant, une saignée de 200 à 300 grammes, faite à temps, peut être très utile dans les poussées inflammatoires aiguës. MM. Lécorché et Talamon en sont très partisans et la recommandent quand il existe des symptômes fébriles assez marqués, des douleurs lombaires, un pouls dur et tendu, des urines rares, foncées, fortement albumineuses ou hémorrhagiques.

La saignée, dans ces cas, facilite l'action du cœur et par suite agit indirectement sur la congestion rénale, de plus elle enlève au sang une certaine proportion des principes nuisibles qui s'y trouvent accumulés.

A mesure que la maladie progresse, que le brightique s'achemine vers la cachexie ultime, la saignée devient de moins en moins indiquée ; elle pourrait précipiter la mort en augmentant l'anémie déjà si prononcée des anciens brightiques.

On n'a pas toujours recours à la saignée générale ; souvent on la remplace par l'application de ventouses scarifiées au niveau de la région lombaire (6 à 8 ventouses).

La *révulsion* a eu ses partisans ; parmi les agents révulsifs, il en est un dont les inconvénients sont évidents, c'est le vésicatoire, qui expose les malades à la néphrite cantharidienne ; tous les médecins ne redoutent pas cependant la cantharidine, puisque l'emploi de celle-ci a été proposée à l'intérieur pour la cure des néphrites chroniques. La révulsion avec la teinture d'iode doit également être repoussée, particulièrement chez les enfants. M. J. Simon a montré qu'il suffit d'appliquer pendant quelques jours de la teinture d'iode sur la peau pour faire apparaître l'albuminurie.

Quant aux autres moyens de révulsion (pointes de feu, frictions irritantes sur la région lombaire etc.) ils sont inoffensifs, mais d'une inefficacité absolue.

Les *sels alcalins* ont été employés tantôt comme diurétiques, tantôt comme modificateurs des fonctions gastriques. On sait que l'alcalinité du sérum sanguin est diminuée dans les phases aiguës du mal de Bright et dans la période cachectique, et l'on a pensé que les alcalins pouvaient, en diminuant l'acidité urinaire, exercer une influence favorable sur les épithéliums rénaux ; c'est là une hypothèse bien peu vraisemblable. Les alcalins, en dehors de leur action sur l'appareil digestif, n'ont une utilité incontestable que dans les cas de néphrite goutteuse, lorsque les urines contiennent des urates en grande quantité ; ils favorisent alors l'élimination de l'acide urique. On pourra utiliser également les alcalins comme diurétiques à la fin des poussées aiguës et sous forme d'eaux minérales. Ils sont contre-indiqués dans les phases avancées de la maladie, chez les malades cachectiques.

Le *chlorure de sodium* a été proposé par différents médecins, notamment par Memminger (1886). Il est plus particulièrement indiqué chez les malades anémiés : on l'administre dans du lait.

Iodure de sodium.	1 gramme.
Phosphate de soude..............................	2 grammes.
Chlorure de sodium..............................	6 —

pour un litre d'eau.

Les *iodures* sont utiles dans la néphrite interstitielle et devront toujours être prescrits à fortes doses dans les cas où l'on sera conduit à soupçonner l'origine syphilitique de la néphrite.

Dans la néphrite interstitielle on prescrira 1 à 2 grammes d'iodure de potassium. On a préconisé d'autres iodures : l'iodure de calcium (Baudon), et tout récemment l'iodure de strontium.

Le *lactate de strontium*, donné par M. C. Paul chez les brightiques, diminue sensiblement (de moitié environ) le taux de l'albumine, mais ne fait jamais disparaître celle-ci complètement. Il conviendrait particulièrement aux néphrites parenchymateuses. On peut le prescrire à la dose de 4 à 5 grammes par jour, on a même porté la dose jusqu'à 10 grammes sans constater d'intolérance. Son mode d'action est difficile à interpréter ; d'ailleurs, si l'on ne peut nier l'influence qu'exerce ce médicament sur la réduction de l'albumine, il ne semble pas que les lésions rénales soient modifiées par lui.

Les *acides* ont été préconisés, tout comme les alcalins. Forget (de Strasbourg) les prescrivait ; en Angleterre on préfère l'acide gallique (50 centigrammes à 1 gramme) à l'acide nitrique. L'acide chlorhydrique, l'acide lactique ont aussi été employés. Il est probable que l'action des acides s'exerce surtout sur les fonctions digestives.

Le *tanin* a été prescrit par Bright, puis par Frerichs, qui l'associait à l'aloès :

Tanin	4 grammes.
Extrait d'aloès..................................	1 gr. 50.
Excipient..	Q. S.

pour 120 pilules, dont on donne 4, trois fois par jour.

D'après Duboué (de Pau), le tanin est capable de modifier les épithéliums, mais Bartels, Wagner etc. ne lui accordent aucune confiance. Les diurétiques ont été employés par la plupart des médecins, et comme tous les médicaments proposés contre le mal de Bright, ils ont trouvé des partisans et des détracteurs, ce qui prouve que l'on doit faire un choix raisonné parmi eux et déterminer leurs indications et contre-indications. Bornons-nous à citer les diurétiques anodins comme l'*uva ursi*, le genêt, le grateron etc.; ces différentes plantes sont employées en infusion.

Les *sels de potasse* (sulfate, tartrate, acétate, nitrate) ne seront employés qu'avec précaution, car ils peuvent exercer une action irritante sur les reins. On les a souvent associés à la digitale :

Sulfate de potasse pulvérisé................	ãã 6 grammes.
Crème de tartre soluble......................	
Nitrate de potasse pulvérisé................	
Feuilles de digitale..........................	1 gramme.

pour 20 paquets, 1 à 3 par jour.

Hirtz a préconisé la *scille* qu'il associait au tanin :

Extrait de scille........................	ãã 5 centigrammes.
Tanin..................................	

pour une pilule. Prendre 3 à 9 de ces pilules par jour.

La scille étant beaucoup plus irritante pour les reins que la digitale, doit céder le pas à cette dernière.

La *digitale* est, avec le lait, le plus puissant diurétique que l'on puisse employer dans les néphrites, mais son indication doit être uniquement cherchée dans l'état du cœur. Lorsqu'il existe un œdème considérable, que le cœur est dilaté, le pouls petit et faible, la digitale permet d'obtenir le plus souvent une diurèse abondante. Elle est plus particulièrement utile au déclin d'une néphrite aiguë et facilite alors la désobstruction des conduits urinifères où sont accumulés des produits excrémentitiels.

On doit l'employer à faibles doses, 10 à 20 centigrammes en infusion, ou bien donner XXX à XL gouttes de teinture. On peut aussi prescrire la digitaline ; M. Huchard a récemment montré que l'on avait considérablement exagéré les dangers de l'administration de la digitaline chez les brightiques.

On peut employer la *caféine*, dans le même but que la digitale, mais elle détermine plus souvent des phénomènes d'intolérance (vomissements, agitation excessive) aussi vaut-il mieux se borner à faire prendre aux malades de l'infusion de café. La théobromine serait mieux tolérée.

Le *calomel* a été essayé par un certain nombre de médecins. De Renzi dit avoir obtenu quelques résultats favorables dans la néphrite interstitielle, mais on ne saurait en recommander l'emploi, car tous les mercuriaux sont des irritants du rein.

La *teinture de cantharides* est vivement recommandée par M. Lancereaux à la dose de VI à XII gouttes par jour. M. Lancereaux dit avoir obtenu les meilleurs résultats avec ce médicament qui pourtant est capable de déterminer des lésions fort graves du rein.

M. Lancereaux s'appuie sur les expériences de M. Cornil qui attribue à la cantharide le pouvoir de stimuler le fonctionnement des glomérules.

La *nitro-glycérine* a été proposée par Mayo-Robson (de Leeds). Elle peut, comme les iodures, être employée dans la néphrite interstitielle, car elle diminue l'hypertension artérielle et favorise par suite la diurèse.

Les *purgatifs* sont surtout utiles dans l'urémie, mais ils peuvent rendre également des services dans le cours du mal de Bright en provoquant l'évacuation des produits excrémentitiels que le rein ne parvient pas à éliminer et qui peuvent, par leur contact prolongé, déterminer une entérite grave.

On emploie de préférence les purgatifs salins, sels de soude ou de magnésie, la crème de tartre (12 à 15 grammes dans une infusion de séné) etc. Quant aux drastiques, ils doivent être réservés pour les cas où l'urémie vient d'éclater; on ne doit pas oublier, en effet, que les purgatifs violents sont susceptibles de déterminer une congestion réflexe du rein; il peut être utile cependant de prescrire l'eau-de-vie allemande avant de donner la digitale.

L'indication des *sudorifiques* a été posée pour la première fois par Osborne qui considérait comme une nécessité absolue le rétablissement de la transpiration. Dans le but de provoquer les sueurs, on a prescrit la poudre de Dower, l'acétate d'ammoniaque, la pilocarpine et les bains chauds. Avec une injection d'un centigramme de chlorhydrate de pilocarpine on peut obtenir des sueurs abondantes; mais on peut aussi provoquer des vomissements et même le collapsus chez les malades dont le cœur est altéré ou chez ceux qui sont atteints de bronchite. Quant aux bains chauds (à 40°) préconisés par Bartels, Liebermeister, Ziemmsen etc. ils sont réellement efficaces, lorsque les malades peuvent les supporter; la durée du bain doit être aussi longue que possible: on enveloppe les malades, après le bain, dans des couvertures chaudes et l'on provoque ainsi une sudation très abondante. Outre les bains chauds, on a prescrit les bains de vapeur ou d'étuve sèche; mais il faut bien savoir que les bains de vapeur, comme les bains chauds d'ailleurs, ne sont pas sans inconvénients; on a vu dans quelques cas l'urémie survenir brusquement à la suite de la résorption brusque de l'œdème.

Les *toniques* : fer, arsenic, ont été recommandés chez les malades anémiés par un régime lacté prolongé pendant longtemps. On a employé le tartrate de fer et de potasse, l'iodure de fer, le perchlorure de fer, mais l'usage des préparations ferrugineuses a paru entraîner l'hématurie dans quelques cas.

Les *amers* ont été donnés pour exciter l'appétit; quant à l'*oxygène*, il agit surtout comme agent antidyspeptique, bien qu'on ait vu parfois l'albumine disparaître à la suite de quelques inhalations.

Bien d'autres médicaments ont encore été employés dans le mal de Bright, d'une façon empirique. De ce nombre est la fuchsine qui a été proposée par Feltz et Ritter, puis par Bouchut, Dieulafoy, etc., à la dose de 50 centigrammes par jour en deux cachets.

Nous croyons inutile de poursuivre l'énumération déjà longue des moyens médicamenteux à opposer au mal de Bright, car bien peu ont le pouvoir de diminuer d'une façon durable la quantité d'albumine contenue dans les urines, aucun d'eux ne pouvant d'ailleurs modifier les lésions rénales.

Complétons ces notions sur la thérapeutique générale du mal de Bright, par quelques indications sommaires sur les *eaux minérales* auxquelles on peut adresser les brightiques.

Au début de la maladie, les eaux bicarbonatées sodiques fortes sont utiles surtout chez les brightiques dyspeptiques, atteints depuis longtemps de troubles de la nutrition et chez les goutteux. Ces eaux conviennent également au déclin des poussées aiguës de néphrite ; sous leur influence, les urines sanguinolentes s'éclaircissent, le chiffre de l'albumine tombe rapidement en quelques jours et la polyurie s'établit. Les eaux bicarbonatées et sulfatées calcaires, comme Évian, Vittel, Contrexéville, Capvern, Pougues seront utilisées dans les mêmes conditions ; elles réalisent un véritable lavage de l'organisme, et entraînent au dehors les débris épithéliaux accumulés dans les tubes urinifères.

Les eaux alcalines fortes sont contre-indiquées dans les périodes du mal de Bright ; c'est alors aux eaux chlorurées sodiques comme Bourbonne, Bourbon-l'Archambault, Bourbon-Lancy, Uriage, Salins, et en Allemagne Kreuznach, Kissingen, Hombourg, Nauheim qu'il faut avoir recours ; ces eaux sont également utiles dans la convalescence des poussées aiguës.

Les sulfatées mixtes comme Carlsbad seront réservées aux obèses, aux diabétiques, aux malades atteints de congestion du foie, qui présentent un certain degré d'albuminurie.

D'après MM. Hayem et Robin, l'eau de Saint-Nectaire qui est à la fois bicarbonatée et chlorurée serait particulièrement appropriée au mal de Bright d'origine gastrique.

Les eaux ferrugineuses, que l'on a parfois proposées, ne conviennent pas aux brightiques, car elles peuvent provoquer des poussées aiguës de néphrite.

Nous pouvons conclure de tout ce qui précède, que le traitement du mal de Bright consiste à peu près exclusivement dans l'observation d'un régime alimentaire approprié et que l'on doit être très réservé en ce qui concerne l'administration des médicaments ; en effet, si quelques-uns peuvent réduire le taux de l'albumine, cette réduction n'est jamais durable et les lésions rénales ne sont guère susceptibles d'entrer en régression ; les seuls médicaments qui exercent une influence favorable sont les modificateurs généraux de la nutrition, ceux qui régularisent les fonctions digestives. On ne doit pas oublier, d'autre part, que beaucoup de médicaments peuvent devenir dangereux chez les brightiques, soit en raison de l'action irritante qu'ils exercent sur les épithéliums rénaux, soit en raison de leur rétention dans l'organisme ; c'est ainsi que le mercure, l'opium, l'acide salicylique, le chlorate de potasse ont pu déterminer, aux doses médicamenteuses, des accidents graves, parfois mortels.

Comment régler le traitement du mal de Bright, aux différentes phases de la maladie, c'est ce qu'il nous reste à examiner?

S'il s'agit d'une **forme aiguë** (néphrite scarlatineuse par exemple), il faut prescrire le repos au lit, le régime lacté exclusif et le plus souvent une saignée générale ou tout au moins des ventouses scarifiées. Les purgatifs drastiques (eau-de-vie allemande) peuvent être prescrits à intervalles plus ou moins éloignés. Lorsque la néphrite aiguë arrive à sa période de déclin, on fait prendre au malade des alcalins (eau de Vichy, eau de Vals), tout en continuant le régime lacté. On ne peut apporter quelques modifications à ce régime, que quand les urines s'éclaircissent et deviennent abondantes ; on autorise alors les purées de légumes secs, le riz, puis les œufs, et enfin les viandes, en ne permettant d'abord que les viandes blanches (volailles, ris de veau etc) ; le lait doit d'ailleurs continuer à entrer pour une part importante dans l'alimentation.

Dans un grand nombre de cas l'albumine disparaît complètement au bout d'un temps plus ou moins long ; on peut alors envoyer les malades à Vittel, à Évian, afin de faire subir à l'organisme un véritable lavage destiné à désobstruer complètement les tubes urinifères.

Si les malades sont très anémiés, on peut leur prescrire des préparations ferrugineuses (protoxalate de fer) à petites doses, en y associant l'acide chlorhydrique.

Le même traitement est applicable aux poussées aiguës de néphrite qui peuvent compliquer le mal de Bright chronique.

Dans la **néphrite chronique, parenchymateuse ou mixte**, le régime lacté absolu est indiqué toutes les fois que le malade accuse l'un de ces symptômes comme la dyspnée, les vomissements, la diarrhée, la céphalée que l'on peut considérer comme des manifestations d'urémie atténuée, et d'autre part lorsque la quantité d'urine tombe au-dessous du chiffre normal, que les œdèmes augmentent et deviennent envahissants, lorsque le taux de l'albumine s'accroît.

Dans ces cas, la nécessité de soumettre le malade au régime lacté absolu s'impose. En l'absence de ces symptômes, on ne peut prendre pour critérium le taux de l'albuminurie; celle-ci peut être abondante, alors que l'état général est satisfaisant ; d'ailleurs, ce serait une faute que de vouloir s'acharner à faire disparaître complètement l'albumine, car c'est un fait d'expérience que le taux de l'albumine, après avoir baissé plus ou moins, sous l'influence du régime lacté, se maintient ensuite à un niveau à peu près fixe.

On doit donc instituer le régime lacté toutes les fois qu'il existe l'un des symptômes précédemment énumérés et le poursuivre jusqu'à disparition de ce symptôme et réduction de l'albumine à un taux à peu près fixe. On en vient alors à la diète mitigée (c'est-à-dire un à deux litres de lait, plus des potages au lait et aux pâtes, des crèmes, des fromages frais) puis à la diète mixte, c'est-à-dire que l'on autorise le pain, les légumes, les fruits et quelques viandes blanches. Si ce nouveau régime est bien supporté, si l'albumine n'augmente pas ou n'augmente que dans des proportions minimes, s'il ne survient aucun incident pathologique, le malade s'y, tiendra, c'est-à-dire qu'il fera deux repas par jour (le principal à midi) tout en continuant à prendre du lait aux repas et dans leurs intervalles.

La proscription du vin ne doit pas être absolue ; il est utile que les malades anémiés par le régime lacté absolu boivent aux repas une certaine quantité de vin additionné d'eau.

Le régime mixte convient à la plupart des brightiques, mais, avant de l'instituer, il est nécessaire, au début d'un traitement, de soumettre les malades pendant un certain temps au régime lacté absolu, afin de déterminer dans quelle mesure leur état est susceptible de s'améliorer sous l'influence de ce régime ; lorsqu'il s'agit d'une albuminurie d'origine digestive il n'est pas rare de voir l'albumine disparaître complètement grâce à la diète lactée.

Chez les artério-scléreux atteints de **néphrite interstitielle**, qui ont une polyurie abondante et dont les urines ne contiennent que des traces d'albumine, le régime lacté absolu ne rend pas de services bien appréciables et il vaut mieux instituer d'emblée le régime mixte.

A ces prescriptions relatives au régime alimentaire, il faut joindre les préceptes hygiéniques déjà formulés ; on recommande au malade d'assurer les fonctions de la peau à l'aide des frictions, des bains, d'éviter les refroidissements.

Quant aux médicaments, il faut se borner à prescrire de temps à autre l'usage des alcalins, afin de régulariser les fonctions digestives, le chlorure de sodium qui paraît exercer une influence générale favorable sur la nutrition; enfin les iodures.

On peut formuler par exemple la tisane saline indiquée plus haut et qui peut être continuée pendant longtemps.

Comme toniques on prescrit la teinture de mars, l'iodure de fer en sirop, la macération de quinquina :

Quinquina jaune concassé.....................	30 grammes.
Écorce de quillaya..................................	10 —
Eau...	700 —

Faites bouillir jusqu'à réduction à 500 grammes, passez sur un linge et ajoutez :

Sirop d'écorces d'oranges amères...........	100 grammes.

1 à 2 verres par jour.

Il ne suffit pas d'instituer un traitement général, il faut encore s'efforcer de remonter à la cause du mal de Bright, bien que la cause reste parfois ignorée et que dans d'autres circonstances la notion étiologique n'implique pas d'indication thérapeutique spéciale. On devra rechercher si la néphrite est d'origine infectieuse, digestive, goutteuse, diabétique, syphilitique, toxique, etc. Si la syphilis peut être incriminée avec certitude, il ne faudra pas hésiter à recourir au traitement mixte qui a fait ses preuves à plusieurs reprises.

B. — Traitement de la période troublée du mal de Bright; urémie.

Au bout d'un temps qui varie dans des limites très étendues, l'insuffisance rénale s'accuse de plus en plus. Dans les formes parenchymateuses et mixtes du mal de Bright, l'anasarque envahit tout le corps; il se forme de l'ascite, de l'hydrothorax; le cœur se dilate, faiblit et la quantité des urines se réduit à quelques centaines de centimètres cubes. Dans la forme interstitielle, la quantité des urines diminue également et les phénomènes urémiques apparaissent alors, tandis que dans la première variété ils sont précédés d'une phase préurémique caractérisée par les œdèmes, les troubles digestifs, l'insuffisance cardiaque.

Lorsque le malade est parvenu à cette période, on doit revenir au régime lacté absolu, à moins qu'il ne soit dans un état d'extrême faiblesse. On peut essayer de provoquer la diurèse à l'aide de la digitale, et l'emploi de ce médicament est nettement indiqué s'il existe cette atonie cardiaque que nous avons signalée. Il n'est pas rare de voir la diurèse s'établir sous l'influence de la digitale, en même temps que le pouls se relève; mais cette amélioration n'est malheureusement que de courte durée.

Pour hâter la résorption de l'œdème des membres, on peut pratiquer des piqûres avec des aiguilles flambées, mais il ne faut pas oublier que le streptocoque de l'érysipèle se développe avec la plus grande facilité sur le terrain brightique, en dépit des précautions antiseptiques les plus minutieuses. On peut être amené à pratiquer la thoracentèse, dans le cas d'hydrothorax, si l'épanchement est assez abondant pour constituer une menace d'asphyxie.

A la période ultime du petit rein contracté, c'est encore à la digitale qu'il faut avoir recours; on peut aussi employer le café, l'alcool à petites doses.

L'**urémie** est l'ensemble des phénomènes toxiques qui sont fonction de l'insuffisance rénale. Il est inutile de rappeler ici les différentes théories que l'on a émises pour expliquer l'urémie; on est d'accord aujourd'hui pour refuser à tel ou tel principe (urée, carbonate d'ammoniaque, sels de potasse, matières extractives, etc.) un rôle pathogénique exclusif, et pour considérer les accidents urémiques comme la résultante de l'accumulation dans l'économie de l'ensemble des substances nocives qui normalement sont éliminées par le rein. Nous n'envisagerons ici que l'urémie par lésions du rein, la seule d'ailleurs qui prête à des considérations thérapeutiques; il est évident que l'urémie secondaire au cancer de l'utérus, à la compression des uretères par une tumeur ne rentre pas dans notre cadre.

L'urémie par néphrite peut survenir dans deux circonstances différentes; ou bien elle n'apparaît qu'à la période ultime du mal de Bright alors que les lésions sont très étendues, et dans ce cas elle n'est pas susceptible de guérison, ou bien elle apparaît au cours d'une néphrite aiguë (néphrite scarlatineuse par exemple) ou d'une néphrite encore peu avancée dans son évolution, sous l'influence d'une sorte d'œdème aigu congestif; cette seconde variété d'urémie est beaucoup moins grave que la précédente, elle guérit le plus souvent.

Les indications thérapeutiques générales de l'urémie sont les suivantes :

Il faut essayer de rétablir la perméabilité rénale, d'ouvrir d'autres émonctoires aux produits excrémentitiels et de restreindre la formation de ceux-ci ; cette dernière indication est souvent la seule que l'on puisse remplir.

Le *repos* au lit, le *régime lacté absolu*, permettent de réduire au minimum la production des substances nuisibles; la *saignée* permet de soustraire une partie de ces substances ; une saignée de 32 grammes de sang enlève à l'organisme 50 centigrammes de matières extractives, mais il faut se garder de l'appliquer systématiquement à tous les cas d'urémie. Très utile dans les formes aiguës de l'urémie (éclampsie puerpérale, urémie scarlatineuse) et d'une façon générale chez les brightiques vigoureux, dont les lésions rénales sont peu profondes, elle est inutile ou même nuisible chez les brightiques anémiés, à lésions très avancées.

Lorsque l'indication de la saignée est formelle, on ne doit pas hésiter à retirer d'emblée une grande quantité de sang : 400 à 600 grammes.

On a proposé de remplacer le sang adultéré par du sang normal ; d'autre part, la transfusion du sang a été pratiquée sans saignée préalable. M. Dieulafoy a pratiqué dix fois la transfusion de 100 à 120 grammes de sang chez des urémiques ; les accidents urémiques pourraient être enrayés par cette pratique, mais la saignée, d'une application plus facile, est préférable à la transfusion.

Depuis quelque temps on fait usage de la *transfusion de sérum artificiel* (solution de chlorure de sodium dans l'eau distillée à 7 p. 100). Le professeur Bozzolo (de Turin) a constaté que l'injection d'eau salée augmente la diurèse ; le liquide injecté s'élimine rapidement par le rein et entraînerait avec lui les toxines en excès dans l'organisme.

L'intestin constitue, après le rein, l'émonctoire le plus actif ; aussi provoque-t-on habituellement des évacuations alvines abondantes au moyen des purgatifs drastiques.

L'eau-de-vie allemande est la préparation le plus communément employée. On la donne soit isolément, soit associée au sirop de nerprun, à la dose de 20 à 30 grammes. Si l'eau-de-vie allemande est rejetée, on peut avoir recours à l'huile de croton administrée à la dose de une ou deux gouttes.

Quand le sujet éprouve de l'intolérance gastrique, dans les formes gastriques de l'urémie, on se borne à prescrire un lavement purgatif.

Feuilles de séné........................	15 grammes.
Sulfate de soude........................	15 —
Eau..	500 —

ou :

Séné..	15 grammes.

Faire bouillir dans :

Eau..	300 grammes.

Ajoutez :

Huile de ricin..............................	30 grammes.
Jaune d'œuf.................................	n° 1.

Quelques médecins répugnent à l'emploi des purgatifs ; ils craignent notamment de déterminer une déshydratation du sang plus nuisible qu'utile, mais les résultats de la pratique infirment ces appréhensions ; les purgatifs doivent être placés au premier rang des moyens à mettre en œuvre contre les accidents urémiques.

On peut d'ailleurs restituer à l'organisme une assez grande quantité d'eau à l'aide de *lavements*. M. Dieulafoy prescrit des lavements tièdes répétés plusieurs fois par jour, et composés chacun de 200 grammes d'une infusion d'*uva ursi*, additionnée de 30 grammes de sirop de sucre et d'une demi-cuillerée de vin diurétique de Trousseau.

On a cherché à faire de la dérivation cutanée pour suppléer à l'insuffisance de l'émonctoire rénal, mais on ne peut accorder une grande confiance à ce mode de traitement, car la quantité d'urée et d'autres matières éliminées par la peau à l'état normal, est des plus minimes (44 milligrammes d'urée par litre de sueur) suivant Favre. Quelques médecins paraissent cependant s'être bien trouvés de l'emploi des sudorifiques. Langlet (de Reims), Bogehald, Thomayer ont rapporté des succès dus aux injections de pilocarpine; mais il existe un bien plus grand nombre d'échecs. D'ailleurs la pilocarpine peut favoriser des vomissements, le collapsus cardiaque.

Nous venons de voir comment on restreint la formation des produits excrémentitiels, comment on ouvre de nouveaux émonctoires, nous devons nous demander maintenant s'il est possible de rétablir la perméabilité rénale; plusieurs moyens peuvent être mis en usage dans ce but; on peut utiliser les lavements froids, les boissons fraîches et surtout le lait. Parmi les diurétiques, la digitale, la scille et la caféine sont les seuls que l'on puisse employer avec quelque chance de succès. M. Lancereaux prescrit souvent les pilules suivantes :

Poudre de scille	5	centigrammes.
— de scammonée	5	—
— de digitale	5	—

pour une pilule. Prendre 4 à 6 pilules par jour, pendant cinq ou six jours. La digitale est particulièrement indiquée lorsque l'état urémique paraît accompagné d'atonie cardiaque; on peut prescrire 20 centigrammes en macération pendant quatre ou cinq jours.

M. Huchard associe à la scille, le jalap, la scammonée, le nitrate de pilocarpine :

Nitrate de pilocarpine	5	milligrammes.
Extrait de scille	5	centigrammes.
Résine de jalap	5	—
— de scammonée	5	—

pour une pilule, 4 à 6 par jour pendant cinq ou six jours.

La caféine peut être employée au même titre que la digitale.

La forme revêtue par les symptômes urémiques peut fournir quelques indications utiles pour le traitement, mais il va sans dire que traiter les symptômes nerveux, digestifs ou respiratoires de l'urémie en négligeant le traitement général dont il vient d'être question, serait un non-sens.

La forme cérébrale de l'urémie a suscité un certain nombre de médications spéciales. Lorsque les accidents prennent la forme convulsive on a recours aux différents moyens qui calment l'excitabilité du système nerveux. Le *chloral* et le *chloroforme* sont les médicaments le plus souvent employés. Le chloral est surtout utilisé dans l'éclampsie puerpérale, mais on peut aussi le prescrire dans les cas d'éclampsie urémique, soit par la bouche, soit en lavements.

Le chloroforme, en inhalations, peut avoir rapidement raison des phénomènes convulsifs présentant une extrême violence; mais il faut éviter d'en abuser, sinon on transformerait en urémie comateuse l'urémie convulsive; on se bornera à faire inhaler de très petites doses; et l'on pourra ainsi continuer les inhalations pendant plusieurs heures. Les bromures n'ont qu'une efficacité douteuse; on devra préférer, en tous cas, le bromure de sodium au bromure de potassium; les préparations d'opium et la *morphine* en particulier, dont on a peut-être exagéré les dangers, trouvent plutôt leur indication dans la forme dyspnéique de l'urémie.

Les inhalations d'*oxygène* ont été recommandées par M. Renaut dans les formes comateuses ; il est possible que l'oxygène en activant les combustions organiques contribue, dans une certaine mesure, à détruire les substances excrémentitielles retenues dans le sang.

Le meilleur traitement de l'urémie dyspnéique est la saignée déjà indiquée ; après la saignée, la morphine est le moyen qui est le plus capable de diminuer l'angoisse respiratoire, mais on se gardera de multiplier les injections de morphine et d'employer de fortes doses ; on injectera, en une seule fois, un demi-centigramme de morphine au maximum. On peut encore utiliser, avec des chances de succès bien limitées, les *inhalations d'oxygène*, de *nitrite d'amyle*, la *teinture de Quebracho* que l'on donne à la dose de 1 à 2 grammes dans une potion de 120 grammes à prendre dans la journée; le Quebracho et son principe actif, l'aspidospermine, paraissent agir sur le centre respiratoire (Labadie-Lagrave).

Les accidents gastro-intestinaux de l'urémie ne surviennent pas en général brusquement, comme les précédents. Ils se traduisent d'abord par l'anorexie, les nausées, la langue pâteuse, l'haleine fétide, puis plus tard par les vomissements et la diarrhée séreuse ou dysentériforme. On ne doit pas essayer de supprimer la diarrhée des urémiques, car la muqueuse gastro-intestinale est l'émonctoire le plus sûr qui puisse suppléer à l'insuffisance rénale; l'expérience prouve d'ailleurs que des accidents autrement graves, comateux ou convulsifs, sont survenus à la suite de la suppression intempestive des selles ; on devra se borner seulement à modérer la diarrhée, à l'aide du salicylate de bismuth, dans le cas où des selles incessantes épuiseraient le malade.

On doit de même faciliter les vomissements, à l'aide des boissons chaudes prises en abondance; elles ont l'avantage de débarrasser la muqueuse de l'estomac d'une partie de l'épais mucus qui l'enduit; mais, si les vomissements se répètent trop fréquemment et mettent obstacle à l'alimentation, il faut les arrêter; dans ce cas, le *lavage de l'estomac* avec l'eau bouillie pure ou avec une solution au 1000° d'acide salicylique constitue le meilleur moyen à employer.

MM. Lécorché et Talamon ont réussi plusieurs fois à arrêter des vomissements incoercibles avec l'*acide lactique* :

Acide lactique	2 à 4	grammes.
Sirop de sucre ou de menthe	30	—
Eau distillée	90	—

On a encore préconisé les *inhalations d'oxygène*, la *teinture d'iode* (Bartels), à la doses de 1 à 2 gouttes dans une cuillerée à bouche d'eau, la *créosote* (II à III gouttes), le *menthol*, etc, Les malades ne prendront que très petites quantités de lait additionné de glace pilée et d'eau de Selz.

La cause de l'urémie ne fournit pas d'indications thérapeutiques bien particulières; on peut dire cependant que la saignée est surtout indiquée et efficace dans l'urémie aiguë des infections (urémie scarlatineuse par exemple) chez les sujets jeunes, vigoureux. On pourrait aussi, suivant M. Lancereaux, utiliser les *vomitifs* dans ces urémies aiguës. On emploie de préférence l'ipéca, mais le tartre stibié a été aussi utilisé.

PYÉLO-NÉPHRITES.

Les pyélites ou plutôt les pyélo-néphrites sont aiguës ou chroniques.

Les pyélo-néphrites aiguës peuvent être primitives, ce qui est rare, ou secondaires soit à une maladie générale infectieuse (blennorrhagie, fièvre typhoïde, érysipèle, infection puerpérale), soit à une infection ascendante des voies urinaires, à une intoxication médicamenteuse (copahu, térébenthine, santal, cantharide), soit à une affection du rein (traumatismes, corps étrangers ou parasites, cancer, tuberculose).

Quelle que soit la cause, plusieurs indications se posent :

1° Diminuer les phénomènes inflammatoires.

2° Rendre l'urine abondante et limpide.

On répond à la première en pratiquant de la révulsion cutanée ou intestinale.

La dérivation peut être obtenue à l'aide des applications de ventouses, pointes de feu ; mais on vante surtout les *émissions sanguines*. Le professeur Renaut de Lyon, MM. Lejars et Tuffier conseillent de les faire porter au niveau du triangle de J. L. Petit, en raison des anastomoses qui unissent en ce point les veines de la capsule du rein aux veines des parois lombaires.

Pour obtenir une dérivation du côté de l'intestin, M. Albert Robin propose d'administrer chaque jour deux ou trois pilules contenant chacune 25 centigrammes de *scammonée* et 5 centigrammes de *calomel*.

La seconde indication est entièrement remplie par le *régime lacté* qu'il faut maintenir intégral, tant que les phénomènes aigus persistent.

Quant à l'antisepsie des voies urinaires elle est difficile à réaliser, car on ne peut employer les médicaments comme le salicylate de soude par exemple, qui donnent naissance à des produits de dédoublement irritants pour le rein. D'autre part, les antiseptiques comme le *biborate de soude*, le *benzoate de soude* qui sont inoffensifs pour le rein, ne sont pas dépourvus de tout inconvénient, car ils déterminent rapidement des troubles digestifs.

Quant au traitement causal, il suffit d'en signaler la nécessité. Il est certain que l'accouchement seul mettra un terme à la pyélite gravidique, que l'ablation de la tumeur favorisera la guérison des pyélites par compression, que la dilatation ou la section d'un rétrécissement de l'urèthre amènera également la disparition de la pyélite consécutive, etc.

La pyélite chronique succède à la pyélite aiguë.

Ici le régime lacté, bien que devant être continué pendant longtemps, ne peut être employé exclusivement. On doit donc permettre une alimentation légère.

On peut en outre administrer l'*acide benzoïque*. M. Albert Robin l'administre sous forme de limonade, à la dose de 1 à 3 grammes par jour, qu'il fait dissoudre à chaud dans un litre d'eau, auquel il fait ajouter, après refroidissement, 80 à 100 grammes d'eau distillée de cannelle.

Le benzoate de soude est mieux toléré (à la dose de 1 à 4 grammes par jour).

Lorsque le malade s'achemine vers la guérison, on peut compléter le traitement en l'envoyant faire une saison à l'une des eaux dites de « lavage » comme Évian, Contrexéville, Vittel.

LITHIASE URINAIRE.

On distingue plusieurs variétés de lithiase urinaire suivant la nature des sels qui entrent dans la constitution des calculs ; c'est ainsi qu'il existe des gravelles urique, oxalique, ammoniacale, calcaire, etc. ; la plus fréquente est la gravelle urique, qui est l'une des manifestations de ces maladies par ralentissement de la nutrition si bien étudiées par M. le professeur Bouchard. L'hérédité d'une part, les écarts de régime d'autre part, sont les deux grandes causes de la gravelle urique; la gravelle oxalique ne reconnaît pas de cause générale; elle paraît être uniquement l'apanage des personnes qui font usage d'une alimentation végétale trop exclusive.

Quel que soit le mécanisme de la formation en excès de l'acide urique et de sa précipitation, il est un fait acquis, c'est que l'hygiène et les alcalins ont le pouvoir de réduire la proportion de l'acide urique et par suite d'entraver le développement de la gravelle urique.

A. — Traitement général de la lithiase urinaire.

I. — Traitement hygiénique.

Le graveleux doit mener une vie active et réduire la quantité de ses aliments, notamment de ses aliments azotés.

Tout ce qui peut contribuer à activer les combustions organiques, à faciliter la complète oxydation des matériaux de nutrition doit être mis en œuvre chez les malades; aussi doit-on leur recommander la *marche*, les *bains*, les *frictions sèches*, le *massage*.

En ce qui concerne l'*alimentation*, les malades ne doivent faire qu'un usage très restreint des viandes noires et particulièrement du gibier, ainsi que du poisson, des crustacés, des fromages avancés. Tous les fruits et la plupart des légumes verts sont autorisés; les féculents ne devront être pris qu'en quantité modérée.

On accuse avec raison l'alcool de favoriser la précipitation de l'acide urique, aussi les boissons alcooliques, notamment la bière, l'eau-de-vie, les vins rouges à titre alcoolique élevé doivent-ils être interdits. Les boissons gazeuses, l'eau de Seltz sont également nuisibles.

Les graveleux pourront boire un vin blanc ou rouge léger, très étendu d'eau. Il importe que la quantité des boissons soit assez élevée, le passage d'une certaine quantité d'eau à travers les tubes urinifères étant nécessaire pour assurer l'élimination des graviers.

Dans le cas de gravelle oxalique, les indications relatives au régime alimentaire diffèrent des précédentes. Ici la suppression des aliments qui contiennent l'acide oxalique, comme les asperges, les tomates, les groseilles, surtout l'oseille est particulièrement utile; Bouchardat défend également l'usage du lait, des boissons gazeuses et du fromage.

Telles sont les principales règles hygiéniques dont l'observation est nécessaire au graveleux ; elle ne diffèrent pas de celles qui sont applicables aux goutteux, aussi n'insisterons-nous pas davantage sur elles.

II. — Traitement médicamenteux.

Les alcalins guérissent la gravelle, a-t-on dit, parce qu'ils diminuent l'acidité de l'urine ; c'est n'envisager leur action qu'à un point de vue étroit. En réalité, les alcalins exercent sur la nutrition une action générale, mal connue encore dans son mécanisme intime, mais indéniable, et c'est à titre de modificateurs généraux de la nutrition qu'ils sont efficaces chez les graveleux ; on sait, depuis Chevreul, qu'ils activent les oxydations, qu'ils augmentent la production de l'urée, qui est le terme le plus parfait des produits d'oxydation ; l'influence qu'ils exercent sur les fonctions digestives contribue sans doute indirectement à régulariser les échanges nutritifs.

Le bicarbonate de soude et les sels de lithine sont les alcalins usités dans le traitement de la gravelle urique. En Angleterre, on fait grand usage des sels de potasse (citrate, acétate, carbonate), mais en France on est imbu de l'idée que ces sels exercent sur le cœur une action déprimante et on les laisse de côté.

Bien que l'on puisse employer le *bicarbonate de soude* en nature, c'est habituellement aux eaux minérales qui le contiennent que l'on demande les effets curatifs. D'après Roberts, les petites doses de bicarbonate de soude auraient seules le pouvoir de dissoudre les calculs, on ne devra donc utiliser que les eaux renfermant une faible proportion de bicarbonate de soude par litre (2 à 3 grammes au plus). On prescrira les eaux de Vals (Saint-Jean), de Vichy (Hauterive, Célestins, Saint-Yorre).

On recommande encore d'autres eaux minérales comme celles de Moligt, Olette, Capvern, situées dans les Pyrénées, qui sont thermales, mais très peu minéralisées et dont l'action est assez difficile à interpréter.

Lorsque les malades éliminent des calculs en grande quantité, les eaux de lavage comme Contrexéville, Vittel, Évian etc., sont indiquées. Ce traitement hydrique n'est pas aussi inoffensif qu'on semble le croire. Avant de le prescrire, on doit s'assurer que le malade n'a pas de calculs vésicaux, car l'ingestion d'une grande quantité d'eau pourrait en ce cas provoquer des contractions douloureuses de la vessie et surtout favoriser la cystite.

On peut faire usage de ces eaux à la source ou chez soi ; on fait prendre alors par jour une bouteille d'eau d'Évian ou de Vittel, à laquelle on ajoute une certaine dose de *benzoate* (50 centigrammes) ou de *carbonate de lithine* (50 centigrammes à 1 gramme).

Les sels de lithine sont considérés comme susceptibles de provoquer la dissolution des calculs.

Dans le cas de gravelle oxalique, le seul alcalin pouvant être utile est le *phosphate de soude* (1 gramme après le repas).

B. — Traitement des complications.

I. — Coliques néphrétiques.

Le traitement des coliques néphrétiques est sensiblement le même que celui des coliques hépatiques.

L'indication essentielle est de calmer la douleur ; on n'y parvient sûrement qu'en pratiquant des *injections de morphine.* On peut encore avoir recours à l'*antipyrine* en lavements, au *chloral*, aux suppositoires à la *belladone.*

Les *bains tièdes* ont une action sédative très marquée, mais il faut avoir soin de ne pas imprimer de mouvements brusques au malade.

Le *régime lacté* est le seul mode d'alimentation que l'on puisse prescrire pendant l'accès.

II. — Pyélo-néphrite.

Voir le chapitre consacré au traitement de la pyélo-néphrite.

III. — Hydronéphrose — Anurie.

L'hydronéphrose est justiciable du traitement chirurgical. Nous renvoyons pour l'étude de ce traitement, comme pour celle du traitement chirurgical des calculs du rein en général, à la thèse de Legueu (1891).

HÉMOGLOBINURIE.

On distingue actuellement deux types différents d'hémoglobinurie : le premier, hémoglobinurie paroxystique *a frigore*, survient chez des sujets en bonne santé et ne reconnaît d'autre cause apparente que l'impression du froid ; le second, hémoglobinurie secondaire, se manifeste sous l'influence de causes diverses : affections rénales (néphrite interstitielle, gravelle), cardiaques, maladies générales infectieuses (syphilis, impaludisme, rhumatisme articulaire aigu, variole, scarlatine, ictère grave, etc.), intoxications (acide phénique, chlorate de potasse, quinine, etc.).

Le traitement est donc variable, suivant les circonstances au milieu desquelles apparaît l'hémoglobinurie.

Dans le cas d'hémoglobinurie paroxystique *a frigore*, il faut, pendant l'accès, couvrir chaudement le malade, lui donner des boissons chaudes, faiblement alcoolisées.

En dehors de l'accès les malades doivent être chaudement vêtus et éviter de s'exposer à de basses températures.

Si les malades, à la suite d'accès répétés, présentent des symptômes d'anémie, il est indiqué de les soumettre au traitement par le *fer* et l'*arsenic*.

Le traitement de l'hémoglobinurie secondaire se confond avec celui de la cause, c'est dire que l'on donnera le mercure et l'iodure dans les cas où la syphilis pourra être incriminée, la quinine quand on soupçonnera l'impaludisme, le salicylate de soude en cas de rhumatisme etc.

ÉCLAMPSIE PUERPÉRALE.

A. — Traitement de l'albuminurie gravidique ; traitement préventif de l'éclampsie.

On sait depuis longtemps que, chez un très grand nombre de femmes enceintes, les urines contiennent de l'albumine et que cette albuminurie se complique souvent, au moment de l'accouchement, d'accidents convulsifs, que l'on a considérés comme étant de nature urémique ; on sait également, qu'il suffit d'instituer le régime lacté chez les femmes qui sont atteintes d'albuminurie, pour prévenir, dans la grande majorité des cas, l'apparition de l'éclampsie.

Dans ces derniers temps on s'est appliqué à élucider la pathogénie de l'éclampsie et à rechercher le principe toxique qui, retenu dans le sang, donne naissance aux accidents convulsifs.

On a incriminé pendant longtemps les différentes substances telles que l'urée, l'acide urique, le carbonate d'ammoniaque, les matières colorantes ; mais successivement l'expérimentation a fait justice des théories émises à ce sujet. Aucune de ces substances, considérée isolément, n'est capable de déterminer l'éclampsie. Cependant les découvertes modernes ne permettent pas de mettre en doute l'existence de produits toxiques dans le sang des éclamptiques.

On sait que chez elles la quantité d'urine émise est presque toujours inférieure à la normale et que d'autre part « le jour où apparaissent les accidents, dits urémiques, les urines cessent d'être toxiques » (Bouchard). Cette dernière notion est de la plus haute importance ; elle montre avec la dernière évidence que la rétention dans l'organisme des principes toxiques qui normalement s'éliminent par l'urine, est la cause première de l'éclampsie. Remarquons incidemment, qu'avant même l'apparition de l'éclampsie, la toxicité de l'urine diminue dans une notable proportion ; ainsi se trouve justifié le traitement préventif de l'éclampsie, le régime lacté, dont la clinique a maintes et maintes fois confirmé les bienfaits.

Il restait à trouver le ou les principes toxiques retenus dans le sang.

Les recherches faites récemment n'ont pas donné de résultats définitifs ; il faut cependant constater que le Dr Doléris (Société de Biologie 1886) a pu isoler du sang d'éclamptiques une substance cristalloïde qui, injectée à des lapins, s'est montrée éminemment toxique et a déterminé chez eux des lésions comparables à celles de l'éclampsie.

Les recherches plus récentes de MM. Tarnier et Chambrelent ont montré que la toxicité du sérum sanguin est très considérablement augmentée dans l'éclampsie ; déjà en 1891, Rummo avait signalé cette augmentation de la toxicité du sang.

En somme, bien que le principe toxique soit encore à trouver, on ne peut nier sa rétention dans le sang, l'expérience démontrant que les urines des éclamptiques cessent d'être toxiques, alors que le sang le devient; l'éclampsie doit donc être considérée comme une toxémie.

Il est probable que cette toxémie est la résultante de la rétention non d'un seul principe toxique, mais d'un ensemble de principes, représenté par la masse des produits de désassimilation cellulaire ; c'est la théorie que l'on admet également pour expliquer les accidents urémiques du mal de Bright.

On peut se demander s'il y a seulement défaut d'élimination, par suite de l'insuffisance rénale, ou excès de production de ces principes dans l'organisme.

Il est vraisemblable que l'on peut incriminer à la fois ces deux causes.

Bien que l'on n'ait pas encore démontré directement l'existence chez la femme enceinte, d'une plus grande quantité de toxines qu'à l'état normal, on peut invoquer, à l'appui de la première hypothèse, un certain nombre d'arguments plausibles; tout d'abord l'existence chez elle d'altérations hépatiques permet de supposer que le foie, à qui est dévolu normalement le pouvoir d'arrêter au passage les substances toxiques, devient dans l'état gravidique, insuffisant à sa tâche; il est légitime d'autre part, d'admettre que l'organisme du fœtus élabore des produits toxiques et que ces produits, après avoir traversé le placenta, sont déversés dans la circulation maternelle.

Le défaut d'élimination est amplement démontré par le fait signalé précédemment, de la diminution ou de la suppression des urines chez les éclamptiques et par celui de la diminution de leur toxicité.

Si le rein devient insuffisant à sa tâche, c'est que vraisemblablement il est altéré dans sa structure ou frappé dans son fonctionnement; les altérations rénales sont en effet très fréquentes; toutefois, la néphrite n'est pas retrouvée constamment dans les autopsies de femmes qui ont succombé à l'éclampsie, et, pendant la vie, on ne constate pas toujours de l'albuminurie avant l'apparition de l'éclampsie.

Cela revient à dire que, si l'insuffisance rénale ne peut être niée, elle ne peut pas toujours être mise sur le compte de la néphrite ; l'éclampsie, bien qu'ayant les plus grandes affinités avec l'urémie, ne peut donc lui être assimilée d'une façon absolue.

Il convient, sans doute, de modifier les idées en cours jusqu'à présent, touchant la corrélation de l'éclampsie et de l'albuminurie ; l'albuminurie précède le plus souvent l'apparition de l'éclampsie, mais n'est peut-être que l'effet et non la cause de la toxémie. La preuve de l'indépendance relative de l'albuminurie et de l'éclampsie est fournie par la statistique. Schrœder a réuni jusqu'à 53 observations dans lesquelles l'éclampsie s'est montrée sans albuminurie, ou ne s'est accompagnée d'albuminurie que pendant le travail.

Ajoutons que cette question des relations de l'éclampsie avec la néphrite est intéressante à débattre au point de vue doctrinal, mais négligeable au point de vue pratique, car le principe du traitement de l'éclampsie est le même que celui de l'urémie.

Avant d'exposer ce traitement, il n'est pas inutile de rappeler que certains médecins ont voulu substituer à la théorie de l'auto-intoxication ou toxémie, celle de l'infection. Bien que Doléris, Blanc, Combemale, Herrgott, etc., aient trouvé dans le sang des éclamptiques des micro-organismes dont ils ont voulu faire des agents pathogènes spécifiques, jusqu'à présent, aucun fait suffisamment probant n'autorise à considérer l'éclampsie comme la résultante d'une infection. D'ailleurs, qu'il s'agisse de toxines microbiennes, ou de produits toxiques cellulaires, c'est toujours une intoxication que l'on doit combattre.

Le pronostic de l'éclampsie n'est pas intimement lié à la quantité d'albumine contenue dans l'urine, ni au nombre et à la gravité des accès. Nombre de femmes ayant une grande quantité d'albumine dans les urines, ou présentant de fréquents accès convulsifs, guérissent, ce qui indique que la toxémie chez elles est peu profonde ; au contraire, on observe des cas graves chez des malades n'ayant que peu d'accès convulsifs ou une faible quantité d'albumine ; pour apprécier la gravité d'une attaque éclamptique, il faut surtout se guider sur la quantité des urines émises. L'oligurie est toujours d'un fâcheux augure.

L'éclampsie ne survient pas brusquement, elle est toujours précédée de prodromes que le médecin ne doit pas négliger de dépister, car il pourra, le plus souvent, prévenir l'apparition des accidents convulsifs, en instituant sans retard le traitement préventif qu'une expérience déjà longue a consacré.

Bien qu'il puisse exister, ainsi qu'il a été dit, des cas d'éclampsie qui n'aient pas été précédés d'albuminurie, il n'en est pas moins vrai que dans la grande majorité des cas, les urines des femmes menacées d'éclampsie, contiennent de l'albumine. C'est pourquoi le devoir du médecin est-il d'examiner à plusieurs reprises, à partir du sixième mois environ, les urines de toute femme qu'il doit accoucher. L'examen des urines s'impose si la femme gravide accuse différents malaises qui accompagnent habituellement l'albuminurie et qui la précèdent même parfois. Ces malaises consistent en céphalée, troubles de la vue, vomissements, douleur épigastrique, crampes, insomnie, dyspnée, etc. Il existe, en outre, fréquemment, un léger œdème au niveau des malléoles. En somme, ces différents signes présentent la plus grande analogie avec ceux du mal de Bright, et ce qui complète l'analogie avec cette dernière maladie, c'est l'heureuse influence exercée par le régime lacté sur les malades qui les présentent.

« Si le traitement curatif de l'éclampsie laisse beaucoup à désirer, dit le professeur Tarnier, son traitement prophylactique est, au contraire, très puissant, et pour réaliser cette prophylaxie, il suffit de soumettre au régime lacté absolu les futures éclamptiques, c'est-à-dire les femmes enceintes albuminuriques. Quelle que soit la théorie qu'on adopte pour expliquer l'éclampsie, toujours est-il que cette dernière maladie n'éclate pas comme un coup de foudre, au milieu d'une santé parfaite; presque toujours elle est précédée et je pourrais dire annoncée par l'albuminurie gravidique; c'est un fait bien connu, dès lors, la prophylaxie est possible, et dans ces cas rien ne vaut le régime lacté sur l'utilité duquel notre collègue, M. Jaccoud, attirait déjà l'attention de ses élèves en 1872 ».

Les théories actuelles sur la pathogénie de l'albuminurie gravidique permettent aisément d'expliquer les bons effets du régime lacté. Le lait est, en effet, l'aliment qui introduit dans l'organisme le moins de substances toxiques; grâce au régime lacté, on supprime donc déjà en grande partie l'intoxication « physiologique » de l'organisme, celle qui est de cause alimentaire. Quant aux toxines formées dans l'organisme, aux dépens des éléments cellulaires, le régime lacté en facilite l'élimination, en raison de son action éminemment diurétique.

Le régime lacté, pour être efficace, doit être absolu; les malades prendront trois litres de lait par jour, à raison d'un verre toutes les deux heures environ. Dans les cas où les vomissements persistent, l'intolérance tient généralement à ce que le lait est pris en trop grande quantité à la fois.

Le régime lacté constitue le traitement préventif, par excellence, de l'éclampsie; les autres moyens que l'on a proposés n'ont qu'une importance relative. On pourra, cependant, utiliser les *inhalations d'oxygène* recommandées par Jaccoud ; on sait que l'oxygène favorise les combustions organiques et peut, par suite, aider à la destruction des déchets cellulaires charriés par le sang; on pourra, d'autre part, assurer l'*antisepsie intestinale*, en prescrivant les différents médicaments usités : naphtol, benzo-naphtol, salicylate de bismuth. Il sera utile, en tous cas, de veiller à la régularité des selles, en prescrivant de temps en temps de légers purgatifs.

L'effet tout puissant du régime lacté est prouvé par la statistique. Jamais, M. Tarnier n'a vu une femme albuminurique soumise, pendant une semaine, au régime lacté, devenir éclamptique. De 1889 à 1893, 5000 femmes enceintes se sont présentées à la consultation de la clinique Baudelocque; sur ce nombre, 61 pouvaient être considérées comme de grandes albuminuriques; ces femmes furent soumises au régime lacté absolu; aucune d'elles n'eut d'accès d'éclampsie : « sur plus de 5000 femmes, pas un seul cas d'éclampsie : n'est-ce pas dire que les accès éclamptiques doivent disparaître. Est-il un traitement prophylactique plus certain et plus invariable dans ses résultats? » (M. Pinard, *Ac. de médecine*, 31 janvier 1893).

B. — Traitement de l'éclampsie.

Il n'est pas toujours possible d'instituer le traitement prophylactique; une femme peut être amenée en pleine crise éclamptique à l'hôpital, ou bien l'éclampsie peut se déclarer avant que le régime lacté n'ait eu le temps d'exercer son action préventive. Que faut-il donc faire, lorsque l'éclampsie éclate? Avant d'exposer le traitement médical, il est nécessaire d'indiquer brièvement la conduite que les accoucheurs conseillent de tenir, au point de vue obstétrical. L'accord n'a pu se faire entre eux, car les uns conseillent d'intervenir, alors que les autres prêchent l'abstention.

Les partisans de l'intervention estiment, qu'en provoquant l'accouchement, ils peuvent mettre un terme aux accès éclamptiques; les autres ne se résignent à provoquer l'accouchement qu'après l'échec du traitement médical et si le travail ne s'est pas déclaré sous l'influence des convulsions ; d'autres enfin sont résolument abstentionnistes, sans aucune restriction.

Deux cas peuvent se présenter : — Ou bien le travail se déclare spontanément, — ou bien il ne se déclare pas.

Dans le premier cas, il est évident que dans l'intérêt de la mère comme dans celui de l'enfant, il faut terminer l'accouchement le plus rapidement possible, par le forceps, la version ou l'extraction, si le col est dilaté ou dilatable.

Si le col est dilaté, mais d'une façon insuffisante, l'enfant étant vivant et viable, l'intervention est encore justifiée et Depaul recommandait de pratiquer quelques incisions sur le col afin de pouvoir terminer l'accouchement.

Quand le travail ne s'est pas déclaré, on se trouve, comme nous l'avons dit, en présence de deux partis à prendre : l'intervention ou l'abstention.

Les partisans de l'intervention justifient leur conduite, en invoquant le fait de la disparition des convulsions après l'accouchement; mais en réalité, il s'en faut de beaucoup qu'il en soit toujours ainsi; dans un certain nombre de cas les convulsions persistent; de plus, tout danger n'est pas écarté, après la cessation des crises éclamptiques, car nombre de femmes succombent après l'accouchement. C'est qu'en effet, si les convulsions constituent un danger par elles-mêmes, elles ne représentent en somme qu'un symptôme de la toxémie dont la femme est atteinte ; or, on ne peut pas espérer, par le seul fait de l'accouchement, voir disparaître instantanément les lésions rénales, les lésions hépatiques qui sont sous la dépendance de cette toxémie et qui entretiennent le danger ; ce qui prouve bien d'ailleurs que l'accouchement ne peut avoir une influence absolue sur la cessation de l'éclampsie, c'est que, dans un certain nombre de cas, l'accès éclamptique débute seulement après l'accouchement.

Enfin la statistique plaide encore en faveur de l'abstention ; elle montre en effet que la mortalité est bien moindre quand on laisse l'accouchement se faire spontanément que quand on le termine artificiellement (Charpentier).

Il ne faut pas oublier, d'autre part, que les procédés employés pour provoquer l'accouchement artificiel exigent toujours quelques heures, pour amener la dilatation et permettre l'extraction de l'enfant. « Pendant les heures qui s'écoulent, le plus souvent le sort de la femme s'est décidé. La mort a pu survenir ou les convulsions s'arrêter » (Bernheim, thèse de Paris, p. 51, 1893).

Pour toutes ces raisons, il vaut mieux laisser le travail se déclarer spontanément, et se borner alors à terminer rapidement l'accouchement.

Si les accoucheurs ne sont pas encore d'accord sur le traitement obstétrical de l'éclampsie, ils sont bien près de l'être sur le traitement médical.

Le choix des accoucheurs se limite aujourd'hui à un petit nombre de médications qui sont : les émissions sanguines d'une part, et d'autre part les agents médicamenteux dépresseurs du pouvoir réflexe de la moelle : chloroforme, chloral, injections de morphine.

Laquelle de ces médications doit-on accepter?

M. Guéniot distingue deux formes d'éclampsie, à chacune desquelles conviendrait une médication spéciale. Il admet que l'éclampsie se compose essentiellement de deux éléments fondamentaux diversement associés entre eux : c'est d'abord la toxémie ou intoxication du sang, puis une hyperexcitabilité des réflexes médullaires.

Dans certains cas, la toxémie ne joue qu'un rôle effacé ; dans d'autres au contraire, elle domine la scène et donne à la maladie un caractère de gravité exceptionnelle. Dans le premier cas, il suffit parfois de débarrasser la femme de son fœtus, ou de donner le chloroforme ou le chloral, suivant certaines règles particulières, pour faire cesser les attaques. Dans le second cas, au contraire, la saignée, qui, en soustrayant une certaine masse de sang, enlève en même temps une quantité proportionnelle de toxines, est à peu près le seul traitement à appliquer. M. Guéniot reconnaît d'ailleurs, qu'à première vue ces deux formes de la maladie sont à peu près impossibles à distinguer l'une de l'autre, de sorte qu'après avoir admis des indications thérapeutiques particulières pour chacune de ces formes, il conseille d'appliquer à peu près dans tous les cas le même traitement : saignée parfois, chloroforme ou chloral toujours.

Nous croyons pour notre part que si dans le choix du traitement, il faut se guider sur les considérations qui précèdent, il faut encore et surtout tenir compte de l'état général de la femme éclamptique. On saignera volontiers une femme vigoureuse et pléthorique, mais on hésitera à employer les émissions sanguines en présence d'une femme anémiée, comme le sont un grand nombre de femmes qui accouchent dans les maternités.

L'efficacité de la *saignée*, si vivement préconisée par Mauricceau, Baudelocque, etc..., ne saurait être contestée ; il est certain que la soustraction d'une certaine quantité de sang à une éclamptique diminue la quantité des substances toxiques contenues dans le sang et l'on s'explique ainsi très bien l'éloignement ou la disparition des accès à la suite d'une saignée.

Peut-être peut-on considérer comme due à la « saignée naturelle » qui accompagne la délivrance, les améliorations souvent observées à la suite de l'accouchement.

Il ne faut pas exagérer, d'ailleurs, les avantages de la saignée ; celle-ci ne peut soustraire au sang qu'une quantité de matières extractives bien inférieure à celle qui s'élimine par l'urine ; d'autre part, la saignée diminue la pression sanguine et par suite la sécrétion urinaire. « Ce qu'on gagne d'un côté par la saignée, on le perd de l'autre par la diminution des urines » (Bernheim).

Quoi qu'il en soit, on ne saurait nier que, dans certains cas, la saignée ne fasse disparaître les accès, en tous cas, ne les espace et les rende moins violents.

La méthode anesthésique est plus en faveur. Depuis que Richet, le premier, en 1848. a fait usage du chloroforme dans l'éclampsie, son emploi s'est rapidement répandu. Ceux même, comme Pajot, Tarnier, Guéniot, qui manifestaient de la répugnance à l'égard du traitement de l'éclampsie par les inhalations de chloroforme, ont abandonné leur prévention.

Le *chloroforme* doit être donné à doses massives, de façon que l'on puisse obtenir le plus rapidement possible la résolution complète. Une fois celle-ci obtenue, il faut continuer les inhalations pendant plusieurs heures, en diminuant les doses, mais sans laisser jamais la femme se réveiller. Si certains symptômes font craindre l'imminence d'un accès, il faut de nouveau forcer la dose pour ramener la résolution absolue. On voit qu'il faut maintenir les malades sous le chloroforme pendant un temps fort long et qu'il faut administrer des doses élevées de ce médicament. L'emploi du chloroforme n'est donc pas sans comporter de dangers, d'autant plus que les femmes atteintes d'éclampsie présentent souvent des lésions cardiaques, hépatiques et rénales qui sont considérées, en dehors de l'éclampsie, comme des contre-indications à l'anesthésie par le chloroforme.

Pour ces raisons, beaucoup d'accoucheurs préfèrent le *chloral* au chloroforme, bien qu'il ne soit pas non plus exempt de tout danger, car on l'emploie également à doses très élevées. Voici d'ailleurs le mode d'emploi que préconise M. Charpentier. « Je fais d'emblée administrer à la malade un lavement avec 4 grammes de chloral dans 60 grammes de mucilage de coings. Si ce premier lavement est rendu, on en administre un second et au besoin un troisième, jusqu'à ce que le médicament soit toléré.

Que les accès continuent ou cessent, je supprime momentanément tout traitement pendant cinq ou six heures, et alors j'administre de nouveau un lavement avec 4 grammes de chloral. Nouvelle interruption de cinq ou six heures. Nouveau lavement de chloral.

J'ai rarement eu l'occasion de dépasser les doses qui représentent ainsi 12 grammes à prendre dans les dix-huit ou vingt-quatre heures. Mais je ne redoute pas les doses plus élevées, et dans un cas, j'ai été obligé d'aller jusqu'à 16 grammes.

Si les accès s'éloignent après les premières doses, j'éloigne de même le médicament; si, au contraire, les accès persistent avec la même intensité, je rapproche un peu les doses...

Mais ce qui me paraît très important, jamais je ne cesse brusquement la médication chloralique, et même lorsque la malade est en voie de guérison, je lui fais prendre encore 4 grammes de chloral en lavement, au bout des vingt-quatre premières heures qui suivent le début des accès. Ce n'est qu'au bout de ce temps que je renonce à la voie rectale, et que je maintiens encore, pendant vingt-quatre heures, la malade sous l'influence du chloral, en lui faisant prendre toutes les deux ou trois heures une cuillerée à bouche d'une potion composée de 3 grammes de chloral pour 125 grammes de julep gommeux.

En procédant ainsi par doses massives et relativement assez éloignées les unes des autres, j'obtiens un repos plus rapide, plus complet, et je tourmente moins les patientes. »

Que l'on emploie le chloroforme ou le chloral, ces médicaments ne constituent qu'un traitement symptômatique ; leur usage est suffisamment justifié par ce fait que les convulsions constituent par elles-mêmes un danger sérieux et peuvent entraîner la mort. Mais jusqu'à présent, on était désarmé contre la toxémie éclamptique qui peut entraîner la mort après la disparition des convulsions, et sur laquelle les anesthésiques ne peuvent exercer aucune action.

On a récemment proposé une nouvelle méthode de traitement qui a la prétention de combattre l'intoxication et de mettre un terme à l'éclampsie en s'adressant à sa cause.

Ce traitement consiste en l'*injection sous-cutanée d'eau salée.* On sait que cette médication a reçu récemment de nombreuses applications, qu'on l'a employée avec succès dans le choléra, dans les anémies aiguës, et dans diverses intoxications. MM. Porak et Bernheim se sont proposé, à l'aide de ces injections, de diluer les toxines contenues dans le sang, en introduisant dans l'économie une grande masse liquide, et de favoriser en même temps l'élimination de ces toxines. Ils se sont servi de la solution saline physiologique (7 grammes de chlorure de sodium pour un litre d'eau), stérilisée et injectée à la température de 37°,5 à 38 degrés.

L'injection doit être faite dans la région fessière. Un litre au moins de la solution saline est injecté chaque fois. Huit éclamptiques ont été soumises à ce traitement ; deux sont mortes. Dans tous les cas, les injections d'eau salée ont eu pour effet manifeste d'augmenter ou de rétablir la sécrétion urinaire, et les attaques ont cessé plus ou moins vite, après une ou deux injections d'eau salée. Bien que de plus nombreuses observations soient nécessaires pour permettre de se prononcer définitivement sur la valeur de ce nouveau traitement de l'éclampsie, on peut d'ores et déjà conclure que, théoriquement, il est très rationnel, et constater qu'il a donné des résultats très favorables, car les malades sur qui il a été employé, étaient toutes très gravement atteintes.

MALADIES
DU SYSTÈME NERVEUX

I

MALADIES DE L'ENCÉPHALE.

CONGESTION CÉRÉBRALE.

La congestion cérébrale peut survenir chez des individus bien portants, à la suite d'un coup de chaleur par exemple ou bien chez des personnes d'une bonne santé habituelle mais cependant entachées de goutte, d'arthritisme, et à l'occasion d'écarts de régime, d'excès alcooliques, ou de suppression d'un flux hémorrhoïdaire. Elle constitue parfois un épisode du début ou du cours de certaines maladies nerveuses (tabes, sclérose en plaques, paralysie agitante, goitre exophthalmique).

Elle est assez fréquente à la période avancée des cardiopathies.

Enfin, elle peut s'observer dans le cours de certaines maladies infectieuses (pneumonie, fièvre typhoïde, tétanos, fièvre pernicieuse etc.) ou de quelques intoxications (alcool, opium, nicotine).

On voit que les causes de la congestion cérébrale sont variées et que le traitement doit surtout s'adresser à ces causes.

La congestion déterminée par le coup de chaleur exige un traitement prompt et énergique, car le salut du malade dépend de la rapidité de l'intervention.

Dès que l'on constate les phénomènes prodromiques, tels que lassitude, céphalalgie, rachialgie, sensation d'étouffement, troubles de la vision etc., il faut étendre le malade dans un endroit frais, desserrer ses vêtements et faire sur son visage et sa tête des aspersions d'eau froide.

Si les phénomènes sont plus graves, on doit déshabiller complètement le malade et le soumettre à la *réfrigération* (affusions d'eau froide, bain froid, massage avec la glace). On est parfois obligé de donner ses soins pendant plusieurs heures avant que le malade ne reprenne connaissance.

La *saignée* a été proposée mais diversement appréciée. Vallin trouve les émissions sanguines peu utiles.

Si le malade asphyxie, la *respiration artificielle*, les *tractions rythmées de la langue* doivent être employées.

De tous les médicaments proposés, la *caféine* et l'*éther* sont les plus rationnels ; on pourra faire alterner les injections de l'un et de l'autre.

On ne connaît guère les moyens de parer aux accidents congestifs qui surviennent au cours des maladies nerveuses ; on a cependant vanté l'*ergot de seigle* ou plutôt l'ergotine et l'ergotinine en injections sous-cutanées dans le traitement des accidents congestifs de la sclérose en plaque, de la paralysie générale (Christian, Girma). On ne peut songer à prescrire l'ergot de seigle en nature, parce que le malade ne peut avaler, tant qu'il reste sous l'influence de ces attaques. Il est donc préférable d'avoir recours à l'ergotine en injections sous-cutanées, ou mieux à l'ergotinine (dont un milligramme correspond à un gramme d'ergot de seigle).

On peut pratiquer, dans les vingt-quatre heures, deux à trois injections de la solution suivante :

Ergotinine	1	centigrammes.
Acide lactique	2	—
Eau de laurier-cerise	10	grammes.

Sous l'influence de ces injections le malade reprend connaissance, le pouls se ralentit, la température s'abaisse.

Le *sulfate de quinine* est le remède de la fièvre pernicieuse à forme cérébrale. La congestion cérébrale des cardiopathie est justiciable du traitement digitalique et de la saignée ; celle des maladies infectieuses cède sous l'influence de la balnéation.

HÉMORRHAGIE CÉRÉBRALE.

Pendant la période apoplectique de l'hémorrhagie, les ressources thérapeutiques sont des plus restreintes. Lorsqu'on a pratiqué la *révulsion* banale consistant à appliquer des sinapismes sur les membres ou des ventouses sèches à la nuque et sur le tronc, et la dérivation intestinale à l'aide d'un lavement purgatif, une question se pose : Faut-il ou non *saigner* le malade ? La saignée est aujourd'hui à peu près abandonnée, car elle ne peut rien, on le sait, ni sur la lésion, ni sur l'épanchement sanguin ; on ne peut nier toutefois qu'elle ne puisse rendre service lorsque le malade est un individu vigoureux, pléthorique, au cou court, à la face congestionnée, aux yeux injectés, dont le pouls est plein et vibrant ; elle diminue la pression intra-crânienne et l'hypérémie générale. Le malade est-il au contraire un vieillard, au pouls petit, arythmique, traduisant l'existence de l'artério-sclérose du cœur? La saignée ne peut lui être que funeste en favorisant le collapsus cardiaque.

Chez les malades de cette catégorie, dont le cœur menace de fléchir, il faut recourir uniquement aux *stimulants diffusibles*, liqueur d'Hoffmann, liqueur ammoniacale anisée, surtout aux injections sous-cutanées d'éther alternant avec des injections de caféine.

Lorsque le malade a repris connaissance, il faut se borner pendant les premiers jours qui suivent l'ictus apoplectique, à prescrire une alimentation très légère (composée à peu près exclusivement de lait et de bouillon) et à veiller au fonctionnement régulier de l'intestin en prescrivant tous les deux ou trois jours, le matin, un verre d'eau de Sedlitz ou de Montmirail, ou en faisant prendre chaque soir dans un demi-verre d'eau une cuillerée à café ou à dessert de la poudre composée suivante ;

Follicules de séné traités par l'alcool et pulvérisés	ãã	6 grammes.
Soufre sublimé		
Poudre d'anis étoilé	ãã	3 —
— de fenouil		
Poudre de réglisse		8 —
Sucre en poudre		25 —

(Dujardin-Beaumetz).

Il est inutile de tenter une intervention destinée à favoriser le retour du mouvement, car les moyens préconisés à cet effet, dont les uns ont la prétention d'agir sur le foyer hémorrhagique ou sur la moelle : iodure, strychnine, les autres à la périphérie : massage, électricité, sont impuissants quand ils ne sont pas dangereux ; mais on doit faire tous ses efforts pour éviter les circonstances qui pourraient amener de nouvelles ruptures. Nous avons déjà signalé la nécessité de combattre la constipation ; il faut avoir grand soin de respecter les hémorrhoïdes quand elles existent, et même de les rappeler à l'aide de l'aloès quand le flux hémorrhoïdaire est arrêté.

L'usage des *eaux alcalines* ou mieux encore des *eaux diurétiques* comme celles d'Évian, Vittel, Contrexéville est indiqué, en raison de leur action sur la nutrition et sur les fonctions rénales.

Enfin, tout écart de régime doit être sévèrement proscrit, car l'indigestion, l'abus des boissons alcooliques sont souvent la cause occasionnelle d'une rupture vasculaire. Les malades doivent restreindre la quantité des matériaux azotés qui entrent dans leur alimentation, faire de préférence usage des viandes blanches, des légumes verts et ne boire que de l'eau rougie.

MÉNINGITES.

L'incurabilité de la méningite tuberculeuse est aujourd'hui admise par tous les médecins « purgatifs, calomel, iodure, vésicatoires, glace, disait Trousseau, j'ai tout mis en usage avec aussi peu de succès. Découragé par mes inutiles tentatives, j'ai comparativement traité des malades par des moyens énergiques et laissé les autres à l'expectation ; or, je dois avouer que la terminaison funeste m'a paru arriver plus rapidement chez les premiers que chez les seconds ». Il existe cependant dans la science des observations de méningite suivie de guérison, observations relatées par des médecins instruits et de bonne foi.

On peut classer ces cas de guérison en deux groupes ; tantôt il s'agit d'une méningite syphilitique, curable comme telle à la suite de l'emploi du mercure et de l'iodure que l'on trouve indiqué dans la plupart des observations ; tantôt, mais le cas est beaucoup plus rare, il s'agit bien d'une méningite tuberculeuse. Le fait en lui-même n'a rien qui doive étonner, car toutes les tuberculoses sont curables et celle des méninges ne fait pas exception à cet égard ; toutefois, cette guérison n'est que temporaire et si l'on peut suivre les malades, on constate qu'ils sont emportés au bout d'un temps variable par une nouvelle poussée granuleuse.

Voici quelle est la conduite à tenir dans un cas de méningite : au début l'indication se présente généralement d'administrer un *purgatif* (huile de ricin, rhubarbe ou calomel) en raison de la constipation initiale ; puis on administre le *calomel* à l'intérieur, à doses fractionnées, soit 1, 2 ou plusieurs centigrammes de calomel toutes les heures ; à la médication hydrargyrique on joint l'usage de l'*iodure* à la dose de 1 à 3 grammes. Cette médication a l'avantage de trancher le doute qui peut s'élever parfois entre la nature syphilitique ou tuberculeuse des accidents méningés. Quelques médecins font faire sur le crâne rasé des frictions avec l'onguent napolitain (Guersant) ; elles peuvent déterminer la salivation ; mais elles sont préférables à la révulsion pratiquée à l'aide de l'huile de croton ou du vésicatoire. Les émissions sanguines locales, qui n'ont aucune utilité, doivent être proscrites. Quant à l'iodoforme qui a été préconisé dans ces dernières années soit à l'extérieur en pommades (à 10 à 20 p. 100), soit à l'intérieur, il n'a pas donné les résultats que l'on en avait espérés.

Comme médication accessoire signalons l'emploi du *bromure de potassium ou de sodium*, celui du *chloral* en lavement pour combattre les accidents convulsifs, l'application de *compresses glacées* sur la tête contre la céphalalgie, la *glace*, la *potion de Rivière*, la *teinture d'iode* contre les vomissements etc.

Le traitement des méningites aiguës non tuberculeuses est également illusoire; mais on peut prévenir dans une certaine mesure l'apparition des accidents méningés chez les malades porteurs de rhinites, d'otites, de pharyngites, en ayant soin de faire une antisepsie rigoureuse, surtout en temps de grippe, cette dernière maladie exaltant au plus haut point la virulence du streptocoque et du pneumocoque, hôtes fréquents des cavités nasales et buccales.

DÉLIRES.

Le délire est un symptôme qui peut se manifester au cours des maladies aiguës ou chroniques et dont l'apparition constitue presque toujours un indice fâcheux pour le pronostic.

Nous laisserons de côté dans cette étude rapide le délire des affections mentales pour nous occuper exclusivement du délire des maladies infectieuses, des intoxications et des maladies organiques, qui seul prête à quelques considérations thérapeutiques.

Le délire est fréquent dans les **pyrexies** et particulièrement dans leurs formes graves. La pathogénie du délire fébrile n'est pas une ; en effet, le délire n'est pas dans tous les cas l'expression de l'infection; ce peut être un délire purement nerveux, analogue à la dyspnée nerveuse que l'on observe parfois chez les névropathes atteints d'une affection pulmonaire peu grave; sa signification est moins grave que celle du délire par infection.

Il est justiciable de l'emploi des antispasmodiques et notamment des *bromures*, et du *chloral* donné en lavements. D'autre part, ce peut être un délire alcoolique provoqué par la maladie fébrile.

Le délire par infection n'est pas étroitement lié comme on le pensait autrefois, à l'hyperthermie ; s'il coïncide souvent avec elle (comme dans le rhumatisme cérébral par exemple), il n'en est pas de même dans tous les cas ; on peut voir des fièvres typhoïdes, à température moyenne ou même peu élevée, s'accompagner de délire et d'autres phénomènes nerveux très intenses; aussi, chercher à calmer le délire en employant uniquement les antithermiques serait un procédé aussi illogique qu'illusoire.

En réalité, les moyens médicamenteux, aussi bien les antithermiques que les autres, n'ont aucune efficacité et c'est à la *balnéation* que l'on s'adresse maintenant pour combattre les manifestations nerveuses des pyrexies. L'action du bain froid est complexe ; sans doute celui-ci agit en abaissant la température, mais il a d'autres effets encore non moins importants ; il est diurétique, et par suite permet l'élimination des toxines qui impressionnent les centres nerveux ; enfin, il exerce sur ces centres eux-mêmes une action dont l'essence nous échappe, mais dont la réalité s'affirme par les résultats surprenants et souvent immédiats que l'on obtient.

Le bain froid est donc par excellence le moyen curatif du délire fébrile, non seulement de celui de la fièvre typhoïde, du typhus exanthématique, de la grippe, de l'érysipèle, du rhumatisme, des fièvres éruptives mais encore de celui des infections pulmonaires (pneumonie, broncho-pneumonie). Ses contre-indications sont des plus limitées ; elles sont tirées de l'âge du malade et de l'existence chez lui d'une affection cardiaque grave (affection valvulaire ou sclérose). Chez les jeunes enfants, ou chez les vieillards on remplacera le bain froid par le bain tiède, moyen moins héroïque, mais cependant encore efficace.

Dans la fièvre intermittente le délire cède, comme toutes les manifestations du paludisme en général, à l'emploi de la *quinine*, administrée soit par la bouche, soit en injections sous-cutanées.

Lorsque le délire qui survient dans le cours d'une pyrexie est manifestement de nature alcoolique, on en vient à bout en administrant simultanément l'*alcool* et l'*opium* (voir le traitement de l'alcoolisme). Nous avons précédemment indiqué comment il convenait de combattre le délire nerveux dans les pyrexies. Il est à remarquer que l'on observe moins fréquemment qu'autrefois les formes délirantes des maladies fébriles, et notamment celles de la fièvre typhoïde. Cela tient à ce que l'on alimente les malades d'une façon plus rationnelle, en leur administrant *larga manu* du vin, de l'eau-de-vie qui stimulent les fonctions nerveuses et permettent aux cellules de réagir contre l'élément infectieux ou toxique ; cela tient, d'autre part, à l'emploi de plus en plus répandu de la balnéation.

Le délire de la convalescence est souvent attribué à l'inanition ; cette hypothèse est assez vraisemblable, mais elle ne peut expliquer tous les cas de délire qui surviennent au déclin des pyrexies ; souvent le délire de la convalescence est l'expression d'une névrose provoquée par la maladie fébrile. Le repos au grand air, à la campagne, l'hydrothérapie, une alimentation substantielle sont les moyens rationnels à employer en pareil cas.

Le délire des **intoxications** s'observe dans les empoisonnements aigus par l'alcool, l'opium, la belladone et les solanées vireuses en général, la digitale, la caféine, le chloroforme, l'iodoforme, les champignons vénéneux, dans l'empoisonnement chronique par le plomb, le mercure. Quel que soit le poison en cause, l'indication essentielle est d'en assurer l'élimination à l'aide des diurétiques, *régime lacté*, *café* etc. A propos de la caféine rappelons que M. Faisans a récemment attiré l'attention sur le délire caféique et qu'il faut apporter une certaine prudence dans l'emploi de la caféine en injections sous-cutanées, emploi dont on abuse quelque peu aujourd'hui.

Les mêmes considérations thérapeutiques s'appliquent au délire de l'urémie et de l'acétonémie, qui sont des délires d'ordre toxique; c'est en assurant la diurèse que l'on parvient à traiter utilement les malades; les moyens anti-spasmodiques comme les bromures, le chloroforme ne viennent qu'au second plan.

Dans les **affections du cœur et du poumon** le délire est un délire asphyxique, par auto-intoxication carbonique, il ne survient qu'aux périodes ultimes de ces maladies et son apparition est toujours d'un grave pronostic; cependant, dans les cardiopathies, le traitement digitalique parvient parfois, mais le fait est rare, à triompher des troubles circulatoires, de la congestion passive des centres nerveux et par suite à dissiper le délire. Il ne faut pas oublier que chez les cardiaques l'abus de la digitale peut déterminer le délire par intoxication, mais dans ce cas il est aisé de reconnaître la nature du délire qui coïncide avec les vomissements, les troubles du pouls etc..

Chez les tuberculeux le délire ultime n'est pas toujours dû à l'asphyxie, il peut reconnaître pour cause la méningite tuberculeuse dont il peut être l'unique symptôme; délire asphyxique et délire méningitique sont d'ailleurs l'un et l'autre inaccessibles à toute thérapeutique.

Il nous reste à mentionner le délire des **névroses**; celui de l'hystérie peut être parfois enrayé, comme l'attaque convulsive, par la compression des ovaires. Quand il s'agit d'un délire hallucinatoire et notamment d'un délire provoqué par des hallucinations de la vue, on peut combattre le délire, en en supprimant la cause, en plaçant par exemple un bandeau sur les yeux. L'*hypnotisme* peut être utilisé avec avantage quand il s'agit d'un délire tenace.

Le délire épileptique souvent difficile à dépister est justiciable du traitement par les *bromures à hautes doses*.

Dans la maladie de Basedow on peut employer l'*hydrothérapie*, les bromures, etc.

Dans la chorée le *chloral* à hautes doses peut enrayer parfois les phénomènes délirants, mais le pronostic est en général très grave dans les cas de délire choréique.

ÉCLAMPSIE INFANTILE.

Les causes habituelles de l'éclampsie infantile sont, d'une part, les maladies fébriles, et notamment les fièvres éruptives, au début desquelles l'éclampsie se produit fréquemment, sans que le pronostic en soit d'ailleurs influencé d'une façon fâcheuse ; ce sont, d'autre part, les troubles digestifs, notamment l'indigestion. Beaucoup d'autres causes peuvent encore déterminer l'éclampsie, aussi est-il nécessaire d'examiner méthodiquement l'enfant qui en est atteint afin de pouvoir faire un diagnostic précis.

Une fois l'enfant déshabillé, on s'assure de la température ; l'élévation thermique doit faire songer aux **convulsions du début** des **fièvres éruptives, de la pneumonie** ou de la **paralysie infantile.** On inspecte avec soin la peau, au niveau de laquelle on constate souvent des signes importants pour le diagnostic. Si l'enfant est privé de connaissance, si la peau est froide et couverte de sueurs visqueuses, l'hypothèse d'une **intoxication** et notamment de l'intoxication par l'oxyde de carbone devra se présenter à l'esprit.

Chez les enfants émaciés, à la peau sèche et sclérémateuse, à l'aspect vieillot, il n'est pas difficile de reconnaître l'**athrepsie.**

L'examen de la peau permet de constater, dans certains cas, des **éruptions diverses**, un **eczéma généralisé**, une **desquamation** seul vestige d'une scarlatine fruste, des **excoriations** douloureuses, des traces de **brûlure récente** ou de **vésicatoire irrité** etc., toutes causes éventuelles de convulsions.

Parfois on retrouve une épingle échappée du maillot, qui avait suffi à déterminer les convulsions. On ne doit pas négliger d'explorer les orifices herniaires, de rechercher les **hernies** ; notamment la hernie ombilicale, l'étranglement du testicule retenu à l'anneau. Le ballonnement du ventre, sa sensibilité à la palpation sont des indices d'**indigestion.**

L'examen des muqueuses doit suivre celui de la peau ; du côté de la cavité buccale, la cause des convulsions peut résider dans une **dent** qui est sur le point de perforer la muqueuse, dans une **angine,** dans une **stomatorrhagie** méconnue etc.

Il faut encore rechercher du côté de l'oreille si un **corps étranger** ne s'y est pas introduit ou s'il n'existe pas d'**otite.**

On passe ensuite à l'examen des divers organes ; on recherche s'il n'existe pas d'affection broncho-pulmonaire, si le pouls ne présente pas le ralentissement, les irrégularités qui sont l'indice d'une **méningite tuberculeuse** etc.

Si l'on assiste aux convulsions, il faut prêter grande attention à la

que la syphilis soit avérée ou non, on
pécifique.
tro-intestinale nécessite une diététique
ationnel ; le lavage de l'estomac est par-

ıes des fièvres ne nécessitent pas de trai-
habituellement passagères ; mais, si elles
l'enfant des bains tièdes graduellement

ludisme, il faut toujours songer à cette
uer des injections sous-cutanées de chlo-

nécessitent le régime lacté, les inhala-
sions sanguines locales.
ıuse des convulsions, il faut, en dernier
peut dépendre soit du biberon, soit de
surer si le biberon ne contient pas de
s d'habitudes alcooliques.

———

RTIGES.

erses affections des systèmes nerveux,
tif, etc; dans différentes intoxications
isme, etc.) et dans un certain nom-
reilles. Dans la plupart des cas, le trai-
cause du vertige ; il en est ainsi du
u tabac, à l'usage de certains médica-
ligitale, le sulfate de quinine, le sali-
d'origine épileptique est justiciable
potassium ; le vertige stomacal, lors-
stomac, disparaît en général dès que
alimentaire sévère. Le traitement du
-scléreux se confond avec le traite-
de sorte que nous ne retiendrons
nt spécial que les vertiges sensoriels :

été émises pour expliquer le **mal de**
rses explications qui ont été propo-
pposer sont : le *repos horizontal*, les
champagne frappé qui, pris à petites
ête les vomissements, le *chloral* et

l'*antipyrine* : d'après Ossian Bonnet (*Académie de médecine*, 10 janvier 1888), l'antipyrine serait le remède de choix ; on la donnera à la dose d'un gramme au début, dose que l'on pourra répéter 5 à 6 fois dans les vingt-quatre heures.

Avant 1875 le traitement du **vertige de Ménière** n'existait pas ; on se bornait à faire localement de la révulsion au moyen de pointes de feu ; Charcot a donc rendu un très grand service en instituant le traitement par le *sulfate de quinine*, dont le point de départ a été l'idée de modifier les bruits subjectifs qui tourmentent les malades. Charcot donne quotidiennement 60 à 80 centigrammes de sulfate de quinine par pilules de 10 centigrammes. Au bout de deux ou trois jours, il se produit une exaspération très marquée des bruits d'oreilles et des vertiges ; il est nécessaire que le malade soit prévenu de cette aggravation apparente des symptômes de son mal, sinon il ne manquerait pas de se soustraire au traitement. Au bout de huit à dix jours on cesse l'administration du sulfate de quinine et une amélioration réelle se manifeste alors. A la seconde reprise du traitement l'exaspération est moins forte, et l'amélioration est plus marquée lors du second repos. On continue ainsi en intercalant des repos de durée égale aux périodes de traitement ; jusqu'à la guérison. Les cas de vertige de Ménière permanent sont bien plus rebelles à la médication quinique que ne le sont ceux où les crises, quelque intenses qu'elles puissent être d'ailleurs, sont séparées par des intervalles de répit. Chez les arthritiques, atteints de vertige de Ménière, Charcot a donné également le *salicylate de soude* à le dose de 2 à 3 grammes par jour. En dehors de la maladie de Ménière (hémorrhagie dans le labyrinthe) le vertige auriculaire peut être déterminé par d'autres affections de l'oreille interne ayant des substrata anatomo-pathologiques tout autres que celle-ci ; on le rencontre également dans certaines affections de la caisse et même du conduit auditif ; l'otite moyenne catarrhale notamment peut s'accompagner d'un vertige bien étudié par M. Lœrvenberg (*Bulletin médical*, 26 et 30 août 1891). Ce vertige serait dû à l'augmentation brusque de la pression du gaz contenu dans la caisse, lorsque la trompe d'Eustache longtemps obstruée laisse de nouveau pénétrer l'air dans l'oreille moyenne ; cette augmentation de pression détermine l'excitation des terminaisons nerveuses du labyrinthe. Cette variété de vertige se reconnaît à ce qu'il survient lorsque le malade se mouche ou exécute un autre acte d'expiration forcée ; l'examen de l'oreille complète le diagnostic. Les insufflations d'air par la trompe, au moyen du procédé de Politzer, rendent les plus grands services en rétablissant l'équilibre de pression entre l'air extérieur et l'air de la caisse.

---

ifs. Des convulsions limitées à une
; d'un côté doivent faire soupçonner
ngite syphilitique.
d'éclampsie, on prend des renseigne-
urage pour rechercher dans quelles
e.
ié, on s'assure s'il n'existe pas quel-
ichoires ou de la nuque, ou bien une
nettant le diagnostic de méningite
es peut révéler dans certains cas
par suite de rapporter à l'**urémie**

ut parer au plus pressé et traiter le
déterminée immédiatement.
un *lavement composé d'un verre et
dessert de gros sel, ou de 3 à 4 cuil-
ien encore de glycérine*.
ouche, on titille la luette avec les
n pinceau, pour provoquer le vo-
mitif (ipéca) ; souvent ces moyens
amener la cessation des convul-
iorité des cas sous la dépendance
chronique avec dilatation de l'es-
ipation, enfin de vers intestinaux.
s gouttes de *chloroformie* versées
ttténuer l'intensité, pendant que
n placera l'enfant.
ssaire de donner les antispasmo-

.. 100 grammes.
.. 1 à 2 —
.. 10 centigrammes.
.. 15 grammes.
.. 5 —
(J. Simon).

5 centigrammes chez les nou-
ns, de 20 à 30 chez les enfants
essus de cet âge ; on fait pren-
ée à café de sirop de groseille
'administre en lavement avec
centigrammes de *camphre* par

nent de la cause ; s'il existe des

CÉPHALÉES.

A. — Céphalées symptomatiques chez l'adulte.

Le « mal de tête » est un des symptômes pour lesquels le médecin est le plus souvent consulté. Le traitement des céphalées symptomatiques étant essentiellement celui de la cause qui les détermine, il importe, avant d'instituer tout traitement, de rechercher la cause du mal. Le diagnostic étiologique, facile dans certains cas, est parfois des plus malaisés à établir, aussi ne saurait-on négliger aucun des moyens qui permettent d'arriver à ce diagnostic.

La connaissance de la profession du malade est d'une grande importance en l'espèce; car s'il s'agit d'un peintre en bâtiments ou d'un individu exposé à manier les couleurs contenant du plomb, on ne peut avoir d'hésitation sur la cause de la céphalée. La recherche des antécédents est également indispensable; si l'on apprend par exemple que le malade a contracté la syphilis, ou bien qu'il a eu des accès de goutte, ou bien encore qu'il a été traité pour le diabète ou le mal de Bright, l'importance de ces renseignements ne saurait échapper.

Après s'être entouré de tous les renseignements que l'on peut réunir sur les antécédents héréditaires et personnels du malade, sur son genre de vie, il est nécessaire de procéder à l'examen de la région malade, de la tête. Sans doute cet examen ne fournit aucune indication dans la plupart des cas, mais parfois il met immédiatement sur la bonne voie; c'est ainsi que la constatation d'une sensibilité diffuse, à la pression, de l'aponévrose épicranienne doit faire songer au rhumatisme épicranien, si la douleur est survenue chez un sujet ayant déjà éprouvé des douleurs articulaires ou musculaires et si la contraction de l'occipito-frontal exagère la douleur. D'autres fois, l'examen du crâne permet de constater l'existence d'exostoses ou bien au contraire d'une dépression limitée consécutive à l'enfoncement de la paroi osseuse, à ce niveau; on recherche s'il n'existe pas de douleur à la pression en un point limité.

On recherche ensuite, s'il n'existe pas de signes de compression intracranienne par un néoplasme; cette recherche est facile car la céphalalgie n'est jamais le seul signe d'une tumeur de l'encéphale; elle peut rester isolée pendant un certain temps, mais toujours viennent s'y ajouter d'autres symptômes (vertiges, vomissements, troubles psychiques, paralysies oculaires, névrites optiques, paralysies etc); elle se distingue en outre par sa permanence, par sa résistance aux traitements habituels des céphalées, par son caractère de douleur profonde, gravative, par son exacerbation nocturne; lorsque l'on est amené par la constatation des caractères de la céphalée et des signes concomitants, à soupçonner une tumeur cérébrale, on doit songer immédiatement à la syphilis, à moins que le malade n'ait été atteint antérieurement d'un traumatisme. On peut rapprocher de ces céphalées, la céphalée tabétique (Pierret) qui se distingue aisément par son intensité et par sa coïncidence avec d'autres signes de tabes. Les autres causes organiques de céphalée, c'est-à-dire la méningite, la sclérose cérébrale infantile sont trop évidentes pour qu'il soit besoin d'y insister; parfois la céphalée constitue un signe prémonitoire à longue portée de la méningite; sa résistance au traitement, les signes qui l'accompagnent (modification du caractère, amaigrissement, parfois signes stéthoscopiques pulmonaires, vomissements à caractère spécial) fournissent quelques présomptions sur sa nature.

Nous mentionnerons, sans nous y arrêter, la céphalée qui accompagne les maladies infectieuses; rappelons qu'il faut toujours rechercher si le malade qui se plaint de céphalée, n'a pas été atteint quelque temps auparavant d'une maladie fébrile : fièvre typhoïde, grippe, scarlatine. La céphalée post-scarlatineuse doit faire songer au mal de Bright. Dans les pays où règne la malaria, on ne doit pas oublier que la céphalalgie peut constituer l'une des innombrables formes larvées de l'impaludisme.

Les céphalées dues à des troubles des organes des sens doivent être recherchées avec soin, car leur cause est souvent difficile à déterminer. Rappelons que l'iritis, que d'autres affections oculaires donnent lieu à une céphalée, qui se limite en général, à la région orbitaire; que certaines affections du nez (rhinite hypertrophique, polypes, etc.) peuvent également déterminer la céphalée. Hack en 1882, 1884 et 1885 a publié 30 observations de céphalées guéries par la cautérisation des cornets, mais bien avant lui les relations qui existent entre certaines céphalées et les affections du nez avaient été déjà constatées.

La céphalée qui accompagne les otites est d'un diagnostic souvent difficile chez l'adulte, tout au moins au début; ce diagnostic est à peu près impossible chez le jeune enfant. Chez un adulte pris brusquement, au milieu d'une santé parfaite, d'une douleur de tête d'une intensité extrême, avec prédominance d'un côté, on devra songer au point de départ auriculaire des accidents et rechercher s'il n'existe pas une cause d'otite : introduction d'un corps étranger dans le conduit auditif, catarrhe nasal ou pharyngé, usage de la douche nasale, etc.

Ces diverses causes de céphalée éliminées, on doit porter ses investigations du côté des différents organes, et en premier lieu du côté de l'appareil digestif; on sait combien la céphalée accompagne fréquemment les troubles digestifs aigus ou chroniques : dilatation de l'estomac, avec ou sans hyperchlorhydrie; constipation, etc.; il faut songer ensuite au point de départ cardiaque ou ovarien.

Les céphalées d'origine nerveuse organique, d'origine sensorielle ou viscérale étant écartées, il faut explorer le champ des maladies générales susceptibles de présenter la céphalalgie au nombre de leurs symptômes ; chez une jeune fille, à l'époque de la puberté, la céphalée est presque toujours due à la chlorose, lorsqu'elle ne reconnaît pas pour cause l'hystérie. On ne doit donc pas négliger l'examen de l'appareil vasculaire à cet âge, non plus qu'à un âge avancé ; car, chez un vieillard qui accuse une céphalée persistante, avec affaiblissement de la mémoire, engourdissements dans les extrémités, on doit songer immédiatement à l'artério-sclérose et rechercher l'état des vaisseaux périphériques.

L'examen des urines confirme l'origine diabétique ou brightique de certaines céphalées, si la constatation d'autres symptômes n'a pas déjà mis le médecin sur la piste de la source du mal ; on devra toujours se méfier du mal de Bright chez un individu accusant des douleurs de tête persistantes coïncidant avec des troubles digestifs, avec des crises de dyspnée nocturne, avec de la polyurie, des crampes, etc. Chez les goutteux, la céphalalgie peut revêtir la forme de l'accès typique de migraine ou bien au contraire se présenter sous l'aspect d'un mal de tête tenace, persistant, sans les vomissements, ni les troubles oculaires de la migraine ; cette céphalalgie peut durer pendant des mois, puis faire place subitement à un accès de goutte articulaire ou à une manifestation quelconque de la goutte viscérale. Parfois, cette céphalalgie revient périodiquement; il est important d'y songer, car on pourrait prendre le mal de tête périodique pour une fièvre intermittente larvée (Stoll).

Si le malade n'a pas eu antérieurement d'accès de goutte articulaire, la constatation de l'acide urique en excès dans les urines permettra d'établir le diagnostic.

La syphilis doit toujours être recherchée avec le plus grand soin; nous avons déjà mentionné la céphalée de la période tertiaire que ses caractères signalent de suite à l'attention du médecin; la céphalée secondaire est plus difficile à dépister; il faudra, dans les cas où l'interrogatoire du malade est impossible, ainsi que l'examen des parties couvertes, utiliser les moindres signes capables de renseigner sur l'existence de la syphilis : chute des cheveux, existence de ganglions cervicaux, de la corona veneris, de la syphilide pigmentaire du cou, etc.

Nous avons déjà signalé l'une des intoxications qui donnent lieu le plus fréquemment à la céphalalgie : nous voulons parler de l'intoxication saturnine; on n'oubliera pas non plus que l'abus des boissons alcooliques et en particulier des liqueurs à essence peut donner lieu à la céphalalgie.

En dernier ressort on doit songer aux céphalées symptomatiques des névroses ; il est parfois facile d'en reconnaître d'emblée la cause, s'il existe par exemple des manifestations antérieures d'hystérie ou de neurasthénie ; en tous cas, les caractères spéciaux de ces céphalées (clou hystérique, casque neurasthénique) mettent aisément sur la voie du diagnostic. La céphalalgie permet parfois de soupçonner l'épilepsie au début, chez les jeunes gens qui accusent au réveil un violent mal de tête, coïncidant avec un certain trouble des idées, avec l'incontinence nocturne des urines, etc. Il faut savoir cependant qu'un malade qui sort d'une période de coma et qui accuse une céphalalgie violente ne peut pas toujours être considéré comme un épileptique. M. Féré a récemment décrit sous le nom d'état de mal migraineux, un syndrome caractérisé par l'existence d'une série subintrante d'accès de migraine, suivis d'une période d'épuisement analogue à celle qui succède à l'état de mal épileptique.

On voit par ce rapide exposé de la séméiologie, combien il importe de faire un diagnostic précis. Le traitement de ces diverses céphalées est en effet essentiellement causal ; ce serait perdre son temps que de prescrire un traitement banal aux chlorotiques, aux goutteux, aux diabétiques, aux brightiques, aux syphilitiques, aux impaludiques, alors que le fer, le colchique, le régime alimentaire joint aux alcalins et à l'antipyrine, le régime lacté, le mercure et l'iodure de potassium, enfin le sulfate de quinine triomphent en général de ces diverses céphalées symptômatiques.

Dans les céphalées liées aux troubles digestifs, à la constipation, l'indication est tout aussi précise que dans les cas précédents.

Dans l'hystérie et la neurasthénie il faut mettre en œuvre les moyens généraux de traitement qui seront exposés à l'occasion de l'étude de ces diverses maladies ; parmi eux l'hydrothérapie tient une place importante.

La céphalée de la convalescence disparaît en général rapidement sous l'influence du grand air et d'un régime reconstituant. Il est un dernier groupe de céphalées, qui par sa nature même est rebelle à tout traitement, c'est celui des céphalées nerveuses de cause organique et des céphalées dues à l'artério-sclérose.

B. — Migraines.

On distingue actuellement deux sortes de migraines, la migraine vulgaire et la migraine ophthalmique.

La migraine vulgaire se distingue nettement des autres céphalées par ses symptômes et par son origine ; aussi mérite-t-elle une description à part.

Son début est habituellement diurne ; un individu qui la veille avait éprouvé quelques symptômes précurseurs, tels qu'un sentiment de lassitude ou bien au contraire une sensation particulière de bien-être est pris le matin au réveil ou peu de temps après, d'une douleur qui débute d'abord par une tension légère dans un point déterminé, puis devient de plus en plus vive et rayonne de ce point maximum dans la moitié correspondante de la tête.

Les malades comparent cette douleur à celle que provoqueraient des coups de marteau ou l'enfoncement d'un coin dans le crâne.

L'unilatéralité est un élément important de la migraine, mais elle n'est pas constante; Tissot a fait remarquer que parfois les deux côtés sont pris et qu'il n'y a entre l'un et l'autre qu'une différence d'intensité.

Le foyer maximum de la douleur siège le plus souvent, d'après Vulpian, dans la région frontale et tout autour de l'orbite.

A la douleur s'ajoutent des troubles digestifs qui font rarement défaut. Le vomissement peut s'observer à toutes les phases de la migraine, à son début comme à la fin, ou pendant la période d'état; le vomissement du début n'a aucune influence sur la durée de l'accès; il l'abrège au contraire, quand il survient au milieu de la crise douloureuse.

Le vomissement peut disparaître chez les anciens migraineux, et la céphalalgie persister seule, mais plus intense.

Sous le nom de gastroxie, Rossbach puis Leyden ont décrit des accès de vomissements accompagnés de céphalalgie, survenant sous l'influence de travaux intellectuels prolongés et se caractérisant par le rejet d'un liquide abondant, très acide; il suffirait de l'ingestion d'une infusion chaude pour arrêter ces vomissements. Il semble que ces auteurs ont simplement décrit, sous une dénomination nouvelle, l'accès de migraine. L'examen des matières vomies, n'a pas encore été fait, à notre connaissance, dans les cas de migraine; il serait intéressant de rechercher s'il n'existe pas, pendant l'accès, une hyperchlorhydrie passagère; cette hypothèse est assez vraisemblable, si l'on songe que les alcalins font parfois merveille dans le traitement de l'hémicranie.

Les troubles nerveux qui accompagnent l'hémicranie sont multiples : parmi eux les symptômes sensoriels : vertige et troubles visuels (scotome, hémiopie, amblyopie) tiennent le premier rang. Nous discuterons dans un instant la question de savoir s'il convient de distinguer de la migraine vulgaire, une variété spéciale caractérisée principalement par la prédominance des troubles visuels.

Les troubles nerveux psychiques consistent en troubles de l'idéation, en irritabilité du caractère et besoin impérieux du repos ; en aphasie transitoire. Les troubles vaso-moteurs ne font jamais défaut : tantôt le visage est rouge, tantôt il est pâle, d'où la distinction classique en migraine rouge et en migraine blanche et des indications thérapeutiques spéciales ; ces deux formes de migraines ont été qualifiées par Eulenburg, Berger, Brumer, Rosenthal des noms de sympathico-toniques et de neuro-paralytiques.

A la migraine pâle (vaso-tonique) appartiennent la dilatation pupillaire, l'enfoncement du globe de l'œil et parfois une sialorrhée passagère; à la migraine rouge, le myosis, un léger degré d'exophthalmie, etc.; la migraine rouge peut d'ailleurs succéder à la première ou inversement.

D'après Vretlind et Henschen il existerait souvent chez les migraineux des troubles trophiques caractérisés par l'existence à la tempe de petites plaques épaisses, sensibles à la pression, entourées d'un peu d'œdème, et au cuir chevelu de petites saillies, disséminées, très sensibles au toucher.

Rien de plus variable que l'évolution de l'accès et celle de la maladie; tantôt les accès reviennent avec une régularité parfaite, tantôt ils sont séparés par des intervalles irréguliers. La migraine débute habituellement dans l'adolescence et persiste pendant toute la durée de l'âge adulte; il n'est pas rare de la voir disparaître chez la femme au moment de la ménopause; elle peut coïncider avec les époques menstruelles et être suspendue par la grossesse.

L'étude des causes fournit d'utiles indications thérapeutiques : personne ne conteste que la prédisposition héréditaire ne soit le facteur le plus important de la migraine; l'hérédité est souvent directe, d'autres fois indirecte, c'est-à-dire qu'un père goutteux pourra donner naissance à un fils qui deviendra migraineux.

La goutte et la migraine sont sœurs, a dit Trousseau, pour qui la migraine est souvent une sorte de goutte larvée. La filiation entre la goutte et la migraine a été reconnue par de nombreux auteurs, particulièrement par le professeur Bouchard. Les relations entre la migraine et le rhumatisme noueux sont également admises; M. Lancereaux a constaté la migraine chez des personnes atteintes d'arthrite déformante et de rétraction de l'aponévrose palmaire.

La migraine n'est en somme que l'une des manifestations de la seule diathèse qué l'on admette encore, l'arthritisme; comme les autres manifestations de l'arthritisme, elle s'observe avec prédilection chez les personnes à occupations sédentaires, chez celles qui se livrent aux travaux intellectuels; elle coïncide ou alterne avec les épistaxis, l'asthme, la goutte, etc.; mais elle est aussi l'une des manifestations des névroses héréditaires dont la parenté avec l'arthritisme est aujourd'hui bien connue; on retrouve souvent chez les ascendants, l'épilepsie, l'hystérie la chorée.

L'accès de migraine survient habituellement en dehors de toute cause provocatrice appréciable; d'autres fois, il paraît déterminé par des troubles digestifs, par l'ingestion de certains aliments, par les émotions, etc.; nous avons déjà mentionné sa coïncidence fréquente avec les époques menstruelles.

La plupart des médecins mettent la migraine sur le compte d'une névralgie des rameaux intra-craniens du trijumeau, surtout de ceux qui se rendent à la dure-mère; Eulenburg, en particulier, a insisté sur ce point. D'autres ont mis en cause le grand sympathique; pour Dubois-Reymond la migraine tient à une irritation de ce nerf, pour Mollendorf au contraire à sa paralysie. On a voulu concilier ces deux opinions opposées en mettant la migraine blanche sur le compte de l'irritation, la migraine rouge sur le compte de la paralysie. Vulpian conteste la théorie qui repose sur les troubles du sympathique; en somme la migraine paraît immédiatement déterminée par des troubles circulatoires limités à une région de l'encéphale, et les recherches faites au sujet des migraines ophthalmiques et ophthalmoplégiques n'ont fait que confirmer cette opinion.

La plupart des traitements mis en œuvre contre la migraine vulgaire, n'ont qu'une influence contestable, sinon sur l'accès lui-même, du moins sur le retour de l'accès. Il ne faut pas oublier, en effet, que la migraine se greffe sur un terrain que le médecin ne peut modifier radicalement. D'autre part, on s'est demandé s'il était toujours rationnel de traiter la migraine. Tissot a dit « que c'est un vrai malheur de ne plus avoir la migraine » et Trousseau craignait de voir la goutte se substituer à la migraine. Il est certain que les différentes manifestations du neuro-arthritisme peuvent se succéder et la migraine ne disparaître que pour faire place à des incidents pathologiques plus graves.

Cependant, d'une façon générale, on ne peut se dispenser de traiter la migraine, moins en combattant l'accès lui-même contre lequel d'ailleurs le traitement médicamenteux a peu de prise, qu'en cherchant à modifier l'état constitutionnel dont il est l'expression et en écartant les causes provocatrices que l'on retrouve dans un certain nombre de cas.

I. — Traitement général et prophylactique.

Le traitement général se confond avec celui de la goutte et de l'arthritisme en général; nous n'y insisterons pas, puisque nous devrons revenir ultérieurement sur ce point. Indiquons seulement que l'on doit recommander aux migraineux de renoncer à la vie sédentaire, d'observer une sobriété rigoureuse, enfin de faire usage des *alcalins* soit chez eux, soit à la source (Vichy, Vals).

A domicile, les malades pourront prendre de l'eau de Vichy (Célestins) pendant une dizaine de jours, et pendant dix autres jours remplacer l'eau alcaline par l'eau de *Contrexéville* ou *d'Évian* pour obtenir une urination abondante et éliminer l'acide urique. S'il s'agit de goutteux avérés, l'usage des *sels de lithine* sera des plus utiles. Chaque jour le malade pourra, dans une bouteille d'eau minérale, ajouter une dose de *benzoate de lithine* de 30 à 40 centigrammes.

Les causes provocatrices n'existent pas toujours, mais souvent c'est un écart de régime, l'ingestion de certains aliments, la constipation qui paraissent être la cause immédiate de l'accès de migraine. Dans d'autres circonstances le surmenage, le séjour à l'air confiné, les émotions paraissent devoir être incriminées. Signaler ces causes, c'est indiquer les moyens de les écarter.

Certains médecins américains (Stewens, Savage, Seguin, etc.) ont signalé les troubles oculaires comme étant susceptibles de provoquer l'accès; ces troubles consisteraient en hypermétropie, astigmatisme, faiblesse des muscles droits internes. Javal et Martin ont signalé des cas de guérison de migraine après traitement de l'affection oculaire. Bien qu'on ne puisse considérer ces troubles comme existant dans tous les cas, ni surtout comme les facteurs uniques de la migraine, on ne devra pas négliger, surtout chez les adolescents, de rechercher s'il existe des vices de la réfraction et de les corriger s'il y a lieu, par l'emploi de verres appropriés et par celui des médicaments mydriatiques qui diminuent l'effort d'accommodation. Seguin recommande la belladone et surtout le *chanvre indien* qu'il donne sous forme de pilules de un centigramme, trois fois par jour après le repas. Chaque semaine, il augmente de un centigramme jusqu'à la dose maxima qui pour les hommes adultes serait de 6 centigrammes répétés trois fois par jour, de 2 à 3 centigrammes pour les femmes. Cette médication doit être continuée pendant des mois et n'être interrompue qu'au moment des accès.

II. — Traitement de l'accès.

Les moyens, quels qu'ils soient, employés contre la migraine, n'ont chance d'atténuer l'accès ou même de le supprimer, que s'ils sont utilisés dès le début. Lorsque les vomissements se sont produits, toute médication est impuissante.

La plupart des médicaments proposés contre la migraine ont pour but de déterminer soit une constriction, soit une dilatation des vaisseaux; on a pensé en effet que la distinction des migraines en migraine blanche et en migraine rouge impliquait des indications thérapeutiques particulières; mais il ne faut pas perdre de vue que ces deux variétés ne constituent pas des espèces distiuctes, puisque l'une peut succéder à l'autre chez le même malade et au cours du même accès.

Contre la migraine blanche ou vaso-constrictive on a proposé les vaso-dilatateurs, le *nitrite d'amyle* à la dose de III à V gouttes en inhalations (Filehne), la *nitro-glycérine* (une goutte, trois fois par jour de la solution alcoolique à 1 p. 100), les *courants galvaniques* (galvanisation du sympathique), mais ces moyens sont dangereux ou peu pratiques.

Contre la migraine rouge on a préconisé le *seigle ergoté*, la *caféine*, le *bromure de potassium*, etc.

Les médicaments qui réussisent le mieux dans la migraine, quelle qu'en soit la variété, sont l'antipyrine, l'exalgine, la phénacétine, la caféine, le sulfate de quinine, le salicylate de soude.

M. le professeur Germain Sée eut l'idée d'expérimenter l'*antipyrine* contre la migraine, en constatant le pouvoir dépressif qu'elle exerce sur le système nerveux. M. G. Sée donne l'antipyrine à la dose d'un gramme le matin au réveil, et une seconde dose une heure après. Chaque dose est administrée dans un demi-verre d'eau fraîche additionnée ad libitum d'eau de menthe ou de fleurs d'orangers. On sait quel retentissement eut la communication faite par M. G. Sée à l'Académie de médecine le 23 août 1887.

Depuis ce temps, l'usage de l'antipyrine a été étendu avec des succès variables, ce qui se conçoit aisément, à toutes les variétés de céphalées. En ce qui concerne la migraine, il est certain que l'antipyrine exerce une puissante action contre elle et que chez un grand nombre de malades, surtout lorsqu'elle est prise au début, elle parvient à enrayer les accès; mais il est des cas où elle se montre complètement inefficace; elle ne peut donc être considérée comme un remède spécifique de la migraine, mais seulement comme le meilleur des antimigraineux.

La *phénacétine* s'emploie en cachets de 25 centigrammes, à la dose de 50 centigrammes à 1 gramme pris à une ou deux heures d'intervalle; elle réussit parfois dans des cas ou l'antipyrine est inefficace.

La *caféine* donne également de très bons résultats; on peut la prescrire en potion, associée au benzoate de soude, à la dose de 10 centigrammes que l'on peut répéter toutes les dix minutes jusqu'à six ou sept fois :

Caféine.................................... }	ãã 7 grammes.
Benzoate de soude.......................... }	
Eau..	250 —

chaque cuillerée à café contient 14 centigrammes.

Le *paullinia* qui a été très vanté agit par la caféine qu'il contient; il est donc plus simple d'avoir recours directement à la caféine.

Le *sulfate de quinine* seul ou associé à la caféine ou au salicylate de soude compte un certain nombre de succès à son actif :

Sulfate de quinine.................... }	ãã 5 centigrammes.
Caféine............................... }	
Extrait de quinquina..................	Q. S.

pour une pilule, deux à six pendant l'accès.

Sulfate de quinine.................... } āā 25 centigrammes.
Salicylate de soude.................. }

pour 1 cachet, 2 à 4 pendant l'accès.

Certains goutteux peuvent prevenir un accès imminent en absorbant une forte dose de *bicarbonate de soude.*

Quelques médecins ont recours à l'*opium* ou au *chloral* pour engourdir leurs malades et leur assurer un sommeil à la fin duquel l'accès de migraine est souvent terminé. On a recommandé de donner 2 ou 3 grammes de chloral en une seule dose et de faire coucher le malade, immédiatement après l'ingestion du médicament, dans une chambre où la lumière ne peut pénétrer.

Le malade atteint de migraine doit rester à la diète, ce qui est le meilleur moyen de rendre les vomissements plus rares.

La **migraine ophthalmique** se distingue de la migraine simple dont il a été question uniquement jusqu'ici, en ce que les troubles visuels y tiennent une place prédominante et ne prennent fin qu'avec l'accès. La migraine vulgaire s'accompagne d'ailleurs de troubles visuels et peut se transformer ultérieurement en migraine ophthalmique.

Celle-ci se distingue surtout en ce que, dans certains cas, elle s'accompagne d'aphasie transitoire, de troubles sensitifs et moteurs et qu'elle peut aboutir à l'épilepsie, à la paralysie générale, à l'hémorrhagie et au ramollissement cérébraux. Dans ces derniers temps, on a signalé ses relations avec l'hystérie.

La division des migraines en migraine simple et migraine ophthalmique est donc justifiée en ce qui concerne tout au moins le pronostic éventuellement plus grave de cette dernière ; car, à n'envisager que les troubles visuels, il n'existe entre les deux variétés de migraine qu'une différence de degré.

Ces troubles visuels ont été bien étudiés par M. Galezowski (Archives de médecine 1878). On peut observer l'hémiopie, c'est-à-dire que les malades s'aperçoivent, en lisant on en fixant un objet, qu'une moitié du champ visuel devient invisible ; le scotome scintillant, consistant en ce que le champ visuel est limité par une ligne de circonvallation à bastions multicolores et brillants; l'amblyopie est plus rare; la cécité passagère a été observée; Mirabeau dit avoir éprouvé cet accident qu'il signale dans l'une de ses lettres (mars 1799).

Les différents accidents spasmodiques (engourdissements de la main, aphasie, etc.) sont habituellement transitoires, mais ils peuvent devenir permanents, ainsi que nous l'avons indiqué, aussi faut-il instituer un traitement énergique ; ce traitement est le même que celui de l'épilepsie, c'est-à-dire qu'il faut donner le *bromure de potassium* à hautes doses (4 à 6 grammes au moins) et poursuivre cette médication pendant plusieurs mois.

Le professeur Charcot donnait :

La première semaine	2 ou 3 grammes.
La deuxième semaine	3 ou 4 —
La troisième semaine	4 ou 5 —
La quatrième	5 ou 6 —

Il recommence ensuite la même série; suivant que les accidents s'atténuent ou non, on diminue ou on augmente parallèlement les doses, mais on ne suspend jamais le traitement avant la cessation complète et durable de tous les signes.

C. — Céphalées infantiles.

Les céphalées constituent l'une des affections les plus fréquentes de la pathologie infantile (J. Simon); elles éveillent chez les parents les préoccupations les plus vives, surtout dans les familles qui ont perdu un ou plusieurs enfants de méningite.

Les **céphalées de croissance** sont loin d'être rares chez les enfants qui ont grandi beaucoup en un temps relativement court; elles s'accompagnent de douleurs dans les articulations, notamment au niveau des genoux; on constate parfois du gonflement épiphysaire, une légère hypertrophie du cœur. Le *repos* physique est le principal traitement à appliquer dans ce cas; M. le Professeur G. Sée s'est bien trouvé de l'administration de l'*antipyrine*.

La céphalée due au surmenage intellectuel s'observe chez les enfants à l'intelligence vive, éveillée, dont on a le tort de trop encourager le penchant à l'étude.

Le *repos intellectuel* est évidemment la première mesure à recommander ; il faut en outre imposer à ces enfants des exercices physiques réguliers, sans toutefois forcer la note; l'*hydrothérapie* et le *séjour à la campagne* compléteront le traitement.

La **céphalée par troubles digestifs** est très fréquente chez les enfants, et particulièrement chez ceux qui se livrent à des travaux intellectuels hors de proportion avec leur âge. Elle est souvent entretenue inconsciemment par les parents, qui gorgent les jeunes malades de vin de quinquina, de préparations ferrugineuses ou iodées. Il faut instituer dans ces cas un régime alimentaire approprié, diminuer la quantité des aliments azotés, réduire le repas du soir à une légère collation, défendre la reprise du travail immédiatement après le repas, surveiller la dentition, recommander une mastication lente et minutieuse, défendre les goûters avec les sucreries, les pâtisseries, combattre la constipation; ici encore l'hydrothérapie rend de grands services.

Les **céphalées d'origine nerveuse** constituent, avec les précédentes les plus fréquentes que l'on ait à combattre; celle de l'hystérie naissante doit être dépistée de bonne heure ; l'*électricité statique*, l'*hydrothérapie tiède*, l'*antipyrine* seront employées contre elle. Celle de l'épilepsie, qui se trahit souvent par les troubles urinaires concomitants (polyurie, incontinence nocturne des urines) doit être traitée par le *bromure de potassium;* celle de la chorée par l'*antipyrine*. Les céphalées du début de la méningite et celles de la sclérose cérébrale sont rebelles à tout traitement. Ce qu'il faut surtout avoir toujours présent à l'esprit, c'est l'hypothèse de la syphilis héréditaire, rechercher scrupuleusement l'existence de la syphilis chez les ascendants, et ne pas hésiter en cas de doute à instituer le traitement mixte d'épreuve.

La **céphalée des chlorotiques** est justiciable du traitement par *le fer;* celle que l'on observe parfois chez des enfants issus de parents goutteux est importante à connaître; elle se distingue, en ce qu'en même temps que la céphalée existent des névralgies, des arthralgies, des douleurs musculaires, en ce que les urines renferment souvent une proportion considérable d'urée, de phosphates, d'oxalates et surtout d'urates; en ce que les enfants présentent des troubles digestifs consistant en vomissements, en diarrhées colliquatives, etc.

Ici l'alimentation (régime à prédominance végétale), l'exercice, la vie au grand air, les laxatifs légers, l'usage des alcalins, du *salicylate de soude* à faibles doses (25 à 30 centigrammes par jour), *du colchique* (X à XV gouttes de teinture, J. Simon) sont particulièrement indiqués.

La **céphalée brightique**, doit être soupçonnée, lorsqu'elle survient peu de temps après une maladie aiguë, notamment la scarlatine; qu'elle s'accompagne d'insomnie, de dyspnée, de bouffissure des paupières, etc.; le régime lacté en vient à bout, alors que toute médication empirique échoue contre elle.

Rappelons que la céphalée peut être due à l'**intoxication lente** par l'**oxyde de carbone**, dans des chambres d'étude où la chaleur est entretenue par des poêles mobiles.

Il est une dernière classe de céphalées que l'on observe plus particulièrement dans l'enfance ; ce sont celles qui sont liées à des **lésions des organes des sens**; les conjonctives, mais surtout les iritis et les kératites sont des causes de céphalées qu'il est facile de dépister, mais il est d'autres céphalées d'origine oculaire auxquelles on songe moins souvent, ce sont celles qui sont dues à de simples troubles de la réfraction, notamment à l'hypermétropie et à l'astigmatisme.

L'emploi de verres appropriés supprime du même coup et le vice de réfraction et la céphalée. Du côté du nez ce sont les coryzas chroniques, l'ozène, la rhinite hypertrophique, les affections des sinus, les végétations adénoïdes qui déterminent le mal de tête; la céphalée des otites, surtout de l'otite aiguë, se reconnaît aisément à son caractère d'acuité extrême ; celle qui accompagne l'otite suppurée chronique est moins vive, mais fort tenace. Il ne faut pas oublier que la céphalée d'origine auriculaire peut être due à la présence d'un corps étranger dont l'introduction remonte parfois à plusieurs mois et dont l'enfant ne se souvient plus ; aussi l'examen de l'oreille doit-il être pratiqué dès qu'un enfant accuse, en même temps que le mal de tête, une sensation douloureuse ou simplement gênante qu'il rapporte à l'oreille.

INSOMNIE.

L'insomnie est un état pathologique, déterminé par une altération définie ou par un trouble fonctionnel de la cellule nerveuse, inaccessible à nos moyens d'investigation ; au point de vue pratique, on peut distinguer l'insomnie nerveuse proprement dite, des insomnies d'origine dyscrasique où la privation de sommeil est provoquée par des substances transportées au cerveau avec le sang (Hayem), substances toxiques ou poisons microbiens.

A la première classe se rattachent les insomnies qui ont leur source à l'extrémité périphérique du système nerveux ou dans les centres eux-mêmes ; l'insomnie due à la douleur, à des excitations exagérées des sens est d'origine périphérique ; dans d'autres cas, l'encéphale est directement en cause : insomnie due aux émotions, aux chagrins, insomnie de la neurasthénie, de l'hystérie, de la folie, ou bien des maladies organiques de l'encéphale (paralysie générale, ramollissement, tumeur etc.).

La seconde classe comprend les insomnies déterminées par l'abus du thé, du café, de l'alcool; celle des maladies infectieuses se rattache peut-être, au moins partiellement, à cette classe, car il est permis de supposer que les produits solubles sécrétés par les agents microbiens sont capables d'influencer l'encéphale de manière à empêcher le sommeil; peut-être également l'insomnie liée à certains troubles digestifs, lorsqu'elle n'est pas la conséquence de la douleur, est-elle d'origine toxique; c'est là une hypothèse qui n'a rien d'invraisemblable, si l'on songe que la tétanie, expression la plus haute de l'hyperexcitabilité de la cellule nerveuse, est parfois liée à la dilatation de l'estomac et a pu disparaître sous l'influence du lavage de cet organe.

Ces quelques considérations nous conduisent à constater que le traitement de l'insomnie est éminemment variable, et qu'il est étroitement subordonné, comme celui de tout symptôme, au traitement de sa cause.

A. — Traitement de l'insomnie chez les adultes.

Dans certains cas les *moyens hygiéniques* suffisent à provoquer le retour du sommeil ; il est évident que la suppression des émotions, que le repos du corps et de l'esprit en cas de surmenage physique et intellectuel, que la suppression de l'alcool, du thé, du café, parfois aussi du tabac, que dans d'autres circonstances, la distraction, les voyages seront les moyens de choix à employer contre l'insomnie.

L'indication qui se pose le plus fréquemment est de combattre la **douleur**, cause première de l'insomnie ; la plupart des agents hypnotiques sont d'ailleurs en même temps des analgésiques. Parmi ces agents, le premier rang appartient à l'*opium* et à ses principes constituants.

La morphine est l'hypnotique de choix dans les insomnies douloureuses, notamment dans celles qui sont occasionnées par les névralgies, les coliques hépatiques et néphrétiques, les cystites, les cancers, etc.

Si l'insomnie due à la douleur est passagère et si la douleur est modérée, on peut se borner à prescrire l'opium sous forme de sirop diacode (1 à 2 cuillerées à bouche), ou d'extrait thébaïque (1 à 5 centigrammes), de pilules de cynoglosse (20 centigrammes), deux ou trois heures avant le moment où l'on désire obtenir le sommeil ; mais, si l'indication est urgente, c'est à la morphine injectée sous la peau qu'il faut s'adresser ; il faut, lors des premières injections, tâter la susceptibilité des malades à l'égard de cet agent et rechercher la dose minima susceptible de produire l'effet voulu ; bientôt d'ailleurs, en raison de l'accoutumance rapide, cette dose devra être dépassée ; en général, il est nécessaire d'injecter à la fois un centigramme de chlorhydrate de morphine ; parfois la moitié de cette dose est suffisante ; l'existence d'altérations rénales commandera l'usage de très petites doses de morphine.

Après l'opium, vient le *chloral*, que les nombreux hypnotiques préconisés récemment, n'ont pu encore détrôner ; c'est qu'en effet le chloral, en dépit des nombreux inconvénients qu'il présente, action irritante sur le tube digestif, action dépressive sur le cœur, etc., est un somnifère très sûr. Les doses de chloral que l'on peut employer varient de 1 à 4 grammes. On le donne sous forme de sirop à la dose de 1 à 4 cuillerées à bouche, dilué dans du lait, ou mieux encore en lavement mucilagineux ou composé de lait et d'un jaune d'œuf ; on évite ainsi l'irritation que détermine son passage à travers le tube digestif ; c'est principalement l'état du cœur qui en détermine la contre-indication. On peut encore prescrire le chloral associé au bromure, au chanvre indien, à la jusquiame de la façon suivante :

Bromure de potassium..............	10 grammes.
Hydrate de chloral..................	10 —
Extrait de chanvre indien...........	10 centigrammes.
— de jusquiame................	10 —
Sirop d'écorces d'oranges amères.....	100 grammes.

donner une cuillerée à café le soir.

Tels sont les deux médicaments de l'insomnie due à la douleur : parfois l'antipyrine, en vertu de son action analgésiante, favorisera le retour du sommeil, en calmant ou modérant la douleur, mais elle n'est somnifère à aucun degré.

L'insomnie fébrile, dont nous ne pouvons ici envisager la pathogénie certainement complexe, est souvent rebelle à la médication symptômatique; c'est en général aux *bromures*, et notamment au plus inoffensif d'entre eux, le bromure de sodium, que l'on a recours; mais en général, l'insomnie fébrile est rebelle aux médicaments, tandis qu'elle cède sous l'influence de la *balnéation*. L'un des plus heureux effets du bain froid est de procurer aux typhiques un sommeil paisible et réparateur.

L'insomnie, accompagnée d'agitation est souvent chez les fébricitants, l'indice de l'alcoolisme. On y remédie en restituant au malade une partie de la ration d'*alcool* à laquelle il est accoutumé et en lui administrant de l'*opium* (5 à 10 centigrammes d'extrait thébaïque).

L'insomnie de la convalescence disparaît en général rapidement sous l'influence d'une alimentation réparatrice. On a prétendu que la *codéine*, qui habituellement n'est pas somnifère, pouvait chez les convalescents assurer le sommeil (à la dose de 3 à 5 centigrammes) ; on a préconisé également l'*hydrate d'amylène* (2 à 5 grammes dans 40 grammes d'eau et 30 grammes de sirop de menthe), l'*uréthane* (3 à 4 grammes, pris, le soir, en une seule fois, dans un demi-verre d'eau ou d'infusion).

L'insomnie nerveuse liée à l'hystérie, à la neurasthénie, aux préoccupations morales, aux travaux intellectuels excessifs est surtout justiciable d'un traitement hygiénique (repos, hydrothérapie tiède, etc) ; comme médicament hypnotique à employer dans ces cas, le meilleur est le *sulfonal;* c'est le somnifère nervin par excellence ; il n'exerce aucune action fâcheuse sur les différents appareils, ne crée pas l'accoutumance ; enfin son action se prolonge pendant deux et trois jours après la cessation de son emploi, car son élimination est lente. Il rend également de grands services dans l'insomnie des aliénés (Œstreicher, Otto, Garnier, Mairet, etc) ; on l'a accusé cependant d'augmenter les hallucinations (Knoblauch).

Le sulfonal se donne à la dose de 1 à 2 grammes, chez l'adulte. Les doses élevées (2 à 3 grammes) ne sont nécessaires pour produire le sommeil au début, que pendant un jour ou deux (Mairet); il faut ensuite diminuer considérablement ces doses, quitte à y revenir dès que l'action des faibles doses s'émousse.

Le sulfonal étant très peu soluble dans l'eau à la température ordinaire, se donne en poudre fine, dans du pain azyme, en même temps qu'une boisson chaude, qui facilite sa solubilité.

Le *chloralose* (30 à 60 centigrammes) en cachets peut être substitué au sulfonal dans certains cas, mais il n'est pas exempt de tout danger.

Le traitement de l'insomnie chez les aliénés diffère suivant que l'aliéné est un déprimé ou un excité. Dans le premier cas on peut faire usage de la morphine, dans le second cas du sulfonal ou bien encore de l'*hyoscine*, très employée en Amérique, dans l'insomnie qui accompagne le délire maniaque aigu, la démence chronique, la mélancolie anxieuse, la paralysie générale avec excitation maniaque etc.; les états cachectiques et l'existence d'une affection cardiaque constituent une contre-indication à son emploi; on ne doit pas dépasser un demi-milligramme à un milligramme, que l'on donnera en injection sous-cutanée; l'action de l'hyoscine est intermittente : une, deux, trois nuits d'agitation ou d'insomnie s'intercalent entre deux séries de nuits bonnes.

La *paraldéhyde* a également été vantée comme hypnotique dans les névroses et chez les aliénés (Kéraval et Nerkam); on l'administre à la dose de 2 à 6 grammes; pour masquer sa saveur désagréable, on l'incorpore dans une potion aromatisée :

Paraldéhyde	2 grammes.
Teinture de vanille	XX gouttes.
Sirop de laurier-cerise	30 grammes.
Eau de tilleul	70 —

ou dans un élixir :

Paraldéhyde	10 grammes.
Alcool à 90°	48 —
Teinture de vanille	5 —
Eau	30 —
Sirop simple	60 —

1 à 2 cuillerées à café; chacune renferme 1 gramme de paraldéhyde.

Chez les aliénés on a encore employé l'*hydrate d'amylène* (Von Mering) à la dose de 3 grammes dans de l'eau et l'*uréthane* (Mairet, Combemale, etc) à la dose de 1 à 4 grammes :

Uréthane	100 grammes.
Eau distillée	20 —

3 à 4 cuillerées à café le soir dans une tasse d'infusion de feuilles d'oranger.

L'insomnie des cardiaques nécessite un traitement différent suivant la nature de l'affection, l'âge du malade etc.; chez les malades atteints d'affection mitrale à la période troublée, alors qu'il existe de la congestion passive dans le cerveau comme dans les autres viscères, les *bromures* rendent des services, mais la digitale est l'hypnotique des cardiaques comme le lait est celui des brightiques.

Lorsque les malades sont saturés des bromures, la paraldéhyde, l'uréthane qui n'exercent aucune influence nuisible sur la circulation, peuvent leur être substitués ; chez les aortiques, les artério-scléreux, la morphine à très petites doses est plus utile que le bromure.

L'insomnie des **tousseurs**, atteints de bronchite chronique ou de tuberculose pulmonaire, exige l'emploi des médicaments qui calment la toux ; la morphine, la codéïne trouvent ici leurs indications, mais leurs effets sont inconstants, et trop souvent tous les efforts de la thérapeutique échouent contre les quintes de toux persistantes des phthisiques.

L'insomnie des **dyspeptiques** est due parfois à des crises nocturnes douloureuses; tel est le cas des hyperchlorhydriques qui sont souvent réveillés au milieu de la nuit par une douleur intense; le meilleur moyen de calmer cette douleur et par suite d'assurer le sommeil est d'administrer au malade une dose assez forte de bicarbonate de soude, que l'on donnera de préférence dans du lait; on dilue et on alcalinise ainsi le suc gastrique. D'autres fois chez les dilatés dont l'estomac est le siège de fermentation, les douleurs nocturnes, cause de l'insomnie, seront prévenues par le lavage de l'estomac fait assez tardivement dans la soirée.

L'insomnie de **cause génitale** est en général calmée par l'emploi du *lupulin* (un cachet de 1 ou 2 grammes le soir), ou du *bromure de camphre* (50 centigrammes à 1 gr. 50 en pilules).

Enfin aux **vieillards** tourmentés par une insomnie habituelle, on peut donner le sulfonal, qui se prête à un usage prolongé.

L'insomnie des **malades intoxiqués par le tabac ou l'alcool** est également justiciable du sulfonal ou bien encore de la paraldéhyde; chez les malades privés de sommeil, par suite de la suppression d'une dose habituelle de morphine, on peut avoir recours soit à l'hydrate d'amylène (2 à 5 grammes en potion ou en lavement), soit au chanvre indien (1 pilule de 5 centigrammes d'extrait alcoolique, ou 50 centigrammes à 1 gramme de teinture); chez tous ces malades, il faut être très réservé sur l'usage du chloral, en raison des altérations que peut présenter le cœur.

B. — Traitement de l'insomnie chez les enfants.

L'insomnie chez les **enfants** peut être due à des causes analogues à celles qui agissent chez l'adulte ; elle peut être secondaire à des influences s'exerçant plus particulièrement dans le jeune âge ; c'est ainsi que les **troubles digestifs** contribuent pour une large part à priver l'enfant de sommeil ; chez l'enfant à la mamelle les tétées trop abondantes et réparties irrégulièrement, la nourriture excitante de la nourrice et l'abus par celle-ci des boissons alcooliques peuvent déterminer une insomnie qui ne cède qu'à une hygiène alimentaire rigoureuse ; l'influence de la dentition comme cause d'insomnie a été exagérée ; en tous cas, celle-ci n'agit qu'en tant qu'affection douloureuse.

Chez l'enfant plus âgé (trois ou quatre ans et au delà) la constipation, l'alimentation trop abondante ou indigeste peuvent troubler le sommeil ; il suffit souvent de rétablir les fonctions de l'intestin, de diminuer la quantité des aliments au repas du soir, pour ramener le repos nocturne.

Parmi les **troubles du système nerveux** qui sont susceptibles de produire l'insomnie chez l'enfant, il faut signaler plus particulièrement la congestion cérébrale aiguë déterminée par l'exposition de l'enfant à un froid vif ou au contraire à une chaleur exagérée, la sclérose cérébrale, la méningite (l'insomnie pouvant constituer un signe précurseur à longue échéance), l'épilepsie, la chorée (où l'insomnie constitue toujours un signe de gravité), les tumeurs cérébrales, l'hystérie, la neurasthénie, la céphalée dite de croissance, etc.

Contre la congestion cérébrale, l'épilepsie, contre l'irritabilité nerveuse qui s'observe au début de la sclérose cérébrale et fréquemment aussi chez les enfants issus de parents arthritiques ou névropathes, le *bromure de potassium* est le remède de choix. M. Jules Simon indique les doses suivantes comme étant justement proportionnelles à l'âge :

Jusqu'à trois mois	5 à 10 centigrammes.
De trois à six mois	20 —
De six mois à un an et demi	30 à 40 —
A partir de deux ans	1 à 3 grammes.

Le bromure se donne en solution dans un mélange d'eau de tilleul et d'eau de fleurs d'orangers (60 grammes), additionné de 5 grammes d'eau de laurier-cerise par exemple.

Le *chloral* est un excellent hypnotique que l'on peut employer sans crainte chez l'enfant, aux doses suivantes :

Au-dessous d'un an	30 centigrammes.
A un an	50 —
De un an et demi à deux ans	60 —
A partir de deux ans	1 gramme.

Le meilleur mode d'administration est le lavement ; on donnera par exemple à deux ans un lavement ainsi composé :

Eau d'amidon, tiède	2 cuillerées à bouche.
Chloral	50 centigrammes.
Camphre	20 —
Teinture de musc	VI gouttes.
Jaune d'œuf	n° 1.

Le chloral est particulièrement utile dans la chorée, mais il faut avoir soin d'y associer le traitement par l'antipyrine, qui exerce sur le retour du sommeil une influence indirecte.

Dans la céphalée de croissance et la céphalée de surmenage, dans l'hystérie et la neurasthénie, l'emploi d'une hygiène appropriée : repos intellectuel, distraction, hydrothérapie tiède, gymnastique méthodique, électrisation *statique*, aura plus d'influence que le traitement médicamenteux.

Nous ne faisons que signaler l'insomnie des **maladies fébriles**, qui disparaît rapidement avec sa cause ; les bains tièdes, le bromure à petites doses pourront parfois abréger la durée de cette insomnie.

L'insomnie est souvent l'un des symptômes du début de la syphilis infantile ; elle ne cède qu'au traitement spécifique. M. Jules Simon insiste sur la fréquence de la fièvre intermittente comme cause d'insomnie, chez l'enfant ; celle-ci peut se traduire uniquement par le réveil périodique à heure fixe, l'enfant devient subitement pâle et refroidi, ses yeux s'excavent, les extrémités se refroidissent ; puis, la peau devient chaude et se couvre d'une transpiration légère et abondante ; il va sans dire que le sulfate de quinine est rigoureusement indiqué dans ce cas. On le donne aux doses de 10 centigrammes, à six mois ; de 20 centigrammes, à six mois et au-dessus ; de 30 centigrammes, à un an. Jusqu'à deux ans il faut recourir aux lavements que M. Jules Simon formule de la façon suivante :

Eau	100 grammes.
Sulfate de quinine	1 gramme.
Eau de Rabel	Q. S.
Laudanum de Sydenham	V gouttes.

Une cuillerée à dessert de cette solution renferme 10 centigrammes de sulfate de quinine.

On fait prendre à l'enfant un lavement contenant 2 cuillerées à soupe d'eau d'amidon et autant de cuillerées à dessert de la solution de quinine que l'on veut donner de fois dix centigrammes. A partir de deux ans, on porte la dose à 30 centigrammes que l'on administre par la bouche dans du café très sucré ou dans un mélange à parties égales de sirop tartrique et de sirop de groseilles. Dans la diphtérie, l'insomnie est toujours le signe d'une intoxication profonde ; il faut se garder d'administrer l'opium dans ce cas, de crainte de déterminer une prostration dangereuse pour le petit malade.

Il existe encore bien d'autres causes d'insomnie qu'il serait superflu d'énumérer, car elles ne nécessitent pas de traitement spécial. Rappelons pour terminer que les **affections de la peau**, notamment les affections prurigineuses, déterminent fréquemment l'insomnie ; le bromure, les bains tièdes, et surtout l'enveloppement dans le taffetas gommé (dans le cas de poussée aiguë eczémateuse notamment) viendront à bout de cette insomnie.

II

MALADIES DE LA MOELLE.

TABES DORSAL.

Aucune maladie nerveuse n'a été l'objet de travaux plus nombreux et plus importants que le tabes ; l'anatomie pathologique de cette maladie a donné lieu aux recherches les plus approfondies, ses symptômes si variables ont été décrits avec une extrême minutie ; enfin son étiologie, sinon sa pathogénie, a été définitivement établie dans ces dernières années ; en un mot, d'immenses progrès ont été réalisés dans l'étude de cette affection, mais la thérapeutique n'a bénéficié en aucune façon de ces progrès.

Si l'adage *naturam morborum curationes ostendunt* se trouve vérifié dans un grand nombre de cas, il faut renoncer à l'appliquer au tabes. On eut cependant un moment l'espoir de pouvoir combattre efficacement cette maladie, lorsque le professeur Fournier eut appelé l'attention sur son origine syphilitique, mais bientôt un revirement se produisit, en présence de la désespérante constance des résultats négatifs donnés par le traitement spécifique.

Les adversaires de la doctrine professée par Erb et Fournier se sont même servi de cet argument pour contester l'influence de la syphilis sur le développement du tabes.

Comment expliquer, disent-ils, l'inefficacité absolue du traitement spécifique, même administré dans les conditions les plus favorables, c'est-à-dire dans les cas de *tabes incipiens*, alors que les autres manifestations médullaires de la syphilis guérissent dans les mêmes conditions ou tout au moins s'améliorent sensiblement? Cet argument a sa valeur, mais n'a qu'une valeur relative, car on pourrait citer d'autres lésions dont l'origine syphilitique est admise par tous les médecins et qui cependant sont rebelles au traitement. En tous cas, rien ne peut prévaloir contre les enseignements de la statistique ; celle-ci, empruntée aux sources les plus diverses, nous apprend que les neuf dixièmes des tabétiques au moins, sont d'anciens syphilitiques,

Erb, sur 5 500 malades non tabétiques, a recherché combien étaient syphilitiques, et il a trouvé la proportion de 22.5 p. 100 ; les tabétiques, au contraire, sont syphilitiques dans l'énorme proportion de 89 p. 100 des cas; l'influence de la syphilis peut donc être considérée comme prépondérante. La syphilis ne se rencontrant pas dans les antécédents de tous les tabétiques, peut-être est-il possible que d'autres infections ou que des intoxications de nature diverse puissent réclamer une part dans les conditions déterminantes de cette maladie; mais les preuves certaines manquent à cet égard.

A. — Traitement général.

Nous venons d'indiquer que l'expérience avait démontré l'inefficacité du traitement spécifique chez les tabétiques syphilitiques; aussi la plupart des médecins, de ceux même qui sont le plus convaincus de l'origine syphilitique de la maladie, ont-ils renoncé à l'employer; c'est qu'en effet, si le traitement n'amène pas d'amélioration appréciable, il peut en revanche faire du mal, surtout chez les individus cachectiques. Quelques-uns cependant prescrivent ce traitement : « Je le prescris uniquement, dit M. Marie dans ses excellentes leçons sur les maladies de la moelle, dans l'espoir de mettre mon malade à l'abri des autres lésions de nature syphilitique qui sont parfois des complications si graves du tabes, telle que, par exemple, l'artérite chronique, mère de l'hémorrhagie cérébrale, ou la paralysie générale, fille de la syphilis encéphalo-méningée.

» Je le prescris aussi, ce traitement antisyphilitique, parce que j'espère m'opposer de la sorte à ce que le tabes continue sa marche progressive. — Est-ce une illusion? — Je n'oserais prétendre le contraire, mais il me semble que depuis quelques années, les malades présentant une intensité et un développement considérable des symptômes, les « grands tabétiques » comme on les appelle, sont devenus plus rares; si le fait est vrai, ne doit-on pas le rapporter à ce que, dans bien des cas, l'administration de la médication spécifique a pu arrêter la marche de la maladie; celle-ci est, dans ces cas, restée stationnaire au lieu de se montrer implacablement progressive? »

D'après M. Raymond il est facile d'expliquer les résultats favorables déterminés par le traitement spécifique sur quelques-uns des symptômes observés chez les tabétiques. M. Raymond rappelle que chez les sujets syphilitiques, certaines lésions de la syphilis banale (lésions gommeuses, vasculaires, méningées) peuvent exister à côté des lésions propres au tabes et il est d'avis que ce sont les manifestations communes à la syphilis cérébro-spinale vulgaire et au tabes qu'on voit disparaître ou s'améliorer chez les tabétiques syphilitiques soumis au traitement spécifique. Parmi ces manifestations, il signale les paralysies dissociées des muscles de l'œil, les troubles de la vue en rapport avec une atrophie du nerf optique, le vertige, les attaques épileptiformes, l'hémiparésie, l'hémiplégie, la paraplégie, la sensation de constriction en ceinture, les troubles de la miction, etc., etc. « Dans un très remarquable travail sur les affections syphilitiques des centres nerveux (Berlin, 1890) Oppenheim a insisté sur la signification pratique des faits qui démontrent l'association possible des lésions gommeuses des centres nerveux et des lésions propres du *tabes dorsalis*.

Après avoir raconnu la nécessité d'instituer le traitement spécifique dans les cas de cette nature, il a démontré que l'influence de ce traitement s'exerce difficilement sur les deux processus morbides juxtaposés : « les symptômes en rapport avec les lésions banales de la syphilis des centres nerveux se dissipent ordinairement : les manifestations propres du tabes persistent et souvent s'aggravent. » (*Rev. intern. de thérap.* 1894, n° 4, p 74).

Comment expliquer, d'autre part, les cas très rares, mais incontestables, de guérison chez des malades qui avaient présenté l'ensemble des signes du tabes? Très simplement, répondent les anatomo-pathologistes; il s'agit, dans ces cas, de lésions franchement syphilitiques localisées aux cordons postérieurs et différant totalement des lésions du tabes vrai. On devra donc admettre l'existence d'un pseudo-tabes syphilitique chez les malades qui présenteront une amélioration nette et rapide sous l'influence du traitement.

En résumé, le traitement antisyphilitique n'exerce aucune action dans l'immense majorité des cas de tabes; il peut même avoir une influence aggravante, tout au moins sur certains symptômes.

Dans un très petit nombre de cas il exerce, au contraire, une influence favorable, soit qu'il fasse disparaître certaines manifestations du tabes, soit qu'il paraisse ralentir la marche de la maladie. Il est probable, ainsi qu'il a été dit précédemment, qu'alors seules disparaissent les lésions de syphilis commune.

Enfin dans les cas, plus rares encore, où la guérison radicale d'un tabes récent est obtenue, il s'agit vraisemblablement d'une syphilis médullaire ayant évolué sous les traits du tabes, c'est-à-dire d'un pseudo-tabes syphilitique.

De ce qui précéde, il est facile de conclure sur la conduite à tenir, en présence d'un tabétique ayant eu la syphilis :

1° Si le tabes est récent, on ne doit pas hésiter à instituer le traitement, sauf à l'interrompre si l'on ne constate aucune modification appréciable, au bout d'un laps de temps suffisant. Certains symptômes disparaissent-ils au contraire sous l'influence du traitement, il faut continuer celui-ci avec persévérance.

2° Si le tabes est ancien, il faut s'abstenir de toute médication antisyphilitique, à moins qu'il n'existe chez le malade certains symptômes pouvant faire soupçonner des lésions syphilitiques, méningées ou vasculaires.

Non contents de considérer le mercure et l'iode comme absolument impuissants contre le tabes confirmé, quelques médecins ont prétendu que le traitement mercuriel dirigé contre les manifestations secondaires de la syphilis pouvait exercer une influence sur le développement du tabes et lui ont attribué une action tabétogène ; c'est là une assertion que rien ne justifie et que le professeur Fournier a facilement réfutée (*Bulletin Médical*, 13 décembre 1891).

Dans les cas où l'on croira nécessaire d'essayer le traitement spécifique, comment devra-t-on l'instituer?

Ce traitement devra consister dans l'administration simultanée du mercure en frictions, et de l'iodure de potassium à la dose de 3 à 4 grammes.

En cas d'intolérance, la médication sera suspendue.

On ne devra pas oublier, avant de mettre une amélioration sur le compte du traitement, que le tabes est éminemment sujet à passer par des phases d'amélioration et d'aggravation spontanées ; sous l'influence du repos, d'une bonne hygiène on peut voir survenir des rémissions durables ; aussi ne devra-t-on pas trop se presser d'attribuer au traitement des améliorations dont la nature seule fait les frais.

Les mêmes considérations s'appliquent aux autres médications internes qui sont employées dans le traitement du tabes, c'est-à-dire les médications par le phosphore, le nitrate d'argent, le seigle ergoté, les iodures.

Le *phosphore* a été proposé en 1868, par M. Dujardin-Beaumetz, qui reconnaît d'ailleurs n'avoir jamais obtenu de guérison, mais seulement des améliorations caractérisées par une sensation de force plus grande et une diminution de l'incoordination ; encore fait-il des réserves sur le fait de ces améliorations qui pourraient être le résultat d'une rémission spontanée ; on voit que l'on ne saurait accorder une grande confiance à ce médicament.

On use, soit de l'huile phosphorée en capsules, renfermant un milligramme de phosphore, soit de granules de phosphure de zinc de 4 milligrammes (ces 4 milligrammes correspondent à un milligramme de phosphore). On doit observer les règles suivantes dans l'administration du médicament :

« On commence d'abord par une pilule ou capsule et on augmente progressivement les doses, jusqu'à faire prendre deux granules ou dix capsules en vingt-quatre heures. Vous restez à cette dose pendant trois ou quatre jours, puis vous cessez le médicament pendant cinq jours pour reprendre à nouveau le traitement en commençant par une capsule. Ces interruptions dans la médication phosphorée sont nécessaires pour éviter l'accumulation d'action et permettre au médicament de s'éliminer; c'est en suivant ces règles thérapeutiques que l'on peut prolonger pendant des mois et des années, et cela sans danger, la médication phosphorée. J'ajoute que, pour rendre encore le médicament plus tolérable, vous ferez bien d'administrer le phosphore aux repas; on fait ainsi disparaître en grande partie les renvois d'odeur phosphorée ou alliacée qui accompagnent l'administration de ce médicament. » (Dujardin-Beaumetz.)

Le phosphore ne doit pas être donné lorsqu'il existe des signes de congestion ou d'irritation médullaire, ni chez les malades qui présentent des troubles gastro-intestinaux.

Le *nitrate d'argent* a été recommandé dans le tabes par Wunderlich, puis par M. le professeur Charcot; il se donne en pilules de un centigramme, aux doses quotidiennes de un à cinq centigrammes. Certains malades en prennent pendant des mois et des années, aussi présentent-ils la coloration bistrée argyrique. D'après Teissier (de Lyon), le nitrate d'argent pourrait tantôt déterminer une amélioration dans les mouvements d'incoordination, tantôt un amendement des phénomènes douloureux.

Le *seigle ergoté* aurait une action manifeste sur les troubles urinaires, et c'est surtout contre eux qu'il faudrait en faire usage.

Il convient d'apporter de grandes précautions dans le maniement de ce médicament, en raison de l'ergotisme auquel sont exposés les malades; on a vu, dans quelques cas, survenir la gangrène d'un membre, à la suite de l'administration prolongée de l'ergot; aussi faut-il avoir soin de le donner pendant un temps très court. Le professeur Charcot prescrivait deux ou trois prises de 30 centigrammes de poudre d'ergot pour chacun des trois premiers jours de chaque semaine, pendant un mois ou six semaines.

L'*iodure de potassium* est souvent prescrit, non comme antisyphilitique, mais comme agent curateur de la sclérose, mais il ne paraît pas exercer une bien grande influence sur le processus scléreux.

Voici quelques indications relatives à l'administration des divers médicaments qui viennent d'être énumérés; nous les empruntons à une ordonnance du professeur Charcot :

I. — Toutes les semaines, pendant les quatre premiers jours, prendre après les repas un paquet de poudre de seigle ergoté, fraîchement pulvérisé de 20 centigrammes.

II. — Tous les mois, pendant les quinze premiers jours, prendre avant les deux principaux repas deux granules de phosphure de zinc (quatre par jour).

III. — Les quinze autres jours, prendre avant les deux principaux repas une des pilules suivantes :

Nitrate d'argent..........................	50 centigrammes.
Mie de pain..............................	Q. S.

pour 50 pilules;
ou bien prendre le matin, au réveil, dans une tasse à thé de macération de quassia amara, une cuillerée à soupe de la solution suivante :

Iodure de sodium..........................	6 grammes.
Eau distillée................................	200 —

La médication externe est d'une importance au moins égale à la médication interne.

Citons d'abord la *révulsion*, qui était autrefois pour les malades un véritable supplice, alors qu'on la pratiquait à l'aide des cautères, et qui les exposait à l'érysipèle en entretenant le long de la colonne vertébrale des plaies suppurantes; actuellement, l'emploi du thermocautère a supprimé les inconvénients inhérents aux anciennes méthodes de révulsion; on applique habituellement, tous les huit jours, des séries parallèles de pointes de feu, à droite et à gauche de la colonne vertébrale. On espère, à l'aide de la cautérisation ignée, modifier la circulation intra-médullaire et parer aux phénomènes congestifs.

La révulsion à l'aide des applications réfrigérantes (*pulvérisations d'éther ou de chlorure de méthyle*) est employée contre les douleurs fulgurantes, mais elle ne peut être souvent répétée.

L'*hydrothérapie* est souvent prescrite aux malades, mais ses avantages sont très discutés, car maniée sans précautions, elle peut déterminer des effets opposés à ceux que l'on attend d'elle, notamment produire la congestion médullaire et provoquer l'apparition de crises douloureuses. On doit, d'ailleurs, établir une distinction entre l'hydrothérapie froide et l'hydrothérapie tiède. Les douches froides sont contre-indiquées d'une façon générale, car c'est surtout à elles que s'adresse le reproche que nous venons de formuler; on a cependant préconisé les *enveloppements froids* pour combattre les douleurs. Les douches tièdes peuvent, au contraire, rendre de grands services, notamment contre les névrites périphériques; combinées au *massage*, elles permettent de combattre les atrophies musculaires, qui déterminent fréquemment une impotence précoce.

Le *traitement thermal* a été très vanté; il ne faut pas plus en attendre une guérison radicale que des autres moyens de traitement, mais on observe souvent, à la suite de ce traitement, une sédation des douleurs, une amélioration dans la locomotion. En Allemagne, les eaux de Wildbad, de Tœplitz, de Gastein, d'Aix-la-Chapelle sont prescrites aux tabétiques; en France, plusieurs stations se disputent ces malades; en tête, il convient de citer Lamalou, dont les eaux ont une température qui varie entre 24 et 34 degrés, puis Balaruc (47°), Néris, etc.

L'électrisation, dans ses divers modes, est appliquée depuis fort longtemps au traitement du tabes ; quelques médecins ont cru pouvoir attribuer à l'électricité un rôle curatif; d'autres, moins ambitieux, ont simplement cherché à modérer l'intensité de quelques symptômes à l'aide de l'application des courants électriques.

Remak fut le premier qui appliqua l'électricité au traitement du tabes (1856); il utilisa le courant galvanique, avant même que la maladie n'eût été décrite par Duchenne. Plus tard, il continua à l'employer, pensant que le tabes est dû à une inflammation exsudative chronique de la moelle, et que les courants constants ont une action particulière sur cette inflammation. Grâce à ce traitement, il déclarait pouvoir calmer les douleurs et faire cesser la paralysie vésicale, voire même l'incoordination motrice.

Duchenne fit usage des courants induits, sans se faire illusion sur la valeur curative de ce traitement; il déclara seulement que « la faradisation est un des meilleurs agents qui, à un certain moment de l'ataxie, peuvent améliorer l'état des malades. » Parmi les symptômes justiciables de ce traitement, il signalait la diplopie, l'anesthésie musculaire, etc.

Onimus préconisa, comme Remak, les courants continus et, particulièrement les courants ascendants (pôle positif à la partie inférieure et négatif à la partie supérieure de la moelle); il condamnait les courants induits qui « constituent une pratique imprudente, car ils peuvent produire les excitations les plus violentes et amener les plus funestes conséquences ».

Charcot était également partisan des courants continus; il en est de même de Julius Althaus, de Byron-Bramwell, d'Erb, de Grasset.

Ce sont, en somme, les courants continus qui obtiennent la préférence de la plupart des neuropathologistes; on n'attache pas d'importance à la direction du courant et les données sur l'efficacité thérapeutique « des différentes directions du courant ne sont que des présomptions purement théoriques » (Teissier).

Voici quel est le manuel opératoire préconisé par M. Simon Laborde (*Archives d'Electricité médicale*, 1893, p. 522) :

On applique à la région cervicale et à la région lombaire chacune des deux électrodes, qui mesurent 15 centimètres carrés, préalablement trempées dans l'eau ordinaire (l'eau salée est inutile); on fait passer pendant dix minutes ou un quart d'heure un courant constatant de 12 à 20 milliampères d'intensité. Il est important de régler cette intensité suivant la sensation éprouvée, qui doit être intermédiaire entre le picotement et la brûlure légère, mais qui ne doit jamais atteindre celle-ci.

On a beaucoup discuté sur les indications respectives des courants interrompus ou continus, sur la direction des courants à appliquer le long de la colonne vertébrale. Les courants faradiques n'ont jamais donné de résultats appréciables; on a prétendu cependant que la faradisation de la peau, à l'aide de l'électrode en balai, pouvait faire disparaître les douleurs fulgurantes. C'est, en somme, aux courants continus que l'on a recours habituellement.

Une méthode de traitement préconisée récemment a fait concevoir de grandes espérances, c'est la *suspension*.

En 1883 un médecin russe, Motschutkowski, eut l'idée de soumettre la colonne vertébrale et par suite la moelle à l'élongation, au moyen d'un appareil permettant de suspendre les malades pendant quelques instants. Cette méthode de traitement introduite en France par le professeur Raymond et vulgarisée par Charcot fut adoptée avec empressement, car elle donne des résultats immédiats réellement surprenants dans un grand nombre de cas. Aujourd'hui on est plus sceptique sur les avantages de la suspension; on sait que les améliorations qu'elle détermine sont toujours passagères, qu'enfin elle présente des dangers et des contre-indications multiples, mais on reconnaît l'heureuse influence qu'elle exerce sur les troubles de la marche, des fonctions urinaires, enfin sur les crises viscérales.

Voici, d'ailleurs, une statistique donnée par M. Gilles de la Tourette, qui permet d'apprécier exactement les effets de la suspension.

« 100 ataxiques à la période moyenne de leur affection, soumis à la suspension, peuvent, après trente à quarante séances, être divisés ainsi qu'il suit :

» 20 à 25 sont améliorés suivant la totalité des symptômes de leur maladie, particulièrement les douleurs fulgurantes, l'incoordination motrice, les troubles génitaux-urinaires, sans qu'il y ait de changement dans les troubles oculaires et le signe de Westphall.

» 30 à 35 ressentent, à des degrés divers, une amélioration d'un ou plusieurs, mais non de la totalité des symptômes.

» Les autres 35 à 40 p. 100 environ ne retirent aucun bénéfice, ou du moins ne retirent que des bénéfices trop passagers pour entrer en ligne de compte dans les résultats favorables à mettre à l'actif du traitement par la suspension. »

En résumé, amélioration très marquée dans 25 p. 100 des cas; amélioration complète, quant à la totalité des symptômes, dans 30 à 35 p. 100; résultat négatif pour le reste de malades.

M. Gilles de la Tourette n'a jamais vu survenir d'accidents sérieux sur un total de plus de 10 000 suspensions pratiquées à la Salpêtrière; il a seulement constaté quelque cas de syncope passagère, deux cas de paralysie radiale par compression. Cependant, on a constaté des cas de mort par syncope ou par hémorrhagie cérébrale; aussi ne devra-t-on pas suspendre les personnes atteintes d'artério-sclérose ou d'affection cardiaque, d'emphysème, d'anémie prononcée avec tendance aux lipothymies, de tuberculose pulmonaire (la suspension pouvant provoquer l'hémoptysie), ou simplement celles qui présentent des dents en mauvais état, car la rupture d'une dent peut déterminer la syncope.

Nous ne pouvons décrire ici le manuel opératoire de la suspension; bornons-nous à rappeler que l'on doit s'assurer du parfait fonctionnement de l'appareil, qu'il faut avoir soin de capitonner les aisselles du sujet pour éviter des accidents comme la rupture d'une artériole de la région axillaire et les paralysies par compression d'un nerf du membre supérieur.

La plus grande prudence doit être apportée lors des premières séances; on doit procéder graduellement et n'augmenter le temps de suspension que très lentement. La première séance ne doit pas dépasser une demi-minute, et trois minutes constituent le terme moyen de la suspension. Pendant la durée de la séance, on doit tenir l'esprit du malade constamment en éveil; lorsque la suspension est terminée, il faut le descendre lentement, éviter les brusques secousses. En observant ces précautions, on préviendra la syncope.

L'observation d'une *hygiène* rigoureuse est, pour les tabétiques, une impérieuse nécessité.

Ceux qui mènent une existence paisible ont de grandes chances de pouvoir vivre pendant de longues années sans aggravation notable de leur mal; tous ceux, au contraire, qui se surmènent brûlent rapidement les étapes pour arriver à la période ultime.

On doit donc défendre aux malades les rapports sexuels, les fatigues musculaires très prolongées, les veilles, les émotions du jeu, etc. La vie au grand air, à la campagne, en assurant un repos complet, est recommandable à tous égards, lorsque les exigences sociales le permettent.

B. — Traitement symptomatique.

A la période préataxique ce sont les douleurs fulgurantes, les crises viscérales, les troubles génito-urinaires qui réclament particulièrement l'intervention du médecin.

Contre les **douleurs fulgurantes**, tous les antialgiques ont été mis à contribution; on a eu recours successivement à la morphine, à l'antipyrine, à l'exalgine, l'acétanilide, la phénacétine, le salol, le salicylate de soude, l'hyoscyamine, le chloral, le sulfonal. Les *injections de morphine* constituent encore à l'heure actuelle le meilleur moyen sinon de supprimer radicalement, du moins d'atténuer les tortures endurées par les malheureux tabétiques. Elles ont un inconvénient presque inévitable, c'est de conduire rapidement les malades à la morphinomanie; le médecin devra faire tous ses efforts pour éviter la juxtaposition de cette seconde maladie à la première, et n'user de la morphine que dans les cas où les souffrances seront réellement intolérables.

En dehors de ces cas il prescrira l'*antipyrine*, le *salol*, et même l'*acétanilide*, qui exerce une action incontestable sur les douleurs fulgurantes (Lépine) et que l'on peut donner par prises de 25 à 50 centigrammes sans redouter les accidents de cyanose, à la condition de ne pas dépasser la dose moyenne de 1 gramme à 1 gr. 50, en vingt-quatre heures et de ne pas en prolonger l'emploi.

On peut encore faire usage contre les douleurs fulgurantes, outre la *suspension* déjà mentionnée, de toute une série de moyens externes : *bains chauds* prolongés et douches, *pulvérisations d'éther*, de *chlorure de méthyle*, *applications de baumes calmants*, enfin l'*électrisation*.

Parmi les **crises viscérales**, les plus fréquentes et les plus douloureuses sont les crises gastriques.

On a, dans ces derniers temps, pratiqué l'examen du suc gastrique des tabétiques, au moment de la crise. Sahli a signalé, le premier, l'hypersécrétion avec hyperacidité; Hoffmann et nous-même, avons fait une constatation analogue. Les exemple sont encore trop restreints pour qu'il soit permis de généraliser et d'admettre l'existence de l'hyperchlorhydrie chez tout tabétique atteint de crise gastrique, mais l'hypothèse de l'existence de cette hypersécrétion acide n'a rien que de très vraisemblable. Se conformant à ces données, on a dans quelques cas préconisé l'usage des alcalins à hautes doses, afin de neutraliser l'excès d'acide et dans l'espoir de diminuer l'intensité des douleurs. Chez notre malade, l'administration du bicarbonate de soude à raison de 10 grammes par jour, a déterminé un grand soulagement; mais il est évident qu'il ne faut pas considérer la médication alcaline comme une médication spécifique, en admettant même que l'hyperchlorhydrie soit un fait constant, car d'autres facteurs interviennent dans la pathogénie de la douleur: aussi l'injection de morphine est-elle encore, dans ce cas, comme pour les douleurs fulgurantes des membres, le meilleur palliatif. On peut également faire des pulvérisations d'éther ou de chlorure de méthyle au creux épigastrique ou appliquer, *loco dolenti*, soit des pointes de feu, soit un vésicatoire (Charcot). On a signalé également, dans quelques cas, l'heureuse influence de la suspension.

Contre les autres crises viscérales (intestinales, néphrétiques, etc.), la morphine est le plus souvent la seule ressource. Dans les cas d'ictus laryngé, il faut se tenir prêt à faire la trachéotomie, si l'asphyxie est menaçante.

Les **troubles de la sensibilité** : anesthésie, paresthésie, sont justiciables de la faradisation; on promène le pinceau, relié au pôle négatif, sur les zones d'anesthésie, tandis que le pôle positif, représenté par une plaque, est appliqué sur le sternum.

L'anesthésie si fréquente dans la sphère du trijumeau est fort désagréable pour les malades; on peut prescrire contre le masque facial des frictions excitantes avec :

Teinture de noix vomique........................	20 grammes.
Ammoniaque liquide........................ }	āā 10 —
Baume de Fioravanti........................ }	

Et contre l'anesthésie buccale les applications de la poudre suivante :

Poudre de quinquina........................ }	
— de cachou........................ }	āā 10 grammes.
Tanin........................ }	
Essence de menthe........................	V gouttes.

Les **troubles de la vue** sont incurables; l'amblyopie, due à l'atrophie papillaire, aboutit presque fatalement à l'amaurose; cependant M. Galezowski croit avoir enrayé dans certains cas les progrès de l'atrophie, à l'aide des injections de cyanure d'or et de potassium.

La formule de ces injections est la suivante :

Cyanure d'or et de potassium..........	25 centigrammes.
Eau distillée........................	10 grammes.

Injecter d'abord six gouttes, puis augmenter la dose progressivement jusqu'à dix et même vingt gouttes; redescendre graduellement.

Contre les **troubles urinaires**, le seigle ergoté, dont nous avons déjà mentionné l'efficacité relative, peut être utilisé; la strychnine, recommandée par quelques médecins, est non seulement inefficace, mais encore dangereuse. La faradisation de la vessie paraît avoir quelque action; en tous cas, elle est inoffensive; l'un des pôles sera placé dans le rectum, l'autre à la racine de la verge.

Les bromures (bromure de potassium, bromure de camphre), doivent être prescrits dans les cas d'excitation génitale.

A la période d'ataxie confirmée, la suspension peut supprimer l'incoordination pendant un certain temps et c'est un sujet d'étonnement pour ceux qui ont constaté, à un moment donné, un degré d'ataxie très avancé chez un malade, de voir ce même malade, au bout de quelques séances de suspension, arpenter le terrain rapidement et avec assurance; ces améliorations surprenantes sont d'ailleurs, nous l'avons dit, de courte durée.

On devra s'efforcer surtout, à la période d'incoordination motrice, de retarder autant que possible, le confinement au lit, car, à partir de ce moment, les malades sont exposés aux complications qui résultent de la présence des eschares, et de plus perdent l'appétit, tombent plus ou moins rapidement dans le marasme. On a construit des chariots qui permettent la marche aux tabétiques, même très avancés.

Lorsque les malades s'aliteront définitivement, on s'efforcera de prévenir l'apparition des eschares en munissant le lit d'un matelas d'eau, en déplaçant fréquemment le malade. Les eschares seront pansées antiseptiquement. Il va sans dire que s'il existe de la rétention d'urine, le cathétérisme devra être pratiqué avec la plus rigoureuse asepsie.

ATROPHIES MUSCULAIRES; PARALYSIE INFANTILE.

A. — Atrophies musculaires.

Parmi les atrophies musculaires les unes sont des affections primitives du muscle, les autres sont d'origine cérébrale, médullaire, périphérique. Les trois premières variétés d'atrophie sont incurables; elles demeurent stationnaires ou bien leur évolution est fatalement progressive, quels que soient les moyens employés; ces moyens se réduisent d'ailleurs à peu près exclusivement à l'emploi des courants électriques. Quant à l'atrophie par névrite elle est le plus souvent curable, mais comme elle guérit spontanément, il est difficile d'attribuer au traitement une part bien considérable dans sa disparition.

a. En ce qui concerne les **atrophies myopathiques**, on pourrait être tenté d'espérer un résultat favorable de l'intervention thérapeutique, puisqu'il s'agit d'une maladie des muscles, à laquelle les centres nerveux et les nerfs périphériques ne participent pas (du moins en apparence). Cependant, après réflexion, on est amené à conclure logiquement à l'incurabilité de l'affection; en effet « par cela même que les atrophies musculaires myopathiques qui se présentent le plus souvent à notre observation avec les caractères d'une atrophie familiale, se développent sous l'influence de l'hérédité morbide, leur évolution obéit en quelque sorte à une loi fatale; elle se poursuit lentement, mais progressivement sans que rien puisse enrayer cette marche progressive. Il semble qu'en vertu d'un vice constitutionnel antérieur à la naissance, le système musculaire du malade soit dévié de son évolution normale, et voué à une dystrophie à laquelle rien ne saurait l'arracher. » (M. Raymond, *Atrophies musculaires*, 1889, p. 482).

Les atrophies myopathiques se traitent par les *courants faradiques* : on applique les deux électrodes sur la région du tégument qui correspond à la masse musculaire que l'on veut électriser. Ces électrodes doivent être humides, car les électrodes sèches n'excitent que la peau;

chaque séance de faradisation doit durer en moyenne dix minutes. Si l'on veut faire contracter le muscle par l'intermédiaire des nerfs moteurs qui l'animent, il est nécessaire d'appliquer une électrode sur le point où le tronc nerveux devient superficiel, l'autre électrode étant placée sur une région indifférente.

Avant de procéder à l'électrisation, il est bon de masser la région par friction cutanée sèche et par friction musculaire profonde, puis on applique les électrodes qui doivent être très rapprochées l'une de l'autre. Les intermittences seront espacées, car les intermittences rapides agissent sur la sensibilité alors que les intermittences lentes agissent sur la motilité; deux ou trois excitations par seconde sont suffisantes; plus nombreuses dans le même laps de temps, elles peuvent déterminer des contractures.

b. Dans l'atrophie musculaire du type Aran-Duchenne et dans les autres **atrophies myélopathiques**, on procède comme précédemment à l'électrisation faradique des muscles; en outre, pour agir sur la lésion spinale, on s'adresse à la *galvanisation*. On a fait jouer un rôle très important au sens du courant, les courants ascendants étant excitants et les descendants, calmants; mais la majorité des médecins pensent que le sens du courant est sans influence; aussi se borne-t-on à appliquer un pôle sur la région du rachis correspondant à la localisation présumée de la lésion médullaire, et l'autre pôle sur le muscle à électriser. On peut d'ailleurs intervertir l'ordre d'application des pôles. Les séances auront lieu deux ou trois fois par semaine et dureront un quart d'heure chaque fois; il est nécessaire de les prolonger pendant plusieurs mois, pour obtenir un résultat appréciable.

c. La *faradisation généralisée* est indiquée dans les **amyotrophies par névrite périphérique**. « Le malade est assis sur une chaise, les pieds nus, appuyés sur un escabeau à plan incliné. Ce plan incliné est recouvert d'une plaque en fer ou en cuivre, séparée des pieds du malade par un morceau de flanelle mouillée; la plaque est reliée à l'un des pôles d'un appareil d'induction (pôle fixe). Le fil qui part de l'autre pôle se termine par un pinceau en métal ou une éponge mouillée, où aboutit la main de l'opérateur; c'est le pôle mobile, qu'on promènera sur différentes régions du corps. On commence par appliquer le pôle mobile sur la nuque, en insistant sur la faradisation des points douloureux et des régions correspondant aux première, deuxième et septième vertèbres cervicales. On promène ensuite le pinceau successivement sur chaque moitié du dos, sur la poitrine, sur le ventre et en particulier sur le creux épigastrique (plexus solaire), sur les membres supérieurs, et sur les membres inférieurs; enfin on termine la séance par la faradisation de la tête et des ganglions cervicaux en se servant de la main comme électrode. La durée de chaque séance sera, en moyenne, de quinze minutes (tête, une minute ; cou et région cervicale, 4 ; dos, 3 ; ventre, 3 ; membres 4) » (Raymond).

B. — Paralysie infantile.

Parmi les atrophies musculaires d'origine myélopathique ; la **paralysie infantile** mérite une mention particulière ; c'est une poliomyélite antérieure à marche aiguë qui laisse à sa suite des atrophies musculaires et des paralysies le plus souvent incurables.

La cause de la paralysie infantile est encore inconnue ; cependant, en raison des symptômes généraux qui caractérisent son début, en raison de l'épidémicité signalée dans un certain nombre de cas, on tend volontiers à admettre aujourd'hui que cette maladie est d'origine infectieuse. Quoi qu'il en soit, la notion de cause n'est pas d'un utile appoint pour le traitement, car on ne possède aucun renseignement précis ni sur l'agent infectieux ni sur sa porte d'entrée.

D'ailleurs, au début, le diagnostic est bien rarement porté ; les convulsions, la fièvre font songer à l'invasion d'une fièvre éruptive et l'on ne porte un diagnostic exact qu'à l'apparition des paralysies.

Pendant la période aiguë, on soumet l'enfant au repos absolu et l'on pratique de la *révulsion* sur la colonne vertébrale. Cette révulsion s'obtient soit à l'aide de ventouses sèches, soit au moyen de cataplasmes sinapisés. Les pointes de feu sont d'une application difficile ; on peut encore employer comme moyen révulsif l'huile de croton sous forme de crayon plus maniable que l'huile en nature. On formule :

Huile de croton..............................	20 grammes.
Beurre de cacao..............................	ãã 15 —
Cire..............................	

En raison de l'intensité d'action de ce crayon, il faut agir avec prudence et n'exercer aucune friction ; on doit se borner à appuyer avec la pointe du crayon. On a recommandé d'autre part les *bains d'air chaud* donnés dans le lit même.

On peut encore envelopper les membres inférieurs dans de la ouate saupoudrée de farine de moutarde et recouverte de taffetas gommé.

Comme médicaments, on peut utiliser le *sulfate de quinine* à titre d'antithermique et d'antiparasitaire (15 à 75 centigrammes pour un enfant de deux ans) et le *calomel* (20 centigrammes) qui agit comme laxatif et antiseptique intestinal.

Si l'agitation est excessive, on prescrit le *bromure de potassium* (1 gramme) ou le *chloral* en lavement (30 à 50 centigrammes).

Lorsque les paralysies sont constituées, on fait des *frictions excitantes* au niveau des membres paralysés, avec le liniment de Rosen ou l'alcoolat de Fioravanti ; on pratique un *massage* méthodique et l'on a recours enfin à l'*électricité*.

Il faut n'employer ce dernier moyen qu'avec ménagement et lorsque la fièvre a disparu, depuis une huitaine de jours au moins (J. Simon).

Les courants galvaniques sont seuls utilisés au début ; la plaque positive est appliquée sur la nuque ; la plaque négative au niveau des membres paralysés. L'intensité du courant doit d'abord être très faible (deux, puis trois, quatre, cinq milliampères) ; chaque séance ne durera pas plus de deux minutes ; plus tard, la durée de chaque séance sera allongée graduellement et portée jusqu'à vingt minutes ou même une demi-heure. Les courants faradiques ne peuvent être employés qu'au bout de six semaines à deux mois ; leur emploi n'est d'ailleurs légitime que s'il déterminent des contractions musculaires ; sinon, il est inutile d'en poursuivre l'application.

A l'usage de l'électricité on joint celui des *bains sulfureux ou salés*. Les médicaments excito-moteurs (*noix vomique*, *strychnine*) n'ont qu'une efficacité douteuse et peuvent être dangereux si l'on fait usage de doses trop fortes : M. J. Simon prescrit pendant une semaine V à X gouttes de la teinture suivante, à chaque repas :

Teinture de colombo	10 grammes.
— de Baumé	1 gramme.

Si la strychnine ou la noix vomique déterminent de l'agitation, de l'insomnie, des secousses musculaires, on en cessera immédiatement l'emploi.

L'*iodure de potassium*, que l'on prescrit un peu théoriquement, peut être donné à la dose de 25 à 50 centigrammes par jour.

Au bout de quelques mois on peut envoyer les enfants à *Bourbonne* ou *Salins*. Lorsque les déformations se sont produites on ne peut plus être utile au malade qu'en employant les *appareils orthopédiques*. Pour remédier à la laxité des articulations (jambe de Polichinelle) on a pratiqué un certain nombre de fois, avec de bons résultats, l'*arthrodèse* qui a pour résultat l'ankylose de l'articulation.

III

MALADIES DES NERFS PÉRIPHÉRIQUES.

NÉVRALGIES.

A. — Névralgies en général.

Il n'est pas toujours possible de distinguer la névralgie proprement dite, simple trouble fonctionnel « sine materiâ », d'avec la névrite. Peu importe d'ailleurs, au point de vue pratique, car les mêmes considérations thérapeutiques s'appliquent à la névrite comme à la névralgie.

I. — Traitement de l'accès.

Le traitement de l'accès consiste essentiellement à calmer la douleur.

Celle-ci peut être combattue à l'aide des moyens médicamenteux (narcotiques et nervins), à l'aide de la révulsion et de l'électrisation.

Dans les cas de névralgie intense un seul remède est capable de modérer la douleur, c'est la *morphine* en injections sous-cutanées. Son emploi ne présente aucun inconvénient, s'il s'agit d'une névralgie passagère, mais lorsque les accès névralgiques reviennent fréquemment, l'emploi de la morphine conduit à peu près sûrement au morphinisme, que l'on ne peut éviter chez les malades atteints par exemple de névralgie invétérée du trijumeau.

On peut associer utilement l'atropine et la morphine dans la même formule :

Sulfate neutre d'atropine.............	1 centigramme.
Chlorhydrate de morphine............	10 centigrammes.
Eau distillée de laurier-cerise..........	20 grammes.

Chaque seringue de Pravaz de la capacité d'un centimètre cube renferme un demi-milligramme de sulfate d'atropine et un demi-centigramme de chlorhydrate de morphine.

Les injections d'antipyrine ne présentent pas les dangers de la morphine, en ce qui concerne l'accoutumance, mais elles calment moins bien la douleur, et s'accompagnent souvent d'accidents locaux ; d'ailleurs l'injection d'antipyrine ne laisse pas que d'être assez douloureuse.

Lorsque la névralgie n'est pas très intense, on se borne à administrer par la bouche les différents sédatifs et narcotiques, en particulier l'opium, la belladone, la jusquiame, l'aconit.

On administre l'*opium* sous forme d'extrait thébaïque en pilules ou en potion (2 à 5 centigrammes), la belladone en pilules :

Extrait de belladone....................	ãã 1 centigramme.
Poudre de racines de belladone..........	

pour une pilule. Deux ou trois par jour.

La *jusquiame* se prescrit sous forme d'extrait aux doses de 10 à 20 centigrammes. On donne habituellement les pilules de Méglin qui contiennent :

Extrait de jusquiame....................	ãã 5 centigrammes.
— de valériane....................	
Oxyde de zinc..........................	

On commence par une pilule, puis on élève rapidement la dose jusqu'à 5, 6 pilules ou même davantage.

L'emploi de l'atropine et de l'hyoscyamine ne présente aucun avantage sur celui des extraits de belladone et de jusquiame. Il est donc inutile de prescrire ces alcaloïdes qui sont d'ailleurs d'un maniement difficile.

L'*aconit* et particulièrement l'*aconitine* cristallisée ont une action antinévralgique incontestable, spécialement dans les cas de névralgie du trijumeau. Si l'on prescrit l'aconitine, il faut user des granules de nitrate d'aconitine de Duquesnel qui sont dosés à un quart de milligramme. Suivant M. Dujardin-Beaumetz, on peut donner jusqu'à 8 granules par jour (un toutes les trois heures); il sera prudent toutefois de ne pas dépasser un milligramme, car l'aconitine est, de tous les alcaloïdes, celui qui est le plus dangereux à prescrire, en raison de la susceptibilité très variable des malades à son égard.

Si l'on utilise l'aconit, on pourra prescrire XX à XXX gouttes d'alcoolature dans les vingt-quatre heures.

Le *gelsemium sempervirens* a été très vanté dans les névralgies; c'est un médicament d'un maniement également dangereux, car les différentes teintures faites avec cette plante ne sont pas comparables entre elles et des accidents toxiques ont été assez souvent observés.

Le *piscidia erythrina* introduit en France par Landowski se prescrit à la dose de XL à L gouttes de teinture *pro die*.

Parmi les médicaments nervins, l'*antipyrine*, administrée par la bouche ou en lavement à la dose de 3 à 5 grammes, est le plus efficace.

L'*exalgine*, à la dose de 25 à 50 centigrammes peut la remplacer; mais il est préférable, à défaut d'antipyrine, d'employer la *phénacétine*, à la dose de 1 à 2 grammes.

Le *sulfate ou le bromhydrate de quinine* sont souvent très efficaces dans les névralgies, alors même que l'impaludisme n'est pas en cause, particulièrement dans les névralgies des arthritiques, des diabétiques.

Bien d'autres médicaments encore ont été préconisés comme antinévralgiques, sans que l'on puisse expliquer leur mode d'action d'une façon bien satisfaisante. Citons, parmi les anciens, l'*essence de térébenthine* que Trousseau prescrivait dans la névralgie sciatique. Parmi les nouveaux, le *bleu de méthylène* (dose ; 10 à 50 centigrammes).

Parmi les innombrables moyens externes, les uns sont destinés à calmer la douleur ; tels sont les baumes, les liniments à base de laudanum, de chloroforme etc. ; les pommades à base de belladone ou de ciguë etc. Quant aux moyens révulsifs proprements dits, le meilleur de tous est le *chlorure* de *méthyle* que M. Debove a introduit en thérapeutique. (Voir plus loin le traitement de la sciatique). On peut utiliser les pulvérisations de chlorure de méthyle ou bien avoir recours au stypage, imaginé par M. Bailly, qui consiste à pulvériser le chlorure de méthyle sur un large tampon de coton qu'on applique ensuite sur la peau pendant quelques secondes.

L'*électrisation* est employée sous forme de courants galvaniques faibles (3 à 4 milliampères).

II. — Traitement de la cause.

On ne guérit une névralgie et surtout on ne met le malade à l'abri de la récidive qu'en s'adressant à sa cause.

Les névralgies des chlorotiques et des anémiques sont justiciables du traitement par *le fer* ; celles des syphilitiques du *traitement mixte*.

Chez les rhumatisants, le *salicylate de soude*, chez les goutteux, les *alcalins et le colchique*, chez les diabétiques, l'*antipyrine*, la *quinine* et l'*opium*, joints au *régime alimentaire*, chez les paludiques, la *quinine* devront toujours être employés.

Les névralgies des névropathes, des neurasthéniques sont souvent fort rebelles, en tous cas moins influencées par les médicaments que par les moyens généraux : *hydrothérapie*, *électrisation* (statique en particulier) ; souvent, chez les névropathes, les névralgies sont provoquées par une affection du tube digestif ou de l'appareil génital et ne disparaissent que si l'on traite les troubles digestifs ou bien la métrite, la salpingite, le varicocèle, etc.

Si la névralgie relève d'une cause locale (traumatisme, tumeur), il est évident que sa guérison depend uniquement de l'éloignement de la cause.

Lorsqu'une névralgie a résisté à tous les moyens de traitement et rend insupportable l'existence des malades par sa continuité et son intensité, on peut poser la question du traitement chirurgical; c'est-à-dire de l'*élongation* ou de la *résection* du tronc nerveux.

L'un et l'autre moyen ont donné des succès, mais souvent aussi ils ont été impuissants à soulager les malades.

Il ne faut pas perdre de vue en effet, que les névralgies rebelles (la névralgie faciale notamment) sont d'origine centrale et que par suite élongation et résection ne peuvent être d'aucun secours.

B. — Névralgies en particulier.

I. — Névralgie du trijumeau.

La névralgie du trijumeau reconnaît la plupart des causes générales qui ont été précédemment énumérées, mais une mention particulière doit être réservée au paludisme qui détermine très fréquemment cette névralgie. Dans les cas d'étiologie douteuse, on devra donc toujours tenter l'épreuve de la quinine.

De nombreuses causes locales, agissant en un point quelconque du nerf, peuvent encore occasionner la névralgie du trijumeau.

Parmi ces causes, les plus fréquentes sont les affections dentaires, les différentes maladies du nez et des sinus; les otites et les affections oculaires sont plus rarement la cause de ces névralgies.

Lorsqu'on ne peut incriminer ces différentes causes, on doit songer à l'origine centrale de la névralgie et rechercher notamment les signes du tabes.

Abstraction faite du traitement causal qui est essentiellement variable, le traitement symptômatique ne diffère guère de celui qui a été précédemment indiqué pour les névralgies en général; on a plus particulièrement recommandé l'*aconitine*, la *teinture de gelsemium* (X à XX gouttes), le *sulfate de cuivre ammoniacal* (10 à 20 centigrammes, en cachets) contre cette névralgie. On a également obtenu de bons effets du *chlorhydrate* de *cocaïne* en injections. M. Malherbe (*Bulletin médical*, 27 janvier 1892) a conseillé d'injecter deux fois par semaine, sous la peau du visage, une demi-seringue d'une solution au vingtième. Sous l'influence de ce traitement les accès diminueraient de nombre et d'intensité.

Un autre moyen également assez efficace consiste dans l'emploi des *pulvérisations de chlorure de méthyle* déjà mentionnées.

Il faut avoir la précaution d'engager le malade à fermer les yeux, pour éviter la brûlure de ces organes ; on ne doit pas renoncer au chlorure de méthyle, par crainte de laisser sur le visage la pigmentation indélébile que les applications de chlorure de méthyle déterminent sur les autres parties du corps, en effet le visage a le privilège singulier de ne pas présenter cette pigmentation, par suite sans doute de son extrême vascularisation qui permet aux épithéliums de se régénérer très rapidement (Debove).

La névralgie faciale invétérée (névralgie épileptiforme de Trousseau) fait le désespoir des malheureux patients qui en sont atteints. La morphine est le seul médicament qui leur apporte quelque soulagement, aussi deviennent-ils rapidement morphinomanes.

Diverses opérations ont été pratiquées pour guérir cette névralgie ; on a même poursuivi le trijumeau dans l'intérieur de la cavité crânienne, on a pratiqué l'ablation du ganglion de Meckel, celle du ganglion de Gasser, mais ces opérations n'ont donné que des succès inconstants. C'est sans doute à l'origine même du nerf, au niveau des noyaux du trijumeau, que se trouve la source du mal.

II. — Névralgie intercostale.

La névralgie intercostale a des causes générales qui, pour ne pas lui être exclusives, la déterminent toutefois avec une fréquence particulière.

Parmi ces causes citons la chlorose et les anémies, la syphilis, l'intoxication saturnine ou oxycarbonée, la neurasthénie, le diabète et surtout la tuberculose.

Une mention particulière doit être accordée également à certaines affections organiques qui déterminent cette névralgie par action réflexe. Chez une femme qui se plaint de douleurs intercostales, on devra immédiatement rechercher une affection utéro-ovarienne ; chez l'homme comme chez la femme, on devra s'enquérir avec soin des fonctions de l'estomac ; très souvent en effet, ainsi qu'on le sait depuis longtemps, et comme l'ont rappelé Chantemesse et Le Noir, à l'occasion de la dilatation de l'estomac, la névralgie intercostale, bilatérale et siègeant au niveau des derniers espaces intercostaux, est l'indice de troubles digestifs, que l'estomac soit dilaté ou non.

De nombreuses causes locales peuvent encore déterminer la névralgie intercostale et donner lieu à des indications thérapeutiques particulières : citons les altérations osseuses (notamment la tuberculose), les tumeurs du sein, le mal de Pott, certaines scolioses, etc. On ne doit pas oublier de rechercher l'existence antérieure d'un zona, chez les malades qui accusent une névralgie unilatérale, intense.

Chez ceux qui sont en proie à de violentes névralgies bilatérales, rebelles à toute médication, on devra rechercher l'existence d'une lésion centrale (myélite, tumeur rachidienne).

III. — Sciatique.

La sciatique est la plus fréquente des névralgies; c'est aussi celle dont les causes sont les plus nombreuses; aussi convient-il d'examiner avec le plus grand soin les malades atteints de sciatique, pour déterminer la cause soit locale, soit générale de la névralgie, et de ne pas se contenter, comme on le fait trop souvent, du traitement symptômatique banal, qui soulage quelquefois, mais ne guérit jamais et permet à une névralgie curable au début, d'aboutir à une névrite persistante, avec les atrophies, les déformations du tronc, etc., qui en résultent.

En présence d'une sciatique on doit immédiatement se demander si l'on a affaire à une sciatique de cause locale ou de cause générale :

Certaines sciatiques par compression sont susceptibles de disparaître sous l'influence du traitement, par exemple lorsque la compression est déterminée par une accumulation de matières fécales dans l'S iliaque, par des déviations utérines, une hernie, ou bien de guérir spontanément (sciatique de la grossesse).

D'autres sciatiques par compression sont par contre incurables : telles les sciatiques déterminées par le mal de Pott, par la méningite spinale.

Les sciatiques déterminées par la stase veineuse soit dans le système de la veine-cave inférieure (varices des membres inférieurs), soit dans le système-porte, sont particulièrement rebelles et douloureuses surtout les premières.

Il existe dans ces cas une névrite dont le point de départ est l'altération des *vasa-vasorum* du nerf, ainsi que l'a bien montré M. Quénu. Le port de bas élastiques peut cependant soulager notablement les malades, aussi ne doit-on pas négliger, chez tout malade atteint de sciatique, de rechercher les varices qui échappent quelquefois lorsqu'elles sont peu prononcées ou quand il s'agit surtout de varices profondes.

On ne doit pas négliger non plus de rechercher si la sciatique n'est pas due à un surmenage local (abus de la bicyclette ou de la machine à coudre).

Parmi les causes générales de la sciatique, celles auxquelles on doit songer immédiatement sont : la tuberculose, la blennorrhagie, la syphilis. La sciatique s'observe souvent chez des tuberculeux dont les lésions sont encore très discrètes et son apparition éveille parfois l'attention du côté du poumon.

Viennent ensuite parmi les causes générales la chlorose, le paludisme, le rhumatisme, la goutte et surtout le diabète, dont une sciatique double est parfois le symptôme révélateur. Bien qu'en général fort rebelles, les sciatiques des diabétiques peuvent néanmoins s'amender sous l'influence combinée du régime alimentaire et de la quinine associée à l'opium.

Cette sciatique est sans nul doute provoquée par l'altération du sang, chargé de produits irritants qui viennent impressionner les extrémités nerveuses.

La sciatique est parfois d'origine toxique (alcool, plomb) ; dans ces cas la suppression des poisons, l'usage de l'iodure rendent des services.

Rappelons en dernier lieu que l'hystérie peut être une cause de sciatique (Achard) et qu'il n'est pas indifférent de dépister l'hystérie, car la sciatique qu'elle détermine peut guérir sous l'influence du traitement habituel de l'hystérie, notamment par la suggestion.

Lorsque l'on est appelé à traiter une sciatique récente, aiguë, à type névralgique bien net, celle par exemple qui survient à la suite de l'impression du froid humide chez un individu jeune et vigoureux, il faut soumettre le malade au repos au lit et faire de la révulsion à l'aide du chlorure de méthyle qui a détrôné tous les autres moyens de traitement local. Quant aux médicaments utiles ce sont : le *sulfate de quinine*, l'*antipyrine*, la *phénacétine*, le *salicylate de soude*.

Le sulfate de quinine peut être employé seul ou associé à l'opium.

Sulfate de quinine	30 centigrammes.
Extrait thébaïque..........................	1 centigramme.

pour une pilule. Trois par jour.

L'antipyrine se prescrit à la dose de 3 à 4 grammes. Quant à la phénacétine elle a donné également de bons résultats, mais il faut l'employer dans la sciatique, aux doses élevées de 2 à 3 grammes qui peuvent présenter des inconvénients.

Le salicylate de soude réussit assez souvent dans la sciatique, surtout quand elle succède à une attaque de rhumatisme articulaire aigu, mais il peut être également efficace dans la sciatique dite *a frigore* (dose : 3 à 4 grammes par jour) :

Salicylate de soude............................	30	grammes.
Eau de laurier-cerise...........................	30	—
Eau distillée..................................	270	—

Chaque cuillerée à bouche représente 1 gr. 50 de salicylate, 2 à 3 cuillerées par jour.

Le *salol* a été prescrit avec succès dans ces dernières années (4 à 8 grammes par jour). On peut l'associer à l'antipyrine.

Antipyrine..........................	ãã 50 centigrammes.
Salol................................	

pour un cachet, 4 à 6 par jour.

Ehrlich et Lippmann ont préconisé les *injections de méthylène :*

Bleu de méthylène	2 grammes.
Eau distillée	100 —

On injecte d'abord 1 centimètre cube ; on peut injecter jusqu'à 4 centimètres cubes, soit 8 centigrammes de bleu de méthylène. Ces injections ne déterminent pas de douleurs, mais peuvent laisser à leur suite une nodosité qui persiste pendant quelques jours.

Combemale a administré le bleu de méthylène par la bouche, à la dose de 20 centigrammes, et il en a obtenu d'assez bons résultats dans les sciatiques-névrites.

D'après Geneuil et Sarda la *solanine* pourrait guérir la sciatique, mais c'est un médicament d'action fort inconstante.

Dans les cas où la douleur de la sciatique est intolérable, l'injection de *morphine* parvient seule à soulager les malades.

Les moyens externes sont innombrables, depuis le simple vésicatoire, en lanière, appliqué sur le trajet du nerf, jusqu'aux injections substitutives aujourd'hui abandonnées. La révulsion à l'aide du *chlorure de méthyle* est aujourd'hui très en faveur, depuis les communications de M. Debove (*Soc. méd. des hôpitaux*, 1888). A l'aide d'un pulvérisateur spécial, on dirige, pendant quelques secondes, un jet de chlorure de méthyle sur le trajet du nerf malade, déterminant ainsi une congélation suivie d'une réaction énergique ; le chlorure de méthyle doit être manié avec prudence, sinon, on peut, en prolongeant trop longtemps la congélation, déterminer la formation d'eschares : il est prudent d'enduire, au préalable, de vaseline la région sur laquelle sera dirigé le jet ; la pulvérisation de chlorure de méthyle est préférable à celle d'éther faite avec l'appareil de Richardson ; elle supprime très souvent la douleur, ainsi que la contracture musculaire réflexe qui l'accompagne, et permet ainsi la marche à des malades jusqu'alors impotents.

Ce n'est toutefois qu'un moyen palliatif qui peut échouer comme tous les autres.

L'*application de sachets de sable chaud*, les affusions d'eau très chaude ; la *fleur de soufre* en poudre repandue sur le membre et l'enveloppement d'ouate (Kiener), l'exposition aux vapeurs de benjoin, constituent autant de moyens utiles auxquels on peut recourir avec avantage.

Les *liniments calmants* :

Chloroforme	4 grammes.
Extrait d'opium	1 gramme.
Alcoolat de Fioravanti	15 grammes.
Baume tranquille	40 —

ou *irritants* :

Essence de térébenthine........................	15 grammes.
Acide acétique........................	15 —
Camphre........................	3 —

n'ont qu'une action des plus éphémères.

Lorsque la sciatique est devenue chronique et que la névrite ne se traduit plus que par l'atrophie musculaire et les troubles trophiques cutanés, il faut recourir au massage, à l'électricité, aux bains de vapeur, aux eaux thermales.

On ne saurait trop recommander le *massage* qui est fait à Aix-les-Bains, sous la douche, par des masseurs expérimentés; les eaux sulfureuses des Pyrénées (Bagnères-de-Luchon, les Eaux-Chaudes), conviennent également, ainsi que les eaux indifférentes de Néris, de Plombières; les rhumatisants se trouvent bien des bains de boue de Dax.

L'emploi du *courant galvanique* remonte à une époque déjà ancienne, puisque c'est en 1805 que fut publiée la première observation de sciatique traitée par le courant galvanique (Grapengiesser); toutefois les accidents (abcès profonds, eschares) dus aux courants continus employés dans la méthode de la galvanopuncture, et, d'autre part, le retentissement donné à quelques cas de guérison obtenus par la faradisation révulsive, firent négliger les courants continus. On est de nouveau partisan aujourd'hui de l'électricité galvanique dont Becquerel dès 1856 avait bien montré les avantages; plus récemment Remak, Jaccoud, Onimus et Legros, Constantin Paul, etc., ont confirmé ses bons effets. Il faut commencer par des courants ascendants d'intensité moyenne (100 à 150 dix milliampères, d'après M. Doumer (*Bulletin médical du Nord*, 1891, n° 21, p. 509). L'un des pôles doit être appliqué stable au niveau de la dernière vertèbre dorsale, l'autre pôle fortement appliqué à la surface cutanée au niveau des points douloureux à la pression, ou bien, lorsque le nombre de ces points est très réduit, aux points fessier, poplité et malléolaire. La durée de chaque séance ne doit pas dépasser douze à quinze minutes. On peut encore, et ce dernier procédé est peut-être préférable au précédent, placer l'électrode négative à l'extrémité inférieure de la colonne lombaire et l'électrode positive dans une cuvette remplie d'eau dans laquelle plonge le pied du malade. On fait d'abord passer un courant très faible dont on porte progressivement l'intensité jusqu'à 8 ou 10 milliampères. Au bout de dix minutes on ramène lentement l'aiguille du galvanomètre à zéro. Pour combattre l'atrophie musculaire, on termine la séance en pratiquant avec l'électrode négative, placée sur les points moteurs, des intermittences qui déterminent de légères contractions musculaires.

La faradisation à l'aide du pinceau est utile quand il existe des paresthésies ou de l'anesthésie cutanée.

L'électrisation galvanique est en somme le moyen de choix à mettre en œuvre dans les cas de sciatique invétérée, mais elle rend également de grands services au début de la sciatique, sans que l'on ait à redouter la recrudescence des douleurs, à la condition de n'employer que des courants de très faible intensité.

NÉVRITES.

Ce chapitre devrait être fort étendu, si les moyens thérapeutiques dont on dispose contre les névrites étaient proportionnés au rôle considérable qu'elles jouent en pathologie; mais ces moyens sont au contraire des plus restreints et l'on peut dire que les névrites guérissent surtout par les efforts de la nature. Fort heureusement les polynévrites, principalement celles qui sont de nature infectieuse ou toxique, ont une tendance fréquente à la guérison spontanée.

Les médicaments n'ont qu'une efficacité douteuse dans les cas de polynévrite. On a coutume de prescrire l'*iodure de potassium*, à titre de résolutif, notamment dans les cas de névrite toxique. Il semble en effet, que l'iodure exerce en ce sens, une certaine action, mais quel est ce mode d'action, voilà qui est impossible à préciser.

Dans les paralysies alcooliques la *strychnine* exerce une action favorable que les enthousiastes considèrent comme spécifique. M. Raymond conseille de l'administrer en injection sous-cutanée :

Sulfate de strychnine.................. ... 4 centigrammes.
Eau distillée............................ 10 grammes.

Une ou deux injections par jour, chacune de la valeur d'un demi-centimètre cube.

On peut encore administrer la strychnine par la bouche (2 à 5 ou 6 milligrammes) ou bien donner l'extrait de noix vomique en pilules contenant chacune 2 centigrammes; la dose, qu'on pourra augmenter progressivement, variera de 2 à 10 pilules.

Lorsque l'on traite une **polynévrite de nature infectieuse**, on peut avoir recours à l'*antisepsie intestinale.*

Dans les **névrites toxiques** on doit toujours s'efforcer d'assurer l'élimination du poison ; aussi le *régime lacté* est-il particulièrement indiqué dans ces cas.

Dans les formes douloureuses de polynévrite on peut employer le *salol*, le *salicylate de soude*, l'*antipyrine* à titre d'analgésiques. Les moyens physiques présentent seuls une réelle efficacité ; ces moyens sont l'*électricité* et le *massage;* on peut y joindre aussi avec avantage les *bains tièdes prolongés*.

Les différents modes d'électrisation ont été utilisés : à la phase initiale des polynévrites on peut employer les courants galvaniques, mais avec une grande prudence et en se servant de courants de très faible intensité.

Plus tard, pour remédier aux paralysies et à l'atrophie musculaire, on peut encore utiliser les courants galvaniques en se servant de courants labiles. (4-10 milliampères), ou en provoquant des chocs de fermeture (5-6 milliampères).

On emploie également avec grand avantage les courants faradiques, à intermittences rares, et, ce qui vaut le mieux, c'est d'alterner la faradisation et la galvanisation.

Enfin l'électrisation statique est surtout utile dans les polynévrites qui s'accompagnent de douleurs très vives.

Le massage est un excellent moyen qui active la nutrition des muscles paralysés et atrophiés.

IV

NÉVROSES.

ÉPILEPSIES.

Bien que l'on rattache encore l'épilepsie aux névroses, on ne doit pas se dissimuler que les recherches anatomo-pathologiques récentes tendent à effacer la distinction établie depuis longtemps entre les épilepsies symptômatiques étudiées par Bravais (1827) et Hughlings-Jackson (1861), et l'épilepsie dite essentielle. Cette dernière paraît reconnaître pour cause une sclérose névroglique de l'écorce, siégeant principalement au niveau de la corne d'Ammon. D'autre part, cette épilepsie essentielle que l'on disait survenir sans cause connue, paraît être provoquée dans un grand nombre de cas par les maladies infectieuses (Marie) ou les auto-intoxications. L'essentialité, tant anatomique qu'étiologique de la principale variété d'épilepsie, perd donc de jour en jour du terrain. Cependant on ne doit pas perdre de vue qu'à côté des causes contingentes et du substratum anatomique encore mal défini d'ailleurs, il est une cause immanente que l'on retrouve dans l'épilepsie dite essentielle, souvent dans les épilepsies symptômatiques; cette cause, c'est l'hérédité nerveuse, la cause des causes, ainsi que l'a définie si heureusement Trélat père.

Ces brèves considérations nous ont paru nécessaires, car il n'est pas indifférent de savoir que l'épilepsie essentielle peut reconnaître, comme agents provocateurs, des causes dont quelques-unes au moins peuvent être écartées; toutefois, la distinction entre les deux grands groupes d'épilepsie doit encore être maintenue ; en effet, dans le cas d'épilepsie essentielle, la thérapeutique est encore empirique et se borne en somme à combattre l'irritabilité de l'écorce qui se traduit par les mouvements convulsifs; dans les épilepsies symptômatiques, la thérapeutique peut souvent s'adresser à la cause, la supprimer et du même coup mettre un terme définitif aux accidents convulsifs.

A. — Épilepsies symptômatiques.

Le **traumatisme** est l'une des causes les plus fréquentes de l'épilepsie Jacksonienne. Le plus souvent il y a, dans le cas de traumatisme, lésion ou compression du cerveau par des esquilles, un épanchement sanguin etc., une exostose, un abcès, etc.; dans ce cas, la *trépanation* seule ou suivie d'une opération complémentaire (ablation de cicatrices fibreuses par exemple) est rigoureusement indiquée. On sait que l'on est en mesure de déterminer à la surface du crâne des points de repère en rapport avec les divers centres psycho-moteurs. Bien que la trépanation soit souvent suivie d'un succès complet, il est des cas où les attaques, tout en diminuant de fréquence, ne disparaissent pas complètement; il en est d'autres où surviennent des paralysies post-opératoires. D'ailleurs s'il existe une dégénérescence secondaire sous-corticale, on comprend aisément que l'on ne puisse obtenir une guérison radicale.

Quand la syphilis est en cause, on doit immédiatement instituer un *traitement mixte intensif*. Quelques chirurgiens ont tenté l'extirpation du syphilome, quand il existait des symptômes en foyer, ne laissant aucun doute sur le siège exact de la lésion.

Certaines épilepsies partielles surviennent, sans lésion appréciable; la trépanation a été pratiquée dans quelques cas de ce genre. M. J. L. Championnière a pu ainsi amener la disparition des attaques, disparition qui s'est maintenue définitivement. Disons d'ailleurs que la trépanation pratiquée dans des circonstances analogues a parfois été suivie d'un insuccès complet ou seulement d'une rémission passagère, après laquelle les attaques ont reparu.

La trépanation a été pratiquée également dans des cas d'épilepsie généralisée. Elle a parfois provoquée une suspension momentanée des accès, en agissant sans doute comme le ferait une révulsion violente (Féré), mais aucun succès décisif n'a été obtenu. On ne peut donc songer à faire de la trépanation une méthode légitime de traitement des épilepsies essentielles.

L'intervention chirurgicale peut au contraire être fort utile dans les épilepsies réflexes déterminées par l'irritation d'un nerf périphérique (cicatrices douloureuses, dent cariée, polypes des fosses nasales, corps étrangers du nez, des oreilles, etc.).

B. — Épilepsie essentielle.

Contre l'**accès** d'épilepsie le médecin est absolument désarmé ; on a, il est vrai, tenté divers moyens : c'est ainsi que l'on a pu parfois faire avorter une attaque par une *ligature* fortement serrée sur le membre qui était le siège de l'aura, ou bien encore par la *flexion exagérée d'un orteil* (Brown-Séquard), par l'application d'un sac de glace sur la colonne vertébrale (Chapman) etc., mais ces moyens sont infidèles; il est également inutile d'avoir recours aux inhalations de *bromure d'é-*

thyle (Bourneville et Ollier) ou de *nitrite d'amyle.* Il faut se borner à préserver le malade contre les traumatismes auxquels l'exposent les mouvements convulsifs, et faciliter l'expulsion des mucosités (Axenfeld) en soutenant la tête.

On a constaté que, dans certains cas, il existe des causes provocatrices, qu'il faut s'efforcer de faire disparaître ; on a incriminé certaines affections du nez ou des oreilles, les affections du cœur, de l'estomac, les vers intestinaux, la compression d'un tronc nerveux par un cal difforme ou par du tissu de cicatrice ; ces causes devront être combattues par les moyens appropriés, mais il faut bien savoir que le plus souvent l'épilepsie survit à leur disparition, ce qui prouve bien que l'épilepsie était en puissance chez les malades, et qu'elle n'attendait qu'une cause occasionnelle pour se manifester.

Parmi les médicaments qui sont usités dans l'**intervalle des accès** d'épilepsie, la *belladone* est le plus ancien ; elle aurait été préconisée par Greding au siècle dernier. Bretonneau l'employait et son élève Trousseau en vulgarisa l'usage ; il insista sur la nécessité de l'administrer à doses progressives et pendant de longs mois ; il utilisait exclusivement la forme pilulaire et se servait de pilules composées de 1 centigramme d'extrait et de 1 centigramme de poudre de feuilles. La belladone est aujourd'hui complètement abandonnée, du moins en tant que moyen exclusif de traitement ; certains médecins, Gowers, le Professeur Peter, pensent que son emploi combiné avec celui de la médication bromurée peut rendre des services.

L'*oxyde de zinc* qui eut une certaine vogue, à la suite des travaux d'Herpin, est, aussi, bien délaissé ; Herpin le donnait à doses considérables, parfois jusqu'à 6 grammes par jour, mais l'intolérance se manifeste toujours par des nausées et de la diarrhée ; il vaut mieux le donner primitivement à la dose de quelques centigrammes, en élevant progressivement la dose, sous forme de poudre mélangée à deux fois son poids de sucre.

Les pilules de Méglin, qui renferment 5 centigrammes d'oxyde de zinc associé à pareille quantité d'extrait de valériane et d'extrait de jusquiame, constituent aussi un bon moyen d'administrer l'oxyde de zinc.

La *valériane* et les divers valérianates de zinc, de fer, de quinine, d'ammoniaque etc. n'ont aucune influence réelle sur l'épilepsie.

Avant d'étudier l'emploi de la médication bromurée, qui, à l'heure actuelle, est la seule dont l'efficacité relative soit nettement établie, nous devons mentionner quelques nouveaux modes de traitement qui ont été récemment préconisés.

La *picrotoxine* dont l'action anti-convulsivante a été mise en lumière par Planat (1875) a été parfois employée. On a utilisé soit la teinture de coque du levant, (XX à LX gouttes) d'où l'on retire la picrotoxine, soit la picrotoxine elle-même (2 à 10 milligrammes).

Picrotoxine	3 centigrammes.
Alcool	10 grammes.
Eau distillée	110 —

Une demi-cuillerée à café par jour de cette solution, à prendre avant le repas.

La picrotoxine est un médicament dangereux, dont l'usage ne peut d'ailleurs être longtemps continué ; aussi convient-il d'accorder une plus grande attention au *borate de soude* qui a été l'objet d'un certain nombre d'intéressants travaux. Ce sont les médecins américains, notamment Gowers, Folsom, Hill, Manson, Stewart, Russel et Taylor, qui ont patroné ce médicament; en France, il a été expérimenté par quelques médecins; le Dr Dijoud qui lui a consacré sa thèse inaugurale, rapporte 24 observations personnelles. Dans 2 d'entre elles, le borax a suspendu complètement les attaques; dans 9, il les a diminuées notablement; 7 autres malades ont été améliorés d'une manière sensible, enfin il a eu 6 insuccès et conclut, avec une sage réserve, que « dans les cas d'épilepsie où le bromure a échoué, on peut prescrire le borax avec bon espoir d'amélioration, sinon de guérison ». Sur 31 malades, M. Mairet a obtenu 19 fois une diminution plus ou moins sensible, quelquefois très marquée des attaques; chez trois d'entre eux, il a obtenu pendant plusieurs mois consécutifs une suspension complète des attaques. Il a d'ailleurs pu étudier comparativement l'action du borax et celle du bromure de potassium, la plupart de ses malades ayant été antérieurement soumis à l'action du bromure; après avoir établi la moyenne des attaques pendant la durée du traitement par le bromure, et pendant celle du traitement par le borax, M. Mairet est arrivé aux conclusions suivantes :

1° Dans la majorité des cas, le borax et le bromure, agissent de la même façon, ils diminuent l'un et l'autre plus ou moins les attaques.

2° Dans certains cas, le bromure agit alors que le borax échoue.

3° Dans d'autres cas au contraire, le borax est utile là où le bromure échoue, soit que ce dernier ait augmenté le nombre des attaques, soit que, tout en diminuant ce nombre, il produise des troubles cérébraux qui obligent à le suspendre.

Le borax agirait mieux dans les épilepsies symptômatiques d'une lésion, que dans l'épilepsie névrose typique; c'est ainsi que le borax a donné des succès à M. Mairet, chez un malade atteint d'épilepsie procursive, et présentant en outre une atrophie d'un côté du corps avec athétose de la main ; chez un malade épileptique présentant une atrophie de tout un côté du corps avec rétraction musculaire, etc.

Toutes choses égales d'ailleurs, le borax présente sur le bromure, cette supériorité qu'il n'a aucune action sur l'intelligence ; par contre, l'intolérance gastrique est très fréquente et les accidents cutanés déterminés par le borax sont encore plus intenses que ceux du bromisme ; on a observé à la suite de son emploi des éruptions papuleuses, eczémateuses, scarlatiniformes, des furoncles, etc. ; mais il suffit de suspendre la médication, pour voir disparaître rapidement ces accidents.

On peut dissimuler la saveur désagréable du borax en l'incorporant à une potion contenant du sirop d'écorces d'oranges amères :

Borate de soude........	2 à 4	grammes.
Sirop d'écorces d'oranges amères...........	30	—
Eau distillée..............................	190	—

Il est nécessaire, si la dose quotidienne doit dépasser 4 grammes, d'ajouter à la potion 1 gramme de glycérine pure par gramme de borate de soude employé au-dessus de 4 grammes :

Borate de soude..............................	10	grammes.
Glycérine....................................	6	—
Sirop d'écorces d'oranges amères..............	94	—

chaque cuillerée renferme ainsi 2 grammes de borate de soude.

Il faut commencer par des doses faibles, 50 centigrammes à 1 gramme, et élever progressivement les doses en se guidant sur l'état du tube digestif. On peut, d'après M. Mairet, arriver assez rapidement à 4 ou 5 grammes, sans être inquiété par des troubles de quelque importance. Enfin, d'après le même auteur, lorsque 8 grammes de borate de soude ne sont pas suffisants pour brider complètement les attaques, il est à craindre que des doses supérieures ne réussissent pas davantage.

D'une manière générale, la dose maxima de borax, c'est-à-dire la dose limite supérieure des effets utiles de cette substance, doit être fixée, à part certains cas exceptionnels, à 10 grammes par vingt-quatre heures.

Mais ces hautes doses, même quand elles atteignent seulement 8 grammes, ne peuvent être continuées longtemps sans produire des accidents graves, et il est nécessaire de les abaisser. Ainsi, dit M. Mairet, lorsqu'on a atteint le chiffre limite d'action utile du borate de soude, il faut diminuer les doses, autant que possible les ramener au-dessous de 4 grammes, c'est-à-dire à une dose où le borax est facilement toléré. Mais, s'il est une limite supérieure au-dessus de laquelle le borax ne donne plus d'effets utiles, il est une limite inférieure qu'il ne faut pas dépasser si on veut maintenir ces bons effets. Cette limite est d'environ 2 grammes. La diminution doit se faire progressivement, en tenant compte des attaques qui peuvent survenir, et des effets toxiques qui, dans certains cas, obligent à diminuer plus rapidement qu'on ne le voudrait. Lorsque après avoir diminué la dose, de nouvelles attaques surviennent, il faut la réaugmenter, non pas progressivement, mais brusquement.

A quel moment de la journée doit-on administrer le borax? La nécessité de ne pas troubler la digestion, commande de l'administrer le plus loin possible des repas. Si les doses sont peu élevées, M. Mairet le donne le matin au lever, et le soir au coucher. Mais, lorsque les doses sont élevées, il les espace sur l'ensemble de la journée, en les éloignant toujours, le plus possible, des repas. Si les attaques sont nocturnes, il réserve une partie de la potion pour la nuit.

La *sulfonal* a été récemment préconisé dans le mal comitial ; les documents relatifs à l'emploi de ce médicament sont encore trop insuffisants, pour que nous puissions porter une appréciation motivée sur sa valeur thérapeutique.

L'hydrate d'amylène a été employé par Wildermuth qui le recommande :

1° Dans les états de mal;

2° Quand il y a intoxication bromique, pour remplacer les bromures;

3° Dans l'épilepsie nocturne, pour alterner avec les bromures.

Ce médicament qui réussirait également dans l'épilepsie symptômatique, n'a guère été employé en France, aussi nous bornons-nous à le signaler.

Les *bromures* ont été de tout temps, les médicaments le plus souvent employés dans l'épilepsie. C'est Locock qui le premier utilisa le bromure de potassium, en 1851 ; Voisin, Legrand du Saulle, J. Falret, etc. contribuèrent à en vulgariser l'usage. Ce n'est pas un spécifique, puisqu'il ne guérit pas l'épilepsie; mais, donné à doses suffisantes et longtemps continuées, il parvient à espacer les attaques. C'est la muselière de l'épilepsie, a dit Legrand du Saulle, plutôt qu'un médicament curateur définitif ; dans des cas rares à la vérité, il semble avoir réussi à déterminer leur disparition complète. Le bromure n'agit pas seulement sur l'attaque ; il exerce également son influence sur le petit mal et sur certaines manifestations larvées de l'épilepsie, comme la migraine ophthalmique (Charcot).

C'est au bromure de potassium que l'on a communément recours ; nous verrons plus loin que l'on a tenté de lui substituer, sans avantages bien évidents, divers autres bromures.

Le bromure doit être parfaitement pur. Cette condition de pureté est absolument nécessaire, car les doses employées étant fort élevées, la moindre impureté du médicament entraînerait des conséquences fâcheuses pour l'organisme.

Le médicament s'administre par la voie stomacale, au commencement des repas, parfois à l'heure du coucher; on le donne en solution dans l'eau, ou incorporé à du sirop d'écorces d'oranges amères. Les doses varient naturellement suivant l'âge; chez les enfants jusqu'à dix ans, il ne faut guère dépasser 7 grammes. Chez l'adulte, on ne va guère au delà de 12 grammes.

Il est nécessaire d'administrer le médicament suivant certaines règles; Charcot recommande de donner chaque jour, pendant une semaine, la même quantité, 4 grammes par exemple. La semaine suivante, on augmente de 1 gramme la dose quotidienne; la semaine d'après, on donne 6 grammes, puis 7 grammes. Au bout d'un mois, on se guide sur le nombre des accès du mois écoulé, pour augmenter ou diminuer les doses du mois suivant. On peut de cette façon déterminer, après quelques tâtonnements, la dose nécessaire à chaque malade, et l'on évite ainsi de donner inutilement des doses trop fortes.

L'usage du bromure doit être continué pour ainsi dire indéfiniment, à moins qu'il ne survienne des accidents sérieux de bromisme, obligeant à en suspendre l'emploi. A part cette éventualité, fréquente à la vérité, la médication bromurée ne doit pas être interrompue, car les accidents reparaissent souvent, après la cessation du traitement, avec une intensité et une fréquence insolites, comme si les malades « liquidaient leur arriéré », suivant l'expression de Legrand du Saulle; aussi Voisin a-t-il pu dire avec raison « que le bromure doit rester presque un aliment pour l'épileptique qu'il a guéri ».

Le bromure est, nous l'avons dit, le meilleur médicament à opposer à l'épilepsie. Il est des cas, cependant, où il est absolument inefficace; c'est dans ces cas que l'on peut lui substituer l'oxyde de zinc, la belladone, le borate de soude, ou bien encore lui associer la belladone; mais, c'est toujours le bromure qu'il faut employer en premier lieu.

On a essayé la plupart des autres bromures : bromure de sodium, d'ammonium, de strontium (Féré), bromure de zinc, d'arsenic, de nickel, bromure d'or (ce dernier recommandé par MM. Bourneville et Goubert à la dose de 6 à 12 milligrammes par jour); mais tous ces bromures se sont montrés moins efficaces que le bromure de potassium, sans compter certains inconvénients particuliers à leur emploi, et dont le bromure de potassium est exempt. Cependant Hammond regarde le bromure de calcium comme supérieur au bromure de potassium et d'après Féré le bromure de strontium pourrait suppléer avantageusement ce dernier.

Suivant quelques médecins, l'association des trois bromures alcalins donnerait de meilleurs résultats que l'emploi d'un seul. Ball, Fusier, etc., ont vivement recommandé les polybromures.

Enfin, d'après Flechsig, on pourrait augmenter sensiblement l'action des bromures en administrant l'opium à doses progressivement croissantes ; on commence par 15 centigrammes d'extrait thébaïque en trois doses, puis on augmente progressivement jusqu'à donner un gramme par jour. Au bout de six semaines de ce traitement, on l'interrompt brusquement pour lui substituer la médication bromurée (7 gr. 50 de bromure par jour). On continue cette dose pendant deux mois, puis on la diminue graduellement jusqu'à deux grammes.

Les bromures sont les agents modérateurs par excellence de l'excitabilité réflexe des centres nerveux ; bien qu'on ait nié leur action élective spéciale sur le système nerveux, il n'en est pas moins vrai qu'ils s'accumulent principalement dans le cerveau.

Ce sont en somme de précieux médicaments, malheureusement leur usage prolongé entraîne de sérieux inconvénients :

Les divers accidents du bromisme surviennent presque fatalement, à la suite de l'emploi prolongé du bromure ; le plus fréquent de tous est l'acné bromique, qui non seulement défigure les malades, mais peut aboutir à la formation d'ulcères avec suppuration. D'autre part, le bromure communique à l'haleine une odeur fétide, et favorise la carie dentaire ; enfin, il suffit de signaler l'action nocive exercée sur le système nerveux par le bromure, action qui se traduit par l'affaiblissement de la mémoire, la dépression des forces, la perte du sens génésique, etc.

On peut parer à quelques-uns de ces accidents de bromisme. Pour prévenir l'acné, il convient de veiller avec le plus grand soin à la propreté de la peau ; on a recommandé également d'administrer les préparations arsenicales conjointement avec le bromure ; il faut enfin favoriser la diurèse au moyen du régime lacté.

Récemment M. Féré et après lui M. Grémaud ont affirmé que l'on pouvait combattre efficacement les accidents cutanés du bromisme, au moyen de l'antisepsie intestinale ; l'administration journalière de 4 grammes de naphtol B et de 2 grammes de salicylate de bismuth à permis aux malades présentant des éruptions dues au bromure de potassium et au borax, de continuer l'usage de ces médicaments ; quant à l'administration de ces antiseptiques intestinaux, elle n'a déterminé chez les malades aucun inconvénient appréciable. Nous ferons toutefois observer que l'on ne peut impunément administrer le naphtol B pendant longtemps, surtout à la dose de quelques grammes, car le naphtol détermine l'atrophie des glandes gastriques et conduit sûrement à l'apepsie.

Les agents physiques employés contre l'épilepsie sont principalement l'électricité et l'hydrothérapie ; mais ils ne jouent qu'un rôle secondaire dans le traitement.

Chez quelques malades l'*hydrothérapie* (douche froide en jet brisé) diminue le nombre des accès; chez un grand nombre, elle modifie favorablement l'état général.

L'*électricité* a surtout été employée sous forme de courants continus (Remak, Benedikt, Althaus); elle n'est guère usitée en France.

L'observation d'une bonne *hygiène* est de la plus haute importance. Les épileptiques doivent éviter les fatigues de toutes sortes, les travaux intellectuels excessifs, les émotions.

Si l'on est consulté par un épileptique sur le choix d'une profession, on ne saurait trop le déconseiller d'embrasser une carrière exigeant de grands efforts intellectuels.

D'autre part la sobriété est pour les malades une impérieuse nécessité, car les troubles digestifs résultant de l'intempérance et surtout les excès alcooliques peuvent provoquer des attaques réitérées.

HYSTÉRIE.

Les travaux de Charcot et de ses élèves ont permis de jeter un peu d'ordre dans le chaos des manifestations hystériques; grâce à l'école de la Salpêtrière, on peut aujourd'hui distinguer deux ordres de manifestations hystériques : les permanentes et les temporaires; les premières ont un caractère indélébile et constituent les stigmates de l'hystérie, les secondes ou paroxysmes se produisent brusquement avec grand fracas, mais ne sont pas rebelles aux efforts de la thérapeutique.

Ce que l'on a surtout établi avec netteté, c'est la nature du trouble mental qui préside à ces diverses manifestations. Les psychologues modernes se sont appliqués à démontrer que chez les hystériques il existe un affaiblissement ou une perte totale de la perception consciente, pour certaines sensations tout au moins, mais que d'autre part les malades sont éminemment suggestibles; aussi met-on à profit cette suggestibilité, pour instituer un traitement psychique dont l'importance est prépondérante.

A. — Prophylaxie.

L'hystérie peut être provoquée, nous le verrons plus loin, par des causes multiples et fort dissemblables, mais ces causes ne font que réveiller la prédisposition morbide restée latente et n'attendant qu'une occasion pour se manifester. C'est en effet une maladie essentiellement héréditaire, soit qu'elle procède de l'hérédité nerveuse similaire ou de l'hérédité de transformation.

On peut en prévenir l'apparition chez les prédisposés, en mettant en œuvre toute une série de moyens hygiéniques et psychiques dont l'efficacité n'est pas contestable.

Dans ce but, on doit s'appliquer à favoriser le développement physique de l'enfant et d'autre part écarter de lui les différentes causes morales susceptibles de provoquer une perturbation du système nerveux. Il faut éviter à l'enfant les émotions, se garder d'exalter son imagination par des pratiques religieuses exagérées, veiller à ce que les personnes qui en ont soin ne le terrifient par des contes fantastiques.

Lorsque l'enfant avance en âge et fait ses études, on doit d'autant plus craindre le surmenage et l'en préserver, que les enfants issus d'hystérique ont en général l'intelligence très développée et du goût au travail, s'adonnent sans mesure à l'étude, comme font d'ailleurs les hystériques pour toutes leurs entreprises. On ne devra pas pousser les prédisposés à l'hystérie, dans la voie des carrières libérales, car les excès prolongés de travail, la tension continuelle de l'esprit vers le but à atteindre, les déboires qui peuvent résulter d'un échec sont autant de causes provocatrices.

Souvent la première attaque survient à l'occasion d'un examen ou d'un concours.

En somme, sans négliger de cultiver l'esprit des prédisposés, il faut faire dans leur existence journalière une large place aux exercices physiques ; la vie au grand air et par suite l'habitation à la campagne leur conviennent mieux que le séjour dans les grandes villes ; en tous cas, il faut leur recommander les exercices propres à favoriser le développement physique, c'est-à-dire l'*escrime*, la *gymnastique*, la *natation*, l'*équitation*, etc... Les *pratiques hydrothérapiques* sont également fort utiles. Il est nécessaire toutefois de prémunir les personnes prédisposées à l'hystérie contre le surmenage physique aussi bien que contre le surmenage cérébral. Il faut leur défendre de faire abus des exercices du corps et de participer à ces « match » doublement nuisibles pour eux, tant par les fatigues exagérées qu'ils entraînent que par les émotions qu'ils occasionnent.

Les émotions, le surmenage cérébral et physique sont des causes provocatrices d'hystérie, que l'on peut éviter dans une certaine mesure ; il en est d'autres que le médecin n'est pas maître d'écarter : ce sont les maladies infectieuses, les traumatismes, les intoxications.

En ce qui concerne ces dernières, il faudrait pouvoir prémunir les sujets qui par hérédité sont prédisposés à l'hystérie, contre certaines professions exposant aux intoxications : saturnine, mercurielle, etc. mais les ouvriers ne consultent pas le médecin sur le choix de leur profession ; il faudrait aussi pouvoir avertir les prédisposés que les excès vénériens et alcooliques sont particulièrement aptes à provoquer l'hystérie, mais c'est là une recommandation toute théorique.

Une grave question est celle du *mariage* des hystériques. Un préjugé qui date d'Hippocrate veut que le mariage soit un remède pour ainsi dire infaillible contre l'hystérie des jeunes filles. *Ego impero virgines his morbis affectas quam citisse cum viro jungi*, avait écrit le père de la Médecine. Briquet le premier a protesté contre le précepte d'Hippocrate. Si l'on a vu parfois les manifestations de l'hystérie devenir plus rares ou même disparaître à la suite d'un mariage heureux, bien souvent au contraire l'état des hystériques s'aggrave après le mariage lorsqu'elles n'y trouvent pas la réalisation de leur rêve. Le médecin ne peut donc engager sa responsabilité à la légère lorsqu'il est consulté au sujet du mariage d'une jeune fille hystérique ; il doit se borner à prévenir les parents que le mariage n'est pas un remède contre l'hystérie et que si la névrose peut être heureusement modifiée par un bon mariage, elle peut être au contraire aggravée par une union mal assortie.

B. — Traitement général.

Le traitement général de l'hystérie consiste en un traitement psychique, en un traitement externe et interne.

Le traitement **psychique** comprend l'isolement et l'hypnotisme.

Au début de tout traitement il est nécessaire que le médecin prenne de l'autorité sur le malade confié à ses soins. « L'observation clinique démontre, dit M. Pitres, que, pour qu'un hystérique guérisse, il est bon qu'il soit convaincu de sa curabilité et de l'efficacité absolue des moyens employés pour obtenir sa guérison. Avant d'entreprendre un traitement quelconque, le médecin devra donc s'attacher à placer son malade dans les conditions morales les plus favorables à sa cure. Il s'efforcera de gagner sa confiance ; il lui donnera l'assurance formelle que le mal dont il souffre n'a aucune gravité ; que les symptômes de ce mal sont vulgaires, banals ; qu'ils disparaîtront sûrement dans un bref délai, alors même qu'on ne les traiterait pas activement, mais qu'ils se dissiperont beaucoup plus tôt si on leur applique un traitement approprié à leur nature. »

Pour obtenir la direction exclusive du traitement, et soustraire le malade à l'influence parfois néfaste de l'entourage, qui croit bien faire en se prêtant à toutes les volontés de l'hystérique, il faut, dans certains cas d'hystérie grave, par exemple lorsque les malades refusent toute alimentation, présentent un mutisme rebelle, etc., obtenir de la famille l'*isolement* de la malade. Depuis longtemps le professeur Charcot insistait sur les bons effets qu'on obtient de l'emploi de cette mesure. L'isolement, pour être efficace, doit être absolu, c'est-à-dire que la malade doit être placée dans un établissement spécial, où elle ne reçoit aucune visite de ceux qui inconsciemment entretenaient ou exagéraient son trouble mental par la sollicitude excessive dont ils l'entouraient, par l'importance extrême qu'ils accordaient à ses moindres faits et gestes. L'isolement contribue, d'autre part, à la guérison, car la malade, persuadée qu'elle ne sortira que si elle guérit, finit par obéir à l'autosuggestion déterminée en elle par cette pensée.

Il est difficile de préciser la durée de l'isolement; d'ailleurs le médecin n'est pas toujours maître de fixer cette durée à sa guise. Ce qu'il importe de savoir, c'est que l'isolement, pour rendre de réels services, ne doit pas prendre fin dès que cessent les accidents graves, pour lesquels il a été ordonné. Il doit être prolongé longtemps encore, après le retour à une période de calme. Il convient seulement, pour faire accepter cette prolongation au malade comme à sa famille, d'apporter certains tempéraments à cet isolement. On permettra les visites « inoffensives », les promenades, les distractions dont on ne redoutera pas les effets sur le système nerveux.

Avec l'isolement, l'*hypnotisme* constitue la principale ressource du traitement psychique. Ainsi que le dit excellemment M. Oulmont (*Thérapeutique des névroses*), « il met à profit, dans un but de guérison, ce rétrécissement du champ de la conscience qui est le stigmate mental de l'hystérie, et dont une des principales manifestations est la suggestibilité, c'est-à-dire la tendance à réaliser sans contrôle les idées suscitées dans l'esprit ».

L'hypnotisme a ses partisans convaincus, comme ses détracteurs passionnés; la vérité est entre les deux opinions extrêmes. Il convient tout d'abord d'établir que le sommeil hypnotique n'est d'aucune utilité, s'il n'est pas accompagné de suggestion; seul, il peut être utilisé avec profit dans quelques cas spéciaux, par exemple quand il s'agit d'arrêter des attaques convulsives trop violentes ou des attaques de délire bruyant; il peut être encore utilisé comme moyen anesthésique dans certaines opérations ou pendant l'accouchement.

A part ces cas, l'hypnose sans suggestion n'a pas d'effets thérapeutiques. Vient-on à endormir un sujet hystérique atteint par exemple d'une paralysie ou d'une contracture? L'une ou l'autre disparaissent d'ordinaire pendant le sommeil provoqué, pour reparaître après le réveil; il est nécessaire, pour obtenir un résultat durable, d'utiliser le sommeil provoqué pour suggestionner le malade.

Tous les hystériques ne sont pas susceptibles d'être hypnotisés; c'est donc là un procédé de traitement qui n'est pas applicable à tous les cas; d'autre part, chez les sujets facilement hypnotisables, la répétition de l'hypnose peut entraîner des conséquences fâcheuses; certains sujets peuvent devenir tellement sensibles qu'une impression extérieure, un bruit imprévu, un regard suffisent à les faire tomber dans le sommeil hypnotique.

On conçoit les inconvénients graves qui peuvent résulter pour le malade de cette sensibilité entretenue et développée par les pratiques incessantes de l'hypnose.

Pour être efficace, avons-nous dit, le sommeil provoqué doit être accompagné de suggestion; il n'intervient, à vrai dire, que pour favoriser la suggestibilité, mais celle-ci, c'est-à-dire « l'aptitude à accepter les idées suggérées et à les transformer en acte n'est pas nécessairement liée au sommeil hypnotique. On peut être endormi sans être suggestible et être suggestible sans être endormi. D'où il résulte que certains malades hystériques et hypnotisables ne guérissent pas des accidents dont ils souffrent, même après qu'on leur en a donné la suggestion dans le sommeil hypnotique, tandis que d'autres malades hystériques et non hypnotisables, sont débarrassés de leurs maux par des suggestions à l'état de veille » (Pitres).

L'hypnose est d'ailleurs une condition favorable à la réussite de la suggestion; chez la plupart des sujets elle exalte la suggestibilité.

La suggestion n'est pas applicable à tous les cas d'hystérie pris indistinctement; elle ne se montre efficace que quand il s'agit de combattre certains accidents, dont les uns sont intermittents (attaques convulsives ou délire), dont les autres sont permanents (paralysies, contractures, spasmes), ou bien encore quand on veut faire cesser certaines habitudes vicieuses comme l'abus de la morphine, l'alcoolisme, l'onanisme, ou des troubles fonctionnels comme l'insomnie invétérée, l'incontinence.

Il faut bien savoir, quand on se livre aux pratiques de l'hypnotisme, que s'il est possible de faire cesser des accidents qui existaient depuis longtemps, ceux-ci peuvent être remplacés par des accidents plus désagréables, de sorte que les malades perdent au change.

C'est là une éventualité que l'on doit prévoir, mais contre laquelle on ne peut se prémunir.

En résumé, l'hypnotisme peut amener la guérison de certains accidents de l'hystérie, mais il ne guérit pas l'hystérie elle-même. Il peut être absolument inefficace, il peut enfin, et ce n'est pas le moindre reproche qu'il encourt, aggraver l'état du malade, parce qu'il multiplie les attaques. C'est donc un procédé de traitement qu'il faut employer avec prudence et discernement.

Il existe de nombreux procédés pour provoquer le sommeil hypnotique :

Citons d'abord les procédés physiques et les diverses excitations sensorielles: c'est ainsi que l'on peut endormir des sujets en leur faisant fixer un objet brillant ou un foyer lumineux, en faisant éclater auprès d'eux un bruit violent et imprévu (coup de gong) ou bien en les soumettant à l'audition d'un bruit monotone (tic-tac d'une montre).

On peut encore endormir à l'aide de l'aimant ou du diapason que l'on fait vibrer, en comprimant légèrement les globes oculaires, en exerçant des frictions douces sur les paupières, etc.

On peut enfin endormir les hystériques en utilisant les zones hypnogènes que présentent certains d'entre eux ou en se servant de la suggestion. Si le sujet présente une zone hypnogène, il suffit d'exercer une pression au niveau de cette zone, ou de souffler légèrement sur la peau de la région, pour déterminer instantanément le sommeil.

Le siège de ces zones varie beaucoup suivant les sujets ; il faut donc les rechercher avec soin ; la région ovarienne, le vertex sont, parmi les points du corps, ceux qui sont le plus fréquemment hypnogènes.

Il est souvent possible d'endormir le malade par suggestion. On lui dit impérieusement : « Vous allez compter jusqu'à tel ou tel nombre et vous dormirez. »

Le sommeil obtenu par ces divers procédés (chaque malade n'est sensible qu'à un seul ou à un petit nombre d'entre eux) ne présente pas de phases constantes, se retrouvant chez tous les sujets.

Le sommeil hypnotique « type » comprend trois états différents (Charcot) :

L'état léthargique, la catalepsie, le somnambulisme.

L'état léthargique est essentiellement constitué par la résolution musculaire totale, l'analgésie, l'exagération des réflexes, l'hyperexcitabilité neuro-musculaire.

La catalepsie a pour caractères la fixité du regard, l'immobilité des membres avec conservation des attitudes, l'abolition des réflexes, la persistance partielle de l'activité sensorielle, enfin la faculté qu'ont les malades de recevoir des impulsions automatiques et des suggestions se produisant sous l'influence d'une excitation sensorielle.

L'état somnambulique est le plus important, car c'est celui où l'on peut provoquer les suggestions. Il a pour caractère somatique essentiel la contracture dite somnambulique (Charcot) que l'on détermine par simple frôlement des muscles alors qu'une pression assez forte est nécessaire pour provoquer l'hyperexcitabilité de la léthargie.

Si, dans le somnambulisme, il y a torpeur apparente des facultés intellectuelles, l'activité musculaire est conservée ; le malade marche et se meut comme à l'état de veille.

De plus, ses sens présentent une acuité plus grande qu'à l'état de veille.

Les suggestions que l'on donne au malade dans l'état somnambulique sont oubliées au réveil, mais on peut reporter dans l'état de veille des suggestions données pendant le sommeil somnambulique ; ainsi l'on peut suggérer au malade un acte qu'on lui ordonne d'exécuter quelques heures ou quelques jours seulement après le réveil.

L'acte est en général ponctuellement exécuté, au moment fixé, sans que le malade ait conscience qu'il puisse obéir à un ordre et sans qu'il puisse résister à l'impulsion qui le fait agir. La suggestion post-hypnotique rend les plus grands services dans la thérapeutique de l'hystérie.

Disons, pour terminer, que chacun des états de l'hypnose peut être produit primitivement par l'un des procédés précédemment indiqués, que ces états peuvent se succéder spontanément par transformation de l'un à l'autre ou bien que leur transformation peut être provoquée.

Ainsi, il suffit d'abaisser les paupières d'un sujet en catalepsie, pour le faire tomber en léthargie ; inversement, on fait passer en catalepsie un sujet en léthargie, par l'ouverture des paupières ou l'exposition à la lumière ; enfin, on transforme l'un ou l'autre de ces états en l'état somnambulique en exerçant une pression ou une friction légère sur le vertex.

La *suggestion à l'état de veille* ne présente pas les dangers de l'hypnotisme, mais elle peut en avoir les avantages ; l'hystérique recueille les propos adressés intentionnellement par le médecin à une tierce personne et en fait son profit : nombre d'accidents de nature hystérique disparaissent sur l'assurance donnée à la malade ou à ses parents, en sa présence, que ces accidents doivent guérir et guériront sous peu, ou bien à la suite d'administration de médicaments prétendus dangereux et constitués en réalité par des substances inertes (pilules de *mica panis*, par exemple).

Le traitement **externe** comprend l'emploi des métaux et de l'aimant ; l'électrisation, l'hydrothérapie, la kinésithérapie.

La *métallothérapie* fut adoptée avec empressement, après que la commission nommée par la Société de Biologie en 1876, eût confirmé les principaux faits indiqués depuis longtemps par Burq.

La métallothérapie est basée sur l'idée que chaque malade présente une sensibilité spéciale pour un métal en particulier ou pour plusieurs métaux, et que l'application d'un métal sensible peut faire disparaître des anesthésies, des contractures, des paralysies.

Effectivement, on constate à la suite de l'application d'une plaque de métal chez un hystérique anesthésique par exemple, le retour de la sensibilité, au bout d'une à plusieurs reprises ; mais c'est là un résultat assez précaire ; si la sensibilité reparaît dans la région anesthésiée, elle disparaît dans la région symétrique (phénomène du transfert) ; de plus, lorsque la plaque métallique est enlevée, l'anesthésie se reproduit aux points où elle était primitivement localisée, après une série d'oscillations.

Constatons cependant que dans quelques cas l'anesthésie peut prendre fin définitivement après ces applications. D'après Vigouroux, on peut rendre durable la disparition de l'anesthésie en recouvrant le métal actif d'un métal neutre.

Les hystériques qui sont sensibles à un métal le sont aussi à l'aimant : on peut donc employer l'aimant, ce qui est plus commode que de chercher parmi la série des métaux celui ou ceux auxquels le malade est sensible.

On a attribué l'action des métaux et de l'aimant à la suggestion; l'influence psychique ne peut être niée ; mais il faut tenir compte aussi de l'action physique. L'application des métaux, ainsi que l'a constaté Regnard, donne lieu à la production de courants électriques susceptibles d'être mesurés au galvanomètre ; d'ailleurs, si l'on fait passer un courant de pile d'une intensité égale à celle du courant déterminé par le métal actif, l'effet æsthésiogène produit est identique.

L'*électrothérapie* est une ressource précieuse dans l'hystérie. Bien que l'on ait employé avec succès les divers modes d'électrisation, c'est l'électricité statique qui donne les meilleurs résultats.

Elle modifie favorablement l'état général et cette modification se traduit par l'égalité d'humeur, par la disparition des attaques, des troubles digestifs, etc. D'autre part, certaines manifestations locales peuvent disparaître sous l'influence du bain électro-statique ; telles les anesthésies, les paralysies, la chorée, etc.

L'*hydrothérapie* est employée couramment dans l'hystérie, où elle rend les plus grands services. On utilise les douches froides (de 12 à 18 degrés) en jets brisés sur tout le corps, d'une durée de 20 à 40 secondes ; la douche est terminée par un jet d'eau chaude sur les pieds et suivie d'une friction énergique. Les douches froides ne sont pas toujours bien supportées ; il faut toujours tâter la susceptibilité des malades à cet égard et commencer par la douche écossaise (Bottey).

On donne d'abord la douche à la température de 35 à 40° ; puis, sans transition, on donne le jet avec de l'eau à la température la plus basse qu'on puisse obtenir.

Nous ne faisons que signaler les divers modes de la *kinésithérapie* : la gymnastique, le massage, compléments utiles du traitement, mais d'une importance accessoire. Le massage général est utile pour modifier l'état général hystérique, mais il convient surtout contre certaines manifestations locales : arthralgie (Brodie).

La *médication thermale* a une importance bien moindre que l'hydrothérapie ; en réalité, le traitement agit moins par lui-même que par les effets du déplacement, du changement de milieu, des distractions, et même de la suggestion provoquée par l'espoir de la guérison.

Les eaux recommandées sont les eaux indifférentes dont la thermalité est la seule qualité. On les administre en bains ou en douches. Néris, Bains, Plombières, Luxeuil, Lamalou, Wildbad, Ragatz sont les stations où l'on envoie le plus habituellement les malades.

L'usage des bains de mer est contre-indiqué chez eux, car il détermine de l'agitation, de l'insomnie, parfois le réveil d'accidents.

La médication **interne** n'a qu'une utilité des plus contestables. Ainsi que l'a dit Georget, l'hystérie est une maladie dans laquelle les calmants calment peu et les antispasmodiques font rarement cesser les spasmes. Il faut faire exception pour l'opium et son alcaloïde la *morphine* qui peut rendre les plus grands services, mais on sait avec quelle facilité les hystériques deviennent morphinomanes, et c'est pourquoi il faut être très sobre de l'emploi de la morphine chez eux, et ne laisser jamais ce médicament à leur disposition.

Les *bromures alcalins* n'ont aucune action réelle, c'est tout au plus s'ils peuvent, dans les cas d'agitation extrême, apporter quelque soulagement aux malades ; outre les bromures alcalins, on peut utiliser le bromure de camphre :

Camphre monobromé........................	3 grammes.
Extrait de quassia............................	2 —
Sirop de belladone..........................	Q. S.

M. pour 30 pilules, dont on donnera une à trois par jour (P. Blocq).

Les différents *valérianates* (de zinc, de quinine, d'ammoniaque) sont souvent prescrits, moins par conviction de la part du médecin, que par suite de la nécessité où il se trouve de ne pas paraître entièrement désarmé contre le mal ; on prescrit habituellement les pilules de Méglin, le valérianate d'ammoniaque de Pierlot (à la dose d'une à 3 cuillerées à café etc). La chlorose, que l'hystérie accompagne si souvent, est justiciable de son traitement habituel.

Il est parfois nécessaire de recourir à des narcotiques ; on s'adressera de préférence au *sulfonal* et au *chloral.*

L'*antipyrine*, la *phénacétine* sont utiles dans certains cas de céphalée, de névralgie.

Nous venons de poser les règles générales du traitement de l'hystérie ; il nous faut aborder maintenant le traitement symptômatique et indiquer comment l'on peut parer aux principaux accidents de la névrose.

C. — Traitement symptômatique.

L'attaque est l'accident que l'on a le plus fréquemment à traiter ; il est du reste sans gravité, malgré son allure dramatique.

Une fois le malade placé sur un lit ou sur un matelas et débarrassé des vêtements qui gênent la respiration et la circulation, on doit immédiatement rechercher et *comprimer les zones spasmo-frénatrices* en commençant par les régions où elles siègent le plus fréquemment, c'est-à-dire par les régions ovarienne et épigastrique.

« Le médecin, ayant un genou en terre, plonge le poing fermé dans celle des fosses iliaques que l'observation antérieure lui aura démontrée être le siège habituel de la douleur ovarienne, Tout d'abord, il lui faut faire appel à toute sa force, afin de vaincre la rigidité des muscles de l'abdomen. Mais dès que, celle-ci une fois vaincue, la main perçoit la résistance offerte par le détroit supérieur du bassin, la scène change, et la résolution des phénomènes convulsifs commence à se produire. Des mouvements de déglutition plus ou moins nombreux ne tardent guère à se manifester, la conscience alors presque aussitôt se réveille..... Une fois que l'on a définitivement triomphé de la résistance très sérieuse du reste, qu'offrent à l'origine, les parois abdominales, il n'est pas nécessaire d'user de ses forces, et l'application des deux premiers doigts de la main sur le siège présumé de l'ovaire suffit pour obtenir l'effet désiré » (Charcot).

A défaut de zone ovarienne spasmo-frénatrice, on comprime les testicules, les seins, etc.

Si les zones frénatrices n'existent pas, on peut essayer de provoquer le sommeil hypnotique, en pratiquant la *compression lente des globes oculaires* ; on laisse la malade dans l'état de sommeil pendant un certain temps, puis on la réveille par l'insuflation sur les globes oculaires.

Une autre méthode d'une efficacité incontestable est l'*électrisation continue* avec interversion répétée dans le sens du courant. Le principal inconvénient de ce moyen est d'exiger un appareil que l'on n'a pas toujours sous la main. On place une électrode sur le front et l'autre sur un point quelconque du corps, puis on change brusquement la direction des pôles à l'aide du commutateur, et l'attaque cesse généralement ; il est bon de ne pas donner au courant une intensité de plus de 5 à 10 milliampères.

A défaut de ces divers moyens, on peut enrayer l'attaque avec une *injection sous-cutanée de morphine*, ou bien avec les *inhalations d'éther* ou de *bromure d'éthyle*. Quant au chloroforme, il vaut mieux s'en abstenir.

Chez les malades hypnotisables la suggestion peut supprimer les attaques pendant un certain temps.

L'**anesthésie** cède en général facilement à l'électrisation faradique pratiquée avec le pinceau, ou mieux encore à *l'électricité statique*.

Les **paralysies** présentent une résistance des plus variables aux moyens thérapeutiques dirigés contre elles ; on doit essayer les divers moyens déjà cités : transfert à l'aide de l'aimant, électrisation, suggestion hypnotique ou à l'état de veille. Aux malades atteints de monoplégie brachiale, le professeur Charcot recommandait de serrer plusieurs fois par jour le dynamomètre avec la main paralysée et de noter attentivement les plus minimes progrès qui se produisaient.

On constate alors une courbe ascendante presque continue.

Parfois la guérison survient spontanément à la suite d'une crise convulsive ou bien d'un traitement purement psychique (pèlerinage à Lourdes).

Alors que les **contractures** provoquées disparaissent très facilement, les contractures spontanées sont souvent difficiles à guérir, surtout si elles ont été abandonnées longtemps à elles-mêmes ; aussi ne faut-il pas « laisser traîner les contractures » (Charcot).

L'un des meilleurs moyens à employer contre les contractures récentes est le *massage* (effleurage) pratiqué avec légèreté et précaution par une main exercée. On peut encore employer l'électricité statique, l'aimant, la suggestion hypnotique ; mais cette dernière échoue fort souvent, car la contracture hystérique appartient souvent à l'hystérie monosymptômatique et les sujets qui en sont atteints ne sont pas hypnotisables.

L'intervention chirurgicale n'est indiquée que quand la contracture spasmodique se complique de rétractions fibro-tendineuses ; la nécessité de l'intervention dans ce cas avait été indiquée dès 1851 par William-Cowlson.

L'**anorexie** est l'un des accidents de l'hystérie les plus difficiles à traiter, surtout lorsqu'elle survient comme première manifestation de la névrose : bien moins grave est l'anorexie secondaire, celle qui alterne avec des attaques convulsives, du mutisme, des contractures, parce qu'en général elle disparaît rapidement pour être remplacée par l'une ou l'autre des innombrables manifestations de la névrose. La cause du refus d'alimentation est essentiellement psychique ; toutefois, elle peut être provoquée ou entretenue par certains accidents : spasmes de l'œsophage, gastralgie, vomissements, qui rendent l'alimentation difficile ou douloureuse. D'ailleurs, à un moment donné, à toutes les sollicitations faites auprès d'elle pour l'amener à s'alimenter, la malade se retranche derrière l'anorexie.

Je ne mange pas, dit-elle, parce que je n'ai pas faim. M. Sollier a très bien exposé (*Revue de médecine* 1891), les règles du traitement de l'anorexie : le *gavage* a souvent un succès immédiat, mais bientôt, la malade y répugne, et cette répugnance vient encore renforcer l'obstination de la malade à rester à jeun.

Le véritable traitement est l'*isolement* absolu. Le médecin, dès que la patiente est à sa discrétion, doit agir immédiatement, doit procéder à une intimidation morale, en lui persuadant que toute résistance serait inutile et que l'isolement persisterait aussi longtemps que le refus d'alimentation. Le gavage ne peut être institué en permanence, car la malade finit par s'y habituer, et dès lors, ce n'est pas une anorexique qui s'alimente, mais toujours une anorexique qu'on alimente. Le gavage par la sonde nasale est moins contre-indiqué, parce qu'il répugne particulièrement aux malades et que pour s'y soustraire, ceux-ci finissent par accepter les aliments. Lorsque l'anorexie est sous la dépendance de spasmes déterminés par le contact des aliments, on peut essayer de recourir à la suggestion hypnotique, pour combattre l'idée de la malade que le contact des aliments doit fatalement amener chez elle des spasmes ou des crises.

On ne doit suivre aucune règle particulière dans l'alimentation, ni faire à la malade aucune concession sur la nature ou sur la qualité des aliments à ingérer; car toute concession serait un précédent qu'il faudrait combattre plus tard.

L'hydrothérapie constitue enfin un adjuvant utile de l'isolement. Celui-ci doit être continué un certain temps après le retour à l'alimentation.

Nous avons déjà cité dans un chapitre précédent les **vomissements** des hystériques et indiqué le traitement qui leur est applicable.

La **tympanite** cède en général facilement à l'hydrothérapie et à l'électrisation.

Contre la **tachypnée** on utilisera avec avantage les applications du drap mouillé, l'extrait thébaïque à petites doses.

Les **manifestations articulaires** (coxalgie) sont des plus rebelles. La suggestion, le massage des muscles contracturés sont les moyens que l'on doit employer. Quant aux divers moyens chirurgicaux : appareils inamovibles, extension continue, ténotomie, ils sont aujourd'hui considérés non seulement comme inutiles, mais comme nuisibles par le professeur Charcot.

C'est à l'occasion de l'hystérie liée à des troubles des organes génitaux, qu'est née la question de la castration ovarienne, comme moyen curatif de l'hystérie. Les résultats obtenus ont été des plus variables; tantôt les diverses manifestations hystériques ont disparu définitivement après l'ablation des ovaires; tantôt elles ont persisté. La seule indication formelle de l'opération, est l'existence dûment constatée de lésions matérielles des annexes; c'est dans ce cas que la castration peut être suivie de la disparition des accidents hystériques.

NEURASTHÉNIE.

Si le mot de neurasthénie est récent, la maladie qu'il désigne n'est pas nouvelle ; elle a existé de tout temps et dans tous les pays ; elle ne mérite donc pas la dénomination un peu naïve que lui donnait Beard, lorsqu'il la qualifiait d' « American nervousnes » ; ce n'est pas non plus « la maladie du siècle » comme on se plaît à l'appeler parfois, puisque, sans remonter à Hippocrate et à Galien, on trouve dans les écrits des siècles précédents des descriptions qui se rapportent, selon toute évidence, à la neurasthénie (voir notamment la traduction du traité des maladies nerveuses hypochondriaques et hystériques de Robert Whytt, Paris 1767).

Ces réserves faites, nous ne faisons aucune difficulté à constater que la neurasthénie devient de plus en plus fréquente, soit que les conditions sociales actuelles, la lutte intense pour la vie en favorisent plus le développement qu'à toute autre époque, soit que, connaissant mieux ses symptômes, on lui rapporte maintenant différents troubles que l'on classait indûment dans d'autres affections.

La neurasthénie fait le désespoir des malades qui en sont atteints et quelque peu celui des médecins ; on peut cependant arriver à modifier dans bon nombre de cas l'état morbide, déterminé par l'épuisement nerveux, d'autant mieux que la neurasthénie n'est pas, comme l'hystérie, essentiellement héréditaire, et qu'il suffit le plus souvent de supprimer la cause qui l'engendre pour obtenir le rétablissement des malades.

Il faut seulement être bien convaincu de l'inanité de tout traitement médicamenteux, pour n'employer qu'un traitement hygiénique ; il faut enfin s'armer de patience, car la guérison du neurasthénique demande à être poursuivie avec persévérance, et savoir tirer de l'état de chaque malade les indications thérapeutiques qui lui conviennent en propre. Tel traitement utile chez un neurasthénique, ne sera suivi d'aucun effet chez un autre ; cette nécessité d'un traitement variable suivant les cas résulte de la multiplicité des formes cliniques que peut revêtir la maladie ; on ne traitera pas un neurasthénique à prédominance de troubles médullaires comme un neurasthénique avec troubles cérébraux exclusifs, par exemple.

Une condition essentielle du succès est donc l'appréciation exacte de la forme revêtue par la maladie, chez le sujet que l'on doit traiter, et d'autre part la connaissance exacte de ses antécédents, des conditions dans lesquelles il a vécu, des causes qui ont présidé au développement de la neurasthénie.

A. — Traitement général.

Comme l'hystérie, la neurasthénie comporte un traitement physique, psychique et médicamenteux.

Nous ne dirons rien de la prophylaxie ; il est bien évident que si l'on pouvait supprimer toutes les causes de surmenage physique et intellectuel, les grandes afflictions et les soucis de l'existence, la neurasthénie ne se développerait pas ; à cet égard, l'influence préventive est nulle ; le médecin ne peut qu'indiquer les causes de la neurasthénie ; il ne dépend pas de lui de les écarter.

Quant au traitement **médicamenteux** on doit être très réservé sur lui. Ce n'était pas l'avis de Beard qui a tour à tour employé : l'arsenic, la coca, les bromures, la strychnine, le chloral, l'opium, les phosphates, la duboisine, les préparations de zinc.

On peut classer les médicaments utiles chez les neurasthéniques, en toniques ou reconstituants et en calmants.

Parmi les premiers, le *fer* est indiqué dans les cas où l'épuisement nerveux est accompagné d'anémie ou de chlorose ; mais la dyspepsie, si fréquente chez les neurasthéniques, n'en permet pas toujours l'emploi.

L'*arsenic* est en général mieux toléré. Aux malades qui présentent une prédominance de symptômes médullaires (myélasthénie), on prescrit habituellement les préparations de *strychnine* ou de *kola*.

(Arséniate de strychnine. Un demi-milligramme pour une pilule. Prendre une pilule semblable à chaque repas).

Eau..................................	60 grammes.
Alcool à 40°..........................	40 cent. cubes.
Strychnine............................	2 centigrammes.

Prendre au début une demi-cuillerée à café, dans de la bière, au repas de midi, pendant 2 ou 3 jours ; puis une cuillerée à café pendant le même laps de temps et ainsi de suite en augmentant tous les 3 ou 4 jours d'une demi-cuillerée à café, jusqu'à 3 à 6 cuillerées par jour.

Extrait fluide de coca........................	ãã 30 grammes.
— de kola........................	
Eau distillée................................	
Glycérine....................................	10

Une cuillerée à café au moment du déjeuner.

ou :

Sirop d'écorces d'oranges amères............	300 grammes.
Extrait hydro-alcoolique de kola............	10 —

Une cuillerée à bouche avant chaque repas.

ou :

Élixir de Garus	150 grammes.
Teinture de kola	10 —

Une ou deux cuillerées à bouche par jour.

Extrait de quinquina	5 grammes.
— de kola	5 —
— de rhubarbe	2 gr. 50.
— de noix vomique	50 centigrammes.

pour 100 pilules, 2 à chaque repas.

Les *phosphates* ont été assez souvent prescrits dans les neurasthénies qui surviennent pendant la convalescence des maladies graves (neurasthénie grippale par exemple).

On peut utiliser de préférence les phosphates alcalins :

Eau distillée	100 grammes.
Phosphate de soude	ãã 10 —
— de potasse	

une cuillerée à café, à prendre au dîner, dans un peu d'eau sucrée.

Dans ces derniers temps, on a étudié de divers côtés l'action du phosphore chez les neurasthéniques.

On a pensé que l'efficacité des extraits de substance cérébrale et testiculaire était due au phosphore qu'ils contiennent en assez grande quantité. Crocq fils (de Bruxelles) injecte chaque jour un à trois centimètres cubes de la solution suivante :

Phosphate de soude	2 grammes.
Alcool	5 —
Eau distillée	100 —

Récemment (Académie de médecine 24 avril 1894), M. A Robin a étudié la valeur thérapeutique des glycéro-phosphates, après avoir constaté l'existence dans les urines des neurasthéniques, de quantités relativement considérables de phosphore incomplètement oxydé, qui se trouve surtout sous la forme d'acide phosphoglycérique.

Supposant qu'il serait préférable d'introduire dans l'organisme le phosphore sous forme d'une combinaison organique aussi rapprochée que possible de celle qu'il présente dans le système nerveux, il a eu recours à l'emploi des glycéro-phosphates de chaux, de potasse et de soude, soit isolés, soit associés, par la voie stomacale ou par la voie sous-cutanée.

Ils produisent, en injections sous-cutanées, des effets aussi puissants que le liquide testiculaire, aussi M. A. Robin s'est-il demandé si celui-ci n'agit pas exclusivement par la proportion de phosphore qu'il contient à l'état de combinaison organique et si l'on n'aurait pas avantage à remplacer ce liquide de préparation toujours incertaine, par les glycéro-phosphates plus faciles à manier et plus dosables.

Tels sont les principaux toniques ou excito-nervins en usage. Quant aux sédatifs à prescrire, signalons surtout les bromures, le chanvre indien etc.

Les *bromures* sont indiqués dans la neurasthénie à forme cérébrale; on prescrit habituellement les solutions de polybromure.

Le *bromhydrate de quinine*, à petites doses, peut être utile contre la céphalée :

Bromhydrate de quinine..................	5 centigrammes.
Extrait de quassia.......................	Q. S.

pour une pilule. Prendre 3 pilules semblables à chaque repas.

Le *chanvre indien* a été recommandé par Beard contre la céphalée; on peut prescrire la teinture (X à XX gouttes), ou l'extrait (5 centigrammes).

Les neurasthéniques devenant morphinomanes avec la plus grande facilité, on devra se garder de leur prescrire la morphine.

Il faut éviter également d'abuser des hypnotiques comme le chloral, le sulfonal qui sont inefficaces ou dont l'action s'épuise rapidement, d'où l'obligation d'élever les doses et par suite le danger d'exposer le malade à une intoxication.

Nous ne nous attarderons pas à discuter les avantages des *injections sous-cutanées de liquides organiques* car ces avantages sont très contestables, malgré la vogue dont elles ont été l'objet. Brown-Séquard lui-même a dû reconnaître que, dans la neurasthénie en particulier, on ne bénéficiait guère de ce mode de traitement. « A notre grande surprise, a-t-il dit, une affection à la mode et qui, si elle n'existe pas aussi souvent qu'on le croit, est néanmoins très fréquente, la neurasthénie, dont plus de 80 cas ont été traités par notre procédé, n'a pas donné à beaucoup près autant de cas de guérison ou d'amélioration notable que des affections organiques telles que les diverses scléroses de la moelle. En effet la proportion des cas décidément heureux de traitement de la neurasthénie n'a été que de 50 à 60 p. 100 » (Académie des sciences 24 avril 1893).

Le traitement réellement efficace de la neurasthénie consiste dans l'emploi des **moyens physiques et psychiques** combinés.

Weir Mitchell a réuni ces divers moyens dans une méthode de traitement qui ne saurait être appliquée systématiquement, mais qui, dans les cas graves, rend les plus grands services.

Cette méthode consiste dans l'emploi du repos absolu et de l'isolement, de la suralimentation progressive, du massage et de l'électricité.

L'*isolement* ne paraissait utile à Weir Mitchell que parce qu'il permettait de soumettre les malades au repos complet, en les soustrayant à leurs affaires, à toutes les causes provocatrices de la neurasthénie. Aujourd'hui on recommande l'isolement, non seulement pour assurer le repos des malades, mais pour les préserver de l'influence nuisible de leurs proches, qui entretiennent ou augmentent leur maladie en les entourant d'une sollicitude inquiète, pour les soustraire à l'influence d'autres névropathes, et surtout pour donner au médecin une autorité suffisante sur eux. Grâce à l'isolement le médecin peut imposer sa volonté aux malades, en même temps les rassurer, les encourager, leur démontrer incessamment qu'ils ne sont pas atteints d'une maladie incurable et que par suite ils peuvent et doivent guérir dans un avenir rapproché.

L'isolement est une pratique rigoureuse qui ne peut être appliquée à tous les neurasthéniques indistinctement.

Il en est beaucoup qu'on peut traiter en les laissant dans leur famille, ceux notamment qui sont tombés dans l'épuisement nerveux, à la suite de travaux intellectuels exagérés, de fatigues physiques excessives. Le repos suffit en général à ces malades.

Les symptômes qui nécessitent l'isolement, sont principalement la dépression morale profonde, les états anxieux, la morphinomanie.

Le *repos*, combiné ou non à l'isolement doit être absolu, dans les premiers temps tout au moins, et surtout dans les cas de myélasthénie; car le repos physique ne convient pas aux neurasthéniques cérébraux à moins toutefois qu'ils ne souffrent de vertiges. Les myélasthéniques doivent garder le lit continuellement; Weir Mitchell ne leur permet même pas de faire leur toilette et de prendre leur repas; ils sont condamnés à l'immobilité de statue pendant un temps variable, une à deux ou trois semaines; puis ils sont autorisés à se lever pendant quelques heures, à marcher un peu et ne peuvent reprendre la vie ordinaire qu'après un entraînement progressif.

Si le repos physique est indispensable à cette catégorie de malades, le repos intellectuel ne l'est pas moins aux cérébrasthéniques; il convient cependant de ne pas pousser à l'extrême cette prescription du repos de l'esprit, car l'oisiveté complète peut être fâcheuse pour les cerveaux habitués aux travaux intellectuels (Beard).

Dans la méthode de Weir Mitchell la *suralimentation* tient une place importante, mais l'auteur insiste pour qu'elle soit instituée graduellement; c'est ainsi qu'il commence par soumettre la plupart des malades au régime lacté exclusif, puis modifie graduellement l'alimentation de façon à faire absorber une grande quantité d'aliments choisis parmi les plus reconstituants.

Cette suralimentation pouvant être contrariée par le repos prescrit, Weir Mitchell a pensé que l'on pouvait remédier à cet obstacle au moyen des mouvements artificiels et passifs; c'est pourquoi le massage et l'électricité complètent avec l'isolement et la suralimentation la méthode suivie par ce médecin.

Le *massage* consiste d'abord en frictions progressivement énergiques de la peau, puis en pressions des masses musculaires. Plus tard, on ajoute au massage des mouvements passifs que l'on imprime aux différentes articulations et l'on engage le malade à résister à ces mouvements (gymnastique suédoise). Le massage, en dehors de l'action générale qui lui est attribué, est surtout utile dans les cas de parésie musculaire et de douleurs fulgurantes. Il peut rendre de grands services dans les cas de constipation opiniâtre (massage de l'abdomen).

Du massage on peut rapprocher l'emploi de la *médecine vibratoire*, préconisée récemment par Charcot et Gilles de la Tourette. C'est un moyen de combattre certains symptômes fort pénibles comme la céphalée et l'insomnie, mais non une méthode générale de traitement.

L'*électrisation* dans la méthode de Weir Mitchell consiste uniquement en l'emploi des courants faradiques, à intermittences lentes; c'est là un traitement purement local, destiné, comme nous l'avons dit, à remédier aux inconvénients du repos. La plupart des médecins, à l'exemple de Béard, préconisent au contraire l'électricité comme procédé thérapeutique général et particulièrement, à ce point de vue, l'électrisation statique ou franklinisation.

On utilise soit le bain électrique, qui est essentiellement sédatif, soit le souffle ou vent électrique qui, dirigé sur la tête, fait disparaître en quelques minutes la sensation de casque (Vigouroux). L'étincelle électrique obtenue en approchant suffisamment du corps du patient une tige métallique mousse (ou mieux une boule non isolée) est employée pour provoquer soit la contraction musculaire, soit l'excitation cutanée. Dirigée sur la paroi abdominale, elle parvient à vaincre la constipation. Il existe encore un autre procédé de franklinisation, c'est la friction électrique qui s'effectue en passant plus ou moins rapidement une tige métallique non isolée sur les vêtements du malade, en ayant soin d'appuyer. La friction produit une stimulation générale; faite sur la moitié inférieure du corps, elle constitue le meilleur traitement des symptômes de congestion spinale, tels que l'état spasmodique des membres inférieurs, les spasmes, l'exagération des réflexes, les pertes séminales, etc.

Contrairement à l'électrisation statique, les autres modes d'électrisation par les courants continus et les courants interrompus n'ont donné que peu de résultats, et ne trouvent leur indication que dans un petit nombre de cas (relâchement des viscères abdominaux, céphalée, insomnie). L'*hydrothérapie* est le mode de traitement de la neurasthénie que les médecins connaissent le mieux; suivant son mode d'administration, on peut lui demander tantôt une action sédative, tantôt une action tonique.

On doit distinguer dans la neurasthénie les formes où l'excitation domine, et celles qui se traduisent surtout par des phénomènes d'épuisement, ces dernières étant les plus fréquentes.

Dans les premières, réussissent le bain, la piscine et la douche tiède (35°). On peut d'ailleurs se borner dans les premiers temps à donner les douches tièdes et terminer par les douches froides, quand on veut obtenir un effet tonique. Il faut bien savoir que si la douche froide courte est excitante et contre-indiquée chez les neurasthéniques excités, la douche prolongée peut, au contraire, amener la sédation nerveuse.

Contre les formes asthéniques, la douche froide à 16° en jet, en pluie ou à colonne, les frictions énergiques avec le drap mouillé sont particulièrement indiquées; la douche périnéale convient dans le cas d'impuissance et de spermatorrhée.

Quel que soit le mode d'application du traitement hydrothérapique, il faut tâter au début la susceptibilité des malades et les acclimater progressivement à l'eau froide. Un certain nombre de malades, malgré les précautions prises, ne peuvent s'acclimater à l'eau froide, soit qu'elle réveille chez eux des douleurs, soit qu'ils ne peuvent réellement supporter l'action du froid. Il est inutile dans ce cas de chercher à les accoutumer à cette action.

Il n'y a pas de *climat* spécialement favorable au traitement des neurasthéniques; le neurasthénique se porte bien partout où il trouve le repos et le bon air; cependant les climats de montagne, à la condition que l'altitude soit modérée (1000 mètres) conviennent mieux que le séjour au bord de la mer, surtout quand il existe des signes d'excitation. Nous recommandons particulièrement les différentes stations du Valais. Les voyages où l'on change fréquemment de résidence sont le plus souvent contre-indiqués chez les neurasthéniques; Béard plaisantait ses confrères américains qui prescrivent invariablement à tous leurs malades un voyage en Europe; les voyages sont une source de fatigue qu'il faut éviter aux neurasthéniques, tout au moins à ceux qui ont une prédominance de symptômes médullaires.

Certaines *stations minérales* reçoivent chaque année un grand nombre de neurasthéniques; parmi les plus connues citons Néris, Luxeuil, Lamalou, Plombières, etc.; la balnéation chaude en usage dans ces différentes stations peut être très utile, mais n'est nullement indispensable, et peut-être vaut-il mieux se borner à recommander le séjour à la montagne, dans un milieu calme et paisible, que d'exposer le malade à la vie toujours un peu agitée des villes d'eau.

Nous avons précédemment indiqué les règles que recommande Weir

Mitchell pour l'alimentation des malades; mais la suralimentation n'est pas toujours nécessaire; il convient seulement de surveiller le *régime alimentaire* avec d'autant plus de soin, que chez les neurasthéniques il existe un déséquilibre fréquent des fonctions digestives. Tandis que les uns ont une anorexie opiniâtre, d'autres ont une boulimie qui les pousse à engloutir de grandes quantités de nourriture, au détriment du bon fontionnement de l'estomac. Aucun régime exclusif n'est d'ailleurs recommandable; les malades doivent se borner à boire modérément, à s'abstenir notamment de vin pur, de liqueurs, de café; ils doivent éviter d'autre part les aliments de digestion difficile comme les viandes avec sauces, les graisses, le pain pris en grande quantité, etc.

B. — Traitement des formes et des symptômes.

Nous venons de voir quelle est la méthode générale de traitement de la neurasthénie; il s'agit maintenant de montrer comment on doit l'adapter aux indications particulières fournies par chaque malade.

Il importe tout d'abord de distinguer les cas légers d'avec les cas graves. Dans les premiers, l'intervention n'a guère besoin d'être active. Le repos, quelques douches font les frais du traitement. Dans les cas graves, lorsqu'il existe de profonds désordres de la nutrition, des symptômes inquiétants d'impuissance, de prostration prolongée, il faut avoir recours à l'électricité, au massage, aux différents moyens précédemment énoncés; il faut bien savoir que la guérison ne peut s'obtenir qu'au bout de longs mois, et par suite ne pas se décourager quand on n'obtient pas de résultats immédiats. C'est dans ces cas seulement que l'isolement s'impose.

Contre la **spermatorrhée**, l'**impuissance** réussissent particulièrement, les frictions électriques, les douches périnéales. Les désordres de l'appareil utéro-ovarien nécessitent un traitement variable suivant l'affection locale. La faradisation intra-utérine peut être utile dans le cas de dysménorrhée pseudo-membraneuse.

L'**atonie gastro-intestinale** constitue le symptôme pour lequel on est consulté le plus souvent; la plupart des malades sont traités depuis plus ou moins longtemps pour une dilatation de l'estomac et soumis, souvent sans un grand avantage, à des médications multiples. Il importe de tenir la main à l'observation des prescriptions relatives au régime alimentaire, sans négliger le traitement général de la neurasthénie; les relations entre la dyspepsie et la neurasthénie ne sont pas telles en effet, que l'on ne puisse voir disparaître la dyspepsie, alors que la neurasthénie persiste. Nous avons constaté toutefois la disparition corrélative des troubles nerveux et des troubles digestifs chez un certain nombre de malades, quand on surveillait particulièrement leur estomac. La constipation opiniâtre est des plus fréquentes chez les neurasthéniques; la plupart ont fait usage en vain des innombrables laxatifs de la pharmacopée; tout en continuant à leur prescrire des remèdes inoffensifs comme les graines inertes, le tamar indien, la poudre de réglisse composée, etc., il faut insister sur l'utilité du traitement physique : exercice, hydrothérapie (douche locale sur l'abdomen), massage de l'abdomen, électricité.

Quelle que soit l'opinion que l'on ait au sujet de l'**entéroptose** de Glénard, on ne peut nier l'existence chez certains neurasthéniques de phénomènes douloureux intenses, ayant pour cause le relâchement des viscères abdominaux et que le port d'une ceinture parvient seul à calmer.

L'**insomnie** et la **céphalée** sont deux symptômes des plus pénibles pour lesquels on est souvent consulté. C'est en vain que l'on donne contre l'insomnie le sulfonal, les bromures, le chloral; les médicaments n'ont en effet que peu d'influence sur l'insomnie. Les douches à 36° (le jet étant fréquemment dirigé sur la nuque, Bottey), les bains tièdes pris le soir, immédiatement avant le coucher, ont souvent une action favorable. Le professeur Charcot a récemment proposé l'emploi du casque trépidant, dont les vibrations sont déterminées par un petit moteur électrique. La vibration fait disparaître les symptômes céphaliques, en particulier les vertiges et le cas douloureux; elle peut même agir à distance sur d'autres symptômes de la neurasthénie « dans un cas où les phénomènes spinaux étaient prédominants, la plaque sacrée, la faiblesse des membres inférieurs, l'impotence sexuelle relative disparurent sans qu'on eût besoin de recourir à des vibrations le long de la colonne vertébrale » (Charcot, *Progrès médical*, 1892, n° 35, p. 149).

Le souffle électrique est également fort utile contre la céphalée.

GOITRE EXOPHTHALMIQUE.

Les nombreuses discussions qui ont porté sur la pathogénie du goitre exophthalmique n'ont pu encore résoudre définitivement la question. Jusqu'à ces derniers temps, tout semblait plaider en faveur de l'origine nerveuse des troubles morbides : l'hérédité névropathique si développée chez la plupart des malades, le début habituel à la suite de frayeur, d'émotions, enfin et surtout les nombreux symptômes nerveux qui font partie du cadre symptomatique; l'anatomie pathologique elle-même venait confirmer en apparence cette origine nerveuse, ainsi que l'expérimentation (Filehne, Durdufi, Bienfait). On discutait seulement encore pour savoir si réellement le goitre exophthalmique est une névrose ou une maladie ayant toujours pour substratum une lésion matérielle.

Cependant, de nouveaux travaux sont venus qui ont permis d'envisager sous un jour nouveau la pathogénie de la maladie de Basedow. Depuis Mœbius l'attention est attirée sur le rôle joué par le corps thyroïde dans le développement de la maladie; on a comparé le goitre exophthalmique au myxœdème et l'on a attribué la première maladie à l'excès de fonctionnement du corps thyroïde, la seconde à l'insuffisance de son fonctionnement. Ce serait une maladie comparable dans sa nature à la maladie d'Addison, au diabète pancréatique. Cette théorie est fort séduisante et elle a gagné de nombreux partisans. Il est certain que de nombreuses raisons plaident en sa faveur : par exemple, le développement des symptômes du goitre exophthalmique chez des malades porteurs depuis longtemps d'un goitre simple, d'autre part les améliorations et les guérisons obtenues à l'aide du traitement opératoire. Si l'on n'a pu encore guérir le goitre exophthalmique, à l'aide de moyens propres à modérer le fonctionnement exagéré du corps thyroïde, on a pu chez les malades atteints de myxœdème suppléer à l'insuffisance de ce fonctionnement en leur faisant absorber des fragments de corps thyroïde, en leur injectant des extraits de ce corps, etc.

Bien que très vraisemblable, la théorie thyroïdienne, ne peut cependant s'appliquer à tous les cas, et l'on ne peut expliquer, à l'aide de cette théorie, les cas incontestables de goitre exophthalmique développés par exemple à la suite de lésions nasales.

Nous n'insisterons pas davantage sur la question si complexe de l'étiologie du goitre exophthalmique, car nous ne pouvons tirer des indications thérapeutiques bien précises des diverses théories qui ont été formulées.

Si réellement la maladie procède d'un trouble fonctionnel du corps thyroïde, on conçoit aisément l'impuissance des divers médicaments que l'on a proposés contre elle. Le traitement le plus rationnel, à l'heure actuelle, est celui qui consiste à modérer l'excitabilité du système nerveux, car ce sont les troubles nerveux qui dominent la scène morbide, quelle que soit la cause de la maladie (intoxication thyroïdienne ou névrose primitive).

Contre ces troubles réussissent surtout les moyens hygiéniques et physiques, comme dans l'hystérie et la neurasthénie, dont les symptômes se retrouvent d'ailleurs fréquemment chez les malades atteints de goitre exophthalmique.

A. — Traitement général.

Avant de soumettre les malades au traitement, il est nécessaire de les placer dans les **conditions hygiéniques** les plus propices à leur rétablissement.

Ils doivent avoir une vie régulière et paisible, renoncer aux exercices musculaires violents, écarter d'eux autant que possible les causes d'émotion. Les excès de table, l'abus de l'alcool, du café, du tabac leur sont des plus nuisibles.

Le séjour à la campagne et surtout la cure d'altitude sont particulièrement recommandables, suivant les médecins allemands; cependant, il ne faut pas envoyer les malades dans des stations élevées de plus de 800 à 1000 mètres, sinon on les expose à une recrudescence des palpitations.

Aucune eau minérale n'a d'efficacité dans le goitre exophthalmique. Si, pour satisfaire le désir des malades, on croit devoir leur prescrire une *cure thermale*, on aura soin de les adresser à des stations telles que Néris, Plombières, Lamalou etc. dont les eaux sont très faiblement minéralisées et n'agissent que par leur thermalité.

Les **médicaments** proposés contre le goitre exophthalmique sont innombrables; quelques-uns ont été prescrits empiriquement, beaucoup ont été employés pour répondre aux indications fournies par un symptôme déterminé, ou bien encore à celles que suggèrent telle ou telle théorie.

On eut d'abord l'idée d'appliquer au goitre exophthalmique le traitement qui réussit souvent dans les cas de goitre simple, c'est-à-dire la médication iodée (Stokes). Trousseau repoussa l'emploi de l'iodure de potassium qui exagère l'éréthisme cardiaque; il pensa même que les accidents d'iodisme signalés chez les goitreux à la suite d'administration de doses très minimes d'iodure, n'étaient autres que des signes révélateurs de maladie de Basedow méconnue. De son côté M. Rendu a vu survenir une maladie de Basedow chez une dame de vingt-huit ans, à qui, depuis deux mois, il faisait prendre 2 grammes d'iodure par jour, pour une aortite. Cependant il ne repousse pas systématiquement l'iodure de potassium ; il pense qu'il peut être utile dans certains cas et rappelle que Trousseau lui-même a cité un cas de goitre exophthalmique où l'iodure donna de bons résultats.

Expérimenté par Gonet et employé avec succès par Trousseau, le *bromure de potassium* est encore très employé, à titre de nervin, dans le traitement de la maladie de Basedow ; on le prescrit à la dose de 3 à 6 grammes. Il diminue l'intensité des palpitations, combat les poussées congestives et l'insomnie.

La *digitale* constitue avec l'hydrothérapie le fond du traitement recommandé par Trousseau; peu de médicaments ont été aussi discutés que celui-ci. Tandis que Trousseau prescrivait la teinture de digitale à la dose de VIII à X gouttes toutes les heures et parvenait à la donner jusqu'à la dose de C gouttes par jour « de telle sorte que le pouls ne batte plus que 70 à 60 fois par minutes », d'autres médecins ont condamné l'emploi de la digitale à des doses exagérées; plus sceptiques encore, quelques médecins ont dénié toute influence à la digitale, même donnée à petites doses; Gueneau de Mussy déclare que la digitale prescrite contre cette maladie à doses prudentes n'a d'autre effet que de troubler quelquefois les fonctions gastriques.

Où se trouve la vérité ? D'après M. Huchard l'indication de la digitale ne résulte nullement de l'existence de la tachycardie et des palpitations; le médicament est au contraire contre-indiqué, tant qu'il existe des signes de tension artérielle normale ou exagérée. Ce qu'il y a de mieux à faire, à ce moment, est de prescrire la trinitrine et l'antipyrine. Mais la tension ne reste pas toujours à ce degré; il survient dans le cours du goitre exophthalmique des accès d'asystolie aiguë et transitoire, pendant lesquels apparaissent l'œdème des membres inférieurs, la congestion hépatique, etc.; pendant ces accès la tension artérielle s'abaisse et la digitale devient alors nécessaire; sa seule indication est donc la tendance à l'asystolie.

Pour combattre l'éréthisme cardio-vasculaire, M. Dieulafoy a eu l'idée d'administrer l'*ipéca*, associé à la digitale et à l'opium, dans des pilules ainsi composées :

Poudre d'ipéca........................	3 centigrammes.
Poudre de feuilles de digitale...........	2 —
Extrait d'opium..........................	25 milligrammes.

pour une pilule. Prendre 4 à 6 de ces pilules par vingt-quatre heures. Il a traité de cette façon plusieurs malades atteints de goitre exophthalmique et une amélioration considérable de tous les symptômes a été la règle. Le seul inconvénient de ce traitement est, dans certains cas, la diarrhée, qui persiste jusqu'à ce que l'accoutumance se soit produite.

D'autres médicaments ont encore été préconisés, notamment l'*ergot de seigle* (Von Willebrand, Hammond) la *belladone*, la *duboisine* (Dujardin-Beaumetz). M. Dujardin-Beaumetz a injecté plusieurs fois par jour une seringue de la solution suivante :

Sulfate neutre de duboisine.............	1 centigramme.
Eau de laurier-cerise....................	20 grammes.

(chaque injection représentant 1/2 milligramme de sel de duboisine);

ces injections ont pour effet de diminuer les palpitations, les battements vasculaires, mais elles sont suivies de signes d'intoxication qui obligent à en suspendre l'emploi.

Le *sulfate de quinine* seul (Demarquay, Duméril) ou associé au fer (Traube) a été parfois administré à doses variables, tantôt faibles (30 à 50 centigrammes), tantôt massives (1 gramme à 1 gr. 50).

En ce qui concerne l'emploi du *fer*, les avis sont partagés; les uns le croient indiqué, en raison de l'anémie parfois très prononcée des malades; d'autres, comme de Græfe, le repoussent, car ils redoutent d'exagérer l'éréthisme vasculaire; le fer ne pourrait être donné que dans les cas à marche lente, chronique. L'opinion de Trousseau est conforme à celle de de Græfe.

Il nous reste à signaler trois médicaments qui rendent de réels services : ce sont l'aconit, le *veratrum viride* et l'antipyrine.

L'*aconit* est employé depuis longtemps par les médecins anglais qui l'associent à la digitale, au bromure de potassium, à la quinine, au seigle ergoté; J. Hutchinson l'a recommandé récemment contre les manifestations douloureuses, névralgiques. D'après Rendu, l'aconit n'aurait que peu d'action sur les troubles cardiaques et serait seulement utile contre la névralgie faciale.

Le *veratrum viride* et la vératrine ont joui d'une grande faveur. Aran, le premier, a fait usage de la vératrine; les médecins qui l'ont employée après lui, l'accusent de provoquer des nausées, des vomissements, parfois des syncopes, mais ils lui reconnaissent une influence incontestable sur le tremblement. On peut prescrire matin et soir une pilule de 5 milligrammes de vératrine associée à 1 centigramme de poudre d'opium brut.

M. le professeur Sée n'utilise que la teinture de *veratrum viride*, à la dose de X à XXX gouttes ; le *veratrum viride* détermine, d'après lui, un abaissement considérable de la pression vasculaire et le ralentissement du cœur.

L'*antipyrine* a été employée pour la première fois par M. Huchard dans le traitement du goitre exophthalmique; depuis elle a rapidement conquis une place importante dans le groupe des médicaments que l'on peut opposer à cette maladie. Sous son influence, les signes cardinaux de la maladie : la tumeur, l'exophthalmie, les palpitations, le tremblement s'atténuent ou disparaissent. D'après M. Huchard, on pourrait l'associer avec avantage à la *trinitrine* qui agit comme dépresseur vasculaire, l'antipyrine étant un dépresseur nervin.

Parmi ces divers remèdes à quel choix faut-il s'arrêter? L'expérience a montré que les médicaments qui agissent sur le système nerveux comme l'antipyrine, le bromure de potassium, l'aconit sont ceux qui donnent les meilleurs résultats ; c'est donc à eux que l'ou aura recours habituellement.

Les **moyens physiques** constituent actuellement la médication de choix dans la maladie de Basedow.

Avant d'indiquer le mode d'emploi de l'hydrothérapie signalons les *applications locales du froid* préconisées par Aran, puis par Kahler contre les palpitations, par Hutchinson contre l'exophthalmie. Aran recommandait l'application, d'une vessie de glace sur le corps thyroïde et la région précordiale, pendant plusieurs semaines ; mais ces applications sont le plus souvent mal supportées et n'ont d'ailleurs aucune efficacité.

Trousseau, le premier, a recommandé l'*hydrothérapie;* depuis lui, la plupart des médecins qui ont écrit sur le goitre exophthalmique ont confirmé les excellents effets que l'on en peut obtenir. On peut commencer chez les sujets particulièrement excitables par la douche en pluie chaude, et terminer par une douche froide de très courte durée ; chez les sujets anémiques et moins excitables, on peut débuter d'emblée par la douche froide ; on a encore recommandé l'emploi du drap mouillé, les lotions à l'éponge ruisselante, etc.

Le *traitement électrique* est celui qui donne les meilleurs résultats ; il consiste à électriser successivement, par le courant faradique, les deux carotides, les deux régions péri-orbitaires, la tumeur thyroïdienne, la région précordiale. En raison de l'importance de ce traitement, nous empruntons à M. Vigouroux (*Gazette des hôpitaux* p. 494, 1891), les détails suivants sur son application ; « Le courant faradique ou courant d'induction est celui qui m'a le mieux réussi dans le traitement du goitre exophthalmique. Les effets se traduisent souvent immédiatement par une sensation d'allègement, une diminution de l'exophthalmie, une vascularisation moins prononcée de la face. Le courant continu, que j'ai souvent mis en usage dans cette affection et que j'ai aujourd'hui abandonné, n'agit qu'avec une rapidité beaucoup moins grande. Quant à l'électricité statique, si utile dans d'autres névroses, elle est très mal supportée par ces malades. C'est qu'en effet, chez eux, la résistance électrique est très diminuée ; elle tombe souvent au quart du chiffre normal. Par suite, la malade placée sur le tabouret relié à la machine statique, prend 3 à 4 fois plus d'électricité qu'un sujet hystérique ou neurasthénique, dont la résistance est normale et le plus souvent même accrue. Cette intolérance spéciale à la maladie de Basedow s'explique donc bien par la diminution de la résistance électrique, et cette diminution de la résistance, signe précieux pour le diagnostic, est aussi une indication très utile du traitement.

Pour pratiquer l'électrisation, une plaque large de 7 à 8 centimètres est tout d'abord fixée au moyen d'une bande à la partie postéro-inférieure du cou, où elle constitue l'électrode indifférente. Cette plaque, bien mouillée, n'est plus changée pendant toute la séance. Le seul changement au cours de la séance est le suivant : Tandis que la plaque est reliée au pôle positif de la bobine induite pour l'électrisation des carotides, des yeux, du corps thyroïde, on change le pôle et on la relie au pôle négatif, quand on arrive à l'électrisation de la région précordiale.

Pour l'électrisation des carotides, le pôle actif est constitué par un petit tampon en forme d'olive ou de bouton plat relié au pôle négatif de la bobine induite, bobine à fil moyen. Ce tampon est appliqué en dedans du sterno-mastoïdien, au niveau de l'angle de la mâchoire. La pression doit être assez énergique pour percevoir les battements de l'artère. L'intensité du courant sera suffisante pour être capable, si on déplace un moment l'électrode pour la placer à la partie moyenne du sterno-mastoïdien, de produire une contraction musculaire énergique. Mais elle ne doit jamais être telle qu'elle devienne insupportable au malade. Le tampon olivaire est successivement appliqué pendant une minute, une minute et demie sur chaque carotide. Il est très fréquent, du côté électrisé, de constater un aspect marbré, une pâleur de la face, avec abaissement de température de près de 1 degré, qui indique bien l'effet interne produit sur la vascularisation.

Pour l'électrisation des régions oculaires, le tampon olivaire est placé tout d'abord sur le rebord externe de l'orbite pour exciter l'orbiculaire des paupières ; on le promène ensuite légèrement sur les paupières elles-mêmes, sur tout le pourtour de l'orbite, en évitant les nerfs sus et sous-orbitaires. Il est souvent difficile d'obtenir des contractions musculaires.

L'intensité du courant sera donc surtout réglée sur la sensibilité du malade. Le fait le plus important dans cette électrisation est le suivant. Il existe, à 1 centimètre en arrière et au-dessous de la queue du sourcil, un point spécial, dont l'excitation amène, chez les malades atteints d'exophthalmie très marquée, un mouvement brusque et assez inquiétant du globe de l'œil en avant. On évitera donc d'appliquer l'électrode en ce point. La durée de l'électrisation est, pour chaque œil, d'une à deux minutes environ.

Pour l'électrisation de la tumeur thyroïdienne, on emploie un tampon plat de 3 à 4 centimètres, relié au pôle négatif. Ce tampon est successivement appliqué au-dessus de la fourchette sternale, sur les parties saillantes de la tumeur thyroïdienne, sur les muscles sterno-hyoïdiens et sterno-thyroïdiens, en tout deux à trois minutes. On peut employer un courant intense, assez intense pour obtenir une forte contraction musculaire. Deux fois seulement, sur un nombre considérable d'applications, j'ai vu, dans l'électrisation de cette région, des troubles : pâleur, tendance à la lipothymie, dus à une excitation du pneumogastrique et qui se dissipèrent rapidement. On doit aussi se rappeler que l'électrisation, faite directement sur l'os, est douloureuse et éviter de toucher la poignée du sternum dans l'électrisation du creux sus-sternal.

Pour l'électrisation de la région précordiale, la plaque de la nuque est reliée au pôle négatif. L'électrode plate de 4 centimètres de diamètre est, au contraire, mise en communication avec le pôle positif, l'application de ce pôle semblant avoir un effet sédatif particulier. Cette électrode est appliquée sur le troisième espace intercostal gauche, près du sternum. Le courant est faible, juste suffisant pour provoquer quelques légères contractions fibrillaires du grand pectoral. Durée : deux à trois minutes.

La durée totale de la séance d'électrisation a donc été de dix à douze minutes. Les séances seront faites au moins tous les deux jours ; mieux vaut encore, quand la chose est possible, qu'elles soient quotidiennes. »

L'amélioration est d'ordinaire très prompte ; le tremblement, le goitre sont les premiers symptômes qui disparaissent ; l'exophthalmie ne diminue qu'ensuite, le symptôme le plus lent à s'amender est la tachycardie.

Si l'amélioration est rapide, la durée totale du traitement est longue, car pour obtenir la disparition complète de tous les symptômes, il faut compter au moins six mois de traitement.

Le **traitement chirurgical**, pour être le plus récent, n'en a pas moins conquis une place considérable dans la thérapeutique de la maladie de Basedow, tout au moins de celle qui se développe secondairement chez les individus porteurs depuis un temps plus ou moins long d'un goitre simple. L'ablation du corps thyroïde a été pratiquée tout d'abord, sans être inspirée par une théorie pathogénique.

Elle a été faite par Watson en Angleterre (1873), puis introduite en France par Dolbeau, Ollier et pratiquée sur une large échelle par le professeur Tillaux qui en a été le véritable vulgarisateur dans notre pays. Le nombre des cas où l'on est intervenu chirurgicalement est aujourd'hui considérable ; diverses opérations ont été tentées ; les uns ont préconisé la ligature des artères thyroïdiennes, les autres, ce sont les plus nombreux, ont eu recours à l'extirpation totale ou partielle de la glande ; dans ce dernier cas la partie de la glande qu'on a laissée s'atrophie peu à peu. Récemment M. Jaboulay (*Lyon médical*, mars 1893) a recommandé vivement une nouvelle opération, l'exothyropexie, qui consiste dans la luxation au dehors et l'exposition à l'extérieur d'une partie ou de la totalité du corps thyroïde. Cette opération, dit-il, provoque l'atrophie et par suite ramène à la normale l'activité sécrétoire du corps thyroïde. Dans trois cas une guérison rapide a suivi l'exposition du goitre à l'extérieur. Les résultats favorables obtenus à la suite de cette opération, comme à la suite de l'ablation de la glande, constituent des arguments des plus sérieux en faveur de la théorie thyroïdienne soutenue par Gauthier (de Charolles), puis par Möbius.

Il ne faut pas exagérer toutefois la valeur du traitement chirurgical. Les opérations, l'ablation tout au moins, ne sont pas dénuées de tout danger; des cas de mort par hémorrhagie ont été signalés, d'autre part l'opération n'a pas toujours été suivie de guérison.

Même dans les cas où la guérison est survenue, on peut hésiter à la mettre sur le compte de l'opération, car on ne doit pas perdre de vue qu'il existe des goitres exophthalmiques bénins, susceptibles de guérir spontanément; comme dans l'épilepsie, l'impression morale déterminée par le traumatisme peut suffire à déterminer la disparition des troubles nerveux. Pengrueber a relaté un fait qui démontre d'une façon bien intéressante la part de l'influence morale :

Une femme atteinte de maladie de Basedow avait réclamé impérieusement une opération. On l'endormit, après avoir fait devant elle tous les préparatifs d'une opération; on lui appliqua un pansement au-devant du cou et on la réveilla en lui disant que l'opération avait parfaitement réussi.. Au bout de quelques jours le goitre, les troubles cardiaques, etc. avaient disparu !

L'intervention chirurgicale a encore été pratiquée dans ces cas si curieux et si difficiles à expliquer où le goitre exophthalmique est survenu à la suite d'une affection du nez. Le cas le plus significatif est celui de Hack (1886). Il s'agissait d'une jeune fille de dix-sept ans qui était atteinte depuis longtemps d'une obstruction des fosses nasales et chez qui s'étaient développés les signes de la maladie de Basedow. Hack cautérisa les cornets et vit disparaître, dès le lendemain, l'exophthalmie et rapidement les autres symptômes. Fraenkel, Semar, Semon, Musehold ont publié des succès analogues. Il est probable que chez les prédisposés, la lésion nasale, qui peut être de nature très variable, joue simplement le rôle de cause occasionnelle pour l'éclosion des accidents.

B. — Traitement symptômatique.

Il survient, dans le cours du goitre exophthalmique, certains paroxysmes aigus qui nécessitent une intervention active. Ces paroxysmes qui surviennent, sans cause appréciable, ou bien à la suite d'émotions vives, aux époques menstruelles, se caractérisent par un redoublement du nombre et de la violence des palpitations, par une asystolie complète, par une tuméfaction telle du corps thyroïde que le malade est menacé d'asphyxie. On recommande d'avoir recours dans ces cas aux *injections de morphine*, à la *saignée*, à la *dérivation* (pédiluves sinapisés), enfin, en dernier ressort, à la *trachéotomie*, si la mort paraît imminente par suite de la compression de la trachée exercée par le goitre.

Contre l'insomnie et l'agitation nerveuse on emploie l'*uréthane*, le *sulfonal*, le *bromure de potassium*.

Nous avons déjà indiqué que la *digitale* devait être employée dans les cas où le cœur faiblit.

La saillie des globes oculaires est quelquefois telle que l'on a été obligé d'y remédier soit par la *compression* au moyen de coussinets d'ouate ou de bandes de caoutchouc, soit en pratiquant la *blépharrorhaphie partielle* (de Graefe).

CHORÉE.

Sous le nom de chorée on a d'abord décrit uniquement la chorée de Sydenham, mais plus tard on a employé ce terme pour désigner un certain nombre de symptômes ou de syndromes de nature fort différente. A la chorée de Sydenham on a successivement ajouté la chorée hystérique, les chorées symptômatiques de lésions cérébrales (hémichorée, chorée chronique des vieillards), les tics, les chorées électriques, etc.

Nous ne traiterons ici que de la chorée de Sydenham.

Après les travaux de G. Sée (1850) et de Roger on crut définitivement élucidée la pathogénie de cette chorée et l'on fit du rhumatisme sa cause unique ; mais on ne tarda pas à remarquer que le rhumatisme n'existait pas à l'origine de tous les cas; on fut frappé de l'existence chez les choréiques de tares nerveuses héréditaires et de nombreux stigmates personnels de dégénérescence ; aussi Pinel, Joffroy considèrent-ils la chorée comme une névrose cérébro-spinale d'évolution.

Mais il est difficile d'expliquer, si l'on adopte cette manière de voir, l'existence chez les choréiques, de la fièvre, des lésions cardiaques, etc. ; aussi est-on revenu à la théorie de l'infection, en l'élargissant et en attribuant à d'autres maladies infectieuses, la part réservée d'abord exclusivement au rhumatisme. On a vu survenir en effet la chorée, non seulement à la suite du rhumatisme, mais aussi consécutivement à la fièvre typhoïde, la pneumonie, l'érysipèle. Soutenue par Marie, Pierret, Teissier, Triboulet en France, par Strumpell, Möbius, etc., en Allemagne, la théorie de l'infection paraît des plus vraisemblables ; elle est corroborée d'ailleurs par les recherches bactériologiques qui ont permis de démontrer dans quelques cas l'existence de germes infectieux (staphylocoques) soit dans le sang, soit au niveau du cœur.

Il est à remarquer que la théorie de l'infection est parfaitement conciliable avec celle de l'origine nerveuse de la chorée ; en effet l'infection, rhumatismale ou autre, ne provoque la chorée que chez des sujets prédisposés, de par l'hérédité, aux manifestations nerveuses.

« Ces influences rhumatismale et nerveuse, par leur coexistence chez le même sujet, rendent la thérapeutique hésitante; mais l'embarras est encore augmenté par ce fait que la chorée étant une maladie cyclique, elle a une période normale d'ascension, d'état et de déclin, et selon, qu'on intervient à l'une ou l'autre de ces périodes, on a, avec le même médicament, tantôt des échecs et tantôt des succès. Comme en médecine, on a toujours la tendance à invoquer la médication pour expliquer le résultat obtenu, on comprend qu'on ait attribué à des médicaments ce qui était le fait naturel de la maladie. » (Dujardin-Beaumetz, *Bulletin général de Thérapeutique*, 15 mars 1894.)

En fait, la thérapeutique de la chorée est purement empirique et la doctrine de l'infection n'a pas reçu de consécration, sur le terrain de la pratique. Le salicylate de soude notamment, est sans action sur la chorée, bien que Dresch (de Foix) le considère comme très efficace.

Un mot d'abord des médications tombées en désuétude :

Le tartre stibié, préconisé par Laënnec et Breschet, eut une vogue assez grande au début du siècle ; on le donnait pour amener une dépression considérable du système nerveux. Bouley, Gillette établirent plus tard des règles précises pour l'administration du médicament; il est inutile de rappeler ces règles, la médication par le tartre stibié n'ayant plus qu'un intérêt historique.

Nous en dirons autant de la médication par la *strychnine* à laquelle Trousseau avait prêté l'appui de son nom. L'illustre clinicien se proposait de transformer au moyen de la strychnine, les convulsions cloniques en convulsions toniques. Il employait un sirop de sulfate de strychnine dosé à 5 milligrammes par cuillerée à café; en espaçant régulièrement les prises et en augmentant les doses de deux en deux jours, il arrivait aux chiffres énormes de 3, 4 et 6 centigrammes de strychnine par jour, chez des enfants de six à dix ans; Trousseau allait jusqu'à l'apparition de raideurs dans la mâchoire et de secousses convulsives dans les membres; le neuropathologiste américain Hammond a employé également la strychnine, mais avec plus de réserve. En somme, la strychnine est un médicament dangereux en même temps que d'une efficacité douteuse; avec elle on joue gros jeu pour un résultat problématique (Ollivier). A la médication tétanisante, on tenta de substituer des médicaments qui devaient amener, pensait-on, la dépression musculaire; c'est ainsi que l'*ésérine* préconisée par Bouchut eut un moment de vogue ; Bouchut donnait le sulfate d'ésérine à la dose de 2 à 5 milligrammes en pilules ou en injections hypodermiques; Oulmont proposa l'*hyoscyamine* qui détermine des effets toxique avant d'amener la moindre sédation; dans les formes intenses

M. Magnan a utilisé avec succès les injections de chlorhydrate d'hyoscine (à la dose de 1 à 2 milligrammes chez l'adulte).

Trois médications sont aujourd'hui usitées dans le traitement de la chorée : la médication par les antispasmodiques et les hypnotiques, par l'arsenic, par l'antipyrine.

Il était logique de s'adresser aux antispasmodiques pour modérer l'hyperexcitabilité nerveuse qui est la caractéristique de la chorée, mais quelques-uns seulement ont donné des résultats appréciables. La valériane que l'on a donnée jusqu'à la dose de 15 à 20 grammes a toujours échoué, ainsi que l'asa fœtida, l'oxyde de zinc (pilules de Méglin), le musc, le camphre, le castoreum.

L'*opium* a été donné à hautes doses dans la chorée ; Trousseau prescrivait 25 milligrammes d'extrait gommeux d'opium, d'heure en heure, jusqu'à production de somnolence. Ce traitement n'est pas applicable chez les enfants, qui ne peuvent tolérer ces doses intensives ; chez l'adulte, l'opium ainsi administré, calme l'agitation, procure quelque répit dans les chorées graves, mais il est moins efficace que le chloral.

Quant au *bromure de potassium* qui compte encore un certain nombre de partisans, son action est au moins incertaine, si l'on en juge par les opinions contradictoires qui ont cours à son égard. Il serait surtout utile dans les cas de chorée franchement hystérique, toutefois dans la chorée vulgaire il a donné quelques résultats ; il est indiqué notamment, lorsqu'il existe des complications cardiaques et que l'on redoute l'influence fâcheuse du chloral sur le cœur ; il faut en prescrire des doses assez élevées 2 à 4 grammes (Ollivier) ou même 7 à 8 grammes (A. Voisin).

L'emploi du *chloral* dans la chorée a été vulgarisé par Bouchut (1873). Ce n'est, pas plus que les autres médicaments en usage, un spécifique de la chorée, mais il a l'avantage de procurer un sommeil pendant lequel les mouvements cessent. Il est surtout utile dans les chorées de moyenne intensité pour assurer le sommeil et dans les chorées graves pour combattre l'agitation extrême, qui détermine une rapide depression. Limitée d'abord à la durée d'action du chloral, la sédation des mouvements se prolonge à l'état de veille et l'agitation diminue progressivement. L'amélioration est habituelle, parfois même la guérison absolue survient, sous l'influence de ce traitement ; toutefois il est des cas rebelles au chloral, qui sont influencés avantageusement par l'antipyrine et réciproquement.

On prescrit à la fin des trois repas de la journée 1 gramme ; 1 gr. 50 ; 1 gr. 75 de chloral hydraté dans du sirop ou de la gelée de groseilles ou dans du lait ; les malades doivent se mettre au lit, immédiatement après les repas et s'endorment ainsi pendant une heure ou deux. S'il existe une affection valvulaire du cœur, le chloral est absolument contre-indiqué, en raison de son action dépressive sur la circulation. C'est pour éviter ces inconvénients sérieux du chloral qu'on a tenté de lui substituer dans ces derniers temps quelques-uns des nouveaux hypnotiques : la *paraldéhyde* (Gerlach) à la dose de 2 ou 3 grammes, le *sulfonal* (Geffries), etc.

Quant au *chloroforme* et à l'*éther*, ils ne peuvent être utilisés que dans des cas exceptionnels.

L'*arsenic* est employé depuis longtemps dans le traitement de la chorée, notamment en Angleterre où cette médication a constamment gardé de nombreux adhérents : en France Trousseau, G. Sée l'ont condamnée, néanmoins Aran, Siredey, Archambault, Bouchut, J. Simon, Cadet de Gassicourt ont continué à s'en servir. On ne s'est pas borné à administrer l'arsenic par la voie buccale, on a utilisé encore les injections sous-cutanées (Widerhofer, Eulenburg, Smith, Perroud). Les injections qui sont d'une façon générale, un excellent moyen d'administrer les médicaments, ne conviennent pas pour introduire l'ar sen idans l'économie; en effet les injections de liqueur de Fowler sont douloureuses, et souvent suivies d'abcès, alors même que les précautions antiseptiques de rigueur ont été prises; aussi bien, est-ce exclusivement par la bouche que l'arsenic doit être donné. On emploie, soit la liqueur de Fowler, soit une solution d'arséniate de soude dans l'eau, que l'on donne au repas, mêlée à l'eau vineuse; il faut arriver rapidement à donner par jour un centigramme d'arséniate de soude et ne pas craindre même de dépasser cette dose (Seguin), s'il ne survient pas de phénomènes d'intolérance; les insuccès seraient souvent dus à la timidité des médecins, craignant de donner des doses trop fortes. Il est difficile d'expliquer l'action favorable exercée par l'arsenic sur la chorée; dire qu'il agit comme modificateur de la nutrition, comme reconstituant, ce n'est guère formuler qu'une hypothèse.

L'*antipyrine* est, à l'heure actuelle, le médicament qui compte le plus de succès à son actif. Essayée pour la première fois par Wolner (de Munich) en 1887, elle fut peu de temps après employée par Legroux, Lilienfeld, Négrié, Dumur, puis par tous les médecins qui s'occupent des maladies infantiles. Tous sont unanimes à reconnaître l'efficacité de cet agent. Le criterium de cette efficacité est tiré de la rapidité vraiment surprenante avec laquelle cèdent souvent les accidents; on sait que la chorée livrée à elle-même se termine spontanément, en général, au bout d'un temps qui oscille entre des limites assez étroites (soixante-neuf jours d'après G. Sée et H. Roger à quatre-vingt-dix jours d'après Cadet de Gassicourt); or, on a vu fréquemment des chorées qui ne duraient que depuis vingt ou trente jours, céder au bout de dix à onze jours de traitement.

MM. Legroux et Dupré ont cité dans leur travail six cas de guérison radicale survenue après onze jours de traitement; en tous cas, une amélioration notable se produit d'ordinaire dès le troisième ou le quatrième jour. On a vu des récidives survenir après la cessation du traitement, mais la chorée céder de nouveau dès sa reprise. D'autre part, ainsi que nous l'avons dit précédemment, certaines chorées sont absolument rebelles à l'antipyrine. L'antipyrine est bien supportée par les enfants choréiques, aux doses élevées où on l'administre. On peut en donner d'emblée 2 à 3 grammes chez un enfant de cinq ans (d'Heilly); M. J. Simon donne le premier jour 1 gr. 50, aux repas, en trois cachets de 50 centigrammes chacun. Il augmente ensuite la dose les jours suivants de manière à atteindre 4 grammes en vingt-quatre heures et continue la même dose jusqu'à disparition à peu près complète des mouvements choréiques.

L'action favorable de l'antipyrine sur la chorée ne peut être attribuée à ses propriétés antirhumatismales, puisque le salicylate de soude se montre inefficace. C'est donc à son action modératrice sur le système nerveux qu'il faut attribuer ses bons effets.

On a dans ces derniers temps proposé de substituer à l'antipyrine, son succédané, l'*exalgine* à la dose de 30 à 50 centigrammes (Moncorvo).

En résumé: antipyrine, chloral, arsenic tels sont les médicaments que l'expérience a consacrés comme étant les meilleurs à opposer à la chorée. On devra se rappeler qu'aucun d'eux n'a une action spécifique, et que l'un échoue là où tel autre peut donner un succès; aussi sera-t-on souvent amené à les essayer successivement. « Un remède qui guérirait tous les sujets atteints de chorée est une chimère, » a dit Bouteille en 1819; cet aphorisme n'a rien perdu de sa justesse.

Certains médicaments sont encore utiles dans la chorée, à titre d'agents accessoires du traitement. Les divers toniques, et notamment les préparations martiales, doivent être employés, lorsque les malades sont anémiques, débilités.

Il nous reste à parler des divers **moyens physiques** que l'on a mis en œuvre contre la chorée, et dont l'importance est au moins égale à celle des divers médicaments. Les *révulsifs* sont aujourd'hui complètement abandonnés; l'*électricité* prônée par les uns, repoussée par les autres n'a pas ici d'indication précise. L'*hydrothérapie* employée prudemment est fort utile chez les choréiques, mais elle est contre-indiquée s'il existe des complications cardiaques. On emploie habituellement la douche froide, en jet brisé; le professeur Joffroy préfère l'enveloppement dans le drap mouillé. Le malade est placé dans un drap qu'on a trempé dans de l'eau à 10° ou 12° et légèrement exprimé. On le frictionne pendant deux ou trois minutes, puis, on applique par-dessus le drap mouillé une couverture de laine et on reporte le malade dans son lit; on le laisse ainsi pendant une demi-heure.

La *gymnastique*, non pas la gymnastique brutale, mais la pratique de mouvements rythmés, est très utile, lorsqu'elle est entreprise dès le début et conduite avec méthode ; le surmenage déterminerait un effet contraire de celui que l'on recherche. Dans son mémoire sur la chorée M. G. Sée insiste sur l'excellence de la gymnastique et sur les détails de sa technique. On peut employer le *massage* concurremment avec la gymnastique.

Rappelons que le changement d'air, le *séjour à la campagne* peuvent exercer une influence salutaire sur la santé des choréiques. Le *repos* absolu a été recommandé par Seguin, comme ayant une valeur curative réelle. On doit, en tous cas, suspendre les études du malade et lui éviter toutes les fatigues, les émotions susceptibles d'aggraver son état.

On doit surveiller l'*alimentation* sans d'ailleurs imposer aux malades un régime qui leur inspire de la répugnance. Il faut leur donner des aliments faciles à mastiquer et à digérer, notamment des panades épaisses, additionnées de jus de viande, les malades pouvant s'étouffer en avalant brusquement des aliments résistants. Il est nécessaire de remplacer les verres par des gobelets en métal, car les verres peuvent être brisés pendant les mouvements choréiques des maxillaires ; pour la même raison, on doit interdire l'usage des fourchettes, des couteaux pointus.

Dans les formes graves, il faut prendre de nombreuses précautions pour éviter les contusions et les blessures. Le lit sera entouré de planches matelassées, les membres seront protégés par une couche épaisse d'ouate.

La direction du traitement doit varier suivant les formes de la chorée :

Dans les chorées légères il faut être très réservé sur l'emploi des médicaments et se borner à prescrire le repos, le changement d'air, quelques douches ainsi que la gymnastique suédoise.

Dans les chorées de moyenne intensité on prescrit soit l'arsenic à doses rapidement croissantes, soit l'antipyrine, ainsi que les moyens précédents.

C'est exclusivement dans les formes graves qu'il faut avoir recours aux hypnotiques, et en particulier au chloral. A l'emploi systématique du chloral, on joint l'enveloppement dans le drap mouillé.

La chorée paralytique ne comporte pas de traitement particulier ; l'hydrothérapie, l'arsenic sont les moyens à lui opposer. Pendant la grossesse, on traite la chorée de préférence avec le chloral et les bromures. Pinard prescrit le chloral aux doses de 6 à 10 grammes par jour. Si la chorée persiste malgré ces moyens et menace l'existence, on peut être conduit à poser, à discuter l'opportunité de l'accouchement prématuré artificiel ou de l'avortement provoqué. La chorée peut d'ailleurs persister après l'accouchement.

PARALYSIE AGITANTE; TREMBLEMENTS.

La médication de la paralysie agitante et celle des tremblements en général est des plus limitées ; néanmoins un certain nombre de traitements ayant été proposés récemment, plus particulièrement contre la paralysie agitante, maladie où, par sa constance et sa longue durée, le tremblement constitue l'un des symptômes prédominants, nous devons faire une courte revue de ces divers traitements.

Il est en général facile de remonter à la cause d'un tremblement. Un rapide interrogatoire permet de reconnaître s'il s'agit ou non d'un **tremblement d'origine toxique** (alcool, mercure, tabac, etc.). A défaut d'une intoxication chronique, on doit rechercher l'existence d'une affection organique du système nerveux ou d'une névrose. Les tremblements de la **sclérose en plaque**, de la **paralysie générale**, celui qui accompagne les **hémiplégies** anciennes ou les **affections spasmodiques de la moelle** se reconnaissent à leurs caractères propres ainsi qu'aux autres symptômes d'ordre nerveux qui coexistent avec eux.

Une lésion organique du système nerveux ne peut-elle être incriminée ? Il faut alors songer aux tremblements symptomatiques d'une névrose. Celui du **goitre exophthalmique** est aisément reconnu à ses oscillations menues, très rapides, à sa coïncidence avec l'exophthalmie, la tachycardie, le goitre. On ne doit pas oublier toutefois que, dans les formes frustes, il peut exister seulement avec la tachycardie, et en cas d'hésitation, on recherchera toujours l'accélération du pouls.

Le tremblement de la **paralysie agitante** se distingue tellement par ses oscillations rythmiques, par sa ressemblance avec certains mouvements coordonnés (tels que ceux qu'exige l'action d'émietter du pain ou de rouler une cigarette), par son arrêt momentané sous l'influence de la volonté, que son diagnostic est des plus aisés. On n'oubliera pas qu'il est souvent unilatéral.

Le **tremblement hystérique** est au contraire souvent fort difficile à dépister, soit qu'il constitue l'unique manifestation de l'hystérie, soit qu'il simule (ce qui arrive très fréquemment) le tremblement de la sclérose en plaques, de la paralysie agitante (Rendu). Il ne présente en effet aucun caractère qui lui soit propre, et emprunte, suivant les cas, ceux des affections du système nerveux les plus diverses. Son mode de début peut servir, il est vrai, à le faire reconnaître ; il débute en effet, soit à la suite d'une émotion, soit à la suite d'une attaque vulgaire; toutefois il faut savoir qu'il peut aussi se manifester, sans cause provocatrice immédiate, et sa nature est d'autant plus difficile à découvrir qu'il apparaît alors comme l'accident hystérique initial auquel viendront s'ajouter plus ou moins prochainement d'autres manifestations de l'hystérie.

Dutil répartit en trois groupes les tremblements hystériques, suivant la fréquence de leurs oscillations.

1° Les tremblements à oscillations rapides ou vibratoires (8 à 12 oscillations par seconde).

2° Les tremblements de rhythme moyen (5 1/2 à 7 1/2 oscillations par secondes).

3° Les tremblements à oscillations lentes (4 à 5 1/2).

1° Le tremblement à oscillations très brèves, très rapides, généralisé ou partiel, survient souvent à la suite d'attaques convulsives; il est alors passager. Mais il peut aussi persister sans interruption pendant des semaines et des mois et peut alors être confondu avec celui du goitre exophthalmique à forme fruste, moins facilement avec le tremblement alcoolique et celui de la paralysie générale.

2° Le tremblement de rythme moyen est le plus fréquent. Il peut être rémittent et s'exagérer à l'occasion des mouvements et simule alors le tremblement de la sclérose en plaques; toutefois il persiste, même au repos; les mains tremblent, alors que le malade les laisse reposer, ce qui n'a pas lieu dans la sclérose en plaques.

Lorsqu'il revêt la forme paraplégique, il simule la trépidation des paraplégies spasmodiques. Comme éléments du diagnostic différentiel citons le début subit, l'existence de stigmates (zones hystérogènes, rétrécissement du champ visuel), l'absence d'exagération des réflexes, enfin la cessation du tremblement sous l'influence du redressement brusque du pied, tandis que ce redressement renforce la trépidation dans la paralysie spasmodique organique.

3° Le tremblement lent simule la paralysie agitante, d'autant plus aisément que les trembleurs peuvent se composer un habitus extérieur caractérisé par l'air figé, le facies hébété, etc., propres à la maladie de Parkinson.

Signalons encore que certains tremblements hystériques, quand ils prennent la forme hémiplégique ou monoplégique, pourront aisément être pris pour des tremblements post-hémiplégiques ou symptômatiques d'une tumeur cérébrale.

Si nous avons insisté sur le tremblement hystérique, c'est qu'il est important de ne pas prendre les malades qui en sont atteints pour des incurables, atteints d'affections organiques du système nerveux, irrémédiables.

Ce n'est pas, à vrai dire, qu'il existe un traitement héroïque du tremblement hystérique : les divers moyens généraux de traitement de l'hystérie peuvent réussir ou échouer, suivant les cas ; souvent aussi ce tremblement disparaît spontanément, même lorsqu'il dure depuis plusieurs mois (Letulle, Pitres, etc.). On ne devra pas négliger la *suggestion;* sans cesse, on devra persuader au malade que la guérison ne va pas tarder à survenir, et c'est, lorsqu'il est sous l'influence de cette suggestion, que l'on voit le tremblement cesser brusquement, à la suite d'une séance d'*électrisation* ou d'*aïmantation.*

Le **tremblement neurasthénique** ne constitue que rarement un symptôme permanent. C'est un tremblement menu, à oscillations brèves et rapides, qui se développe facilement sous l'influence de fatigues ou d'émotions.

Sa coïncidence avec d'autres symptômes de neurasthénie permet aisément de le reconnaître.

Citons en dernier lieu le **tremblement héréditaire** (Raymond) dont le principal trait distinctif est de se retrouver chez plusieurs membres de la même famille.

Parmi les différents tremblements que nous venons d'énumérer, ceux des maladies organiques du système nerveux ne laissent que peu de prise à la thérapeutique.

Contre le tremblement de la sclérose en plaques, on a proposé la *solanine* (Grasset, Sarda) à la dose de 15 à 20 centigrammes.

Contre la paralysie agitante on a récemment proposé la *picrotoxine*, le *sulfate de spartéine*, le *borate de soude*, la *duboisine* et l'*hyoscyamine.*

La picrotoxine, plus particulièrement employée contre l'épilepsie, a été prescrite dans quelques cas de paralysie agitante à la dose de 1 à 5 ou 6 milligrammes. C'est un médicament dangereux dont on ne peut continuer longtemps l'emploi, aussi son usage nous paraît-il contre-indiqué.

Le sulfate de spartéine a été utilisé récemment par un médecin américain, Potts, qui l'a employé avec succès (à petites doses, 15 milligrammes à 3 centigrammes) dans des cas de tremblement d'origine diverse (tremblement consécutif à une tumeur cérébrale, tremblement neurasthénique), et qui l'a proposé également contre la maladie de Parkinson.

M. Sacaze a obtenu récemment un résultat favorable de l'emploi du borate de soude (à la dose de 1, puis de 2 et 3 grammes) chez un malade atteint de paralysie agitante (*Semaine médicale*, 4, XIV, 1893). Quelques temps après que cette médication eut été instituée, le tremblement diminua ainsi que la raideur musculaire et l'habitus soudé propre à la maladie.

Mendel a obtenu dans les cas de paralysie agitante, une diminution notable du tremblement sous l'influence d'injections hypodermiques de sulfate de duboisine à la dose de 2 à 3 décimilligrammes. Un quart d'heure après l'injection le tremblement des mains diminuerait au point que les malades peuvent écrire lisiblement; la marche devient également plus facile. Au bout de 4 ou 5 heures, l'action du médicament s'épuise et l'on peut renouveler l'injection; on peut faire ainsi trois injections par jour; celle du soir aurait pour effet de faire disparaître l'insomnie si fréquente chez les malades atteints de paralysie agitante.

L'hyoscine en injections sous-cutanées, à la dose d'un demi-milligramme, combat à la fois le tremblement et l'insomnie (chlorhydrate d'hyoscine).

Enfin l'hyoscyamine donnée en granules de 1 milligramme, à la dose de 2 à 4 par jour, paraît également exercer une action palliative sur le tremblement.

Malgré cette apparente richesse thérapeutique, il ne faut pas se dissimuler que l'on est à peu près désarmé contre la paralysie agitante, et en particulier contre le tremblement qui la caractérise. On doit par conséquent se garder d'instituer des médications dangereuses, d'autant plus que leurs effets sont toujours aléatoires et que les améliorations constatées sont plutôt dues à des rémissions spontanées qu'à l'intervention thérapeutique.

Les moyens physiques ont une influence moins contestable, bien qu'encore très relative.

Les *courants continus* ont déterminé quelques améliorations, constatées par Russel Reynolds, Remak, Benedikt.

Le *massage* a récemment été recommandé par Hünerphart, Dumm, Nebel. Berbez l'a employé avec avantage chez dix malades de la Salpêtrière; le massage a pour résultat de diminuer la rigidité musculaire et aussi le tremblement.

N'aurait-il d'ailleurs pour effet que de régulariser la circulation et d'exciter la nutrition languissante des tissus, que son emploi serait encore indiqué.

La *médecine vibratoire* est un moyen inspiré à Charcot par cette remarque que les parkinsonniens éprouvent un soulagement marqué à la suite d'un voyage prolongé en chemin de fer ou en voiture; on a construit sur ses indications un fauteuil qui produit une trépidation continuelle. De réelles améliorations ont été obtenues à la suite de séances prolongées de trépidation (Gilles de la Tourette); elles ont consisté en diminution de la rigidité musculaire, et retour du sommeil, mais le tremblement n'a pas été influencé par ce mode de traitement quelque peu bizarre. Constatons d'ailleurs que l'amélioraration est de courte durée, puisqu'elle cesse le jour même du traitement.

L'*hydrothérapie* est sans action chez les malades atteints de paralysie agitante.

Quant aux eaux thermales indifférentes, à température élevée, comme Néris, tout ce qu'on peut dire d'elles, c'est qu'on peut y envoyer les malades sans inconvénients.

TÉTANIE.

L'étiologie du syndrome morbide décrit par Dance en 1831 est des plus complexes : la théorie de l'essentialité soutenue par Trousseau a masqué pendant longtemps notre ignorance des causes de la tétanie; depuis Trousseau, de nombreuses observations ont prouvé que de causes très diverses pouvaient déterminer la contracture des extrémités et qu'à côté de ces causes, la prédisposition nerveuse jouait un rôle important.

Une des causes le plus souvent incriminées, c'est l'impression du froid ; aussi a-t-on considéré la tétanie comme d'origine rhumatismale à une époque où l'on rapportait au rhumatisme, toutes les affections dites *a frigore*. Si l'on ne peut nier l'influence du froid, il est logique d'admettre que cette influence se réduit à l'état de cause prédisposante ; peut-être se borne-t-elle à favoriser l'action d'un agent microbien ?

Ce qui corrobore l'hypothèse de la nature infectieuse d'un certain nombre de tétanies, c'est la coïncidence de la tétanie avec les maladies infectieuses; c'est ainsi que la tétanie a été souvent observée au cours ou à la suite de la fièvre typhoïde, de la variole, de la grippe, de la dysenterie, des entérites, et comme symptôme larvé de l'impaludisme.

On a même signalé des épidémies de tétanie, mais leur existence est douteuse ; il ne semble pas, en tous cas, que l'on puisse s'appuyer sur ce seul fait, pour affirmer la nature infectieuse de la maladie.

Peut-on rapprocher de la tétanie des maladies infectieuses, celle qui se développe pendant la grossesse, ou, beaucoup plus souvent, après l'accouchement, chez les femmes qui allaitent? La question n'a pas encore reçu de solution.

Certaines intoxications, notamment l'intoxication par le seigle ergoté, peuvent donner naissance à la tétanie.

La tétanie s'observe fréquemment dans le cours d'affections de l'appareil digestif, et il semble que dans ce cas on doive l'attribuer tantôt à une auto-intoxication, tantôt à un acte réflexe ; on l'a vu survenir chez des nourrissons atteints de troubles digestifs graves (Baginsky). La tétanie peut compliquer la dilatation de l'estomac, mais non indifféremment toutes les dilatations ; elle ne surviendrait, d'après MM. Bouveret et Devic, que dans la dilatation symptomatique de l'hypersécrétion continue et serait la conséquence de l'action sur les centres nerveux d'une ptomaïne provenant de l'estomac ; Brieger a découvert une ptomaïne de la peptone : la peptotoxine, qu'il considère comme produite pendant l'acte même de la peptonisation.

La rétention gastrique étant la règle dans l'hypersécrétion, MM. Bouveret et Devic ont pensé que les accidents tétaniques qui compliquent cette dernière pouvaient tenir à l'accumulation dans l'estomac de substances toxiques, dérivées des peptones.

Le lavage de l'estomac a été accusé de provoquer parfois l'apparition des crises de tétanie (Kussmaul, Balzer, Leven, Dujardin-Beaumetz, Martin) ; la pathogénie de cette variété de tétanie n'a pas encore été élucidée. Citons encore les tétanies, vraisemblablement réflexes, mises sur le compte de la dentition et des vers intestinaux. Dans un cas de Riegel les accès de tétanie étaient entretenus par la présence d'œufs de tœnia et de trichocéphale et cessèrent après l'emploi des anthelmintiques.

La tétanie a été observée dans le cours de certaines affections chroniques comme le mal de Bright, les cancers, notamment le cancer de l'utérus ; on ne peut s'empêcher de supposer que dans ces cas la cause de la tétanie est encore une auto-intoxication.

La tétanie peut survenir, en dehors des causes précédemment invoquées, à la suite d'émotions, de traumatismes, chez des malades névropathes ou manifestement hystériques, mais on distingue habituellement de la tétanie la contracture des extrémités d'origine hystérique?

Nous devons mentionner, en dernier lieu, une variété de tétanie dont la pathogénie paraît devoir être rattachée à une intoxication : c'est la tétanie consécutive à l'extirpation du goitre, qui a été particulièrement étudiée en 1880 par Weiss. La tétanie ne s'observe que dans les cas où la glande thyroïde a été extirpée totalement ; elle survient dans les premiers jours qui suivent l'opération et toujours chez des femmes jeunes. Il semble que la disparition du corps thyroïde détermine l'accumulation dans l'organisme d'une substance qui provoquerait les accidents nerveux.

Cette substance serait la mucine d'après Eiselsberg.

Le diagnostic de la tétanie est aisé, plusieurs moyens permettent de le confirmer : signalons seulement le signe de Trousseau, celui de Weiss, et l'augmentation de l'excitabilité électrique des nerfs. Trousseau a montré qu'il suffit, dans l'intervalle de deux accès de contracture tétanique, de comprimer un tronc nerveux ou un vaisseau artériel du membre ou de la région, siège du spasme tonique, pour réveiller la contracture.

Le signe de Weiss est le suivant : lorsqu'on porte un coup sec sur la région voisine de la commissure externe des paupières, à l'endroit où siège le pli sénile connu sous le nom de patte d'oie, il se produit une contraction brusque, de la moitié correspondante du facial.

On ne confondra pas la tétanie avec le tétanos, l'intermittence de la contracture dans la tétanie suffisant à les distinguer.

On ne la confondra pas non plus avec les contractures symptômatiques d'affections médullaires (sclérose latérale amyotrophique, etc.), ou de l'hystérie.

Plus délicat est le diagnostic étiologique ; lorsque ce diagnostic est possible, le traitement sera réglé sur les indications fournies par la notion de cause.

Chez les femmes qui allaitent, la première chose à faire est de supprimer l'allaitement ; s'il s'agit d'un enfant atteint de vers intestinaux le traitement est tout indiqué ; de même l'emploi des opiacés est indiqué quand la tétanie paraît liée à l'existence d'une diarrhée profuse.

Si la tétanie apparaît chez un malade présentant, avec une dilatation de l'estomac, les signes de l'hypersécrétion continue, le traitement le plus logique consiste à pratiquer le *lavage* avec une solution alcaline.

Lorsque la cause de la tétanie échappe aux investigations du médecin, on est réduit à employer un traitement palliatif consistant en l'usage des antispasmodiques et des nervins : le *bromure de potassium* n'a qu'une influence contestable sur les accès ; les *inhalations de chloroforme*, le *chloral*, donnent au contraire de bons résultats, mais ce sont surtout les *injections de morphine* qui permettent de parer aux accidents tétaniques. L'*antipyrine* a été employée avec succès par Fiessinger (d'Oyonnax).

Erle a employé avec succès les *courants galvaniques* (pôle négatif sur la nuque, pôle positif sur les troncs nerveux des nerfs affectés). On a encore proposé les *pulvérisations d'éther* sur la colonne vertébrale, les *pointes de feu*, etc.

HOQUET.

Le hoquet reconnaît des causes multiples ; mais quelle que soit la cause, il s'agit toujours d'une convulsion clonique du diaphragme que l'on doit chercher à faire disparaître, en employant les moyens qui diminuent le pouvoir excito-moteur de la moelle (d'où partent les nerfs phréniques), ou en agissant sur ces nerfs eux-mêmes. On doit d'autre part instituer le traitement causal.

A. — Traitement du symptôme.

Il existe un grand nombre de petits moyens, qui sont surtout efficaces dans les cas de hoquet accidentel, celui qui se produit pendant un mouvement de déglutition troublé par un rire brusque à la suite d'ingestion de liqueurs fortes ou d'un repas trop copieux, etc. On recommande de suspendre la respiration aussi longtemps que possible, de faire des inspirations lentes, de comprimer l'épigastre, d'y faire des applications chaudes ou froides, d'y mettre des sinapismes, de priser du tabac, d'avaler quelques gorgées d'eau froide ou d'eau de Seltz, d'ingurgiter quelques fragments de glace, de comprimer pendant quelques instants le phrénique entre les deux chefs sterno-claviculaires du muscle sterno-cléido-mastoïdien, etc.

Parmi les médicaments employés pour faire cesser le hoquet, ceux dont l'énumération va suivre, sont le plus habituellement employés :

L'*éther* (X à XX gouttes sur du sucre, ou bien en perles), le *chloroforme*, sous forme d'eau chloroformée, le *laudanum*, l'*hydrate de chloral*, le *valérianate d'ammoniaque*, l'*ammoniaque liquide*, la *belladone*, le *chanvre indien* (X à XXX gouttes de teinture), le *bromure de potassium*, le *sulfate de quinine*, la *cocaïne*, etc.

La *galvanisation du phrénique* a été pratiquée par Duchenne de Boulogne en 1851 et depuis souvent employée. On place le pôle positif sur le trajet du phrénique au niveau du cou, et on promène l'électrode négative sur la base du thorax, au niveau des insertions du diaphragme.

B. — Traitement de la cause.

Le hoquet lié à un trouble fonctionnel ou une lésion des **organes de la digestion** est le plus fréquent ; on l'observe dans les affections de l'œsophage (rétrécissement), dans certaines dyspepsies, ou comme symptôme lié à la tympanite ou à l'existence de vers intestinaux. Il est inutile d'insister sur les moyens de remédier à cette variété de hoquet ; c'est évidemment en modifiant la dyspepsie, en combattant la constipation et la tympanite, en expulsant les parasites de l'intestin, que l'on viendra à bout du hoquet.

Celui qui se manifeste dans les maladies de l'**appareil respiratoire** (spasme de la glotte, coqueluche, adénopathie trachéo-bronchique, pleurésie diaphragmatique) de l'**appareil circulatoire** (péricardite, anévrysme de l'aorte), des **affections utérines** et de la **grossesse**, des maladies organiques du **système nerveux** (méningites) n'est pas justiciable d'un traitement particulier.

Le hoquet qui s'observe dans le cours de certaines **intoxications** (saturnisme, tabagisme) disparaît avec la cause qui l'engendre; celui de l'urémie cède au *régime lacté*.

Le hoquet est fréquent dans le cours et à la suite des **maladies infectieuses** et notamment du choléra, de la grippe, de la fièvre typhoïde, C'est l'un des symptômes constants de la péritonite. Dans le choléra les *applications chaudes à l'épigastre* peuvent soulager les malades. Dans la péritonite l'ingestion de petits fragments de glace, l'eau de Seltz, l'application de sachets de glace rendent des services.

Dans un cas de hoquet post-scarlatineux rebelle, M. Chambard, de Lyon, a employé avec succès le *drap mouillé*. Il est probable que le hoquet dans les maladies infectieuses est dû à l'influence exercée par les toxines sur le centre du phrénique.

Chez les paludiques le *sulfate de quinine* est particulièrement indiqué.

Le hoquet le plus rebelle est le hoquet **hystérique**. Il débute parfois d'une façon soudaine et imprévue, chez des malades qui ne présentent aucun stigmate de la névrose et rentre alors dans le cadre des hystéries locales.

Le hoquet hystérique est bruyant, à timbre rauque et éclatant. Il peut être continu et ne laisser au malade aucun moment de repos ou bien se manifeste sous forme d'accès. Il est habituellement d'une ténacité désespérante.

On a employé contre lui les différents médicaments précédemment indiqués, et de plus la *strychnine*, la *pilocarpine* (proposée par Ortille, Stilles).

Ce dernier emploie la formule suivante :

Chlorhydrate de pilocarpine..........	10 centigrammes.
Eau distillée.........................	10 grammes.

X gouttes, trois ou quatre fois par jour.

On a utilisé également l'*hydrothérapie*, le *lavage de l'estomac*, la *faradisation du creux épigastrique*, la *métallothérapie*, la *suggestion hypnotique*.

NÉVROSES URINAIRES.

A. — Incontinence nocturne des urines.

« Les traitements de l'incontinence nocturne des urines sont si nombreux, si variés, si contradictoires que leur simple exposé sans commentaire, fournirait sans doute un grand choix d'expressions techniques et sonores, mais, par contre, il serait fort pauvre d'idées pratiques. Une conception nette et simple de l'étiologie et de la pathogénie est donc le préambule indispensable de toute intervention ».

A. Ollivier, aux leçons cliniques duquel sont empruntées ces lignes, a très nettement montré que les différents traitements proposés contre cette affection étaient tous entachés d'un vice originel, parce que les uns avaient pour point de départ une interprétation exclusive de ce symptôme, ou parce que d'autres, au contraire, étaient des remèdes empiriques, dont l'emploi n'était nullement justifié.

En fait, il n'existe pas une incontinence d'urine, relevant d'une cause unique.

On peut distinguer les cas où l'incontinence peut être considérée comme un phénomène réflexe, reconnaissant comme cause provocatrice une malformation ou une inflammation de l'urèthre (phimosis, épispadias, étroitesse du méat), une affection vésicale (calcul vésical, atonie ou irritabilité du sphincter), rectale (vers intestinaux, polypes) une altération de la qualité des urines (excès d'urates?, d'après Townsend, *Boston Medical Journal* 1893) et ceux où l'incontinence peut être réellement qualifiée d'essentielle, en l'absence de l'une des causes précédentes.

Le traitement de la première variété d'incontinence n'est autre que celui de la cause qui l'a provoquée et entretenue; toutefois, il faut reconnaître que les succès ne sont pas constants; ainsi la circoncision ne suffit pas toujours à faire cesser l'incontinence chez les enfants atteints de phimosis, de telle sorte que l'on peut se demander si l'incontinence des urines, qu'elle ait ou non une cause provocatrice apparente, n'est pas, en réalité, la manifestation constante d'un trouble fonctionnel du système nerveux.

Examinons donc les diverses théories émises à ce sujet.

J.-L. Petit, au siècle dernier, divisait les incontinences en trois groupes :

1° L'incontinence des enfants paresseux à se lever pour uriner.

2° L'incontinence de ceux qui dorment d'un sommeil si profond que la sensation qui précède l'envie d'uriner n'est pas assez forte pour les éveiller.

3° L'incontinence de ceux qui rêvent uriner quelque part.

Un certain nombre de médecins, entre autres Valleix, Voillemier, ont admis la théorie basée sur la profondeur du sommeil; Henoch est partisan de celle des rêves mictionnels et il assimile très justement l'incontinence nocturne à la pollution nocturne ; néanmoins, à l'exception de ces adhérents isolés, toutes les théories *psychopathiques* avaient été écartées jusqu'à ces derniers temps et on n'accordait créance qu'aux théories *physiologiques* qui sont d'ailleurs contradictoires puisque l'une admet que l'incontinence est due à l'atonie du sphincter, et que l'autre fait de l'irritabilité du sphincter la cause de cette incontinence.

D'autres causes « extra-urinaires » ont d'ailleurs été invoquées; ainsi Ziem a signalé l'incontinence chez les enfants atteints d'hypertrophie des amygdales : l'insuffisance de l'hématose déterminée par l'obstacle à la respiration nasale, aurait pour résultat l'accumulation d'acide carbonique dans le sang, d'où incontinence (?).

Les théories qui mettent l'incontinence sur le compte du fonctionnement défectueux du sphincter vésical, ne résistent pas à l'examen critique :

Trousseau soutenait la théorie de l'irritabilité vésicale, mais on peut se demander pourquoi cette irritabilité ne se manifeste que la nuit; car l'incontinence à la fois diurne et nocturne est exceptionnelle.

Pour M. Guyon la cause la plus fréquente de l'incontinence serait l'atonie du sphincter uréthral et la preuve invoquée par lui est ce fait, que les bougies passent largement dans la portion membraneuse de l'urèthre sans éprouver la constriction ordinaire.

Cette théorie prête également le flanc à la discussion; on ne s'explique pas, en acceptant l'opinion de M. Guyon, pourquoi l'atonie est exclusivement nocturne, pourquoi la vessie se vide complètement, à plein jet, au lieu que l'urination se produise par regorgement; la vessie évacue d'ailleurs son contenu, alors que celui-ci est très peu abondant. On peut se demander enfin pourquoi l'incontinence disparaît dans le cours des maladies fébriles, qui cependant affaiblissent l'organisme.

Laissant de côté ces deux théories contradictoires de l'irritabilité vésicale et de l'atonie, M. L. Guinon (*De quelques troubles urinaires de l'enfance*, *Thèse de Paris*, 1889) s'est attaché à montrer que des causes générales, plutôt que locales, exercent leur influence sur l'apparition de l'incontinence nocturne des urines : « Toutes les causes diverses qu'ont imaginées les auteurs doivent être ramenées à une seule, l'hérédité nerveuse sous toutes ses formes, le nervosisme et la dégénérescence à tous les degrés. »

On constate, en effet, chez la plupart des enfants, des antécédents héréditaires probants au sujet de l'influence nerveuse : alcoolisme, hystérie, épilepsie, aliénation, délires chez les générateurs. On peut, d'autre part, retrouver l'hérédité similaire de l'incontinence, soit chez l'un des générateurs, soit chez un oncle ou une tante; souvent, les frères ou sœurs du petit malade ont des convulsions, des terreurs nocturnes, sont faibles d'esprits; quant à l'enfant lui-même, il est, émotif, excitable, ou peu intelligent; il a marché tard; il présente un certain nombre des stigmates physiques de la dégénérescence.

L'incontinence d'urine est donc un stigmate d'hérédité nerveuse; c'est un stigmate bénin, car s'il peut, dit Guinon, coïncider avec une dégénérescence intellectuelle, profonde, résultant d'une lourde hérédité psychique, il est aussi la manifestation d'une hérédité nerveuse légère, du nervosisme bénin. Il peut même s'isoler complètement comme la dernière trace de cette hérédité. Sur 19 enfants, chez lesquels l'hérédité nerveuse a pu être recherchée, Ollivier a trouvé chez 7 l'hérédité similaire, chez 12 l'hérédité par transformation.

M. J. Janet, dans son intéressante thèse sur les troubles psychopathiques de la miction, envisage l'incontinence nocturne des urines à un point de vue un peu différent. Il distingue trois formes d'incontinence :

1° L'incontinence nocturne des épileptiques ;

2° L'incontinence nocturne par atonie du sphincter uréthral;

3° L'incontinence nocturne de cause psychique.

La première est facile à dépister. « L'incontinence a lieu par intervalles, dit M. Guyon. L'enfant se réveille avec un grand abattement, une grande fatigue; il éprouve des pesanteurs de tête et son facies est hébété; il est facile de voir qu'il a eu pendant la nuit une crise épileptique, quelquefois des morsures de la langue en témoignent. »

Janet admet d'autre part, avec M. Guyon, contrairement à M. L. Guinon qui la nie, l'incontinence nocturne par atonie du sphincter, mais il reconnaît que l'atonie n'existe pas chez tous les incontinents, aussi distingue-t-il l'incontinence par atonie du sphincter de l'incontinence psychopathique. Il a constaté que chez un certain nombre de malades, on ne pouvait, à l'aide de l'explorateur, percevoir le sphincter, même en priant le malade de chercher à le contracter; il en résulte que le sphincter est incapable de résister à la moindre poussée de l'urine. Le trait distinctif de cette variété d'incontinence est d'être diurne autant que nocturne ; elle paraît due à une malformation uréthrale, à une petitesse congénitale des muscles; en effet, elle coïncide souvent avec l'hypospadias, la cryptorchidie, l'infantilisme des organes génitaux externes. Elle seule serait justiciable du traitement par l'électricité suivant la méthode préconisée par M. le Professeur Guyon.

L'incontinence d'urine d'origine psychique est exclusivement nocturne; pendant le jour, les enfants qui en sont atteints, peuvent avoir des envies impérieuses d'uriner, mais ils ne perdent pas leurs urines ; de plus, ce sont tous des pollakiuriques; l'incontinent nocturne, dit M. Janet, est avant tout un pollakiurique nocturne. S'il ne se réveille pas pour uriner la nuit, c'est simplement parce qu'il dort trop profondément, explication qui remonte à J. L. Petit et que Valleix, Voillemier avaient également admise. Chez eux on ne peut invoquer aucune anomalie dans le fonctionnement du sphincter uréthral; celui-ci est parfois même résistant au point d'empêcher de passer la boule de l'explorateur. D'après M. Janet, la transformation de la pollakiurie nocturne en miction involontaire se fait par l'intermédiaire d'un rêve de miction, dont il donne une ingénieuse analyse ; la miction involontaire nocturne serait, pour lui, absolument comparable à la pollution nocturne; d'ailleurs celle-ci succède parfois plus tard à l'incontinence. L. Guinon admettait que le réflexe cérébral qui dirige le centre de la miction fait défaut et que le cerveau ne régit plus la moelle; pour Janet, il y a au contraire un travail cérébral, dont l'enfant n'a pas toujours conscience d'ailleurs; et ce serait le cerveau et non la moelle qui provoquerait la miction involontaire, à la suite d'un rêve au cours duquel le malade croit uriner dans un vase ou dans un urinoir; ce rêve se retrouve dans les souvenirs de l'enfant, si celui-ci est réveillé immédiatement après l'émission de l'urine.

Ce qu'il faut retenir de ces différentes discussions, c'est que l'incontinence d'uriner peut reconnaître des causes diverses, et notamment qu'elle peut être due, dans un certain nombre de cas, à une atonie du sphincter uréthral, mais que le plus souvent elle est d'origine psychique, l'hérédité nerveuse étant le facteur essentiel de ce trouble fonctionnel. Comme preuve à l'appui de cette dernière opinion, on peut invoquer le fait, que les moyens thérapeutiques les plus dissemblables se sont montrés efficaces.

La liste des médicaments qui ont été proposés est longue, et, suivant l'opinion que l'on concevait sur la pathogénie de l'affection, on a tour à tour employé les nervins (belladone, bromure, antipyrine), les excitants musculaires (strychnine, seigle ergoté), les modificateurs généraux de la nutrition (fer, arsenic), les alcalins contre l'acidité des urines, enfin des remèdes empiriques comme le *rhus aromatica*, etc.

Trousseau, avons-nous dit, attribuait l'incontinence à l'irritabilité vésicale, c'est pourquoi il donnait la belladone; mais il admettait également l'atonie comme cause éventuelle dans un certain nombre de cas, et lorsqu'il croyait pouvoir invoquer cette dernière cause, il administrait la strychnine.

Dans le premier cas, l'enfant prenait le soir, au moment du coucher, une pilule contenant 1 centigramme d'extrait de belladone, et on augmentait progressivement les doses; Trousseau a donné jusqu'à 20 centigrammes d'extrait.

Lorsque la *strychnine* était prescrite, elle était donnée sous forme de sirop (5 centigrammes de strychnine pour 100 grammes de sirop simple); l'enfant de cinq à dix ans, prenait une cuillerée à café de ce sirop (soit deux milligrammes et demi de sel), matin et soir; si cette dose était bien supportée, au bout de deux jours, on lui laissait un repos d'égale durée, et on lui donnait ensuite trois cuillerées à café pendant deux jours etc. Trousseau prescrivait jusqu'à six cuillerées en suivant les règles indiquées, c'est-à-dire en laissant des intervalles de repos entre les diverses périodes du traitement.

Le *chloral*, le *bromure de potassium* ont été donnés sans succès, ainsi que le *seigle ergoté*. Le *rhus aromatica*, vanté récemment, se prescrit à la dose de V à XV gouttes suivant l'âge, par doses répétées deux fois par jour. M. Descroizilles n'a pas obtenu de résultat bien marqué avec ce dernier médicament.

L'*antipyrine* mérite d'être prise en sérieuse considération, si l'on en croit MM. Perret et Devic (de Lyon), M. Bouisson (*Thèse de Lyon*, 1890) M. Gaudez (*Thèse de Paris*, 1891).

Sur 29 malades traités par l'antipyrine 14 auraient été guéris, 12 améliorés; chez trois malades seulement l'effet aurait été nul. L'antipyrine agit évidemment sur le système nerveux central, dont elle modère l'excitabilité réflexe.

On la prescrira en cachets ou plutôt en solution dans une eau alcaline, édulcorée avec du sirop de groseilles ou de framboises ; la dose varie, suivant l'âge, de 1 à 4 grammes.

L'heure de l'administration du médicament n'est pas indifférente ; il convient de le prescrire en plusieurs doses (autant de doses que de grammes), en mettant deux heures d'intervalle entre chaque dose ; plus ces doses sont données à une heure rapprochée du repos nocturne, plus on a de chance d'éviter la miction involontaire ; ainsi tel enfant qui prend 2 grammes par jour d'antipyrine, en deux doses, l'une à six heures, l'autre à huit heures du soir, n'urinera pas dans la première moitié de la nuit, mais urinera vers cinq heures du matin (Gaudez); si on donne l'antipyrine plus tard, à neuf et onze heures, on arrive à supprimer la miction involontaire dans la seconde moitié de la nuit. Quelquefois la guérison survient dès le début de ce traitement ; il faut néanmoins prolonger l'usage de l'antipyrine pendant une quinzaine de jours, pour que la guérison se maintienne, d'autant plus que, chez certains enfants, l'incontinence disparaît bien pendant le traitement, mais se reproduit dès qu'on le supprime.

En somme, les résultats obtenus par les différents médecins qui ont employé l'antipyrine paraissent supérieurs à ceux que donnent les autres médicaments, et l'antipyrine mérite d'autant plus d'être essayée que son administration est facile et son usage exempt d'inconvénients.

Les toniques peuvent être prescrits chez les enfants débiles, mais ce sont là des moyens accessoires. L'*hydrothérapie* peut rendre de grands services; Guersant, Underwood l'ont vivement recommandée ; on emploie la douche générale ou les douches locales, les bains de siège, les lotions sur l'hypogastre, le périnée.

Quelques médecins ont essayé une sorte d'éducation du sphincter, en engageant le malade à retenir le plus longtemps possible ses urines pendant le jour; mais ce qui est facile pendant le jour, ne l'est plus pendant la nuit. On recommande d'autre part de priver les enfants de boisson depuis la fin du repas du soir, jusqu'au moment du coucher, et surtout de les réveiller au moins une fois par nuit, d'abord à une heure rapprochée de celle du coucher, puis à une heure de plus en plus tardive.

Les moyens moraux ou psychiques ont été souvent mis en œuvre. Certains parents ou même des médecins cherchent à supprimer l'incontinence en inspirant à l'enfant la crainte de punitions, de corrections diverses ; or, c'est aller à l'encontre du résultat que l'on veut obtenir, car les pensées de l'enfant se concentrent de plus en plus sur son infirmité et le rêve mictionnel devient plus fréquent.

Thomson recommande sagement d'employer une méthode opposée, c'est-à-dire de tranquilliser le petit malade, de lui affirmer que son infirmité disparaîtra bientôt et qu'il ne doit pas s'en préoccuper.

Si la suggestion à l'état de veille ne donne que des résultats médiocres, il n'en est pas de même de la *suggestion hypnotique* qui paraît particulièrement indiquée dans le traitement de l'incontinence.

M. Liébeault, de Nancy, l'a appliquée à 77 incontinents et a obtenu un grand nombre de succès; le nombre en est d'autant plus grand que les malades sont plus avancés en âge.

Il nous reste à parler des *moyens chirurgicaux* et de l'*électrothérapie*.

Les traitements chirurgicaux, qui agissent par irritation de la muqueuse uréthrale, ont parfois déterminé des guérisons. Goulard, Baudeloque, Mondière, Nélaton, Clarke introduisaient un catheter dans l'urèthre cinq à six fois par jour et répétaient ces manœuvres à deux ou trois jours d'intervalle. Lallemand a pratiqué la cautérisation du col de la vessie, Demaux et Thompson celle du sphincter et de l'urèthre postérieur avec le nitrate d'argent. L'action de ces différents moyens s'explique aisément, d'après Janet; un incontinent, dit-il, se trouve aussi bien d'une simple exploration uréthrale que d'une séance d'électrisation et l'explication qu'on en peut donner est la suivante : toute exploration de l'urèthre, à plus forte raison une cautérisation, laisse à sa suite une sensibilité du canal; or « pendant la nuit, l'urèthre des malades reste encore si sensible, que, la moindre goutte d'urine qui y pénètre leur cause une douleur assez vive pour les réveiller immédiatement. Ils ont, par conséquent, le temps de se lever et d'uriner dans leur vase. Ce phénomène se reproduit aussi souvent dans la nuit que se seraient reproduites les mictions involontaires. L'incontinence nocturne se trouve ainsi transformée en pollakiurie nocturne simple ».

L'électrisation agirait de la même manière.

M. le professeur Guyon introduit une olive métallique jusque dans la région membraneuse de l'urèthre des jeunes garçons et la met en communication avec le pôle négatif d'un appareil électrique, l'autre pôle étant placé sur la symphyse pubienne.

Chez les filles le talon de la bougie est porté sur le col. On emploie un courant faible, à interruptions rares, chaque séance durant de une à cinq minutes. Quel est l'effet produit? L'enfant que l'on vient d'électriser se réveille pour uriner, la cuisson uréthrale étant assez vive pour provoquer le réveil; le lendemain la cuisson persistant, il se réveille encore. « Il triomphe, dit Janet. Le surlendemain, il se couche avec confiance; il est sûr maintenant de se réveiller pour pisser, il s'endort sans plus songer à sa vessie que si elle n'existait pas ; la vessie, n'étant plus tenue en éveil par les pensées de miction, se repose elle-même et se laisse distendre, comme une vessie normale qu'elle est, sans se contracter. »

On voit que, d'après M. Janet, l'électrisation agit autrement qu'en remédiant à l'atonie du sphincter. L'électrisation ne serait, en somme, qu'une cause d'irritation légère du canal, donnant lieu à une sensation de cuisson assez vive pour réveiller le malade lors du contact de l'urine. Il semble bien toutefois que l'atonie existe réellement dans certains cas et que l'électrisation puisse réveiller la contractilité de la région membraneuse de l'urèthre.

En résumé, après avoir établi nettement le diagnostic, éliminé par suite, toutes les incontinences symptômatiques, on emploiera d'abord les moyens hygiéniques et psychiques, c'est-à-dire que l'on cherchera à modérer l'activité cérébrale de l'enfant, à supprimer le rêve mictionnel par une bonne hygiène, par la suppression des boissons le soir, par les réveils fréquents pendant la nuit, par l'hydrothérapie, etc.

Si l'on ne parvient, à l'aide de ces seules ressources, à guérir l'enfant on aura recours au traitement interne et au traitement local; parmi les médicaments on donnera la préférence à l'antipyrine qui a fait ses preuves. Si néanmoins elle échoue, on emploiera l'électrisation suivant le procédé de M. Guyon. En dernier ressort, on pourra tenter la suggestion.

B. — Polyurie nerveuse.

La polyurie simple est assez fréquente pendant l'enfance ; on l'a constatée même chez des enfants à la mamelle (Legroux).

On a invoqué un grand nombre de causes pour l'expliquer : frayeurs, refroidissements, traumatismes, infections (fièvres typhoïde, scarlatine, etc.). Ce ne sont là que des causes occasionnelles qui mettent en jeu la prédisposition nerveuse que l'on retrouve chez tous les petits malades. On constate chez eux des stigmates physiques de dégénérescence, sur lesquels il est inutile d'insister.

Le traitement est des plus limités. On a proposé et employé avec les résultats les plus divers, les modificateurs de la nutrition (huile de foie de morue, fer, quinquina, etc.), l'hydrothérapie et parmi les médicaments nervins : l'opium, la valériane, le bromure de potassium, la belladone, l'antipyrine.

Le diabète insipide de l'adulte s'observe également chez des dégénérés (Ballet) ou chez des malades présentant des stigmates de l'hystérie; quant à ses causes provocatrices, ce sont l'alcoolisme, le traumatisme ou l'hystérie.

Le traitement médicamenteux donne les résultats les plus variables suivant les cas, ce qu'expliquent suffisamment l'instabilité et la mobilité qui caractérisent les manifestations hystériques. Les médicaments qui réussissent le mieux sont la *valériane* que l'on donne sous forme d'extrait, soit en potion, soit en pilules, à doses élevées (5 à 10 grammes) et l'*antipyrine* (3 à 4 grammes), enfin l'*opium* (10 centigrammes d'extrait thébaïque par jour).

On doit s'efforcer de diminuer autant que possible la quantité des boissons, tout en satisfaisant la soif des malades.

L'*hydrothérapie* et l'*hypnotisme* constituent deux ressources qu'on ne doit jamais négliger chez les hystériques.

MALADIES INFECTIEUSES

VARIOLE.

A. — Prophylaxie.

Depuis l'immortelle découverte de Jenner, la pratique de la *vaccination* a subi de nombreuses modifications. La principale est la substitution de la vaccine animale, à la vaccination de bras à bras, ce qui permet d'éviter l'inoculation de la syphilis, si souvent observée auparavant.

Un autre progrès à constater est l'adoption des mesures antiseptiques, grâce auxquelles les accidents infectieux (érysipèle, phlegmons) sont aujourd'hui exceptionnels.

Les animaux vaccinifères sont des génisses âgées de six à huit mois et sevrées depuis un certain temps. Bien que la région mammaire soit le siège habituel du Cow-pox naturel, on peut, pour avoir une surface plus étendue, pratiquer l'inoculation du Cow-pox sur toute la moitié inférieure de la région thoraco-abdominale d'un côté.

La génisse étant maintenue sur une table, on savonne, puis on rase et lave à l'eau boriquée la surface réservée à l'ensemencement du vaccin, et l'on pratique à son niveau des scarifications superficielles, de 2 centimètres de hauteur, séparées les unes des autres par un intervalle de 3 à 4 centimètres. Sur ces scarifications on dépose la lymphe vaccinale, empruntée à une génisse ayant présenté une éruption vaccinale régulière.

Du cinquième au sixième jour on peut obtenir du vaccin (l'évolution de la vaccine étant un peu plus rapide chez la génisse que chez l'enfant).

Pour le recueillir, on comprime la pustule à l'aide d'une pince à crémaillère, imaginée par M. Chambon, et l'on récolte le vaccin en grattant légèrement la peau.

Ce vaccin peut être inoculé sur le champ, à l'enfant, avec la lancette qui a servi à le recueillir, ou bien il est préparé de façon à pouvoir être conservé. A cet effet, on gratte profondément les pustules et l'on dilue les particules du derme mélangées à la lymphe vaccinale, de sorte que l'on obtient un liquide consistant, que l'on additionne de glycérine pure et que l'on peut conserver dans des tubes de verres scellés à la lampe.

La meilleure lancette est une lame, unie sur ses deux faces, montée sur un manche fixe.

Pour s'en servir, on tend légèrement la peau de la main gauche, et de l'autre main, tenant la lancette comme un porte-plume, on dépose la gouttelette de vaccin sur la peau, puis on fait pénétrer la pointe de la lancette de 1 à 2 millimètres sous l'épiderme. Il faut éviter de faire saigner. Bien qu'un seul bouton de vaccine confère une immunité aussi longue et aussi complète que plusieurs boutons, on à l'habitude de faire deux ou trois piqûres à chaque bras. A moins d'indications particulières, on vaccine habituellement, au niveau de la partie supérieure et externe du bras, sur le deltoïde ; les filles peuvent être vaccinées au mollet ou à la cuisse. Si l'enfant est porteur d'un nœvus la vaccination portera sur la tumeur érectile.

C'est vers le commencement du troisième mois que l'on vaccine habituellement les jeunes enfants ; il va sans dire que cette date pourrait être avancée en cas d'épidémie.

Après l'inoculation, la peau présente une rougeur qui disparaît bientôt et c'est seulement le quatrième jour qu'apparaît une saillie papuleuse, au niveau de la piqûre. Le lendemain, la saillie s'étale en surface et s'aplatit au sommet (ombilication) ; le derme soulevé forme un cercle blanc bleuâtre.

Le maximum de développement est atteint du huitième au neuvième jour ; le cercle blanc présente alors un diamètre qui varie de 6 à 12 millimètres et l'aréole rouge un diamètre de 1 centimètre et demi à trois centimètres. Lorsqu'on ponctionne la vésico-pustule, il s'en échappe un liquide louche, qui inoculé, confère l'immunité contre la variole. Une très légère élévation thermique survient chez l'enfant vers le sixième jour ; elle est beaucoup plus prononcée chez l'adulte.

La dessication commence le dixième jour ; il se forme une croûte d'aspect brunâtre, qui se détache vers le dix-huitième jour, en laissant une cicatrice blanche, d'aspect gaufré. Le seul signe fonctionnel est un prurit assez vif qui est surtout marqué vers le septième ou huitième jour ; on peut à ce moment appliquer au siège des piqûres, de la vaseline boriquée et de la poudre d'amidon. S'il survient une rougeur diffuse autour des boutons, on applique des cataplasmes froids de fécule de pommes de terre, préparés avec de l'eau boriquée ; mais les piqûres faites aseptiquement ne sont jamais suivies de complications, si minimes qu'elle soient. La généralisation de la vaccine qui s'observe très rarement n'est imputable ni au vaccin employé, ni au manuel opératoire; il faut sans doute en chercher la cause dans des conditions individuelles.

Quant à la vaccine ulcéreuse elle est due, tantôt à la confluence de plusieurs pustules formées par auto-inoculation, à côté de la pustule-mère; tantôt à un agent infectieux, car on l'a vue survenir épidémiquement.

L'immunité conférée par une première vaccination n'est pas définitive; la durée de la période d'immunité n'est soumise à aucune règle; elle varie dans des proportions considérables suivant les sujets, aussi une revaccination tous les dix ans environ est-elle considérée comme une mesure de précaution utile.

B. — Traitement général.

Les varioles que l'on est appelé à traiter sont habituellement des varioles plus ou moins bénignes, modifiées dans leur évolution par une vaccination antérieure; ce sont des varioles atténuées n'aboutissant qu'assez rarement à la suppuration. Rien d'ailleurs ne peut faire prévoir quel sera chez chaque malade le degré de l'épuisement vaccinal, et partant quel sera le degré de gravité de la variole; ni l'ancienneté de la vaccination, ni le nombre des revaccinations ne permettent d'établir même une présomption.

Pendant la période d'**invasion**, on peut observer l'expectation, et se borner à modérer la rachialgie, l'un des symptômes les plus pénibles, avec un liniment calmant :

Chloroforme	10	grammes.
Essence de térébenthine	10	—
Baume de Fioravanti	80	—

Quelques médecins prescrivent l'*acétate d'ammoniaque*, pour favoriser l'éruption :

Acétate d'ammoniaque		15	grammes.
Eau de menthe	ãã	30	—
— de fleurs d'oranger			
— de mélisse			
Sirop d'éther	ãã	20	—
— de capillaire			

par cuillerée à bouche d'heure en heure.

La constipation sera combattue par des laxatifs légers. S'il existe au contraire une diarrhée fétide, il est utile de prescrire le naphtol et le salicylate de bismuth associés.

Lorsque l'**éruption** paraît, si elle est discrète et si le sujet a été vacciné, aucune intervention active n'est indiquée; il suffit de donner quelques *bains tièdes*.

S'il s'agit au contraire d'une éruption confluente, chez un sujet vacciné ou non, il faut mettre en œuvre deux traitements qui peuvent rendre les plus grands services : nous voulons parler des bains froids et de la médication éthéro-opiacée. Les *bains froids* constituent la seule ressource efficace dans les formes graves de la variole ; leur indication est commandée par l'existence de l'hyperthermie et d'accidents nerveux graves (dyspnée, somnolence, coma), se produisant à la période d'invasion ; le bain sera donné de 18 à 20° chez l'adulte, 21 à 23° chez l'enfant. Les bains favorisent l'éruption, par la dilatation vasculaire cutanée qu'ils déterminent, et facilitent la diurèse ; ils ne peuvent d'ailleurs prévenir les phénomènes graves qui accompagnent la suppuration.

A la période de **suppuration**, les bains tièdes sont nécessaires pour débarrasser la peau des sécrétions purulentes dont elle est couverte ; on peut les rendre antiseptiques par addition de sublimé (10 grammes par bain).

D'après Du Castel, la *saignée* trouve quelquefois son indication au cours de la variole, quand la dyspnée est intense, quand des phénomènes congestifs sont très accusés du côté des poumons et de l'encéphale. On peut pratiquer, sans inconvénients, une saignée de 3 à 400 grammes chez les sujets vigoureux.

Les divers antipyrétiques ont été employés, surtout le *sulfate de quinine*, sans résultats bien appréciables. L'*alcool* à doses modérées est utile chez tous les malades : il faut l'administrer *larga manu* chez les alcooliques et dans les cas de symptômes adynamiques. Les injections de *caféine* sont indiquées quand il existe des signes de myocardite et de l'anurie. On a préconisé l'usage à l'intérieur de divers médicaments destinés, au moins théoriquement, à empêcher la suppuration de se produire :

C'est ainsi que Chauffard a vanté l'acide phénique (5 centigrammes à 1 gramme) d'autres le perchlorure de fer (X à XXX gouttes), le chlorhydrate de cocaïne (Luton et Ory).

La seule médication interne à laquelle on reconnaisse encore une certaine efficacité, est la *médication éthéro-opiacée*, telle que que la pratique M. Du Castel depuis 1881. Il est bon de remarquer d'ailleurs que l'opium avait été recommandé par Sydenham, par Morton, par van Swieten.

Ce traitement consiste en l'emploi simultané de l'éther et de l'opium à haute dose : Deux injections sous-cutanées d'éther (une pleine seringue de Pravaz chaque fois) sont faites par jour : une le matin, une autre le soir.

Les malades prennent, dans le courant de la journée, par doses fractionnées, une quantité d'extrait thébaïque, qui est habituellement de

20 centigrammes pour les hommes et de 15 centigrammes pour les femmes. On peut prescrire l'opium dans une potion de Todd.

A l'administration de l'éther et de l'opium, qui constituent la base fondamentale du traitement, M. Du Castel associe le plus souvent, l'usage du perchlorure de fer, à la dose de XX gouttes par jour.

« Les résultats obtenus sont très concluants, dit Dreyfus-Brisac, si l'on s'en tient aux cas où le traitement peut être employé dans toute sa teneur, dès le début de l'éruption jusqu'au début de la dessication. Si l'on ne peut voir dans cette médication l'antidote du poison variolique, son influence sur la marche de l'éruption est indéniable. »

Le traitement éthéro-opiacé a pour effet d'arrêter le développement d'un grand nombre de papules; d'autres se remplissent de sérosité, deviennent vésiculeuses, mais conservent un très petit volume. Au bout de trois ou quatre jours de traitement, dans l'espace de vingt-quatre à quarante-huit heures, les vésicules de la face et du tronc, celles des membres s'affaissent et se sèchent sans avoir suppuré, laissant à leur place de petites croûtes noirâtres.

La température fort élevée au moment où l'éruption se produit, s'abaisse progressivement jusqu'au chiffre normal dans les deux ou trois jours qui précèdent la dessication : il n'y a pas de fièvre de suppuration.

La dysphagie, la salivation, le délire manquent le plus ordinairement ou sont peu intenses. En somme, ce qui caractérise l'influence du traitement, c'est le manque de suppuration ; c'est l'arrêt de développement de l'éruption, la petitesse des papules et des vésicules.

Finsen (de Copenhague) a récemment proposé un traitement de la variole que l'on a désigné sous le nom de procédé de « *la chambre rouge* ». Ce procédé consiste à placer les varioleux dans une chambre où ne pénètrent que les rayons rouges du spectre solaire, c'est-à-dire ceux dont l'activité chimique est la moins considérable. Les recherches de Widsmark et de Hammer, ont montré que parmi les rayons du spectre ce sont les rayons violets et ultra-violets qui agissent le plus sur la peau ; aussi Finsen a-t-il pensé que l'on pouvait protéger la peau des varioleux, en empêchant la lumière d'exercer son action sur elle. Juhel Rénoy et Œttinger ont expérimenté en France, la méthode de Finsen; d'après Œttinger elle a pour effet de rendre plus rapide l'évolution de l'éruption, de prévenir la formation des cicatrices et la fréquence des accidents dus à la suppuration, car en peu de jours la vésico-pustule se dessèche.

C. — Traitement local.

Le traitement local a pour but de prévenir la suppuration ou tout au moins d'en atténuer les conséquences, au moyen d'une antisepsie rigoureuse de la peau et des muqueuses.

Parmi les nombreux moyens proposés pour faire avorter les pustules, deux seulement méritent confiance, ce sont les applications de *pommades mercurielles* et les *pulvérisations de sublimé*.

C'est Zimmerman qui a signalé le premier l'utilité de l'emplâtre de Vigo pour arrêter l'évolution des pustules varioliques; Serres, en 1835 reprit ses expériences.

Revilliod (de Genève) emploie comme traitement abortif des pustules de la face, le mélange suivant :

Onguent napolitain	20 parties.
Savon	10 —
Glycérine	4 —

Ce mélange doit être appliqué avant la transformation des vésicules en pustules.

M. Dujardin-Beaumetz fait appliquer sur le visage, de l'emplâtre de Vigo *cum mercurio*, en masse épispastique et saupoudré ensuite avec de la poudre d'amidon; il a soin d'oblitérer, par de nouvelles couches de pommade et d'amidon, les fissures et les craquelures qui se produisent dans ce masque. On arrive ainsi, lorsqu'il est appliqué aux premières périodes de l'éruption, à faire avorter les pustules de la face, sauf, cependant, au pourtour des lèvres et de la bouche, dont les mouvements incessants empêchent les masques d'adhérer.

Il faut repousser l'emploi des collodions mercuriels qui peuvent être dangereux. M. Comby a signalé un cas de mort à la suite de l'application d'un de ces collodions.

Les pulvérisations de sublimé, ont été proposées, comme moyen abortif, par M. Talamon, en avril 1890.

La solution employée pour les pulvérisations est ainsi formulée :

Sublimé	ãã 20 grammes.
Acide citrique	
Alcool à 90°	100 —

Ether qs. pour remplir un flacon d'un litre.

Pour faire la pulvérisation, on se sert d'un pulvérisateur de Richardson (flacon de 250 c. c.). Le malade est assis sur son lit, les yeux fermés. On dirige le jet du pulvérisateur sur le front, puis on descend graduellement jusqu'au menton. Il est difficile de préciser la durée que doit avoir chaque pulvérisation. Il faut qu'elle soit suffisante pour qu'on voie blanchir la surface des pustules et de la peau sous la couche de sublimé déposé. En général, quinze à vingt secondes suffisent pour atteindre ce résultat (M. Talamon).

Pendant les pulvérisations, on protège les yeux en les recouvrant d'un tampon d'ouate trempé dans une solution saturée d'acide borique.

Aux pulvérisations, M. Talamon ajoute des badigeonnages de glycérolé de sublimé :

Sublimé....................................	1 gramme.
Glycérine..................................	15 grammes.

de façon à maintenir constamment la peau sous une couche antiseptique à l'abri des germes extérieurs.

Les pulvérisations et les badigeonnages doivent être pratiqués trois fois par jour.

M. Talamon fait enfin ajouter du sublimé à l'eau des bains dans les varioles confluentes primitives et dans les confluentes hémorragiques ; les pulvérisations n'ont aucune action utile dans ces formes.

Dans les cohérentes-confluentes, la plupart des vésico-pustules sont arrêtées dans leur évolution. Dans les cohérentes et les abondantes, l'avortement papuleux est général : le gonflement de la face ne se produit pas ou est à peine marqué.

Les pulvérisations de sublimé n'empêchent pas complètement la formation des cicatrices, mais elles en diminuent, d'une manière remarquable, le nombre et la profondeur. Ce résultat est d'autant plus sûrement obtenu que les pulvérisations ont été commencées à une époque plus rapprochée du début de l'éruption.

Lorsque la suppuration est commencée, les bains et les lotions de sublimé constituent le plus sûr moyen d'exercer une action antiseptique.

On a proposé encore les applications de *pommades* à la *résorcine* au 50e (Andeer), à l'*ichtyol* (5 p. 100), à l'*iodoforme* (3 p. 100 ; Carrieu), au *salol*.

Schwimmer fait appliquer sur le visage un masque constitué par la pâte suivante :

Acide phénique..............................	4 à 5 grammes.
Huile d'olive................................	40 —
Craie lavée en poudre......................	60 —

M. Du Castel emploie simplement l'*huile phéniquée* au 10e.

Hebra fait appliquer, après le bain, la poudre suivante sur les téguments :

Acide salicylique...........................	10 grammes.
Poudre de talc..............................	ãã 50 —
— d'amidon.................................	

M. Carrieu, la poudre au salol :

Salol pulvérisé...........................	100 grammes.
Poudre de riz.............................	āā 20 —
Talc......................................	

A l'antisepsie cutanée il faut joindre l'*antisepsie des muqueuses :* lavage de la bouche et des yeux avec la solution boriquée, badigeonnages du pharynx toutes les deux heures avec un mélange de salol et de glycérine à parties égales (Talamon).

A la période de dessication, on hâte la chute des croûtes en administrant des *bains* savonneux et l'on fait des *onctions avec la vaseline.*

Pour atténuer les cicatrices on applique avec un morceau de flanelle trempée dans l'eau chaude, une couche de *savon à la résorcine*, ou bien à l'*acide salicylique et au soufre.*

SCARLATINE.

La scarlatine est la plus insidieuse des maladies infectieuses ; tantôt légère à tel point qu'elle peut passer inaperçue, elle revêt d'autres fois des formes malignes ou s'accompagne de complications extrêmement graves ; aussi exige-t-elle de la part du médecin une grande réserve dans le pronostic, une sollicitude toujours en éveil dans le traitement. Il n'existe pas, à vrai dire, de traitement de la scarlatine régulière ; c'est une maladie à cours cyclique, comme la rougeole, la variole, dont l'évolution ne peut être entravée par aucune intervention thérapeutique ; le médecin ne peut que lutter contre les complications et les prévenir, dans une certaine mesure, ce qui n'est pas un résultat à dédaigner, car ces complications sont toujours graves et laissent souvent derrière elles une lésion, comme la néphrite ou l'endocardite, qui devient chronique et incurable. Ces complications, on les prévient en prenant des soins antiseptiques minutieux de la bouche.

On sait en effet que les infections secondaires, si fréquentes dans la scarlatine, ont les amygdales pour porte d'entrée, quelle que soit la forme de l'angine, érythémateuse ou pseudo-membraneuse. Pendant longtemps les cliniciens ont considéré l'angine scarlatineuse comme étant de nature diphtéritique, bien que l'on ait parfois essayé de différencier l'angine scarlatineuse de l'angine diphtéritique, d'après la comparaison de leurs caractères objectifs. Il est prouvé aujourd'hui que l'angine du début de la scarlatine n'est pas diphtéritique, dans le sens bactériologique du mot.

Les recherches bactériologiques de Marie Raskin, de Lœffler, de

Bourges et Wurtz ont établi nettement l'origine streptococcique des fausses membranes de l'angine scarlatineuse précoce ; c'est le même microcoque en chaînette, rencontré dans la bouche, que l'on retrouve dans le pus des otites et des bubons cervicaux, dans les broncho-pneumonies, dans les pleurésies.

L'angine tardive, celle qui survient pendant le cours de la convalescence, est au contraire due le plus souvent au bacille de Lœffler.

A. — Scarlatine régulière.

Si la scarlatine évolue régulièrement, les soins médicaux doivent se borner aux prescriptions hygiéniques et à l'antisepsie buccale.

Il est nécessaire que le malade soit placé dès le début dans une chambre vaste et bien aérée ; c'est là une règle à observer dans toutes les maladies aiguës, mais plus particulièrement dans la scarlatine, dont la convalescence est toujours longue et exige le séjour à la chambre pendant plusieurs semaines.

L'*alimentation* consistera presque exclusivement en lait ; si la soif est très vive, le malade la calmera à l'aide de boissons acides ou d'eau vineuse. Le lait, aliment utile dans toutes les pyrexies, est ici spécialement indiqué, comme mettant le plus souvent à l'abri des complications rénales tardives ou tout au moins comme en atténuant notablement la durée et l'intensité.

Un *bain tiède* (35°) sera donné chaque jour, à l'enfant comme à l'adulte. Ces bains seront donnés, non pas, bien entendu, dans le but d'abaisser la température, mais afin de réaliser la propreté des téguments.

Ils n'offrent aucun danger ; ils ont l'avantage de calmer le prurit et la sensation d'ardeur de la peau éprouvés par les malades.

D'autre part on doit réaliser l'*antisepsie* buccale en faisant des lavages avec des solutions saturées d'acide borique, ou mieux d'acide thymique.

Chez les jeunes enfants il est en outre nécessaire de badigeonner les amygdales et le pharynx, plusieurs fois par jour, avec de la glycérine boriquée (à 20 p. 100). Enfin MM. Hutinel et Deschamps conseillent d'instiller dans les fosses nasales de l'huile de vaseline chargée d'acide borique.

Lorsque la fièvre tombe et que la desquamation commence, il faut maintenir le malade au lit et au régime lacté pendant quelques jours, et ne pas négliger l'examen quotidien des urines, car l'albumine peut apparaître brusquement en abondance. Si, au bout des sept ou huit premiers jours d'apyrexie, il n'y pas trace d'albuminurie, on peut joindre au lait quelques aliments. Cependant certains médecins conseillent de prolonger le régime lacté intégral pendant 4 et 5 semaines mais c'est là une mesure bien rigoureuse et bien difficile à supporter, surtout quand il s'agit de sujets jeunes faméliques.

L'*isolement* des malades doit se prolonger fort longtemps; en effet, si la scarlatine est moins diffusible, moins contagieuse que la rougeole, la durée de la contagiosité est en revanche beaucoup plus grande que celle de cette dernière maladie. D'ailleurs la scarlatine est, de toutes les maladies, celle dont la contagion peut s'effectuer pendant le temps le plus long. Tant que la desquamation persiste, la contagion directe est possible, or la desquamation peu se prolonger dans quelques cas jusqu'à la huitième semaine.

Pous empêcher, dans la mesure du possible, la diffusion des squames, il faut enduire la peau du malade de vaseline, et le baigner fréquemment. A la vaseline on peut incorporer une petite quantité d'acide phénique.

On ne laissera les convalescents reprendre la vie commune que lorsque tout vestige de desquamation aura disparu et qu'ils auront pris plusieurs bains savonneux. Il va sans dire, qu'à ce moment, ils devront se couvrir de vêtements neufs.

B. — Scarlatine maligne et compliquée.

Une scarlatine est dite maligne lorsqu'elle s'accompagne d'hyperthermie et d'accidents nerveux graves, ataxo-adynamiques. L'hyperthermie seule ne constitue pas le danger; ce n'est que l'un des facteurs de gravité; elle témoigne seulement de l'intensité de l'infection; en un mot, c'est l'ensemble des manifestations morbides qui fait la gravité et qui appelle un traitement énergique.

Les médicaments antithermiques sont totalement impuissants, comme dans la fièvre typhoïde; anciens ou nouveaux ont été expérimentés successivement, sans succès; il peut d'ailleurs être dangereux d'avoir recours à ces médicaments car ils peuvent déterminer le collapsus.

En réalité, nous ne connaissons qu'un seul moyen efficace contre les formes graves de la scarlatine; c'est le *bain froid*, qui est un puissant antithermique, mais dont les effets complexes ne se bornent pas à l'abaissement de la température. Afin d'éviter des redites, nous renvoyons au chapitre consacré au traitement de la fièvre typhoïde pour tout ce qui concerne les bains froids.

Currie et Trousseau reconnaissaient dans l'hydrothérapie un moyen héroïque; mais ils n'employaient pas le bain froid proprement dit; ils se bornaient aux affusions froides; le malade était placé dans une baignoire vide et on lui jetait sur le corps des seaux d'eau à 25 ou 20°.

L'affusion ne durait pas plus d'une minute; immédiatement après, le malade était enveloppé dans ses couvertures et recouché.

Les affusions froides ont sauvé bien des malades; elles ne valent pas cependant, à beaucoup près, le bain froid. Leichtenstern qui a particulièrement étudié l'action du bain froid dans la scarlatine (*Deutsche med.*, *Woch* 1882) a bien montré l'efficacité de ce mode de traitement, qui est d'ailleurs admise par tous les médecins.

Le bain doit être à la température de 18 à 25° et sa durée de dix minutes environ, chez l'adulte; chez l'enfant elle sera plus courte (cinq minutes). Il faut le renouveler, dès que la température atteint le niveau qu'elle avait avant le premier bain; on appliquera donc le thermomètre toutes les deux ou trois heures. Il ne faut pas craindre d'administrer 8 à 10 bains par jour, comme dans la fièvre typhoïde, dans les cas où la situation du malade est très critique.

Il existe à la balnéation des contre-indications qui n'ont rien de spécial à la scarlatine. L'existence d'une maladie organique antérieure et notamment d'une affection cardiaque en interdiront l'usage. De même on renoncera au bain froid s'il existe des menaces de collapsus, c'est-à-dire si le pouls est très faible et si les extrémités sont froides, la température centrale étant très élevée; s'il existe du pseudo-rhumatisme scarlatin, des hémorrhagies etc.

Le bain tiède de 25 à 30° sera substitué au bain froid chez les tout jeunes enfants.

Tel est le traitement essentiel de la scarlatine hyperthermique avec phénomènes nerveux graves. Contre ces derniers, contre le délire en particulier, il serait inutile de prescrire les médicaments, comme le musc par exemple, que l'on employait autrefois mais qui n'ont en réalité aucune efficacité. Le bain froid, mieux que tout médicament, fait disparaître le délire.

Dans le cas d'adynamie et de prostration il faut avoir recours à l'*alcool*, au *café* et, s'il y a menace de collapsus, faire des *injections sous-cutanées de caféine*, d'*éther*, d'*huile camphrée*, etc.

Nous serons brefs sur le traitement des complications de la scarlatine, car ce traitement doit être avant tout préventif. Nous avons précédemment indiqué que les lavages antiseptiques de la gorge, que les bains tièdes, que le régime lacté étaient les meilleures mesures prophylactiques à prendre et que, dans bon nombre de cas, elles prévenaient l'apparition des complications.

Si cependant une **angine pseudo-membraneuse** apparaît, il faut la traiter énergiquement à l'aide des moyens précédemment indiqués, au chapitre : *Diphtérie*.

On fait de fréquentes irrigations du pharynx avec des solutions boriquées, ou phéniquées faibles, et après ablation des fausses membranes, on touche les amygdales avec de la glycérine phéniquée à 5 p. 100 ou de la glycérine au sublimé (à 1 p. 20).

Le **rhumatisme scarlatin** nécessite le séjour prolongé au lit, et l'*enveloppement des articulations avec de la ouate.*

Le régime lacté constitue le traitement essentiel de la **néphrite** scarlatineuse; s'il existe une oligurie très marquée et des urines sanglantes, il peut être utile d'appliquer quelques *ventouses scarifiées* sur la région lombaire.

Les *purgatifs* sont indiqués, surtout s'il existe de l'anasarque; on prescrit le sulfate de soude (30 grammes) ou l'eau-de-vie allemande (5 à 20 grammes suivant l'âge).

Si des accidents urémiques surviennent, on leur applique le traitement qui sera indiqué au chapitre : mal de Bright.

ROUGEOLE.

La rougeole est une maladie cyclique dont l'évolution ne peut être enrayée par aucune médication; aussi le médecin doit-il se borner à surveiller les malades, dans le but de prévenir les complications éventuelles, qui seules peuvent assombrir le pronostic. Il est toujours inutile, parfois dangereux d'administrer au malade soit un purgatif, soit un vomitif, dont le seul résultat appréciable est de déterminer des troubles gastro-intestinaux. Il est également inutile de faire prendre l'une de ces nombreuses tisanes, telles que l'infusion de bourrache, qui ont la réputation usurpée de favoriser l'apparition de l'exanthème. Lors donc qu'un malade présente les symptômes d'invasion de la rougeole, c'est-à-dire l'angine, le catarrhe oculo-nasal, la toux, il suffit, pour tout traitement, de prescrire le repos au lit et la diète liquide: lait, bouillon, eau rougie. La limonade est la plus agréable des boissons pour les malades qui ont une soif ardente.

Il est rare que l'on soit contraint, pendant la période d'invasion, à sortir de l'expectation. Cependant certains symptômes nécessitent parfois des soins particuliers: c'est ainsi que les **convulsions** du début, dont s'alarme tant l'entourage du malade exigent l'emploi des *bains tièdes* ou même du *drap mouillé.* On peut associer à la balnéation le *bromure* à petites doses, la *valériane*, etc...

Les **épistaxis** cèdent facilement à la *compression digitale*, aux applications de *bourdonnets imbibés d'une solution concentrée* d'*antipyrine ou de cocaïne*, aux *injections d'eau chaude.*

Si la **conjonctivite** est très intense il est facile de la modérer à l'aide de *compresses d'eau boriquée tiède.*

L'un des meilleurs moyens de calmer la **toux** quinteuse et fatigante du début est d'avoir recours aux *inhalations* de *vapeur d'eau*. Contre la toux, on peut encore prescrire le looch blanc du Codex, une potion avec de l'extrait de laitue, ou, chez les enfants d'un certain âge ou les adultes, une potion contenant de l'*alcoolature de racines d'aconit associée* à l'*opium et à l'éther* :

Alcoolature de racines d'aconit......	X à XX gouttes.
Extrait thébaïque..................	2 à 5 centigrammes.
Sirop d'éther......................	10 à 20 grammes.
Potion gommeuse..................	60 —

selon les âges.

A prendre par cuillerées à café (Barbier).

La **diarrhée** du début cède en général assez rapidement, pour que l'on n'ait pas à s'en occuper. Si elle est très intense il faut employer contre elle les *préparations* de *bismuth*, le *diascordium*.

Les efforts du médecin doivent tendre surtout, au début de la rougeole, à préserver le malade des infections secondaires qui seules peuvent imprimer à cette fièvre éruptive un caractère particulier de gravité.

De ces infections, les unes proviennent de germes apportés du dehors (diphtérie par exemple), les autres, et c'est le cas de beaucoup le plus fréquent, sont sous la dépendance des microbes de la bouche et des fosses nasales.

Ces germes sont les agents de la plupart des complications notamment de la broncho-pneumonie et des otites. Pour les prévenir, il est donc nécessaire de pratiquer une *antisepsie buccale et nasale* rigoureuse, à l'aide des grands lavages faits avec la solution de naphtol saturée (20 centigrammes p. 1000), la solution de permanganate de potasse à 1 p. 5000, ou la solution suivante :

Thymol..............................	15 centigrammes.
Acide phénique........................	5 grammes.
Eau..................................	Un litre

(Galippe).

Sur 50 cas de rougeole traités dans le service de M. Siredey en janvier et février 1894, avant l'application de la méthode antiseptique, 23 malades (45 p. 100 ont présenté des complications, tandis qu'après son application, en avril et mai, sur 53 cas, 7 fois seulement (13 p. 100) des complications ont été observées.

Les **formes graves d'emblée** de la rougeole sont rares. Dans la forme hyperthermique on peut avoir recours au sulfate de quinine, mais surtout à la *balnéation* qui est ici le moyen héroïque. La forme suffocante nécessite l'emploi des *ventouses* et des *divers moyens de révulsion* (frictions stimulantes, sinapismes etc.).

Autant pour stimuler le système nerveux que pour favoriser l'apparition de l'exanthème, on prescrit dans ces cas les stimulants diffusibles, l'*acétate d'ammoniaque*, l'*éther*.

Après l'éruption, une rougeole d'ailleurs primitivement bénigne peut subitement revêtir une forme grave ; des phénomènes nerveux inquiétants : agitation, convulsions, délire, ou bien, au contraire, le coma se manifestent ; la langue se sèche, la sécrétion urinaire se suspend. Le *bain froid* est formellement indiqué dans ces cas ; il faut l'employer sans hésitation et sans retard. M. Dieulafoy (*Société médicale des hôpitaux* 9 mai 1890), MM. Juhel-Rénoy, Duponchel ont cité des cas où la guérison a été rapidement obtenue grâce à l'emploi des bains. L'existence d'une complication, comme la broncho-pneumonie, ne constitue pas une contre-indication à l'emploi du bain froid. Quelques malades ont été baignés malgré l'existence reconnue d'une broncho-pneumonie et ont parfaitement guéri.

Chez les jeunes enfants le bain froid ne peut être employé ; c'est aux bains tièdes qu'il faut avoir recours.

Pour le traitement des diverses **complications** de la rougeole nous renvoyons aux chapitres de cet ouvrage qui sont consacrés aux broncho-pneumonies, à l'emphysème etc.

FIÈVRE TYPHOIDE.

Depuis que la nature infectieuse de la fièvre typhoïde est établie, de nombreuses médications, destinées à détruire l'agent infectieux, ont été proposées. Aucune de ces médications « antiseptiques » n'a pu résister jusqu'ici à l'épreuve du temps ; c'est qu'en effet, si les indications thérapeutiques sont nettes, il est fort malaisé de les remplir. Nous savons actuellement que la fièvre typhoïde est déterminée par un microbe localisé primitivement dans l'intestin, susceptible de se disséminer plus tard dans tout l'organisme, et, en tous cas, de sécréter des toxines qui de l'intestin passent dans les voies circulatoires et sont apportées par toutes les ramifications vasculaires au contact intime des tissus ; nous savons encore, qu'à côté de l'infection typhique proprement dite, les infections secondaires jouent dans la fièvre typhoïde un rôle des plus importants.

Nous savons tout cela et, cependant, nous ne pouvons détruire le bacille d'Eberth, car les corps qui le détruisent sont en même temps toxiques pour l'organisme et, comme on l'a dit si justement, on risque, en tuant ce bacille, de tuer en même temps le malade. Les toxines, nous ne sommes pas non plus en mesure de les neutraliser, malgré les ressources plus apparentes que réelles de l'antisepsie intestinale; quant aux infections secondaires, c'est à peine si l'on peut les prévenir dans un petit nombre de circonstances, de sorte que l'on n'est guère plus avancé aujourd'hui qu'il y a vingt ans, à n'envisager du moins que le traitement médicamenteux.

Hâtons-nous de dire cependant que si l'on n'a pas encore mis la main sur le médicament spécifique, la thérapeutique de la fièvre typhoïde n'en a pas moins réalisé d'immenses progrès:

Constatons d'abord la toute-puissance du traitement préventif. Depuis qu'à la doctrine de la spontanéité s'est substituée celle de la transmissibilité par l'eau, cette doctrine a reçu une consécration éclatante: la fièvre typhoïde a disparu des localités qui sont alimentées par une eau de source, exempte, sur son parcours, de toute contamination.

Mais l'hygiène prophylactique n'a pas été seule à bénéficier de l'évolution déterminée par les recherches bactériologiques modernes; le traitement même de la maladie a subi d'heureuses modifications.

L'alimentation des malades est l'objet d'une sollicitude toute particulière; on veille avec le plus grand soin à la propreté du malade, on pratique l'antisepsie buccale.

D'autre part, les médications surannées, inutiles ou même nuisibles, ont été abandonnées, et l'on a renoncé à l'espoir chimérique de juguler la maladie ou d'en modifier la marche, à l'aide de médicaments, parmi lesquels les antithermiques tenaient le premier rang.

Enfin et surtout, une médication nouvelle a pris naissance, que l'on peut considérer, sinon comme une médication spécifique, du moins comme la meilleure de toutes celles qui ont été systématiquement employées jusqu'ici, nous voulons parler du traitement par les bains froids; à la médication pharmaceutique s'est substituée victorieusement la médication balnéaire.

Le bain froid, qui n'avait été utilisé qu'exceptionnellement, mais presque toujours avec un succès éclatant, dans les formes hyperthermiques des fièvres éruptives (en particulier de la scarlatine), et du rhumatisme articulaire aigu, a donné, dans le traitement de la fièvre typhoïde, de merveilleux résultats. Les statistiques sont trop multipliées et portent sur un trop grand nombre de cas (plusieurs milliers) pour que l'on puisse conserver le moindre doute à cet égard. Mais il faut bien savoir que le bain froid n'est pas une médication d'exception, applicable seulement dans les formes hyperthermiques de la maladie. Envisager son action au point de vue étroit de l'hyperthermie, serait méconnaître les effets complexes de la balnéation, qui doit sans doute une partie de son efficacité, *mais une partie seulement*, à son action antithermique. Le bain froid est une *méthode générale de traitement de la fièvre typhoïde, applicable à toutes les formes de la maladie, aux plus légères comme aux plus graves, applicable à toute fièvre typhoïde, dès que le diagnostic est posé.*

C'est en un mot, une *médication systématique*. Sans doute, parmi les fièvres traitées par ce moyen, il en est de bénignes qui auraient guéri spontanément; mais dans l'impossibilité où l'on est de porter le pronostic d'une fièvre typhoïde, si légère qu'elle apparaisse au début, le traitement par le bain froid doit être invariablement appliqué. On ne saurait trop se pénétrer, en effet, de cette notion que la situation du typhique peut se modifier d'un moment à l'autre ; les signes de gravité n'apparaissent le plus souvent que pendant la période d'état, alors que l'infection est déjà prononcée ; à ce moment, le bain froid sera encore d'un secours précieux, il sauvera nombre de malades considérés comme perdus, mais il sera cependant moins efficace, que s'il est appliqué dès le début. Conclusion : tout individu atteint de fièvre typhoïde doit être *immédiatement* baigné.

Est-ce à dire cependant que ce traitement ne comporte aucune exception? Ce serait dépasser notre pensée, car nous admettons, et les partisans les plus convaincus du traitement admettent aussi certaines contre-indications, tirées de l'âge du malade et de l'existence de quelques complications. Nous signalerons plus loin ces contre-indications, mais nous devons faire remarquer qu'elles se présentent très rarement, comparativement au nombre de cas justiciables de la balnéation, et que, d'autre part, les contre-indications tirées de l'existence de complications, sont d'autant plus restreintes que la balnéation est instituée à une époque plus rapprochée du début de la maladie; le bain froid prévient précisément l'apparition de ces complications, comme la myocardite, qui en contre-indiquent plus tard l'emploi. Les réserves qui viennent d'être formulées ne peuvent, en somme, prévaloir contre l'emploi systématique de la balnéation.

Puisque nous considérons, avec l'immense majorité des médecins, le bain froid comme le seul traitement réellement efficace de la fièvre typhoïde, nous devrons lui consacrer la majeure partie de cette étude, réduire d'autant le nombre des pages consacrées aux traitements médicamenteux et au traitement symptômatique, dont l'importance est de plus en plus réduite.

A. — Traitement général.

L'hygiène générale du typhique ne diffère guère de celle des autres maladies infectieuses ; elle se résume en ces trois mots : aération, alimentation, propreté. Il est nécessaire que le malade soit placé dans une chambre vaste, isolée autant que possible des bruits extérieurs.

L'air y sera renouvelé très fréquemment, car l'*aération*, en dehors de la sensation passagère de bien-être qu'elle procure au fébricitant, assure une large ventilation pulmonaire qui est certainement l'un des meilleurs moyens de prévenir les complications thoraciques. On aura soin, d'autre part, d'entretenir dans la chambre une température fraîche, 14 ou 15 degrés sont largement suffisants ; on devra cependant entretenir un bon feu dans la chambre du typhique, lors des froids rigoureux, à cause des déplacements fréquents nécessités par la balnéation.

L'*alimentation* du typhique doit être exclusivement liquide : le lait, le bouillon, l'eau vineuse, les limonades acides, le café en font les frais. Le lait est, en général, facilement accepté par les malades ; cependant, quelques-uns manifestent parfois une certaine répugnance pour cet aliment; on s'efforcera de vaincre cette répugnance en masquant le goût du lait à l'aide d'un peu de café, de kirsch, de cognac.

L'intolérance pour le lait peut être due à ce qu'il est pris bouilli ou absorbé en trop grande quantité à la fois; il vaut donc mieux le faire prendre cru et à intervalles réguliers, en petite quantité chaque fois (un demi-verre toutes les heures). A défaut de lait, on peut prescrire le képhir qui est parfois toléré, alors que le lait ne l'est pas, et qui, par sa teneur en alcool, en acide lactique, est particulièrement indiqué comme tonique, comme antiseptique intestinal.

Le bouillon doit être dégraissé et très léger (bouillon de veau ou de poulet, de préférence). Les grogs sont volontiers acceptés par les malades, mais il faut se garder de gorger d'alcool ceux qui ont une température modérée, qui ne présentent aucun symptôme d'adynamie ou d'affaiblissement cardiaque, ceux, enfin, qui ne sont pas alcooliques ; l'abus de l'alcool détermine chez le malade une agitation qui nuit à son repos en empêchant le sommeil, et il a, d'autre part, le grave inconvénient de déterminer une irritation gastrique intense. Il faut donc se garder de la médication systématique par l'alcool.

Ce qu'il importe par-dessus tout, c'est que les malades boivent souvent et beaucoup. Tous les médecins sont d'accord sur ce point. Les travaux récents nous ont appris que dans les maladies infectieuses s'accumule dans l'organisme une grande quantité de matériaux nuisibles, de poisons microbiens (toxines) et qu'il faut en favoriser l'élimination, en stimulant l'activité de l'émonctoire rénal à l'aide de boissons abondantes; l'oligurie est toujours un mauvais signe, l'urination copieuse est au contraire d'un heureux augure. Remarquons que les anciens médecins avaient reconnu la nécessité de faire boire leurs malades et que, s'ils ne pouvaient justifier la diète hydrique, ils la pratiquaient couramment : ne faisaient-ils pas déjà l'antisepsie intestinale, et non la pire, en prescrivant les purgatifs? Dans ces dernières années le professeur Landouzy, Lichtheim (de Königsberg) et son assistant Valentini, H. Maillart ont particulièrement insisté sur les avantages de l'introduction de grandes quantités d'eau dans l'organisme des typhiques, soit à l'aide de lavements (Lichtheim), soit par la voie buccale. Maillart a soumis 14 malades au traitement exclusif par les boissons abondantes (5 à 6 litres d'eau par jour); un seul a succombé (soit une mortalité de 7,1 p. 100). Les résultats obtenus sont sensiblement les mêmes que ceux déterminés par les bains froids (*Revue de médecine*, 1893 et 1894).

Le typhique doit donc boire beaucoup, ou pour mieux dire, il faut faire boire le typhique, et non lui laisser régler à sa guise la quantité de boissons à absorber; il faut l'habituer à absorber dès le début, par petites quantités à la fois, mais à intervalles rapprochés, les diverses boissons qui viennent d'être citées.

L'un des effets du bain froid est de faciliter aux malades l'absorption des liquides, qui, à leur action nutritive, joignent une action bienfaisante de lavage de l'organisme. « Les malades baignés, dit Juhel-Rénoy, boivent en plus grande quantité et plus volontiers que les typhiques soignés avec les médicaments ; il le doivent certainement à ce fait que, leur bouche étant plus nette, leur adynamie supprimée, la sensation de soif existe chez eux vive et intense, Il est commun de voir de semblables malades absorber 4 litres *au moins* de boisson par vingt-quatre heures. Ma pratique et celle que je recommande est la suivante : 2 litres de lait cru et froid, quand on est sûr de sa provenance, 1 litre de bouillon très léger et bien dégraissé, 1 litre d'eau fraîche et 1 de limonade vineuse. Le lait et le vin sont donnés avant, pendant et après le bain; les autres boissons, dans l'intervalle, par très petites quantités à la fois, toutes les dix minutes, quand le malade est éveillé ».

Les *soins hygiéniques* a donner aux malades doivent garder la première place dans les préoccupations du médecin ; il faut tenir la main à ce que la toilette du typhique soit faite avec le plus grand soin, à ce que les régions souillées par l'urine, par les matières fécales soient nettoyées, puis recouvertes de poudre d'amidon, afin de prévenir le développement de l'érythème et des excoriations.

On veillera d'autre part à ce que le nez, les lèvres, les gencives, la langue soient débarrassés des enduits et des fuliginosités qui les recouvrent. Dans ce but, on prescrira de fréquents attouchements avec la glycérine boriquée, avec le jus de citron ; de plus, on recommandera d'humecter fréquemment la cavité buccale avec une eau alcaline ; d'ailleurs, chez les typhiques baignés, la langue se nettoie pour ainsi dire d'elle-même : de sèche et rôtie, elle devient nette et humide.

Il est nécessaire que le typhique modifie souvent son attitude, car le décubitus dorsal prolongé favorise la congestion pulmonaire hypostatique. Aux malades assez valides pour se remuer dans leur lit, il suffira de recommander le décubitus latéral, en ayant soin de les « caler » pour éviter le retour à la position première; les plus faibles, on les couchera sur le ventre, position assez désagréable, qu'ils acceptent cependant bon gré mal gré!

Il va sans dire qu'une surveillance active et constante doit s'exercer autour des malades; le typhique atteint de délire ne doit pas être perdu de vue un instant; car il arrive trop fréquemment, dans les hôpitaux notamment, qu'un malade en proie au délire, ouvre une fenêtre et vienne s'écraser sur le sol.

Il ne suffit pas de prendre à l'égard du malade les mesures antiseptiques précédemment indiquées; il faut encore prévenir la contamination de l'entourage et la dissémination des germes, en désinfectant les objets de literie, les linges portés par le malade, et en stérilisant les matières fécales.

Toutes les pièces de lingerie seront, immédiatement après changement, plongées dans une cuve d'eau bouillante, avant d'être livrées au blanchissage.

Les objets de literie, les vêtements seront désinfectés à l'étuve; quant aux matières fécales, elles seront reçues dans des vases en porcelaine contenant soit une solution de sulfate de cuivre ou d'acide phénique (50 p. 1000), soit une solution de sublimé au 1000e. D'après Kitasato et Pfühl, d'après Richard et Chantemesse, le meilleur désinfectant pour les matières fécales est le lait de chaux à 4 p. 1000, préparé en délayant un kilogramme de chaux éteinte dans 4 litres d'eau; ce liquide est versé dans le bassin chaque fois qu'une garde-robe est recueillie et sert également à la désinfection des fosses d'aisance.

Il faut enfin que les personnes qui soignent le malade portent sur leurs vêtements une longue blouse de toile qu'elles abandonnent au sortir de la chambre, et qu'elles se lavent les mains avec une solution de sublimé après chaque contact avec le malade.

Nous n'insisterons pas davantage sur cette question de l'hygiène prophylactique, car les règles à suivre ne diffèrent pas de celles que l'on doit appliquer à toutes les maladies infectieuses indistinctement.

Nous avons déjà signalé que plusieurs médications systématiques avaient été successivement proposées contre la fièvre typhoïde. Nous devons en passer la revue rapide avant d'indiquer les règles générales du traitement adopté aujourd'hui par la plupart des praticiens.

En tête des traitements systématiques, signalons l'*expectation*. Si quelques médecins croient encore qu'en luttant uniquement contre la fièvre ou bien en essayant de réaliser l'antisepsie intestinale, on peut modifier la fièvre typhoïde, d'autres, beaucoup plus nombreux, pensent qu'il est inutile d'essayer quoi que ce soit et que l'expectation est, à tout prendre, le meilleur parti que l'on doive adopter. Ils ne font en cela que suivre l'exemple de la plupart des médecins de la première moitié du siècle et notamment de Trousseau. L'illustre clinicien disait que les cas légers guérissent spontanément et qu'il est par suite inutile de troubler les efforts de la nature par une médication intempestive, que, d'autre part, on est le plus souvent impuissant en présence des cas graves; sa conclusion était donc qu'il fallait s'abstenir de toute intervention active, car il ne connaissait pas de moyen réellement héroïque.

Nous ne croyons pas qu'il soit nécessaire de discuter longuement sur les conséquences fâcheuses que pourrait entraîner l'adoption systématique de l'expectation ; sans doute il est des cas nombreux, tous les médecins en ont vu, qui guérissent spontanément, et s'il était possible de porter dès le début de la maladie un pronostic certain, l'expectation serait justifiée dans les cas bénins. Il est malheureusement impossible, nous l'avons dit, de formuler ce pronostic, car telle fièvre s'annonçant au début comme des plus bénignes peut revêtir d'un instant à l'autre une allure des plus graves; telle autre, au contraire, s'accompagnant au début d'un cortège de symptômes menaçants, peut présenter par la suite une évolution régulière. Gueneau de Mussy a très bien indiqué l'incertitude où se trouve constamment le médecin au sujet de l'avenir du typhique et a insisté sur ce point que la situation peut changer du matin au soir, d'une heure à l'autre.

Sans doute, il peut exister des symptômes dont la signification est très importante au point de vue du pronostic, mais ces symptômes ne se manifestent en général qu'à une période avancée de la maladie.

Puisque l'on ne peut prévoir si une fièvre typhoïde sera grave ou bénigne, l'expectation se trouve *ipso facto* condamnée.

En tête des médicaments antithermiques, il convient de placer la quinine et l'antipyrine.

La *quinine* a été employée à haute dose par Briquet et Blache (1842), puis par d'autres médecins ; les premiers résultats obtenus ne furent pas encourageants; on observa des cas de mort à la suite d'accidents épileptiformes; aussi fut-elle rapidement abandonnée; mais en 1859 Vogt, et après lui Liebermeister, la remirent en honneur.

Bien que l'on ait essayé le bromhydrate, le chlorhydrate et même le salicylate de quinine, c'est au sulfate que l'on donne habituellement la préférence. Il existe deux façons de l'administrer, à petites doses, à doses massives. Les petites doses (au-dessous d'un gramme) n'ont aucune action sur la température, les doses massives l'abaissent dans des proportions parfois considérables. Par doses massives, il faut entendre les doses de 1 gr. 50 à 2 ou 3 grammes habituellement employées; nous ne supposons pas que beaucoup de médecins suivent encore l'exemple de Monneret qui donnait jusqu'à 5 grammes et qui substituait ou plutôt associait à l'intoxication typhique, l'intoxication quinique.

Liebermeister, qui a le plus insisté sur le traitement antipyrétique, donnait le sulfate de quinine à la dose de 1 gr. 50 pour tâter la susceptibilité des malades ; puis il augmentait jusqu'à 2 et 3 grammes, si l'abaissement de température n'était pas suffisant ; mais il cessait dès que la température, prise dans le rectum, atteignait 37°. Il administrait le médicament le soir, pour obtenir une rémission matutinale, mais il ne le prescrivait jamais deux jours de suite. La méthode de M. Jaccoud se rapproche de la précédente. M. Jaccoud donne le bromhydrate de quinine pendant deux ou trois jours au plus, à doses progressivement décroissantes (2 grammes, le premier jour ; 1 gr. 50 et 1 gramme le second et le troisième jour), puis il en cesse l'administration pendant deux ou trois jours. Il le donne en cachets de 50 centigrammes qu'il fait prendre coup sur coup, à dix ou quinze minutes d'intervalle, avec un peu de limonade fortement acidulée.

On ne peut juger les effets de la quinine, qu'en prenant en considération les cas graves traités par ce médicament ; or les effets ont toujours été des plus médiocres. « Appliquée aux cas graves, cette médication n'a donné à plusieurs expérimentateurs que des résultats médiocres » (Gueneau de Mussy).

Une forme ataxo-adynamique ou bien une forme cardiaque n'ont jamais guéri par le seul traitement quinique.

Ce traitement est donc inefficace ; il est passible d'autre part de graves reproches.

On l'a accusé, non sans raison, de déterminer des troubles gastriques (gastralgie, vomissements), des troubles nerveux (délire), voire même le collapsus. On formule encore contre lui une accusation qui est applicable également à l'antipyrine : c'est d'abaisser les oxydations, de diminuer la quantité d'urée éliminée par les urines.

L'*antipyrine*, à doses élevées, abaisse notablement la température ; aussi quelques médecins en ont-ils fait la base de leur traitement de la fièvre typhoïde. M. Clément (de Lyon) va jusqu'à dire que l'antipyrine est la médication de l'avenir. Sans doute, s'il ne s'agissait que d'abaisser la température pour amener la guérison, l'antipyrine serait un bon antipyrétique, mais on sait que c'est une grossière erreur de voir dans l'élévation de température le seul ou le principal symptôme à combattre ; on sait qu'une fièvre typhoïde peut être très grave et même mortelle bien que n'étant pas accompagnée d'hyperthermie ; il serait donc absurde de se borner à la médication antithermique et de se tenir pour satisfait d'avoir obtenu un abaissement de température d'un ou deux degrés. Il faut bien savoir d'ailleurs qu'on ne peut obtenir un abaissement durable qu'avec de fortes doses ; M. Clément prescrit 1 gr. 50 toutes les trois heures, quand la température dépasse 39°, de telle sorte qu'il arrive à faire prendre jusqu'à 8 à 10 grammes d'antipyrine dans les vingt-quatre heures. A ces doses, et même à des doses moindres, l'antipyrine peut déterminer des accidents graves : Guastalla a vu le collapsus survenir chez les enfants; Bouveret, Glénard en ont observé des exemples. C'est là une des conséquences possibles de l'emploi des antipyrétiques, quels qu'ils soient.

Le plus grave reproche que l'on soit en droit d'adresser à l'antipyrine, c'est de favoriser la rétention des produits toxiques fabriqués par le bacille et l'organisme. Dans un intéressant travail sur « l'élimination des produits toxiques dans la fièvre typhoïde, suivant les diverses méthodes de traitement » (*Revue de Médecine*, septembre 1891), MM. Roque et Weill ont montré que, dans la fièvre typhoïde abandonnée à elle-même, les produits toxiques s'éliminent en partie pendant la durée de la maladie, car le coefficient uro-toxique est double du coefficient normal; au contraire, dans la fièvre typhoïde traitée par l'antipyrine, l'élimination des produits toxiques est nulle tant que durent la maladie et l'usage des médicaments; les coefficients uro-toxiques peuvent même tomber au-dessous de la normale.

La décharge des toxines se fait brusquement, à doses massives, pendant cinq à sept jours, dans le cours de la convalescence. Ainsi donc, l'antipyrine n'exerce aucune action antiseptique, mais elle s'oppose à l'élimination des substances toxiques, alors que tous les efforts de la thérapeutique doivent tendre à en débarrasser l'organisme. Nous verrons plus loin que le bain froid est un traitement éliminateur par excellence, qu'il assure l'élimination des toxines au fur et à mesure de leur production, et qu'à cette action est due pour une large part le succès de la balnéation.

La médication salicylée ne nous arrêtera pas ; l'effet hypothermique de l'acide salicylique est beaucoup moins énergique que celui de la quinine et de l'antipyrine; d'autre part, ce médicament est contre-indiqué dans le cas de troubles cardiaques ou nerveux, d'insuffisance fonctionnelle du rein, c'est-à-dire qu'il ne peut être employé dans les cas graves, aussi est-il complètement abandonné.

On peut en dire autant de l'acide phénique, recommandé dans la fièvre typhoïde par Steinner, mais particulièrement préconisé par Desplats; beaucoup plus dangereux que l'acide salicylique, moins bien toléré encore que ce dernier par les voies digestives, l'acide phénique est universellement condamné, et ce n'est que justice, car on peut lui imputer de nombreux cas d'intoxication, se traduisant par le collapsus ou même la mort subite.

Enfin, nous ne ferons que mentionner la thalline, la kairine, l'acétanilide contre lesquelles on peut rééditer les arguments précédemment invoqués contre l'antipyrine et le sulfate de quinine.

La *digitale* a été employée par Hirtz et Bernheim, non comme tonique cardiaque, mais comme antithermique ; l'abaissement de la température ne pouvant être obtenu qu'avec des doses élevées, ces médecins prescrivaient 75 centigrammes à 1 gramme en infusion et répétaient ces doses pendant deux ou trois jours. L'effet hypothermique n'est ni constant ni durable ; de plus, les doses indiquées comme nécessaires déterminent le plus souvent des vomissements et peuvent produire le collapsus (Hayem). La digitale, à doses massives tout au moins, est donc contre-indiquée.

Depuis les travaux de M. le professeur Bouchard, l'antisepsie intestinale a joui d'une grande faveur ; il est peu de médecins qui ne se croient obligés, à l'heure actuelle, de gorger les typhiques de naphtol, de salol ou de tout autre agent antiseptique.

On ne peut évidemment juger une médication que par les résultats qu'elle donne ; or, la médication antiseptique n'a jamais été employée seule. M. Bouchard, le promoteur de la méthode, traite systématiquement les typhiques par les bains tièdes, tout en pratiquant chez eux l'antisepsie de l'intestin ; il est donc bien difficile de dégager la part d'influence qui revient à chacune des différentes médications associées, sur l'évolution de la maladie. M. Bouchard, d'ailleurs, n'attribue pas à la seule antisepsie intestinale les résultats heureux qu'il a obtenus dans la fièvre typhoïde (mortalité de 12/100). « Vous savez, dit-il dans son livre de la *Thérapeutique des maladies infectieuses*, que l'antisepsie intestinale intervient pour une part dans le traitement que j'applique à la fièvre typhoïde, mais pour une part seulement. Je cherche par d'autres moyens à lutter contre l'agent infectieux de cette maladie et à corriger quelques-uns de ses effets nuisibles tels que l'hyperthermie et l'inanition. Mais j'estime que, si les putréfactions intestinales dans cette affection sont secondaires et accessoires, elles ne sont cependant pas indifférentes et, pour cette raison, je crois qu'il est utile de les entraver. Je ne puis donc pas attribuer à l'antisepsie intestinale seule les résultats favorables que j'ai obtenus, je pense cependant qu'elle n'y est pas étrangère ».

Après avoir employé le charbon iodoformé, puis la naphtaline, M. Bouchard prescrit exclusivement aujourd'hui le *naphtol B* qu'il associe au *salicylate de bismuth* :

Naphtol B finement pulvérisé................	15 grammes.
Salicylate de bismuth.........................	7 gr. 50.

Mêlez et divisez en 30 cachets, dont on administre 3 à 12 par vingt-quatre heures.

Le naphtol en France est l'antiseptique le plus employé ; on a proposé de lui substituer dans ces derniers temps le bétol (salicylate de napthol) et le benzonaphtol à la dose de 3 ou 4 grammes; ce dernier médicament a l'avantage de pouvoir être administré en suspension dans du lait, alors que le naphtol ne peut être donné qu'en cachets; de plus, comme il ne se dissocie que dans l'intestin, il n'a pas sur l'estomac l'action irritante du naphtol. On peut prescrire 4 grammes de benzonaphtol en 8 doses, que l'on fait prendre à intervalles égaux.

Le mercure étant le plus énergique des microbicides, il était indiqué d'administrer les préparations mercurielles dans la fièvre typhoïde. Le Dr Salet (de Saint-Germain) fait prendre dès le début de la maladie un centigramme de *calomel* toutes les heures (20 centigrammes par jour) jusqu'à apparition de la salivation. M. Bouchard dans 32 cas de fièvre typhoïde avérée a fait prendre à chaque malade 40 centigrammes de calomel par jour (2 centigrammes toutes les heures) jusqu'à la salivation. Il n'a jamais constaté d'accidents imputables à la médication et la gravité de la maladie lui a paru modifiée favorablement; la mortalité n'a été que 2 sur 32 malades (6 p. 100) ; mais la convalescence de plusieurs malades a été lente et pénible. M. Bouchard pense que le calomel peut être utile, à la condition qu'on n'en prolonge pas l'emploi; aussi l'administre-t-il, au début, pendant quatre jours seulement, à la dose de 40 centigrammes en 20 pilules de 2 centigrammes prises d'heure en heure. Sur 390 cas, il n'a pas observé une seule stomatite avec ce procédé.

M. Hayem, guidé par les excellents résultats que lui a donnés l'*acide lactique* dans le traitement des diverses diarrhées, a introduit ce médicament dans celui de la fièvre typhoïde : acide lactique, avec ou sans bains, suivant les indications, telle est sa formule générale de traitement.

M. Hayem prescrit l'acide lactique sous forme d'une limonade à 15 ou 25 grammes, à prendre dans la journée. La dose moyenne, suffisamment active en général, est de 20 grammes. Dans la grande majorité des cas, l'acide lactique est bien supporté; néanmoins, dit M. Hayem, il y a quelques exceptions, notamment à la période d'état, chez les malades adynamisés, qui n'acceptent à boire que difficilement. Lorsqu'il y a intolérance gastrique, il suffit parfois de couper la limonade, qui est fortement acide, avec un peu d'eau de seltz pour qu'elle soit prise volontiers.

D'après M. Hayem, l'acide lactique, à la condition qu'il soit donné le plus près possible du début de la maladie, en abrège nettement la durée ; en tous cas, il modère la diarrhée, et, parfois, détermine même au bout de quelques jours de la constipation; il fait tomber le météorisme ; il mérite de prendre le premier rang parmi les médicaments employés pour réaliser l'antisepsie intestinale, en raison de son absence de toxicité et d'action irritante sur la muqueuse digestive.

D'autres médications antiseptiques ont encore été proposées, notamment la médication par le chloroforme vantée par un médecin russe, Werner. Ce médecin a employé l'eau chloroformée à 1 p. 100, dont il fait prendre une cuillerée à soupe toutes les heures environ, en diminuant progressivement les doses, lorsqu'une amélioration survient; l'emploi du chloroforme justifié par les expériences de Behring qui ont démontré que cette substance possède une action microbicide vis-à-vis du bacille typhique, aurait pour effet d'empêcher l'état typhoïde de se produire; la langue reste humide et débarrassée d'enduit, la diarrhée cesse, le ventre n'est plus ballonné. La médication serait surtout efficace, lorsqu'elle est instituée avant le dixième jour; le traitement serait toujours bien supporté, à part quelques vomissements observés chez un certain nombre de malades; sur 56 typhiques traités de cette façon aucun n'a succombé. Cette médication paraît assez rationnelle, si l'on considère la grande valeur antiseptique du chloroforme et d'autre part son innocuité relative, pour être essayée sur une large échelle, sans négliger, toutefois, les modes de traitement qui ont déjà fait leurs preuves.

La médication tonique a vite conquis les faveurs des médecins; les résultats remarquables obtenus dans certains cas par l'emploi de *l'alcool* à hautes doses ont contribué à rendre populaire cette médication qui peut rendre les plus grands services, mais qui ne peut, pas plus que les précédentes, être érigée en traitement systématique, car son emploi n'est justifié que dans un certain nombre de cas déterminés.

Ainsi, l'emploi de l'alcool est en général inutile chez les enfants, qui le supportent d'ailleurs assez mal; il suffit, chez ceux qui présentent quelques signes d'adynamie, de donner du vin en assez grande quantité, toujours coupé d'eau, mais pas d'alcool en nature.

La grande indication de l'alcool est l'adynamie et particulièrement l'affaiblissement des contractions cardiaques, se traduisant par un pouls mou et dépressible, par des contractions cardiaques faibles et rapides; dans ces cas, on peut prévenir, dans une certaine mesure, à l'aide de l'alcool, les stases sanguines qui sont la conséquence de la faiblesse du myocarde; encore faut-il savoir que la médication alcoolique est souvent impuissante à s'opposer au collapsus; l'alcool paraît moins efficace dans la fièvre typhoïde, qu'il ne l'est dans une autre maladie infectieuse : la pneumonie.

Une autre indication formelle de l'alcool est l'existence chez les malades d'antécédents avérés d'alcoolisme; l'emploi de l'alcool met rapidement fin chez eux au délire.

A part les indications qui viennent d'être spécifiées, il est inutile de donner aux typhiques de l'alcool à hautes doses et en nature; on ne donnera que rarement 2 ou 300 grammes de cognac; ces doses excessives sont mal tolérées; elles déterminent une vive irritation gastrique, elles peuvent avoir un effet contraire à celui que l'on désire obtenir, c'est-à-dire qu'elles peuvent favoriser le collapsus. Lorsqu'il existe une indication urgente à stimuler la circulation, à tirer le malade de la stupeur, il faut recourir au champagne que l'on donnera à doses petites mais fréquemment répétées, et aux grogs ou au punch.

Dans les cas ordinaires, c'est sous forme de vin que l'on doit administrer l'alcool.

On donnera le vin de Bordeaux à la dose d'une bouteille par vingt-quatre heures, coupé avec de l'eau et administré à doses fractionnées.

Les préparations de quinquina étaient très en faveur, il y a quelques années; l'extrait mou de quinquina faisait partie du traitement de la plupart des typhiques; aujourd'hui on est, avec raison, beaucoup plus réservé à l'égard de ce médicament, dont les effets utiles sont problématiques, mais dont les effets nuisibles s'accusent trop souvent par des troubles gastriques (vomissements).

Nous avons hâte d'arriver à la médication systématique par les bains froids qui, à l'heure actuelle, représente le traitement le plus efficace que l'on puisse diriger contre la fièvre typhoïde. L'historique de la balnéothérapie exigerait de longs développements, qui ne sont pas de mise dans cet ouvrage, où nous nous bornons à enregistrer les résultats acquis. Qu'il nous suffise de rappeler que l'utilité de la balnéothérapie avait été posée au siècle dernier par Currie, que dans notre siècle de timides tentatives pour introduire les bains froids dans la thérapeutique furent faites par Chomel, par Récamier, par Leroy (de Béthune, 1856), etc., mais que le véritable initiateur de la méthode fut le médecin allemand Brand. Le traitement de Brand fut importé à Lyon en 1873 par le Dr Glénard qui lutta avec persévérance contre les préjugés qu'éveillait chez la plupart des médecins la médication nouvelle. Soutenu par ses collègues de l'École lyonnaise, M. Glénard a réduit à néant toutes les accusations formulées contre le bain froid et montré la supériorité de ce mode de traitement sur toutes les autres médications, de telle sorte qu'aujourd'hui la balnéothérapie est définitivement entrée dans la pratique courante. Cependant il s'en faut de beaucoup que tous les médecins parisiens appliquent intégralement la méthode de Brand et baignent systématiquement tous les typhiques; la plupart considèrent cette méthode comme héroïque dans un certain nombre de cas, mais se refusent encore à la mettre en œuvre chez tous les malades indistinctement. M. Juhel-Rénoy est parmi les partisans de l'application intégrale et systématique de la balnéothérapie à tous les cas.

Les pratiques hydriatiques ne sauraient être confondues, car elles sont loin de présenter toutes la même efficacité. Les lotions et les affusions froides, le drap mouillé sont recommandés par les médecins les plus timorés, mais on ne peut accorder à ces différents moyens la même valeur qu'au bain froid.

La *lotion* est le plus inoffensif de ces moyens. Faite avec une éponge imbibée d'eau froide (à 12 ou 15°) ou bien avec du vinaigre plus ou moins étendu d'eau, et répétée plusieurs fois par jour, la lotion n'est, à tout prendre, qu'un procédé insuffisant de réfrigération, qui ne mérite pas de nous arrêter.

L'*affusion* est sensiblement plus efficace. On sait quel parti en ont tiré Currie et Trousseau. Ils faisaient placer le malade dans une baignoire vide et projeter sur son corps de l'eau froide pendant quelques minutes. Aujourd'hui, on emploie encore l'affusion froide, mais uniquement à titre de complément du bain froid.

Le *drap mouillé* était très en faveur, il y a quelques années, avant l'acclimatement de la méthode de Brand. Le malade était placé dans un drap plongé préalablement dans de l'eau froide (à 10°), puis exprimé. La durée de l'application était de dix minutes; au bout de ce temps, on remplaçait ce drap par un autre et l'on prolongeait ainsi plus ou moins longtemps la réfrigération. Le drap mouillé trouve encore maintenant son application : il peut être substitué au bain froid lorsque diverses circonstances s'opposent à ce que le malade soit baigné (absence de baignoire, refus de l'entourage, etc.), ou lorsque, en raison de l'âge du malade ou de l'état du myocarde, on ne peut songer à prescrire d'emblée le bain froid. C'est, nous le répétons, un procédé énergique, puisqu'un enveloppement d'une heure peut déterminer un abaissement d'un degré et demi; néanmoins, le bain froid doit lui être préféré.

Avant d'exposer la méthode de Brand, il est nécessaire de faire connaître encore certains procédés de balnéation qui sont : les bains tièdes et les bains progressivement refroidis. Le bain tiède (à 30° environ) n'a pas les effets salutaires du bain froid, mais il est assez désagréable aux malades; on ne l'emploiera guère que chez les enfants.

Le *bain tiède* progressivement refroidi est utilisé par Ziemmsen et M. le professeur Bouchard. Ziemmsen fait placer le malade dans un bain inférieur de 5° à la température du malade, et que l'on ramène à 20° dans l'espace d'une demi-heure; le malade est sorti de l'eau quand le frisson éclate; on donne de 4 à 6 bains par jour.

M. Bouchard adopte comme température initiale du bain, une température de 2 degrés inférieure à la température du malade ; toutes les dix minutes on abaisse la température du bain jusqu'à 30°; à partir de ce moment le malade est encore laissé dix minutes dans le bain, puis on le retire. Le bain est répété huit fois par jour et continué jusqu'à ce que les oscillations thermiques se fassent entre 37 et 38 degrés. Juhel-Rénoy adresse certaines critiques au bain donné suivant la méthode de M. Bouchard.

Il le considère comme inférieur au bain de Ziemmsen, parce qu'il ne soustrait que peu de chaleur au fébricitant, et parce que pendant la nuit, il est suspendu pendant quatre heures. « Ce bain est peu pénible au malade : il est donc accepté facilement par l'entourage, et par là s'explique sa vogue passagère. Il est certain que, par cette méthode, l'hyperthermie est peu combattue, et nous en trouvons l'aveu implicite dans l'association fréquente au bain tiède de la quinine, administrée comme suit : Lorsque la température rectale du malade atteint ou dépasse 40 degrés le matin et 41 degrés le soir, il faut donner, pendant les deux premiers septenaires 2 grammes de sulfate de quinine ; dans le troisième septenaire 1 gramme 50 centigrammes et enfin dans le quatrième et les suivants, 1 gramme. C'est donc avec raison que je crois pouvoir qualifier cette méthode de bâtarde... » (Juhel-Rénoy, *Traitement de la fièvre typhoïde*).

Voici d'ailleurs quel est le traitement habituellement prescrit par M. Bouchard dans la fièvre typhoïde :

1° Les bains tièdes précédemment indiqués.

2° Un purgatif qui est renouvelé méthodiquement tous les trois jours (15 grammes de sulfate de magnésie).

3° 40 centigrammes de calomel, en 20 prises de 2 centigrammes (une toutes les heures), pendant quatre jours consécutifs.

4° Antisepsie intestinale au moyen de l'administration quotidienne d'un mélange de 4 grammes de naphtol et de 2 grammes de salicylate de bismuth.

5° Tous les trois jours, sulfate de quinine, quand la température demeure trop élevée. L'indication du médicament est la température rectale de 40 degrés le matin et de 41 degrés le soir.

6° Régime comprenant le bouillon cuit avec de l'orge, la limonade au citron additionnée de 50 grammes de glycérine.

La formule du *traitement de Brand* est la suivante : donner un bain à 20 degrés et de quinze minutes de durée toutes les fois que la température rectale, prise régulièrement toutes les trois heures, atteint ou dépasse 39 degrés.

Voici qu'elle est la technique de ce bain : la baignoire doit être placée près du lit, entourée d'un paravent et suffisamment remplie d'eau pour que le malade en ait les épaules complètement recouvertes.

Il faut qu'elle soit assez haute néanmoins pour pouvoir contenir l'eau que l'on ajoutera pendant le bain. On peut additionner l'eau d'une petite quantité de naphtol, pour l'antisepsie cutanée, mais cette pratique n'a rien d'obligatoire. La température de l'eau doit être de 18 degrés et demeurer fixe pendant toute la durée du bain. Il est utile de donner le premier bain à cette température ; toutefois on sera parfois obligé de se départir de cette règle, pour atténuer l'impresssion pénible du premier bain, et de se contenter d'une température de 22 degrés, mais à la condition d'atteindre, au bout de vingt-quatre heures, la température de 18 degrés.

Avant le bain on asperge la figure et le thorax du malade avec de l'eau plus froide que celle de la baignoire afin de rendre le saisissement moins violent, puis le malade est plongé dans l'eau. Le premier bain nécessite de la part du médecin et de ses aides du sang-froid et de la patience, car le malade crie, se débat et veut sortir de l'eau ; il s'apaise néanmoins et acceptera plus ou moins facilement le second bain. Il est nécessaire de surveiller attentivement le malade, afin de le sortir immédiatement de l'eau et de le ranimer s'il se produit une syncope.

Pendant le bain on pratique trois affusions avec de l'eau plus froide que celle du bain (à 10°), contenue dans un arrosoir ou tout autre récipient. On verse cette eau lentement et d'une faible hauteur sur la nuque ; les affusions se font toutes les cinq minutes et durent, chacune, pendant deux minutes. En outre, des frictions sont pratiquées par un infirmier sur tout le corps, à l'exception de l'abdomen. Brand attache une grande importance à cette pratique.

Le malade doit boire, aussitôt après son entrée dans l'eau, quelques gorgées de limonade vineuse.

La durée totale du bain est de quinze minutes environ. Habituellement, le frisson apparaît vers la dixième minute ; on ne doit pas laisser ce frisson se prolonger au delà de deux ou trois minutes ; le malade est alors retiré, porté dans son lit où il est étendu sur un drap sec et un peu chaud. On l'essuie vite et légèrement et l'on place sur ses membres inférieurs une couverture de laine, aux pieds, une boule d'eau chaude. On ne doit pas accumuler couvertures et édredons sur le malade ; il faut le laisser continuer à frissonner pendant quelques minutes.

Un quart d'heure après le bain, on prend la température rectale et l'on offre au malade du lait, du bouillon. Lorsque plusieurs bains ont été pris, le malade ne tarde pas à s'endormir. On a eu soin de le revêtir de sa chemise, avant qu'il ne soit gagné par le sommeil.

Brand, dans l'intervalle des bains, fait appliquer de grandes compresses froides qui entourent le thorax et l'abdomen. Ces compresses, trempées dans de l'eau à 10 degrés, doivent être renouvelées toutes les cinq ou dix minutes. Cette pratique qui exige la présence continuelle d'un aide attentif auprès du malade et qui a l'inconvénient de troubler quelque peu son repos n'est guère employée en France.

Quelle doit être la fréquence des bains? La formule générale de Brand, adoptée par l'École de Lyon, est celle-ci : *Baigner le malade toutes les trois heures, jour et nuit*, chaque fois que la température rectale atteint ou dépasse 39 degrés. Il importe d'observer cette règle dans toute sa rigueur; supprimer les bains pendant la nuit, sous le prétexte de laisser le malade goûter le repos, serait lui faire perdre tout le bénéfice de la balnéation diurne. Juhel-Rénoy cite le passage où Brand insiste sur la nécessité de n'apporter aucune interruption dans la balnéation et réduit à sa juste valeur ce prétendu repos de la nuit. « Peut-on appeler repos l'agitation, l'insomnie, l'accablement de la fièvre, les soubresauts des tendons? C'est confondre la stupeur avec le repos véritable. Le vrai moment de repos est celui qui suit le bain froid. Douze bains par jour ne suffisent pas à combattre l'effet fâcheux de la suppression des bains de la nuit. »

Il suit de là que la température doit être relevée toutes les trois heures, en tout seize fois par jour, huit fois avant le bain, et huit autres fois après (10 minutes après la sortie de l'eau). L'application répétée du thermomètre peut déterminer un peu de sensibilité rectale; mais elle ne donne jamais lieu à des abcès de la marge de l'anus, si l'on a soin de tenir le thermomètre continuellement plongé dans une solution de sublimé. Au moment d'en faire usage, on l'essuie avec du coton antiseptique et on le graisse avec de la vaseline stérilisée ; trois minutes suffisent pour obtenir la température rectale. Il est nécessaire que l'instrument soit maintenu par l'infirmier ou toute autre personne, afin d'éviter qu'il ne se brise lors d'un mouvement intempestif du malade.

Les températures recueillies avant et après le bain seront reportées sur des feuilles séparées ou sur la même feuille et l'on aura alors deux tracés superposés. On en aura même trois, si l'on y ajoute la courbe des urines. Juhel-Rénoy insiste avec raison sur la nécessité de recueillir toutes les urines, car cette dernière courbe fournit des indications pronostiques au moins égales à celles du thermomètre. Il n'est malheureusement pas toujours possible d'obtenir que toutes les urines soient recueillies dans un bocal gradué.

La méthode de Brand a donné de merveilleux résultats, alors même qu'elle était appliquée tardivement; mais elle manifeste surtout sa supériorité sur toutes les autres méthodes thérapeutiques, lorsqu'elle est instituée dès le début. Les partisans de la médication systématique insistent en effet sur la nécessité de baigner les malades dès que la maladie est reconnue ou même seulement soupçonnée ; ils font remarquer, non sans raison, que l'on ne peut attendre que la forme de la maladie se dessine, puisqu'au début on ne peut tirer de l'examen du malade aucun élément de pronostic. D'où la conclusion que l'on ne doit s'abstenir de la balnéation dans aucun cas.

« Tous les médecins qui ont pratiqué le traitement de Brand, dit M. Chantemesse, s'accordent à reconnaître que l'excellence des résultats est en raison directe de la rapidité de l'intervention thérapeutique. Baigner dès le début, c'est-à-dire avant la fin du troisième et peut-être du quatrième jour, c'est remplir l'indication fondamentale, celle qui assure la cure de la maladie par la prévention des accidents graves. Les adversaires de la méthode soulèvent l'objection que le diagnostic ne pouvant être assuré à cette époque, on risque de plonger dans l'eau froide des patients qui n'auraient pas la fièvre typhoïde. L'argument est juste; mais quelle valeur a-t-il? Parmi les maladies qui, à cette période, peuvent être confondues avec la fièvre typhoïde, les unes ne trouveront qu'avantages à l'administration des bains froids (fièvres gastriques, fièvres éruptives, même la rougeole (Dieulafoy) et la coqueluche, certaines néphrites infectieuses, la fièvre pernicieuse, la pneumonie), les autres n'auront pas leur pronostic aggravé : telle la granulie qui ne tardera pas à se démasquer par la persistance de la fièvre et des principaux symptômes. »

Si l'on doit baigner le malade dès le début, on doit aussi continuer l'administration régulière des bains jusqu'à cessation complète de la maladie. Quelques médecins, bien que très partisans des bains froids, ont une tendance fâcheuse à les abandonner, dès qu'une amélioration franche s'est produite dans l'état du malade. C'est exposer ce dernier à une rechute et perdre le bénéfice d'un résultat acquis au prix de pénibles efforts, c'est méconnaître la pensée de Brand qui recommande de ne suspendre la balnéation, sous aucun prétexte. La seule modification que l'on puisse apporter à la règle du traitement qui vient d'être indiqué, c'est la suppression d'un ou de deux bains du matin, lorsque la température n'atteint pas 39°.

Bien que la méthode de Brand puisse être appliquée dans l'immense majorité des cas, elle ne peut être regardée, cependant, suivant nous, comme une méthode rigoureusement systématique, car elle comporte quelques contre-indications formelles. L'une d'elles est l'âge avancé du malade; Brand n'hésite pas à baigner ses malades jusqu'à l'âge de cinquante ans, mais avant cet âge les bains sont déjà mal supportés, et l'on baignera difficilement des malades atteints de plus de quarante ans.

Les affections du cœur antérieures à la fièvre typhoïde constituent une autre contre-indication. Chez les malades atteints d'endocardite chronique ancienne, on préférera le traitement de M. Bouchard. La tendance à la syncope, les hémorrhagies intestinales tardives, la péritonite sont autant de contre-indications absolues. On a dit que les hémorrhagies intestinales étaient plus fréquentes chez les malades traités par les bains froids; c'est là une erreur qu'il importe de relever, car sa propagation pourrait contribuer à mettre en suspicion la méthode. En réalité l'usage méthodique des bains froids prévient indirectement les hémorrhagies, car l'intestin fonctionne mieux chez les malades baignés, les matières septiques ne tendent plus à s'accumuler au niveau des plaques de Peyer ulcérées, les infections secondaires se produisent plus difficilement.

L'existence d'une congestion pulmonaire étendue ne doit pas être considérée comme un obstacle à la balnéation. On voit, au contraire, la congestion se dissiper à la suite des premiers bains, par suite de la régularisation de la circulation sous l'influence d'un influx nerveux plus énergique. Quant à la pneumonie, elle n'est une contre-indication que quand elle survient à une période éloignée du début et s'accompagne d'affaiblissement considérable du cœur (Chantemesse).

Voici maintenant quels sont les effets généraux de la balnéation froide, effectuée suivant la méthode de Brand :

Ce qui frappe tout d'abord c'est la modification rapide du facies et de l'habitus du malade : le visage prend une teinte rosée ; il ne reflète plus la stupeur caractéristique, et le malade ne reste plus indifférent à ce qui l'entoure ; il suit du regard les personnes de l'entourage, et proteste même souvent contre la balnéation à outrance qu'on lui fait subir ! Ajoutons immédiatement, pour nous conformer à la vérité, que si un certain nombre de typhiques redoutent l'eau froide, beaucoup ont conscience du soulagement que leur procure le traitement et s'y soumettent de bonne grâce.

Peu après les premiers bains, ces malades qui restaient étendus sur le dos, incapables de faire le moindre mouvement, peuvent s'asseoir dans leur lit, sans le secours de personne. Leur langue perd l'enduit noirâtre qui la revêtait, elle devient humide et reste seulement un peu blanchâtre, le météorisme disparaît, la diarrhée se modère, bien qu'il n'y ait nullement rétention des matières fécales.

Ainsi que le dit M. Chantemesse, il ne reste qu'une bronchite légère, une fièvre modérée, quelques taches rosées lenticulaires et une médiocre hypertrophie splénique.

Ce sont surtout les troubles nerveux qui sont amendés d'une façon manifeste ; si la balnéation n'est appliquée que tardivement, après installation du délire indiquant une forme grave, on voit celui-ci disparaître. Dans tous les cas, dans les formes communes, la céphalalgie diminue très vite et le sommeil revient.

La fièvre est toujours influencée par le bain froid ; mais il ne faut pas s'attendre à ce qu'elle tombe brusquement, car la durée de la maladie n'est pas sensiblement abrégée. L'action du bain froid varie d'ailleurs suivant l'intensité de l'infection. Dans les formes légères la température s'abaisse dès les premiers bains, et continue à s'abaisser progressivement. Dans les formes moyennes il s'établit une période de lutte contre la fièvre, période dont la durée est variable, c'est le Fieberskampf de Brand. C'est dans les formes intenses que la résistance de la fièvre à la réfrigération dure le plus longtemps. C'est dans ces cas surtout qu'il importe de poursuivre le traitement dans toute sa rigueur, car la moindre infraction aux règles précédemment tracées peut faire perdre le bénéfice d'une amélioration péniblement acquise. Dans les formes intenses la température remonte presque immédiatement après le bain et atteint bientôt un maximum élevé qui cependant n'atteint pas ou du moins ne dépasse pas 40°, alors que ce chiffre est souvent dépassé, quant la maladie est livrée à elle-même.

Sous l'influence du bain la circulation se régularise, le pouls d'abord accéléré, se ralentit; mais il devient plus fort, et les intermittences qui avaient commencé à se montrer, peuvent disparaître, à moins que la médication ne soit mise en œuvre que tardivement, et qu'il existe déjà de la myocardite.

L'effet le plus remarquable du bain froid est l'influence qu'il exerce sur l'urination. Ainsi qu'il résulte des expériences de Muller (1873) la réfrigération du tégument cutané augmente la sécrétion rénale, par action réflexe sur l'innervation vaso-motrice du rein ; aussi la quantité des urines reste-t-elle élevée pendant tout le cours de la maladie. M. Vinay dit même que la sécrétion urinaire s'élève parfois jusqu'à 6 ou 7 litres par vingt-quatre heures.

« Cette coïncidence d'une pareille polyurie avec des températures élevées donne au traitement hydrothérapique de la fièvre son *cachet original.* » (Vinay.)

Il est facile de comprendre quelle importance acquiert, au point de vue du pronostic, cette polyurie qui permet l'expulsion au dehors d'une grande quantité de substances extractives.

C'est là peut-être tout le secret de la remarquable action du bain froid; en tous cas, nous avions raison de dire que l'action antithermique n'était pas seule en cause et nous pouvons répéter avec M. Chantemesse : « Ce n'est donc pas du seul abaissement thermique que le traitement tire ses bons effets; il s'oppose efficacement à l'intoxication du malade » (*Traité de médecine*, t. I, p. 800). Ajoutons encore à l'action antithermique, l'action tonique et stimulante.

Signalons, pour clore ce rapide exposé de l'action du bain froid, ce fait que la convalescence est courte, ce qui tient à ce que les malades ont pu s'alimenter suffisamment et par suite n'ont pas à faire les frais de la réparation toujours longue d'un organisme débilité, et, d'autre part, à ce qu'ils sont à l'abri des complications qui tiennent si souvent prolongée la convalescence.

Le bain froid ne met pas à l'abri des rechutes ; on a même prétendu qu'il les favorisait, mais les statistiques infligent un démenti à cette assertion. Elles montrent au contraire que les rechutes sont moins fréquentes chez les malades traités par le bain froid (Tripier et Bouveret) ; la proportion des rechutes serait abaissée d'un tiers (6 p. 100 au lieu de 9 p. 100).

Il ne suffit pas de commenter les effets de la balnéation, il faut en dernier ressort, juger cette médication d'après ses résultats cliniques, c'est-à-dire constater sa supériorité, en montrant qu'elle abaisse la mortalité, dans des proportions considérables.

Pour conserver aux faits toute leur valeur, il faudrait ne tenir compte que des cas traités dès le début par le bain froid ; dans ces conditions, les chances de guérison sont considérables ; elles sont pour ainsi dire absolues, suivant Brand et Glénard. Si l'on envisage indistinctement les cas traités dès le début et ceux qui l'ont été à une période quelconque de leur évolution, on est encore en droit d'accorder à la balnéation la prééminence sur tout autre traitement ; elle donne, en effet, une mortalité inférieure au moins de moitié à celle des malades non baignés. Brand ne compte que 4,6 p. 100 de mortalité, Tripier et Bouveret, 7,30, Juhel-Rénoy, 8 p. 100, alors que tous les auteurs s'accordent à considérer le taux de 14 p. 100 comme exprimant le chiffre moyen de la mortalité des typhiques soumis aux autres traitements. Il est permis d'espérer un abaissement plus grand encore de la mortalité, lorsqu'on sera bien convaincu de la nécessité d'appliquer le traitement dès le début, et l'on pourra sans doute présenter alors des statistiques comparables à celles de l'armée bavaroise, où la mortalité n'atteint pas 1 p. 100 des cas.

B. — Traitement des symptômes et des complications.

Nous serons brefs sur le traitement applicable aux symptômes et complications de la fièvre typhoïde, car, nous le répétons, le moyen le plus efficace de les traiter ou plutôt de les prévenir, est d'avoir recours au bain froid. Envisageons néanmoins les diverses éventualités qui peuvent se produire et signalons divers moyens adjuvants du traitement.

Appareil digestif. — L'observation minutieuse de l'antisepsie buccale préviendra sûrement toutes les complications linguales ou pharyngées.

Le vomissement est rare dans la fièvre typhoïde. Quand il se produit et qu'il s'accompagne de douleurs vives localisées au creux épigastrique, on doit soupçonner l'existence de ces déterminations gastriques qui ont été si bien décrites par M. Chauffard. Avant toutefois de conclure à l'existence de ces complications, on devra rechercher si le vomissement ne traduit pas simplement l'intolérance de l'estomac pour un médicament; il n'est pas rare de voir des malades vomir à la suite de l'administration prolongée du sulfate de quinine ou de l'extrait de quinquina, ou bien encore d'une trop grande quantité d'alcool; l'abus de la médication tonique a rendu ces accidents fréquents. Dans d'autres circonstances, le vomissement est symptômatique d'une complication du côté du pharynx (muguet primitif), de la vessie (rétention), de l'intestin et du péritoine (perforation intestinale, péritonite).

Lorsque le vomissement survient après quelques jours d'apyrexie, il peut être le signal d'une rechute; il peut dépendre aussi d'une alimentation surabondante, ou de l'atonie gastrique (G. Sée, Legendre).

Contre le vomissement des typhiques, on doit employer les moyens suivants :

Réduction des boissons; celles-ci seront données à petites doses et refroidies.

Dans le cas d'intolérance pour le lait, son remplacement par du bouillon dégraissé.

Vin de champagne frappé et étendu d'eau.

Potion de Rivière; laudanum (II gouttes) dilué dans une cuillerée à café d'eau de Vichy et pris quelques minutes avant le lait ou le bouillon; *chlorhydrate de cocaïne* (2 centigrammes, Juhel-Rénoy) donné par doses fractionnées.

Applications locales du froid au creux épigastrique (*vessie de glace, pulvérisation de chlorure de méthyle*). *Sinapisation, onctions avec un liniment térébenthiné; emplâtre de thériaque et belladone* (Guéneau de Moussy).

Enfin, *inhalations d'oxygène.*

On était désarmé autrefois contre la diarrhée des typhiques; les poudres absorbantes, le sous-nitrate de bismuth que l'on prescrivait habituellement, modéraient le flux intestinal, mais avaient le grave inconvénient de favoriser la rétention des matières dans l'intestin, d'où les accidents graves d'auto-intoxication qui en étaient la conséquence. On s'était d'ailleurs rendu compte, depuis longtemps, de la nécessité de provoquer les évacuations alvines et l'on administrait un purgatif salin (eau de Sedlitz) à intervalles plus ou moins rapprochés.

Aujourd'hui, depuis l'adoption du bain froid, c'est plutôt la constipation que l'on doit combattre que la diarrhée; en effet, le bain froid a pour résultat constant de modérer considérablement la diarrhée, qui perd d'ailleurs sa fétidité, indice certain de l'atténuation des phénomènes fermentatifs. Les selles, chez les malades baignés, sont rares et peu abondantes; mais cette rareté des évacuations alvines n'est pas le fait de la rétention dans l'intestin des matières fécales; car le ventre est souple, nullement ballonné.

Il est inutile, par suite, chez les malades baignés, d'employer les purgatifs ; mais il est bon, ainsi que le font actuellement un grand nombre de médecins, de faire donner chaque jour au malade un *lavement froid* d'eau boriquée ou naphtolée. Le lavement froid provoque les contractions intestinales et de plus favorise la diurèse ; il est enfin inoffensif, tandis que l'administration répétée des purgatifs peut, ainsi que cela s'est vu souvent, favoriser la rupture de vaisseaux au niveau des ulcérations et provoquer ainsi l'hémorrhagie intestinale.

Il est un excellent moyen de modérer la diarrhée, c'est l'*acide lactique*, qui donné systématiquement, modifie de la façon la plus heureuse le milieu intestinal. Nous avons exposé précédemment la médication par l'acide lactique préconisée par M. le professeur Hayem.

Dans les cas exceptionnels où l'acide lactique serait impuissant à supprimer une diarrhée profuse affaiblissant le malade, on pourrait donner l'*opium* (poudre de Dower, 50 centigrammes), le *salicylate de bismuth* associé au *charbon* ou bien au *bétol* ou au *benzo-naphtol* (ââ 3 à 4 grammes).

Juhel-Rénoy donne la formule suivante, recommandée par Brand :

Tanin		10 grammes.
Extrait alcoolique de noix vomique.	ââ	10 centigrammes.
— d'opium		
— de gentiane		10 grammes.

F. s. a. des pilules de 10 centigrammes (3 toutes les trois heures).

Le météorisme n'existe pas, non plus que la diarrhée, chez les malades traités par les bains froids.

Si l'on est appelé auprès d'un malade présentant du météorisme, on fera appliquer sur le ventre des *compresses froides* ou bien une vessie de glace ; on donnera des *boissons aromatiques et stimulantes* (infusions d'anis, de menthe), l'*acétate d'ammoniaque* en potion ou bien la *liqueur ammoniacale anisée, additionnée d'un cinquième de liqueur d'Hoffmann* (XV à XX gouttes à la fois).

L'hémorrhagie intestinale est l'une des complications les plus fréquentes de la fièvre typhoïde ; si elle n'a pas la signification favorable au point de vue du pronostic, que lui attribuait Trousseau, elle ne constitue pas non plus un symptôme très inquiétant, car la plupart des malades qui ont eu une hémorrhagie intestinale guérissent. Elle peut être grave et entraîner la mort lorsqu'elle est très abondante ou se répète, ou lorsqu'elle est le prélude d'une perforation.

Le meilleur moyen préventif est encore ici le *bain froid*, bien que l'on ait voulu parfois le considérer comme favorisant au contraire les hémorrhagies. On conçoit que moins les fermentations intestinales seront intenses, moins le processus ulcératif s'accusera et moins par conséquent les vaisseaux auront chance d'être altérés. L'abus des purgatifs a été considéré, à bon droit, comme la cause occasionnelle d'un grand nombre d'hémorrhagies; nous avons vu que, chez les malades baignés, il n'était pas nécessaire d'employer les purgatifs d'une façon répétée.

Si chez un malade une hémorrhagie se produit, quelle conduite faut-il tenir? Doit-on continuer les bains froids, si le malade était soumis à ce mode de traitement? Les partisans de la médication balnéaire n'hésitent pas à se prononcer pour l'affirmative et continuent à baigner leurs malades, si toutefois la température reste élevée et dépasse 39°. Dans le cas contraire, lorsque la température s'abaisse, il faut cesser les bains, car une syncope pourrait survenir pendant le bain.

Le *repos absolu* sera prescrit; on fera placer sur l'abdomen une *vessie de glace;* on suspendra les boissons, en ne permettant qu'une très petite quantité de *champagne frappé*, ou la *limonade à l'eau de Rabel glacée.* Les médicaments hémostatiques pris à l'intérieur : ergotine, perchlorure de fer n'ont qu'une action problématique; il vaut mieux s'en abstenir; on ordonnera seulement de faibles doses d'*opium* (une pilule d'un centigramme, d'heure en heure, pour immobiliser l'intestin). Quelques médecins administrent les poudres, comme le *sous-nitrate de bismuth*, à doses fréquemment répétées, dans l'espoir de provoquer à la surface de l'ulcération une couche isolante favorisant la formation du caillot.

Si l'hémorrhagie est très abondante, un excellent moyen de relever la tension artérielle et de combattre l'anémie aiguë est la *transfusion saline* de Cantani et Sahli. On injectera avec l'appareil de Potain, dans le tissu cellulaire sous-cutané de la région fessière, un litre ou un litre et demi d'une solution stérilisée de chlorure de sodium à 7 p. 1000 (à la température de 34°). En cas d'urgence, chez les malades plongés dans le collapsus, l'injection intra-veineuse d'eau salée devra être préférée, comme agissant plus rapidement. Grâce à ce dernier moyen, Kirstein a pu tirer du collapsus plusieurs malades considérés comme étant dans un état désespéré.

L'existence d'une perforation intestinale, annoncée par la chute brusque de la température et par la douleur, commande le repos absolu; les bains froids seront immédiatement suspendus. La *glace intus et extra*, l'*opium* à larges doses fractionnées (10 à 20 centigrammes en vingt-quatre heures), tels sont les moyens bien précaires dont on dispose contre cette redoutable complication, qui ne guérit que dans les cas trop rares où la péritonite se limite.

En présence de l'impuissance dûment constatée du médecin, on peut poser la question de l'intervention chirurgicale immédiate? Il est certain que l'état général du malade le place dans des conditions absolument défavorables et ne lui permet guère de supporter la *laparotomie* : parmi les interventions pratiquées à l'étranger, une seule a été suivie de succès. Le résultat n'est donc pas encourageant ; néanmoins l'opération pratiquée immédiatement après le début de la perforation, sur un malade relativement peu intoxiqué, aurait peut-être des chances de succès.

Appareil respiratoire. — Les complications nasales, parmi lesquelles l'épistaxis, sont devenues plus rares depuis que l'on fait la toilette des fosses nasales. L'épistaxis du début est insignifiante dans l'immense majorité des cas et l'on n'a pas à s'en occuper ; seules, les épistaxis survenant dans la période d'état peuvent devenir inquiétantes ; mais, au risque de fatiguer le lecteur, nous devons répéter une fois de plus que, chez les malades baignés et chez qui on fait des lavages antiseptiques, cette complication est exceptionnelle.

Le meilleur moyen d'arrêter l'épistaxis est de faire une *irrigation d'eau très chaude* (Alvin) et, si cela ne suffit pas, de pratiquer le *tamponnement avec de la gaze iodoformée* ou du *coton hydrophile imbibé d'une solution concentrée d'antipyrine.*

Le laryngo-typhus peut être prévenu par les mêmes mesures antiseptiques dont il a déjà été question. S'il se déclare, on emploiera les *applications de glace au-devant du larynx*, les *pulvérisations phéniquées ou de liqueur de van Swieten*. La *trachéotomie* devient nécessaire quand la suffocation est imminente. Il importe de savoir que la laryngo-sténose peut survenir par la suite, aussi ne doit-on pas enlever trop tôt la canule.

La bronchite fait partie du cortège symptomatique de toutes les fièvres typhoïdes de moyenne intensité. Elle ne nécessite aucun traitement parce qu'elle disparaît avec la maladie et que d'ailleurs les moyens médicamenteux n'ont aucune action appréciable sur elle. Il va sans dire que la bronchite ne constitue en aucune façon une contre-indication à la balnéation : si les râles ne disparaissent pas toujours chez les malades baignés, ils n'augmentent pas non plus d'intensité et l'on ne peut accuser le bain froid d'aggraver les lésions pulmonaires.

La congestion pulmonaire hypostatique et la broncho-pneumonie étaient autrefois parmi les complications les plus graves de la fièvre typhoïde. Chez les malades abandonnés à eux-mêmes, immobilisés dans le decubitus dorsal, les parties déclives du poumon ne tardaient pas à s'engouer et les microbes pullulaient dans les bronchioles et les alvéoles, leur développement étant favorisé par la stase sanguine. Aujourd'hui, l'emploi des bains froids dès le début prévient la congestion pulmonaire et les complications inflammatoires qui en sont la conséquence, non seulement parce que le bain froid nécessite des déplacements fréquents du malade, mais encore et surtout parce qu'il détermine une stimulation énergique de la circulation.

Si l'on est appelé tardivement, et que la congestion existe déjà, on ne doit pas hésiter à plonger immédiatement le malade dans l'eau ; souvent on verra disparaître, au bout de deux ou trois bains, une congestion très étendue. On devra en outre faire appliquer sur le thorax des *compresses froides* fréquemment renouvelées. C'est là un excellent moyen de révulsion. Il est inutile de dire que l'on devra rejeter le vésicatoire toujours inutile et souvent nuisible.

Si l'âge du malade s'oppose à ce qu'il soit baigné, on le maintient dans le decubitus latéral ; on le couvre de *ventouses sèches* et l'on insiste sur la *médication tonique* (*alcool*, *café*).

La statistique de Liebermeister montre d'une façon péremptoire que le bain froid abaisse la proportion des complications pulmonaires, et qu'il en facilite la guérison, lorsqu'elles sont déclarées.

Appareil circulatoire. — La myocardite est le danger le plus redoutable qui menace le typhique ; elle est surtout à craindre chez les malades âgés ou présentant de l'artério-sclérose ; néanmoins, elle peut se manifester chez tous les typhiques indistinctement, même chez ceux qui sont traités par les bains froids. Nous avons vu succomber subitement, pendant la convalescence, une femme qui avait été traitée par le bain froid, et chez qui la fièvre avait évolué régulièrement. Chez d'autres malades, nous avons observé de l'arythmie et des intermittences qui nous ont fait redouter pendant longtemps une terminaison fatale.

Pendant la période d'état de la maladie, chez les malades qui présentent des troubles cardiaques, de la tendance au collapsus, on doit donner l'*alcool* à hautes doses et prescrire la *macération de digitale*, sans dépasser la dose de 20 centigrammes, ou mieux encore les *injections sous-cutanées de caféine* qui peuvent être continuées pendant quelques jours sans inconvénient (à la dose de 50 centigrammes à 1 gramme par jour). Aux bains froids seront substitués les *bains tièdes*. Pendant la convalescence, il faut recommander aux malades d'observer le repos absolu, d'éviter tout effort, tout mouvement brusque.

Appareil rénal. — Il est rare que l'on ait à diriger un traitement spécial contre les manifestations rénales. L'albuminurie est constante dans la fièvre typhoïde, comme dans toutes les maladies infectieuses, mais la néphrite typhique avec phénomènes urémiques est exceptionnelle, surtout chez les malades baignés, en raison de la diurèse abondante déterminée par la balnéation. En cas de néphrite avérée avec douleurs lombaires, vomissements, oliguric, etc., on fera une *saignée locale* au moyen de ventouses scarifiées appliquées sur la région lombaire et l'on aura recours aux injections de caféine. L'injection sous-cutanée de solution saline constitue un excellent moyen de rétablir la diurèse et d'entraîner au dehors les produits toxiques; elle réalise un véritable lavage de l'organisme (Bozzolo).

Appareil nerveux. — Contre la céphalée, le *bain* et les *compresses froides* sur la région frontale constituent le meilleur remède ; le bain est également le remède héroïque contre l'insomnie qui résiste habituellement à tous les narcotiques (opium, chloral, sulfonal, etc.). A peine sorti du bain, le malade s'endort d'un sommeil réparateur, dont on est parfois obligé de le tirer pour le remettre dans l'eau.

Contre les phénomènes ataxo-adynamiques, c'est encore et toujours le bain qu'il faut employer, sans s'attarder à prescrire les médicaments antispasmodiques comme le musc, la valériane, le camphre, qui sont complètement impuissants. Si l'agitation persiste, quoique atténuée, dans l'intervalle des bains, on donnera des *lavements avec une petite quantité de chloral* (1 gramme) ou de *musc* (50 centigrammes) et de *camphre*.

Si l'adynamie est extrême, les *injections de caféine* (1 gramme), d'*éther*, d'*huile camphrée au* 10e, de *sulfate de spartéine* (5 à 10 centigrammes), l'*alcool* sous forme de champagne et de vin d'Espagne sont nécessaires.

Juhel-Rénoy conseille dans ces cas de modifier quelque peu la formule des bains, de les donner très courts, fréquemment répétés; la température des premiers bains chez les malades profondément adynamiques sera de 5 ou 6 degrés inférieure à la température du malade, puis ramenée progressivement à 27 ou 28°. Le malade ne restera qu'un temps assez court dans l'eau; pendant quatre ou cinq minutes on pratiquera des affusions avec de l'eau très froide à 10° et on massera le malade. Dans l'intervalle des bains la médication réfrigérante continue (enveloppements froids) sera employée.

C. — Conduite à tenir pendant la convalescence.

Au déclin de la fièvre typhoïde et pendant la convalescence on voyait autrefois survenir fréquemment différents accidents comme les eschares, les furoncles, les abcès sous-cutanés, la parotidite, etc., que l'on n'a plus guère l'occasion d'observer aujourd'hui depuis que l'antisepsie de la peau et des muqueuses, et que l'emploi des bains est devenu d'un usage courant.

La *phlegmatia alba dolens* peut survenir chez les malades qui ne présentent pas d'autre accident d'infection secondaire; elle guérit assez rapidement et n'exige d'autre traitement que le repos absolu et l'enveloppement ouaté du membre qui en est le siège.

Les différentes paralysies, dues à des névrites périphériques, que l'on observe parfois à la suite de la fièvre typhoïde, plus rarement d'ailleurs qu'après d'autres maladies infectieuses, guérissent sous l'influence de la *faradisation*, à laquelle on joint plus tard le *massage*, les *bains sulfureux* (Luchon, Barèges) ou *salins* (Balaruc, Lamalou, etc.).

L'alopécie n'exige pas de traitement particulier; on sait en effet qu'elle est passagère et que les cheveux ne tardent pas à repousser. On pourra prescrire des frictions avec un liniment excitant.

La question la plus délicate à résoudre pour le médecin est celle de l'*alimentation*. Il est certain qu'une alimentation trop précoce et trop abondante peut favoriser les rechutes, alors que la cicatrisation des ulcérations est incomplète. Il faut savoir résister aux sollicitations du malade qui crie la faim et dont l'unique préoccupation est de satisfaire son besoin d'aliments. Chez les malades baignés, la sensation de faim se manifeste d'une façon précoce, avant le retour de la température à la normale; aussi est-il particulièrement difficile de leur faire prendre patience.

Les premiers aliments que l'on peut adjoindre au lait, au bouillon et à la limonade vineuse qui constituent toute l'alimentation pendant la période fébrile, sont les potages, soit au tapioca ou à la semoule, soit les panades soigneusement passées.

Au bout de deux jours d'apyrexie absolue, on pourra permettre un œuf sans pain et un peu de gelée de viande, ou bien une très petite quantité de viande crue, râpée, passée sur un fin tamis et incorporée au potage au tapioca. La première ration de viande crue ne pourra pas dépasser 50 grammes. Si elle est bien tolérée, on pourra la doubler le lendemain, et le quatrième ou cinquième jour, on permettra un ou deux œufs, toujours sans pain, 100 ou 150 grammes de viande crue, et quelques huîtres.

Du sixième au huitième jour, on autorise le poisson léger comme le merlan, et comme desserts, les pruneaux cuits, la pomme cuite, débarrassée des pépins qui pourraient déterminer une perforation de l'intestin ulcéré. Comme boisson, le vieux vin de Bordeaux ou de Bourgogne est de rigueur. Le huitième jour on permettra la côtelette, objet de tous les vœux du convalescent affamé! et enfin la mie de pain.

Dans le cas où une élévation de température se produirait, il conviendrait de supprimer immédiatement tout aliment solide et de revenir au laitage. On doit également surveiller les urines et si l'albumine ne disparaît pas, continuer à prescrire le régime lacté exclusif pour prévenir le passage de la néphrite à l'état chronique.

Les fonctions digestives ne se rétablissent pas toujours dans leur intégrité; des vomissements peuvent survenir, indice d'une atonie de l'estomac qu'il faudra combattre par les moyens généraux: hydrothérapie, massage, vie au grand air, par l'électricité, et qui exige un régime alimentaire approprié: lait, viande crue, légumes en purée.

Cette atonie de l'estomac peut être passagère ou devenir permanente et aboutir à une dilatation irrémédiable.

La constipation est fréquemment l'indice d'une atonie semblable de l'intestin ; elle nécessite l'emploi des lavements, des laxatifs doux : magnésie, crème de tartre, etc.

La diarrhée est moins fréquente ; elle cède habituellement à l'emploi des préparations de bismuth et à une alimentation composée d'œufs, de viandes rôties, de laitage.

La bronchite, dans des cas exceptionnels, peut persister pendant la convalescence, surtout chez les malades débiles, prédisposés à la tuberculose. On emploie contre elle les balsamiques (terpine, eucalyptol), l'arsenic (un demi-verre d'eau de la Bourboule avant chaque repas)...

Le changement d'air et le repos seront conseillés à tous les convalescents.

Chez l'enfant, la fièvre typhoïde revêt habituellement une forme bénigne. Chez lui, comme chez l'adulte, le bain doit constituer l'unique traitement ; toutefois le bain froid étant moins bien supporté que par les adultes, il vaut mieux se borner à employer les bains tièdes à 33° et n'utiliser le bain froid, qu'exceptionnellement, dans les cas d'hyperthermie prolongée ou de troubles nerveux graves.

GRIPPE.

Les malades atteints de grippe guérissent « les pieds sur les chenets » a dit le professeur Peter. Il ne faudrait pas prendre au pied de la lettre cette boutade du spirituel professeur ; en effet, si dans la grande majorité des cas la grippe est bénigne et guérit spontanément, dans d'autres cas, elle revêt des allures malignes, entraîne à sa suite des complications multiples contre lesquelles le médecin doit s'efforcer de lutter. Sans doute, il ne peut s'agir que d'un traitement symptomatique, mais la médecine des symptômes n'est certes pas inefficace. « La grippe est de toutes les affections, l'une de celles où l'analyse clinique est le plus utile et où la médecine des indications rend les plus continuels services » (Grasset).

En dépit des assertions de Græser de Bonn qui a recommandé le sulfate de quinine, de celles de Boucheron qui considérait le salol et le naphtol à hautes doses comme des préservatifs, on peut dire qu'il n'existe pas de traitement préventif. Les seules mesures préventives rationnelles, sont celles que l'on peut prendre relativement à la contagion, aujourd'hui définitivement démontrée et admise par tous les médecins. Si l'on ne peut considérer comme définitives, les recherches faites récemment sur le microbe supposé de la grippe (recherches de Canon, de Pfeiffer, de Teissier, Roux et Pittion), il n'est pas douteux que cette maladie, infectieuse au premier chef, reconnaisse pour agent pathogène un microbe très diffusible, transmissible à la fois par le contact direct et par l'air. On sait d'autre part, qu'en temps d'épidémie de grippe, les microbes pyogènes vulgaires et le pneumocoque, hôtes habituels des cavités du corps ou parasites véhiculés par l'air, acquièrent une virulence exceptionnelle.

Il est donc indiqué, en temps d'épidémie, de faire des lavages fréquents de la bouche et des fosses nasales avec l'eau boriquée ou additionnée d'acide thymique (1 p. 100); ces précautions ne devront surtout pas être négligées par les personnes appelées à donner des soins aux malades atteints de la grippe. On devra éloigner de ceux-ci les vieillards, les sujets atteints de maladies chroniques, qui sont particulièrement aptes à contracter la grippe et chez qui de préférence la maladie revêt des allures malignes.

L'observation d'une vie régulière ne peut que contribuer à rendre l'organisme réfractaire à l'infection grippale qui frappe surtout les gens débiles ou déjà malades, bien qu'en réalité personne ne soit à l'abri de ses atteintes.

Tous les cas de grippe ne réclament pas un traitement uniforme; la thérapeutique doit se modifier suivant l'intensité du mal et suivant les formes qu'il revêt; la grippe est, en effet, une maladie essentiellement protéiforme et, n'était la notion d'épidémie, rien ne permettrait de rapporter à la même maladie la forme pulmonaire de la grippe par exemple et la forme purement nerveuse. Un lien commun réunit cependant tous les cas de grippe, c'est l'épuisement nerveux déterminé par une atteinte même légère et fugace de la maladie. Il n'est pas rare de voir des malades, chez qui la période aiguë, fébrile, de la maladie n'a duré que quelques jours, présenter une convalescence fort longue, caractérisée par une inaptitude au travail, des douleurs vagues, des névralgies rebelles, une anorexie persistante, en un mot par un véritable état neurasthénique d'origine infectieuse, qu'il est souvent fort malaisé de combattre.

On ne devra donc pas perdre de vue cette action hyposthénisante de la grippe; tous les efforts du médecin devront tendre à réagir contre l'épuisement nerveux.

La **grippe légère** n'exige pas de traitement actif, bien qu'elle s'annonce parfois par des symptômes bruyants, pouvant faire redouter l'invasion d'une fièvre éruptive par exemple. Il est fréquent de voir des malades frappés brusquement et présentant rapidement une élévation de température qui peut atteindre 40° en quelques heures.

Il suffit cependant d'une dose de quinine ou d'antipyrine pour amener une chute de la température qui retombe à la normale aussi brusquement qu'elle l'avait dépassée. La *quinine* et l'*antipyrine* sont les remèdes de choix à employer contre ces formes de grippe caractérisée surtout par une forte fièvre et des symptômes généraux : céphalée, courbature etc. On peut employer ces médicaments soit isolément, soit mieux encore associés, car s'ils ont tous deux une action antithermique, l'antipyrine paraît en outre particulièrement utile contre les phénomènes nerveux de la grippe, c'est-à-dire les douleurs dans les membres et la céphalée. On prescrira donc des cachets contenant :

Chlorhydrate ou bromhydrate de quinine.	30 centigrammes.
Antipyrine.............................	70 —

et l'on en fera prendre trois ou quatre par jour, suivant les cas.

On fera suivre l'ingestion de chaque cachet d'un verre de grog léger.

On peut se borner à prescrire l'antipyrine seule et la faire prendre alors soit en cachets, soit en solution dans l'eau additionnée de sirop de punch. On emploiera l'antipyrine isolément dans les formes apyrétiques de la grippe légère.

Nous avons dit que la convalescence d'une grippe, même légère, pouvait être fort longue et exiger des soins assidus; on verra plus loin quelle est la conduite à tenir pendant cette convalescence. Il importe seulement de faire remarquer ici que l'on doit prendre les plus grandes précautions à l'égard du malade qui vient de subir une atteinte de grippe et qu'on ne doit lui permettre de sortir et de s'exposer au froid, qu'après s'être assuré qu'il ne présente aucun signe de bronchite ou de congestion pulmonaire. C'est pour avoir négligé ces précautions, que nombre de malades, présentant encore quelques vestiges de congestion pulmonaire, ont eu des rechutes après une sortie prématurée, et contracté des broncho-pneumonies, souvent mortelles.

Les **formes graves** de la grippe et les **formes malignes** exigent un traitement plus complexe.

On peut rapporter à trois grands types, les nombreuses formes de la grippe. Il peut y avoir en effet prédominance des phénomènes nerveux, cardio-pulmonaires, gastro-intestinaux. La grippe peut rester localisée exclusivement sur l'appareil nerveux ou sur le tube digestif par exemple. La distinction que nous établissons est légitime et permet de formuler un traitement rationnel de la grippe; nous envisagerons donc successivement le traitement de la grippe nerveuse, cardio-pulmonaire, gastro-intestinale.

A. — Grippe nerveuse.

Les **douleurs** dans les membres, la courbature, ne manquent pour ainsi dire jamais dans la grippe; mais, dans certains cas elles revêtent un caractère d'intensité extrême; ces douleurs peuvent simuler la rachialgie de la variole; elles peuvent se manifester sous forme de névralgies atroces et persistant parfois après la chute de la fièvre. Contre les phénomènes douloureux de toute nature, l'*antipyrine* est le remède de choix, à la dose de 3 ou 4 grammes par jour, chez l'adulte. On a préconisé encore le *salol*, la *phénacétine* (50 centigrammes en cachets, 2 ou 3 fois par jour), mais il vaut mieux s'en tenir à l'antipyrine qui a fait ses preuves et dont l'efficacité est incontestablement supérieure à celle de ces derniers médicaments. Les *frictions avec un liniment calmant* sont utiles contre les douleurs lombaires et celles des membres.

Contre le **délire**, les phénomènes d'excitation, il n'existe pas de traitement direct; l'emploi des antithermiques (sulfate de quinine, antipyrine), contribue indirectement à dissiper ces symptômes inquiétants.

Dans certains cas l'**asthénie** domine, il existe une prostration qu'il importe de combattre. La *strychnine* rend alors de grands services. On peut l'employer en solution :

Eau distillée..........................	150 grammes.
Sulfate de strychnine.................	5 centigrammes.

Deux à trois cuillerées à café par jour.
ou mieux en injections :

Eau distillée..............................	10 grammes.
Sulfate de strychnine.....................	1 centigramme.

Faire deux ou quatre injections par jour.

M. Huchard prescrit encore contre la dépression des forces des pilules où le bromhydrate de quinine est associé au benzoate de soude et à la caféine.

Dans certains cas les toxines microbiennes paraissent se localiser dans le bulbe, **c'est la forme nerveuse bulbaire.** Les malades ont une dyspnée dont on ne trouve pas l'explication dans le poumon; parfois même leur respiration revêt le type de Cheyne-Stokes. Dans ce cas encore la strychnine est utile; M. Huchard recommande également la *trinitrine*, en injections sous-cutanées :

Solution alcoolique de trinitrine au 100e.......	XL gouttes.
Eau distillée..................................	10 grammes.

Injecter trois ou quatre fois par jour le quart d'une seringue de Pravaz.

B. — Grippe gastro-intestinale.

Il existe toujours un embarras gastrique plus ou moins accentué dans la grippe, et, dans certains cas, les troubles gastro-intestinaux dominent la scène morbide. La langue des grippés présente un aspect porcelainé caractéristique (Faisans), parfois un enduit saburral.

La bouche est amère; il existe une anorexie absolue; les malades ont des vomissements, de la diarrhée fétide; on a même signalé des complications buccales, caractérisées par de la gingivo-stomatite ulcéreuse ou non.

Pour prévenir ces **complications buccales** et pour les combattre, lorsqu'elles se sont produites, il est nécessaire de prescrire des *lavages* fréquents de la bouche avec une solution boriquée ou avec une solution d'acide thymique; on peut toucher les gencives avec le mélange suivant :

Salol	6 grammes.
Vaseline liquide	40 —

(Hugenschmidt).

S'il existe une gingivite, avec boursouflement des gencives, on se trouvera bien des applications d'un mélange à parties égales de teinture d'iode et de teinture d'aconit.

Au début, contre l'**embarras gastrique**, il est indiqué d'administrer un *purgatif salin* ou le *calomel*; il faut être réservé dans l'emploi des vomitifs, afin de ne pas augmenter l'adynamie.

On réalise ensuite l'antisepsie des voies digestives au moyen du *benzonaphtol*, 2 à 3 grammes en cachets de 50 centigrammes, ou des autres préparations antiseptiques :

Salol	ãã 10 grammes.
Bétol	
Salicylate de bismuth	

en 30 cachets. 4 à 5 par jour.

On peut aussi prescrire la poudre suivante :

Magnésie calcinée	ãã parties égales.
Phosphate de chaux	
Charbon pulvérisé	
Fleur de soufre	

2, 3 ou 4 cuillerées à café par jour.

Les *lavages de l'intestin* peuvent être utiles dans certains cas : Le Dr Alison conseille de faire prendre deux lavements par jour, l'un le matin, additionné d'une cuillerée à soupe de sulfate de soude, l'autre le soir, d'une cuillerée à café de borate de soude.

Contre l'**anorexie** il serait inutile de vouloir employer des médicaments. L'*alimentation* des malades doit se composer de lait, de bouillon, de limonade vineuse, de grogs. On doit insister sur l'emploi des boissons alcooliques, principalement chez les malades affaiblis ou âgés. L'alcool sera toujours donné dilué, afin de ne pas aggraver l'embarras gastrique; le champagne constitue l'un des meilleurs toniques, en même temps qu'il prévient l'état nauséeux et stimule la muqueuse, grâce à l'acide carbonique qu'il contient.

Il est nécessaire, dans la grippe comme dans toutes les maladies infectieuses, de faire boire abondamment les malades, afin de leur permettre d'éliminer les toxines microbiennes et les matières extractives qui s'accumulent dans l'organisme. Aussi, bien que l'antipyrine rende, à certains points de vue, de grands services, il convient néanmoins de ne pas en faire abus, car il est prouvé qu'elle « ferme le rein », c'est-à-dire qu'elle s'oppose à l'élimination des déchets organiques; la preuve en a été nettement fournie par les analyses de l'urine des typhiques soumis au traitement par l'antipyrine. Tant que le grippé n'urine pas, on peut conclure que la maladie est encore en cours d'évolution.

C. — Grippe pulmonaire et cardiaque.

Bien qu'il puisse exister une forme exclusivement cardiaque de la grippe, caractérisée par des désordres nerveux du côté du cœur (palpitations, intermittences, tachycardie, pouls instable etc.) ou beaucoup plus rarement par une véritable myocardite aiguë infectieuse, habituellement les troubles cardiaques sont secondaires à une complication pulmonaire aiguë (congestion, pneumonie ou broncho-pneumonie) qui met obstacle à la circulation pulmonaire, détermine la dilatation des cavités droites, et une asystolie rapide. C'est principalement chez les malades âgés, entachés d'artério-sclérose que surviennent ces graves symptômes cardiaques. L'étude de leur traitement ne saurait être distraite de celle du traitement des complications pulmonaires proprement dites.

La **trachéo-bronchite** est la localisation pulmonaire la plus bénigne et la plus fréquente de la grippe. Elle s'accompagne d'une toux quinteuse, particulièrement fatigante, que l'on peut calmer au moyen de la *codéine*, de l'*aconit* etc.; voici quelques préparations que l'on pourra prescrire :

Sirop de tolu	300 grammes.
Eau de laurier-cerise	100 —
Teinture d'aconit	C gouttes.

Plusieurs cuillerées à dessert dans les vingt-quatre heures (Grasset).

Antipyrine	3 grammes.
Codéine	5 centigrammes.
Bicarbonate de soude	2 grammes.

pour 10 cachets. Un toutes les quatre heures.
ou :

Sulfate de quinine	} āā 2 grammes.
Extrait de quinquina	} āā 2 grammes.
— de racines d'aconit	10 centigrammes.

pour 20 pilules. 3, deux fois par jour (M. Huchard).

Les *vaporisations d'eau boriquée chaude*, additionnée de teinture de benjoin (une cuillerée à café par verre d'eau) ou d'une cuillerée à café du mélange suivant :

Alcool à 70°	30 grammes.
Menthol	1 gramme.
	(Capitan.)

pourront être également utilisées.

Contre la **bronchite** avec expectoration rare, difffcile, il faut utiliser la *poudre de Dower*, la *scille*, le *chlorhydrate d'ammoniaque* :

Poudre de Dower	} āā 2 grammes.
— de scille	} āā 2 grammes.
Sulfate de quinine	} āā 2 grammes.

pour 20 cachets, 3 à 5 par jour (M. Huchard).

Julep gommeux	80 grammes.
Sirop diacode	} āā 20 —
Alcoolat de mélisse	} āā 20 —
Teinture de jusquiame	4 —
Chlorhydrate d'ammoniaque	2 —

Une cuillerée à dessert toutes les deux heures.

(Une cuillerée à café seulement chez les enfants).

On peut encore employer, comme expectorant, l'*ipéca* à doses réfractées, associé à l'extrait thébaïque pour prévenir le vomissement :

Poudre d'ipéca	1 gramme.
Extrait thébaïque	10 centigrammes.

pour 20 pilules, 3 à 5 par jour.

Contre la bronchite avec expectoration purulente abondante, il faut avoir recours à la *terpine*, en pilules de 25 centigrammes, 3 à 5 par jour, ou mieux en solution alcoolique :

Vanilline	2 centigrammes.
Terpine	5 grammes.
Glycérine	} āā 70 —
Alcool à 95°	} āā 70 —
Sirop simple	} āā 70 —

2 cuillerées à café (25 centigr. de terpine) 2 ou 3 fois par jour (P. Vigier);

Ou bien encore à l'*acide benzoïque* (tiré du benjoin), *associé au terpinol* :

Acide benzoïque.................... / Terpinol............................	ãã 10 centigrammes.
Poudre thébaïque....................	1 centigramme.

pour une pilule, 3 à 4 par jour.

Contre la **congestion pulmonaire**, l'*ipéca* à hautes doses serait le remède de choix, d'après M. le professeur Grasset, qui prescrit la préparation suivante :

Ipéca....................................	2 grammes.
Écorces d'oranges amères.................	4 —
Eau......................................	100 —

Faire bouillir jusqu'à réduction à 90°, laisser infuser, filtrer.

Ajouter :

Sirop de polygala ou sirop de fleurs d'oranger. 30 grammes.

Une cuillerée à bouche toutes les deux heures.

Cette potion est généralement bien supportée et ne détermine, quand l'indication est formelle, ni vomissements, ni nausées; cependant, elle est contre-indiquée quand l'adynamie est profonde. On peut encore employer la *poudre de Dower, associée au sulfate de quinine*, ainsi qu'il a été indiqué précédemment.

La *révulsion* sous forme de ventouses sèches peut être utile dans la congestion pulmonaire ; elle est inefficace dans les complications les plus graves de la grippe, la pneumonie et la broncho-pneumonie, qui emportent les vieillards, les débilités, les cachectiques.

Il importe avant tout, dans ces cas, de soutenir les forces du malade et de stimuler l'énergie cardiaque défaillante, car le danger est au cœur, ainsi qu'on l'a souvent répété. On doit s'abstenir des vésicatoires, dont l'utilité avait déjà été contestée par un clinicien dont l'autorité ne saurait être suspecte : « Lorsque la maladie est très violente, dit Graves, les vésicatoires ne produisent que des résultats douteux : souvent même ils ajoutent aux souffrances du malade, sans modifier en rien les symptômes pulmonaires ni la dyspnée ; cette impuissance du vésicatoire est une des particularités les plus remarquables de l'histoire de la grippe ; pour moi j'y ai complètement renoncé. »

Que faut-il donc faire, lorsque l'on constate l'invasion de la **broncho-pneumonie** ou de la **pneumonie**?

Mettre en œuvre les moyens que nous avons déjà indiqués, au chapitre de ce livre consacré aux infections pulmonaires aiguës, c'est-à-dire insister sur l'emploi des *boissons alcooliques*, pratiquer des *injections de caféine*, d'*éther*, de *strychnine*, d'*huile camphrée* :

Huile d'olives stérilisée	100 grammes.
Camphre	10 —

Deux à quatre injections par jour, avec une seringue entière. (M. Huchard).

S'il existe de l'**asystolie aiguë** par dilatation du cœur, on ne doit pas hésiter à prescrire la *digitaline* à la dose d'un demi-milligramme pendant un jour seulement. Les *inhalations d'oxygène* sont utiles en soulageant la dyspnée. On doit veiller à ce que les malades changent fréquemment d'attitude dans leur lit, pour prévenir la congestion hypostatique.

Telles sont les principales médications dont les indications sont fournies par les symptômes ou les complications surajoutées. Nous avons passé sous silence un grand nombre de ces complications telles que celles qui surviennent du côté des yeux, des oreilles, des fosses nasales etc., pour le traitement desquelles nous ne pouvons que renvoyer aux traités spéciaux.

Rappelons une fois de plus qu'on pourra parfois prévenir ces complications en faisant, dès le début, des lavages répétés de la bouche, des fosses nasales avec des solutions antiseptiques.

La **convalescence** de la grippe est le plus souvent longue, traînante, d'une durée hors de proportion avec celle de la phase aiguë de la maladie. Beaucoup de malades restent anorexiques, migraineux, ou sont plongés dans un état persistant d'apathie, de prostration qui se rattache à une neurasthénie créée de toutes pièces par l'infection grippale; d'autres enfin, accusent des troubles digestifs persistants : anorexie invincible, diarrhée, ou continuent à présenter des signes de bronchite et deviennent une proie facile pour les bacilles de Koch.

C'est vraisemblablement parce que l'organisme ne se débarrasse que lentement et difficilement du poison grippal qui l'imprègne, que la convalescence de la grippe est lente à s'établir.

Pour aider à l'élimination des toxines et prévenir le passage à l'état chronique de la néphrite grippale, il est indiqué de soumettre les malades au *régime lacté* partiel. L'anorexie empêche d'ailleurs les malades de prendre des aliments solides.

L'*acide chlorhydrique*, pris à la fin des repas, réussit assez bien contre les troubles digestifs ; on peut aussi, pour combattre l'anorexie, prescrire les *amers*, la *noix vomique :*

Teinture de badiane	8 grammes.
— de fèves de Saint-Ignace	2 —

X gouttes à chaque repas.

Contre l'état neurasthénique on doit utiliser l'*hydrothérapie*, la *strychnine*, les *phosphates*, les *préparations de kola* :

Phosphate de soude	15	grammes.
Extrait de quinquina	10	—
Teinture de kola	20	—
Glycérine	50	—
Vin de Malaga	900	—

Un verre à madère après le repas.

Phosphate de soude	10 grammes.
Arséniate de soude	10 centigrammes.
Eau	100 grammes.

Une cuillerée à café, à l'un des repas.

Contre la bronchite tenace, l'emphysème, on utilisera la *terpine*, l'*iodure de potassium*, le *sirop iodo-tannique*.

Il va sans dire que le *changement d'air* sera utile à tous les convalescents.

ÉRYSIPÈLE.

L'érysipèle de la face ou érysipèle dit médical, est une affection le plus souvent bénigne, du moins chez les individus jeunes et exempts de toute tare organique ; aussi s'est-on borné, jusqu'à ces dernières années, à pratiquer une expectation plus ou moins déguisée, autant en raison de cette bénignité habituelle de la maladie, qu'en raison de l'ignorance où l'on se trouvait de moyens propres à la combattre efficacement.

De nos jours, on a reconnu la nécessité d'abandonner l'expectation et de lutter, dès le début de l'érysipèle, contre l'infection streptococcique, car cette infection, on le sait, peut se généraliser et engendrer des complications multiples et graves telles que : pleurésies purulentes, broncho-pneumonies, abcès, arthrites etc. Le seul traitement efficace est le traitement local, car l'érysipèle n'est pas une maladie infectieuse, d'emblée généralisée, c'est une maladie infectante.

Les médecins qui, dans ces dernières années, ont tenté le traitement abortif de l'érysipèle, ont utilisé les nombreux agents de la médication antiseptique. Des succès ont été obtenus avec chacun des topiques antiseptiques employés, et s'il est malaisé de déterminer en quelle mesure la marche de l'érysipèle s'est trouvée modifiée sous leur influence, cela tient à ce que beaucoup d'érysipèles, ainsi qu'il a été dit, sont des érysipèles bénins, guérissant spontanément.

On ne saurait nier toutefois l'influence du traitement local antiseptique, car il n'est pas rare de voir la plaque érysipélateuse s'arrêter dans sa marche envahissante, puis rétrocéder rapidement dès que le traitement antiseptique est institué.

Avant d'énumérer les différents traitements locaux qui ont été expérimentés, nous devons dire un mot du traitement prophylactique et du traitement général.

Le traitement **prophylactique** ne doit pas être négligé; on sait que toutes les suppurations d'origine buccale, nasale, auriculaire et oculaire, que les dermites chroniques peuvent être le point de départ de l'infection. Ces diverses affections doivent être traitées avec le plus grand soin; les placards d'eczéma chronique notamment, que l'on retrouve si fréquemment dans les cas d'érysipèle à répétition, seront traités par les moyens habituels et des lotions quotidiennes d'eau boriquée seront prescrites aux malades qui en sont atteints.

Le traitement **général** de l'érysipèle ne diffère pas de celui qui est appliqué dans la plupart des maladies infectieuses.

Le *sulfate de quinine*, l'*alcool* en font les frais ; l'emploi de l'alcool à doses élevées est particulièrement indiqué, lorsque le malade est entaché d'alcoolisme ; en administrant l'alcool et l'*opium*, on peut amener la disparition rapide de phénomènes nerveux graves que l'on aurait peut-être tenté de rattacher à une complication méningée.

Les *bains froids* trouvent leur indication dans les cas d'érysipèle Dès 1886 M. Ducher (de Lyon) posait les indications de la balnéation dans l'érysipèle. En 1893 Juhel-Rénoy et Legendre communiquaient à la Société Médicale des hôpitaux, les excellents résultats que leur avait donné le bain froid, dans les formes graves de l'érysipèle. Sur 63 cas graves, Legendre n'a eu que 2 décès.

L'élévation de la température n'est pas, il s'en faut, le seul symptôme qui commande l'emploi de la balnéation. Il faut encore et surtout prendre en considération l'état général (adynamie ou phénomènes nerveux ataxiques), l'état du muscle cardiaque et le degré de la diurèse. Dans les cas où les urines sont rares et renferment une forte proportion d'albumine, le bain froid constitue un moyen héroïque, le seul qui puisse rétablir la diurèse et éliminer les toxines.

Le traitement **local** est considéré aujourd'hui comme très important. Parmi les antiseptiques préconisés, ceux qui ont donné les meilleurs résultats sont l'acide phénique, les diverses préparations mercurielles et surtout le sublimé, le salicylate de soude, l'ichthyol, etc.

On a utilisé tour à tour les applications de compresses imbibées d'une solution de l'un de ces antiseptiques, les pulvérisations, les injections interstitielles, les scarifications, les pommades et les collodions.

L'*acide phénique* a été surtout employé par Hueter et M. le professeur Hayem. Huëter injectait quatre ou cinq seringues de Pravaz d'une solution phéniquée à 3 p. 100 dans l'épaisseur de la plaque; fort douloureuses, ces injections peuvent être suivies d'accidents locaux et de phénomènes d'intoxication. M. Hayem (1882) a utilisé les badigeonnages phéniqués; avec un pinceau imbibé d'un mélange par parties égales d'alcool et d'acide phénique cristallisé, il badigeonne la plaque d'érysipèle sur une zone de 2 centimètres, dont 1 centimètre de peau saine et 1 centimètre de peau atteinte. Il a constaté, qu'avec ce traitement, l'érysipèle s'éteint sur place. Certaines précautions doivent être prises; il importe que le pinceau soit bien exprimé et que l'on enlève avec un linge l'excès de la solution dès que la surface blanchit; si, en effet, il est trop imprégné de solution ou que celle-ci reste trop longtemps au contact avec les tissus, on peut avoir des cicatrices. C'est là un inconvénient sérieux de ce mode de traitement.

Les applications de compresses phéniquées à 3 ou 5 p. 100 (Hofmokl), n'ont donné aucun résultat appréciable à Juhel-Rénoy. Ce dernier médecin a utilisé également la méthode de Huëter (injections sous-cutanées) qui lui a donné des échecs répétés (*Société médicale des hôpitaux*, 19 mai 1893); aussi conclut-il que la médication phéniquée doit être proscrite du traitement de l'érysipèle facial, car elle est inutile et douloureuse.

L'*acide borique* souvent employé par les médecins, qui croient instituer un traitement antiseptique en appliquant des compresses boriquées, n'a en réalité aucune valeur.

Le *mercure* a été employé sous forme d'onguent napolitain; ce procédé, pour être ancien et bien antérieur à la période actuelle, n'est certes pas le plus mauvais; on utilise également les pommades au sublimé ou au biiodure; mais on a recours habituellement, soit aux applications de compresses imbibées d'une solution de sublimé au 2000e, que l'on renouvelle fréquemment dans la journée, soit aux injections interstitielles.

Les pulvérisations ont été vivement recommandées par Classen en 1887, et par M. Talamon, et expérimentées avec succès par un certain nombre de médecins (Lovy, Cayet, etc.) M. Talamon se sert de la solution éthérée suivante :

Sublimé....................	ãã 1 gramme.
Acide citrique ou tartrique.	
Alcool à 90°..............	5 cent. cubes.
Éther......................	Q. S. pour faire 50 cent. cubes.

Les pulvérisations se font deux ou trois fois par jour, avec l'appareil de Richardson (pulvérisateur à main); elles doivent porter sur une surface d'environ trois centimètres correspondant au bourrelet, moitié sur la partie saine, moitié sur la partie malade. La pulvérisation doit être faite très rapidement, en raison de la causticité de la solution; il est impossible de fixer dans une formule absolue la durée et le nombre des pulvérisations, et c'est là l'écueil du traitement (M. Talamon). Tantôt on fait la pulvérisation trop courte, et l'érysipèle continue à progresser; tantôt on la fait trop longue et l'on détermine une vésication assez douloureuse; cette vésication, on ne doit pas cependant la redouter, mais plutôt chercher à l'obtenir.

Quant à la pigmentation persistante de la peau, signalée par M. Legendre à la suite des pulvérisations de sublimé, elle est exceptionnelle; M. Talamon ne l'a jamais observée. « Il est évident, dit M. Talamon, que le sublimé détermine une irritation de la peau; mais l'érysipèle aussi est une dermite, et il me semble que mieux vaut avoir une dermite mercurielle locale, sans autre inconvénient qu'un peu de cuisson et de gonflement de la face, plutôt qu'une dermite infectieuse envahissante, capable à tout moment de provoquer une infection générale et des accidents redoutables du côté du cerveau, des poumons et des reins » (*Médecine moderne*, p. 429, 1892). L'action abortive des pulvérisations de sublimé résulte avec évidence des faits publiés par MM. Talamon et Lovy, ces pulvérisations peuvent faire avorter dans les vingt-quatre heures un érysipèle commençant; il y a donc tout intérêt à les faire dès le début; lorsqu'elles ne font pas avorter l'érysipèle, elles en réduisent sensiblement la durée (à quatre jours et demi en moyenne d'après Lovy). Dans les formes graves d'emblée, les pulvérisations atténuent la virulence des streptocoques; enfin elles mettent un terme aux poussées nouvelles d'érysipèle, dans les formes traînantes, caractérisées par une repullulation incessante des plaques.

Un dernier moyen d'employer le sublimé, consiste dans les injections intra-dermiques faites à la périphérie de la plaque.

Juhel-Rénoy n'est pas très enthousiaste des pulvérisations préconisées par M. Talamon. Ce traitement, dit-il, est douloureux et n'empêche pas la progression de la plaque; de plus, il peut laisser à sa suite des pigmentations.

Les applications de compresses imbibées d'une solution de *salicylate de soude* à 10 p. 100 ont été préconisées (Hallopeau). On a encore employé la *créoline*.

Créoline	1 gramme.
Iodoforme	1 —
Lanoline	10 grammes.
	(J. Koch.)

Dans ces derniers temps on a reconnu une valeur antiseptique à l'*ichthyol*. (Fessler, Nussbaum). Nussbaum commence par faire des lotions sur la surface cutanée érysipélateuse avec une solution de sublimé au millième, puis il pratique une sorte d'embrocation ou de massage sur cette surface, pendant dix ou quinze minutes, avec le sulfo-ichthyolate d'ammoniaque pur ou associé à la lanoline en parties égales, enfin il fait un pansement occlusif avec de la gaze salicylée recouverte d'une couche épaisse d'ouate aseptique ; à ce traitement externe, il associe l'administration de l'ichthyol à l'intérieur :

Ichthyol....................................	4 à 8 grammes.
Eau distillée................................	20 —

XV à XX gouttes dans de l'eau matin et soir.

Juhel-Rénoy a récemment employé ce qu'il appelle le traitement mécanique ou compressif. Déjà l'on avait employé les bandes de diachylon (Wœlfler) et les badigeonnages au collodion dans le but d'opposer une barrière aux agents microbiens, à la limite de la zone érysipélateuse. Juhel-Rénoy s'est servi de la *traumaticine* (10 parties de gutta-percha dissoutes dans 90 de chloroforme) et grâce à ce moyen il a pu déterminer un arrêt de la lésion, le jour même de l'application. (Il s'agissait d'érysipèles en activité et non d'érysipèles au déclin). Il a employé chez le même malade les injections sous-cutanées d'acide phénique et les badigeonnages à la traumaticine et constaté que le processus local s'est arrêté seulement au niveau des parties comprimées.

Juhel-Rénoy ne donne pas d'ailleurs son traitement, comme un procédé infaillible ; il a eu en effet un certain nombre d'échecs. En ce qui concerne le mode d'application, il importe de circonscrire par un badigeon large de 3 à 4 centimètres le bourrelet érysipélateux et les tissus sains. « Il faut s'assurer que partout la bande de traumaticine a même épaisseur ; il faut la renouveler trois ou quatre fois par jour, car elle s'éraille et se casse, et il ne faut cesser l'application que lorsqu'il y a au moins quarante-huit heures que tout processus local est éteint. »

A la traumaticine Juhel-Rénoy a associé l'ichthyol à parties égales. La traumaticine à l'ichthyol constitue un mélange sirupeux dont l'application est cuisante pendant quelques minutes, mais n'est pas irritante.

RHUMATISME ARTICULAIRE AIGU.

Le rhumatisme articulaire est avec la fièvre palustre et la syphilis l'une de ces trop rares maladies contre lesquelles on peut diriger un traitement spécifique ; on peut considérer en effet le salicylate de soude comme un véritable spécifique, et, si dans certains cas il échoue, il faut alors se méfier de la nature du rhumatisme et rechercher s'il ne s'agit pas de l'un de ces pseudo-rhumatismes infectieux, qui sont effectivement rebelles au traitement salicylé.

Il est d'un intérêt majeur d'instituer la médication salicylée dès le début des douleurs articulaires; le principal danger du rhumatisme réside en effet dans le développement des complications endo-péricardiques; or, ces complications peuvent être évitées si la maladie est combattue à temps. Toutes les statistiques établissent que la fréquence de ces complications a diminué très sensiblement, depuis que M. le professeur G. Sée a vulgarisé l'emploi du salicylate de soude; mais ces complications s'observent trop fréquemment encore, principalement dans les classes pauvres, parce que les malades n'ont le plus souvent recours aux soins médicaux, qu'après plusieurs jours de maladie, alors qu'il est trop tard pour prévenir les manifestations de l'infection rhumatismale du côté des membranes séreuses.

La *médication salicylée* fut appliquée pour la première fois en 1876 par Stricker, qui se servit de l'acide salicylique. M. G. Sée remplaça bientôt l'acide salicylique, souvent mal toléré, par le salicylate de soude (26 juin 1877).

Pour obtenir avec ce dernier médicament le summum d'effet, il importe de le donner d'emblée à forte dose; dans les cas de rhumatisme intense, avec fièvre élevée, il est nécessaire de donner 8 grammes du médicament. Si le rhumatisme est subaigu, 5 à 6 grammes suffisent. (Ces doses ne peuvent être employées que chez l'adulte). Le salicylate de soude se prescrit en solution dans l'eau ou bien dans le sirop d'écorces d'oranges amères; les solutions étant habituellement dosées de telle sorte que chaque cuillerée à bouche contient un gramme du médicament. On délaye chaque cuillerée dans un demi-verre d'eau de Vichy, ou bien dans du lait.

Les doses doivent être fractionnées, de façon à ce que le malade prenne un gramme de salicylate toutes les deux heures environ; on évite ainsi les effets qui pourraient résulter de l'ingestion en une seule fois d'une grande quantité de ce médicament.

L'intolérance se manifeste par des nausées et des vomissements, par des troubles visuels et parfois du délire, dans quelques cas exceptionnels par des troubles cardiaques. Le salicylate de soude congestionne les reins et, d'autre part, peut déterminer des accidents toxiques graves, en s'accumulant dans l'économie, lorsque les reins ne sont pas perméables; aussi est-il toujours nécessaire d'examiner les urines des malades auxquels on se propose d'administrer le salicylate de soude. Tous les médecins ne regardent pas la présence de l'albumine dans les urines, comme une contre-indication à l'emploi du médicament. Pour notre part, nous pensons que l'on doit renoncer au salicylate de soude, seulement lorsque le malade est atteint d'une néphrite chronique, antérieure au rhumatisme ; mais l'albuminurie liée au rhumatisme ne doit pas constituer une contre-indicatition au traitement salicylé. M. Talamon fait d'ailleurs remarquer que le salicylate réussit surtout dans les formes très aiguës, avec fièvre intense, dans lesquelles les urines sont toujours albumineuses. Les bourdonnements d'oreilles et la diminution de l'acuité auditive sont très fréquents, dès qu'on atteint les hautes doses; ils disparaissent d'ailleurs rapidement, lorsqu'on cesse l'administration du médicament.

L'action du salicylate de soude est immédiate; dès les premières doses la température s'abaisse, les douleurs diminuent d'acuité, le malade accuse une amélioration sensible; mais il en est du salicylate de soude, comme de la quinine dans la fièvre intermittente; si l'on cesse trop tôt son emploi, une rechute se produit le plus souvent. Quinze jours de traitement au moins sont nécessaires pour avoir des effets durables (G. Sée); mais il n'est pas nécessaire de continuer pendant ce temps l'administration des fortes doses; dès que la température s'est abaissée et que les douleurs intenses se sont apaisées, on réduit la dose à 3 ou 4 grammes.

Les enfants supportent très bien le salicylate de soude; car chez eux, en raison de l'intégrité du filtre rénal, l'élimination du médicament est facile et complète; on peut le donner chez eux à la dose de 2 à 3 grammes, au-dessous de six ans, de 3 à 4 grammes de six à dix ans, de 4 à 5 grammes au-dessus de cet âge.

Tel est le traitement général du rhumatisme articulaire aigu franc; le traitement local consiste dans l'immobilisation des articulations atteintes et leur enveloppement avec de l'ouate : on se bornera à cet enveloppement, ou bien l'on appliquera au préalable sur les régions douloureuses un liniment calmant :

Baume tranquille..........................	40 grammes.
Extrait thébaïque..........................	ãã 2 —
— de jusquiame..........................	
— de belladone..........................	
Chloroforme..........................	10 —

(A. Robin.)

ou :

Laudanum..........................	ãã 30 grammes.
Chloroforme..........................	
Huile de jusquiame..........................	
Baume tranquille..........................	

Le salicylate de soude est incontestablement supérieur à tous les autres médicaments préconisés contre le rhumatisme; nous devons cependant mentionner brièvement ces derniers, car quelques-uns d'entre eux, particulièrement l'antipyrine, ont une réelle valeur, et peuvent être employés dans les cas où le salicylate de soude est mal toléré.

Avant la découverte de Stricker, on traitait le rhumatisme articulaire aigu par le sulfate de quinine et par les alcalins. Le *sulfate de quinine* (Monneret, Briquet) faisait baisser la température, mais les douleurs persistaient avec plus ou moins d'acuité et le rhumatisme traînait le plus souvent en longueur pendant plusieurs mois.

Les *alcalins* à hautes doses ont été recommandés par Garrod, Dickinson, Jaccoud, Charcot, Vulpian. Garrod affirmait que le traitement alcalin rend moins fréquentes les complications cardiaques; M. Bouchard associe le bicarbonate de soude (10 grammes par jour) au salicylate.

Parmi les nouveaux médicaments, l'*antipyrine* est celui qui mérite la plus grande confiance; on doit le placer immédiatement après le salicylate de soude. Alexander et Demme paraissent avoir été les premiers à signaler l'influence heureuse de l'antipyrine sur les manifestations articulaires du rhumatisme; bientôt après, Masius, Bernheim (de Nancy) confirmaient les bons effets de ce médicament; son emploi s'est bientôt généralisé; en 1887, M. G. Sée, dans une communication faite à l'Académie, avançait que l'antipyrine peut soutenir la comparaison avec le salicylate de soude.

L'antipyrine peut être substituée au salicylate de soude, lorsque celui-ci a déjà déterminé une amélioration sensible, mais qu'il est mal supporté; on la donne à l'intérieur à la dose de 3 à 4 grammes, en cachets ou bien en solution. Cette quantité doit être fractionnée en plusieurs doses.

On a préconisé les injections sous-cutanées d'antipyrine :

Antipyrine............................	10 grammes.
Chlorhydrate de cocaïne...............	15 centigrammes.
Eau...................................	Q. S.

pour un volume de 25 centimètres cubes.

Chaque centimètre cube correspond à 40 centigrammes d'antipyrine.

Ces injections sont douloureuses; elles sont suivies assez souvent d'abcès, aussi croyons-nous qu'il est préférable de s'en tenir à l'administration de l'antipyrine par la voie buccale.

Lorsqu'on prescrit l'antipyrine, il est bon de lui associer la diète lactée, à titre de correctif (l'antipyrine entravant l'élimination des matières extractives).

Pour remédier à la diaphorèse trop abondante, on peut également prescrire le sulfate neutre d'atropine, en granules, à la dose d'un demi à un milligramme.

Le *benzoate de soude* a été préconisé par Senator, comme succédané du salicylate de soude; mais il est en réalité très inférieur à ce dernier.

Le *salol* a été employé parfois dans le rhumatisme articulaire aigu, et, d'après Bradford, il donnerait des résultats analogues au salicylate de soude; on s'accorde toutefois à reconnaître qu'il est surtout utile dans les formes traînantes, tendant vers la chronicité, alors que l'action du salicylate commence à s'épuiser.

On le donne à la dose de 4 à 5 grammes.

La *salipyrine* a été expérimentée par différents médecins et notamment par Hennig; ce dernier l'a donnée, par prises d'un gramme, à la dose de 3 à 8 grammes :

Salipyrine	6	grammes.
Glycérine	14	—
Sirop de framboises	30	—
Eau distillée	40	—
	(Hennig.)	

Agiter avant de s'en servir.

Prendre une cuillerée à bouche de cette potion tous les quarts d'heure.

Dans un grand nombre de cas les accidents articulaires se sont dissipés au bout de six, douze, au plus tard soixante-douze heures, et pour maintenir la guérison, il a suffi de continuer à faire prendre aux malades, pendant une quinzaine, de petites doses (1 à 2 grammes) du médicament.

Le *salophen* proposé par Guttmann est un produit qui se dédouble en salicylate de soude dans l'économie, et qui doit par suite son action à ce dernier (dose : 4 à 6 grammes).

La *phénacétine* a été trouvée efficace par Masius, par Horvath dans un certain nombre de cas (aux doses de 1 à 3 grammes).

M. Dujardin-Beaumetz a récemment préconisé l'*asaprol* (dérivé soluble du naphtol B); l'asaprol serait parfaitement toléré et détermine rapidement la disparition des douleurs et du gonflement articulaire, quand il est administré aux doses de 3 à 6 grammes. (On peut aller jusqu'à 10 grammes sans inconvénients).

Asaprol	15	grammes.
Eau	250	—

2 à 4 cuillerées à bouche par jour, dans de l'eau additionnée d'anisette ou de curaçao.

Le *chlorhydrate de phénocolle* préconisé par Hertel, aux doses de 1 à 4 grammes, aurait eu quelque action dans le rhumatisme articulaire aigu.

De tous les médicaments qui viennent d'être énumérés, l'antipyrine est le seul qui puisse légitimement soutenir la comparaison avec le salicylate de soude.

Lorsque la fièvre a disparu, ainsi que le gonflement articulaire, on doit instituer un traitement local destiné à dissiper les raideurs articulaires et, d'autre part, un traitement général pour combattre l'anémie persistante.

Le *massage* péri-articulaire contribue à rendre aux articulations leur souplesse primitive; les *bains de vapeur*, les *bains sulfureux* seront utiles, à la condition de ne pas être administrés à une période trop rapprochée de la phase aiguë de la maladie. Un séjour aux eaux sulfureuses de *Luchon*, ou *Barèges*, *Aix-les-Bains*, à *Bourbonne-les-Bains* terminera ce traitement. Dans les cas récents et chez les sujets nerveux et excitables pour qui les eaux sulfureuses sont contre-indiquées, on conseillera plutôt une cure à *Néris*, à *Lamalou*, à *Royat*, à *Luxeuil*.

Les *préparations ferrugineuses* sont indiquées contre l'anémie; on donnera la préférence à l'iodure de fer (en sirop), l'iode pouvant agir sur les exsudats articulaires et en activer la résorption.

Des différentes complications qui peuvent survenir au cours du rhumatisme, la seule dont le traitement est spécial, est le **Rhumatisme cérébral.** Cette complication est devenue fort rare de nos jours, depuis l'introduction du salicylate de soude dans la thérapeutique courante; aussi peut-on considérer à bon droit la médication salicylée comme le meilleur préventif du rhumatisme cérébral; la diminution de sa fréquence constitue la meilleure preuve de la fausseté de l'accusation, que l'on a parfois portée contre le salicylate de soude, à savoir qu'il pouvait favoriser le développement des accidents cérébraux.

Que faut-il faire en présence d'un cas de rhumatisme cérébral? Il n'existe qu'un moyen, mais un moyen héroïque, qui a été appliqué pour la première fois par William Fox en 1871, c'est le traitement par les *bains froids*; depuis, tous les médecins qui se sont occupés du rhumatisme cérébral sont tombés d'accord pour reconnaître l'efficacité de la balnéothérapie; Maurice-Raynaud, Woillez en particulier ont montré toute la valeur de ce mode de traitement. On donne des bains à 20°, suivant les règles qui ont déjà été indiquées (voir le traitement de la fièvre typhoïde). Masson (thèse de Paris 1877) cite quinze cas soumis à l'immersion froide; treize fois la guérison a été obtenue; cette statistique démontre amplement la haute valeur des bains froids dans le traitement du rhumatisme cérébral.

CHOLÉRA.

On sait aujourd'hui 1° que le choléra est une maladie infectieuse, déterminée par le bacille virgule, découvert par Koch. 2° Que la cavité intestinale est l'habitat exclusif de ce bacille. 3° Que les accidents généraux du choléra sont dus à une toxine qui se répand dans l'organisme et, pour une certaine part, à des infections secondaires qui se produisent d'ailleurs tardivement; le choléra est donc, à certains égards, comparable à la diphtérie dans son processus évolutif.

Les indications thérapeutiques sont fort nettes. Il faut 1° détruire le microbe. 2° Neutraliser les toxines qui ont pénétré dans l'organisme ou en favoriser l'élimination et prévenir les infections secondaires.

A supposer que ces indications puissent être remplies, le médecin doit en outre combattre les conséquences redoutables de la déshydratation des tissus et de la concentration du sang qui aboutissent au collapsus.

On voit que le problème thérapeutique est des plus complexes et l'on comprend le scepticisme professé par les médecins, à l'égard des ressources de la thérapeutique. Il est certain que l'on ne connaît pas de substance capable de tuer le bacille virgule dans l'intestin, ni d'antidote du poison cholérique ; quant à l'élimination des toxines, elle est trop souvent entravée par l'existence d'un arrêt des fonctions rénales ou d'une véritable néphrite. Il faut toutefois constater que l'on n'est pas absolument désarmé contre le choléra. En effet, lors de la phase de diarrhée prémonitoire, alors qu'il y a simplement pullulation bacillaire, mais que l'intoxication ne s'est pas encore manifestée, on peut, à l'aide de l'antisepsie intestinale et de la médication évacuante, modifier le milieu intestinal de telle sorte que le microbe s'y développe difficilement et que parfois même il cesse de se cultiver.

D'autre part, à une période plus avancée, lorsque les phénomènes toxiques se sont développés et que le collapsus algide existe, il est souvent possible de remédier à la déshydratation des tissus et de rétablir les fonctions rénales, au moyen de la précieuse ressource des transfusions salines, que M. le professeur Hayem a puissamment contribué à introduire dans le traitement du choléra.

A. — Traitement de la première période du choléra (diarrhée prémonitoire).

En temps d'épidémie, tout individu atteint de diarrhée, doit être soumis à la *diète* la plus rigoureuse et le flux intestinal doit être immédiatement combattu.

Avant l'emploi des antiseptiques intestinaux, l'opium régnait en maître dans la thérapeutique du choléra, bien qu'on lui eût souvent reproché d'être inefficace ou même de favoriser le collapsus. Les critiques ont reçu une confirmation des expériences de Koch qui a démontré que l'opium favorise la rétention des toxines dans l'intestin paralysé. Lors de la dernière épidémie (1892), l'opium a trouvé des détracteurs énergiques comme des partisans convaincus, mais, à tout prendre, son emploi ne saurait être proscrit pendant la phase de diarrhée prémonitoire; l'expérience clinique a trop souvent prouvé son utilité incontestable et son innocuité pour que l'on puisse concevoir le moindre doute à cet égard.

Le *laudanum* ou *l'élixir parégorique*, plus rarement les injections sous-cutanées de morphine, sont les préparations opiacées usitées. Le laudanum fait partie d'un grand nombre de formules plus ou moins complexes; en voici une, entre autres, due à M. Lereboullet :

Teinture éthérée de valériane...............		10 grammes.
Laudanum de Sydenham....................	ãã	6 —
Alcoolé de mélisse........................		
Essence de menthe anglaise................		X gouttes.

Ne pas filtrer et agiter avant de s'en servir. Après chaque garde-robe donner XXV à XXX gouttes de cette mixture dans une cuillerée à soupe d'eau sucrée.

Cette formule n'est qu'une variante de la préparation connue sous le nom de gouttes de Laussedat :

Liqueur d'Hoffmann........................	ãã	5 grammes.
Teinture éthérée de valériane..............		
Laudanum de Sydenham....................		1 gramme.
Essence de menthe.........................		V gouttes.

On verra plus loin que l'association de l'élixir parégorique à l'acide lactique constitue le procédé de choix pour l'administration de l'opium.

On n'avait pas attendu les découvertes bactériologiques pour admettre l'existence dans le tube digestif du cholérique de principes nuisibles et pour proclamer la nécessité de leur évacuation; mais les moyens employés pour remplir cette indication étaient plus nuisibles qu'utiles.

L'emploi des émèto-cathartiques ne donnait des résultats satisfaisants que tout à fait au début de la période prodromique. Administré à une période déjà avancée, l'ipéca était accusé, à juste titre, de contribuer à l'affaiblissement des malades et de précipiter l'apparition du collapsus.

Aujourd'hui l'ipéca n'est plus employé d'une façon courante. On le réserve pour les cas assez rares où l'attaque de choléra succède à des excès alimentaires (M. Hayem).

Le *calomel*, en usage également depuis fort longtemps, mérite au contraire une confiance assez grande, et récemment les médecins de

Hambourg, se sont, à la presque unanimité, montrés partisans de son administration.

On le donnait autrefois moins comme purgatif, que comme modificateur des sécrétions intestinales et comme cholagogue, aujourd'hui c'est l'action antiseptique que l'on vise, mais le mode d'emploi est resté le même.

On donne le calomel aux doses de 10 ou 20 centigrammes plusieurs fois renouvelées ou bien on administre une forte dose unique, 30 centigrammes par exemple, suivie de petites doses, 3 ou 5 centigrammes, répétées toutes les deux heures.

Nous arrivons maintenant à la liste déjà longue des antiseptiques intestinaux qui ont été utilisés chez les cholériques.

En 1884, M. Hayem avait utilisé le salicylate de bismuth; on a depuis proposé et employé le salol, l'iodoforme, la naphtaline, la créoline, le sublimé, la créosote etc. Le *salol* avait été considéré par Lœwenthal comme un médicament capable de tuer le bacille dans l'intestin. L'expérimentation qui en a été faite sur une large échelle, lors de la dernière épidémie, a montré combien cette espérance était peu fondée. Eisenlohr, Rumpff, Rieder etc. ont proclamé son inefficacité.

Non seulement le salol ne peut rien contre le choléra confirmé, mais il est encore impuissant à exercer une action prophylactique. Guttmann l'a fait prendre à titre préventif à un homme bien portant, qui n'en a pas moins contracté le choléra.

Les autres antiseptiques que nous avons énumérés n'ont pas déterminé de résultats plus heureux, aussi pourrait-on conclure, avec M. Bouchard lui-même, à l'inefficacité de l'antisepsie intestinale, si l'on n'avait à sa disposition la médication par les acides et notamment par l'*acide lactique*, dont M. le professeur Hayem a démontré toute la valeur.

L'emploi des acides est légitimé par cette notion due à Koch que la bacille virgule ne peut se développer en milieu acide. Leur emploi n'est d'ailleurs pas nouveau, car l'un d'eux, l'acide sulfurique, avait été préconisé depuis longtemps.

M. Hayem, s'appuyant sur les excellents résultats obtenus par lui de l'emploi de l'acide lactique dans les diverses diarrhées et dans le choléra nostras, avait émis l'opinion que cet acide pourrait rendre des services signalés dans les cas de choléra asiatique. Les événements ont apporté une éclatante confirmation à l'opinion de M. Hayem. L'acide lactique a été employé en 1892 par la plupart des médecins qui ont donné leurs soins aux cholériques et si l'on ne peut considérer cet acide comme un spécifique, on doit du moins, de l'aveu unanime, le considérer comme le remède le plus efficace que l'on puisse employer pendant la période de diarrhée prémonitoire et pendant celle du choléra confirmé.

M. Hayem, en rendant compte à l'Académie de Médecine (8 novembre 1892) des cas traités dans son service de l'hôpital Saint-Antoine, s'est exprimé ainsi sur le compte de l'acide lactique :

« L'acide lactique a rendu des services considérables, surtout au début et dans les formes non foudroyantes. Dans quelques cas, il est rejeté par les vomissements : il faut alors pratiquer le lavage de l'estomac. Chez les malades traités par M. Lesage, la limonade lactique a été d'une efficacité incontestable dans les formes non algides et accompagnées seulement d'une faible dépression thermique. Lorsque l'algidité a été, au contraire, très prononcée, l'acide lactique s'est montré à peu près inutile ».

M. Galliard, qui a soigné un grand nombre de cholériques constate que l'acide lactique lui a donné d'excellents résultats.

« Dans tous les cas graves, mes cholériques recevaient le premier jour, une limonade composée de 1 litre d'eau sucrée et de 15 grammes d'acide lactique, avec l'autorisation de l'étendre d'eau glacée ou de la mélanger, s'ils le désiraient, avec la limonade tartrique qu'on leur donnait à discrétion ou à peu près. La plupart se plaignaient du goût désagréable de la limonade lactique, disant que la boisson était *trop forte*, quelques-uns la vomissaient immédiatement ; mais comme on avait la précaution de la faire prendre par petites gorgées, comme on donnait dans l'intervalle des morceaux de glace, de la cocaïne ou du menthol, on arrivait presque toujours à la faire tolérer aux malades. Ceux qui manifestaient une répugnance invincible, ceux qui vomissaient malgré les précautions prises, ceux-là rejetaient aussi bien les boissons que je substituais à la limonade lactique et, dès lors, leurs chances de guérison devenaient bien faibles. J'estime qu'il est toujours possible de triompher de la répugnace des malades et de leur faire accepter un médicament qui a l'immense avantage d'être soluble dans l'eau. D'ailleurs j'abaissais aussi rapidement que possible la dose quotidienne à 10 grammes et même 5 grammes. Les 99 cholériques graves que j'ai eu la satisfaction de voir guérir, et parmi lesquels 65 ont évité la transfusion intra-veineuse, ont été traités par l'acide lactique » (*Gazette des hôpitaux*, n° 24, p. 225, 1893).

On donnera donc une limonade lactique, que l'on formulera ainsi :

Acide lactique	10 à 15	grammes.
Sirop de sucre	90	—
Alcoolat d'orange ou de citron	2	—
Eau	1000	—

à prendre par demi-verre toutes les heures et demie, ou si les évacuations alvines sont très fréquentes, à la dose de 2 ou 3 cuillerées à soupe tous les quarts d'heure.

On associe avec le plus grand avantage, l'élixir parégorique à la dose de 2 à 5 grammes à cette limonade.

B. — Traitement de la deuxième période ou période de choléra confirmé.

Au bout d'un temps des plus variables le caractère cholériforme de la diarrhée se prononce ; les selles deviennent riziformes, les crampes, les vomissements, c'est-à-dire les symptômes d'intoxication, apparaissent. Quelle pratique dit-on adopter? Tout d'abord il est bon de noter que l'on se heurte souvent à de grandes difficultés, car les médicaments, quels qu'ils soient, peuvent être immédiatement rejetés.

Pour calmer la soif vive qui est la conséquence des évacuations alvines et pour modérer les **vomissements** on donne habituellement des *boissons glacées*, que l'on fait prendre à petites doses, l'eau de Seltz froide, le champagne frappé, et les limonades acides.

Si la tendance au refroidissement se manifeste immédiatement, les *boissons aromatiques chaudes et légèrement aromatisées*, notamment le thé au rhum paraissent préférables, mais elles ne sont pas toujours tolérées par l'estomac.

Les médicaments que l'on a employés, avec des succès divers, contre les vomissements incoercibles, sont l'*eau chloroformée*, l'*éther*, le *menthol* à la dose de 25 à 50 centigrammes dans une potion alcoolisée, le *chlorhydrate de cocaïne* à la dose de 2 ou 3 centigrammes. Dans certains cas on a eu recours au *lavage de l'estomac* avec de l'eau bouillie ; c'est là un moyen excellent, mais qui ne peut toujours être utilisé, en raison de l'état de faiblesse des malades.

On ne peut plus songer, à cette période, à enrayer la **diarrhée**, au moyen des préparations opiacées, car on les accuse, avec raison, de favoriser le collapsus. Quant à l'acide lactique il ne peut plus rendre les mêmes services qu'au début, car l'estomac ne le tolère guère. M. Hayem conseille de l'introduire par la sonde stomacale, après évacuation de l'estomac ; on peut encore l'administrer en lavements.

Les *lavements* ont d'ailleurs été proposés par Cantani pour rendre à l'organisme une partie de l'eau qu'il a perdu et pour mettre au contact de la muqueuse intestinale une substance modificatrice qui est l'acide tannique.

Voici la formule de Cantani :

Eau bouillie (au moins à 38°)...............	2 litres.
Acide tannique............................	8 à 10 grammes.
Gomme arabique...........................	50 —
Laudanum...............................	XX à L gouttes.

Le plus souvent on s'est contenté de 15 à 20 grammes de tanin en dissolution dans la quantité d'eau indiquée. Cantani, pour permettre au liquide de pénétrer dans l'intestin grêle, préconise l'*entéroclyse*, c'est-à-dire le lavement forcé, donné au moyen d'une sonde introduite aussi loin que possible dans l'intestin, et sous une pression énergique (à l'aide d'un récipient que l'on élève à volonté). On sait que la réalité de la pénétration des liquides au delà du gros intestin, est toujours contestée, en dépit des assertions de Cantani. Quoi qu'il en soit, la pratique des grandes irrigations intestinales ne peut qu'être utile. C'est d'après Heyse, un bon moyen de vider rapidement l'intestin et de conjurer le tenesme rectal; grâce à lui les malades peuvent avoir quelque répit.

Contre les **crampes** on a proposé différents moyens tels que les *applications de sachets remplis de sable chaud*, ou de briques chauffées, les *frictions* faites avec de la flanelle chaude ou un liniment excitant (liniment ammoniacal camphré par exemple). Contre les crampes du diaphragme on peut prescrire l'application sur le creux épigastrique d'une flanelle térébenthinée que l'on repasse avec un fer chaud.

Les *bains chauds*, employés sur une large échelle en 1892, ont paru constituer le traitement le plus efficace des crampes. Outre l'action calmante qu'ils exercent à cet égard, ils ont encore de multiples effets, qui justifient pleinement leur application au traitement des cholériques. Non seulement le bain fait disparaître les crampes, mais encore il favorise l'urination et élève les températures centrale et périphérique de 0°,5 à 2°, suivant les cas. Disons cependant qu'on a vu survenir parfois des convulsions à la suite des bains chauds chez les cholériques présentant des symptômes urémiques.

A l'hôpital Saint-Antoine, on a employé systématiquement les bains à 40°, simples ou sinapisés, répétés toutes les deux ou trois heures, dès que le refroidissement se manifestait.

Dans les formes légères, sans algidité, le bain est inutile ; mais les malades doivent être tenus chaudement.

L'adynamie rapide où tombent les malades rend nécessaire l'emploi des *boissons alcooliques* et des *stimulants diffusibles ;* il serait toutefois inutile et même dangereux de gorger les malades d'alcool, car l'alcool ne rend pas chez les cholériques les mêmes services que chez les pneumoniques par exemple et peut même, donné à fortes doses, augmenter la fréquence des vomissements et précipiter l'apparition du collapsus. On usera donc avec prudence de l'élixir de chartreuse verte (donné à la dose d'une cuillerée à café toutes les heures), suivi de l'ingestion d'un morceau de glace, du punch, du champagne.

Comme stimulants diffusibles on emploie l'*acétate d'ammoniaque*, la *liqueur d'Hoffmann*. On pourra réunir ces derniers médicaments dans la potion suivante :

Liqueur d'Hoffmann	2	grammes.
Acétate d'ammoniaque	10	—
Teinture de cannelle	5	—
Cognac ou rhum	60	—
Hydrolat de mélisse	60	—
Sirop de menthe	30	—

dont on donnera une cuillerée, de demi-heure en demi-heure.

M. Desprez (de Saint-Quentin) a beaucoup vanté la potion suivante, qu'il fait prendre par cuillerées à bouche toutes les demi-heures :

Chloroforme	1	gramme.
Alcool	8	grammes.
Acétate d'ammoniaque	10	—
Eau	40	—
Sirop de chlorhydrate de morphine	40	—

Les *injections de caféine* et celles d'*éther* n'ont donné que de médiocres résultats.

La dyspnée est calmée par les *inhalations d'oxygène*.

C. — Période de collapsus algide.

En dépit des moyens précédents, des procédés de calorification et de l'usage des médicaments diffusibles, il arrive trop fréquemment que l'algidité devienne de plus en plus prononcée, que la sécrétion urinaire s'arrête et que le collapsus s'établisse. C'est à ce moment qu'il importe d'agir le plus énergiquement, et cependant c'est à ce moment que la thérapeutique s'avoue impuissante. Il en était ainsi du moins avant l'emploi de la *transfusion saline*, dont on a pu apprécier l'efficacité, en toute connaissance de cause, lors de la dernière épidémie de 1892, pendant laquelle elle a été appliquée sur une large échelle.

Depuis longtemps, on s'était préoccupé de réparer le déficit du sang en sérum. Dès le siècle dernier, en dehors de toute idée théorique, on avait reconnu l'utilité de faire boire abondamment les malades : « Aucune drogue, aucune et faire boire de l'eau de veau tant que dure la soif ; au besoin, un seau d'eau de veau dans les vingt-quatre heures.

On commencera ce traitement le plus tôt possible, et quelle que soit la violence des vomissements et de la diarrhée, il ne faut pas s'en inquiéter. Cette boisson sera donnée fraîche et non très froide. » (Rougon de Magny, 1784).

Les vomissements ne permettant pas le plus souvent de parer aux déperditions aqueuses, par la voie buccale, on eut recours aux lavements d'eau salée : en 1866 M. Moissenet obtint 33 guérisons sur 44 cas, en faisant prendre aux malades des potions contenant du chlorure de sodium, et des lavements contenant 30 ou 40 grammes de ce sel. Dès 1832, Lizars d'Edimbourg avait adopté cette pratique.

On voulut faire mieux encore, et devant l'impérieuse nécessité d'agir rapidement, on eut l'idée d'introduire dans les veines les solutions salines. On fait généralement remonter à l'Ecossais Th. Latta l'invention de la tranfusion séreuse (1832). Zimmerman rapporta dans le journal d'Hufeland le premier cas de choléra traité, avec succès, en Allemagne, par le procédé de Latta. Ce médecin trouva des imitateurs parmi ses collègues anglais, de telle sorte qu'en 1850 on comptait déjà plus de 30 cas de guérisons de cholériques parvenus à la période de collapsus algide. La méthode n'était pas entrée toutefois dans la pratique courante et c'est seulement en 1884 que M. Hayem la reprit, montra l'innocuité des injections intra-veineuses d'eau salée, dans de nombreuses expériences faites sur les chiens, et précisa les règles de leurs applications.

En restituant au sang une partie des éléments (eau et sels) qu'il a perdus, on pare à la déshydratation des tissus, on relève la tension sanguine, et on permet ainsi au sang de s'hématoser. D'autre part, l'injection intra-veineuse a une autre action non moins importante que la précédente : elle contribue à débarrasser le sang et les tissus des toxines cholériques ; en relevant la tension artérielle, elle favorise l'élimination de ces toxines par la voie rénale.

La formule du liquide employé par M. Hayem lors de l'épidémie de 1884 est la suivante :

Eau distillée................................	1 litre.
Chlorure de sodium...........................	5 grammes.
Sulfate de soude.............................	10 —

Cette formule a été adoptée par la plupart des médecins qui ont eu recours aux injections intra-veineuse.

Le liquide doit être parfaitement stérilisé, ainsi que le vase qui le contient. On peut, à l'exemple de M. Hayem, se servir pour l'injection, d'une poire en caoutchouc aspirante et foulante à laquelle s'adaptent des tubes en caoutchouc qui plongent dans le vase contenant le liquide. On peut aussi injecter le liquide à l'aide d'un récipient muni d'un tube que termine une aiguille creuse. Le liquide doit être filtré sur du papier stérilisé et présenter une température de 37 à 38°. Quant à la quantité à injecter, elle peut varier de 1500 centimètres cubes à 2 litres ou 2 litres et demi, mais ne doit pas être inférieure au premier chiffre.

Une seule injection peut suffire, mais si le pouls devient de nouveau filiforme, une seconde transfusion devient nécessaire.

En général on a mis entre deux transfusions un intervalle de vingt-quatre heures ; d'autres fois cependant on les a répétées à de plus courts intervalles.

Pour arriver sur la veine (presque toujours une veine du pli du coude ou bien une saphène), on soulève la peau avec une pince, on la sectionne d'un coup de ciseaux de façon à produire une incision transversale en V; on coupe de même l'aponévrose et la gaine vasculaire, puis on saisit la paroi veineuse dénudée ; on l'incise et l'on introduit dans la veine l'aiguille creuse ou la canule de verre.

Les effets immédiats de l'injection sont souvent saisissants ; on assiste à une véritable résurrection : le pouls reprend de l'ampleur, la teinte cyanique des téguments disparaît, la respiration devient profonde et régulière; les malades ont quelques frissons au cours de l'opération ou immédiatement après; puis la température centrale s'élève de 1 ou 2 degrés. La langue devient humide et l'aphonie disparaît.

La diurèse s'établit plus tardivement, la première miction n'apparaît qu'au bout de quelques heures, douze heures en moyenne.

Fréquemment une réaction franche s'établit définitivement, mais souvent aussi les effets ne sont que passagers.

Ces effets sont d'ailleurs d'autant plus marqués que l'injection est faite plus tôt.

Réservée d'abord aux cas presque désespérés, quand le pouls avait complètement disparu, les injections ont depuis été faites dès le début de la période de collapsus.

« Il ne faut pas craindre de les employer de bonne heure, dit M. Hayem car les chances de succès sont d'autant moins grandes que l'algidité est plus profonde et déjà ancienne. » (*Annales de médecine*, p. 372, 1892). Les injections réussissent beaucoup mieux dans les cas à évolution rapide sans abaissement thermique central notable, que dans les cas à marche plus lente avec abaissement thermique progressif. Il faut tenir compte également, dans l'appréciation de leur efficacité, de l'âge des malades.

Au delà de cinquante ans les chances de succès sont très diminuées.

On vient de voir que les effets des injections ne sont souvent que temporaires.

Il est alors nécessaire de renouveler la transfusion plusieurs fois en vingt-quatre heures, et certains malades n'ont été sauvés qu'après cinq ou six transfusions.

On a remarqué que la combinaison des bains chauds avec les injections intra-veineuses, était avantageuse ; car elle permet souvent de maintenir les bons effets de la transfusion.

Pour apprécier la valeur curative des injections intra-veineuses on ne peut se rapporter évidemment qu'aux statistiques, mais celles-ci n'ont qu'une valeur relative. Il en est du choléra, comme de toutes les maladies infectieuses. Certaines atteintes de choléra sont bénignes et guérissent aisément ; dans ces formes, tous les traitements réussissent ; c'est donc seulement des cas graves qu'il faut tenir compte, lorsqu'on demande à la statistique des renseignements sur la valeur d'un procédé thérapeutique ; dans les statistiques relatives à la mortalité cholérique les distinctions entre les cas traités de telle ou telle façon ne sont pas toujours indiquées. Examinons cependant s'il est possible de tirer des conclusions fermes de l'examen des divers documents publiés. Tout d'abord, si l'on compare la morbidité de la dernière épidémie à celle des épidémies précédentes, on constate que le taux de la mortalité est sensiblement inférieur à celui des épidémies précédentes ; ainsi à Hambourg où l'on a compté en 1892 près de 20.000 malades, la mortalité n'a pas atteint la moitié des cas de maladie ; elle n'a été que de 43 p. 100, tandis que dans les épidémies antérieures elle a oscillé entre 46 et 66 p. 100. A Paris, en 1892, la mortalité ne s'écarte guère du chiffre précédent ; sur 1060 cas traités dans les hôpitaux, il y a eu mortalité de 44 p. 100 ; dans l'épidémie de 1884, celle-ci avait été de 54 p. 100. S'il est permis d'attribuer à l'ensemble des conditions hygiéniques de Paris, qui s'améliorent de jour en jour, la proportion relativement faible des personnes frappées du choléra, on ne saurait attribuer à la même influence la diminution du nombre des cas mortels ; on est donc conduit à mettre cette diminution sur le compte d'une thérapeutique plus efficace, et il nous paraît légitime d'avancer que les traitements employés lors de la dernière épidémie ont réduit la mortalité de 10 à 15 p. 100 environ.

Si l'on examine maintenant les cas traités par les injections, on voit que les résultats obtenus par les médecins qui ont employé ces injections, sont meilleurs que ceux des autres médecins.

En 1884, M. Hayem sur 90 cholériques graves transfusés, avait obtenu 27 guérisons, soit 30 p. 100 de guérisons. En 1892 sur 251 malades traités dans son service 91 décès se sont produits, soit 62 p. 100 de guérisons. Sur les 251 malades, 152 ont été transfusés et 61 ont guéri, soit 40 p. 100. Ces résultats sont donc supérieurs à ceux obtenus en 1884. M. Hayem attribue cette plus grande proportion de guérison des cas graves à la combinaison des bains chauds et de la transfusion relativement précoce.

M. Galliard a fait la transfusion chez 149 cholériques, gravement atteints, et, sur ce nombre 34 ont guéri ; tout en étant très partisans des injections, M. Galliard croit, contrairement à M. Hayem, qu'on doit les réserver pour les cas désespérés, et qu'il faut attendre, pour la pratiquer, le collapsus algide avec suppression durable du pouls radial. Les transfusions ne sont pas tout à fait inoffensives. Même faites dans des conditions d'asepsie absolue, elles peuvent exposer à certains accidents : embolie pulmonaire, phlébite, etc.

En résumé, les injections salines intra-veineuses constituent, à l'heure actuelle, le moyen le plus efficace, le seul à vrai dire, que l'on puisse employer dans la période de collapsus algide. On leur doit la guérison de malades qui auraient infailliblement succombé sans elles. Alors même qu'elles ne déterminent pas la guérison, elles permettent de prolonger la lutte pendant quelques heures et de rendre momentanément la vie à des moribonds, résultat précaire sans doute, mais qu'on ne peut dédaigner ! L'accord n'est pas encore fait sur la détermination de leurs indications. Tandis que la plupart des médecins les réservent encore pour les cas désespérés, d'autres (M. Hayem) croient que leur efficacité est d'autant plus grande que l'algidité est moins prononcée, et les pratiquent dès que le pouls faiblit et que les bains ne peuvent relever la tension artérielle. La statistique paraît légitimer cette dernière opinion.

A côté des injections salines intra-veineuses, il convient de signaler celles qui sont faites par la voie cutanée, c'est-à-dire la transfusion hypodermique ou hypodermoclyse. Cette méthode de traitement avait été utilisée à Naples, en 1884, par Cantani qui obtint une proportion de 61 p. 100 de guérisons (114 sur 187 cas). Elle a été employée fréquemment lors de la dernière épidémie et a reçu d'ailleurs de multiples applications.

On se sert de la solution dont la formule a été précédemment indiquée, et, comme appareil, d'un flacon en verre muni d'une tubulure à sa partie inférieure, d'où part un tube de caoutchouc terminé par une aiguille.

On peut aussi se servir de l'appareil de M. Potain ; il suffit de remplacer la pompe aspirante par la pompe foulante. Le récipient et le liquide étant stérilisés, on nettoie la peau avec de l'éther, puis avec une solution de sublimé, et l'on pratique l'injection soit dans la fesse, au niveau de la région rétro-trochantérienne, soit dans les cuisses ou la région interscapulaire.

Le liquide doit être injecté à la température de 38° environ. (Comme l'on doit tenir compte du refroidissement qui se produit pendant le passage à travers l'appareil, le liquide devra présenter la température de 40° ou 41° au moment de son introduction dans la bouteille.) La quantité de liquide à injecter en une seule fois varie de 500 à 1 500 centimètres cubes. L'injection d'un litre de la solution saline exige environ vingt minutes.

Lorsque le liquide commence à pénétrer, il se fait une distension de la peau qui augmente rapidement ; cette distension n'occasionne pas de douleur, les malades éprouvent simplement une sensation de tension ; on doit d'ailleurs faciliter la résorption en malaxant la peau pendant toute la durée de l'injection sous-cutanée.

Ces injections peuvent être répétées plusieurs fois par jour.

Cette méthode de traitement a donné de bons résultats aux médecins de Hambourg (Rumpf, Michael) et de Paris (Mathieu, Siredey) qui l'ont employée en 1892.

Elle présente des avantages réels sur celle des injections intra-veineuses. Elle peut être employée sans crainte par les médecins les plus timorés; elle n'expose pas en effet à l'entrée de l'air, à l'embolie ni aux autres accidents qui ont été signalés à la suite des injections intra-veineuses ; elle peut de plus être pratiquée de bonne heure, dès que les malades se cyanosent et que l'urination se fait mal, tandis que les injections intra-veineuses sont en général réservées pour les cas désespérés; elle exerce en quelque sorte une action préventive, tandis que les autres ne constituent qu'une ressource suprême en présence de la mort imminente. Les résultats sont, il est vrai, moins saisissants et moins immédiats, mais peut-être sont-ils plus durables; en tous cas, ces injections n'exposent pas aux vomissements réitérés et aux débâcles intestinales qui ont été assez souvent signalés à la suite des injections intra-veineuses et qui peuvent faire réapparaître le collapsus. La statistique démontre-t-elle, en fait, leur supériorité?

C'est ce qu'il est difficile d'affirmer, car des cas peu graves ont été traités de cette façon, tandis que les injections intra-veineuses n'ont été employées le plus souvent qu'*in extremis*, ainsi qu'il a été dit.

Quoi qu'il en soit, en raison de l'innocuité de cette pratique et de son efficacité reconnue, il paraît indiqué d'y avoir recours dès le début de la seconde période, lorsque les évacuations alvines deviennent fréquentes et que les troubles circulatoires se manifestent.

Après cet exposé des différents traitements qui ont été appliqués dans le choléra, nous croyons devoir résumer ainsi la pratique à adopter :

Première période. — Diète absolue ; calomel ou limonade lactique additionnée d'élixir parégorique. (Si l'on emploie le calomel, on doit renoncer à l'acide lactique, puisque le calomel se transforme en sublimé, en présence des acides.)

Deuxième période. — Glace, champagne frappé, inhalations d'oxygène, hypodermoclyse, bains chauds.

Troisième période. — Continuation des moyens précédents, injections de caféine, transfusion intra-veineuse.

Si le malade franchit cette période critique, il n'en est pas moins exposé à différents accidents. S'il survient de la **fièvre** et des **troubles nerveux** il faut avoir recours aux *affusions froides*, à l'*alcool*, au *sulfate de quinine*. Les *boissons abondantes* sont indiquées pour rétablir la diurèse, mais on doit se garder de donner trop tôt le lait ou le bouillon, de crainte de provoquer une rechute.

Si la diarrhée persiste, l'*élixir parégorique* et le *képhir* seront employés avec avantage.

IMPALUDISME.

Bien que connue depuis fort longtemps, l'action spécifique du quinquina et surtout de la quinine et de ses sels sur les diverses manifestations de l'impaludisme ne pouvait être expliquée.

On sait aujourd'hui que c'est à son pouvoir germicide que la quinine doit son action et qu'elle guérit la fièvre intermittente en frappant de mort les agents animés qui la provoquent. Cette explication avait été proposée par Binz dès 1867, mais Binz avait décrit comme agents pathogènes de l'impaludisme, des parasites qui sont en réalité absolument étrangers au développement de la fièvre intermittente : aussi sa théorie ne fut-elle pas admise. D'autre part, on avait remarqué que les sels de quinine ne tuent ni les algues, ni les champignons qui ont été accusés souvent d'être la cause de l'impaludisme; aussi était-on très éloigné d'attribuer au sulfate de quinine le pouvoir de détruire les germes de la fièvre intermittente, lorsque M. Laveran découvrit les hématozoaires et montra que le secret de l'action de la quinine réside bien dans le pouvoir destructeur qu'elle exerce sur ces germes. En effet, le sulfate de quinine, inoffensif pour les algues et les champignons, détruit les protozoaires (Bochefontaine).

Il suffit d'ajouter à une infusion de foin renfermant un grand nombre d'infusoires une très petite quantité d'un sel de quinine pour tuer ces infusoires en quelques instants.

« On peut étudier directement l'action de la quinine sur les hématozoaires, en mélangeant une goutte de solution de sulfate ou de chlorhydrate de quinine à une goutte de sang palustre; dans ces conditions, on constate que les mouvements des flagella ne s'observent plus et que les hématozoaires prennent leurs formes cadavériques. La disparition des parasites dans le sang des malades soumis à la médication quinique montre bien d'ailleurs que la quinine détruit les hématozoaires » (M. Laveran).

L'action spécifique de la quinine étant admise, comment admettre les rechutes si fréquentes dans l'impaludisme, l'hypothèse d'une réinfection étant écartée? Pour comprendre la possibilité des rechutes, il faut encore invoquer les beaux travaux de M. Laveran. D'après lui les hématozoaires de l'impaludisme se présentent sous quatre types :

1° Les corps sphériques; 2° les flagella; 3° les corps en croissant; 4° les corps segmentés ou en roseau. Ces différentes formes représentent les états différents par lesquels passe le parasite; contrairement à M. Laveran, Golgi admet l'existence de parasites différents pour chacune des variétés de fièvre intermittente, pour la tierce, pour la quarte, pour les formes irrégulières estivo-automnales, mais il n'a pu encore faire partager son opinion par les médecins qui ont fait des recherches bactériologiques dans les cas d'impaludisme.

M. Laveran admet, qu'au début, le parasite apparaît dans le globule rouge sous forme d'une sorte de vacuole, non pigmentée; ultérieurement, cette vacuole s'agrandit, se charge de pigment mélanique, puis émet des flagella. Le corps en croissant ne serait autre qu'un corps sphérique ayant amené la disparition du globule rouge. Finalement l'hématozoaire se segmente en spores (stade du corps en rosace), qui après être restées accolées se séparent et se disséminent dans le plasma sanguin. M. Laveran croit que la résistance de l'hématozoaire à la quinine varie suivant le stade de développement auquel il est parvenu; si les corps sphériques et les flagella disparaissent sous l'influence de la médication, en revanche les corps en croissant résistent en partie, et peuvent engendrer des générations nouvelles, d'où la nécessité d'instituer des traitements successifs sans attendre les rechutes.

Nous sommes conduits à nous demander si la quinine peut être utilisée pour la **prophylaxie** de la malaria.

La quinine a été administrée fort souvent dans un but préservatif; il faut reconnaître que les avis exprimés au sujet de son efficacité comme prophylactique sont assez discordants; le médecin en chef des troupes anglaises qui ont combattu contre les Ashantées, Anthyony Home, regarde comme des plus douteux les résultats de l'administration préventive du médicament; par contre, les médecins américains, qui l'ont expérimentée sur une large échelle pendant la guerre de Sécession, donnent des statistiques en général favorables; les faits suivants rapportés par M. Longuet, dans une *Revue sur la prophylaxie de la fièvre intermittente par la quinine* (*Semaine médicale*, p. 6. 1891), paraissent des plus significatifs : « L'aide-chirurgien Warren donne à 200 hommes de son régiment, en opération dans les zones fiévreuses de la Caroline du Sud, 30 centigrammes de quinine environ par jour, d'avril à octobre 1863; ils ne lui fournissent que 4 fièvres intermittentes et 1 fièvre typhoïde. Le reste du régiment, 3 à 400 hommes, soumis à une autre direction médicale, a plus de 300 fièvres intermittentes et de 23 fièvres typhoïdes.

« Pendant le même été de 1863 et dans les postes les plus fiévreux du même État, le chirurgien Samuel Logan, qui administre 25 centigrammes de quinine par jour à un certain nombre de ses hommes, fait le relevé suivant : 230 de ses hommes ne prenant pas de quinine fournissent 134 fiévreux, soit 58 p. 100 ; 246 qui en prennent irrégulièrement ont 96 malades, soit 39 p. 100 ; enfin 506 hommes qui la prennent régulièrement n'ont plus que 98 fiévreux, soit 19 p. 100. »

Les observations de Graeser que l'on trouvera rapportées en détail dans le même article sont également fort concluantes.

Il est à remarquer que la quinine a été souvent administrée à des doses trop faibles, 10 à 15 centigrammes, et l'on ne doit pas s'étonner dès lors que ces doses se soient montrées inefficaces dans un grand nombre de cas. Les doses de 25 à 30 centigrammes doivent être atteintes, si l'on veut obtenir un résultat appréciable.

En résumé, la valeur prophylactique de la quinine repose aujourd'hui sur un ensemble de faits suffisamment nombreux et précis (Longuet), et l'on ne saurait se dispenser de prescrire ce médicament, à titre prophylactique, à tout individu exposé à contracter des fièvres intermittentes.

A. — Traitement de l'impaludisme aigu.

La *quinine* est le seul remède que l'on puisse opposer à la fièvre palustre ; les doses et le mode d'administration varient d'ailleurs suivant qu'il s'agit d'une fièvre intermittente simple ou d'un accès pernicieux.

Dans la **fièvre intermittente simple** (quel que soit le type revêtu par cette fièvre, quotidien, tierce, quarte), la quinine s'administre par la voie stomacale. Dans l'accès pernicieux, où le péril imminent ne peut être conjuré qu'au prix d'une intervention rapide, c'est par la voie hypodermique que le médicament doit être introduit dans l'économie.

Deux sels de quinine seulement sont usités dans le traitement de la fièvre intermittente : le sulfate et le chlorhydrate ; le sulfate est de beaucoup le plus employé ; cependant M. Laveran estime que le chlorhydrate de quinine doit être prescrit de préférence au sulfate, car il contient 81 p. 100 de quinine, tandis que le bisulfate n'en renferme que 59 p. 100 ; de plus, il est plus stable, plus soluble et plus facile à obtenir à l'état de pureté.

Chez l'adulte, les sels de quinine, sulfate ou chlorhydrate, se prennent habituellement en cachets ; on recommande souvent de faire boire au malade un verre de limonade tartrique ou citrique, immédiatement après l'ingestion du cachet, pour faciliter la dissolution du sel dans les voies digestives.

On peut encore prendre la quinine en suspension dans du café noir ou en solution dans un petit verre d'eau-de-vie ou de rhum.

Les doses moyennes de sel de quinine, à employer dans les cas simples, sont de 80 centigrammes à 1 gramme. Il serait inutile, parfois dangereux, de dépasser ces doses; on ne doit pas perdre de vue, en effet, que la quinine peut déterminer différents troubles nerveux, des désordres digestifs, respiratoires et circulatoires (parmi lesquels la syncope mortelle a été parfois observée).

Ces accidents imputables à la quinine ne seront pas mis sur le compte de l'impaludisme ; toute confusion à cet égard serait des plus préjudiciables aux malades, car elle conduirait à augmenter encore la dose des sels de quinine et par suite à aggraver les accidents d'intoxication.

On a beaucoup discuté pour savoir à quel moment il convient le mieux d'administrer la quinine. Faut-il la donner avant ou après l'accès?

Administrée immédiatement ou pendant un accès, la quinine n'enraye pas cet accès, bien que, suivant M. Laveran, il y ait avantage à la prescrire à ce moment, qui est celui où les éléments parasitaires circulent en plus grand nombre dans le sang.

Au contraire, administrée un assez grand nombre d'heures avant l'accès, elle l'empêche de se produire. Il faut tenir compte de ce fait que la plus grande partie de la quinine ingérée s'élimine dans la sixième heure qui suit l'ingestion ; il est donc logique de supposer qu'après ce temps l'action du médicament va en s'épuisant et que l'on ne doit pas s'éloigner de plus de six heures du début de l'accès à venir.

Il importe maintenant de définir ce que l'on entend par début de l'accès. Le début apparent, caractérisé par le frisson, ne correspond pas au début réel qui est marqué par une élévation de température d'abord très lente, puis se produisant rapidement au moment où le frisson éclate; la température est alors de 39° environ. La différence entre le début réel et le début apparent de l'accès ne serait pas la même dans tous les types intermittents ; de moins de deux heures dans le type quotidien, l'écart serait de six à huit heures dans le type tierce et peut-être de douze à dix-huit heures dans le type quarte (M. Jaccoud).

Bien que l'on ne puisse considérer comme rigoureusement exacts ces chiffres qui sont sujets à de grandes variations, on doit cependant tenir compte du fait que nous venons d'indiquer et éloigner l'administration de la quinine d'un temps correspondant à la différence qui sépare le début réel du début apparent de l'accès. Ainsi, dans le type quotidien, on prescrira la quinine huit heures avant le moment présumé du frisson; dans le type tierce douze heures avant ; dans le type quarte, vingt-quatre heures avant.

Il faut reconnaître d'ailleurs, qu'en pratique, on n'observe pas toujours ces règles et que cependant on parvient à couper les accès. Ce qu'il faut retenir en somme, c'est que la quinine administrée huit à dix heures avant le frisson, a une efficacité presque certaine.

On peut prescrire la dose en une seule fois, ou en deux ou trois fractions, chacune à une demi-heure d'intervalle; ce dernier mode d'administration est préférable s'il existe des troubles digestifs.

Pendant combien de temps doit-on prescrire la quinine? Il suffit souvent de deux ou trois doses de quinine pour couper une fièvre intermittente ordinaire, mais si l'on cesse la médication, l'accès reparaît souvent au bout de sept ou huit jours. Il est donc nécessaire de continuer à faire prendre de la quinine pendant plusieurs jours, mais son administration ininterrompue aurait certains inconvénients dont les plus communs sont les bourdonnements d'oreille, la surdité; il vaut donc mieux avoir recours au traitement discontinu, préconisé par M. Laveran sous le nom de méthode des traitements successifs. Le type de la fièvre ne paraît pas devoir modifier sensiblement la formule du traitement. Voici comment, suivant M. Laveran, doit être conduit le traitement :

Pendant les premier, deuxième et troisième jours, on prescrit 80 centigrammes à 1 gramme par jour de chlorhydrate de quinine.

Les quatrième, cinquième, sixième et septième jours, pas de quinine.

Les huitième, neuvième et dixième jours, 60 à 80 centigrammes de chlorhydrate de quinine.

Du onzième au quatorzième jour, pas de quinine.

Les quinzième et seizième jours, 60 à 80 centigrammes de chlorhydrate de quinine.

Du dix-septième au vingtième jour, pas de quinine.

Les vingt et unième et vingt-deuxième jours, 60 à 80 centigrammes de chlorhydrate de quinine.

Si la fièvre reparaît pendant le cours du traitement, il faut nécessairement prolonger le traitement.

Le traitement qui précède n'est applicable qu'aux formes simples de fièvre intermittente.

Dans les formes graves (accès pernicieux) la nécessité d'agir vite et énergiquement prime toute autre considération.

Le médicament étant souvent rejeté quand il est pris par la bouche ou administré en lavement, c'est aux injections hypodermiques qu'il faut donner la préférence.

Parmi les sels de quinine, trois surtout ont été préconisés pour les injections : le sulfovinate, le bromhydrate et le chlorhydrate.

Le sulfovinate est très soluble, car il se dissout dans deux fois son volume d'eau et sans aucun adjuvant.

Le bromhydrate est au contraire peu soluble, car il faut 60 fois son volume d'eau pour le dissoudre, mais l'addition d'alcool à l'eau permet d'obtenir une solution à 1/10e de ce sel.

Voici la formule de Gubler :

Eau distillée	18 grammes.
Alcool	4 —
Bromhydrate de quinine	2 —

On peut encore utiliser le sulfate, si l'on n'a pas d'autre sel de quinine à sa disposition :

Sulfate de quinine	1 gramme.
Eau distillée	10 grammes.
Eau de Rabel	1 gramme.
Ou : acide tartrique	50 centigrammes.

Le chlorhydrate de quinine est, en raison de sa solubilité, le meilleur sel de quinine que l'on puisse employer ; MM. de Beurmann et Villejean ont recommandé la solution suivante :

Bichlorhydrate de quinine	5 grammes.
Eau distillée	Q. S.

pour faire 10 centimètres cubes.

Un centimètre cube de cette solution représente 50 centigrammes de bichlorhydrate.

La quantité de bichlorhydrate à injecter est d'un gramme en moyenne, pour un accès pernicieux.

Les solutions de quinine sont irritantes, aussi doit-on prendre la précaution d'enfoncer profondément l'aiguille dans le tissu cellulaire sous-cutané. On fera usage d'une solution bien filtrée, ne contenant en suspension ni cristaux, ni spores, et l'on observera, cela va sans dire, la plus rigoureuse antisepsie.

La dose de sulfate de quinine, à prescrire dans les formes pernicieuses, si le malade peut avaler des cachets, doit être double ou triple de celle qui est prescrite dans les cas simples; mais, d'après M. Laveran, il serait dangereux de dépasser 3 grammes.

Dans les fièvres continues palustres le sulfate de quinine est encore le remède spécifique, comme l'a montré Maillot.

Il doit être donné à plus hautes doses que dans les fièvres intermittentes ; M. Laveran conseille la dose de 1 gr. 50 à 2 grammes par jour.

Les sels de quinine constituent le traitement par excellence de l'impaludisme ; cependant, on a proposé quelques succédanés, notamment le sulfate de cinchonidine et récemment le bleu de méthylène.

M. de Brun a préconisé le *sulfate de cinchonidine*, dont le seul avantage est d'être moins coûteux que le sulfate de quinine ; par contre, son action est bien moins puissante que celle du sulfate de quinine; aussi doit-il être prescrit à une dose double (2 grammes); à cette dose il peut être toxique, et pour cette raison son emploi doit être rejeté.

Le *bleu de méthylène* a été appliqué au traitement de l'impaludisme par Erlich et Guttmann; Erlich a déclaré que le bleu de méthylène fait disparaître les hématozoaires du sang et qu'il peut couper la fièvre intermittente comme le sulfate de quinine; les résultats obtenus par les médecins qui l'ont expérimenté sont des plus contradictoires; en France, M. Bourdillon, qui a prescrit le médicament à doses élevées (30 centigrammes à 1 gramme), dit avoir obtenu trois succès décisifs; la forme pilulaire est la plus commode; on prescrit des pilules de 10 centigrammes, à répartir à intervalles à peu près égaux dans les vingt-quatre heures. On doit continuer l'usage du médicament au moins pendant dix jours après la disparition de la fièvre (Guttmann). M. Laveran se montre très réservé sur l'efficacité du bleu de méthylène; il a injecté cette substance à des pigeons, à la dose de 2 centigrammes, et constaté qu'après ces injections les hématozoaires contenus dans le sang de ces animaux n'étaient nullement modifiés. Il a expérimenté également le bleu de méthylène sur deux malades atteints de fièvre palustre; le résultat a été absolument négatif.

Après les succédanés du traitement par la quinine, il convient de citer les moyens adjuvants :

L'*antipyrine* diminue l'intensité de quelques symptômes : céphalalgie fièvre, et à ce titre elle peut rendre des services dans le traitement des fièvres continues palustres, mais elle ne peut remplacer la quinine.

D'après M. Dieulafoy, l'*acide phénique* en injections sous-cutanées peut rendre des services dans les cas où la quinine ne produit plus d'effets. On fait usage d'une solution d'acide phénique au 100e; on pratique plusieurs injections par jour, de façon à injecter tous les jours de 8 à 16 centigrammes d'acide phénique.

L'*ipéca* est utile quand la fièvre s'accompagne d'un état gastrique.

L'*eucalyptus*, considéré comme fébrifuge par un certain nombre de médecins, peut être donné sous forme d'infusion de feuilles (20 grammes p. 1000) ou de vin (30 à 150 grammes).

Avant d'administrer la quinine, on prescrivait autrefois des laxatifs et des vomitifs; Maillot s'est élevé avec raison contre cette pratique qui a le grave inconvénient de retarder l'administration de la quinine. On doit donc toujours commencer par instituer la médication spécifique et seulement ensuite, s'il existe un état gastrique prononcé, administrer l'*ipéca*.

De même, dans les **accès pernicieux**, la seule indication urgente est de donner la quinine; on y associe dans la forme algide les *frictions* excitantes faites avec un liniment alcoolique, les *boissons chaudes* (infusion de thé, additionnée d'alcool, infusion de mélisse); les stimulants diffusibles : *acétate d'ammoniaque* en potion, injections sous-cutanées d'*éther*.

Dans les cas de fièvre continue avec état typhoïde et hyperthermie. les *bains froids* sont parfois indiqués (M. Laveran).

Dans les accès comateux, l'application de *sangsues* aux apophyses mastoïdes, les *applications froides* sur la tête, les *purgatifs drastiques*, les *révulsifs aux extrémités* sont utiles, surtout s'il s'agit de sujets vigoureux et sanguins, présentant les signes d'une forte congestion encéphalique.

Dans l'accès pernicieux délirant, l'*hydrate de chloral* (à la dose de 3 à 4 grammes dans une potion gommeuse) est le médicament qui convient le mieux.

Dans la forme bilieuse l'*ipéca* et le *calomel* peuvent rendre de grands services; enfin, contre les vomissements, on emploiera les *boissons gazeuses*, le *vin de Champagne*, les injections hypodermiques de *morphine*, à petites doses.

B. — Traitement de l'impaludisme chronique.

L'anémie est le symptôme capital de l'impaludisme chronique; c'est elle surtout que l'on s'efforce de combattre, car on n'a aucune prise sur les diverses manifestations viscérales (splénique, hépatique, rénale, artérielle, etc.) qui se montrent à cette période et qui, à une époque avancée de leur évolution, aboutissent à la cachexie palustre.

L'anémie des paludéens a pour caractère distinctif la résistance au traitement ferrugineux; sans doute le *fer* peut donner dans certains cas des résultats favorables, mais deux médicaments seuls déterminent de notables améliorations ou même la guérison, ce sont: le quinquina et l'arsenic.

On emploie les différentes préparations de *quinquina* (poudre, extrait) à la dose de 4 à 6 grammes par jour.

L'*arsenic* est, après la quinine, le remède le plus héroïque. C'est à Boudin qui revient le mérite d'avoir utilisé le premier l'*arsenic* dans le traitement de l'impaludisme chronique. Il employait à doses élevées la préparation arsenicale qui porte son nom (liqueur de Boudin) et qui n'est autre qu'une solution d'acide arsénieux au 1000e. Il administrait 30 grammes de sa solution, soit 3 centigrammes, et poussait même les doses jusqu'à un chiffre beaucoup plus élevé. Actuellement on emploie la liqueur de Fowler ou des solutions d'arséniate de soude.

Lorsque surviennent des poussées de fièvre, au cours de l'impaludisme chronique, il faut revenir au sulfate de quinine, qui garde toute son efficacité lors de ces épisodes aigus. Mais la fièvre n'est pas toujours due à un accès intermittent; elle peut être symptômatique de l'altération hépatique et dans ce cas le sulfate de quinine demeure impuissant.

Contre l'hypertrophie de la rate, on peut utiliser ce sel avec avantage, à la condition toutefois qu'il s'agisse d'un processus congestif et non d'une sclérose splénique.

Mossler a préconisé les injections interstitielles de sulfate de quinine dans la pulpe splénique, d'autres ont pratiqué des injections d'acide phénique, d'ergotine; mais ces moyens doivent être laissés de côté.

Botkin, puis Kelsch ont utilisé les *courants induits*.

L'*iodure de potassium* a semblé efficace contre la congestion hépatique.

Les troubles digestifs ne cèdent pas aux médicaments; cependant les préparations de *strychnine*, les divers amers peuvent être employés contre l'anorexie.

Les moyens hygiéniques jouent un grand rôle dans le traitement de l'impaludisme; les malades doivent vivre au grand air, pratiquer des frictions sèches quotidiennes, etc. L'*hydrothérapie* est depuis longtemps considérée comme ayant une grande valeur thérapeutique; on a pu lui reprocher toutefois de réveiller les accès dans quelques circonstances.

On utilise soit les douches générales, soit les douches locales contre les hypérémies viscérales.

Les *bains de mer* sont recommandables au même titre que la douche.

De nombreuses *eaux minérales* réclament les paludiques; en France, deux surtout ont une efficacité incontestable : Vichy et la Bourboule. Vichy est particulièrement utile dans les cas où les troubles digestifs sont prédominants, où l'hypertrophie du foie est considérable.

Les malades qui présentent de l'anémie sans prédominance d'une lésion viscérale seront de préférence adressés à la Bourboule.

C. — Traitement de l'impaludisme chez l'enfant.

Les manifestations aiguës de l'impaludisme sont fréquentes chez les enfants de tout âge; elles présentent certaines particularités qui peuvent donner lieu à des difficultés de diagnostic sur lesquelles nous n'avons pas à insister ici; bornons-nous à mentionner les doses et le mode d'administration du sulfate de quinine, appropriés aux différentes périodes de l'enfance.

Chez les enfants à la mamelle, au-dessous d'un an, M. Jules Simon donne le sulfate de quinine, à la dose de 3 à 15 centigrammes en lavement laudanisé (une goutte de laudanum).

D'un an à deux ans, il donne 10 à 20 centigrammes de la même façon,

On peut encore l'administrer en suppositoires contenant chacun 1 gramme de beurre de cacao.

Au-dessus de deux ans il fait prendre le sulfate de quinine à la dose de 20 à 30 centigrammes soit dans du café, soit dans de la glycérine sucrée avec du sirop tartrique.

Si l'enfant se refuse à prendre le café ou la glycérine, ou bien encore le sirop de Tolu chargés de quinine, on lui donne le médicament sous forme de petites pilules d'un centigramme, argentées et noyées dans de petits amas de confitures de groseille.

On peut encore avoir recours à la voie rectale. Dans ce dernier cas, on portera la dose à 40 centigrammes pris en deux fois, un lavement le matin, un le soir.

A partir de quatre ans, M. Jules Simon donne 30 à 40 centigrammes de sulfate de quinine dans un mélange de sirop tartrique et de sirop de codéine :

Sulfate de quinine..............	30 à 40 centigrammes.
Eau...........................	100 grammes.
Acide sulfurique................	I goutte.
Sirop tartrique.................	Q. S.
— de codéine................	5 à 10 grammes.

SYPHILIS.

Faut-il traiter la syphilis? La question est aujourd'hui superflue; cependant, comme elle a été, pendant longtemps, l'objet de discussions passionnées, il n'est peut-être pas inutile de rappeler les raisons qui justifient la nécessité du traitement.

Le principal argument sur lequel on s'est appuyé pour préconiser l'abstention thérapeutique, est tiré de la bénignité de certaines syphilis non traitées. On a dit que certaines syphilis s'éteignent, après avoir donné lieu à des manifestations secondaires insignifiantes, et ne parviennent pas au tertiarisme; que dès lors, il est au moins inutile de faire suivre un traitement aussi long et aussi désagréable que l'est le traitement spécifique, dans le but de prévenir des accidents qui ne se seraient pas produits. Rien n'est plus faux que ce raisonnement. Tout d'abord, en ce qui concerne la bénignité des syphilis non traitées, il convient de faire les plus grandes réserves; de ce qu'un syphilitique ne présente pas d'accidents pendant les premières années qui suivent l'infection, peut-on conclure que sa syphilis ne se réveillera jamais ? Non certes, puisque les exemples abondent de manifestations tertiaires graves se produisant au bout de quinze, vingt ou même trente ans d'une santé parfaite. D'autre part, sur quelles bases s'appuyer pour décider si le traitement est nécessaire ou non, dans un cas donné? Prendra-t-on pour critérium la bénignité de l'accident primitif ou des accidents secondaires qui lui succèdent? Nullement, car des manifestations tertiaires graves peuvent se produire, bien que la période initiale ait été essentiellement bénigne; inversement, une syphilis secondaire grave ne passe pas fatalement au tertiarisme.

Il est à remarquer que ce sont précisément les syphilis les plus bénignes au début qui donnent lieu aux accidents tertiaires les plus sérieux. « Les accidents tertiaires les plus graves, dit le professeur Fournier, n'ont souvent eu pour point de départ que le chancre le plus petit, le plus faiblement induré, le plus bénin, le plus insignifiant. » Il est acquis que l'immense majorité des manifestations tertiaires succèdent à des syphilis secondaires de forme bénigne.

Dès l'instant que l'on n'a pas de critérium permettant de porter le pronostic éloigné de la syphilis, l'abstention se trouve *ipso facto* condamnée.

Il est, d'autre part, une preuve plus démonstrative encore, de la nécessité du traitement et de son efficacité : c'est celle que fournit l'examen comparatif des syphilis non traitées et de celles qui ont été l'objet d'un traitement régulier et suffisamment prolongé.

La statistique démontre d'une façon irréfutable :

1° Que le traitement prévient dans une très large mesure les manifestations tertiaires, et qu'il en atténue la gravité.

2° Qu'il constitue un neutralisant de l'influence héréditaire de la syphilis.

Les exemples abondent de femmes qui, après des avortements multipliés, finissent par mener à terme une grossesse et accouchent d'enfants bien portants, lorsque le mari s'est décidé à reprendre un traitement abandonné depuis longtemps.

Cette influence du traitement sur la descendance des syphilitiques suffit évidemment à justifier la nécessité de traiter tous les syphilitiques; de plus, dès l'instant qu'elle s'étend non seulement à la descendance, mais au sujet contaminé lui-même, qu'elle le met à l'abri, sinon toujours, du moins presque toujours, des seuls accidents graves de la syphilis, c'est-à-dire des accidents tertiaires viscéraux et notamment des accidents nerveux, l'utilité du traitement nous semble amplement démontrée.

A. — Traitement du chancre.

Le chancre est l'accident primitif de la syphilis; c'est dans cette lésion que paraît se localiser, au début, le « virus syphilitique »; aussi, a-t-on cherché de tous temps à empêcher le développement de la syphilis en pratiquant l'*ablation du chancre*. Dès 1514 Jean de Vigo écrivait qu'il fallait, au début du mal français, se hâter de détruire les pustules de la verge par les moyens les plus violents pour empêcher l'irradiation du mal.

Les nombreux échecs éprouvés avaient fait abandonner l'excision du chancre, lorsqu'en 1877, Auspitz, de Vienne, publia un mémoire contenant trente-trois expériences d'excision ; ce mémoire rappela l'attention sur le traitement abortif de la syphilis et de tous côtés on excisa des chancres.

Par excision du chancre on entend l'ablation complète, au bistouri, de la région où siège le chancre ; cette excision doit comprendre une certaine partie de la peau avoisinante et, par suite, dépasser de quelques millimètres la circonférence du chancre ; elle doit être, de plus, assez profonde pour qu'il ne reste aucun vestige de la lésion ; on fait suivre l'excision d'un raclage de la plaie avec la curette ; on suture ou bien on se borne à faire un pansement avec une poudre antiseptique (iodoforme par exemple).

Disons d'abord que la méthode n'est pas applicable à tous les chancres ; certains d'entre eux, en vertu de leur siège, ne peuvent être excisés ; tels sont les chancres du méat ou du frein.

Ceci posé, examinons quelle est la valeur réelle de l'excision et recherchons les conditions où elle met sûrement à l'abri de la syphilis constitutionnelle.

Les statististiques les plus nombreuses sont celles de Crivelli et d'Ehlers.

Sur 454 cas, Crevelli compte 102 succès, 339 insuccès.

Sur 584 cas, Ehlers compte 137 succès, 447 insuccès.

Ces résultats seraient extrêmement encourageants, si l'on était convaincu que tous les chancres excisés étaient bien des chancres syphilitiques ; mais l'examen attentif des observations permet de conclure que nombre des chancres excisés étaient des chancres simples (Fournier) ; c'est ainsi que l'on a considéré comme chancres syphilitiques des chancres survenus 10 ou 12 jours après le coït suspect. D'autre part, nombre de malades n'ont pas été suivis un temps suffisant après l'opération, pour que l'on ait pu affirmer qu'ils étaient préservés de la syphilis. M. Fournier conclut que, dans la plupart des cas, on a excisé sans savoir ce que l'on excisait ; ce qui donne encore plus de poids à cette opinion, c'est que dans les cas où l'on a pu établir la certitude de la syphilis, par une confrontation avec la personne qui avait contaminé le malade, l'excision a échoué. Des chancres manifestement syphilitiques ont pu être excisés, cinquante et même douze heures après leur apparition, les accidents secondaires ne se sont pas moins développés.

Il faut donc tenir comme des plus douteuses l'action abortive de l'excision du chancre, alors même que l'excision est pratiquée dans les premières heures de son apparition. Cependant M. Fournier conseille de pratiquer l'excision, si l'on a l'occasion, extrêmement rare d'ailleurs, de la pratiquer, dès que le chancre apparaît, avant qu'il ne soit induré et que l'adénopathie ne se soit manifestée. Tenter l'excision lorsque le chancre est déjà ancien, serait non seulement inutile, parce que la syphilis ne peut être enrayée et que le seul résultat obtenu est la récidive du chancre *in situ*; mais encore dangereux, parce que l'on a observé des syphilis particulièrement graves à la suite de l'excision. En somme, le traitement abortif de la syphilis doit être considéré comme une utopie; en effet, si l'infection paraît localisée, au début, dans le chancre, elle est en réalité généralisée, quand celui-ci apparaît.

Lorsque le chancre est constitué, qu'il est parvenu à sa période d'état, c'est-à-dire qu'il est induré et que les ganglions commencent à s'hypertrophier, on doit se borner à le panser. Il faut éviter un luxe de pansement qui serait absolument superflu en l'espèce, car le chancre induré non compliqué guérit spontanément; il faut surtout éviter les causes d'irritation et notamment les applications de pommades mercurielles ou autres, les cautérisations au nitrate d'argent. On doit se borner à prescrire des lotions fréquentes à sa surface pour prévenir l'infection secondaire par les microbes pyogènes, c'est-à-dire la suppuration de l'adénite; ces lotions seront faites avec la *liqueur de Van Swieten* dédoublée, avec une *solution de chloral* à 10 p. 100, etc. Dans l'intervalle, on recouvrira le chancre d'une poudre isolante: *iodoforme*, *aristol*, *sous-carbonate de fer*, *sous-nitrate de bismuth*, etc., et d'une mince couche d'ouate aseptique; les soins de propreté sont particulièrement indiqués quand le chancre siège dans la rainure balano-préputiale, réceptacle de nombreux micro-organismes. Les *bains généraux* sont également utiles.

S'il s'agit d'un chancre buccal, il faut recommander des soins minutieux de la bouche (gargarismes fréquents avec une solution d'acide thymique à 50 centigrammes p. 1000 par exemple) et supprimer d'une façon absolue l'usage du tabac et des liqueurs, car une bouche enflammée chroniquement est toujours un point d'appel pour les plaques muqueuses. Chez les nourrices, le chancre du sein peut prendre de grandes dimensions et son évolution est particulièrement lente; il faut faire suspendre définitivement l'allaitement, dès que le diagnostic est établi, car la reprise de l'allaitement après la guérison du chancre, pourrait être l'origine de la formation de syphilides ulcéreuses du mamelon (gerçures, crevasses) douloureuses et difficiles à guérir. Dans le cas de chancre sous-préputial, il y a avantage à faire la circoncision.

L'observation rigoureuse des lois de l'hygiène, le repos sont nécessaires pour éviter le phagédénisme, accident d'ailleurs rare et infiniment moins grave que le phagédénisme chancrelleux, car le phagédénisme dans l'accident primitif dure peu et se circonscrit aisément. On a même émis l'opinion que la plupart des cas de phagédénisme syphilitique primitif sont le résultat d'un chancre mixte (Rollet). Quoi qu'il en soit, voici la conduite à tenir dès qu'un chancre syphilitique creuse et s'étend sur une notable étendue : on administre d'emblée le *traitement mixte* et on recouvre l'ulcération d'*onguent napolitain* ou de poudre d'*iodoforme*.

B. — Traitement de la syphilis secondaire et tertiaire.

Lorsque le syphilitique a franchi la première période de son mal, il importe, en même temps que l'on institue le traitement spécifique, de formuler minutieusement les *règles hygiéniques* auxquelles il devra s'astreindre; la scrupuleuse observation de ces règles aura la plus heureuse influence sur l'évolution de la maladie et lui permettra peut-être d'éviter certains accidents, surtout les accidents nerveux dont le pronostic est si grave.

Il est nécessaire que le syphilitique se nourrisse bien, car il doit combattre l'anémie infectieuse secondaire qui dans certains cas acquiert une grande intensité, mais il doit renoncer à l'usage du vin et des liqueurs pris dans l'intervalle des repas; à table, il fera usage de bon vin, pris en quantité modérée. L'influence désastreuse de l'alcoolisme sur l'évolution de la syphilis n'est contestée par personne ; on sait que l'alcoolisme exagère les manifestations cutanées, qu'il les rend confluentes et graves (ulcéreuses), souvent prurigineuses, et qu'il en prolonge singulièrement la durée; que, d'autre part, il prédispose aux accidents nerveux (syphilis cérébrale).

Le syphilitique doit éviter toutes les causes de surmenage physique ou intellectuel, toutes les causes d'épuisement (excès de coït, veilles, émotions du jeu, etc.). Il doit renoncer absolument au tabac, s'il est atteint de plaques muqueuses buccales ou de glossite, et n'en user que très sobrement s'il est indemne de ces divers accidents. Le tabac peut en effet provoquer le retour ou l'apparition de la stomatite spécifique, ou déterminer une glossite à la fois tabagique et syphilitique (glossite métisse de M. Fournier), qui peut ultérieurement dégénérer en épithélioma.

En somme, ainsi que le dit, en d'excellents termes, M. le professeur Fournier : « Il y a autre chose à faire pour un syphilitique que de se borner à lui administrer des pilules de mercure ou un sirop ioduré. Il y a, en plus, à traiter ce malade au point de vue des dispositions, des tendances morbides qu'il peut présenter; il y a, en plus, à le diriger dans son hygiène, dans ses habitudes, son régime, son genre de vie; et tout cela en vue de le préserver des imminences morbides auxquelles, de par le fait de sa syphilis, il est devenu sujet. »

La question du *mariage* des syphilitiques est l'une des plus importantes que les médecins aient eu à débattre; M. le professeur Fournier a consacré un volume tout entier à son étude. Il nous est impossible d'envisager ici tous les cas qui peuvent se présenter dans la pratique, qu'il nous suffise d'énoncer les règles générales suivantes :

Un syphilitique ne doit pas se marier alors que sa maladie est en pleine activité. Trois ans au moins doivent s'être écoulés depuis le début; d'autre part, il faut qu'aucun accident ne se soit manifesté depuis deux ans. Toute vérole à manifestations récidivantes ou rebelles au traitement, à localisations viscérales précoces, est un obstacle temporaire ou définitif au mariage. Il faut enfin et surtout que le malade ait suivi un traitement régulier et suffisamment actif, car c'est la plus sérieuse garantie contre un retour offensif des accidents. Encore n'y a-t-il aucune certitude à cet égard et ne peut-on affirmer au syphilitique qu'il est à l'abri de tout danger pour l'avenir, car les syphilis les mieux traitées ne sont pas sûrement à l'abri de ces redoutables complications : tabes, syphilis cérébrale, anévrysme de l'aorte, qui abrègent si souvent les jours des malades.

Le **traitement général** des diverses manifestations secondaires et tertiaires de la syphilis consiste en l'emploi successif ou simultané du mercure et de l'iodure de potassium.

On s'est souvent demandé ce que devient le mercure introduit dans l'économie; pendant longtemps on a considéré comme exacte la théorie de Mialhe, à savoir que le mercure se combine avec les chlorures de l'organisme, et qu'il y pénètre et s'y maintient à l'état de bichlorure, ou plutôt de chloro-albuminate de mercure et de sodium; car le mercure forme au contact de l'albumine un albuminate qui serait insoluble, si le sang ne renfermait un excès d'albumine et de chlorure de sodium.

Merget a récemment émis une opinion différente; d'après lui le mercure existerait dans le sang à l'état métallique, et non à l'état de combinaison soluble.

Il est plus intéressant pour le praticien de savoir quelle est la durée de l'imprégnation mercurielle de l'organisme.

L'absorption du mercure se fait très rapidement; le métal apparaît dans les urines dans les premières vingt-quatre heures, parfois dans les deux ou trois premières heures qui suivent son introduction. D'autre part, son élimination est très lente; après un traitement mercuriel on trouve encore du mercure dans les urines au bout de trois ou quatre mois, ce qui explique la prolongation de ses effets; au bout de quinze à vingt jours d'un traitement régulier, la courbe de l'élimination atteint un niveau maximum, auquel elle se maintient pendant un certain temps après la cessation du traitement. D'après Michalowsky, la courbe atteint son maximum en moyenne vers le vingtième ou le vingt-cinquième jour. Après le traitement, la courbe est régulièrement descendante. Ce qui vient d'être dit justifie la règle des cures mercurielles interrompues, nécessaire pour éviter une saturation dangereuse.

Contre le traitement mercuriel on a formulé de nombreux reproches qu'il est inutile de relever, car la pratique journalière en démontre l'inanité. Les effets toxiques ne sont pas à redouter aux doses nécessaires pour obtenir l'effet thérapeutique. L'accident le plus fréquent, la stomatite, peut être évité, à coup sûr, si le malade ne néglige pas les soins de la bouche qui sont de rigueur chez tous les syphilitiques. Quant à l'intolérance gastrique et intestinale, on ne peut toujours l'éviter ; cependant elle survient bien rarement, si l'on a soin de prescrire le proto-iodure de préférence au sublimé, effectivement très irritant pour l'estomac, d'associer à ce composé mercuriel une petite quantité d'opium, enfin de l'administrer aux repas. L'intolérance rénale ne se manifeste pas non plus chez les malades dont les reins étaient sains avant qu'ils ne contractent la syphilis; on ne doit pas hésiter même à prescrire le traitement mixte dans les cas de néphrite syphilitique précoce, car le régime lacté employé seul ne suffit pas dans ces cas à guérir la néphrite. L'intolérance cutanée, à la suite des frictions, est également fort rare ; elle survient en vertu d'une prédisposition particulière, d'une idiosyncrasie, qui nécessite l'abandon du traitement. Quant à l'anémie mercurielle, elle n'existe pas ; c'est la syphilis qui détermine l'anémie et non le mercure ; celui-ci est au contraire le seul médicament de l'anémie spécifique, contre laquelle le fer est absolument impuissant. Les recherches récentes ont montré combien peu fondée était l'accusation portée contre le mercure, de déterminer l'anémie ; elles ont montré en effet que le nombre des globules rouges augmente pendant le traitement mercuriel (Wilbouchewitch, Galliard, Conte, Lévy, Konried et Ritter), et que l'hémoglobine s'accroît également.

Les seules contre-indications formelles au traitement mercuriel résident dans l'existence d'une maladie générale cachectisante, comme le cancer, la tuberculose, la malaria, etc., ou dans celle d'une affection rénale avancée, exposant le malade à des accidents brusques d'intoxication en raison de l'imperméabilite rénale.

On peut utiliser pour l'administration du mercure diverses voies d'absorption : la muqueuse digestive, la peau (frictions et bains), le tissu cellulaire sous-cutané (injections sous-cutanées).

La méthode de l'administration du mercure par la voie buccale est la plus employée, ce qui se conçoit en raison des inconvénients pratiques inhérents aux autres procédés; néanmoins ceux-ci ont leurs indications particulières, que nous aurons à préciser.

Tous les composés ou sels mercuriels ont été vantés tour à tour; le mercure métallique lui-même a été utilisé (pilules de Belloste et de Sédillot). Toutefois deux préparations sont seules usitées aujourd'hui : le proto-iodure et le sublimé.

Le *sublimé* fait la base de deux préparations : la liqueur de Van Swieten et les pilules de Dupuytren. La liqueur de Van Swieten est ainsi composée :

Eau distillée	900 grammes.
Alcool à 90°	100 —
Sublimé	1 gramme.

C'est donc une solution au millième, dont chaque cuillerée à bouche (16 grammes) contient 16 milligrammes de sublimé. La formule des pilules de Dupuytren est :

Bichlorure de mercure	1 centigramme.
Extrait thébaïque	2 centigrammes.
— de gaïac	4 —

pour une pilule. Il vaut mieux formuler simplement :

Sublimé	āā 1 centigramme,
Extrait d'opium	

pour une pilule.

Le *proto-iodure*, étant à peu près insoluble dans l'eau, se donne exclusivement en pilules. Voici la formule des pilules de Ricord :

Extrait thébaïque	1 gramme.
Thridace	āā 3 grammes.
Proto-iodure de mercure	
Conserve de roses	6 —

pour 60 pilules (chaque pilule contient donc 5 centigrammes de proto-iodure). On peut prescrire plus simplement :

Proto-iodure d'hydrargyre	5 centigrammes.
Extrait d'opium	1 centigramme,

et ajouter *ad libitum :*

Extrait de quinquina ou de gentiane	10 centigrammes,

pour une pilule.

ou bien encore :

Chlorhydrate de morphine.............	5 centigrammes.
Proto-iodure d'hydrargyre..............	1 gramme.
Poudre de quinquina.....................	Q. S.

pour 40 pilules (25 milligrammes de proto-iodure par pilule).

Chacun de ces deux sels : sublimé et proto-iodure, présente des avantages et des inconvénients.

Tout d'abord il faut constater que leurs effets thérapeutiques sont égaux, mais que cependant on peut obtenir avec le proto-iodure des effets plus marqués parce qu'on peut élever plus facilement les doses, alors qu'on est arrêté rapidement avec le sublimé, en raison de l'intolérance gastrique qu'il détermine. Le sublimé n'a que peu d'action ptyalique; mais, par contre, il est mal toléré par l'estomac : l'usage du sublimé détermine à peu près constamment une gastralgie qui contraint souvent à interrompre le traitement; la femme est particulièrement sensible à son action, aussi ne doit-on pas l'employer chez elle. Les accidents intestinaux sont beaucoup plus rares. Si l'on fait usage de liqueur de Van Swieten, on doit se garder de l'employer pure. Le meilleur véhicule est le lait, qui transforme le sublimé en albuminate de mercure et le rend moins offensant pour l'estomac.

Le proto-iodure est beaucoup plus ptyalique que le sublimé; mais, d'une façon générale, il est mieux toléré. Quand il produit des troubles, c'est plutôt l'intestin qui souffre que l'estomac; la diarrhée est le symptôme dominant. Il faut d'ailleurs distinguer entre la diarrhée d'accoutumance et la diarrhée intercurrente (M. Fournier). La première se produit dans les premiers jours du traitement, puis disparaît. La seconde peut se manifester à plusieurs reprises, au cours du traitement ; elle dure deux ou trois jours, puis disparaît pour recommencer au bout de quelques jours. Il importe de savoir que l'homme tolère mieux que la femme, le proto-iodure. Voici d'ailleurs ce que dit à propos de cet agent M. le professeur Fournier :

« 1° A la dose quotidienne de 5 centigrammes le proto-iodure est absolument inoffensif dans la majorité des cas ; 2° très souvent, une dose de 8 centigrammes reste inoffensive chez l'homme; 3° huit ou neuf fois sur dix, une dose de 10 centigrammes est tolérée sans dommage par l'homme, à condition d'observer une bonne hygiène buccale; 4° il n'est pas rare que, pendant huit à quinze jours, une dose de 12 à 15 centigrammes puisse être supportée par l'homme. La dose de 10 centigrammes constitue donc en général une dose moyenne bien tolérée par la bouche de l'homme.

« Il n'en est pas de même chez la femme. Chez elle : 1° une dose quotidienne de 5 centigrammes est presque toujours inoffensive, mais déjà les exceptions sont moins rares que chez l'homme. Quelquefois, chez la femme, une dose de 5 centigrammes provoque du malaise vers les gencives et les dents et un certain degré de fluxion gingivale. Chez quelques femmes, 5 centigrammes de proto-iodure produisent une stomatite vraie, pas intense, mais légère en moyenne. Il est donc toujours essentiel, quelle que soit la dose de proto-iodure prescrite à une femme, de surveiller la bouche avec soin ; 2° au delà de 5 centigrammes la tolérance est variable. Elle s'arrête vers 7 ou 8 centigrammes qui sont la limite de la tolérance chez la femme ; 3° au delà de 7 ou 8 centigrammes, l'intolérance apparaît. Peu de femmes supportent sans dommage 10 centigrammes de proto-iodure. Presque toujours il se produit de l'inflammation buccale, du boursouflement des gencives, etc. ; 4° des doses de 15 à 20 centigrammes ne sont supportées qu'exceptionnellement. Donc la tolérance buccale est plus faible chez la femme que chez l'homme. La tolérance moyenne pour ce dernier est de 10 centigrammes et pour la femme de 7 à 8 centigrammes ; ce sont ces doses qu'il faudra prescrire. »

M. Fournier préfère le proto-iodure au sublimé parce qu'on peut élever plus facilement la dose et par suite obtenir des effets plus marqués. Avec le sublimé on est forcé de s'arrêter assez vite, en raison de l'intolérance gastrique ; on a une plus grande marge avec le proto-iodure. C'est donc à lui qu'il faut donner la préférence, quand il n'y a pas d'indication spéciale ; il convient surtout aux dyspeptiques, par contre le sublimé est préférable quand le malade est atteint de gingivite. Quelle que soit la préparation mercurielle prescrite, celle-ci doit être prise au moment des repas, car le mercure est mieux toléré quand il se trouve mélangé aux aliments. Si le malade prend deux pilules par jour, on les fait prendre à intervalles aussi éloignés que possible, c'est-à-dire l'une avant le petit déjeuner du matin, et l'autre avant le dîner du soir.

Voici maintenant quelles sont les doses moyennes de préparations mercurielles qu'il convient d'employer. En ce qui concerne le sublimé la dose efficace est de 3 centigrammes pour l'homme, de 2 centigrammes pour la femme.

Quant au proto-iodure, ainsi qu'il a été dit précédemment, la dose efficace est pour un homme, de 10 à 12 centigrammes, pour une femme, de 7 à 8 centigrammes.

Ce sont là, bien entendu, les doses moyennes, car il est des sujets sur lesquels agissent seules des doses bien supérieures aux précédentes. M. Fournier cite le cas d'une jeune femme chez qui il fut nécessaire d'administrer quotidiennement 5 à 6 centigrammes de sublimé, pour la débarrasser d'une syphilide papulo-tuberculeuse du menton et des lèvres, à récidives presque incessantes.

On a préconisé, dans ces derniers temps (Casanovo) le *tannate de mercure*, qui aurait l'avantage de n'être pas irritant pour le tube digestif; la dose moyenne est de 15 centigrammes.

Voici la formule recommandée par M. Balzer :

Tannate de mercure........................	5 centigrammes.
Extrait de ratanhia........................	} ãã Q. S.
Extrait de gentiane........................	}
Glycérine........................	Q. S.

pour une pilule.

Faire 60 pilules semblables. En prendre 2 ou 3 par jour, aux repas.

Les frictions mercurielles constituent un excellent moyen de faire absorber le mercure; ce serait, à vrai dire, le meilleur, si les avantages qu'il présente n'étaient contre-balancés par de sérieux inconvénients, qui ont fait réserver l'emploi de cette méthode à certains cas particuliers, ceux où il est nécessaire d'obtenir une action rapide et sûre du mercure. Indiquons d'abord la dose de la pommade mercurielle à employer, ainsi que la manière de pratiquer la friction : on emploie l'*onguent napolitain* à la dose moyenne de 4 grammes chez l'adulte :

Onguent napolitain........................	60 grammes.
Baume du Pérou........................	4 —

divisez en 16 bols de 4 grammes chacun;

ou :

Onguent napolitain........................	30 grammes,

à diviser en 7 cartouches (la quantité de 2 grammes qui se trouve en excès répond à ce qui reste sur les cartes au moment de l'emploi). Dans certains cas, il faut élever la dose quotidienne à 6, 8 et même 10 à 12 grammes; les eaux sulfureuses, a-t-on dit, exagèrent l'aptitude à la tolérance du mercure, et les malades qui s'y trouvent tolèrent fort bien des frictions faites avec 8 à 13 grammes d'onguent; cependant cette action favorable des eaux sulfureuses a été contestée. Les frictions doivent être faites le soir au moment du coucher; on peut les faire au thorax, au-dessous des aisselles, mais non dans l'aisselle même, car les régions pileuses absorbent trop, à la face antérieure des avant-bras, à la face interne des cuisses, au niveau des mollets. Il importe d'ailleurs de ne pas faire plusieurs fois de suite la friction au même point. Les expériences de Merget semblent prouver que l'absorption du mercure administré en frictions, se fait uniquement sous forme de vapeurs, par la voie pulmonaire; le mercure ne pénètre pas dans la peau, et on ne le retrouve pas dans les urines, si le sujet ne respire que l'air apporté du dehors, pendant les frictions. Le choix de la région sur laquelle doit porter la friction, importerait donc moins qu'il n'a été dit.

La personne qui fait la friction se sert de gants ou se recouvre la main d'un linge et frotte vigoureusement la peau pendant un quart d'heure au moins. Une fois la friction terminée, la peau est recouverte d'un linge trempé dans l'eau chaude; au bout de huit à dix heures, on enlève la pommade avec du savon, puis on essuie la peau et on la saupoudre de poudre de riz.

Les frictions ne peuvent guère être continuées sans interruption pendant plus de trois semaines; au bout de ce temps, il faut les interrompre pendant huit jours.

Le principal avantage des frictions est de permettre, ainsi que nous l'avons dit, un traitement intensif; aussi la friction est-elle le procédé de choix lorsqu'il s'agit de traiter une syphilis cérébro-spinale ou certains accidents rebelles comme la glossite tertiaire. D'autre part, elle laisse les voies digestives indemnes, et ce n'est pas une supériorité de peu d'importance, alors que tant de syphilitiques sont dyspeptiques ou atteints de diarrhée; enfin, elle permet de donner par les voies digestives divers médicaments comme l'iodure de potassium, le fer, etc., qu'il serait difficile ou impossible de donner par la bouche, concurremment avec le mercure. Le meilleur traitement mixte est celui qui associe l'administration de l'iodure à l'intérieur aux frictions mercurielles.

A côté de ces avantages considérables la méthode des frictions présente de nombreux inconvénients : tout d'abord ce traitement est sale, il astreint les malades à une perte de temps assez grande; il répugne particulièrement aux femmes, qui d'ailleurs le tolèrent moins bien que les hommes. Les frictions sont inapplicables dans de nombreux cas, notamment lorsque les malades sont obligés de dissimuler le traitement auquel ils sont soumis.

D'autre part, les frictions peuvent déterminer, chez les sujets à peau délicate, des dermites érythémateuses, eczématiformes, qui cèdent, rapidement il est vrai, sous l'influence de la cessation du traitement, et grâce aux bains, aux cataplasmes, mais qui n'en constituent pas moins de petits accidents fort désagréables.

Les frictions peuvent encore déterminer la diarrhée, mais leur véritable danger réside dans l'éventualité de la stomatite qui, toutes choses égales d'ailleurs, est infiniment plus fréquente avec cette méthode qu'avec les autres; c'est une stomatite intense qui survient brusquement, qui se généralise rapidement et devient bien plus intense que la stomatite consécutive à l'ingestion de préparations mercurielles; c'est, en un mot, une stomatite grave, accompagnée d'une adénopathie considérable, parfois de sphacèle de la muqueuse buccale. Sans doute on peut souvent l'éviter, en surveillant attentivement les malades et en veillant à l'observation scrupuleuse des soins de la bouche, enfin en cessant le traitement dès que se manifeste la tendance à la salivation et un léger gonflement des gencives; mais tous les malades ne pouvant recevoir la visite quotidienne du médecin, on conçoit que la stomatite ne puisse être toujours prévenue et enrayée.

C'est principalement pour éviter la stomatite, que l'emploi des frictions doit être réservé pour un nombre limité d'indications : ce sont d'une façon générale l'existence d'une syphilis grave, à évolutions viscérales multiples et rapprochées ; la syphilis nerveuse, oculaire, ou une syphilis rebelle à toute autre médication.

Les frictions doivent être employées encore dans les cas où le mauvais état des voies digestives ne permet pas l'administration du mercure à l'intérieur, enfin elles doivent être préférées à tout autre mode de traitement, chez les enfants en bas âge, car chez eux il importe au plus haut point de maintenir l'intégrité des voies digestives.

Les bains ne peuvent être employés comme méthode générale de traitement, car l'absorption du mercure par la peau est insignifiante ou nulle ; aussi ne les prescrit-on guère que dans certains cas de syphilides généralisées. La dose de sublimé est de 12 à 15 grammes pour un bain de 200 litres (on ajoute habituellement 4 ou 5 grammes de chlorhydrate d'ammoniaque). Pour un enfant elle est de 2 à 4 grammes. Les malades ne doivent pas rester plus de vingt à trente minutes dans le bain. « Du reste, comme moyen topique, le grand bain de sublimé n'a pas la valeur des applications locales de solutions de sublimé que l'on peut faire au moyen de compresses, par exemple dans les cas de syphilides suintantes vulvaires, anales, interdigitales, etc. Ces applications de compresses doivent être faites avec des solutions de 1 p. 1000 à 1 p. 3000 suivant la susceptibilité de la peau » (Balzer).

La méthode des injections mérite d'être étudiée avec détails, car son emploi a pris dans ces dernières années une expansion considérable.

L'idée des injections de préparations mercurielles remonte à Hebra, à Ch. Hunter et à Scarenzio. Lewin, de Berlin, venu à Paris en 1867 à un congrès médical, engagea les médecins de l'hôpital Saint-Louis à les expérimenter.

Elles furent surtout employées à l'hôpital de Lourcine et fournirent l'occasion d'un certain nombre de travaux dus à Liégeois, Aimé Martin, Bernard, etc. En dépit de ces essais isolés les injections mercurielles tombèrent en discrédit, en France du moins, et ce n'est qu'à partir de 1880 que la méthode entra dans une phase nouvelle, sous l'impulsion de Martineau. Un peu plus tard M. Balzer et ses élèves ont contribué à préconiser dans notre pays l'emploi des injections.

Il existe deux procédés bien différents : l'un consiste à injecter un composé mercuriel soluble ; les injections sont faites à petites doses et doivent être répétées tous les jours. Dans l'autre, plus récent, on fait usage d'un composé mercuriel insoluble et l'on ne pratique que de rares injections.

Les premiers essais d'injections mercurielles solubles furent faits avec le *sublimé;* les accidents locaux, la douleur et la stomatite consécutives à son emploi le firent bien vite abandonner.

Quelques médecins, pensant que les accidents locaux dépendaient de la précipitation des liquides albuminoïdes de l'organisme par la solution de sublimé, et que c'était à l'état d'albuminate de mercure que le métal était absorbé, essayèrent diverses combinaisons mercurielles associées à l'albumine (Tachard, Staub, Bamberger). Martineau s'inspira de ces travaux lorsqu'il préconisa le *peptonate mercurique.* Pour maintenir dissoutes les substances albuminoïdes mercurielles qui sont très précipitables, Martineau choisit le chlorure d'ammonium et s'arrêta à la formule suivante :

Peptone en poudre	9 grammes.
Chlorure d'ammonium	9 —
Bichlorure de mercure	6 —

Dissoudre dans :

Glycérine	72 grammes.
Eau distillée	24 —

5 grammes de cette solution filtrée contiennent 25 centigrammes de sublimé qui, étendus de 25 grammes d'eau distillée, donnent une solution renfermant 1 centigramme de sublimé par seringue. On injecte chaque jour une seringue de Pravaz.

Ces injections ne donnent pas lieu aux accidents locaux reprochés aux injections de sublimé, ni à la stomatite, mais elles sont douloureuses, aussi ont-elles été abandonnées.

M. Panas emploie la solution huileuse de *bi-iodure de mercure :*

Huile stérilisée	100 grammes.
Bi-iodure de mercure	4 centigrammes.

Une seringue contient 4 milligrammes de bi-iodure. Dose quotidienne, une demi-seringue à une seringue et demie.

Plus récemment M. Balzer s'est servi du *benzoate de mercure :*

Benzoate de mercure	30 centigrammes.
Chlorure de sodium	10 —
Chlorhydrate de cocaïne	15 —
Eau distillée	40 grammes.

(Formule du docteur Stoukovenkoff.)

Par suite de l'addition de cocaïne il se fait un dépôt dû à la précipitation de la cocaïne par le sel mercurique; après quinze jours de préparation la solution de benzoate mercurique cocaïnée a perdu les deux cinquièmes de son mercure; le dépôt continuant à se produire, il doit arriver un moment où la solution ne contient plus que des traces de mercure. Il est donc nécessaire, si l'on ajoute de la cocaïne à la préparation, de n'utiliser qu'une solution récente. Ces injections, alors même que l'on se sert d'une solution non cocaïnée, ne déterminent qu'une douleur légère, nullement comparable à celle qui suit les injections de sublimé. Elles ne donnent pas lieu à la production d'indurations ou d'abcès. Il est toujours enfin possible de se rendre compte du degré de tolérance si variable que présentent les différents sujets pour le mercure. Au moindre signe de stomatite on cesse le traitement (M. Balzer). La grande objection que l'on peut faire à ce mode de traitement est le grand nombre de piqûres nécessaires (30 en moyenne); bien peu de malades consentent à recevoir la piqûre quotidienne ; aussi, bien que le benzoate de mercure permette d'instituer sans inconvénients une médication mercurielle énergique et sûre, donne-t-on la préférence aujourd'hui aux composés mercuriels insolubles.

La méthode des injections mercurielles insolubles diffère de la précédente par la nature des composés injectés (calomel, oxyde jaune); par la dose, car au lieu d'injecter 1 à 5 milligrammes de sel, on injecte des doses massives (5 à 20 centigrammes), enfin par ce fait que les injections, au lieu d'être multiples et quotidiennes, ne sont pratiquées qu'en très petit nombre et à de longs intervalles. On se propose, par ce moyen, d'introduire dans l'organisme une grande quantité d'un sel mercuriel insoluble. « Ce sel, solubilisé par les liquides de l'organisme, sera absorbé et emporté dans la circulation et créera ainsi une mercurialisation lente ou continue. C'est une véritable réserve médicamenteuse qu'on veut réaliser par ce procédé » (M. Fournier).

Trois composés mercuriels ont été surtout employés : le calomel, l'oxyde jaune et l'huile grise.

On a d'abord eu recours aux injections de *calomel* dont Scarenzio avait fait usage; mais pour éviter les abcès si fréquents à la suite de l'injection du calomel en solution aqueuse, on s'est servi de l'huile de vaseline au lieu de glycérine ; grâce à ce véhicule on évite la suppuration, mais on ne peut, il est vrai, supprimer la douleur. Voici la formule employée par M. Balzer :

Calomel à la vapeur...........................	1 gr. 50.
Huile de vaseline.............................	15 grammes.

Chaque seringue de Pravaz contient 10 centigrammes de sel.

On pratique en moyenne quatre injections, soit une par semaine.

L'*oxyde jaune de mercure* a été employé dans les mêmes conditions, et aux mêmes doses, par MM. Balzer, Besnier, Du Castel, Galliot, etc. :

Oxyde jaune de mercure......................	1 gr. 50.
Vaseline liquide..............................	15 grammes.

M. Galliot a pratiqué, pendant le premier mois, quatre injections, espacées d'une semaine, et ensuite une tous les mois pendant deux ans ; il n'a eu à constater ni abcès ni accidents généraux ; il pense que ce traitement atténue la virulence de l'infection syphilitique. On utilise surtout aujourd'hui les injections d'*huile grise* que Lang (de Vienne) a pratiquées le premier. Lang a montré en 1886 que l'on peut, sans inconvénients, injecter directement sous la peau le mercure métallique incorporé à un corps gras. Il se servit de la formule suivante :

Mercure métallique..........................	5 grammes.
Lanoline....................................	3 —
Huile d'olive...............................	4 —

Chaque centimètre cube contient 39 centigrammes de mercure métallique. Lang injectait chaque semaine trois 10es de centimètre cube, soit 10 centigrammes environ de mercure.

L'injection est douloureuse, moins cependant que l'injection faite avec le calomel ou l'oxyde jaune ; il survient une induration au point de l'injection, comme dans toutes les injections de composés insolubles, mais moins étendue et moins persistante. La formule de Lang a toutefois des inconvénients sérieux : la préparation est très épaisse, et il est parfois indispensable de la chauffer pour lui rendre le degré de fluidité nécessaire ; de plus, il faut la renouveler fréquemment, l'huile d'olive et la graisse qu'elle contient s'altérant facilement. Pour ces raisons, Neisser à proposé de remplacer la formule de Lang par la suivante :

Mercure métallique..........................	20 parties.
Teinture éthérée de benjoin.................	5 —
Huile de vaseline...........................	40 —

Chaque centimètre cube contient 36 centigrammes de mercure.

On injecte 25 millimètres cubes de cette préparation, soit 9 centigrammes de mercure. L'injection se fait dans les muscles de la fesse ; on la répète tous les dix ou douze jours. Trois injections suffisent en général ; la réaction locale se réduit à une petite induration profonde, du volume d'un noyau de cerise, qui n'est sensible que pendant les mouvements ou à la pression.

A la formule de Neisser M. Gay, pharmacien des hospices de Montpellier, a substitué une autre préparation facile à exécuter :

Mercure purifié	20 grammes.
Lanoline	5 —
Vaseline liquide	35 —

Un dixième de seringue de Pravaz équivaut à 5 centigrammes de mercure métallique.

Telles sont les principales formules d'injections mercurielles tant solubles qu'insolubles, qui ont été et sont utilisées en France ; le nombre des préparations que l'on a préconisées à l'étranger est considérable, mais il est inutile de les mentionner, car celles que nous venons de mentionner, notamment les préparations de calomel ou celles d'oxyde jaune, sont, de l'aveu de tous les médecins, les meilleures à employer lorsque l'on veut recourir aux injections.

Avant de déterminer les indications de ces injections, nous devons en décrire le manuel opératoire, qu'il importe d'observer dans tous ses détails. Jusqu'à ces derniers temps, l'injection était faite dans le tissu cellulaire sous-cutané, au niveau du point indiqué par Smirnoff comme étant le plus tolérant, c'est-à-dire dans la fossette rétro-trochantérienne, à 3 centimètres en arrière du bord postérieur du grand trochanter ; aujourd'hui, l'injection intra-musculaire tend à prévaloir ; on la fait soit dans la fesse, soit dans les muscles de la masse sacro-lombaire, après un lavage préalable de la peau avec une solution de sublimé.

On choisit une aiguille en platine iridié (ce qui permet de la porter au rouge sans l'altérer), longue de 5 centimètres, bien acérée. On s'assure de sa perméabilité et on l'enfonce perpendiculairement jusqu'à l'armature.

L'aiguille introduite, on attend quelques instants pour s'assurer qu'il ne s'écoule pas de sang, ce qui indiquerait la pénétration dans une veine. Dans ce dernier cas on retirerait immédiatement l'aiguille, car l'injection pourrait déterminer des embolies pulmonaires.

Lorsque l'aiguille a été enfoncée, on ajuste sur elle la seringue et l'on pratique lentement l'injection ; on peut masser la région, la seringue une fois retirée ; les avis sont partagés à cet égard. Dans l'intervalle des injections l'aiguille sera conservée dans une solution phéniquée.

Il est bon que le malade garde quelques heures de repos après l'injection ; si les douleurs sont très vives, on pourra les atténuer à l'aide d'applications d'eau froide.

Nous avons dit précédemment que les injections de sels solubles se font tous les jours, celles de sels insolubles tous les huit jours ; c'est là une indication générale qui n'a rien d'invariable.

Il faut se guider uniquement sur les réactions du malade, suivre l'action du mercure sur la bouche, le tube digestif. Certains malades pourront recevoir une injection de sel insoluble tous les huit jours, sans inconvénients ; chez d'autres il sera nécessaire de mettre un plus long intervalle entre deux injections.

Nous connaissons les principales formules d'injections mercurielles. Nous devons rechercher maintenant quels sont les avantages et les inconvénients de la méthode, ses indications et ses contre-indications, quels sont enfin, des composés solubles et insolubles, ceux que l'on doit employer.

Il faut se garder, dans l'appréciation de la valeur des injections, d'un enthousiasme irréfléchi, comme d'un scepticisme trop absolu ; il faut surtout se rappeler que la méthode des injections ne peut pas être érigée en méthode générale de traitement, mais qu'elle doit être réservée à certains cas bien déterminés.

Parmi les avantages qu'on lui reconnaît il en est qui ont leur valeur : c'est l'exclusion de toute supercherie de la part des malades, c'est la possibilité de traiter à coup sûr les malades indociles comme les soldats, les prostituées ; c'est enfin et surtout une action sûre et énergique.

Un autre avantage important de la méthode est de ne pas porter atteinte à l'intégrité des voies digestives ; le fait est exact dans la majorité des cas, mais n'a rien d'absolu ; car on a vu des injections produire des vomissements, des selles sanguinolentes, des troubles gastriques, des stomatites. Enfin les injections ont une action rapide, que l'on est bien aise de mettre à profit, dans les cas (syphilis oculaire, syphilides du visage par exemple) où il est nécessaire d'obtenir un prompt résultat.

Le mercure, à la suite des injections, est très rapidement absorbé. Bausse l'a trouvé dans les urines deux heures après l'injection, et l'élimination a lieu par cette voie le troisième ou quatrième jour.

Les inconvénients des injections sont les suivants : tout d'abord les douleurs et les abcès ; la douleur peut être vive au moment de la piqûre, mais c'est surtout après l'injection qu'elle s'accuse. Il faut remarquer d'ailleurs qu'elle est moins intense lorsqu'on se sert de l'huile grise que quand on fait usage du calomel ou de l'oxyde jaune ; les abcès sont également beaucoup moins fréquents, depuis qu'on observe rigoureusement les règles de l'antisepsie et que l'on fait l'injection profondément dans les muscles. Quant à l'induration elle est inévitable, indolente par elle-même, mais gênante ; les malades ne peuvent s'asseoir et ont de la peine à marcher. Nous avons dit que la stomatite et les accidents gastro-intestinaux étaient relativement plus rares avec la méthode des injections qu'avec les autres méthodes ; mais cette immunité relative, notamment en ce qui concerne la stomatite, n'est réelle que si l'on prend des soins minutieux de la bouche; sinon elle apparaît rapidement.

Le principal reproche que l'on puisse adresser aux injections insolubles c'est qu'elles introduisent dans le corps un composé mercuriel dont on ne peut régler ni la solubilisation, ni l'absorption ; des cas de mort par intoxication mercurielle ont été signalés, à la suite des injections; il est vrai que souvent on avait injecté des doses exagérées de mercure, ou bien qu'il s'agissait de malades albuminuriques, chez qui la perméabilité de la voie rénale était plus ou moins diminuée.

En raison des divers inconvénients de la méthode des injections, il faut épargner celles-ci aux malades dans la mesure du possible. On ne doit les employer que dans les cas suivants :

1° Lorsqu'il y a urgence à agir vite et énergiquement, et que les frictions ne peuvent être utilisées en raison de la sensibilité de la peau du malade, de l'existence d'ulcérations à son niveau, etc.

2° Lorsque les voies digestives sont en mauvais état; la méthode des injections serait particulièrement utile dans les pays chauds, en raison de l'intolérance du tube digestif pour le mercure, et de la susceptibilité spéciale de la peau qui contre-indique les frictions.

3° Lorsque la syphilis est rebelle à toute autre médication.

Les contre-indications sont tirées de l'existence de l'albuminurie ou de gingivo-stomatite chez les malades.

Quant au choix de la méthode (injections solubles ou insolubles), il n'est pas douteux que l'on doive recourir de préférence aux injections de sels insolubles, car elles présentent le grand avantage de n'exiger qu'un très petit nombre de piqûres ; elles sont d'ailleurs moins douloureuses que les autres; on ne pratiquera des injections solubles que lorsque l'état général du sujet sera mauvais (grossesse, cachexie), ou l'état de sa dentition défectueux, auquel cas l'intolérance buccale pourrait survenir brusquement à la suite des injections insolubles.

Il est une dernière circonstance qui doit faire donner le pas aux préparations solubles sur celles qui ne le sont pas : c'est lorsqu'il faut agir vite, que des accidents graves menacent la vie à brève échéance; l'absorption du mercure se fait en effet avec une rapidité que l'on ne peut espérer lorsqu'on emploie des préparations insolubles.

En terminant, rappelons que pour éviter, à coup sûr, tout accident, lorsqu'on a recours aux injections, il faut plutôt se tenir en deçà des doses indiquées pour chaque injection; il ne faut pas oublier, en effet, qu'avec les injections massives, on injecte d'un seul coup une grande quantité de mercure, dont l'absorption plus ou moins rapide est livrée aux caprices de la nature, et ne répond à aucune loi déterminée; aussi a-t-on de plus en plus tendance à diminuer les doses injectées. D'une façon générale, la dose de 5 centigrammes de mercure métallique injectée par semaine (dans les injections d'huile grise) ne devra pas être dépassée. « A partir de la troisième injection il sera prudent, à cause des reliquats des injections antérieures qui sont absorbés simultanément dans plusieurs foyers, de porter à dix ou quinze jours la durée des intervalles entre chaque injection » (Balzer).

A la réunion de la Société française de dermatologie et de syphiligraphie, tenue à Lyon le 2 août 1894, M. Augagneur, rapporteur de la question des injections mercurielles qui avait été mise à l'ordre du jour, s'est montré peu favorable à leur égard. Il a rappelé les dangers d'intoxication (6 cas de mort dans le service de Smirnoff en 1892), a contesté les avantages : rapidité, régularité et constance de l'absorption, qu'on leur a attribués, et ne leur a reconnu qu'une seule indication : c'est l'échec des frictions.

L'*iodure de potassium* a été employé pour la première fois contre la syphilis par Wallace (de Dublin) en 1832 et vulgarisé par Ricord absolument qui en rendit l'usage universel. De tous les iodures, c'est le seul qui possède une action spécifique contre la syphilis, aussi doit-on bannir absolument l'iodure de sodium du traitement de cette maladie.

L'iodure peut s'administrer par la bouche, en lavements, en injections sous-cutanées ; ce dernier moyen est inusité. Quant à l'administration en lavements, elle est indiquée quand l'estomac présente une intolérance absolue pour l'iodure. On prescrit d'abord un lavement simple, pour vider l'intestin, puis un quart d'heure après, le lavement contenant une quantité d'iodure variable suivant les cas, en solution dans 250 grammes d'eau, avec quelques gouttes de laudanum.

L'iodure se donne par la bouche, soit en sirop, le plus souvent dans le sirop d'écorces d'oranges amères :

Sirop d'écorces d'oranges amères............	500	grammes.
Iodure de potassium.........................	25	—

soit en solution :

Eau distillée...............................	500	grammes.
Iodure de potassium.........................	30	—

Dans ce dernier cas, on verse chaque dose de cette solution dans de l'eau sucrée ou additionnée d'une petite quantité d'anisette, dans de la bière, ou mieux dans du lait ou du sirop de café. On peut encore masquer la saveur si désagréable de l'iodure en l'incorporant dans la préparation suivante :

Sirop simple................................	350	grammes.
Anisette de Bordeaux........................	150	—
Iodure de potassium.........................	25	—

(Fournier.)

On cherchera à en assurer la tolérance en y associant la teinture de belladone :

Iodure de potassium........................	40 grammes.
Teinture de belladone........................	LX gouttes.
Eau..	160 grammes.

Chaque cuillerée à café de cette solution contient 1 gr. 25 environ d'iodure de potassium (Brocq).

Quel que soit l'artifice employé pour faire absorber l'iodure, il importe surtout de faire prendre le médicament avant le repas ou même au cours du repas; c'est le meilleur moyen de prévenir l'intolérance gastrique.

Les doses à prescrire chez l'adulte varient beaucoup suivant les cas. Il existe une dose efficace moyenne qui oscille pour un adulte du sexe masculin entre 3 et 4 grammes, du sexe féminin entre 2 et 3 grammes (M. Fournier). Les doses inférieures sont absolument insuffisantes.

Lorsqu'il s'agit d'un traitement préventif et nullement d'un accident grave à combattre, les doses qui viennent d'être indiquées ne seront pas dépassées. Mais il est des cas où il est nécessaire de prescrire des doses beaucoup plus élevées, notamment quand il existe des accidents cérébraux, ou des gommes du larynx, du voile, du palais, etc. Il faut alors employer les doses intensives, c'est-à-dire élever rapidement la dose à 5, 8, 10, 12 grammes, tout en se gardant des doses exagérées de 20 à 30 grammes qui ne paraissent pas agir plus efficacement que les précédentes et qui ne pourraient être continuées pendant longtemps. On ne peut atteindre d'emblée les doses élevées; il faut commencer par une dose moyenne de 3 grammes et augmenter chaque jour d'un ou deux grammes suivant l'urgence.

Afin d'atténuer, dans une certaine mesure, les effets irritants des doses élevées d'iodure, il est indispensable de les administrer dans du lait et de soumettre le malade au régime lacté partiel.

Nous devons indiquer maintenant à quelle dose on doit inaugurer le traitement ioduré chez un malade dont on ne connaît pas encore la susceptibilité à l'égard de l'iodure de potassium.

S'il est un fait bien démontré, c'est l'inutilité ou même le danger de commencer par des doses minimes, celles de 25 ou 50 centigrammes par exemple; il est à remarquer en effet que ce sont le plus souvent ces petites doses qui ont été suivies d'accidents graves d'intoxication, tels que l'œdème glottique par exemple. Il faut donc commencer par des doses moyennes; voici quelles sont à cet égard les indications fournies par M. le professeur Fournier :

« Empiriquement, voici ce qui m'a réussi comme dose initiale de la médication :

Pour un homme adulte, 2 grammes par jour;

Pour une femme, 1 gramme à 1 gramme et demi.

Je n'abaisse jamais (pour un homme) au-dessous des 2 grammes la dose initiale. — Le plus souvent, en ville, je procède de la façon suivante : le soir même de la première visite, 1 gramme; — le lendemain, 2 grammes; — quelques jours après 2 à 3 grammes (sauf en cas de coryza trop importun). »

M. Fournier insiste, d'autre part, sur ce point, qu'une fois la tolérance assurée, on peut et que l'on doit même élever les doses prescrites :

« Cette ascension des doses au cours d'un traitement ioduré me paraît obligatoire. Bien souvent, en effet, j'ai constaté que l'action curative de l'iodure s'émousse rapidement et se ralentit. L'économie semble « se faire » à l'iodure et n'en éprouver qu'une influence qui va s'amoindrissant avec la durée d'administration. Pour maintenir au même taux l'action du remède, il faut élever les doses progressivement. Je crois, en un mot, qu'un traitement d'une seule teneur, continué uniformément à la même dose, est infiniment moins actif qu'un traitement à doses *ascendantes*, c'est-à-dire qu'un traitement qui, inauguré par exemple à 2 grammes comme dose quodienne, sera élevé quelques jours après à 3 grammes, puis, un peu plus tard, à 4 grammes, voire davantage au besoin..... Ainsi, comme exemple, pour un traitement ioduré d'un mois, je prescris généralement une dose de 2 grammes pour la première semaine, de 3 grammes pour la quinzaine qui suit, et de 4 grammes pour les derniers quinze jours du mois. »

Nous n'avons pas à insister ici sur les accidents que détermine l'iodisme. Habituellement ces accidents, quoique fort désagréables, sont légers et se bornent à l'acné, au catarrhe naso-pharyngé, etc. Ils sont en général passagers et s'atténuent au bout de quelques jours; en tous cas, le malade est contraint de les subir, car il n'existe pas de moyen de les prévenir, ni de les faire disparaître, lorsqu'ils se sont produits; c'est tout au plus si l'on peut, en associant la belladone à l'iodure, atténuer l'intensité des manifestations naso-pharyngées de l'iodisme (Aubert, de Lyon); encore l'usage prolongé de la belladone, à la dose quotidienne de 4 à 5 centigrammes d'extrait, n'est-il pas lui-même exempt d'inconvénients.

Lorsque surviennent des accidents graves, tels que les éruptions bulleuses, les purpura et surtout l'œdème glottique indiquant une intolérance toute spéciale du malade, on est contraint de renoncer à l'usage du médicament; cette éventualité est fort heureusement très rare.

L'intolérance de certains malades ne se manifeste que quand l'iodure est administré par la bouche; c'est dans ces cas qu'il faut avoir recours aux lavements.

Avant d'indiquer la direction générale du traitement, il est nécessaire de définir le traitement mixte. On donne le nom de traitement mixte au mode de traitement consistant en l'administration simultanée du mercure et de l'iodure de potassium, les deux médicaments pouvant d'ailleurs être associés dans la même préparation pharmaceutique ou être pris isolément.

Certains accidents de la syphilis peuvent être guéris par le mercure ou l'iodure, administrés seuls; d'autres, au contraire, nécessitent l'association de ces deux médicaments; il en est ainsi des nombreux accidents de transition entre la période secondaire et la période tertiaire, c'est-à-dire de l'iritis, de la choroïdite, du sarcocèle, des périostites, des syphilides ulcéro-croûteuses ou des syphilides tuberculeuses sèches, mais le traitement mixte est encore plus indispensable dans les cas de syphilis nerveuse, précoce ou non. On peut, avons-nous dit, réunir les deux médicaments dans la même préparation. La plus usitée, de beaucoup, est le fameux *sirop de Gibert*, dont voici la formule :

Sirop simple........................	500 grammes.
Biiodure d'hydrargyre................	20 centigrammes.
Iodure de potassium.................	10 grammes.

Chaque cuillerée à bouche contient 8 milligrammes de biiodure et 40 centigrammes d'iodure de potassium. En dépit de sa réputation universelle, le sirop de Gibert est passible de nombreuses critiques : Il n'est que fort difficilement toléré; il a une saveur fort désagréable et il présente en outre le grave inconvénient de contenir une quantité trop faible d'iodure : en donnant deux cuillerées à bouche du sirop de Gibert (dose qu'on ne peut guère dépasser puisqu'elle correspond à près de 2 centigrammes de biiodure) on ne fait absorber au malade qu'un gramme d'iodure, ce qui est insuffisant. Le sirop de Gibert ne peut donc être utilisé quand il s'agit d'intervenir vite et énergiquement, dans les cas de syphilis cérébrale par exemple. On peut, il est vrai, modifier la proportion respective de l'iodure et de la préparation mercurielle et prescrire la formule suivante, où le sublimé remplace le biiodure :

Liqueur de Van Swieten............	200 grammes.
Iodure de potassium...............	50 —
Eau...............................	Q. S. pour faire un litre.

Chaque cuillerée à bouche contient 1 gramme d'iodure et 4 milligrammes de sublimé.

M. Vidal prescrit le sirop suivant :

Biiodure de mercure..................	15 centigrammes.
Iodure de potassium..................	15 grammes.
Eau distillée..........................	50 —
Sirop de quinquina..................	450 —

Dose : deux cuillerées à bouche par jour.

On préfère aujourd'hui administrer séparément le mercure et l'iodure ; on donne l'iodure en solution et le mercure sous la forme qui paraît répondre le mieux aux indications du cas particulier. Ainsi M. Fournier donne 3 pilules de Dupuytren et 3 grammes d'iodure, les pilules étant prises avant le déjeuner du matin et le dîner, l'iodure avant le déjeuner de midi et le coucher ; ou bien encore il donne l'iodure aux repas et prescrit des frictions le soir. Ce dernier procédé est le meilleur de tous ; c'est à lui qu'on devra recourir de préférence, car il a l'avantage de ménager l'estomac.

Nous venons de voir quels étaient les médicaments qui permettent de combattre les manifestations syphilitiques ; il nous faut examiner maintenant comment on doit diriger le traitement. Nous ne nous arrêterons pas à discuter l'opinion du très petit nombre de médecins, qui s'obstinent encore à observer l'expectation, réservant l'emploi du mercure et de l'iodure pour certaines indications déterminées ; il est certain qu'un grand nombre de syphilis peuvent guérir spontanément. Ne voit-on pas tous les jours des individus qui ne sont soumis à aucun traitement ou n'ont suivi qu'un traitement des plus insuffisants, indemnes de tout accident? Il est non moins certain par contre que les malades traités pendant un temps suffisamment prolongé, sont à l'abri plus que d'autres, des réveils de la maladie, moins exposés surtout aux manifestations graves, comme les cérébropathies et les scléroses médullaires qui constituent l'expression la plus maligne de la syphilis tertiaire. Si le traitement n'est pas une sûre garantie de la guérison définitive, il donne, du moins, une proportion de guérisons bien supérieure à celle que donnent les syphilis abandonnées à elle-même. Des accidents graves, a-t-on dit, peuvent survenir chez les malades qui ont observé le plus scrupuleusement possible le traitement antisyphilitique ; il n'en est pas moins vrai que c'est le plus souvent chez les malades insuffisamment traités pendant la période secondaire, et abandonnés ensuite à eux-mêmes que s'observent les accidents tertiaires. Nous admettons donc avec M. le professeur Fournier et la presque universalité des médecins français et étrangers, que le traitement spécifique suffisamment énergique et prolongé donne seul des chances sérieuses de diminuer les dangers éloignés de la période tertiaire. « L'indication du traitement est fournie par la maladie elle-même et non par la nature des accidents qui en sont l'expression ; le traitement général doit être prescrit à tous les syphilitiques. » (Homolle.)

A quel moment doit-on commencer le traitement? A cette question on ne peut que répondre : dès que la syphilis est constatée ; il est en effet prouvé par l'expérience que les syphilis traitées dès l'origine sont « facilement accessibles au traitement, bénignes comme symptômes actuels, et peu redoutables comme manifestations éloignées. » (M. Fournier.)

Si donc un malade vient consulter pour un chancre manifestement syphilitique, il ne faut pas hésiter à instituer immédiatement le traitement, car les premières manifestations secondaires seront en général bénignes, de plus courte durée et moins nombreuses que si le traitement a été différé. Concluons donc qu'il faut commencer le traitement, dès l'apparition du chancre, à la condition qu'il n'existe aucun doute sur la nature du chancre.

S'il existe le moindre doute, il faut se garder de prescrire le mercure et attendre. Il est inutile d'insister sur les inconvénients que présenterait un traitement intempestif, tant au point de vue de l'effet moral produit sur le malade, qu'au point de vue des effets produits sur sa santé par le traitement mercuriel. D'ailleurs, si le chancre douteux est traité comme syphilitique, pourra-t-on savoir plus tard si l'absence d'accidents secondaires signifie que le chancre n'était pas syphilitique ou bien au contraire que le traitement a empêché l'apparition de ces accidents. On conçoit quelle incertitude peut résulter pour le malade et pour le médecin d'un traitement précoce institué dans un cas douteux.

Le chancre étant dûment reconnu syphilitique, aucune hésitation n'est possible ; il faut prescrire le mercure qui est le remède par excellence de la période secondaire, comme l'iodure est celui de la syphilis tertiaire. Il est d'ailleurs des cas où l'iodure peut et doit être employé, pendant la période secondaire de la syphilis. L'iodure peut trouver même son indication, lors de l'accident initial, lorsque le chancre revêt une allure ulcéreuse et phagédénique (Mauriac).

Pendant la période secondaire M. Fournier donne le mercure de la façon suivante : il le prescrit pendant les deux premiers mois, puis laisse s'écouler un intervalle d'un mois ou six semaines avant de revenir à une nouvelle série de traitement mercuriel qui durera six semaines ou deux mois, et ainsi de suite ; seulement, les périodes de repos deviennent de plus en plus longues, et les séries de traitement réduites à six semaines, un mois de sorte qu'en deux ans le malade suit le traitement pendant dix mois et se repose pendant quatorze mois ; il suit quatre traitements mercuriels au cours de la première année, trois au cours de la seconde, deux dans la troisième. L'iodure est associé ou substitué au mercure, vers la fin de la seconde année, à moins d'indications spéciales, et donné seul dans la troisième année. Cette méthode thérapeutique, qui porte le nom de méthode des traitements successifs répond à deux indications : elle permet de traiter longtemps les malades ; elle ne crée pas l'accoutumance. M. Fournier considère que la durée du traitement, fait plus que la dose totale du mercure absorbé et qu'une cure prolongée donne seule des garanties pour l'avenir, mais que d'autre part la continuité d'usage crée l'accoutumance et diminue les effets thérapeutiques; c'est pourquoi il intercale de longs intervalles de repos entre les périodes de traitement. D'ailleurs les interruptions du traitement sont nécessaires pour assurer le repos de l'estomac.

Cette méthode a la prétention justifiée non seulement de traiter les symptômes actuels, mais encore de prévenir les accidents ultérieurs, ou de les rendre moins graves et moins persistants, s'ils apparaissent; en un mot, elle vise non seulement les symptômes, mais encore la maladie.

Elle diffère essentiellement de la méthode « opportuniste » que beaucoup de médecins emploient encore et qui consiste à n'intervenir qu'au moment des poussées.

On peut invoquer de nombreuses raisons en faveur de la méthode des traitements successifs. C'est tout d'abord l'atténuation incontestable des accidents secondaires, ou même l'absence de tout accident chez les malades traités dès le début. Dira-t-on, dans ce dernier cas, que le mercure a simplement modifié les symptômes, alors qu'aucun symptôme ne s'est manifesté? N'est-il pas plus logique d'invoquer une action directe du mercure sur le principe même de la maladie? Un autre argument de haute valeur, bien mis en relief par M. Fournier, est celui de l'influence exercée par le mercure sur la génération : il arrive fréquemment dans un jeune ménage qu'une femme saine fasse une série de fausses couches, ou d'accouchements prématurés, ou bien encore donne naissance à des enfants qui succombent rapidement. Le mari, ancien syphilitique, est sain en apparence; il ne présente aucune manifestation actuelle de la maladie. Cependant, s'il se soumet au traitement mercuriel, il arrive habituellement que sa femme puisse mener à terme un ou deux ans plus tard une nouvelle grossesse et accoucher d'un enfant qui survive. Ici le mercure n'a pas agi sur des symptômes, il a exercé son influence « sur le principe même de la maladie ».

Nous avons dit que l'iodure trouvait parfois son indication à la période secondaire; certains médecins le donnent systématiquement à dose modérée, en même temps que le mercure ; d'autres le réservent pour certains cas spéciaux : toutes les fois que l'on est en présence d'une syphilis maligne précoce, on doit associer l'iodure au mercure, celui-ci étant administré sous forme de frictions ou d'injections; à syphilis intensive il faut en effet opposer un traitement intensif. D'autre part, alors même que la syphilis est de moyenne intensité, l'iodure doit être prescrit, pour venir à bout de la céphalée et des douleurs ostéocopes qui résistent au mercure. Enfin l'iodure est indispensable dans le traitement des accidents de transition entre la période des syphilides et la période tertiaire, c'est-à-dire dans le traitement des accidents oculaires, du sarcocèle, etc.

Si l'iodure est souvent utile, pendant la période secondaire, inversement le mercure trouve parfois son indication, à une période avancée de la syphilis; ainsi, une syphilide palmaire peut survenir au cours de la quatrième ou cinquième année, par exemple, et nécessiter l'administration du mercure, car cet accident résiste à la médication iodurée.

Quelle doit être la *durée totale* du traitement général? « Dans un aucun cas, dit M. Fournier, elle ne peut être abaissée au-dessous de trois ou quatre ans, à quelque forme de la maladie qu'on ait affaire et si bénigne même que se soit annoncée originairement la diathèse. Tel est le minimum nécessaire, d'après moi, je ne dirai pas à guérir la vérole, mais à conjurer ses manifestations dangereuses pour le présent et pour l'avenir. »

Tous les médecins font suivre le traitement mercuriel du traitement ioduré, alors même que les malades ne présentent aucun accident. D'après M. Fournier cette pratique n'est peut-être pas aussi justifiée qu'on semble l'admettre; de ce que l'iodure est incontestablement le curatif par excellence de la syphilis tertiaire il ne s'ensuit pas qu'il doit en être également le préventif.

Quoi qu'il en soit, l'iodure est habituellement prescrit à la fin de la période secondaire ; on le prescrit par cures intermittentes et espacées; la durée de chacune de ces cures ne doit pas dépasser un mois à six semaines ; il importe de ménager l'estomac.

Il suffit, d'après M. Fournier, de donner l'iodure de temps à autre pendant deux ou trois ans.

La première année du traitement ioduré, il fait suivre trois ou quatre cures iodurées, d'un mois chacune ;

La seconde, trois cures semblables;

La troisième, deux.

Certains médecins vont plus loin et ne font jamais, pour ainsi dire, cesser à leurs malades l'usage de l'iodure.

Il convient maintenant de mentionner les médications auxiliaires qui doivent compléter le traitement spécifique. Nous avons déjà indiqué les règles hygiéniques dont l'observation est indispensable; il peut être utile dans certains cas d'associer au traitement spécifique les divers reconstituants tels que le *quinquina*, le *fer*, l'*huile de foie de morue* (notamment chez les syphilitiques entachés de scrofulo-tuberculose). Chez tous les malades le séjour au grand air, soit au bord de la mer, soit sur les plateaux élevés, rend de grands services, pour combattre l'anémie si fréquente de la période secondaire et l'asthénie que l'on observe communément à cette période.

L'*hydrothérapie* est souvent indiquée; quant au traitement thermal, il consiste en l'usage externe et interne des *eaux sulfureuses*, Barèges,

Luchon, Aix-les-Bains, Uriage, etc. Si les malades n'ont aucune manifestation spécifique, alors qu'ils se trouvent à la station thermale, ils se bornent à suivre le traitement sulfureux. S'ils ont des accidents à ce moment, ils prennent en même temps mercure et iodure. Il est à remarquer que sous l'influence du traitement thermal de fortes doses de ces deux médicaments peuvent être absorbées sans le moindre inconvénient. Les médecins d'Aix-les-Bains, en particulier, emploient couramment 12 à 15 grammes d'onguent napolitain en frictions, sans dommage pour les malades. Les cures aux eaux sulfureuses ont donc le grand avantage de permettre un traitement intensif; d'autre part, elles exercent une action tonique incontestable chez les syphilitiques débilités, chez ceux qui ont été particulièrement rebelles au traitement. Elles sont indiquées à toutes les périodes, sauf au début.

Ces eaux n'ont pas l'action révélatrice qu'on leur a attribuée pendant longtemps; on supposait que tout syphilitique qui ne présente aucun accident cutané, sous l'influence de la cure thermale, est un syphilitique définitivement guéri; c'est là une croyance qui ne repose sur aucune preuve sérieuse.

Dans la syphilis héréditaire, chez les jeunes sujets, il faut préférer aux eaux sulfureuses les *eaux chlorurées ou chloro-bromo-iodurées* comme celles de Salins, de Louèche, de Bourbonne; celles d'Uriage et de Challes conviennent particulièrement aux lymphatiques.

Il va sans dire que pendant toute la durée du traitement mercuriel les malades, quel que soit le mode d'administration du mercure, doivent prendre des *soins minutieux de la bouche*. Ils se nettoieront les dents après chaque repas avec la poudre suivante :

Poudre de ratanhia	5 grammes.
— de quinquina	15 —

(M. Vidal.)

et se gargariseront fréquemment, soit avec une solution de chlorate de potasse (à 30 p. 1000), soit avec l'une des solutions antiseptiques indiquées au chapitre de l'antisepsie buccale.

Ils ne commenceront d'ailleurs le traitement qu'après s'être livrés aux soins du dentiste, qui procédera à un nettoyage complet des dents, à l'enlèvement du tartre.

Il importe de savoir que le traitement mercuriel ne réussit pas toujours chez les sujets cachectisés, chez les alcooliques, chez les vieillards; il peut n'exercer aucune influence favorable sur les accidents. Dans ces cas il faut l'abandonner pour s'appliquer par une alimentation réparatrice, par l'usage des toniques à modifier l'état général. « Alors qu'on a tout fait, disait Ricord, et tout fait en vain sans résultats, le mieux est d'essayer de ne plus rien faire. » Lorsque les préparations de quinquina, le sirop iodo-tannique, auront remonté les forces du malade, on pourra reprendre alors l'usage du mercure.

Tel sont les principes généraux du traitement de la syphilis, à la période secondaire. Ce traitement ne suffit pas contre les syphilides cutanées ou muqueuses ; le **traitement local** de ces manifestations de la syphilis est indispensable.

Ce traitement n'a pas besoin d'être bien actif, du moins en ce qui concerne les syphilides des organes génitaux et de l'anus ; leur apparition est favorisée par la malpropreté, le manque de soins ; mais dès que de simples mesures de propreté sont prescrites, on voit les lésions retrocéder et guérir avec une rapidité étonnante.

On recommandera au malade de prendre des *bains* fréquents (deux ou trois par semaine) et de faire plusieurs fois par jour des *lotions* soit avec une *solution phéniquée faible*, soit avec une *solution de sublimé étendue* (au 3 ou 4 millième), ou la *liqueur de Labarraque coupée d'eau :*

Eau	250 grammes.
Liqueur de Labarraque	60 —

On peut encore, avec grand avantage, appliquer des compresses de tarlatane, imbibées des mêmes solutions.

Les bains simples doivent être seuls employés.

Les bains sulfureux prescrits encore par de nombreux médecins excitent la peau et déterminent de nouvelles poussées de syphilides.

Quant aux bains de vapeur, ils fatiguent inutilement les malades.

Dans l'intervalle des bains et des lotions, on fera un pansement avec une poudre inerte finement pulvérisée : *poudre de talc*, d'*oxyde de zinc*, de *sous-nitrate de bismuth*, ou avec l'*iodoforme*, que son odeur pénétrante fait souvent repousser par les malades. Lorsque les surfaces suintantes, recouvertes de plaques muqueuses, de papules végétantes, hypertrophiques sont détergées, il suffit de les toucher de temps à autre avec la *solution de nitrate d'argent au cinquantième* ou la *teinture d'iode* pour parfaire la guérison.

Au niveau de la peau, les syphilides papuleuses disséminées ne nécessitent pas de traitement spécial. Les syphilides squameuses, ulcéro-croûteuses et ulcéreuses exigent au contraire un traitement local. Quand il existe des syphilides squameuses, on commence par décaper la peau au moyen des bains savonneux et des bains de vapeur, puis on applique sur les éléments papuleux mis à nu des rondelles d'*emplâtre de Vigo ;* dans le cas de syphilide palmaire psoriasiforme l'*huile de cade* réussit bien ; on peut l'associer à une petite quantité d'onguent napolitain dans la pommade suivante :

Vaseline	30 grammes.
Huile de cade	2 —
Onguent napolitain	2 —

Dans le cas de syphilides ulcéro-croûteuses, on fait tomber les croûtes à l'aide des bains, des cataplasmes et l'on panse avec l'*emplâtre rouge* de M. Vidal. Les ulcérations sont touchées avec la solution de nitrate d'argent.

Sur les gommes ou les syphilides tuberculeuses il est utile d'appliquer l'emplâtre de Vigo.

Lorsqu'il existe des plaques muqueuses buccales, les malades doivent se gargariser fréquemment avec une décoction de racines de guimauve et se faire toucher leurs plaques avec le nitrate d'argent. Si l'on veut se servir du nitrate acide de mercure, il faut le manier avec les plus grandes précautions : on taille en pointe une allumette, on la trempe dans le caustique, on laisse égoutter l'excès de liquide et on touche légèrement les plaques. Il va sans dire que la proscription de l'alcool et du tabac doit être absolue.

S'il existe des ulcérations pharyngées, une gomme du voile du palais, on déterge l'ulcération avec un pinceau imbibé de :

Eau	100	grammes.
Teinture d'iode	5	—
Iodure de potassium	5	—

Ce sont là des indications bien sommaires et bien incomplètes; mais le livre ne peut suppléer à la pratique. Il faut avoir vu soigner et avoir soigné soi-même des syphilitiques pour apprendre tous les petits détails qui ne peuvent trouver place ici.

Le traitement mercuriel, puis le traitement mixte ont été suivis régulièrement pendant plus de trois ans ; il n'existe plus d'accidents.

Le syphilitique se croit guéri. Quels avertissements faut-il lui donner pour l'avenir ?

En dehors des règles hygiéniques énoncées plus haut, qui toutes ont pour but de prévenir la localisation d'accidents tertiaires sur les centres nerveux, on doit lui recommander de s'observer avec la plus grande attention, et de consulter immédiatement dès qu'il éprouve un symptôme suspect ; il faut d'autre part mettre les malades en garde contre la tendance si répandue chez les syphilitiques, d'attribuer à leur ancienne maladie tous les malaises qu'ils éprouvent.

Beaucoup d'entre eux ont toujours la crainte présente à l'esprit, de n'avoir pas suivi un traitement assez rigoureux et se saturent perpétuellement de mercure et d'iodure, à l'insu de leur médecin.

Il faut leur défendre cette pratique absurde, mais on ne saurait blâmer ceux qui, pendant un temps limité, deux fois par an, pendant six semaines par exemple, prennent une quantité modérée d'iodure de potassium. Ce traitement préventif doit toujours être suivi par le syphilitique guéri qui va se marier.

Lorsque des accidents tertiaires surviennent, gommes de la langue et du voile du palais, manifestations viscérales diverses, surtout accidents nerveux, le traitement mixte doit être institué dans toute sa rigueur et dans certains cas (syphilis nerveuse) porté jusqu'au degré extrême de tolérance médicamenteuse.

Il faut bien savoir que l'iodure, même donné à hautes doses, ne suffit pas à lui seul, à enrayer les progrès de la syphilis cérébrale, l'adjonction du mercure est indispensable.

Dans ces cas où il est nécessaire d'agir vite et énergiquement, l'administration du mercure en frictions ou en injections doit être préférée à l'administration par la bouche; on prescrit donc des frictions avec 6 ou 8 grammes d'onguent napolitain et la dose initiale de 4 grammes d'iodure doit être portée très rapidement à six ou huit grammes, ou même davantage.

Lorsque les symptômes menaçants sont conjurés, le traitement doit être maintenu pendant fort longtemps encore. On peut alterner l'administration du mercure avec celle de l'iodure (Mauriac), pendant dix jours chacun, puis on suspend les deux médicaments afin de ne pas créer une accoutumance qui serait préjudiciable au malade, en cas de retour offensif des accidents. Il est impossible de déterminer la durée totale du traitement, qui doit être de plusieurs mois au minimum; d'ailleurs si certains accidents : céphalée, vertiges cèdent rapidement au traitement spécifique, d'autres, comme les troubles intellectuels, l'amnésie, la perte de l'attention, etc., nécessitent, pour disparaître, un traitement prolongé.

Outre la médication spécifique, il y a un ensemble de moyens à mettre en œuvre dans ce cas, qui constituent un traitement auxiliaire; c'est ainsi que l'on est appelé à prescrire l'hydrothérapie dans la forme caractérisée par une excitation permanente, l'antipyrine contre les douleurs, les purgatifs, etc.

Bien que l'iodure soit, d'une façon générale, le remède par excellence des accidents tertiaires, il est cependant des circonstances où l'on ne peut l'utiliser ou ne le prescrire qu'avec les plus grandes précautions ; dans les affections syphilitiques des voies respiratoires, ulcérations laryngées, sténose du larynx, syphilis de la trachée et des bronches, il peut être un danger ; s'il provoque des accidents dyspnéiques, on doit en cesser l'usage et le remplacer par le sirop iodo-tannique, à la dose de plusieurs cuillerées à bouche. L'iodure de potassium est encore contre-indiqué chez les syphilitiques atteints de tuberculose à forme éréthique, chez les femmes prédisposées aux ménorrhagies.

Dans la syphilis oculaire le mercure est le remède spécifique par excellence ; l'iodure de potassium peut être employé, mais il peut entraîner des accidents congestifs du côté de l'œil, aussi doit-on en surveiller soigneusement l'emploi. Les injections de biiodure (suivant la formule de M. Panas) où les frictions conviennent le mieux en pareil cas.

Dans les cas de gomms de l'iris, d'iritis grave, de choroïdite Secondi, Gallenga, Abadie, Darier ont pratiqué des injections de sublimé sous-conjonctivales (1 p. 20 à 1 p. 10 de la solution de sublimé à 1 p. 1000) sans préjudice de la mercurialisation par la voie buccale.

C. — Traitement de la syphilis infantile.

A l'étude du traitement de la syphilis infantile se rattache celle de la prophylaxie de la syphilis héréditaire.

Nous avons vu que le mariage ne pouvait être permis aux syphilitiques qu'après trois ans d'un traitement régulier.

Toute femme enceinte dont la syphilis ne remonte pas à plus de quatre ou cinq ans, doit être mercurialisée. Il en est de même de toute femme saine, qui a été fécondée par un homme dont la syphilis est en pleine activité. Sans doute la procréation d'un enfant syphilitique n'est pas une règle absolue dans ce cas, car l'on a vu des hommes dont la syphilis n'est pas éteinte procréer des enfants exempts de toute tare spécifique; mais, dans le doute, on ne doit pas s'abstenir.

Pendant la grossesse on doit tenir compte, dans l'administration du mercure, de l'état de la bouche (la gingivite étant fréquente chez les femmes enceintes) et de celui des voies digestives, aussi les frictions sont-elles préférables à toute autre médication.

Lorsque l'enfant vient au monde il peut avoir les apparences de la bonne santé, ou bien présenter déjà des signes de l'infection syphilitique.

Faut-il instituer le traitement dans le premier cas, en l'absence de tout signe de syphilis, sur la simple présomption de la contamination?

M. Mauriac n'hésite pas à se prononcer pour l'affirmative si toutes les probabilités sont en faveur de la transmission héréditaire.

Il n'y a pas grand inconvénient à instituer ce traitement préventif, car la médication hydrargyrique est très bien supportée par les jeunes enfants.

Le mercure est le remède par excellence de la syphilis héréditaire infantile; on le donne par la bouche ou bien on l'emploie en frictions. La meilleure des préparations à donner par la bouche est la *liqueur de Van Swieten* dont on donne d'abord XX gouttes par jour au nouveau-né, dans du lait, en quatre fois, puis dont on élèvera progressivement les doses, jusqu'à XXX, XL, L et LX gouttes; à deux ans on peut donner 5 grammes de liqueur, soit 5 milligrammes de sublimé.

La liqueur de Van Swieten est commode à donner chez les enfants élevés au sein dont la nutrition est relativement satisfaisante; mais chez les enfants élevés au biberon, chez ceux qui ont des troubles digestifs, on ne doit recourir qu'aux *frictions*. On les fait chaque jour sur les parties latérales du thorax ou dans les creux axillaires, tantôt d'un côté, tantôt de l'autre, avec un petit tampon d'ouate recouvert de la pommade suivante :

Onguent mercuriel double.....................	1 gramme.
Vaseline blanche...............................	2 grammes.

pour une friction (Mauriac).

Il est à remarquer que les enfants supportent admirablement les frictions ; l'absence de dents écarte la gingivite ; quant à la salivation elle est très rare.

Au bout de deux ou trois mois, il faut associer l'*iodure de potassium* au mercure (à la dose de 5 à 20 centigrammes) :

Biiodure de mercure..................	25 milligrammes.
Iodure de potassium..................	1 gr. 25.
Sirop de quinquina...................	175 grammes.

(8 décimilligrammes de biiodure et 4 centigrammes d'iodure par cuillerée à café) ;

ou :

Biiodure de mercure..............		10 centigrammes.
Iodure de potassium..............	ãã	5 grammes.
Eau..............................		
Sirop simple.....................		240 —

On donne chez les enfants à la mamelle un quart à une demi-cuillerée à café de ce sirop en quatre ou cinq fois ; à deux ans une cuillerée à café ; de trois à cinq ans, deux cuillerées ; de cinq à huit ans, trois cuillerées, etc.

Parrot remplaçait l'iodure de potassium, par la teinture d'iode jointe à un sirop.

Teinture d'iode............................	1 gramme.
Sirop de gentiane..........................	100 grammes.

Une ou deux cuillerées dans les vingt-quatre heures.

Mais l'iodure doit être préféré.

On peut donner indirectement l'iodure à la mère, lorsque l'enfant est athrepsique et ne peut tolérer aucun médicament.

Le traitement local des syphilides ne diffère pas de celui qui a été indiqué plus haut. Les surfaces suintantes sont lavées à l'eau boriquée et ensuite recouvertes d'une poudre isolante (poudre de riz, de talc, de lycopode, de sous-nitrate de bismuth) ou d'un mélange à parties égales de calomel et d'oxyde de zinc.

Les bains généraux seront administrés fréquemment.

Il est au moins aussi important d'assurer un bon lait au petit syphilitique, que de lui donner du mercure.

L'allaitement au sein doit être prescrit dans tous les cas. *La mère est la nourrice de choix;* elle peut allaiter son enfant sans encourir la moindre chance de contagion ; Colles a montré que la mère d'un enfant syphilitique ne court aucun danger d'infection en lui donnant le sein; d'autre part, l'enfant pouvant contaminer toute autre nourrice, c'est pour le médecin un devoir impérieux que d'engager la mère à donner le sein. Si elle oppose à cette injonction un refus absolu, ou bien si malgré sa bonne volonté, elle ne peut allaiter en raison de l'insuffisance de la sécrétion lactée, d'une malformation des mamelons, etc., il faut procurer à l'enfant une bonne nourrice ayant eu ou ayant encore la syphilis.

L'élevage au biberon expose à peu près fatalement le nourrisson syphilitique à la mort; plutôt que d'y recourir, il vaut mieux prescrire l'allaitement au moyen d'une chèvre ou d'une ânesse.

Nous n'avons pas parlé de l'allaitement par une nourrice saine ; c'est qu'en effet le premier devoir du médecin doit être de prévenir les parents de l'impossibilité où ils se trouvent de donner à leur enfant une nourrice non syphilitique.

Si la nourrice est prévenue par la famille que le nourrisson qui va lui être confié est infecté, le médecin réclamera de la nourrice une preuve écrite constatant qu'elle accepte, en toute connaissance de cause, de courir les chances d'un semblable allaitement.

CHANCRE SIMPLE.

Le chancre mou est dû à un bacille spécial découvert par Ducrey (1889), bien étudié depuis par Unna. L'adénite, qui complique si fréquemment le chancre mou, est due, non à cet agent microbien, mais aux microbes pyogènes qui infectent secondairement l'ulcération.

L'indication thérapeutique essentielle est de détruire l'ulcération chancrelleuse, à l'aide de divers caustiques, pour éviter les auto-inoculations de se produire et prévenir les infections lymphatiques secondaires; une fois l'application du caustique faite, il reste une plaie simple dont il est facile de déterminer la cicatrisation avec des pansements simples.

La destruction du chancre, habituellement pratiquée à l'aide des caustiques, a parfois été demandée à l'*excision.* Ce dernier moyen est dangereux, car la plaie peut s'infecter pendant l'opération et devenir chancrelleuse; à un chancre de petites dimensions l'excision n'aurait alors d'autre effet que de substituer un chancre opératoire beaucoup plus étendu que le chancre primitif. On doit donc se borner à l'emploi des **caustiques**; encore cet emploi n'est-il de mise que dans des cas déterminés. Il existe à la cautérisation des indications et des contre-indications qu'il convient d'établir avant d'indiquer quels sont les caustiques dont on fait habituellement usage.

On doit avoir recours à la cautérisation quand le chancre est récent et petit (c'est le cas des chancres d'inoculation expérimentaux), mais les chancres récents et petits se présentent assez rarement dans la pratique, le médecin n'étant souvent consulté qu'au moment où l'ulcère atteint déjà des dimensions assez grandes.

On doit renoncer à la cautérisation quand le chancre est déjà avancé dans son développement, puisqu'alors il touche à sa terminaison naturelle; quand il s'agit de chancres multiples (parce que le caustique ne pouvant être appliqué sur tous les chancres à la fois, la plaie consécutive à l'eschare pourrait s'inoculer de nouveau au contact du pus des chancres non détruits); quand il y a à redouter des délabrements du fait de la cautérisation (chancre du méat, de l'urèthre, de l'anus), quand le malade est porteur d'un phimosis, enfin quand le chancre est trop anfractueux pour pouvoir être atteint dans toute sa surface.

La condition *sine quâ non* du succès est d'employer un caustique énergique. L'agent caustique doit d'autre part être liquide ou tout au moins assez fluide pour pénétrer dans toutes les anfractuosités de la plaie.

On fait habituellement usage, à l'hôpital Saint-Louis, de la *pâte carbo-sulfurique de Ricord*, dont la formule est la suivante :

Poudre de charbon	10	grammes.
Acide sulfurique	4	—

C'est une pâte demi-solide qui, appliquée sur le chancre, se dessèche et tombe avec l'eschare qu'elle forme, au bout de plusieurs jours; la place laissée à découvert par la chute de l'eschare est une plaie simple, dépourvue de toute virulence. Le caustique de Ricord est énergique, d'une action sûre, mais il a l'inconvénient de diffuser parfois et d'être fort douloureux, moins longtemps cependant que la pâte de Vienne; il convient surtout à la destructions des chancres récents, de ceux que l'on a inoculés pour confirmer un diagnostic douteux.

Le *chlorure de zinc* est le meilleur des agents chimiques que l'on puisse employer. M. Diday emploie la pâte de Canquoin en morceaux épais de 1 à 3 millimètres, de forme et de dimensions égales à celles du chancre; si l'ulcère est creux, on donne au fragment la forme d'un cône; s'il est irrégulier de contour, on a soin de recouvrir exactement toutes les sinuosités; le caustique est maintenu au moyen d'une bandelette de diachylon, ou si le chancre siège ailleurs que sur la verge, à l'aide de baudruche collodionnée à son pourtour. La pâte de Canquoin est retirée au bout d'une heure à deux heures et demie au plus; il existe alors une eschare sèche, autour de laquelle commence le travail d'élimination qui prend fin vers le sixième ou le septième jour.

M. Balzer reproche à la pâte de Canquoin d'être quelquefois trop énergique, d'exercer une action trop pénétrante, dépassant en profondeur, les tissus infectés; en fait, on l'a vu atteindre des vaisseaux et déterminer des hémorrhagies graves. Elle n'est donc applicable qu'avec des précautions très grandes et seulement dans les cas de chancres uniques, petits et récents.

M. Balzer préfère l'emploi d'une pâte à base de chlorure de zinc, qui serait exempte des inconvénients précités. Cette pâte est ainsi composée :

Chlorure de zinc	1 partie.
Oxyde de zinc	9 ou 10 parties.
Eau distillée	Q. S.

pour donner au mélange la consistance d'une pâte.

« On peut appliquer cette pâte directement sur l'ulcère ou mieux encore en imbiber un tamponnet d'ouate hydrophile qu'on maintiendra plus facilement à la surface du chancre mou. L'action de cette pâte se manifeste promptement. Elle cause des douleurs assez vives, mais supportables, souvent aussi un peu de gonflement des parties voisines, mais son action est toujours superficielle et n'oblige à aucune surveillance. Elle n'empiète pas sur les tissus sains et ne détermine jamais leur irritation. On enlève le pansement au bout de vingt-quatre heures, et l'on voit une très mince eschare blanche qui se détache très facilement et qui est constituée par le tissu tomenteux de la surface du chancre mou. Une seule application de cette pâte suffit souvent pour éteindre la virulence de l'ulcère. Quelquefois il en faut deux ou trois. Dans certaines localisations du chancre mou, au pénis, au doigt, par exemple, il est extrêmement avantageux de faire un pansement permanent et exclusif avec des bandelettes de gaze iodoformée imbibées de cette pâte et qu'on applique en faisant un petit bandage annulaire autour de l'organe. Ce pansement peut être maintenu pendant plusieurs jours, quelquefois même jusqu'à la guérison définitive. En somme, les divers modes d'application de cette pâte constituent un traitement très pratique du chancre mou. » (M. Balzer.)

Après les caustiques chimiques, il convient de mentionner le fer *rouge ou mieux* le *thermo-cautère* et le *galvano-cautère* que l'on peut également utiliser, mais qui cependant ne valent pas les précédents, parce qu'ils ne peuvent, comme eux, détruire la virulence du chancre en tous ses points.

Lorsque le caustique a exercé son action, on fait un pansement antiseptique ; ou bien, s'il s'agit de chancres multiples, placés en des régions ou l'on ne peut songer à faire des applications de caustiques, on combine l'emploi des simples attouchements de caustiques faibles avec celui des pansements antiseptiques.

Parmi les caustiques faibles, le chlorure de zinc liquide, en solution au dixième est l'un des plus recommandables; on en badigeonne la surface du chancre, soit tous les jours, soit tous les deux ou trois jours seulement; on peut aussi se servir de l'éther zincé ou de l'alcool zincé au dixième. M. Fournier emploie volontiers le *nitrate d'argent*, en solution à 3 p. 100 ou en solution plus concentrée. On imbibe un tampon d'ouate hydrophile de la solution de nitrate d'argent et on le maintient en permanence sur le chancre.

M. Du Castel se sert d'une *solution alcoolique d'acide phénique* :

Alcool à 90°	10 parties.
Acide phénique	1 partie.

C'est là un excellent topique, qui a l'avantage de ne pas déterminer de douleurs. On peut renouveler tous les jours les attouchements avec cette solution phéniquée, et dans l'intervalle on fait le pansement avec une poudre antiseptique.

L'*acide pyrogallique*, en pommade au dixième, enlèverait rapidement au chancre sa virulence; deux ou trois pansements suffiraient pour amener ce résultat. La douleur consécutive à son application est modérée et la réaction inflammatoire limitée.

Le *perchlorure de fer* a été préconisé en attouchements passagers, ainsi que le *naphtol* et le *salol camphrés*.

D'autres antiseptiques liquides ont encore été vantés, mais ils ne présentent pas de supériorité marquée sur ceux qui ont été cités en tête de la liste, c'est-à-dire sur le chlorure de zinc, le nitrate d'argent et l'acide phénique. C'est à l'un de ces trois topiques, que l'on devra donner la préférence.

Avant d'indiquer les substances médicamenteuses que l'on peut employer pour les pansements permanents, dans l'intervalle des attouchements caustiques, il faut mentionner le traitement par la *balnéation*, que le Dr Aubert (de Lyon) a préconisé, il y a quelques années, pour détruire la virulence du chancre; ce traitement est fondé sur la propriété qu'ont les températures élevées de détruire la virulence du chancre simple : à 42 degrés cette virulence disparaît rapidement ; une température de 37 ou 38 degrés maintenue pendant dix-huit heures détermine les mêmes effets ; mais il est impossible de faire supporter une température semblable, et surtout pendant un temps aussi long dans un bain entier; aussi a-t-on donné aux malades (Martineau et Lormand) des bains où la moitié inférieure du corps seule était plongée ; en dépit de cette précaution, ces bains sont souvent difficilement tolérés; il faut couvrir la tête des malades de compresses froides et surveiller constamment ceux qui, en raison d'une affection du cœur, pourraient être pris d'accidents graves dans le bain. Pour ces raisons, la méthode du Dr Aubert n'est pas devenue d'un usage courant. Récemment MM. Arnozan et Vigneron ont proposé de substituer aux bains généraux mal tolérés des bains locaux d'eau phéniquée à 1 p. 100, à 40 degrés (trois bains par jour d'une demi-heure de durée). Ces bains sont donnés jusqu'à guérison complète.

Le **pansement permanent** du chancre mou, dans l'intervalle des applications caustiques, se fait avec des poudres douées de propriétés antiseptiques ou simplement isolantes. On doit s'abstenir d'appliquer à la surface les pommades mercurielles qui sont éminemment irritantes. Il est bon de savoir que tous les topiques indurent le chancre simple.

Parmi les topiques pulvérulents, l'agent le plus généralement employé est l'*iodoforme*. C'est incontestablement le meilleur; à lui seul, il peut guérir le chancre sans l'aide d'aucun caustique. Son odeur pénétrante en rend malheureusement l'emploi souvent impossible, en dépit des divers artifices proposés pour masquer cette odeur : addition de poudre de café (1 partie pour 2 d'iodoforme), de coumarine (1 p. 5) d'essence de menthe, d'eucalyptus, de bergamote (V à X gouttes pour 10 grammes d'iodoforme) etc.

Deux composés iodés, nouvellement introduits en thérapeutique, l'*iodol* et l'*aristol* (biiodure de thymol) ont été substitués à l'iodoforme ; on peut combiner d'ailleurs l'emploi de l'iodoforme et celui de l'aristol, en faisant appliquer l'iodoforme pendant la nuit et l'aristol pendant le jour.

L'*acide salicylique* associé à une poudre inerte de talc ou d'amidon (9 parties de poudre pour 1 acide) a été assez souvent employé; d'après M. Balzer il devient facilement irritant.

Le salol est des plus infidèles.

M. Balzer emploie une *poudre composée d'une partie de chlorure de zinc pour* 9 *d'oxyde de zinc* ; si elle se montre trop caustique on porte à 15 parties la proportion d'oxyde de zinc.

Le *sous-benzoate de bismuth* (Finger) et *surtout le gallate basique de bismuth* (dermatol) ont encore été proposés.

Quel que soit le topique choisi (nous pourrions en étendre la liste), il est nécessaire que le malade prenne des soins minutieux de propreté, et qu'à cet effet il prenne fréquemment des bains locaux (eau boriquée), qu'il recouvre le chancre d'un pansement protecteur, après application du topique.

Il doit en outre observer le repos, éviter les contacts et les mouvements capables de déplacer les pansements ou d'amener une irritation du chancre. On ne négligera pas d'améliorer l'état général, chez les malades affaiblis, à l'aide d'une alimentation substantielle et d'une médication tonique, la débilitation étant l'une des causes qui favorisent le phagédénisme.

« Destruction rapide et graduelle de la virulence par les caustiques, antisepsie, repos et toniques, c'est en cela que se résume le traitement du chancre mou. » (Balzer.)

Certains chancres mous demandent des soins particuliers :

Les chancres du méat doivent être touchés à l'acide phénique et saupoudrés de salol (Du Castel) ; il faut se garder de pousser des injections ou d'introduire des sondes, ce qui pourrait amener des inoculations profondes.

Le chancre peut venir compliquer un phimosis ; si la réduction est impossible, le malade doit prendre un grand bain tous les jours, et des bains locaux fréquents ; de plus, il doit faire 4 fois par jour entre le gland et le prépuce un lavage avec de l'eau boriquée, puis immédiatement après un second lavage avec une solution de nitrate d'argent au 100e ou avec de l'eau additionnée soit de liqueur de Labarraque, soit de coaltar saponiné.

La complication la plus fréquente du chancre simple est le **bubon**.

Tout au début, on peut essayer de faire avorter l'adénite à l'aide de moyens banals : repos au lit, bains répétés, onctions d'onguent napolitain, etc.

Lorsque le ramollissement est manifeste, il faut ouvrir le bubon pour prévenir les décollements. On fait une incision perpendiculaire au pli de l'aine, on vide l'abcès et on fait un lavage dans la cavité avec une seringue à injection uréthrale chargée de liqueur de Van Swieten ou mieux encore d'une solution de nitrate d'argent au 30° ; au bout de deux minutes, on assèche avec un tampon d'ouate hydrophile, on remplit la place d'iodoforme ou de gaze iodoformée et on applique un pansement légèrement compressif qui peut rester en place pendant trois jours. L'injection de liqueur de Van Swieten est douloureuse, aussi peut-on la faire précéder d'une application de cocaïne à 5 p. 100 (Morel-Lavallée).

Si l'on se trouve en présence d'un bubon chancreux déjà abcédé, il importe de débrider la plaie et d'ouvrir les trajets fistuleux avec le galvano-cautère ou le thermo-cautère ; on panse ensuite comme précédemment.

MM. Balzer et Souplet préconisent, dans le traitement du bubon, le pansement avec le mélange de Socin (pâte au chlorure de zinc). On peut se contenter d'une petite incision, s'il s'agit d'un bubon suppuré bien limité. Le pus évacué, on met dans la place une petite quantité de pâte et on applique par-dessus, de façon à déborder largement sur la peau voisine, des couches alternatives de minces lamelles de coton hydrophile et de pâte. On obtient ainsi un pansement qui est à la fois occlusif, antiseptique et adhésif; si le malade est remuant, on peut appliquer par-dessus un spica ouaté.

Lorsque le bubon est ulcéré, qu'il présente des décollements, on enfonce dans la cavité 2 ou 3 centimètres de gaze iodoformée imbibée de la pâte, puis on complète le pansement avec un spica. Le premier pansement est levé au bout de trois ou quatre jours, et l'on constate que la plaie est presque nette, qu'elle rougit et qu'elle bourgeonne. Dès le second pansement la marche vers la cicatrisation est absolument assurée.

L'emploi de cette pâte dans une ulcération cavitaire peut ne pas être inoffensif, les expériences de M. Lannelongue ont montré que le chlorure de zinc injecté sous la peau peut entraîner la formation d'eschares; toutefois MM. Balzer et Souplet n'ont pas observé d'accidents. La douleur qui suit l'application de la pâte dans la cavité du bubon est assez vive et persiste deux ou trois heures.

BLENNORRHAGIE.

Lorsque Neisser eut découvert le gonocoque en 1882, l'unicité de la blennorrhagie parut consacrée; on voulut, partout et toujours, retrouver le gonocoque. Cette idée était trop exclusive, ainsi que la suite le montra. On ne tarda pas à s'apercevoir en effet que la muqueuse de l'urèthre peut s'enflammer sous l'influence de microbes autres que le gonocoque, ou simplement sous l'influence de substances chimiques irritantes apportées par les urines. On peut soupçonner de suite l'importance de ce fait, tant au point de vue du pronostic qu'à celui du traitement. Il est légitime de penser et la pratique confirme cette hypothèse que le pronostic et le traitement de l'uréthrite doivent varier suivant la cause qui la détermine.

On peut distinguer trois sortes d'uréthrites :

1° Les uréthrites dues à des microbes non spécifiques ;

2° Les uréthrites gonococciques ou blennorrhagiques ;

3° Les uréthrites uréthrites diathésiques et médicamenteuses.

1° Les premières sont dues à des causes multiples ; citons d'abord l'introduction dans le canal de l'urèthre d'une sonde septique; les microbes qui pénètrent avec la sonde dans l'urèthre, sont le streptocoque (Bockhart et Wolf) et le staphylocoque.

L'uréthrite peut d'autre part être consécutive à un léger traumatisme survenu pendant le coït, soit que le germe septique ait été puisé au dehors, soit qu'existant déjà sur la muqueuse uréthrale, il ait trouvé dans le traumatisme une occasion favorable à son développement; on sait que dans les urèthres sains Lustgarten et Mannaberg ont trouvé les staphylocoques; les germes peuvent encore être puisés au niveau d'utérus atteints de métrite; on a signalé enfin quelques cas d'uréthrite à la suite des maladies infectieuses (fièvre typhoïde).

Pour faire le diagnostic entre les **uréthrites non spécifiques** et l'uréthrite blennorrhagique, on ne peut s'appuyer sur la durée de l'incubation, car si les premières se manifestent plus tôt en général, la blennorrhagie peut dans certains cas se développer en moins de 48 heures, la période d'incubation variant suivant l'état de réceptivité de la muqueuse, la virulence de l'agent infectieux, etc.

Les signes physiques ou fonctionnels ne peuvent non plus être utilisés pour le diagnostic; la quantité du pus est en général minime dans l'uréthrite non blennorrhagique, mais elle peut l'être aussi dans la blennorrhagie. Les douleurs peuvent être très modérées dans la blennorrhagie comme dans les uréthrites à microbes pyogènes.

Quant aux complications elles peuvent être les mêmes dans les deux cas; l'épididymite survient dans le cours des uréthrites non blennorrhagiques (Bockhart).

Ces réserves faites, on peut établir comme règle générale que les uréthrites non blennorrhagiques sont caractérisées par une incubation plus courte, par une moins grande tendance à la chronicité, par des douleurs moins vives, par une moins grande aptitude à se propager à l'urèthre postérieur et à donner lieu à des complications; mais l'examen bactériologique seul permet un diagnostic certain.

Outre les uréthrites dues aux microbes pyogènes, il existe une uréthrite tuberculeuse; aussi dans certains cas la recherche du bacille de Koch dans l'écoulement est-elle nécessaire.

2° **Uréthrite blennorrhagique.** — La recherche du gonocoque est des plus faciles; tout médecin doit pouvoir l'effectuer, le cas échéant.

Les gonocoques sont des microbes arrondis, disposés deux par deux en diplocoques et représentant la forme des reins à un très fort grossissement.

Ils sont renfermés dans les globules de pus; il ne se décolorent pas par la méthode de Gram, c'est-à-dire qu'une fois colorés par une couleur d'aniline (violet de gentiane ou bleu de méthyle), ils restent colorés lorsqu'on les plonge dans le liquide de Gram (iode 1 gramme; iodure de potassium 2 grammes; eau distillée 300 grammes), puis dans l'alcool absolu. Lorsque l'on est en présence d'une uréthrite aiguë et que l'on constate ces trois caractères réunis, le diagnostic d'uréthrite blennorrhagique est certain.

Dans les écoulements chroniques, où les gonocoques sont peu nombreux et associés à d'autres micro-organismes, le diagnostic bactériologique est plus difficile.

Une fois la présence des gonocoques écartée, il est facile de reconnaître à quel microbe on a affaire. Le pus étant coloré par le Gram, on distingue facilement les streptocoques à leur dispositions en chaînettes, les staphylocoques à leur réunion en amas, en grappes.

3° Les **uréthrites diathésiques** sont celles que l'on observe chez les rhumatisants et les goutteux ; ces uréthrites sont des uréthrites microbiennes, mais non gonococciques. La pullulation des microbes pyogènes est favorisée chez cette catégorie des malades par les conditions particulières du terrain sur lequel ils germent. La même action provocatrice est exercée par certaines substances comme la cantharide, l'iodure de potassium, les préparations arsenicales et des boissons comme la bière.

Lorsque l'on est consulté par un malade atteint d'un écoulement uréthral, on ne peut songer à instituer un traitement utile qu'après avoir déterminé :

1° Le degré d'acuité et d'ancienneté de l'écoulement ;

2° Son degré d'extension en surface (localisation à l'urèthre antérieur ou généralisation à toute l'étendue de l'urèthre) et en profondeur ;

3° La variété microbienne ;

4° L'existence éventuelle de complications.

Nous avons dit que l'infection de l'urèthre pouvait être déterminée par des microbes nombreux, mais dans l'immense majorité des cas c'est le gonocoque qui est l'agent infectieux; aussi nous occuperons-nous exclusivement de l'uréthrite blennorrhagique.

Le gonocoque ne reste pas isolé dans l'écoulement ; bientôt viennent s'y ajouter les microbes qui sont les hôtes habituels de l'urèthre normal et alors se trouvent réalisées les infections secondaires précoces. Ces microbes sont les agents des infections à distance.

Une troisième phase succède aux deux premières; c'est la phase amicrobienne, au cours de laquelle on ne peut constater aucun microbe, même après avoir déterminé une réaction à l'aide du nitrate d'argent ou de sublimé.

Enfin les infections secondaires tardives peuvent se produire, car l'urèthre, longtemps après la guérison apparente de la maladie, présente une réceptivité très grande, qui tient sans doute aux modifications subies par son épithélium (disparition du revêtement normal de cellules cylindriques, remplacé par un épithélium pavimenteux).

Lorsqu'on est appelé à traiter pour la première fois un malade atteint d'uréthrite, il faut avant tout déterminer à quelle phase de la maladie il se trouve et rechercher d'abord le gonocoque.

Pour rechercher le gonocoque on étend sur une lame une goutte de pus ou un filament; on fait sécher la préparation et on la colore pendant cinq à dix minutes dans le bleu de Löffler ou pendant deux minutes dans la solution aqueuse de bleu de méthylène; on lave ensuite à l'eau, on fait sécher et on examine directement sans lamelle, en déposant sur la préparation la goutte d'huile nécessaire à l'immersion (procédé de Bumm).

S'il s'agit d'une blennorrhagie aiguë ou subaiguë, les gonocoques sont très nombreux et se reconnaissent aisément à leurs caractères habituels (notamment à leur disposition dans l'intérieur des leucocytes); mais s'il s'agit d'une uréthrite latente, il peut se faire que l'on ne puisse constater la présence du gonocoque; dans ce cas on ne doit pas admettre sans contrôle ce résultat; il existe un moyen de provoquer la réapparition des gonocoques, c'est de pratiquer dans l'urèthre antérieur une instillation de quelques gouttes d'une solution de nitrate d'argent à 1 p. 100 ou une injection de solution de sublimé à 1 p. 2000. Sous l'influence de ces injections il se produit une réaction suppurative, au cours de laquelle les gonocoques repullulent et peuvent être aisément reconnus. On examine le malade le lendemain de l'injection.

Si malgré ces moyens on ne trouve pas de gonocoques, on peut alors, mais seulement à ce moment, affirmer leur absence et classer l'uréthrite parmi les uréthrites non gonococciques.

Tant qu'un malade porte des gonocoques dans son urèthre, que la blennorrhagie soit aiguë, chronique ou latente, il faut les poursuivre.

A la phase gonococcique succède une phase aseptique caractérisée par un écoulement muqueux ou muco-purulent; elle est justiciable d'un traitement spécial.

Mais il peut se produire pendant la phase gonococcique, ainsi que nous l'avons indiqué, des infections secondaires précoces qu'il faut combattre également, pour prévenir les infections à distance qui constituent les complications de la blennorrhagie et la placent au rang des maladies générales.

Il est non moins important de connaître l'extension en surface de l'uréthrite que de déterminer sa nature microbienne. Normalement, l'uréthrite reste localisée à l'urèthre antérieur; lorsqu'elle se propage à l'urèthre postérieur, cette propagation doit être considérée comme une complication. On a proposé plusieurs méthodes pour reconnaître si l'urèthre tout entier est infecté, la plus simple consiste à faire uriner le malade, par parties égales, dans deux verres; dans le cas où l'urèthre postérieur est envahi, le second verre est trouble comme le premier, car les sécrétions de l'urèthre postérieur qui ont reflué dans la vessie, sont entraînées à la fin de la miction. Pour que la preuve soit nette, il est indispensable de recueillir de cette façon la première urine du matin.

Nous ne décrirons pas le procédé de recherche de l'extension en profondeur des lésions de l'urèthre; on ne peut déterminer cette extension qu'à l'aide d'un instrument, l'uréthromètre de Weir, assez difficile à manier; néanmoins si l'on est à même d'utiliser cet instrument, il donne des renseignements précieux qui permettent le traitement précoce des rétrécissements.

Avant d'aborder l'étude du traitement nous devons faire remarquer que la blennorrhagie ne se généralise pas d'emblée, comme d'autres maladies infectieuses ; elle est localisée primitivement dans l'urèthre antérieur ; son extension dans l'urèthre, en profondeur et en surface, ses déterminations à distance ne surviennent que consécutivement à l'uréthrite antérieure et ne sont d'ailleurs pas une conséquence fatale de l'évolution de la maladie; toutes les fois que l'extension locale ou la généralisation à distance se produisent, la blennorrhagie est dite compliquée. D'autre part, si la propagation aux autres parties de l'urèthre, et aux organes attenants (prostate, épididyme, vésicules séminales, vessie) peut être considérée comme le fait de la dissémination de proche en proche, de l'agent infectieux, les complications à distance paraissent être dues à des causes diverses, tantôt au passage dans le sang des toxines sécrétées par le gonocoque, tantôt et le plus souvent à des infections secondaires, dues aux microbes pyogènes venus de l'urèthre. Quoi qu'il en soit, ce qu'il faut retenir au point de vue pratique, c'est la *nécessité de traiter localement l'urèthre malade*, pour prévenir ces diverses complications dont quelques-unes sont fort graves.

Les recherches bactériologiques, entre autres renseignements précieux, nous ont appris que le traitement classique de la blennorrhagie, qui se réduit à une expectation à peu près complète pendant la phase aiguë, est un traitement insuffisant, qui ne satisfait nullement à la nécessité de prévenir les infections secondaires et l'extension en profondeur de l'infection gonococcique. Il faut donc dès le début intervenir localement et mettre en œuvre les divers procédés empruntés à la thérapeutique antiseptique générale. Ce traitement précoce, antiseptique, réussit souvent, abrège notablement la durée de la maladie, et prévient généralement son extension, mais il doit être dirigé avec prudence, car c'est une arme à double tranchant qui, suivant les cas, peut faire beaucoup de bien ou beaucoup de mal.

Un traitement mal dirigé ayant pour résultat le plus clair, l'infection de l'urèthre postérieur, on conçoit que pareille éventualité doive être évitée avec la plus grande sollicitude. Par contre, si l'urèthre postérieur est déjà infecté, comme cela se présente si souvent chez les malades qui, livrés à eux-mêmes ont fait maladroitement usage des injections, il est nécessaire de traiter simultanément toutes les parties de l'urèthre infectées.

Il faut enfin se rappeler que tant qu'un malade présente des gonocoques dans son urèthre, il est interdit d'y introduire des instruments explorateurs ou autres.

A. — Traitement abortif.

Si le traitement abortif de la syphilis est une utopie, il n'en est pas de même de celui de la blennorrhagie; aussi devons-nous nous étendre quelque peu sur les divers procédés préconisés. Le *traitement classique consiste à pratiquer une ou plusieurs injections dans l'urèthre antérieur*, à l'aide de *solutions plus ou moins fortes de nitrate d'argent*. M. Diday s'est constitué à plusieurs reprises le défenseur éloquent de ce procédé. « En principe, dit-il, toute blennorrhagie est abortible (s'entend sous le bénéfice de la traduction latine « en principe, *in principio* »), c'est-à-dire dès le début ». A quel moment est-il trop tard pour faire avorter une blennorrhagie ? « Il est encore temps, si la faible sécrétion est à peine colorée et plutôt muqueuse que purulente; si les bords du méat, non tuméfiés, sont à peine teintés d'une rougeur érythémateuse. Tout au contraire, la sécrétion fournit-elle, dans l'espace de deux ou trois heures, une goutte bien formée? Ce liquide est-il purulent? Le pourtour du méat offre-t-il le plus léger degré de gonflement œdémateux?... Il est déjà bien tard. »

M. Diday emploie une solution de nitrate d'argent à 5 p. 100. L'instrument est la petite seringue en verre ordinaire; la quantité de solution à introduire 6 à 7 centimètres cubes. Elle doit être faite par le médecin lui-même. « Assis devant le malade qui est debout, il injecte, puis retient le liquide en serrant le gland entre le pouce et l'index gauches. Alors, derrière ces deux doigts, il saisit et serre le canal entre le pouce, d'une part, de l'autre l'index et le médius droits, ce qui assure le refoulement du liquide d'avant en arrière. Enfin, les trois doigts de la main droite, gardant leur prise, il applique la pulpe du pouce gauche sur le méat. L'opérateur, ayant ainsi fermé le méat, devient alors libre d'enlever ses doigs de la main droite et de les employer à opérer le refoulement du liquide d'arrière en avant, ce qui doit se faire à deux ou trois reprises, en poussant le liquide avec force et le maintenant chaque fois une demi-minute au point où on l'a poussé, c'est-à-dire dans la fosse naviculaire. « Tout est-il fini ?

Non : le méat exige, pour plus de sûreté, une petite manœuvre supplémentaire. Placez la verge en situation exactement verticale ; de deux doigts tenez écartés les bords du méat, et injectez entre eux quelques gouttes de la solution caustique que vous y laisserez séjourner une minute. » (Diday.)

Au bout d'une heure ou deux survient un écoulement jaune, abondant avec douleur en urinant ; cet écoulement diminue au bout de vingt-quatre à trente-six heures et fait place à une sécrétion de mucus. Le dernier écoulement disparaît au bout de quelques jours sous l'influence des injections astringentes.

Si l'écoulement blennorrhagique reparaît au bout d'un jour ou deux, toute nouvelle tentative de traitement abortif deviendrait inutile.

L'efficacité du traitement abortif par le nitrate d'argent est réelle ; mais elle est inconstante ; on n'obtient en moyenne qu'un succès sur quatre, ce qui doit faire réfléchir, avant d'infliger au malade les vives souffrances que ce traitement entraîne.

La cause des insuccès tient à la rapidité avec laquelle l'agent infectieux abandonne les cellules épithéliales pour envahir en profondeur la muqueuse uréthrale ; dix-huit heures après le début de l'écoulement (Bockhardt) les gonocoques ont déjà pénétré sous la couche épithéliale dans les espaces lymphatiques et les cryptes multiples dont la muqueuse est tapissée ; sans doute l'injection de nitrate d'argent a pour effet de décaper la muqueuse de ses couches épithéliales superficielles et d'entraîner avec elles les microbes qu'elles contiennent ; mais ce décapage, s'il peut réussir, peut aussi bien rester incomplet, et c'est ce qui arrive trois fois sur quatre, ainsi qu'il a été dit. « Dans ces cas malheureux, les gonocoques épargnés trouvent un excellent milieu de culture dans le pus provoqué par la réaction de l'injection, et se développent avec une intensité nouvelle. » (J. Janet.)

D'autres moyens abortifs ont été proposés : les *lavages de l'urèthre avec des solutions de sublimé, ou avec du permanganate de potasse à doses faibles.*

M. Janet (*Annales des maladies des organes génito-urinaires*, avril et juin 1892) accorde au permanganate une action spéciale sur la muqueuse uréthrale ; outre son action antiseptique, inférieure d'ailleurs à celle du sublimé, il possède la propriété de déterminer par son contact avec la muqueuse de l'urèthre, une réaction séreuse relativement abondante, au lieu de déterminer une réaction purulente comme le nitrate d'argent et les différents sels de mercure. La muqueuse uréthrale elle-même s'œdématie sous cette influence comme si la réaction séreuse se produisait également dans sa profondeur. Il est logique d'admettre que cet abondant écoulement de sérosité doit balayer les microbes qui ont pénétré dans les plis et les glandes de l'urèthre ;

peut-être enfin se produit-il des modifications anatomiques qui rendent le milieu de culture impropre au développement des gonocoques épargnés par l'action antiseptique des lavages.

Quoi qu'il en soit, M. Janet propose de procéder ainsi : chez un malade, atteint d'uréthrite au début, il fait un premier lavage avec un litre d'une solution de permanganate à 1 p. 2000. On fait le lavage avec un siphon quelconque, muni d'une canule de verre à bout conique. Le siphon doit être élevé de 50 centimètres au-dessus du méat urinaire. Il est rare qu'avec cette pression on puisse pénétrer dans l'urèthre postérieur. Pour faire le lavage, on fait uriner le malade, puis on introduit la canule dans le méat et on l'y force; dès que l'urèthre est plein, on la retire de quelques millimètres pour permettre à l'urèthre de se vider, et ainsi de suite. Il est bon de pincer entre le pouce et l'index le tube de caoutchouc, au-dessus de la canule, pendant que l'urèthre se vide, et d'évacuer de temps en temps, par pression avec la main, le liquide qui stagne dans l'urèthre périnéal et qui a une tendance à ne se renouveler qu'incomplètement. Voici d'ailleurs le mode opératoire que recommande M. Janet : « Le premier lavage est fait progressivement d'avant en arrière : je lave d'abord le méat, puis l'urèthre pénien, en comprimant la verge au niveau de l'angle pénio-scrotal, puis l'urèthre pénio-scrotal en comprimant le canal en arrière du scrotum; je m'abstiens dans ce premier lavage d'aller jusqu'au bulbe. Ce premier lavage est totalement indolore. Dès qu'il est terminé, je fais un pansement occlusif du méat avec un petit fragment de ouate hydrophile trempé dans la solution de permanganate à 1/2000 et je recommande au malade de changer de linge de jour et de nuit, pour éviter toute chance de réinfection par les tâches précédentes. Je poursuis du reste le pansement occlusif du méat pendant toute la durée du traitement.

Deux heures après le premier lavage, se manifeste une légère sécrétion séreuse presque incolore, dans laquelle on ne rencontre que quelques leucocytes, les gonocoques sont totalement absents et, si le traitement est bien conduit, on ne doit dorénavant jamais les retrouver. On ne trouve d'autre part, dans cet écoulement comme dans celui qui se produira plus tard, que de très rares cellules épithéliales, ce qui indique que ce traitement n'a pas d'action nuisible sur la vitalité de la muqueuse. »

Cinq heures après, M. Janet fait un second lavage avec un demi-litre d'une solution de permanganate à 1/500 en prenant les mêmes précautions que pour le premier lavage, mais cette fois, en allant jusqu'au bulbe. Ce second lavage commence à déterminer une légère douleur. Un troisième lavage est fait également cinq heures après le second, avec un demi-litre d'une solution de permanganate à 1/1000.

Ce lavage est douloureux, mais très supportable. M. Janet laisse ensuite le malade pendant douze heures au repos de tout traitement. Pendant ce laps de temps les mictions deviennent fort douloureuses, le méat et l'urèthre sont très tuméfiés; il se produit un écoulement séreux très abondant. Au bout des douze heures, M. Janet fait, avec un demi-litre d'une solution de permanganate à 1/2000 un quatrième lavage de l'urèthre antérieur, sans compression préalable de l'urèthre, jusqu'au bulbe. Douze heures après, cinquième lavage dans les mêmes conditions. A partir de ce moment les lavages et les mictions cessent d'être douloureux, l'écoulement séreux persiste, mais beaucoup moins abondant. Pendant quatre jours encore on doit faire un lavage au 1/2000 toutes les douze heures.

M. Janet dit n'avoir jamais éprouvé d'insuccès, en se conformant scrupuleusement aux règles énoncées ci-dessus. Il reconnaît que son procédé est long, qu'il est quelque peu douloureux, mais que ces inconvénients sont inférieurs aux dangers que présente une blennorrhagie dont l'évolution est abandonnée à elle-même.

B. — Traitement de l'uréthrite blennorrhagique.

I. — Traitement local.

Le traitement local doit tenir, ainsi que nous l'avons fait pressentir, le premier rang dans le traitement de la blennorrhagie. Dès la découverte de l'agent infectieux, d'innombrables substances antiseptiques ont été proposées comme spécifiques; cependant, malgré les microbicides variés dont on a fait l'essai, il n'en est pas un qui ait réussi à réunir tous les suffrages; c'est qu'en effet, s'il est facile de découvrir des antiseptiques qui gênent ou arrêtent le développement des gonocoques dans les cultures, le problème se complique singulièrement lorsqu'il s'agit d'aller les atteindre dans l'intimité des tissus; nous avons déjà indiqué avec quelle rapidité les gonocoques gagnent la profondeur de la muqueuse; il est donc bien difficile aux solutions antiseptiques de poursuivre tous les gonocoques dans les recoins où ils se trouvent logés. La raison en est probablement que les éléments épithéliaux de l'urèthre sont réfractaires à l'absorption de liquides tenant en dissolution diverses substances chimiques.

Le problème à résoudre est d'ailleurs d'autant plus complexe que les faits cliniques ne concordent toujours pas avec les résultats des expériences de laboratoire; c'est ainsi que telle substance antiseptique, qui dans les ballons de culture ne semble pas agir sur le gonocoque, la résorcine à 5 p. 100 par exemple, devient dans la pratique un bon remède, ou qu'inversement, tel agent qui fait merveille dans les ballons de culture, ne détermine en injections uréthrales, aucune amélioration appréciable.

Le traitement local consiste en l'emploi des injections ou bien en celui des lavages. Nous nous occuperons d'abord des lavages dont l'emploi se répand de plus en plus et qui paraît donner des résultats rapides, bien supérieurs à ceux des injections.

Les **lavages** se font avec une solution de permanganate de potasse ; ils ne peuvent être pratiqués dans tous les cas ; en effet, si la blennorrhagie est suraiguë, ils pourraient provoquer des complications comme l'œdème du méat, des hémorrhagies uréthrales, etc. On les réservera donc uniquement pour le traitement des blennorrhagies aiguës, de moyenne ou de faible intensité. Si les deux urèthres sont infectés on fait un lavage de tout le canal ; sinon on lave uniquement l'urèthre antérieur.

Nous avons précédemment indiqué le manuel opératoire pour le lavage de l'urèthre antérieur ; nous n'y reviendrons pas. Quant au lavage des deux urèthres il peut se faire avec ou sans sonde. Le lavage avec la sonde ne doit être fait que si l'inflammation de l'urèthre est peu intense. Toutes les sondes peuvent être utilisées pour ce lavage (on pourra cependant employer celle que M. Janet a fait construire pour cet usage et qu'il emploie à l'hôpital Necker). On introduit la sonde jusque dans la vessie, puis quand la pénétration dans la vessie est indiquée par l'écoulement de l'urine, on retire la sonde jusqu'à ce que son bec arrive dans la portion membraneuse. On fait alors l'injection. « Le liquide baigne l'urèthre postérieur et pénètre dans la vessie. Quand le malade a envie d'uriner on repousse la sonde jusque dans la vessie pour la vider, puis on recommence l'opération précédente jusqu'à la fin du lavage. La dernière portion du liquide injectée est laissée dans la vessie. Cela fait, on retire la sonde, de manière à amener son bec au niveau du bulbe et on injecte de nouveau. Le liquide revient par le méat en lavant largement l'urèthre antérieur. On retire ensuite la sonde et on engage le malade à expulser le liquide que l'on a laissé dans la vessie. Pendant qu'il urine, on comprime et on relâche alternativement les lèvres du méat, pour que le liquide gonfle l'urèthre et pénètre dans tous ses replis. Ce dernier lavage est extrêmement efficace. » (Janet.)

Le lavage sans sonde des deux urèthres se fait en utilisant la pression atmosphérique pour faire franchir au liquide le sphincter membraneux. Il faut alors élever le siphon à une hauteur variant entre 1 mètre et $1^{m},30$. On fait uriner le malade, on lave l'urèthre antérieur par des mouvements successifs de va-et-vient de la canule, puis on fixe solidement cette canule en verre conique de Janet au méat pour empêcher le reflux du liquide. Quand la vessie est remplie, on fait uriner le malade.

Quel doit être le titre de la solution de permanganate de potasse? Au début M. Janet se sert de solution à 1/4000, puis il arrive rapidement à la dose de 1/2000. Il fait un seul lavage par jour. Souvent après un seul lavage les gonocoques disparaissent; la difficulté de ce mode de traitement consiste à déterminer le nombre de lavages nécessaires pour la guérison définitive. Abandonnés trop tôt, les lavages peuvent ne pas avoir entraîné tous les gonocoques; continués trop longtemps ils peuvent déterminer une irritation chimique intense.

Ces lavages sont applicables, non seulement pendant la période aiguë de la blennorrhagie, mais aussi dans les cas de blennorrhagie chronique ou latente, et remplacent fort avantageusement les instillations de nitrate d'argent, qui jusqu'à présent constituaient le seul mode de traitement de la blennorrhagie chronique. On peut utiliser à cette période les solutions fortes de permanganate 1/2000 à 1/1000, mais dans le cas où l'urèthre postérieur est pris, il est préférable de n'employer que les solutions au 2000e. Le nombre de lavages nécessaires est encore ici fort difficile à déterminer; M. Janet estime à six lavages consécutifs, espacés de vingt-quatre heures, le nombre moyen.

Après six lavages, on cesse le traitement, mais on examine fréquemment les sécrétions; si les gonocoques reparaissent, on reprend immédiatement les lavages.

Tel est, résumé dans ses points essentiels, le traitement par les lavages de la phase gonococcique de la blennorrhagie (aiguë ou chronique).

Au bout d'un temps variable, à cette phase succède la phase aseptique, caractérisée par un écoulement plus ou moins abondant de mucus, sans microbes. Cette phase qui disparaît rapidement dans les blennorrhagies bien traitées, est souvent très longue chez les malades ayant eu plusieurs blennorrhagies, et qui d'autre part sont entachées d'arthritisme; enfin chez ceux qui ont subi des traitements locaux fort irritants.

Le meilleur traitement, à cette phase, consiste dans l'emploi des grands lavages de l'urèthre antérieur ou des deux urèthres (suivant le cas) faits avec une *solution de nitrate d'argent à* 1/2000 (trois ou quatre lavages espacés de vingt-quatre heures). Après ces lavages l'urine devient claire. S'il persiste un léger suintement de l'urèthre antérieur (filaments dans le premier verre) on prescrit une injection astringente au tannin.

Dans certains cas rebelles il est nécessaire d'avoir recours aux instillations de nitrate d'argent à 1 p. 30, auxquelles on peut associer l'emploi des balsamiques. Une bonne hygiène générale, le séjour à la campagne, les bains de vapeur sèche sont des compléments utiles, parfois indispensables du traitement proprement dit.

Si les lésions sont très profondes et reconnaissables aux obstacles que rencontre sur son passage l'explorateur à boule, on doit pratiquer la *dilatation de l'urèthre* avec les bougies Béniqué jusqu'aux numéros 50 à 55; la dilatation réalise une sorte de massage qui détruit les infiltrats sous-muqueux et prévient leur transformation en tissu de sclérose, c'est-à-dire prévient les rétrécissements.

La phase gonococcique de la blennorrhagie peut être compliquée d'infections secondaires ; lorsque par les lavages au permanganate on a fait disparaître les gonocoques, on doit alors combattre ces infections secondaires contre lesquelles le permanganate est à peu près impuissant, tandis que le sublimé en vient à bout aisément.

On fait un ou deux lavages de l'urèthre antérieur avec une solution de sublimé à 1/2000. Ces infections peuvent également survenir à une période tardive, pendant la phase aseptique; elles sont justiciables du même traitement. Afin de prévenir leur apparition, lors de la phase aseptique, il est nécessaire de recommander au malade des soins antiseptiques minutieux de la verge et de l'entrée du canal. On leur conseille de se laver le gland et le méat tous les matins avec une solution de sublimé à 1/3000 (Janet).

Il suffit, pour laver le méat, d'en écarter les lèvres et d'y laisser tomber une ou deux gouttes de la solution. C'est surtout en cas de coït que ces précautions sont nécessaires.

Tel est le traitement par le lavage de l'urèthre que préconisent le Dr Janet et les adeptes de l'école de Necker.

Ce traitement donne d'excellents résultats, assurément supérieurs à ceux des injections. Il ne présente qu'un inconvénient, celui de ne pouvoir être appliqué qu'à une partie seulement des malades, car beaucoup de blennorrhagiques ne peuvent s'y soumettre, pour des raisons qu'il est inutile d'énumérer.

Indiquons maintenant le manuel opératoire des **injections** ainsi que les différentes substances médicamenteuses que l'on a proposé d'injecter.

Parmi les antiseptiques qui ont été le plus souvent employés, citons d'abord le *sublimé*. Leistikow, Lewin, Barduzzi disent lui devoir de nombreux succès. M. Constantin Paul et son élève Chameron (*Thèse de* 1884) le préconisent aussi bien dans les cas aigus que dans les cas chroniques. Leur formule est :

Liqueur de Van Swieten	10 grammes.
Eau distillée	190 —

On doit faire, suivant eux, trois injections par jour, les deux premières étant destinées à débarrasser l'urèthre du pus accumulé, la troisième seule pouvant rester en contact avec la muqueuse uréthrale ; des blennorrhagies datant de huit à quinze jours en moyenne auraient été guéries radicalement par ce moyen. M. Crivelli a constaté que le sublimé à 1/10000 amène rapidement une amélioration sensible; qu'en quelques jours, l'écoulement devient clair et transparent, mais que le suintement persiste et que si l'on supprime les injections ou que le malade fait quelques excès, il n'est pas rare de voir l'écoulement reparaître. Le sublimé ne donnerait donc que des succès incomplets et inconstants; c'est également la conclusion de M. Mauriac celle de M. Huguet, etc.

Le *permanganate de potasse* donne d'excellents résultats et c'est à lui que nous accordons la préférence; on le prescrit à la dose de 5 à 10 centigrammes pour 100 grammes d'eau distillée. Weiss (*Thèse de doctorat*, 1880) déclare que 42 blennorrhagiques traités dès le début par le permanganate de potasse ont tous guéri complètement, sans rechute et sans complications, en dix-neuf jours en moyenne (trois injections par jour sont nécessaires).

M. Du Castel a employé la *résorcine* (à 2 et 3 p. 100) qui avait été préconisée par Munnich (1885) et Letzel; il lui attribue, avec son élève Crivelli, une grande supériorité sur les autres antiseptiques.

Le *sulfate de quinine* a été employé par Delorme, Dreyfus-Brisac, Pécholier; la formule habituelle est la suivante :

Sulfate de quinine..........................	1 gramme.
Eau distillée..........................	75 grammes.
Glycérine..........................	25 —
Eau de Rabel..........................	Q. S.

On a encore essayé une foule d'autres médicaments : la teinture d'iode (Paquet de Lille, Masurel), l'iodoforme dissous dans la vaseline liquide, l'acide borique (Shelton-Hill), l'acide phénique, l'acide citrique (1 p. 250, Jullien), le chloral, le rétinol salolé (1 p. 100) l'ichthyol à 1 p. 100 (Neisser, Jadassohn). Chacun d'eux a ses partisans convaincus.

Le meilleur traitement, par injections, consiste à prescrire dès le début les injections de permanganate à 10 centigrammes p. 100, et simultanément les injections d'eau tenant en solution une substance isolante, le sous-nitrate de bismuth. On formule ainsi :

Sous-nitrate de bismuth finement porphyrisé.	8 grammes.
Eau gommée..........................	200 —

Le malade fait avec cette solution, une injection après chaque miction. Quant aux injections de permanganate, leur nombre sera limité à deux par jour, une le matin et une le soir. Ces injections seront prises tièdes.

L'injection au sous-nitrate de bismuth a le grand avantage de supprimer la douleur, et d'éviter peut-être les infections secondaires, en déposant une substance médicamenteuse isolante sur les parois de l'urèthre.

Pour faire une injection le malade urine d'abord, puis étant assis, il injecte la moitié environ du liquide contenu dans la seringue, et le laisse en contact pendant deux ou trois minutes avec les parois de l'urèthre, en obturant légèrement le méat avec ses doigts. La capacité des seringues que l'on trouve dans le commerce varie beaucoup, de 4 à 10 centimètres cubes; or, l'urèthre antérieur du blennorrhagique ne peut guère contenir plus de 3 à 5 centimètres cubes; aussi le malade serait-il exposé à repousser, dans l'urèthre postérieur, une partie de la solution, s'il ne prenait la précaution d'injecter seulement la moitié du liquide contenu dans la seringue.

Le permanganate tache le linge et les doigts, mais ces taches sont facilement enlevées avec le jus de citron ou l'eau savonneuse.

Ce traitement bien simple, institué dès le début, supprime immédiatement les douleurs et transforme très rapidement, en trois ou quatre jours, l'écoulement purulent en écoulement séreux qui dure de vingt jours à un mois, puis disparaît définivement, du moins dans la majorité des cas; car ce traitement ne met pas à l'abri des récidives de la blennorrhagie.

Il a du moins, sur le traitement classique qui préconise l'expectation pendant près d'un mois, cette supériorité qu'il fait disparaître le symptôme capital, la douleur, et qu'il abrège notablement la durée de la maladie.

Lorsque les gonocoques ont définitivement disparu, on peut remplacer l'injection au permanganate par celle de Ricord :

Eau de roses		200 grammes.
Sulfate de zinc		1 gramme.
Tannin		2 grammes.
Teinture de cachou	} ãã	3 —
Laudanum de Sydenham		

Ou bien continuer l'usage du permanganate; si l'on veut éviter tout mécompte, il est d'absolue nécessité que les injections soient continuées dix ou douze jours au moins, après la suppression totale de l'écoulement.

Nous avons exposé les différents moyens locaux de traitement de l'infection blennorrhagique aiguë et subaiguë, il est nécessaire maintenant de résumer les règles du traitement :

Tout à fait au début, quand il existe uniquement du suintement, il est indiqué d'instituer le traitement abortif, suivant le procédé de Janet, c'est-à-dire par les lavages sans sonde de l'urèthre antérieur avec la solution de permanganate de potasse.

Lorsque le malade est atteint d'une blennorrhagie datant de quelques jours, avec écoulement franchement purulent, la conduite à tenir doit varier suivant les cas. Si la blennorhagie est très intense, accompagnée de douleurs très vives et d'une tuméfaction de l'urèthre, les lavages sont contre-indiqués; on doit se borner à prescrire le repos, les boissons alcalines, les enveloppements de compresses froides, les bains, jusqu'à diminution de l'acuité de l'écoulement.

Mais si, comme il arrive le plus habituellement, l'écoulement est de moyenne intensité, il faut avoir recours au lavage de l'urèthre avec la solution de permanganate de potasse, sans le secours de la sonde, en se servant d'abord d'une solution faible au 4000e (un litre à un litre et demi par lavage), puis d'une solution plus concentrée à 1/2000 ou 1/1000 suivant la tolérance du malade. On fait un lavage par jour, et on doit continuer le traitement tant qu'il existe des gonocoques dans l'écoulement ou dans les filaments que contient l'urine, ou même quand ces filaments renferment encore une grande quantité de leucocytes, alors même que les gonocoques ont disparu. On peut cesser les lavages quand les filaments sont uniquement constitués par du mucus et des cellules épithéliales.

Si le malade se présente à la période de déclin, le même traitement est applicable à cette période. Après la disparition définitive des gonocoques, l'urine contenant encore des filaments avec des leucocytes, on remplace les lavages au permanganate par les lavages au sublimé à 1/3000 ou 1/2000. A ce moment le traitement par les balsamiques sera utilement associé au traitement local.

Il peut se faire que le médecin ne puisse suivre le malade, ni lui enseigner la pratique des lavages; dans ce cas il faut remplacer ceux-ci par les injections répétées au permanganate de potasse ou bien à la résorcine.

II. — Traitement interne.

La médication interne est tombée en défaveur depuis quelques années; on a peine à concevoir, comment le contact rapide d'une urine chargée d'une huile essentielle peut arriver à modifier l'uréthrite et à déterminer la disparition des microbes. Cependant la plupart des médecins sont restés fidèles aux antiques usages et ne manquent pas, au bout du délai classique de trois semaines, de prescrire le copahu, le cubèbe ou le santal.

A ces trois substances antiblennorrhagiques est venue se joindre récemment une quatrième, le salol.

Avant de passer en revue les divers agents de la médication interne, nous devons dire un mot de l'*hygiène* du blennorrhagique.

Tout d'abord on doit lui recommander d'éviter les fatigues, les longues marches, les excès vénériens, de s'abstenir des mets épicés, du vin pur, des liqueurs et surtout de la bière; on lui ordonne de porter un suspensoir, et on le met en garde contre l'ophthalmie purulente, en le prévenant des dangers qu'il encourt, s'il porte ses doigts aux yeux.

On a coutume de prescrire des tisanes rafraîchissantes afin de faire un lavage fréquent de l'urèthre; il est utile en effet que le malade boive plus que de coutume, mais il ne faut pas tomber dans l'exagération, ni multiplier à l'excès les mictions surtout quand la blennorrhagie a gagné les parties postérieures du canal et que celles-ci sont devenues très douloureuses.

M. Fournier fait prendre par jour un litre d'eau additionnée de :

Bicarbonate de soude	3 à 5 grammes.
Sucre en poudre	40 —
Essence de citron	II gouttes.

pour un paquet. On peut encore formuler ainsi :

Bicarbonate de soude	30 grammes.
Salicylate de soude	10 —
	(Balzer.)

Faire dissoudre deux cuillerées à café de cette poudre dans un litre de limonade au citron.

M. Diday fait prendre 4 ou 5 verres d'eau, sucrés chacun avec du sirop d'orgeat ou une pincée de la poudre suivante :

Poudre de sucre	āā 60 grammes.
— de gomme arabique	
— de guimauve	āā 4 —
— de nitrate de potasse	

Aux boissons délayantes, il faut joindre les grands bains quotidiens (le bain pris le soir supprime les douleurs de la nuit) les enveloppements de la verge dans des compresses froides et les lavages fréquents du gland et du sillon balano-préputial avec l'eau boriquées.

Pour éviter de salir son linge de corps, le malade attache à la chemise un carré de linge dans lequel il introduit la verge, et qu'il rabat ensuite pour le fixer. L'extrémité de la verge ne devra pas atteindre le fond de ce sac improvisé, de sorte que le gland ne baignera pas dans le pus et que l'on évitera ainsi la balanite. Ce linge sera changé plusieurs fois dans la journée et dans la nuit.

Contre les **érections nocturnes** M. Diday prescrit avant le coucher quatre des pilules suivantes, une par une de quart d'heure en quart d'heure :

Camphre	3 grammes.
Extrait thébaïque	20 centigrammes.

Pour 24 pilules ;

Et si l'on s'éveille, l'un des paquets suivants à prendre dans un peu d'eau :

Sucre	} āā 10 grammes.
Lupulin	

Triturez ensemble et divisez en 5 paquets.

S'il y a tendance aux pollutions, on donne le *bromure de potassium*.

Sirop d'écorces d'oranges amères	} āā 100 grammes.
— de codéine	
Bromure de potassium	10 —

Deux à trois cuillerées à bouche ;

Ou bien un quart de lavement avec 2 grammes de *camphre* et VIII ou X gouttes de *laudanum de Sydenham*. Il faut éviter la constipation à l'aide de lavements glycérinés.

L'usage interne du *salol* dans la blennorrhagie a été préconisé à la fin de 1889 par le Dr Dreyfous. Le salol se dédouble dans l'intestin en acide phénique et acide salicylique, qui tous deux passent dans l'urine, le premier à l'état de phénylsulfate et le deuxième en nature ; Sahli a démontré que l'urine des sujets qui ont pris du salol est devenue aseptique ; l'ingestion du salol est donc l'équivalent d'une injection antiseptique des voies urinaires.

Des nombreuses expériences faites par Dreyfous, E. Hirtz, Talamon, etc., il résulte que le salol pris dès le début, ou à une époque rapprochée du début calme rapidement les douleurs et peut amener bientôt la diminution et parfois la disparition de l'écoulement.

Il réussit dans la moitié des cas environ. Les doses de 3 à 6 grammes par jour, 4 grammes en moyenne, sont nécessaires. On donne le salol en cachet ou bien associé au copahu ou au santal dans lesquels il est soluble. Si au bout de cinq à six jours il n'a déterminé aucune modification de la douleur ou de l'écoulement, il faut en cesser l'usage, car lorsqu'il est efficace, son action s'exerce rapidement, dès le second ou le troisième jour.

Les balsamiques : santal, copahu, cubèbe, ne se donnent, dans le traitement classique, que lorsque la blennorrhagie est mûre.

Suivant M. Diday une blennorrhagie est mûre « quand il n'existe plus ou presque plus de douleurs ; quand le méat n'est plus ni rouge, ni tuméfié, quand l'écoulement, après avoir été vert ou jaune, sanguinolent, épais et non filant, est devenu, blanc, fluide, un peu visqueux.

L'action du *copahu* est une action locale qui s'exerce par l'intermédiaire de l'urine chargée de l'huile essentielle et de la résine de copahu; aussi est-il bon d'uriner avant de prendre ce médicament, afin de laisser à l'urine le temps de s'imprégner de ses principes actifs; la démonstration de son action locale a été faite par Ricord qui a vu des individus avec une large fistule uréthrale laissant passer l'urine en entier, et une blennorrhagie siégeant à la fois en deçà et au delà de la fistule, guérir sous l'influence du copahu, de leur blennorrhagie profonde, tout en conservant la blennorrhagie de la partie libre du canal située au devant de la fistule, c'est-à-dire de celle qui n'ayant pas été traversée par l'urine chargée des principes actifs du copahu n'avait pas pu en éprouver l'action directe.

Le copahu et le *cubèbe* peuvent être utilisés isolément ou mieux être administrés simultanément; le premier est plus actif, mais moins bien toléré par les voies digestives. La dose moyenne de copahu est de 4 à 8 grammes; celle de cubèbe de 8 à 16 grammes; on les donne soit en capsules, soit en opiat; la forme capsulaire est préférable, quand le copahu est administré seul. Lorsque les deux médicaments sont prescrits simultanément, on formule l'un des opiats suivants :

1.	Cubèbe	40 grammes.
	Copahu	30 —
	Essence de menthe	Qq. gouttes.
	Magnésie	Q. S. pour faire une pâte.
2.	Cubèbe	100 grammes.
	Copahu	60 —
	Tartrate ferrico-potassique	10 —
	Sirop de ratanhia	Q. S.

prendre dans une hostie, trois ou quatre fois par jour, gros comme une noisette de l'un ou l'autre de ces opiats.

3.	Copahu	ãã 30 grammes.
	Cubèbe	
	Sous-carbonate de fer	2 —
	Salicylate de soude	15 —
	Sirop de coings	Q. S.

Prendre 8 à 12 bols par jour de cet opiat, au moment des repas.

Le *santal*, préconisé par Henderson en 1865 et vulgarisé en France par le professeur Panas, est généralement bien toléré par l'estomac, et parvient souvent à tarir l'écoulement en peu de jours, cependant beaucoup de médecins lui préfèrent le copahu et le cubèbe car il détermine fréquemment des douleurs lombaires assez vives, parfois de l'hématurie; il s'emploie en capsules de 30 centigrammes à la dose de 4 à 5 grammes par jour.

Le kava et le baume de gurjun ont été abandonnés aussitôt que proposés.

Les balsamiques doivent être donnés pendant douze jours ; durant ce temps le malade doit boire peu.

On ne peut considérer les balsamiques que comme des moyens adjuvants; compter sur eux seuls pour amener la guérison, serait une étrange illusion.

C. — Traitement de la blennorrhagie chronique.

Un dernier cas se présente très fréquemment en pratique; le malade vient consulter pour une uréthrite chronique d'origine blennorrhagique dont le début remonte à plusieurs mois ou plusieurs années. On sait que dans ces cas il s'agit d'une uréthrite postérieure. Trois procédés thérapeutiques lui sont applicables : les instillations, les lavages, la dilatation.

Les *instillations* se font avec la sonde à olive perforée de Guyon (n° 12 à 14) et une seringue graduée dont la capacité est de 2 à 4 grammes. Après s'être rendu un compte exact du siège des points enflammés, à l'aide d'une bougie exploratrice à boule, on instille XV à XX gouttes d'une solution de nitrate d'argent à 1/50 ou à 1/30, chaque tour de piston de la seringue permettant d'instiller une goutte de la solution. On répète les instillations tous les deux ou trois jours et douze à quinze injections suffisent en moyenne pour guérir l'uréthrite.

L'instillation a pour effet immédiat de déterminer une recrudescence des accidents inflammatoires et de transformer l'écoulement séreux en écoulement séro-purulent, mais cet écoulement ne persiste que pendant quelques jours.

Au bout d'un certain nombre d'instillations, on peut interrompre celles-ci pour faire quelques *lavages*, puis les reprendre à nouveau.

La guérison, pour être fréquente, n'est cependant la règle, il s'en faut. On sait combien cet échec du traitement plonge dans le désespoir les malades plus ou moins neurasthéniques qui avaient considéré ce traitement comme la dernière planche de salut. L'insuccès est dû le plus souvent à l'extension en profondeur des lésions uréthrales et l'on s'explique aisément que les instillations, agissant uniquement sur la muqueuse, ne puissent venir à bout de ces altérations. C'est alors qu'il faut avoir recours à la *dilatation* à l'aide des cathéters Béniqué, pour déterminer la résorption des infiltrats qui occupent toute l'épaisseur des parois uréthrales.

On ne doit pas négliger le traitement général; les toniques, l'hydrothérapie peuvent rendre de grands services.

On est souvent consulté par des malades qui sont atteints d'une blennorrhagie chronique et qui demandent s'ils peuvent se marier. On ne peut leur en accorder l'autorisation que si la sécrétion uréthrale ne contient plus de gonocoques et si les filaments sont uniquement composés de mucus et de cellules épithéliales. Ceux ci contiennent-ils encore des leucocytes, il est nécessaire de procéder au traitement par les lavages au sublimé ou bien encore à l'ichthyol à 1/100, avant de rendre au malade sa liberté.

D. — Traitement médical des principales complications de la blennorrhagie aiguë.

Nous ne nous occuperons ici que de l'orchite et du rhumatisme blennorrhagique.

I. — Orchite.

Bien des traitements ont été proposés contre l'orchite blennorrhagique, aucun d'eux ne paraît sensiblement diminuer la durée de la maladie, qui est toujours de quinze à vingt jours en moyenne.

Le *repos au lit* avec les bourses bien soutenues et immobilisées, est le moyen par excellence ; les onctions d'onguent napolitain, si souvent pratiquées, doivent être rejetées en raison des dangers d'intoxication hydrargyrique, le scrotum absorbant le mercure avec une grande facilité.

Il est un moyen qui permet au malade d'abréger ou même de supprimer le séjour au lit, c'est le suspensoir ouaté d'Horand ou bien la *compression ouatée* ainsi pratiquée (Boulle, *Archives générales de médecine*, février et mai 1887) : « L'appareil se compose d'une grande compresse de 50 centimètres de longueur sur 25 à 30 centimètres de largeur; de deux bandes de 1^{m},50 à 2 mètres et de deux autres un peu moins longues. Les longues bandes sont cousues le long des petits bords de la compresse pour servir de ceintures, les autres à la partie inférieure d'une fente de 13 centimètres que l'on pratique au milieu et en haut de la compresse ; elles servent de sous-cuisses.

« On place alors les bourses et la verge dans la fente de la compresse dont les bords sont garnis de ouate, puis on fixe la ceinture supérieure et les sous-cuisses ; on entoure alors les bourses d'une épaisse couche d'ouate, puis d'une couche de taffetas gommé ; on ramène alors la partie inférieure de la compresse de façon à ramener fortement les bourses vers l'abdomen, et on la fixe à la ceinture, au moyen de la bande qui est cousue, on relève ensuite les bords extérieurs que l'on fixe fortement l'un à l'autre au moyen d'épingles. » Cet appareil doit être resserré de temps en temps, mais n'a pas besoin d'être changé. Malgré l'acuité des symptômes dans certains cas, le malade peut marcher, travailler et même se livrer à des travaux fatigants. La durée de l'application de ce bandage compressif est de sept jours.

Plus simplement, on peut immobiliser les bourses à l'aide d'un foulard les enveloppant et noué derrière les reins, ou bien à l'aide d'un morceau de carton, échancré en plat à barbe et entouré d'ouate.

A l'immobilisation il faut joindre l'usage des *bains*, que l'on répétera d'abord tous les jours, puis de deux en deux jours. Ce traitement si simple est de beaucoup le meilleur (Fournier).

Mentionnons cependant la *réfrigération* préconisée par Diday qui place le testicule entre deux vessies aux trois quarts remplies de glace. M. Du Castel a préconisé le *stypage à l'aide du chlorure de méthyle*. Un tampon d'ouate ordinaire, refroidi par la projection d'un jet de chlorure de méthyle, suivant la méthode du docteur Bailly, est appliqué pendant quelques secondes (dix à vingt) à la surface des bourses du côté malade.

Il ne faut pas prolonger l'application du froid pour éviter des lésions cutanées : érythème persistant, vésication, sphacèle, dont l'application pourrait gêner la continuation du traitement. L'application du froid est répétée chaque matin. La durée totale du traitement est en moyenne de sept jours.

On a récemment employé avec succès les *pulvérisations phéniquées* (Thiéry), les *badigeonnages de gaïacol* (Balzer et Lacour). On formule la pommade suivante :

Vaseline	30 grammes.
Gaïacol	3 à 5 grammes.

On a recommandé différents médicaments à prendre à l'intérieur; si le sulfate de quinine et l'antipyrine restent sans effets, par contre, le *salicylate de soude* (à la dose de 4 à 6 grammes) et la *teinture d'anémone pulsatile* peuvent rendre quelques services. Les premiers essais de ce dernier médicament ont été faits par Chambers en Amérique, puis en France par Martel, de Saint-Malo, par Cordier, etc. La douleur disparaîtrait du premier au troisième jour. La teinture se donne à la dose de XXX gouttes par jour. On peut prescrire ainsi :

Sirop de fleurs d'oranger	95 grammes.
Alcoolature de racines d'anémone	5 —

Chaque cuillerée à bouche contient un gramme d'alcoolature.

A la suite de l'épididymite blennorrhagique, persiste habituellement un noyau dans la queue de l'épididyme. Ce reliquat de la maladie tourmente les malades qui viennent souvent consulter à ce sujet. On a préconisé un grand nombre de médicaments, notamment l'iodure de potassium qui, s'il ne fait pas de bien, est du moins inoffensif, l'emplâtre de Vigo, celui de ciguë, etc. Diday faisait prendre matin et soir une des pilules suivantes :

Calomel	1 gramme.
Extrait de ciguë	2 grammes.

pour 30 pilules.

Ce qui réussit le mieux ce sont les *cataplasmes de fécule froids* placés pendant la nuit, le suspensoir ouaté et plus tard les eaux salines telles que *Salies-de-Béarn* (Fournier).

II. — Rhumatisme blennorrhagique.

S'il était encore besoin de justifier la démarcation établie entre le rhumatisme blennorrhagique et le rhumatisme articulaire aigu, on trouverait les éléments de cette justification dans les résultats donnés par le traitement. En effet, les médicaments que l'on administre avec succès dans le rhumatisme articulaire aigu n'ont aucune influence dans le rhumatisme blennorrhagique ; ni le salicylate, ni l'antipyrine, ne donnent de résultats ; c'est tout au plus si l'antipyrine atténue les douleurs. Un seul médicament jusqu'ici a rendu des services, c'est l'*iodure de potassium*, qui à la dose de 50 centigrammes à 1 gramme par jour peut être utilisé avec avantage, au déclin de la phase aiguë des arthrites.

La blennorrhagie étant considérée autrefois comme de nature syphilitique, le traitement mercuriel lui était appliqué, ainsi qu'à ses complications, c'est ainsi que Rayer traitait les blennorrhagiques avec des pilules de Sédillot; lorsque la blennorrhagie fut séparée des autres affections vénériennes, il n'en continua pas moins à soumettre ses malades au traitement mercuriel ; récemment M. Morel-Lavallée a vu deux cas de rhumatisme blennorrhagique guérir sous l'influence du traitement hydrargyrique (10 centigrammes de protoiodure par jour, pendant six semaines) ; l'un de ses malades présentait la forme de polyarthrite déformante progressive pseudo-noueuse, et, chose remarquable, l'atrophie musculaire concomitante disparut également. Ces deux observations ne peuvent être considérées comme très probantes, car les deux malades étaient en même temps syphilitiques. Il est bon de remarquer d'ailleurs que M. Jullien a communiqué, il y a cinq ans, le résultat du traitement du rhumatisme blennorrhagique par les injections sous-cutanées de bichlorure de mercure suivant la formule :

Sublimé	40 centigrammes.
Chlorure de sodium	1 gramme.
Eau distillée bouillie	100 grammes.

(injection d'un gramme à la fois de cette solution).

Le traitement local est le traitement par excellence du rhumatisme blennorrhagique.

L'arthrite suppurée se traite par l'*arthrotomie*, le lavage de l'articulation, puis l'immobilisation; mais l'arthrite suppurée est exceptionnelle, et c'est habituellement la monoarthrite à tendance ankylosante que l'on est appelé à soigner. Voici la conduite à tenir en pareil cas : après avoir fait de la *révulsion* à l'aide de pointes de feu, *on entoure l'articulation de bandelettes d'emplâtre de Vigo imbriquées, l'on fait un pansement ouaté et l'on place le membre dans une gouttière ou bien on applique un appareil plâtré inamovible* que l'on remplace plus tard par un appareil silicaté, s'il s'agit d'une arthrite du membre inférieur.

M. Dieulafoy est resté fidèle à la pratique de Trousseau; il fait appliquer une sorte de cataplasme qui se prépare ainsi :

Prendre un à deux kilogrammes de mie de pain coupée en petits morceaux et trempée dans l'eau durant cinq minutes; les débarrasser de cette eau; pétrir la pâte et étaler sur une compresse de toile rectangulaire.

Étendre à la surface du cataplasme la mixture suivante :

Camphre	7	grammes.
Extrait d'opium	5	—
Alcool	4	—

Dans les cas de douleurs vives, ajouter :

Extrait de belladone	5	grammes.

Immobiliser l'articulation et assujettir le pansement par des bandes de toile. La durée de l'application est de dix à douze jours.

Ce qu'on doit chercher à éviter, c'est l'ankylose; aussi, dès que les phénomènes inflammatoires se sont modérés, faut-il pour rompre les adhérences qui commencent à se produire, procéder à la *mobilisation de l'article*. Il est impossible de déterminer *a priori* le moment précis où l'on peut imprimer des mouvements; c'est la disparition de la douleur qui sera le meilleur guide à cet égard; on interviendra « lorsque la mobilisation pourra s'effectuer sans autre douleur que celle qui est due à l'extension des parties rétractées » (Le Fort).

Le *massage*, les *douches sulfureuses* combattront la raideur persistante de l'articulation; les *courants continus* remédieront à l'atrophie.

Ajoutons que le traitement de l'uréthrite ne doit pas être négligé pendant la durée du rhumatisme blennorrhagique; le traitement local est absolument nécessaire pour tarir la source primitive de l'infection.

MALADIES DE LA NUTRITION

DIABÈTES SUCRÉS.

Nous laisserons de côté dans cette étude les glycosuries transitoires que l'on observe au cours de certaines intoxications (oxyde de carbone, chloroforme, chloral, etc.), de quelques maladies infectieuses (choléra, grippe, impaludisme), de quelques cirrhoses, d'affections bulbaires, etc., pour nous occuper exclusivement des glycosuries plus ou moins permanentes, qui s'accompagnent d'un ensemble symptomatique, auquel on peut donner le nom de syndrome diabétique.

La pathogénie du diabète est l'une des questions les plus complexes de la pathologie ; depuis Claude Bernard jusqu'à Lancereaux, Mering et Minkowski, nombre de médecins et de physiologistes ont cherché à déterminer la cause intime du vice de la nutrition qui engendre la glycosurie; on a pu croire un instant que la solution du problème était trouvée, lorsque l'expérimentation a pu réaliser la production du diabète par lésion du pancréas, lésion dont l'anatomie pathologique avait déjà démontré l'existence, mais on n'a pas tardé à s'apercevoir que les altérations du pancréas sont inconstantes et qu'à côté du diabète pancréatique, dont la symptomatologie et l'évolution sont assez caractéristiques, existent d'autres variétés de glycosuries permanentes, ayant sans doute des origines différentes.

En somme, le diabète n'est pas cette entité morbide toujours identique à elle-même que l'on s'est complu à décrire jusqu'ici; ce n'est qu'un syndrome dont la pathogénie est variable, en tous cas très complexe, et qui, par suite, peut se présenter en clinique sous des aspects divers; cette conception n'a rien que de très rationnel, si l'on songe aux démembrements qu'ont subi l'ictère, l'albuminurie, tous les grands syndromes morbides, au fur et à mesure des progrès de la pathologie; aussi sommes-nous autorisés à conclure qu'il existe des diabètes et non « un diabète ».

On distingue généralement aujourd'hui, trois sortes de diabètes sucrés : ce sont le diabète constitutionnel ou arthritique, le diabète pancréatique et le diabète nerveux.

Le premier, de beaucoup le plus commun, se rattache au groupe des affections diathésiques réunies anciennement sous la dénomination commune d'arthritisme et actuellement sous le nom de maladies par ralentissement de la nutrition.

Le malade qui en est atteint a dépassé habituellement la quarantaine ; il est plus ou moins obèse, fort mangeur et mène une vie sédentaire. Souvent, il a présenté, avant l'apparition du diabète, diverses manifestations morbides comme la migraine, l'asthme, la goutte, la lithiase biliaire ou rénale ; il n'est pas rare non plus de retrouver chez ses ascendants les mêmes affections ou même de constater l'hérédité diabétique directe.

Cette variété de diabète est en général bénigne et compatible avec une longue survie, à la condition toutefois que le malade se soumette à une hygiène alimentaire appropriée. C'est plutôt une infirmité qu'une maladie, bien que des complications graves, imputables le plus souvent à la négligence du malade, puissent abréger ses jours. Bien différent est le second type de diabète. Le diabète maigre ou pancréatique, qui survient d'une façon dramatique, frappe brusquement l'individu en bonne santé et atteint d'emblée une grande intensité. La marche en est très rapide, la polyphagie, la polydypsie et la glycosurie sont beaucoup plus marquées que dans le cas précédent et la mort survient rapidement. La thérapeutique est absolument impuissante à son égard, tandis qu'on ne peut nier l'influence favorable qu'elle exerce sur la marche du diabète constitutionnel.

Le diabète d'origine nerveuse n'a pas d'évolution qui lui soit propre ; il apparaît d'ailleurs dans des circonstances fort diverses, tantôt à la suite d'un traumatisme cranien ou médullaire, tantôt sous l'influence d'une affection organique des centres nerveux ou des nerfs (méningite chronique, tumeur du cervelet, tabès ou même névrite).

Si les formes cliniques du diabète sont variables, les altérations trouvés à l'autopsie des diabétiques ne le sont pas moins ; les lésions les plus diverses ont été rencontrées à l'amphithéâtre : lésions du foie, du pancréas, du système nerveux. En raison de l'association fréquente de ces altérations, on ne peut déterminer celle qui joue le rôle prépondérant dans la pathogénie du diabète ; ce qui complique encore la solution du problème, c'est que ces lésions n'existent pas chez tous les sujets (fréquemment on trouve le foie et le pancréas indemnes), et que, d'autre part, on ne peut toujours établir si les lésions sont primitives ou secondaires.

L'expérimentation ne peut pas plus que l'anatomie pathologique donner une solution satisfaisante du problème. Claude Bernard a établi que le foie est le centre glycogénique le plus important et que, d'autre part, la piqûre du plancher du quatrième ventricule en un point déterminé, l'excitation du bout central du pneumogastrique et l'extirpation du ganglion cervical inférieur sont suivies de glycosurie, mais jamais l'expérimentation n'a pu créer de toutes pièces, par ces moyens, un diabète permanent, avec des symptômes comparables à ceux que l'on observe chez l'homme; les lésions nerveuses expérimentales ne donnent lieu qu'à la glycosurie transitoire.

On a été plus heureux lorsqu'on a essayé de déterminer expérimentalement le rôle du pancréas. Von Mering et Minkowski, ainsi que tous les physiologistes qui ont reproduit leurs expériences, ont montré que l'extirpation totale du pancréas détermine un ensemble de troubles morbides, comparables de tous points au diabète humain et se terminant par la mort.

Des divergences se sont produites lorsqu'il s'est agir d'expliquer par quel mécanisme l'ablation du pancréas peut entraîner le diabète? Ce n'est point par la suppression du suc pancréatique, comme le veut de Dominicis, puisque la glycosurie ne survient pas lorsqu'on lie le canal de Wirsung ou qu'on fait écouler au dehors le suc pancréatique. Pour certains, le pancréas aurait pour fonction de détruire une substance saccharigène contenue dans le sang et qui déterminerait l'hypersécrétion de sucre après suppression de la glande; pour d'autres (Lépine, Minkowski), le pancréas sécréterait un ferment ayant le pouvoir de décomposer le sucre dans l'organisme. M. Lépine admet l'existence dans le sang, à l'état normal, d'un ferment glycolytique sécrété par le pancréas. La disparition de ce ferment, à la suite de l'altération du pancréas, serait la cause du diabète; cette théorie serait très séduisante si l'existence de ce ferment pouvait être démontrée; mais les expériences de Lépine ont été contestées. Pour M. Arthus, la glycolyse serait un phénomène cadavérique; M. Gley nie également l'existence de ce ferment.

En présence des résultats contradictoires donnés par l'expérimentation et de l'impossibilité où l'on se trouve de les expliquer d'une façon satisfaisante, on a pensé qu'il convient en dernier ressort de faire jouer au système nerveux un rôle prépondérant dans la glycogénie; cette opinion à laquelle les faits cliniques et la thérapeutique donnent une base solide, paraît devoir être prise en sérieuse considération, si l'on tient compte des expériences récentes de Chauveau et Kauffmann. D'après ces physiologistes il existe dans le bulbe un centre frénateur et entre le bulbe et la quatrième paire spinale un centre excitateur de la fonction glycogénique. Les produits de sécrétion du pancréas activeraient le premier et modéreraient le second; l'ablation du pancréas aurait pour effet d'exalter l'action du centre excitateur et par suite la production du glycogène dans le parenchyme hépatique.

Sans insister davantage sur ces dernières expériences, nous tenons à faire remarquer, qu'à notre sens, le désaccord entre les médecins sur cette importante question, prendra fin lorsqu'on aura pu découvrir dans un trouble déterminé du système nerveux l'origine du diabète. Tout semble prouver en effet, qu'en dernier ressort, le diabète, quelle que soit sa cause occasionnelle apparente, reconnaît une origine nerveuse. Ne constate-t-on pas, dans la plupart des cas, la coïncidence du diabète et des affections nerveuses soit chez le malade, soit dans sa famille? Les médicaments qui diminuent la glycosurie, ne sont-ils pas tous des nervins? Cette théorie de l'origine nerveuse du diabète n'est pas incompatible avec les faits cliniques démontrant l'existence fréquente de lésions pancréatiques chez les diabétiques et avec les faits expérimentaux démontrant que l'ablation totale du pancréas est suivie de glycosurie. D'après Thiroloix et d'autres auteurs, ce n'est pas dans l'altération ou la disparition de la glande que résiderait la cause du diabète, mais bien dans l'altération des filets nerveux qui l'enserrent.

A. — Hygiène alimentaire du diabétique.

Si l'accord est encore loin d'exister sur la pathogénie du diabète, fort heureusement le traitement de cette maladie n'a pas eu à souffrir des fluctuations de l'opinion. Sans doute le traitement médicamenteux du diabète n'est pas encore définitivement fixé, puisque l'on propose chaque jour de nouveaux remèdes et que la matière médicale presque tout entière a été mise à contribution, mais on connaît depuis longtemps l'importance du régime alimentaire dans le traitement de cette maladie.

Il est certain que le diabète, toute idée théorique étant mise à l'écart, est l'expression d'un trouble de la nutrition dont la glycosurie est la note dominante; il faut donc avant tout combattre cette glycosurie, et c'est en supprimant de l'alimentation les matières sucrées et amylacées aux dépens desquelles se forme presque exclusivement le glycogène dans l'économie que l'on parvient à ce résultat.

La glycosurie n'est pas le seul symptôme important du diabète; il en est d'autres comme la polyurie, la polyphagie qui peuvent être mis au nombre des symptômes cardinaux, mais ils sont sous l'étroite dépendance de l'hyperglycémie puisqu'ils s'atténuent ou disparaissent quand celle-ci s'atténue ou disparaît, tandis que l'on n'a aucune prise sur eux, si l'on néglige les moyens de réduire le taux du sucre urinaire.

L'importance du régime alimentaire chez les diabétiques a été proclamée par Nicolas et Guedeville, puis par Dupuytren, mais c'est surtout à Bouchardat que l'on doit l'établissement de règles précises concernant l'alimentation.

Certains aliments se transforment presque entièrement en sucre, à la suite des transformations successives qu'ils subissent dans l'organisme, tandis que d'autres ne donnent lieu qu'à une petite quantité de sucre ; il est donc indiqué de restreindre ou de supprimer complètement l'usage des premiers, c'est-à-dire des substances sucrées proprement dites et des substances hydrocarbonées (féculents), et de donner au contraire la prépondérance dans l'alimentation aux aliments de la seconde catégorie, c'est-à-dire aux matières albuminoïdes.

Nous passerons d'abord en revue les principes alimentaires immédiats, permis et défendus aux diabétiques ; après quoi nous pourrons établir des cartes culinaires, en connaissance de cause. L'*alimentation azotée* prend la plus grande part dans l'alimentation, bien qu'il se forme du sucre aux dépens de la viande, mais ce sucre n'existe qu'en très petite quantité, et d'ailleurs est facilement brûlé. En fait, la diète carnée amène une disparition rapide du taux du sucre dans les urines mais elle ne va pas sans inconvénients. On a mis sur le compte de l'alimentation carnée prédominante un certain nombre d'accidents qui peuvent survenir au cours du diabète ; elle augmenterait l'azoturie, favoriserait la gravelle urique si fréquente dans le diabète, enfin et surtout prédisposerait à une redoutable complication : l'acétonémie, c'est-à-dire au coma diabétique (Naunyn).

En tous cas, les malades qui absorbent de grandes quantités de viande présentent parfois des troubles digestifs ou bien des symptômes rappelant ceux de l'empoisonnement par les ptomaïnes ou les leucomaïnes : céphalée, diminution de la quantité des urines, oligurie, etc... (Sawyer).

La diète carnée est particulièrement mal supportée par les enfants et dans les cas de diabète maigre.

Avec les œufs et le poisson on peut varier l'alimentation azotée ; les œufs sous toutes les formes, les poissons et de préférence les poissons gras doivent entrer pour une large part dans l'alimentation. Les œufs constituent un excellent aliment, car ils sont riches non seulement en albumine, mais aussi en matière grasse (12 p. 100).

Graisses. — Nous avons dit que l'alimentation azotée ne saurait convenir comme régime exclusif ; il est de toute nécessité de lui adjoindre des principes hydrocarbonés, et c'est aux graisses que le diabétique doit emprunter le carbone dont le prive la suppression du pain et des légumes féculents.

La dose utile de graisse qui doit entrer dans l'alimentation normale est, d'après le professeur G. Sée, de 70 à 80 grammes. Cette quantité on peut la doubler ou même la tripler chez les diabétiques ; avec

160 grammes de graisse on parviendrait à peu près à remplacer les 500 grammes d'hydrocarbures de la ration physiologique. Les graisses sont d'ailleurs bien digérées d'une façon générale par les diabétiques. On ne leur recommande plus l'usage de la graisse rance de porc, ainsi que l'indiquait Rollo, mais on les engage à manger des viandes grasses, du foie gras, des conserves de poisson à l'huile, du beurre, de la crème, des amandes, etc. L'huile de foie de morue rend les plus grands services chez les individus jeunes, atteints de diabète maigre et présentant une dénutrition rapide.

Tous les *aliments féculents:* légumes et racines (riz, lentilles, haricots, pommes de terre, navets, carottes, raves, etc.), ainsi que le pain et les pâtisseries sont formellement interdits aux diabétiques. Nous verrons cependant que des restrictions peuvent être apportées à cet ostracisme, rigoureux pour certains malades dont le diabète est bénin; la suppression absolue du pain est en effet des plus pénibles pour les diabétiques, surtout pour nos compatriotes qui sont de gros mangeurs de pain.

On s'est efforcé de remplacer le pain par des aliments similaires, mais sans grand bénéfice pour les malades.

Depuis Bouchardat le pain dit de gluten est d'un usage courant chez les diabétiques. Les avantages de ce pain ont été fort surfaits; il contient en effet une grande quantité d'amidon, sans lequel la panification est impossible; cette quantité varie d'ailleurs dans des proportions considérables, suivant la provenance du pain de gluten. Certains pains ne contiennent que 20 p. 100 d'amidon; d'autres en contiennent jusqu'à 60 p. 100 (Boussaingault), c'est-à-dire une quantité supérieure à celle que renferme le pain ordinaire, soit 55 p. 100.

Le pain de gluten est d'ailleurs accepté très difficilement par les malades qui lui reprochent son goût désagréable et son action sur les gencives, qu'il blesse. Aussi bien peu de malades s'astreignent-ils à en faire un usage prolongé. Aujourd'hui le pain de gluten est très rarement utilisé; nous en dirons autant du pain d'amandes conseillé par Pavy, du pain de gruau, de froment, etc. On a préconisé récemment le pain de soya (fait avec une légumineuse du Japon); la graine de soya présente cette double particularité de contenir très peu de substances amylacées et sucrées, et une quantité considérable de matières azotées. D'après Munz elle ne renfermait que 6 p. 100 de matières amylacées et 36 ou 37 p. 100 de principes azotés. Le pain de soya, qui ressemble au pain de seigle, est assez facilement digéré, mais sa saveur assez peu agréable amène rapidement le dégoût. En somme, on ne peut guère remplacer le pain par une préparation équivalente; aussi quelques médecins autorisent-ils l'usage d'une petite quantité de pain grillé ou de croûte de pain. Le choix de la croûte ne paraît pas logique, si l'on s'en rapporte aux analyses d'Esbach ; la croûte renferme en effet plus d'amidon que la mie ; 100 grammes de croûte donnent 76 grammes de sucre et 100 grammes de mie n'en donnent que 52. M. Dujardin-Beaumetz permet 30 à 40 grammes de pain à chaque repas. Ebstein fixe comme dose maxima quotidienne dans les cas de diabète léger 100 grammes de pain de seigle ou de froment.

On a songé récemment à utiliser l'albumine végétale pour en faire un pain destiné aux diabétiques. Ebstein est très partisan de ce pain d'aleurone dont le goût n'est pas désagréable et qui s'assimile facilement. L'aleurone renferme 80 p. 100 d'albumine et 7 p. 100 d'hydrates de carbone ; pour faire avec l'aleurone un pain utilisable pour l'alimentation, il est nécessaire d'ajouter de la farine. Un mélange à parties égales d'aleurone et de farine de froment donne un pain renfermant 50 p. 100 de substances azotées ; on ne peut guère dépasser cette limite, sinon la préparation n'aurait plus le goût « du pain ».

On substitue depuis quelques années, à l'usage du pain, celui des pommes de terre, prises en petite quantité. La pomme de terre contient moins d'amidon que les pois, les lentilles, les haricots et moins également que la croûte de pain. D'après Esbach 100 grammes de pommes de terre, cuites à l'eau, ne donnent que 17 grammes de sucre. M. Dujardin-Beaumetz, M. G. Sée autorisent l'emploi quotidien de 100 grammes de pommes de terre, mais Ebstein persiste à les exclure de l'alimentation.

En somme la suppression des féculents, bien que théoriquement indiquée, n'est réalisée dans la pratique que d'une façon relative, car la plupart des malades mangent une petite quantité de pain ou de pommes de terre.

Si l'usage d'une petite quantité de féculents peut être toléré, par contre celui du *sucre* en nature doit être interdit d'une façon absolue. La privation complète du sucre étant aussi pénible pour les malades que celle du pain, on a cherché s'il n'existait pas, parmi les différentes variétés de sucre, une variété pour laquelle l'interdiction pourrait être levée. On a prétendu que la levulose qui existe dans le miel et dans certains fruits peut être assimilée ; quant à la lactose, elle paraît augmenter la glycosurie, comme le sucre de canne, aussi, le régime lacté, prescrit par quelques médecins à des diabétiques, ne saurait-il être conseillé.

Pour donner à certains aliments, notamment au café, la saveur sucrée, de nombreux malades employaient la glycérine (Bouchardat) ; mais van Deen a montré que la glycérine injectée dans l'intestin augmente le glycogène et les expériences de Seegen tendent à prouver qu'elle prend part à la formation du sucre. Aujourd'hui, on la remplace par la saccharine. Ce corps qui a une saveur sucrée des plus remarquables n'est pas un sucre; c'est un dérivé de l'acide benzoïque (sulfinide benzoïque) qui traverse l'organisme sans y éprouver d'altérations et que l'on retrouve en nature dans les urines; outre le pouvoir sucrant, qui est 280 fois plus élevé que celui du sucre, la saccharine possède en outre des propriétés antifermentescibles, que l'on utilise dans la gingivo-stomatite. Bien que la saccharine ne paraisse pas modifier les échanges nutritifs, ni influencer notablement les actes digestifs, et bien que Stadelmann ait pu en faire prendre 155 grammes en quarante-trois jours, c'est-à-dire 3 à 5 grammes par jour, avec une tolérance parfaite, il ne faut pas en abuser, car elle détermine des douleurs gastriques. Il est inutile de dépasser 10 centigrammes par jour en pastilles composées de saccharine et de bicarbonate de soude à parties égales.

Les *légumes verts* constituent une ressource précieuse pour les diabétiques; en outre de l'avantage qu'ils présentent de varier l'alimentation, ils ont celui de combattre la constipation inévitable à la suite de la diète carnée. La plupart des légumes verts et des salades peuvent entrer dans l'alimentation; il convient cependant d'en écarter les choux de toute espèce et surtout les asperges qui peuvent déterminer une glycosurie passagère chez l'homme sain.

Il importe de faire bouillir les légumes pendant longtemps, l'ébullition les privant de leurs éléments sucrés.

L'interdiction des *fruits* est très pénible pour les diabétiques; cependant elle doit être absolue, car tous, sauf les noix, les noisettes, les amandes contiennent une quantité considérable de sucre; dans les diabètes très légers on pourra autoriser exceptionnellement les pommes ou les poires.

Le choix des *boissons* est des plus importants à régler; en effet, le diabétique boit beaucoup et a tendance à abuser des boissons alcooliques, d'autant plus qu'il peut en ingérer de grandes quantités sans être incommodé. Il n'en est pas moins vrai que l'abus de l'alcool est nuisible; il l'est à des titres divers; d'abord, en ce qu'il peut déterminer chez le diabétique, comme chez tout individu, les diverses affections chroniques qui frappent les alcooliques et notamment la cirrhose, cette dernière d'autant plus aisément que le foie est fréquemment altéré de par le fait même du diabète; ensuite, parce qu'il peut déterminer une augmentation de la glycosurie (Rosenstein, Griesinger). Les diabétiques pourront faire usage du vin en quantité modérée (un litre par jour au maximum) et ce sont les vins blancs légers ou bien les vins rouges un peu vieux et riches en tannin qui leur conviennent le mieux. On leur défendra l'usage des vins sucrés, comme le madère et le champagne. Quant à la bière, elle est formellement interdite par

Ebstein ; elle contient souvent de la dextrine, qui peut aggraver la glycosurie.

L'extrait de malt coupé avec de l'eau de Seltz peut être au contraire autorisé. Le lait en raison de la lactose qu'il renferme (48 p. 1000), peut accroître la glycosurie ; aussi est-il paradoxal de voir conseiller aux diabétiques le régime lacté exclusif, ainsi que cela a été parfois conseillé (Donkin). Chez les diabétiques atteints d'albuminurie ou chez ceux qui présentent de l'anorexie, des troubles digestifs divers, de la tendance à l'acétonémie, le képhir sera prescrit de préférence au lait ; il n'a pas les inconvénients du lait, puisque la lactose s'y trouve transformée par suite de la fermentation alcoolique.

Le café, le thé, toutes les boissons du type caféique (prises sans sucre) peuvent être autorisées, bien que l'on ait accusé le café de déterminer une légère augmentation du sucre ; le cacao est interdit, à cause de sa richesse en fécule, cependant cette richesse est très variable suivant les espèces, et, comme c'est un excellent aliment tonique, on pourra en permettre l'usage dans certains cas.

De toutes les boissons, la meilleure, pour le diabétique, est l'eau pure. Encore faut-il s'efforcer d'empêcher les malades d'ingurgiter d'énormes quantités de ce liquide, comme ils le font parfois. On leur recommandera de boire souvent, s'ils éprouvent une soif intense, mais de boire peu à la fois. D'ailleurs la polydipsie diminue notablement, dès que les malades sont soumis à un régime rigoureux.

Nous venons de passer rapidement en revue les aliments et les boissons permis ou défendus aux diabétiques ; il faut maintenant examiner les divers régimes qui ont été proposés.

Ces régimes sont exclusifs ou non.

Parmi les régimes exclusifs il convient de citer d'abord la *diète carnée et adipeuse* recommandée par Cantani. Ce régime consiste à faire prendre aux malades des viandes et des graisses à tous les repas, à l'exclusion de tout autre aliment. Les diverses viandes peuvent être indifféremment bouillies, rôties ou frites à l'huile d'olive ou à la graisse. Dans l'assaisonnement, ne doivent entrer ni farine, ni fécule, ni beurre, ni vinaigre. Cantani permet l'usage quotidien de 600 grammes de viande, et recommande d'y ajouter, si la dénutrition devient prononcée, une petite quantité de graisse ayant subi l'action du suc pancréatique, à la suite d'un contact de quelques heures avec des fragments de pancréas frais.

Cantani, reconnaissant que ce mode d'alimentation entraîne facilement des troubles digestifs, recommande de faire jeûner de temps à autre les malades pendant vingt-quatre heures. De plus, il prescrit l'acide lactique à la dose de 1 à 2 grammes, dissous dans 130 grammes d'eau et 20 grammes d'eau de fenouil. Cette solution doit être prise en 6 doses à une demi-heure d'intervalle entre chaque repas.

Dans les cas légers le régime carné exclusif doit être maintenu pendant deux mois ; on peut alors introduire dans l'alimentation des légumes verts, des fromages fermentés, etc.

De nombreuses objections ont été faites au régime de Cantani ; nous les avons déjà mentionnées ; la plus sérieuse est celle qui l'accuse de favoriser l'apparition de l'acétonémie ; cette éventualité ne serait-elle pas à craindre, que l'on aurait encore à reprocher au régime de Cantani de provoquer rapidement des désordres gastro-intestinaux. Aussi n'a-t-il été adopté que par un très petit nombre de médecins.

Nous ne ferons que mentionner la seconde forme de régime exclusif, la *diète lactée*, proposée par Donkin. La diète lactée est pour le diabétique un véritable régime d'inanition ; elle n'est d'ailleurs pas rationnelle, puisqu'elle fournit à l'économie des matériaux (lactose) transformables en sucre.

Le régime universellement adopté en France, est le *régime mixte* dont Bouchardat a si bien tracé les règles. Voici l'énumération des principaux mets défendus et permis :

Potages. — Permis : tous les potages gras, le bouillon aux œufs pochés, les juliennes (sans navets, ni carottes), les potages aux poireaux et pommes de terres ; défendus : les bouillies, les panades, les potages aux pâtes, aux pois cassés, au lait.

Graisses. — Les graisses doivent être largement utilisées, pour suppléer à l'insuffisance des éléments hydrocarbonés (beurre, caviar, thon à l'huile, sardine, gras de jambon, etc.).

Viandes. — Toutes les viandes sont permises : viandes de boucherie, gibier, volaille ; elles devront être rôties, bouillies ou grillées, les sauces préparées avec de la farine ne pouvant servir à les accommoder.

Œufs. — Les œufs sous toutes les formes (œufs à la coque, sur le plat, en omelette, œufs brouillés) sont autorisés.

Poissons. — Il en est de même de tous les poissons, sous la réserve qu'ils ne seront pas frits dans la pâte.

Légumes. — Parmi les légumes dont le diabétique peut faire usage, citons : les épinards, les choux, les haricots verts, la chicorée, les céleris, les pissenlits, les artichaux, etc.

Les betteraves, l'oseille, les asperges, les tomates, les carottes, les navets sont interdits.

Desserts. — Autorisés : les fromages fermentés, les noix, les amandes, les groseilles, les poires et les pommes.

Défendus : tous les fruits sucrés et les pâtisseries.

Pain. — Interdiction absolue ou bien 30 à 40 grammes de pain sans mie (Dujardin-Beaumetz).

Le malade est souvent obligé de se rationner de lui-même, en ce qui concerne le pain, à cause du mauvais état habituel de sa dentition.

Nous avons indiqué qu'on pouvait le remplacer par une petite quantité de pommes de terre cuites au four (100 grammes à chaque repas).

Boissons. — L'eau, le vin, le thé, le café.

Ce régime a le grand avantage de pouvoir être supporté par tous les malades pendant un temps fort long, pour ainsi dire indéfini. Dans les cas récents et dans les diabètes bénins il peut réduire l'excrétion du sucre à de très faibles proportions ou même faire disparaître entièrement celui-ci des urines; en même temps disparaissent les symptômes qui avaient révélé le diabète : soif, polyphagie, douleurs névralgiques, etc. Dans d'autres circonstances, les plus nombreuses à vrai dire, le taux du sucre excrété diminue assez sensiblement, mais les signes fonctionnels, pour être plus ou moins atténués, n'en persistent pas moins.

Les malades éliminent journellement une quantité de sucre minima, qui ne peut être abaissée par le régime le plus sévère, mais qui, par contre, s'élève au moindre écart de régime ou sous l'influence de causes diverses (fatigue, émotions, etc.).

La durée du régime appliqué dans toute sa rigueur ne peut être indéfinie; tôt ou tard les malades éprouvent du dégoût pour les aliments, des troubles digestifs et maigrissent.

Si le régime a déterminé une notable amélioration ou même une guérison complète, il faut revenir progressivement et lentement à l'alimentation normale, tout en examinant les urines à intervalles réguliers et assez rapprochés, de façon à faire reprendre le régime, si le sucre reparaît en proportion notable dans les urines.

Même en cas d'amélioration persistante, il est bon que trois ou quatre fois par an, pendant deux ou trois semaines, le diabétique observe la diététique indiquée.

Enfin, dans les cas anciens ou graves d'emblée, quand le régime le plus rigoureux n'a que peu de prise sur la glycosurie, il ne faut pas insister sur son application intégrale, car il peut entraîner la perte de l'appétit, une dénutrition rapide ou même favoriser l'apparition du coma.

B. — Hygiène du diabétique.

L'observation de certaines règles hygiéniques n'est pas moins nécessaire au diabétique que celle du régime alimentaire.

Le travail musculaire, un *exercice modéré* doivent être recommandés à tous les malades, sauf à ceux qui sont atteints de diabète malin, à marche rapide, ou bien aux diabétiques dont la maladie est déjà très avancée, ou encore à ceux qui ont des lésions cardiaques. L'heureuse influence du travail musculaire se traduit par une diminution notable de la glycosurie. Les malades doivent donc faire chaque jour une promenade d'une à deux heures après les repas, en ayant soin de couper cette promenade de haltes fréquentes et de marcher à une allure modérée pour éviter une sudation abondante.

Ceux à qui leur embonpoint ou bien encore l'asthénie si fréquente chez les diabétiques interdit une marche prolongée remplaceront cet exercice par la pratique de la gymnastique suédoise.

Tous les malades se trouveront bien du *massage* pratiqué quotidiennement et précédé ou non de frictions du gant de crin.

Autant un exercice modéré est utile, autant les marches forcées ou tout autre exercice violent sont nuisibles pour les diabétiques. On sait que le surmenage physique a pour conséquence l'accumulation dans l'économie de principes excrémentitiels qui peuvent provoquer des symptômes d'auto-intoxication. On a vu souvent le coma diabétique éclater à la suite d'un voyage, de fatigues excessives. Les exercices violents ont d'ailleurs pour effet de donner lieu à des sudations abondantes qui exposent les malades à contracter des refroidissements.

Les malades devront éviter pour des raisons semblables les travaux intellectuels prolongés.

Le *massage* a été recommandé. S'il est utile dans les cas récents, il est nuisible dans les cas anciens ou graves d'emblée.

Les *soins de la peau* méritent une sollicitude particulière. On sait avec quelle facilité les diabétiques font sur leur peau des cultures microbiennes qui déterminent chez eux anthrax et furoncles, éruptions diverses.

Les lotions répétées avec de l'eau coupée de vinaigre aromatique, d'alcoolat de lavande permettent de réaliser une antisepsie préventive, complétée par l'emploi fréquent des *bains tièdes*. Le bain présente encore l'avantage de calmer le prurit si fréquent et si tenace chez les diabétiques ; il importe seulement qu'il soit de courte durée.

Les *douches chaudes* peuvent être également utiles, mais on ne saurait recommander les bains de vapeur, car on a vu des accidents graves et même la mort survenir à la suite d'une sudation abondante. Quant à l'hydrothérapie froide, elle est en général mal supportée en raison de l'absence de réaction.

Les *cures climatériques* sans être indispensables, constituent néanmoins une ressource qu'il ne faut pas négliger. Outre les avantages d'un air vif et pur, le séjour à la campagne ou dans les montagnes donne au malade une distraction utile. Celui-ci devra éviter l'impression du froid humide, à laquelle il est particulièrement sensible, en se couvrant de vêtements de laine, mais il aura soin de renouveler fréquemment l'air de sa chambre, afin de mieux assurer les oxydations organiques.

C. — Traitement médicamenteux et thermal.

On a essayé dans le diabète un grand nombre de **médicaments**. Nous les énumérerons, sans essayer de les classer d'après leur mode d'action; la plupart peuvent d'ailleurs se répartir en deux groupes : les modificateurs de la nutrition et les nervins.

Parmi ces médicaments les alcalins sont les plus anciennement employés; c'est en effet à Willis et Rollo qu'est due leur introduction dans la thérapeutique.

Frerichs leur dénie toute valeur, tandis que M. Lécorché les considère comme ayant une supériorité incontestable sur tous les autres agents thérapeutiques, dans la cure du diabète.

Nous n'essaierons pas de discuter avec détails le mode d'action des alcalins; bornons-nous à constater que l'opinion la plus plausible est celle qui attribue cette action à une oxydation plus complète des substances organiques d'une part, et d'autre part à la régularisation des fonctions digestives. Les alcalins ne sont d'ailleurs réellement utiles que dans les diabètes à marche traînante, c'est-à-dire dans le diabète arthritique.

Le plus employé de tous est le *bicarbonate de soude* ; pour M. Lécorché « c'est le premier médicament à administrer à un diabétique dont on veut mesurer la réaction aux médicaments. » Sous son influence la glycosurie diminue, ainsi que les symptômes corrélatifs : polyurie, soif, boulimie; le taux de l'urée excrétée s'abaisse chez les malades qui étaient azoturiques au début du traitement.

La dose utile de ce sel est de 4 à 6 grammes par jour (2 grammes par repas, dans un verre d'eau rougie).

D'autres sels de soude ont encore été employés, notamment le *salicylate de soude*, d'un usage courant en Allemagne (Müller, Fürbringer, Peters, etc.). Si l'on veut employer ce sel, on ne dépassera pas les doses de 3 à 4 grammes, car son emploi prolongé peut entraîner des désordres gastro-intestinaux.

Mentionnons encore le *benzoate de soude* particulièrement indiqué quand la lithiase rénale coïncide avec le diabète. On peut alors l'associer au bicarbonate. Dose : 1 à 3 grammes par jour.

Les *sels de potasse* ont été employés par Bouchardat de préférence aux sels de soude; mais aujourd'hui on utilise uniquement ces derniers, car les sels de potasse sont moins bien tolérés par l'appareil digestif et ont de plus une action toxique, que l'on a sans doute exagérée, mais n'en doit pas moins être prise en considération.

Nous ne ferons que mentionner les sels de chaux et les sels ammoniacaux qui sont également abandonnés.

Il n'en est pas de même des *sels de lithine* que Garrod a introduits en thérapeutique. La lithine est utile chez les diabétiques goutteux; Martineau l'associait à l'arsenic; on peut faire prendre avant chaque repas, dans un grand verre d'eau de Vichy (Hauterive) ou de Vals (Saint-Jean) 20 centigrammes de carbonate de lithine et faire ajouter au mélange III à IV gouttes de liqueur de Fowler.

L'*opium* et ses dérivés sont employés depuis fort longtemps dans le traitement du diabète; l'action de l'opium est aussi manifeste que celle des alcalins; elle se traduit par une diminution rapide de la glycosurie, de la polyurie, de la boulimie, de la soif; malheureusement cette action est limitée à la durée de l'administration du médicament, et d'autre part on ne saurait continuer longtemps l'usage de l'opium, qui peut enlever l'appétit, déterminer une constipation opiniâtre et même accentuer l'asthénie.

L'action de l'opium ne peut guère être expliquée d'une façon satisfaisante, aussi est-il inutile de rapporter les différentes hypothèses émises à ce sujet.

On emploie habituellement l'extrait thébaïque, à la dose initiale de 5 centigrammes par jour, en deux fois.

Cette dose peut être augmentée progressivement et largement dépassée ; mais on n'imitera pas les médecins qui n'ont pas craint de donner jusqu'à 3 grammes d'extrait par jour.

On fait suivre la médication opiacée pendant quinze à vingt jours, puis on la suspend pendant quelques jours et on la reprend de nouveau. Il est nécessaire de combattre la constipation déterminée par ce mode de traitement, à l'aide des moyens appropriés.

Outre l'extrait thébaïque, on a employé la teinture d'opium, la morphine que Davy a prescrite jusqu'à la dose de 15 centigrammes par jour et Kratschmer jusqu'à celle de 25 centigrammes, enfin la poudre de Dower et la codéine (Cavafy).

La belladone et la jusquiame ont été essayées en raison de l'analogie de certains de leurs effets avec ceux de l'opium. M. Villemin a d'ailleurs associé la belladone et l'opium. Donnée isolément, elle a paru peu efficace.

L'*arsenic* a été préconisé par Berndt (de Greifswald), par Trousseau, Devergie, etc. Les expériences de Saikowsky et celles plus récentes de Quinquaud en justifient l'emploi. Quinquaud, après avoir injecté sous la peau des animaux XII à XV gouttes de liqueur de Fowler, pique le plancher du quatrième ventricule et ne produit ainsi qu'une glycosurie insignifiante; l'arsenic, dit-il, est le frein modérateur du diabète. M. Lécorché est partisan de l'arsenic et dit qu'il agit dans le même sens que l'opium et les alcalins.

Martineau l'associait à la lithine et prétend avoir guéri, à l'aide de ce traitement, 67 diabétiques sur 70. On emploie ordinairement la liqueur de Fowler à la dose de X à XV gouttes par jour. Pour prévenir la diarrhée, on peut associer à la liqueur de Fowler II ou III gouttes noires anglaises ou IV à V gouttes de laudanum de Sydenham.

L'arsenic est particulièrement utile chez les diabétiques qui sont très affaiblis et chez ceux qui sont menacés de tuberculose.

Nous arrivons maintenant à la classe des médicaments nervins, qui sont considérés par beaucoup de médecins, comme les meilleurs médicaments du diabète. Parmi les nervins la *valériane* est le plus anciennement employé ; elle diminue surtout la polyurie et l'azoturie. On prescrit 30 à 60 centigrammes d'extrait de valériane par jour pendant un mois ou six semaines. Trousseau donnait des doses plus fortes (3 à 4 grammes par jour), mais des troubles digestifs ne tardent pas à survenir si l'on prescrit la valériane à doses aussi élevées.

On peut associer la valériane, à l'opium et à l'arsenic :

Extrait de valériane..................	20 centigrammes.
— d'opium.......................	15 milligrammes.
Arséniate de soude....................	2 —

pour 1 pilule, 4 à 6 par jour au milieu des repas (M. Huchard).

Le *bromure de potassium* a été préconisé par Begbie (1866), puis par M. Felizet (1882); Begbie obtint la guérison d'un enfant de treize ans, après sept semaines de traitement; le diabète étant toujours grave dans l'enfance, ce fait mérite d'être retenu, toutefois il faut constater que le bromure n'a pas répondu aux espérances que l'on avait fait concevoir. On prescrira le bromure avec avantage dans le diabète nerveux, si les malades ne sont pas trop déprimés (3 à 4 grammes par jour).

Les *sels de quinine* (Worms) : sulfate, chlorhydrate ou valérianate, à la dose de 20 à 60 centigrammes *pro die* sont utilisés fréquemment; associés à l'opium, ils donnent les meilleurs résultats dans les névralgies si rebelles des diabétiques.

Le nervin le plus récemment employé, et qui n'a pas tardé à détrôner les précédents, est l'*antipyrine*.

L'antipyrine exerce sur les échanges nutritifs une action des plus remarquables qui se traduit par la diminution de la quantité des urines et du taux de l'urée; il était indiqué de l'employer dans le diabète et de rechercher si la glycosurie n'était pas influencée par elle, d'autant plus que c'est le médicament qui atténue le mieux l'excitabilité du système nerveux central. Déjà M. Huchard l'avait employée dans le goitre exophthalmique et Gœnner (de Zurich) l'avait prescrite dans le diabète, lorsque M. le professeur G. Sée eut l'idée d'en faire la base d'une médication systématique du diabète; il avait remarqué que l'antipyrine, donnée comme analgésique à un diabétique atteint de sciatique double, avait non seulement supprimé les douleurs mais encore fait disparaître le sucre des urines.

Les expériences instituées par M. Gley sur les animaux rendus diabétiques ne firent que confirmer cette nouvelle propriété de l'antipyrine. Aujourd'hui l'antipyrine est l'un des médicaments les plus usités et c'est celui auquel on peut attribuer la plus grande efficacité, tout au moins dans la forme nerveuse du diabète.

L'antipyrine ne guérit pas d'ailleurs le diabète, pas plus que tous les autres médicaments précédemment énumérés ; mais, dans le diabète de moyenne intensité, son emploi combiné avec celui du régime de Bouchardat, amène rapidement une diminution considérable de la glycosurie et parfois sa disparition totale. On peut maintenir pendant longtemps les malades en un état de parfaite santé relative en instituant, à intervalles réguliers, le traitement par l'antipyrine. M. G. Sée prescrit le médicament à la dose de 3 grammes par jour chez l'adulte et le continue pendant deux à trois semaines. Puis, il le reprend après une ou deux semaines de repos. On peut l'associer avec avantage au bicarbonate de soude.

Dans les diabètes intenses, dans ceux où l'élimination journalière du glucose atteint ou dépasse par exemple 150 grammes par jour, l'antipyrine diminue encore la glycosurie mais ne parvient pas à la supprimer. Chez les diabétiques malades depuis fort longtemps, atteints de lésions cardiaques ou rénales avancées, le traitement par l'antipyrine ne devra être institué qu'avec prudence car il pourrait être dangereux d'entraver l'excrétion urinaire dont le fonctionnement régulier est si nécessaire chez les diabétiques.

Nous n'avons pas épuisé la longue liste des médicaments qui ont été prescrits dans le diabète ; bien d'autres encore tels que l'iode, l'ergot de seigle, la créosote etc., ont été utilisés, mais ceux qui viennent d'être cités sont les seuls qui méritent d'être mentionnés.

Aux médications antidiabétiques proprement dites on joint des médications accessoires destinées à combattre certains symptômes liés indirectement au diabète ; parmi ces symptômes figure au premier rang l'asthénie, aussi la médication tonique est-elle particulièrement indiquée.

La *strychnine* est l'un des meilleurs agents de cette médication ; elle agit autant comme stimulant général que comme amer eupeptique ; on prescrit soit l'arséniate de strychnine en pilules de 1 milligramme (4 par jour), soit le sulfate de strychnine en solution :

Sulfate de strychnine................	5 centigrammes.
Eau distillée..........................	150 grammes.

Dose : 2 à 3 cuillerées à café par jour.

Le *fer* a été souvent prescrit. Lécorché le considère comme très utile dans tous les cas où les forces du malade commencent à baisser, tandis qu'Albert Robin le tient pour nuisible. En tous cas, on ne doit le donner qu'à doses faibles, en raison de son action irritante sur le tube digestif.

L'*huile de foie de morue* est un des meilleurs reconstituants, mais on ne doit en recommander l'usage qu'aux malades dont les fonctions digestives sont satisfaisantes.

Le *quinquina* est également un excellent tonique; mais on ne doit pas le prescrire dans le vin; on administrera l'extrait mou à des doses variant de 4 à 6 grammes par jour.

Le **traitement thermal** complète avantageusement dans certains cas le traitement alimentaire et médicamenteux; seulement il n'est pas applicable à tous les cas de diabète indistinctement.

L'action curative des eaux minérales est d'ailleurs favorisée au plus haut point par le genre de vie que mènent les malades à la station thermale; ils s'y trouvent au grand air, éloignés de leurs affaires, à l'abri des préoccupations; ils peuvent s'y livrer dans les meilleures conditions à la promenade, aux exercices qui leur sont recommandés, aussi de notables améliorations sont-elles fréquemment constatées à la suite d'une cure à Vichy ou à Carlsbad.

Les eaux alcalines occupent le premier rang dans le traitement thermal du diabète, et parmi elles Vichy et Carlsbad.

La cure à Vichy peut être recommandée à tous les diabétiques arthritiques; Carlsbad ne convient que dans certains cas spéciaux.

« Sont particulièrement justiciables de Carlsbad, les diabétiques obèses, à ventre gros, hémorrhoïdaires, atteints de dyspepsie intestinale avec constipation rebelle ou diarrhée tenace, ou chez qui, le foie, la rate, les reins sont congestionnés, et même en voie de dégénérescence; en un mot, ceux qui présentent cet état morbide qu'on a désigné sous le nom de stase veineuse, de pléthore abdominale. Dans ces cas l'action profondément altérante et aussi déplétive à volonté des eaux de Carlsbad trouve son indication, pourvu toutefois que l'organisme ait assez de vitalité pour résister à leur influence perturbatrice. Nous avons en effet constaté maintes fois que beaucoup de malades, ceux d'un certain âge surtout, sont fort éprouvés pendant quelque temps par cette eau et qu'ils en reviennent améliorés au point de vue de la glycosurie, mais avec une dépression très marquée des forces, avec de l'anémie, des sensations vertigineuses, etc. On peut, il est vrai, remédier à cet ébranlement de l'économie en faisant suivre la saison de Carlsbad d'une cure d'air dans les montagnes à altitude modérée, pratique que nous ne saurions trop recommander » L. Dreyfus-Brisac, *Thérapeutique du diabète sucré*, p. 158).

Les eaux de Vichy ont sur celles de Carlsbad cette supériorité qu'elles ne déterminent pas, à moins d'être employées sans mesure, l'asthénie que l'on observe à la suite du traitement à Carlsbad. La cachexie alcaline résulte uniquement de l'emploi immodéré des eaux alcalines chez des malades dont la résistance organique est d'ailleurs déjà affaiblie, ou présentant l'une des complications qui viennent d'être indiquées, enfin, aux malades âgés et à ceux qui ont de l'acétonémie.

On observe pendant la cure une diminution notable de la polyurie et de la glycosurie. En même temps les fonctions digestives se régularisent, la soif et la sécheresse de la bouche, le prurit etc. disparaissent. Les effets ne sont, il est vrai, que trop souvent temporaires et une seconde cure, deux ou trois mois après la première, peut être nécessaire.

On peut utiliser toutes les sources de Vichy, mais il faut conseiller de préférence les sources chaudes : la Grande-Grille et l'Hôpital. La dose moyenne est de 2 à 4 verres par jour ; il est utile d'associer au traitement interne le traitement externe par les bains et les douches. Il faut recommander aux malades d'éviter toute fatigue pendant leur cure, afin qu'ils n'en perdent pas le bénéfice et ne s'exposent pas aux accidents qui menacent les diabétiques surmenés.

D'autres eaux alcalines, plus faibles, sans produire des améliorations aussi nettes que celles observées à Vichy peuvent être recommandées aux diabétiques, telles sont les eaux de *Saint-Nectaire* (chlorurée sodique) convenant particulièrement aux diabétiques dyspeptiques, de *Pougues* (bicarbonatés calciques), de *Vittel*, *Contrexéville*, *Martigny*, *Capvern*. Ces quatre dernières stations conviennent particulièrement aux diabétiques goutteux. Avec Vichy, la *Bourboule* (arsenic 0,008) est la station que les diabétiques fréquentent le plus ; mais les indications du traitement à la Bourboule ne sont pas les mêmes que celles de Vichy. La Bourboule convient surtout aux malades épuisés, anémiques, à ceux que la tuberculose menace et qu'il faut mettre en garde contre cette redoutable complication du diabète.

Chez cette catégorie de malades, *Royat* est également indiquée ; outre les bicarbonates, elle contient une petite quantité de lithine, de chlorure de sodium, d'arséniate de soude et, grâce à sa composition, exerce une action reconstituante indéniable. La Bourboule et Royat conviennent encore aux malades atteints de diabète nerveux.

Les eaux ferrugineuses (*Forges*, *Orezza*) peuvent être prescrites aux diabétiques anémiés.

En résumé, Vichy, Carlsbad chez les diabétiques atteints de diabète gras, et sans complications viscérales ; la Bourboule, Royat chez les diabétiques, malades depuis longtemps et plus ou moins anémiés, ou atteints de diabète nerveux, sont les stations les plus recommandables.

D'une façon générale les eaux minérales sont contre-indiquées quand il existe une cachexie prononcée, des complications graves (artériosclérose manifeste, affection cardiaque ou rénale, et surtout tuberculose), enfin quand il existe des signes d'acétonémie.

Outre ces contre-indications tirées de l'état du malade, il en est qui doivent être tirées de son âge. Les malades trop âgés ne peuvent bénéficier du traitement thermal, qui pourrait occasionner des modifications trop intenses de la nutrition ; d'ailleurs, les vieillards atteints de diabète présentent le plus souvent des altérations scléreuses qui interdisent la cure thermale. Quant aux enfants, ils ne peuvent non plus être soumis à ce traitement, car chez eux le diabète présente une marche trop rapide pour pouvoir être enrayée. Cependant, tout à fait au début, on pourra envoyer les jeunes malades à la Bourboule.

D. — Traitement des formes.

Nous avons exposé précédemment les règles générales du traitement alimentaire et médicamenteux du diabète, mais un traitement uniforme n'est pas applicable à tous les malades indistinctement ; la thérapeutique doit, suivant chaque type clinique individuel, subir des modifications qu'il importe de préciser.

Lorsqu'on est appelé à entreprendre le traitement d'un diabétique, il importe d'être rapidement fixé sur l'intensité de son diabète et sur les chances qu'il a de s'amender sous l'influence du traitement.

Aussi est-il absolument nécessaire de soumettre les malades, pendant quelques jours, une semaine environ, à un régime alimentaire rigoureux, c'est-à-dire à une *diète d'épreuve*, à l'issue de laquelle on est à même de constater le degré exact de gravité de la maladie.

Dans les formes graves, en effet, les signes cardinaux, la glycosurie, la polyurie, la soif, etc. ne sont que peu modifiés ; ils s'atténuent, au contraire, dans une large mesure ou peuvent même disparaître complètement dans les formes bénignes. Afin de ne pas compliquer la solution de cette question, il est préférable de ne pas associer de médicaments à la diète d'épreuve.

Dans le **diabète arthritique**, la diète d'épreuve détermine d'ordinaire une amélioration franche et rapide ; le taux de la glycosurie tombe à 50 grammes ou au-dessous ; dans ce cas, il n'est pas nécessaire de soumettre les malades à un régime alimentaire rigoureux, prolongé pendant un long espace de temps ; l'observation d'un pareil régime n'aurait d'autre effet que d'affaiblir le malade et d'altérer ses fonctions digestives, sans amener une diminution plus notable de la glycosurie que celle obtenue dès le début. C'est donc un régime mitigé qu'il convient de recommander à cette catégorie de malades, d'autant que chez eux la diète carnée exclusive pourrait entraîner de sérieux inconvénients. On peut donc tolérer l'usage d'une petite quantité de pain (30 à 40 grammes à chaque repas), celui de quelques fruits, du laitage, à doses modérées. Seuls les aliments exclusivement féculents comme les pâtes alimentaires ou les sucreries continueront à être interdits.

Les alcalins sont les médicaments qui conviennent le mieux à cette forme de diabète ; on leur associe l'opium de temps à autre. M. Dreyfus Brisac conseille d'instituer le traitement alcalin de la façon suivante : « On donnera vingt minutes avant les deux principaux repas un tiers de verre ou un demi-verre d'eau de Vichy, source des Célestins ; après ces deux repas une dose de 1 à 2 grammes de bicarbonate de soude ; enfin, le matin, et parfois même le soir, une cuillerée à café de sel de Carlsbad dans un grand verre d'eau chaude. »

Chez les goutteux, on peut utiliser le salicylate de soude (3 grammes par jour) ou chez les néphrétiques le carbonate ou le benzoate de lithine (60 centigrammes par jour).

L'arsenic est indiqué dans cette forme, si les malades présentent des signes d'affaiblissement. On commence par II gouttes de liqueur de Fowler et l'on augmente d'une goutte par jour ; on peut ainsi atteindre la dose de XV à XVI gouttes que l'on maintient pendant une huitaine de jours, puis l'on diminue progressivement. On peut faire prendre la liqueur de Fowler dans un verre d'eau ferrugineuse (Orezza ou Bussang).

L'antipyrine trouve son indication quand il existe une polyurie prononcée, malgré la faible teneur en sucre des urines.

Il va sans dire, que les règles hygiéniques précédemment exposées, seront observées rigoureusement par les malades.

Sous l'influence du traitement, les malades atteints de diabète arthritique s'améliorent en général très rapidement et l'amélioration se maintient ; n'était la présence d'une petite quantité de sucre dans les urines, rien n'indiquerait chez eux l'existence du diabète. On peut alors se borner, une fois ce résultat obtenu, à les soumettre au régime mitigé, en suspendant tout autre médicament que les alcalins dont l'usage doit être à peu près continu.

Dans le **diabète nerveux** pur, c'est-à-dire celui qui survient sous l'influence d'une cause nerveuse manifeste, comme par exemple le traumatisme, on doit employer de préférence les médicaments nervins : Bromure de potassium, antipyrine, valériane d'autant plus indiqués qu'en général la polyurie est plus accusée que la glycosurie, dans cette forme.

Le médecin est à peu près désarmé contre le **diabète pancréatique** ou diabète malin. Ni le régime, ni les médicaments ne peuvent enrayer les rapides progrès de la cachexie. Il faut surtout éviter l'écueil où tombent quelques médecins qui imposent aux malades un régime alimentaire d'autant plus rigoureux que la glycosurie est plus abondante.

Le résultat le plus clair de la diète carnée est d'enlever tout appétit au malade et de favoriser l'apparition des accidents acétonémiques. Tout en interdisant, d'une façon absolue, les substances sucrées et les féculents, on peut permettre l'usage du lait, surtout si les urines présentent la réaction de l'acide diacétique (coloration rouge vin de Bourgogne avec le perchlorure de fer), et l'on ne donne la viande qu'avec modération. Il convient d'insister sur l'usage des graisses et notamment de l'huile de foie de morue.

Ici l'opium, l'arsenic n'ont aucune efficacité ; il faut surtout prescrire les préparations de fer et de quinquina; donner par exemple :

Carbonate de fer........................	ãã 5 centigrammes.
Sulfate de quinine......................	
Extrait de quinquina....................	

pour une pilule, 6 par jour (Lécorché).

Quant aux alcalins, ils peuvent être utiles, comme préventifs de l'acétonémie, mais on ne prescrira pas plus de 2 à 3 grammes de bicarbonate de soude par jour.

Le repos, dont les inconvénients seront mitigés par le massage, convient mieux aux malades que les divers exercices recommandés aux diabétiques arthritiques.

E. — Traitement des symptômes et des complications.

Il ne suffit pas de prescrire aux diabétiques un régime alimentaire, une hygiène convenable, un traitement médicamenteux général. Il faut encore traiter tous les petits accidents qui accompagnent le diabète et qui négligés peuvent être le point de départ de complications graves, parfois mortelles.

Parmi ces petits accidents, la **gingivo-stomatite** est l'un des plus fréquents et des plus désagréables pour les malades. On la combat à l'aide des poudres dentifrices astringentes (quinquina et ratanhia) et mieux encore des *gargarismes antiseptiques* (à l'acide borique, à l'acide thymique). La **langue pileuse** se traite en passant sur la muqueuse linguale un pinceau imbibé d'*acide acétique étendu.*

Les malades devront fréquemment avoir recours aux soins du dentiste afin de prévenir, dans la mesure du possible, la **carie dentaire** si fréquente chez eux.

La **pharyngite chronique** est très fréquente chez les diabétiques ; les gargarismes et les pulvérisations avec une *solution de borax* ou *avec l'eau sulfureuse de Labassère*, les *attouchements avec un mélange de glycérine et de teinture d'iode*, avec une *solution ichthyolée* à 1 p. 100 ou avec la *teinture de capsicum* associée, par parties égales, à la glycérine, sont les moyens dont on se sert habituellement contre elles.

Les fonctions digestives ne sont en général troublées qu'à une période avancée de l'évolution du diabète. Il est même surprenant de voir avec quelle facilité l'estomac tolère et digère les quantités parfois si considérables d'eau et d'aliments absorbés par les diabétiques.

L'apparition des **troubles digestifs**, c'est-à-dire de l'anorexie, des vomissements, de la diarrhée constitue un symptôme fâcheux. Les alcalins et les agents de l'antisepsie intestinale sont les médicaments habituellement utilisés pour régulariser les fonctions digestives; il est encore nécessaire de surveiller le régime, de réduire momentanément la quantité des aliments et de supprimer les aliments gras dont l'abus peut conduire à des indigestions répétées. L'institution temporaire du régime lacté ou mieux képhirique et de la viande crue peut être utile dans les cas où l'intolérance de l'estomac est absolue. Contre la constipation, qui résulte fréquemment de l'abus de l'alimentation carnée, on emploiera la *magnésie*, la *scammonée à petites doses* etc.

S'il survient une diarrhée profuse, affaiblissant rapidement le malade, on soumettra immédiatement celui-ci au traitement par l'*acide lactique*.

On ne doit pas perdre de vue que les troubles digestifs annoncent souvent le début de l'acétonémie ; aussi examinera-t-on immédiatement à ce point de vue les urines, chez tout diabétique atteint de vomissements. On recherchera également la présence de l'albumine dans les urines, en pareil cas.

Les **troubles des fonctions hépatiques** sont très fréquents chez les diabétiques arthritiques. Lorsque se produisent le dégoût de la viande et des graisses, le subictère, la diminution des urines et leur coloration rougeâtre, on institue temporairement le régime lacté, tout au moins on diminue, dans une large mesure, la proportion des aliments carnés et gras ; on insiste sur l'emploi des alcalins et on administre le calomel à petite doses (deux ou trois centigrammes par jour, en pilules). Un séjour à Vichy ou à Carlsbad est particulièrement indiqué dans ce cas.

Tout traitement est impuissant contre la cirrhose que l'on observe parfois chez les diabétiques.

La thérapeutique est trop souvent impuissante contre les complications pulmonaires du diabète : gangrène, pneumonie, tuberculose.

La **pneumonie** a souvent une marche foudroyante qui désarme le médecin ; mais il n'en est pas toujours ainsi et la pneumonie des diabétiques serait d'après quelques médecins autorisés, moins grave, d'une façon générale, qu'on ne l'a prétendu. On doit se borner à soutenir les forces du malade à l'aide de l'*alcool* administré largement, à combattre la dyspnée à l'aide des *ventouses sèches* fréquemment renouvelées et des injections de morphine à très petites doses, à relever l'énergie cardiaque avec les *injections de caféine*. Le vésicatoire, dont nous contestons l'utilité dans le traitement de la pneumonie en général, est particulièrement nuisible chez les diabétiques, car la plaie qui résulte de son application, peut être le point de départ de la gangrène.

La **tuberculose** des diabétiques présente une évolution rapide et régulièrement progressive qui ne laisse que bien peu de prise à la thérapeutique. On doit, dans le régime, renforcer la proportion des aliments gras. L'*arsenic*, la *créosote* employée de préférence sous forme de lavements, l'*huile de foie de morue* sont les meilleurs moyens à employer contre elle.

La Bourboule dans les phthisies torpides, Ems ou le Mont-Dore dans les formes congestives peuvent être recommandées tout à fait au début de la maladie, mais quand la tuberculose est en pleine évolution il faut renoncer à tout traitement hydro-minéral.

L'**albuminurie** est très fréquente au cours du diabète ; on peut, à l'exemple de Lécorché et Talamon, distinguer les cas où l'albuminurie est peu abondante, ne s'accompagne pas des signes de brightisme et n'aggrave en rien le pronostic du diabète, et les cas où existent les symptômes habituels du mal de Bright, où le diabète s'efface devant la maladie rénale.

Les premiers cas sont de beaucoup les plus nombreux ; ils n'exigent pas de traitement particulier ; il faut seulement restreindre la proportion des éléments azotés et permettre de temps à autre l'usage d'une petite quantité de laitage ; les eaux peu minéralisées comme Royat, Évian conviennent aux diabétiques atteints d'albuminurie légère.

Quand le mal de Bright complique le diabète, la situation devient très grave ; le seul moyen de retarder l'apparition des accidents urémiques est de soumettre les malades au régime lacté absolu.

Le traitement des malades atteints de **cardiopathie** valvulaire ou myocardique ne diffère pas de celui des cardiaques vulgaires. Au début de la sclérose cardiaque l'*iodure de potassium* est indiqué. Lorsque surviennent les troubles de compensation il ne faut pas hésiter à prescrire le régime lacté. A la période ultime, les *injections de caféine*, de *strychnine*, d'*éther* permettent de reculer l'échéance fatale. Rappelons que l'artério-sclérose contre-indique d'une façon absolue les cures thermales.

Les **manifestations cutanées** telles le prurit, l'eczéma s'observent très fréquemment. Il est nécessaire de diriger contre elles un traitement local, mais on ne doit pas perdre de vue que l'observation rigoureuse du régime contribue puissamment à les atténuer ou même à les faire disparaître. Contre le prurit, on mettra en œuvre les moyens habituels, c'est-à-dire les *lotions avec des solutions de sublimé*, de *borate de soude*, etc.

Avec M. Brocq on peut distinguer les diabétides gangréneuses et les diabétides génitales. Sous le nom de diabétide gangréneuse on doit ne désigner que les gangrènes superficielles, intéressant seulement les téguments, et non les gangrènes profondes qui affectent tout un membre ou un segment de membre. Le traitement consiste à faire des lavages avec des solutions antiseptiques, et, après la chute de l'eschare, à faire des applications de *poudre d'iodoforme*, d'*iodol*, de *salol*, ou bien si ces poudres sont trop irritantes, de *poudre d'aristol* ou de *sous-carbonate de fer*.

Les diabétides génitales sont provoquées et entretenues par le contact des urines chargées de glucose. Les quelques gouttes d'urine qui séjournent sur les organes génitaux après chaque miction constituent pour les saprophytes de la peau un milieu de culture très favorable, d'où la production rapide d'éruptions eczématiformes.

Pour en prévenir le développement, il faut donc éviter avec soin le contact prolongé des urines avec les téguments, et dès que l'érythème se manifeste, faire des *lotions avec une solution de bicarbonate de soude ou de borate de soude* et poudrer ensuite avec une poudre inerte, celle-ci, par exemple :

Talc		60 grammes.
Sous-nitrate de bismuth	āā	19 —
Oxyde de zinc		
Borate de soude		2 —

(M. Brocq.)

L'eczéma existe-t-il? on recommande les lotions avec les solutions d'acide borique, et, dans le cas de balanite, des lavages fréquents entre le prépuce et le gland avec le même liquide.

On prescrit en outre des applications de poudre de talc et d'oxyde de zinc, etc.

Les **névralgies** sont, parmi les complications nerveuses, les plus fréquentes du diabète et aussi les plus pénibles en raison de leur ténacité, de leur résistance au traitement. Elles sont les manifestations de ces névrites périphériques dont l'existence chez les diabétiques est aujourd'hui hors de doute.

Elles sont parfois l'unique manifestation d'un diabète resté méconnu, aussi importe-t-il de faire toujours l'examen des urines chez les malades atteints de névralgies rebelles, notamment chez ceux qui sont atteints de sciatique double. L'observation rigoureuse du régime contribue souvent à atténuer les symptômes douloureux; le *sulfate de quinine associé à l'opium*, l'*antipyrine* en triomphent assez souvent. Nous avons prescrit avec succès les pilules suivantes :

Bromhydrate ou sulfate de quinine.......	30 centigrammes.
Extrait thébaïque........................	1 centigramme.

pour une pilule ; trois par jour.

La **neurasthénie** est très fréquente chez le diabétique et revêt chez lui une forme grave. Il en résulte un affaissement du moral qui retentit sur la nutrition tout entière, détermine l'anorexie et met obstacle au traitement. Pour combattre cette neurasthénie, il faut moins compter sur l'effet des moyens médicamenteux que sur celui des moyens hygiéniques : hydrothérapie, massage, cures de montagne, etc.

L'**acétonémie** est au diabète ce que l'urémie est au mal de Bright ; dans sa forme aiguë, elle se traduit par les symptômes d'un empoisonnement intense où les phénomènes nerveux prédominent ; c'est le coma diabétique contre lequel la thérapeutique est impuissante ; dans sa forme chronique, elle se traduit surtout par des troubles gastro-intestinaux qui peuvent aboutir également au coma ou se terminer par des accidents de collapsus cardiaque, mais qui peuvent aussi retrocéder, si l'on intervient à temps.

Dans ces derniers temps, on a cherché à séparer le coma diabétique de l'acétonémie.

On a émis l'opinion que ce syndrôme était le résultat d'une intoxication acide du sang (Stadelman et Minkowski) et l'on a proposé un traitement conforme à cette nouvelle conception pathogénique. Ce traitement qui consiste dans l'emploi des alcalins à hautes doses, administrés par la bouche, à la période initiale, par la voie veineuse quand le coma est constitué, n'a pas encore un seul succès à son actif.

Quelle que soit la nature des altérations humorales qui déterminent les accidents du coma diabétique, on est d'accord sur les moyens prophylactiques propres à prévenir le développement de ces accidents. On sait depuis longtemps que l'apparition du coma est favorisée par les fatigues exagérées, les voyages de longue durée, les émotions déprimantes et aussi par l'usage prolongé ou l'abus du régime carné.

Aussi doit-on mettre en garde le malade contre ces diverses influences prédisposantes, et éviter de prescrire un régime trop sévère aux diabétiques dont la maladie est déjà ancienne, ou bien aux jeunes sujets qui sont particulièrement prédisposés au coma.

Lorsque celui-ci a éclaté, on utilise d'ordinaire les stimulants généraux, c'est-à-dire les *injections d'éther*, de *caféine*, l'*acétate d'ammoniaque*, mais ces divers moyens sont absolument inefficaces.

Reste la *médication alcaline* préconisée par Stadelman en 1884 et destinée à combattre l'intoxication acide (l'acide oxybutyrique étant l'un des facteurs de cette intoxication). Stadelman recommande l'injection intra-veineuse *d'une solution de chlorure de sodium à 6 p. 1000 additionné de 30 p. 100 de bicarbonate de soude*. Par ce moyen Stadelman et les médecins qui l'ont imité (Minkowski, Dickinson) n'ont encore obtenu aucune guérison; tout ce que l'on a constaté, ce sont des rémissions de quelques heures.

On pourrait encore essayer l'hypodermoklyse, c'est-à-dire les injections sous-cutanées d'eau salée stérilisée (7 p. 1000 de chlorure de sodium), pour réaliser le lavage de l'organisme, mais il est peu probable que ces injections réussissent plus que les moyens précédents.

La transfusion sanguine (Kussmaul, Hilton-Fagge) a également été essayée sans succès.

Si l'on est impuissant contre le coma, on n'est pas absolument désarmé contre l'**acétonémie** lente ou intermittente qui révèle son existence par les troubles digestifs, la langue poisseuse, l'inappétence, l'odeur acétonique de l'haleine, les troubles psychiques (agitation ou dépression), les douleurs dans les membres etc. Dès que se manifestent ces symptômes, il faut diminuer la quantité des aliments azotés ou même prescrire le régime lacté, supprimer les médicaments qui agissent sur la glycosurie et surtout l'antipyrine et l'opium, donner un *purgatif drastique* (eau-de-vie allemande) enfin prescrire le *bicarbonate de soude à hautes doses* et injecter de la *caféine* pour favoriser la diurèse.

Nous devons en terminant ce chapitre relatif aux complications, indiquer sommairement la conduite à tenir dans les cas où une **intervention chirurgicale** devient nécessaire chez les tabétiques.

On sait que ces malades sont particulièrement exposés à des complications telles que la cataracte, les phlegmons, la gangrène qui sont justiciables du chirurgien; on sait aussi que les interventions étaient autrefois si rarement suivies de succès que l'on avait pour ainsi dire renoncé à tout acte chirurgical chez ces malades.

Aujourd'hui on est devenu moins timoré, depuis l'application rigoureuse des règles de l'antisepsie. On a constaté en effet, que les opérations faites dans des conditions absolues d'asepsie, peuvent donner chez les diabétiques d'excellents résultats, bien que le diabète constitue un facteur incontestable de gravité.

Les opérations réellement utiles doivent être seules pratiquées; nous voulons dire par là, que l'on ne doit pas hésiter dans les cas de diabète de moyenne intensité, à ouvrir un abcès ou à débrider un anthrax, à opérer une cataracte, menaçant le malade d'une cécité à peu près complète. Si l'opération n'est pas d'une urgence absolue (tel est le cas de la cataracte) il est nécessaire de soumettre le malade à un traitement médical préliminaire ainsi qu'à un régime alimentaire sévère, pour le placer dans les meilleures conditions possible pour la réussite de l'opération.

S'il s'agit d'un diabète à forme grave, avec glycosurie très abondante, affaiblissement considérable du malade, l'hésitation devient très légitime et l'on ne doit se résoudre à prendre le bistouri que dans les cas d'une urgence absolue, par exemple, quand il s'agit d'un anthrax à marche rapidement envahissante.

L'existence de tuberculose, de mal de Bright, de lésions cardiaques, l'acétonémie lente constituent des contre-indications absolues à toute intervention chirurgicale.

GOUTTE.

Les médecins sont encore actuellement divisés au sujet de la pathogénie de la goutte; tandis que les uns, ayant comme représentant le plus autorisé, M. le professeur Bouchard, font de cette affection le type des maladies par ralentissement de la nutrition, d'autres au contraire, avec M. Lécorché, admettent que la goutte est le résultat d'une hypernutrition. Fort heureusement, les partisans de l'une et l'autre opinion, s'accordent à prescrire une même thérapeutique, celle que l'usage a consacrée et ils ne diffèrent, à ce sujet, que sur l'interprétation qu'il convient de donner aux effets du traitement; aussi n'abordons-nous pas la discussion de la pathogénie encore si controversée de cette maladie.

D'ailleurs, en ce qui concerne la pathogénie, certains points paraissent définitivement établis, notamment le rôle joué par l'uricémie dans la production des diverses manifestations goutteuses. Depuis que Tennant et Pearson en 1795, ont démontré la présence de l'acide urique dans les concrétions articulaires des goutteux, tous les travaux ultérieurs ont confirmé l'existence chez les goutteux d'une altération constante du sang caractérisée par un excès d'urate de soude et proclamé que le dépôt de l'acide urique dans les articulations et les divers tissus de l'économie est la cause nécessaire et suffisante des accès de goutte articulaire, ainsi que de certaines manifestations viscérales et de la production des tophi.

Les goutteux produisent donc un excès d'acide urique dû vraisemblablement à l'oxydation incomplète des matériaux nutritifs, mais l'acide urique est éliminé en excès dans un certain nombre de maladies chroniques, sans que les sujets atteints de ces maladies présentent de la gravelle et des tophi. Comment cette anomalie peut-elle s'expliquer?

D'après Pfeiffer l'acide urique ne serait pas toujours éliminé suivant le même état ; tantôt il est combiné de telle sorte qu'il ne peut se précipiter ; tantôt au contraire, il est faiblement combiné et peut se précipiter avec la plus grande facilité.

Pfeiffer a montré que si l'on filtre une certaine quantité d'urine (100cc.) à travers un filtre sur lequel on a déposé 50 centigrammes d'acide urique en cristaux, l'urine filtrée dissout une petite quantité d'acide urique. Si l'on filtre l'urine d'un goutteux, cette urine abandonne sur le filtre une grande partie de l'acide urique qu'elle contient, ce qui prouve que cet acide s'y trouve à l'état de combinaison peu stable.

Il semble donc prouvé que la cause immédiate de certains accidents de la goutte doit être attribuée à la nature instable des combinaisons de l'acide urique, qui favorise sa précipitation.

La goutte acquise est la conséquence d'infractions répétées à l'hygiène alimentaire, d'une alimentation trop animalisée et de l'abus des spiritueux, surtout si les effets nocifs d'une vie sédentaire s'ajoutent à ceux de l'intempérance : est menacé de goutte, quiconque n'établit pas de bilan exact entre ses dépenses et ses recettes organiques !

Mais la goutte n'est pas toujours acquise ; les goutteux transmettent en effet à leurs enfants la prédisposition morbide et les fils de goutteux deviennent souvent goutteux eux-mêmes, alors même qu'ils ne se livrent à aucun écart de régime.

Nous ne nous occuperons pas ici du traitement préventif de la goutte; parce que ce traitement n'est évidemment applicable qu'aux sujets menacés de la goutte, de par l'hérédité paternelle, et parce que d'autre part, ce traitement préventif, exclusivement alimentaire et hygiénique, se confond entièrement avec le traitement alimentaire et hygiénique de la goutte confirmée.

A. — Régime alimentaire.

Si nous accordons la première place au régime alimentaire, c'est qu'effectivement, il joue dans le traitement de la goutte, comme dans celui du diabète, le rôle le plus important.

Le goutteux qui se médicamente, sans s'astreindre aux prescriptions relatives à l'alimentation et à l'hygiène générale, ne peut retirer aucun bénifice de son traitement.

Les prescriptions doivent porter sur la quantité et la nature des aliments. Les goutteux sont doués en général d'un excellent appétit et c'est pour eux une véritable souffrance que de restreindre leur nourriture.

Il faut aux malades une énergique volonté, que peu d'entre eux possèdent, pour ne pas se laisser aller, dans les périodes de calme, à quelque écart de table, en apparence insignifiant, parfois cependant si funeste. On ne peut évidemment indiquer d'une façon précise, quelle est la quantité maxima d'aliments permise. Cette quantité varie d'ailleurs beaucoup suivant l'âge du malade, et surtout suivant la nature de ses occupations. S'il exerce une profession sédentaire, l'obligation de manger modérément est plus étroite, que s'il mène une vie active, nécessitant la marche et le séjour au grand air.

On ne peut non plus entrer dans des détails minutieux, au sujet de la nature des aliments ; cependant il est nécessaire de savoir que les végétaux doivent entrer pour une assez large part dans l'alimentation, tandis que les aliments azotés ne doivent être pris qu'en quantité très modérée. En tous cas, le régime doit être mixte, nullement exclusif. Les malades soumis au régime végétal exclusif ont, sans doute, des attaques de goutte, plus espacées et moins violentes, mais ils ne sont pas pour cela, à l'abri des atteintes de la goutte chronique.

Voici d'ailleurs quels sont les aliments et les boissons permis ou défendus aux goutteux. Nous indiquerons plus loin quel doit être le régime aux différentes phases de la maladie.

Toutes les *viandes* sont permises ; cependant on doit donner la préférence aux viandes blanches; d'autre part, on doit interdire le gibier. Les viandes seront cuites à point.

Les *poissons* doivent faire également partie de l'alimentation ; mais les mollusques et les crustacés ne conviennent pas aux goutteux.

Les *œufs* en quantité modérée, le *lait* sont autorisés. M. Lécorché fait prendre le lait à petites doses dans l'intervalle des repas et lui reconnaît l'avantage de provoquer une légère diurèse.

La *graisse* et les aliments gras d'une façon générale ne sont pas particulièrement nuisibles aux goutteux; ceux-ci n'en useront toutefois qu'avec ménagement, car ce sont des aliments d'une digestion difficile.

Les *fromages frais* sont seuls autorisés.

La plupart des *légumes verts* (chicorée, laitue, artichaut, céleris etc.) figurent au nombre des aliments permis. Sont exclus seulement, les asperges, l'oseille et les épinards, la tomate qui renferment de l'acide oxalique en grande proportion. On doit exclure également les condiments acides et épicés comme les cornichons, les pickles etc. Les *féculents* ne doivent être pris qu'en petite quantité et sous forme de purées.

Quant aux *fruits* ils sont tous permis, mais en petite quantité, car le sucre qui provient de leur digestion peut être nuisible.

L'attention du goutteux doit particulièrement être attirée sur le danger que présente pour lui l'abus des boissons alcooliques.

De toutes les *boissons*, la bière est, sans contredit, la plus nuisible pour lui ; la proscription doit s'étendre à toutes les bières, mais surtout aux bières anglaises comme le porter, le pale ale que l'on a incriminées comme prédisposant à la goutte (Todd, Scudamore). Parmi les vins ce sont principalement les vins acides ou les vins mousseux comme le champagne dont l'usage est funeste pour les goutteux. Le cidre est également prohibé ; en Normandie, principal centre de production du cidre, la goutte est particulièrement fréquente ; il est vrai que les paysans normands absorbent de grandes quantités d'eau-de-vie.

De ce que l'abus de la bière, des liqueurs et de certains vins est susceptible de provoquer la goutte ou de favoriser le retour des accès, il ne faut pas toutefois conclure que l'eau pure doit être, comme le veulent certains médecins, la seule boisson permise aux goutteux. L'interdiction absolue du vin ne peut que contribuer à favoriser la production d'un état anémique ; Sydenham s'opposait avec raison, à ce que le goutteux fût exclusivement buveur d'eau.

M. Lécorché conseille l'usage du vin en quantité modérée. Il préfère le vieux bordeaux au bourgogne qui contient trop de tanin. L'interdiction absolue du vin serait nuisible aux personnes qui sont prises tardivement de la goutte, à l'âge moyen de la vie. Le café en infusion très légère est permis ; mais le thé ne convient pas aux goutteux.

Telles sont les règles générales de l'alimentation des goutteux. Il serait excessif toutefois de croire que toute infraction à ces règles provoque nécessairement le retour des accès de goutte ; ainsi, comme le fait remarquer avec raison Duckworth, certains goutteux peuvent boire impunément des vins fortement alcoolisés, ou même de la bière, bien que cette dernière boisson soit certainement la plus nuisible de toutes pour les goutteux. Il existe, suivant les individus, de grandes variations dans le degré de tolérance ; Duckworth constate d'ailleurs que si les malades peuvent ainsi boire du vin et de la bière, sans en être incommodés, c'est à la condition de n'en prendre qu'une petite quantité et surtout de ne pas faire de mélange de différents vins.

A côté de ces immunités individuelles, assez difficiles à expliquer, il existe bien plus souvent une intolérance spéciale des goutteux pour toute espèce de liqueurs fortes, même prises en quantités modérées. En somme, si l'eau pure est, pour le goutteux, la meilleure des boissons, elle ne doit pas, en dehors des accès, constituer sa boisson exclusive. Le vin de bonne qualité, pris aux repas et coupé d'eau, est non seulement inoffensif, mais encore utile, surtout chez les goutteux affaiblis, anémiés.

Il est nécessaire que les malades boivent beaucoup, car l'eau entraîne, en les dissolvant, de nombreux déchets organiques ; non seulement elle a des effets mécaniques appréciables chez les goutteux atteints de gravelle, ainsi qu'en témoignent les heureux résultats donnés par les traitements à Contrexéville, Évian, Vittel etc., mais elle paraît encore activer les phénomènes nutritifs dans l'intimité des tissus et favoriser la production de l'urée aux dépens de l'acide urique. D'après Beneke l'addition de 300 grammes d'eau à la quantité habituelle des boissons élèverait d'un gramme le taux de l'urée.

Il n'est pas indifférent que les boissons soient prises chaudes ou froides. L'eau froide détermine une diurèse abondante et rapide, mais l'eau chaude séjourne plus longtemps dans l'organisme et s'imprègne plus aisément des déchets de la combustion incomplète (Bouchard).

Pour un même malade, le régime doit varier, suivant les phases de la maladie.

Pendant les accès, la quantité des aliments doit être réduite et il est utile de ne faire prendre de la viande qu'à l'un des repas. Au surplus, le régime sera mixte. M. Lécorché n'admet nullement la nécessité proclamée par certains médecins de soumettre le goutteux atteint d'un accès aigu, à la diète lactée exclusive.

Dans la goutte chronique, l'alimentation doit être substantielle et mixte, et comprendre même une assez grande proportion d'aliments azotés, à la condition que les malades prennent de l'exercice.

B. — Hygiène.

Bien que l'hygiène des goutteux ne diffère guère de celle des diabétiques, il est nécessaire d'indiquer brièvement en quoi doit consister cette hygiène. La nécessité de l'exercice, dans l'intervalle des attaques, est proclamée par tous les médecins. Toutefois, l'*exercice* n'est réellement utile que si les malades s'y livrent régulièrement et s'entraînent progressivement.

Les marches forcées, les parties de chasse etc., sont nuisibles car elles entraînent des fatigues exagérées ; or, tout surmenage, physique comme intellectuel, peut être la cause provocatrice d'un accès de goutte.

Lorsqu'un accès est imminent, le repos devient nécessaire.

Nous venons de dire que le surmenage intellectuel est nuisible au même titre que le surmenage physique ; c'est là un fait confirmé par de nombreuses preuves cliniques. Le plus célèbre des goutteux, Sydenham, eut le plus violent de ses accès à la suite des excès de travail que nécessita la préparation de son traité de la goutte. Le travail intellectuel est nuisible en ce qu'il supprime tout exercice physique et en ce qu'il détermine des modifications nutritives caractérisées par l'augmentation de l'urée et de l'acide urique, ainsi que l'a démontré Byasson. L'influence des veilles n'est pas moins fâcheuse ; aussi faut-il considérer comme un minimum, une moyenne de huit heures de sommeil.

Les *soins de la peau*, nécessaires à tous, sont particulièrement utiles chez les goutteux. Scudamore n'autorisait que l'usage de l'eau tiède; M. Lécorché ne voit cependant aucun inconvénient, à ce que les goutteux chroniques emploient les affusions froides. Les frictions sèches doivent être faites régulièrement.

Les *bains* froids peuvent présenter certains inconvénients chez les goutteux, surtout chez ceux dont les reins et la vessie ne sont pas absolument sains, car ils peuvent alors déterminer des phénomènes congestifs du côté de ces organes. Par contre, les bains chauds et notamment les bains alcalins ont une utilité incontestable. Pfeiffer a démontré que chez un goutteux soumis à une série de bains chauds renfermant du chlorure de sodium l'urine, filtrée, suivant le procédé indiqué précédemment, ne cède plus d'acide urique au filtre, bien qu'avant le bain elle lui en cédât une proportion notable.

Bien que l'on observe la goutte sous toutes les latitudes, il n'en est pas moins vrai que les *climats* froids et humides sont préjudiciables aux malades; ainsi la goutte est particulièrement fréquente en Angleterre et en Hollande, pays brumeux et humides.

Les malades doivent toujours se prémunir contre l'action du froid, en se couvrant chaudement, en portant notamment des vêtements de flanelle.

C. — Traitement médicamenteux et thermal.

Si l'hygiène alimentaire et générale constitue le meilleur préventif contre les accès de goutte à venir, elle ne résume pas tout le traitement. Cependant certains médecins concluent à l'inutilité du traitement médicamenteux de la « diathèse » goutteuse et croient que les malades doivent se borner à l'observation des règles hygiéniques précitées.

Les partisans de la « non-intervention » sont encore plus affirmatifs, lorsqu'il s'agit non plus de traiter le malade, pendant les périodes d'accalmie, mais pendant un accès de goutte aiguë.

Depuis Sydenham et Cullen beaucoup de médecins sont d'avis qu'il faut respecter un accès de goutte et qu'il peut être dangereux de l'enrayer.

Nous aurons à examiner plus loin quelle doit être la conduite à tenir en présence d'un accès de goutte: en ce qui concerne le traitement général de la diathèse, nous pouvons conclure avec la plupart des médecins contemporains à l'utilité de ce traitement.

Les bons effets de la **médication alcaline** ne sauraient, en effet, être contestés et si cette médication n'est pas suffisante, à elle seule, pour prévenir les manifestations de la goutte, il n'est pas moins vrai, qu'elle constitue un adjuvant utile, indispensable même de l'hygiène chez les goutteux.

Le traitement médicamenteux doit d'ailleurs varier suivant les périodes de la maladie. Quand il s'agit d'une goutte récente, affectant des individus vigoureux, lorsque les urines sont riches en acide urique, la médication alcaline est particulièrement indiquée. Au contraire, dans les cas de goutte chronique, chez les malades épuisés, anémiés, atteints d'ankyloses articulaires, porteurs de tophus multiples etc., la médication alcaline n'a plus de raison d'être et c'est à la médication reconstituante qu'il faut avoir recours.

Lorsque Wollaston eut découvert que les dépôts tophacés sont formés d'acide urique, Cullen conseilla aux goutteux l'usage de la chaux et des autres alcalins. Depuis ce temps, les alcalins ont toujours été utilisés dans le traitement de la goutte; on a employé les sels de potasse, les sels de soude et de lithine.

En Angleterre et en Allemagne, les *sels de potasse* sont préférés aux sels de soude; de nos jours Roberts, Beneke les préconisent. D'après Beneke les sels de soude ne déterminent qu'une alcalescence passagère, tandis que l'on peut obtenir une alcalescence durable à l'aide des sels de potasse. Garrod regarde également les sels de potasse comme plus efficaces que les sels de soude.

Beneke prescrit les sels de potasse, notamment le carbonate, à la dose de 50 centigrammes à 1 gramme par jour.

En France, on préfère généralement les *sels de soude* et surtout le *bicarbonate*; on leur reconnaît sur les sels de potasse, une supériorité marquée, en ce qu'ils sont bien tolérés, tandis que les sels de potasse provoquent parfois la diarrhée; en ce qu'on peut les administrer longtemps à doses assez élevées, alors qu'on ne peut, sans inconvénients pour les malades, dépasser notablement les doses précédemment indiquées pour les sels de potasse; enfin on considère que les sels de potasse, administrés pendant longtemps, peuvent exercer une action fâcheuse sur le myocarde. La dose moyenne de bicarbonate de soude est de 3 à 5 grammes par jour.

La propriété que possèdent les *sels de lithine* de dissoudre les concrétions urinaires a été signalée pour la première fois par Lipowitz. Garrod, Flechsig, Schilling ont vivement préconisé les *sels de lithine*, notamment le carbonate. Garrod emploie le carbonate de lithine à la dose de 50 centigrammes à chaque repas, et le fait prendre dans de l'eau gazeuse; les sels de lithine sont bien tolérés et peuvent être prescrits pendant longtemps sans inconvénients. La lithine fait diminuer la quantité de l'acide urique contenu dans les urines, et d'autre part transformerait l'urate de soude en urate de lithine plus soluble et par suite plus facile à résorber. M. Lécorché n'a pas constaté l'action diurétique annoncée par Garrod ; il a seulement observé la diminution du taux de l'acide urique, de l'urée, de l'acide phosphorique et des bases de l'urine, notamment de la chaux et de la magnésie.

Les sels de chaux et de magnésie sont aujourd'hui délaissés, peut-être à tort, si l'on considère les bons effets obtenus chez les goutteux par les eaux de Carlsbad, de Marienbad (magnésie) et celles de Contrexéville, Vittel, Capvern, Pougues, dont le principal élément minéralisateur est la chaux.

En somme, tous les alcalins, à des degrés divers, agissent comme modificateurs généraux de la nutrition, régularisent le travail digestif et préviennent la formation de l'acide urique et des concrétions uratiques, en augmentant l'alcalescence du sang.

Les médicaments alcalins que nous venons de passer en revue agissent surtout en modifiant la nutrition générale et n'influencent qu'indirectement la production et l'élimination de l'acide urique.

Il existe d'autre part des médicaments qui transforment et solubilisent l'acide urique ; ce sont les benzoates et la pipérazine.

L'acide benzoïque, ingéré en nature, est éliminé à l'état d'acide hippurique ; cette élimination se constate chez les individus soumis à un régime exclusivement végétal et chez les herbivores ; on sait que les ruminants n'excrètent jamais d'acide urique ni d'urates ; Chalvet et Simonnet ont constaté qu'à la suite de l'administration de l'acide benzoïque la proportion de l'acide urique éliminé diminue considérablement et qu'au lieu et place de ce dernier, on trouve de l'hippurate de soude. S'appuyant sur ces données on a proposé de donner aux goutteux l'acide benzoïque ou plutôt les divers benzoates de soude, de chaux, de lithine. De bons résultats ont été obtenus à l'aide de ce traitement, et M. Lécorché a constaté des améliorations notables chez un grand nombre de goutteux.

Les benzoates devant être administrés pendant longtemps doivent être prescrits à faibles doses, 50 centigrammes à 1 gramme au plus.

La *pipérazine* est une substance organique à réaction alcaline qui, en solution aqueuse, et associée à l'acide urique donne naissance à un urate neutre, facilement soluble. Une partie d'urate de piperazine est soluble dans environ 50 parties d'eau à la température de 17° ; c'est-à-dire que ce sel est sept fois environ plus soluble que l'urate de lithine ; si l'on place des fragments volumineux de calculs uratiques dans une solution de pipérazine, ceux-ci se dissolvent rapidement ; ainsi un fragment de calcul uratique du poids de 160 centigrammes s'est dissout en l'espace de six heures (Biesenthal et Schmidt, *Berliner Klinische Wochenschrift*, n° 52, p. 1214, 1891.) Ebstein et Sprague ont confirmé ces données (*Virchow's Archiv*. 1891).

Les résultats obtenus *in vitro* ont fait espérer que la pipérazine pourrait être employée avec succès pour favoriser la dissolution et l'élimination de l'acide urique contenu dans le sang et les tissus.

Examinons si l'on peut tirer des faits cliniques, une confirmation des faits théoriques : la pipérazine a été employée en Allemagne par Ebstein, en France par Vogt, Bardet, Lépine, etc. On a généralement constaté une diminution de la densité et de l'acidité de l'urine, une diminution notable de l'acide urique ; d'autre part, d'après Wittzach, si l'on administre la pipérazine à la dose d'un gramme, pendant quinze jours, l'urine d'un goutteux qui abandonnait de l'acide urique au filtre de Pfeiffer lui en enlèverait au contraire.

Non seulement la pipérazine aurait une action dissolvante sur les dépôts d'acide urique, mais elle pourrait aussi exercer une action préventive et s'opposer à la formation de ces dépôts, si l'on tient compte des expériences faites par Meisels et d'un autre côté par Biesenthal (*Berliner Klinische Wochenschrift*, p. 805, 1893). L'un et l'autre ont injecté sous la peau du bichromate de potasse à des oiseaux et pu ainsi provoquer chez eux une néphrite et la production de dépôts uratiques ; mais s'ils avaient soin d'administrer simultanément de la pipérazine à un certain nombre de ces animaux, le dépôt d'urates ne se formait pas.

Pour être impartial, il convient d'ajouter que tous les cliniciens n'ont pas constaté d'améliorations bien franches à la suite de l'administration de la pipérazine ; on n'a pas toujours obtenus, il s'en faut, la disparition des accès ni celle des tophi. M. Lépine a dû chez certains malades employer la pipérazine à plus de 2 grammes par jour et prolonger son administration pendant des semaines pour obtenir un effet un peu manifeste. Il ajoute d'ailleurs que chez ces malades, fort gravement atteints, le salicylate de soude, la lithine et le bicarbonate de soude n'avaient pas agi d'une manière efficace (*Semaine médicale*, p. 49, 1894).

La pipérazine s'emploie en général, à la dose d'un gramme par jour, pris dans de l'eau ; on ne doit pas l'administrer en poudre ou en pilules.

On n'a jamais observé d'accidents à la suite de son usage.

Deux médicaments, non encore mentionnés, jouent un grand rôle dans le traitement de la goutte, ce sont le salicylate de soude et le colchique, ce dernier surtout. Bien qu'ils soient surtout employés contre les accès de goutte articulaire aiguë, ils doivent être mentionnés ici, car on les emploie aussi, dans l'intervalle des attaques, comme médicaments de la diathèse goutteuse ou plutôt de la goutte chronique avec concrétions tophacées, tendant aux déformations articulaires et accompagnée de poussées subaiguës.

Le *salicylate de soude* a été préconisé dans le traitement de la goutte, par le professeur G. Sée (*Académie de médecine*, 1877).

« Le salicylate de soude, a-t-il dit, est le médicament par excellence de la goutte ». M. Lécorché ne partage pas entièrement cette opinion; tout en considérant le salicylate de soude, comme un médicament utile, il le considère comme inférieur au colchique. Dans la goutte aiguë le salicylate diminue les douleurs, mais n'abrège pas la durée de l'accès; de plus, il n'en prévient pas le retour. C'est surtout dans la goutte chronique avec concrétions tophacées, tendance aux déformations articulaires et aux poussées subaiguës que le salicylate de soude trouve son indication.

« Donné de temps en temps, pendant plusieurs jours, à la dose de 4 à 6 grammes, dans l'intervalle des attaques, il augmente chaque fois en de notables proportions le chiffre de l'acide urique contenu dans les urines et débarrasse ainsi le sang de son excès d'urate de soude » (M. Lécorché).

La médication salicylée est à rejeter quand il existe des symptômes de néphrite interstitielle.

Le mode d'action du salicylate de soude est assez difficile à définir; il paraît être en tout inverse de celui des bicarbonates et des sulfates alcalins, car il détermine d'abord une augmentation considérable de tous les matériaux solides de l'urine, suivie, il est vrai, d'un retour au taux normal ou même d'une diminution de ces principes.

Le *colchique* est employé depuis fort longtemps dans le traitement de la goutte; Stork en 1763, l'introduisit dans la thérapeutique, mais c'est surtout au commencement du siècle, à la suite des travaux de Want, d'Everard Home, de Williams, de Scudamore, etc., qu'il fut universellement adopté. Le colchique fait partie des innombrables remèdes secrets qui ont été préconisés contre la goutte.

Bien que son efficacité soit hors de toute contestation, on peut dire que c'est un remède empirique, car l'expérimentation n'a jamais pu déterminer d'une façon satisfaisante le mécanisme de son action; les fortes doses agissent à la façon des purgatifs drastiques, mais les purgatifs même énergiques n'ont aucune influence sur les accès de goutte, tandis que le colchique en abrège manifestement la durée. On a pensé que l'action du colchique est due à ce qu'il détermine une élimination rapide des urates, mais d'après Garrod on ne peut rien conclure de précis à cet égard et l'on aurait rapporté au médicament ce qui est un effet naturel de la maladie, à certaines de ses périodes.

« Rien ne démontre, dit-il, qu'un des effets du colchique sur l'économie soit de provoquer une élimination plus considérable de l'acide urique; lorsque l'action du médicament est longtemps prolongée, elle semble même produire tout le contraire ».

En dépit de l'incertitude qui règne sur le mode d'action du colchique, sa valeur thérapeutique n'en reste pas moins bien établie et l'on peut dire, sans être taxé d'exagération, que le colchique est le spécifique de l'accès de goutte aiguë, comme le salicylate de soude est celui de l'attaque de rhumatisme articulaire.

On emploie le colchique sous forme de poudre, d'extrait, de teinture, de vin et l'on utilise pour ces diverses préparations ses semences, ses bulbes et ses fleurs. Les meilleures d'entre elles sont la teinture de semences et le vin.

La teinture se donne aux doses quotidiennes de 2 à 4 grammes, le vin de semences à celles de 5 à 10 grammes. 53 gouttes de teinture de colchique pèsent un gramme. Si l'on veut employer la poudre ou l'extrait, on prescrira 15 à 20 centigrammes de la première, 5 à 10 centigrammes du second.

Lorsque l'on prescrit pour la première fois du colchique, il est prudent de commencer par de faibles doses, car certains malades présentent une susceptibilité toute particulière à l'égard de ce médicament et peuvent être atteints de nausées, de diarrhée, ou même tomber dans un état de prostration inquiétant après avoir absorbé de faibles doses. Trousseau avait d'ailleurs quelque peu exagéré les dangers du colchique et restreint singulièrement les indications de son emploi.

Nous venons de passer en revue les médications essentielles de la goutte, celles qui s'adressent à la « diathèse » et à ses manifestations directes ; nous devons maintenant signaler les médications accessoires que l'on peut être conduit à employer.

L'état des fonctions digestives appelle le plus souvent l'attention du médecin.

Si la médication alcaline suffit le plus souvent à améliorer ou à rétablir dans son intégrité ces fonctions, il est parfois nécessaire d'employer des médications auxiliaires, tout en se gardant de faire un usage prolongé des médicaments irritants comme les amers, que les médecins utilisaient couramment et qu'ils regardaient même comme des préservatifs de la goutte.

La *strychnine*, la *noix vomique* sont utiles pour remédier à l'atonie gastro-intestinale si fréquente chez les goutteux. Contre la constipation on doit lutter à l'aide des *laxatifs doux*, notamment de la crème de tartre, du soufre, de la magnésie, du calomel etc. ; quant aux purgatifs proprement dits, s'ils trouvent parfois leur indication, il faut se garder d'en abuser. Sydenham en condamnait résolument l'usage, surtout pendant l'accès de goutte aiguë.

Les craintes de Sydenham, à l'égard des métastases goutteuses que peuvent déterminer les purgatifs étaient d'ailleurs fort exagérées, et l'on ne doit pas hésiter à administrer un purgatif salin ou bien la scammonée, lorsque les symptômes d'embarras gastrique qui se produisent parfois au cours d'une attaque de goutte articulaire aiguë se prolongent.

Dans l'intervalle des accès, quand il s'agit de combattre la constipation habituelle, il faut s'en tenir, ainsi qu'il a été dit, à l'usage des laxatifs. Le *calomel* à petites doses quotidiennes prolongées est particulièrement utile contre la congestion hépatique chronique.

La médication tonique est indiquée, dans les circonstances suivantes : pendant la convalescence d'un accès aigu ou bien au cours de goutte chronique, alors que les malades présentent les symptômes de la cachexie goutteuse. Parmi les reconstituants, les *préparations ferrugineuses* tiennent la première place, bien que Garrod considère l'emploi de ces préparations comme susceptible de provoquer des accès de goutte. M. Lecorché prescrit volontiers ces préparations chaque fois que des attaques répétées ont laissé à leur suite un état accentué d'anémie et donne la préférence au tartrate ferrico-potassique.

Les *eaux minérales* jouent un grand rôle dans le traitement général de la goutte; elles constituent le meilleur mode d'administration des alcalins. Beneke ne prescrit que les eaux chlorurées sodiques ; cependant l'interdiction des eaux bicarbonatées et sulfatées, sodiques ou calcaires ne peut être justifiée par aucun argument théorique sérieux, alors que la clinique démontre chaque jour leurs avantages. D'ailleurs les indications pour le choix des eaux minérales varient suivant les périodes de la maladie. D'une façon générale les eaux bicarbonatées sodiques fortes (*Vichy*, *Vals*) conviennent au début de la goutte, et particulièrement chez les individus vigoureux, dont les accès sont violents; les eaux sulfatées sodiques (*Carlsbad*, *Marienbad*) sont plus particulièrement indiquées chez les malades qui présentent des troubles gastro-intestinaux et de la congestion hépatique.

Les eaux bicarbonatées sodiques faibles (*Royat*, *Saint-Nectaire* etc.), les bicarbonatées calcaires (*Pougues*, *Évian*), les sulfatées calcaires (*Vittel*, *Contrexéville*, *Martigny*, *Capvern*, *Aulus*) sont préférables aux précédentes, lorsque les malades présentent des manifestations de goutte atténuée et sont peu vigoureux; les mêmes eaux conviennent chez les goutteux anciens, qui présentent des manifestations viscérales et surtout de la gravelle ; les chlorurées sodiques comme *Châtel-Guyon* sont particulièrement indiquées dans la goutte chronique avec prédominance de congestion hépatique et d'atonie intestinale. Dans la goutte aiguë ces eaux sont au contraire nuisibles, et peuvent provoquer des congestions viscérales graves.

Chaque année, autant que possible, le malade fera une « saison » à l'une des stations énumérées ci-dessus ; d'autre part, on prescrira les eaux alcalines au malade, lorsqu'on voudra lui faire suivre le traitement alcalin à domicile, car la médication alcaline, sous forme d'eau minérale, est préférable à l'administration des alcalins sous forme de médicaments. Ces eaux doivent être prises dans l'intervalle des repas; le malade prendra par exemple deux verres d'eau de Vichy (Célestins) le matin, au réveil, et un autre verre, avant le repas du soir.

Les eaux alcalines ne doivent être recommandées au malade, qu'assez longtemps après la disparition des manifestations articulaires; il n'est pas rare en effet de voir survenir un accès aigu sous l'influence du traitement thermal, de même que l'on voit éclater des crises de colique hépatique chez les malades atteints de lithiase biliaire. La première attaque de goutte peut même se produire au cours du traitement thermal conseillé à un malade indemne jusque là de toute manifestation articulaire et met ainsi hors de doute la nature goutteuse de l'affection organique (congestion hépatique, gravelle, entérite, etc.) pour laquelle il était envoyé aux eaux.

Les eaux minérales employées exclusivement en bains et en douches sont les eaux qui agissent par leur haute thermalité et déterminent une stimulation énergique de la circulation et du système nerveux, en même temps qu'elles s'adressent aux cas où il existe des tophi, des raideurs articulaires, etc. Ces eaux ne peuvent être prescrites dans les cas récents ni à la suite des accès aigus; elles sont particulièrement indiquées dans la goutte chronique.

Parmi ces eaux, nous citerons celles de *Plombières*, de *Bourbonne-les-Bains*, de *Balaruc*, de *Bourbon-l'Archambault* en France; celles d'*Aix-la-Chapelle*, de *Tœplitz*, de *Wiesbaden* en Allemagne. Les eaux sédatives de *Néris* conviennent aux goutteux qui présentent de l'éréthisme nerveux. On peut encore prescrire les boues de *Dax* et de *Saint-Amand* dans les cas de goutte atonique avec déformations articulaires.

Tableau des principales eaux minérales utiles aux goutteux, avec leurs indications respectives.

Vichy, Vals..................	Goutte aiguë, récente chez les sujets vigoureux.
Carlsbad, Châtel-Guyon.....	Goutte subaiguë, avec prédominance de congestion hépatique et d'atonie intestinale.
Saint-Nectaire, Pougues....	Dyspepsie goutteuse.
Saint-Alban, Orezza, Renlaigue....................	Goutte avec anémie.
Royat........................	Goutte avec manifestations pulmonaires ou diabète léger.
Évian, Contrexéville, Vittel, etc.	Goutte avec gravelle.
Bourbonne-les-Bains, Plombières, Bourbon-l'Archambault, etc................	Goutte chronique avec raideurs articulaires et dépôts tophacés.

D. — Traitement des symptômes et des formes.

I. — Traitement de la goutte articulaire aiguë.

Certains médecins hésitent à combattre l'attaque de goutte aiguë à l'aide des médicaments ; ils considèrent cette attaque comme une crise salutaire et pensent qu'en la respectant, ils rendent service aux malades ; aussi se bornent-ils à atténuer l'intensité des phénomènes douloureux. D'autres, au contraire, repoussent l'expectation et emploient systématiquement les deux médicaments héroïques dans la goutte articulaire aiguë, le colchique et le salicylate de soude.

D'ailleurs, que l'on ait recours ou non aux agents médicamenteux, ce qu'il faut prescrire avant tout, c'est le repos, l'*immobilité absolue du membre* où se manifeste la fluxion articulaire. Il faut d'autre part pratiquer l'*enveloppement de l'articulation* atteinte avec une couche épaisse d'ouate, recouverte de taffetas gommé. On peut au préalable enduire l'articulation d'un liniment huileux additionné d'extrait d'opium, de jusquiame, ou de belladone, ou tout simplement la recouvrir de laudanum de Sydenham ; on peut encore appliquer une *pommade salicylée* :

Salicylate de soude..........................	5 grammes.
Lanoline..	50 —

Mais il faut éviter les liniments susceptibles de provoquer une irritation de la peau, c'est-à-dire le baume de Fioravanti, les liniments chloroformé, ammoniacal ou camphré qui, augmentent la poussée fluxionnaire par la douleur en irritant les terminaisons nerveuses cutanées. Le vulgaire cataplasme, en lame mince, peut rendre des services ; cependant certains malades ne peuvent supporter son poids.

Pendant l'accès, le malade doit être maintenu à la diète liquide ; le lait est pour lui le meilleur aliment, en même temps qu'un diurétique précieux ; le malade peut prendre en outre du bouillon léger, dégraissé, dans lequel on délayera des œufs. Pour calmer la soif, l'eau d'Évian ou de Contrexéville, édulcorées au besoin avec un sirop quelconque sont préférables à toute autre boisson, en raison de la diurèse abondante qu'elles provoquent. M. Bouchard conseille d'administrer dès ce moment le *carbonate* ou le *benzoate de lithine* dans une infusion aromatique chaude.

Quand la goutte articulaire commence à rétrocéder, on permet certains aliments comme les viandes blanches, les légumes verts, les fruits cuits et si le malade est anémié, on lui permet de boire une certaine quantité de vin blanc coupé d'eau d'Évian.

Si l'accès de goutte est d'intensité modérée, il est inutile d'administrer des médicaments ; l'emploi de ceux-ci est au contraire légitime si l'accès est très intense, s'accompagne de douleurs intolérables et a de la tendance à traîner en longueur. Mais on ne doit prescrire le salicylate ou même le colchique que si les urines ne présentent pas d'albumine, si le cœur n'est pas altéré.

Les deux spécifiques de l'accès sont le colchique et le salicylate de soude, « le meilleur mode d'emploi du salicylate de soude consiste, d'après M. G. Sée, dans l'administration de 6 grammes pendant les trois premiers jours, puis de 4 grammes pendant les trois jours suivants et ainsi de suite alternativement de trois en trois jours, 6 grammes et 4 grammes pendant trois semaines ».

M. Rendu considère comme une obligation absolue de tâter la susceptibilité des malades et de ne prescrire l'acide salicylique qu'avec beaucoup de prudence et en ayant soin de le faire prendre par petites doses d'heure en heure, afin d'en assurer l'élimination graduelle.

Le colchique, plus encore que le salicylate de soude, possède la propriété de calmer les douleurs et d'enrayer l'accès de goutte ; mais on ne doit l'employer qu'au bout de quelques jours, lorsque la violence de l'accès commence à s'atténuer. « A partir du douzième jour, si les manifestations de l'accès ne sont plus actives, si rien ne révèle un travail qui va aboutir à une manifestation fluxionnaire nouvelle, vous pouvez arrêter l'accès, au risque de le voir se renouveler dans trois semaines. Il vaut mieux avoir deux accès courts et rapprochés qu'un accès traînant. C'est à l'aide du colchique que vous pourrez abréger une attaque de goutte, et c'est, à mon sens, le seul emploi légitime qui puisse être fait de ce précieux médicament dans le traitement de la goutte. » M. Bouchard donne, à partir du douzième jour seulement, 10 à 12 grammes de vin de colchique dans une potion à prendre trois jours de suite. On emploie encore la teinture de semences à la dose de 1 gramme, ou la liqueur de Laville qui est très efficace à la dose de XL gouttes, bien qu'elle ne contienne qu'une faible dose de colchique (Lécorché). M. Dujardin-Beaumetz indique la formule suivante :

Teinture de colchique....................	ãã 10 grammes.
Alcoolature de racines d'aconit............	
Teinture de jalap composée................	
— de quinine.........................	

XXX gouttes de ce mélange à prendre le matin, à midi, le soir, dans un verre de tisane de frêne.

Certaines indications thérapeutiques peuvent, au cours de l'accès de goutte, nécessiter une intervention spéciale. Ainsi quand la température atteint ou dépasse 40°, on peut employer le *sulfate de quinine* à la dose de 1 gramme en deux prises, données à une heure d'intervalle.

Trousseau associait d'ailleurs la quinine, le colchique et la digitale :

Sulfate de quinine	15 centigrammes.
Extrait de digitale	25 milligrammes.
— de semences de colchique	5 centigrammes.

pour une pilule. Deux ou trois par vingt-quatre heures, pendant trois, quatre ou cinq jours de suite.

Lorsqu'il existe de l'embarras gastrique, il faut se défier des vomitifs et des purgatifs.

On combattra la constipation uniquement à l'aide de lavements.

Contre les nausées, on peut prescrire la potion de Rivière, contre le hoquet, l'eau chloroformée glacée et contre les douleurs stomacales les cataplasmes très chauds. Si les douleurs sont très vives, le sirop de chloral est indiqué, mais il faut se garder de la morphine.

Enfin si des complications pulmonaires surgissent, on aura recours uniquement aux applications de ventouses et si le malade accuse de la dysurie, on lui fera boire de l'eau de Contrexéville, d'Aulus ou de Capvern.

Pour hâter la résolution de la fluxion articulaire, on peut ordonner le *massage*, mais en se rappelant que le massage fait prématurément ou mal fait est capable de réveiller les douleurs.

En résumé, lorsqu'on est appelé à traiter un accès de goutte, on doit toujours se rappeler que ce qu'il faut traiter dans la goutte c'est la maladie elle-même et non l'accès goutteux et que l'emploi des médicaments n'est justifié que par l'intensité des douleurs et la marche traînante de l'accès.

II. — Traitement de la goutte articulaire chronique.

La goutte articulaire subaiguë ou chronique ne diffère de l'attaque de goutte articulaire aiguë que par l'intensité moins grande des douleurs et des autres phénomènes locaux, ainsi que par l'atténuation des symptômes généraux. Ici encore l'immobilisation de la jointure, son enveloppement avec de l'ouate sont nécessaires.

Le colchique peut encore être employé, mais pendant un temps très court ; car il a une influence déprimante et chez les goutteux chroniques toute cause de débilitation doit être évitée ; cependant certains médecins ne craignent pas de le prescrire encore dans l'intervalle des attaques et lui attribuent la propriété d'éloigner les paroxysmes douloureux.

Le salicylate de soude est préférable, donné à la dose de 3 à 4 grammes par jour, pendant quatre à cinq jours consécutifs, avec des repos de trois à quatre jours ; on peut en continuer l'usage, de cette façon, dans l'intervalle des attaques. Grasset prescrit le salicylate de lithine :

Eau	300 grammes.
Salicylate de lithine	10 —

une cuillerée à bouche à chaque repas.

Mais habituellement, pendant les phases intercalaires, si la santé générale reste bonne, si les malades ne présentent pas les signes de la cachexie goutteuse, on soumet les malades à la médication alcaline. Pendant quinze jours par mois, ils doivent prendre, soit de l'eau de Vichy, soit du carbonate de lithine ; et dans la saison d'été on les envoie faire une cure à l'une des stations thermales précédemment indiquées.

L'état général ne reste pas toujours bon dans l'intervalle des attaques. Souvent les malades présentent des troubles digestifs et d'autre part des signes d'anémie et d'asthénie.

Contre les troubles digestifs, outre le régime, qui doit être l'objet des principales préoccupations du médecin, on prescrit la *strychnine*, les divers *amers ;* on remédie à l'anémie par les préparations de *quinquina* et de *fer ;* on peut prescrire par exemple les pilules suivantes :

Extrait de quinquina	10 grammes.
Tartrate de fer et de potasse	5 —
Glycérine	X gouttes.
Poudre de quinquina	Q. S.

pour 100 pilules. 4 à 6 par jour ;

ou bien les eaux minérales, comme *Saint-Alban*, *Renlaigue*, *Royat* et *Orezza* qui contiennent à la fois du fer et des sels alcalins.

Plus souvent encore que l'état général, l'état local réclame des soins particuliers ; les déformations et les raideurs articulaires, ainsi que les dépôts tophacés sont en effet des plus fréquents et constituent des infirmités pénibles.

De nombreux moyens ont été proposés pour combattre les déformations articulaires. On a préconisé les *fomentations chaudes* avec des liquides stimulants (liniment ammoniacal camphré, liniment de Rosen, essence de térébenthine etc.) ; les *douches chaudes*, les *bains à l'étuve sèche*, les *bains térébenthinés* etc. Le *massage* constitue l'un des meilleurs moyens de favoriser la résorption des incrustations tophacées péri-articulaires. Nous avons précédemment énuméré les eaux minérales, qui conviennent dans les cas de goutte chronique avec déformation (Plombières, Néris, Aix-la-Chapelle, Luchon, Barèges, Aix, etc.).

Pour combattre les tophi, on a proposé l'emploi de l'*iodure de potassium* à petites doses (30 à 50 centigrammes) ou de l'*iodure de lithium* (Bouchard) qui est particulièrement recommandé. D'après Lécorché le *salicylate de soude* peut amener la résorption des tophi.

Est-on autorisé à tenter l'*extirpation* des tophi, dans certains cas? La plupart des médecins les laissent s'ulcérer spontanément; tout ce que l'on peut dire, c'est que, pratiqué antiseptiquement, le curage de la cavité incrustée d'urates ne comporte pas de dangers.

L'*électrolyse* a été préconisée pour obtenir la résolution des tophi; elle n'a été employée qu'exceptionnellement (Edison).

III. — Goutte viscérale.

La goutte viscérale ne saurait être niée, bien que l'on ait peut-être exagéré sa fréquence, et nous pouvons répéter après B. Brodie : « qu'un grand nombre de malades, qu'on croit souffrants d'affections locales, sont en réalité sous l'influence du poison goutteux qui circule dans leur corps, quoi qu'ils ne présentent aucun symptôme de ce qu'on appelle ordinairement la goutte. »

Pour affirmer la nature goutteuse d'une affection viscérale, il faut s'enquérir des antécédents héréditaires du malade, du mode de début et de succession des accidents morbides, doser l'acide urique dans les urines, rechercher les tophi; en dernier ressort, faire l'épreuve du traitement par le colchique ou le salicylate de soude.

« Pour fixer les idées, prenons un homme de trente-cinq à quarante ans, atteint d'une céphalalgie qui ne peut se rapporter à aucune lésion cérébrale, ni à la syphilis. Cet homme est fils ou petit-fils de goutteux; il rend en moyenne chaque jour de 1 gr. 50 à 1 gr. 80 d'acide urique; cette céphalalgie a été précédée deux ans auparavant d'une sciatique ou d'une attaque d'asthme, qui, l'année suivante, a été remplacée par de la dyspepsie flatulente. Enfin, après avoir résisté à toute sorte de moyens thérapeutiques, le mal de tête cède en quelques jours à la teinture de colchique. Nous n'hésiterons pas à dire que ce malade est atteint d'une céphalée de nature goutteuse. Il va sans dire que des douleurs au gros orteil précédant ou remplaçant brusquement la manifestation viscérale, jugeraient encore bien plus rapidement et bien plus sûrement la question » (M. Lécorché, *Traité de la goutte*, p. 232).

La **goutte gastro-intestinale** est fréquente, si l'on fait abstraction des cas de goutte rétrocédée, dont il sera question plus loin. Cliniquement, les troubles gastriques se traduisent par les symptômes de la dyspepsie flatulente et de l'atonie gastrique (lenteur des digestions, ballonnement, etc.); ces troubles sont justiciables du traitement suivant : *régime alimentaire* composé surtout de végétaux et de viandes blanches, mais ne comportant qu'un usage restreint du pain, des féculents, des sucreries; suppression des boissons gazeuses, de la bière, du champagne; emploi des *alcalins* au cours du repas, et de la *strychnine* pour stimuler la tonicité du muscle gastrique; lorsqu'il existe une dilatation ancienne le *lavage de l'estomac* est parfois nécessaire.

Contre la gastralgie goutteuse on prescrit les calmants ordinaires : *cocaïne*, *perles d'éther*, etc. Lécorché dit avoir employé la *teinture de colchique* avec avantages.

Du côté de l'intestin on peut observer des manifestations douloureuses que l'on combat à l'aide de l'*opium*, de la *compresse de Priessnitz*, etc., ; plus fréquemment de la constipation ou de la diarrhée. La constipation est justiciable des laxatifs doux et notamment de la *podophylle*, de l'*euonymine*; de temps à autre, il est utile de prescrire les *sels de soude*, soit en nature, soit sous forme d'eau minérale. Un séjour à *Vichy* peut amener la disparition d'une constipation opiniâtre.

La diarrhée goutteuse résiste habituellement aux moyens pharmaceutiques, tandis qu'elle peut céder assez rapidement à l'usage des eaux de *Vittel* ou de *Capvern*.

La congestion hépatique nécessite la médication alcaline; c'est ici le triomphe de *Vichy* et de *Carlsbad*.

La **goutte rénale** est caractérisée par la gravelle, et par la néphrite interstitielle dont le traitement a été précédemment exposé.

Dans les cas de cystite goutteuse on prescrit les eaux de *Vittel*, de *Wildungen* ; M. Lécorché dit avoir retiré les plus grands avantages, dans les cas de cystite, de l'emploi du *salicylate de soude* aux doses de 2 à 4 grammes par jour. Lorsque la cystite passe à l'état chronique, le traitement local par les *lavages* et les *instillations* devient nécessaire.

Le traitement de la **goutte cardio-vasculaire** se confond avec celui de l'artério-sclérose et de la période troublée des maladies du cœur. L'angine de poitrine pourrait, d'après Lécorché, disparaître sous l'influence du traitement par le salicylate de soude; il est probable que dans les cas de ce genre il s'agit de cardiacalgie et non d'angine de poitrine vraie par lésion des coronaires.

La **goutte pulmonaire** comprend l'asthme, le catarrhe sec de Laënnec, la bronchite, la congestion pulmonaire et les pneumonies batardes à évolutions irrégulières. La congestion présente ce caractère particulier, qu'elle peut se localiser au sommet et s'accompagner d'hémoptysies (congestion arthritique de Collin, Huchard, etc.). Nous connaissons le traitement de ces différentes manifestations.

La **goutte nerveuse** se traduit surtout par des névralgies, notamment la céphalalgie, la sciatique; contre elles, le *colchique*, le *salicylate de soude*, sont le plus souvent efficaces. Dans les cas de sciatique, le traitement médicamenteux est avantageusement complété par l'emploi de l'électricité, et celui des eaux à haute thermalité comme *Néris*, *Plombières*, *Gastein*, *Wildbad*, *Aix-les-Bains*, *Aix-la-Chapelle*.

La neurasthénie est fréquente chez les goutteux ; au traitement générale de la neurasthénie, il faut associer celui de la « diathèse » goutteuse, c'est-à-dire le traitement par les alcalins.

Contre les **manifestations musculaires** : crampes, myalgies, on conseille les eaux précédemment indiquées, ainsi que le massage, l'électricité.

On ne doit pas confondre la goutte viscérale avec la **goutte rétrocédée.**

On désigne sous ce nom les accidents, très graves en apparence tout au moins, qui peuvent se produire du côté du cœur, de l'estomac, du cerveau (coma), etc., à la suite de la disparition d'un accès de goutte.

« La rareté de ces accidents, leur soudaineté, leurs allures variables, expliquent suffisamment l'incertitude de la thérapeutique.

D'ordinaire, quand il se produit des accidents du côté du cœur ou de l'estomac, avec altération des traits, défaillance générale, tendance à l'algidité et au collapsus, la première indication est de recourir aux excitants diffusibles. On pratiquera immédiatement au creux épigastrique une ou plusieurs *injections sous-cutanées d'éther* : simultanément on fera prendre au malade des infusions chaudes, du *thé au rhum*, du *café à hautes doses*, ou encore une potion additionnée d'*acétate d'ammoniaque* et contenant une certaine quantité d'*opium*.

La seconde indication est de rappeler la fluxion goutteuse aux articulations qu'elle vient de quitter. Dans ce but, les *sinapismes*, les *frictions*, les *fomentations chaudes sur les jointures* constituent des moyens simples à employer immédiatement ; il est également utile d'y entretenir des vésicatoires » (M. Rendu, article GOUTTE du *Dictionnaire encyclopédique des sciences médicales*).

OBÉSITÉ.

Peu de questions ont été plus débattues que celles du traitement de l'obésité ; les traitements les plus divers ont été tour à tour préconisés et attaqués ; ces vicissitudes sont dues aux opinions contradictoires successivement émises sur les causes de l'obésité et la provenance de la graisse qui s'accumule dans l'organisme.

Il y a cinquante ans, on pensait que les graisses proviennent directement et exclusivement des aliments gras ingérés.

Aujourd'hui, on admet que les trois ordres d'aliments : albuminoïdes, hydrocarbonés et gras peuvent contribuer à la production de la graisse.

Pettenkofer et Voit ont mis hors de doute le fait de la transformation en graisse d'une partie de la matière albuminoïde des viandes ; ils en ont donné la démonstration indirecte en dosant le carbone et l'azote ingérés et éliminés. C'est ainsi qu'en donnant à un chien de la viande dégraissée, ils n'ont pu retrouver qu'une partie du carbone contenu dans cette viande ; une partie était restée à l'état de graisse dans l'organisme. La part contributive de la viande dans la formation de la graisse de l'économie serait d'ailleurs peu considérable.

Le principal rôle dans la production de la graisse est aujourd'hui attribué aux aliments hydrocarbonés, ainsi qu'il résulte des expériences de Meissl, de Munk, etc. Les sucres et l'amidon fourniraient plus de graisse que les albuminoïdes. Les hydrates de carbone ne donneraient pas directement la graisse, mais agiraient comme aliments d'épargne ; ils permettraient à la graisse qui résulte du dédoublement des albuminoïdes, de s'accumuler dans l'organisme.

La graisse peut enfin être fournie directement par les substances grasses ingérées. Hoffmann a fait jeûner un chien pendant un certain temps et lui a fait perdre ainsi 10 kilog. de son poids ; puis il l'a nourri avec du lard et une petite quantité de viande. La quantité de graisse fixée en cinq jours fut de 1,352 grammes qui ne pouvaient provenir que du lard de l'alimentation.

Le rôle des boissons, de l'eau en particulier, a été des plus discutés. Dancel qui, le premier, a formulé sur des bases scientifiques un traitement diététique de l'obésité, réduisait la consommation des boissons au minimum possible.

D'après Oppenheim, Frænkel, MM. Debove, Flament l'eau n'aurait que peu d'influence sur la nutrition ; pour d'autres médecins et physiologistes l'eau exercerait, au contraire, une influence désassimilative qui se traduirait par l'élimination d'une plus grande quantité d'urée (Bischoff, Voit, Genth, A. Robin).

M. le professeur G. Sée estime que les boissons abondantes ne favorisent pas l'obésité ; il leur reconnaît d'ailleurs un avantage, que l'on ne doit pas dédaigner chez les obèses goutteux, c'est leur action diluante. La réduction des boissons chez les obèses serait donc toujours inutile, parfois nuisible.

On a établi une distinction suivant que l'eau est bue pendant les repas ou en dehors des repas. C'est la ration bue pendant les repas ou immédiatement après qui provoquerait l'engraissement ; au contraire, la boisson prise en dehors des repas non seulement n'aurait aucune tendance à faire engraisser, mais pourrait même faire diminuer l'embonpoint.

Il est un point sur lequel tous les médecins sont d'accord, c'est la nécessité de supprimer les boissons alcooliques, la bière en particulier, qui sont éminemment stéatogènes; l'alcool en effet attaque le protoplasma des éléments et provoque la décomposition de l'albumine fixe. L'usage du vin pur, de la bière, des liqueurs sera formellement interdit à tous les obèses.

Nous venons de voir quelle est la part prise par les divers principes alimentaires dans la formation de la graisse. Il importe maintenant d'envisager la question à un point de vue général, car la production de l'obésité n'est pas uniquement liée à l'alimentation surabondante ou à l'usage exagéré des aliments producteurs de graisse.

D'après l'opinion vulgaire, l'obésité est le résultat de l'excès d'alimentation et de l'exercice insuffisant, ces deux influences étant souvent combinées.

C'est là une opinion erronée, ou tout au moins trop absolue, car la réduction de l'alimentation et l'exercice physique devraient, s'il en est ainsi, suffire à guérir les obèses. En réalité, l'obésité est le plus souvent sous la dépendance d'un état constitutionnel, et les causes précitées doivent être, dans la majeure partie des cas, considérées seulement comme des causes prédisposantes. M. Bouchard a montré que 40 p. 100 seulement des obèses étaient gros mangeurs et que 37 p. 100 seulement prenaient trop peu d'exercice, en raison de leur indolence ou de leurs fonctions sédentaires. « Qui plus est, 10 p. 100 des obèses mangeaient une ration alimentaire inférieure à la normale, et 28 p. 100 faisaient plus d'exercice corporel que la moyenne des hommes » (Legendre).

Au-dessus des causes invoquées précédemment, il faut placer l'arthritisme, l'hérédité arthritique. Sur 94 cas, M. Bouchard a noté 43 fois l'hérédité directe; il a retrouvé, dans d'autres cas, des antécédents de goutte, de gravelle, d'asthme, de lithiase biliaire, c'est-à-dire diverses manifestations morbides rattachées communément à l'arthritisme.

En ce qui concerne le mécanisme de la production de la graisse en excès, on peut distinguer les obèses en deux catégories : celle des obèses qui mangent trop et dont la nutrition est normale ; celle des obèses qui ne mangent pas trop, mais qui n'oxydent pas assez.

Chez les derniers, l'obésité serait due à une élaboration vicieuse des matériaux nutritifs, chez les premiers à la nature et la quantité des aliments ingérés.

Quelle que soit la valeur respective des opinions émises au sujet de la pathogénie de l'obésité, on est d'accord pour admettre qu'il existe deux grandes indications thérapeutiques : il faut réduire la formation de la graisse et d'autre part faciliter sa combustion.

La diététique est le moyen le plus puissant dont dispose le médecin pour obtenir l'amaigrissement ; on refuse avec raison toute valeur aux médicaments qui ont été proposés dans ce but; mais à côté de la diététique, il convient de faire une part importante à l'hygiène générale, c'est-à-dire à l'exercice, la vie au grand air, la pratique du massage, etc.

Les **régimes** institués pour les obèses sont fort nombreux ; la plupart sont des régimes d'inanition plus ou moins déguisés, c'est-à-dire ne permettent qu'une quantité d'aliments inférieure à la ration normale d'entretien.

Le *régime de Dancel* était surtout basé sur la réduction des liquides; les malades ne pouvaient prendre, à chaque repas, que 200 à 400 grammes de liquide. Ce régime, trop rigoureux, ne peut être suivi pendant longtemps.

Le *régime de Banting* ou plutôt du médecin Harvey (car Banting était le nom du malade traité) consiste dans l'usage prédominant de la viande maigre, la suppression presque absolue des légumes et des féculents; dans ce régime la quantité des boissons est rationnée, mais moins rigoureusement que dans le régime de Dancel.

Le *régime d'Ebstein* se distingue en ce qu'il réduit légèrement la proportion des matières albuminoïdes, fortement celle des hydrocarbures, tandis qu'il augmente beaucoup la ration de graisse.

Voici le détail de la cure d'Ebstein :

Déjeûner à sept heures et demie en hiver et à six heures en été : 250 grammes de thé noir sans lait ni sucre ; 50 grammes de pain blanc ou de pain rôti, beurré.

Dîner à deux heures : potage (souvent additionné de moelle de bœuf); 120 à 130 grammes de viande, de préférence grasse, avec sauce grasse ; légumes en quantité modérée. Pas de pommes de terre ni de légumes contenant du sucre.

Comme boissons, 2 ou trois verres de vin blanc léger, et, après le repas, une tasse de thé sans lait ni sucre.

Souper à sept heures et demie : une tasse de thé pur ; un œuf ou un rôti gras ou du jambon ou lard ; une tartine de pain beurré, et, de temps à autre, du fromage ou des fruits frais.

Il est paradoxal qu'Ebstein augmente ainsi la part des graisses dans l'alimentation ; il prétend justifier sa pratique en attribuant à la graisse les avantages suivants : celui de diminuer les sensations de faim et de soif; de plus, celui de favoriser l'assimilation des albumines, qui n'auraient pas de tendance à se dédoubler en graisse(?)

En réalité c'est un régime irrationnel parce que la graisse ingérée crée une dyspepsie difficile à guérir et supprime l'appétit.

M. G. Sée est partisan du système d'Ebstein légèrement modifié, les modifications consistent en l'addition de substances gélatineuses au régime et l'usage abondant de boissons. S'appuyant sur les expériences de Bischoff, de Voit, d'Hermann, de Schmiedeberg qui démontrent que sous l'influence de l'eau les oxydations sont augmentées et que les produits de combustion se trouvent en excédant dans le liquide rénal,

M. G. Sée se déclare partisan des boissons abondantes, et notamment des boissons caféiques. « C'est au thé pris aux repas du matin en quantité marquée et à une température élevée qu'il faut donner la préférence; tous les obèses qui prennent à table ou entre les repas cette boisson d'une manière usuelle, obtiennent de meilleurs résultats que par l'usage de l'eau pure, menu prise à froid » (G. Sée).

Le *régime d'Œrtel* a surtout pour but de combattre les troubles circulatoires résultant de la surcharge graisseuse du cœur chez les obèses.

Voici le même d'Œrtel :

Le matin : 150 grammes de thé ou de café avec un peu de lait; 75 grammes de pain.

A midi : 110 ou 120 grammes de viande rôtie ou bouillie ou de volaille peu grasse; poissons peu gras; salade et légumes à volonté; 25 grammes de pain; quelquefois jusqu'à 100 grammes de farineux. Comme dessert, 100 à 200 grammes de fruits, quelquefois un peu de confiture. Pas de boissons, exceptionnellement 17 à 25 centilitres de vin léger.

Dans l'après-dîner : une tasse de café ou de thé comme au déjeuner, avec tout au plus 17 centilitres d'eau; exceptionnellement 25 grammes de pain.

Comme souper : un ou deux œufs à la coque, 150 grammes de viande, 25 grammes de pain, un peu de fromage, de la salade ou des fruits; 17 à 25 centilitres de vin coupé avec un huitième d'eau.

Ce régime alimentaire est complété par un exercice méthodique, de préférence sur des plans inclinés.

Le régime d'Œrtel a été fortement critiqué; on lui a reproché de déterminer des dyspepsies graves (Meyer) et même l'albuminurie. Il est certain que la réduction des boissons poussée à l'extrême ne peut être que nuisible à des malades âgés, parfois goutteux ou graveleux et chez qui le lavage de l'organisme par des boissons abondantes est absolument nécessaire.

Le *régime de Kisch* est plus rationnel : Kisch diminue le plus possible la graisse et les hydrocarbures; il prescrit un régime mixte dans lequel prédominent les matières albuminoïdes, surtout les viandes maigres. Il interdit la viande de porc, les saucisses, l'oie, le saumon gras, etc. On doit user modérément des œufs et en laisser de côté le jaune. Le pain n'est permis qu'en petite quantité et de préférence grillé. Les farineux sont rejetés, ainsi que les fromages. Toutes les boissons grasses (bouillon gras, lait, chocolat) sont interdites. Kisch est partisan du thé au premier déjeuner, du vin blanc léger aux autres repas; il permet les boissons abondantes surtout chez les obèses pléthoriques.

Voici *le régime prescrit par M. Dujardin-Beaumetz* :

Le malade peut boire soit aux repas, soit en dehors des repas. Au repas il boit un verre et demi de liquide, c'est-à-dire 300 grammes, de vin rouge ou blanc coupé avec une eau alcaline. S'il boit après le repas (deux heures après, comme le recommande Schwenninger) il peut boire plus abondamment et la boisson se compose alors de thé léger sans sucre.

Proscription absolue des vins liquoreux, des liqueurs, eaux-de-vie et de la bière.

Un peu de café noir à la fin du déjeuner.

Soupe défendue.

Aliments permis : œufs, poisson, viande, légumes verts, fruits.

Féculents réduits à leur minimum.

Pain léger et dont la croûte forme la plus grande partie. Défense absolue de la pâtisserie.

Premier déjeuner à huit heures : 25 grammes de pain, 50 grammes de viande froide, jambon ou autre, 200 grammes de thé léger sans sucre.

Deuxième déjeuner à midi : 50 grammes de pain, 100 grammes de viande ou de ragoût, ou deux œufs, 100 grammes de légumes verts, 15 grammes de fromage, fruits à discrétion.

Dîner à sept heures : Pas de soupe, 50 grammes de pain, 100 grammes de viande, 100 grammes de légumes verts, salade, 15 grammes de fromage, fruits à discrétion. Ce régime est un des plus rationnels.

L'énumération de tous ces régimes dissemblables montre combien est encore controversée la question du régime des obèses, puisque les uns rationnent les liquides, les autres en permettent l'usage à discrétion, puisque les graisses sont tantôt supprimées, tantôt permises ou même données en excès.

Ainsi que le fait remarquer avec raison M. Hayem, si l'on soumet le malade à l'une des méthodes systématiques, celui-ci court le grand risque de devenir dyspeptique. D'après M. Hayem la réglementation des aliments est seule utile et les aliments doivent être prescrits sous une forme de très facile digestion.

On doit d'ailleurs distinguer l'obésité acquise (obésité des gros mangeurs et buveurs) et celle des obèses par prédisposition héréditaire, qui engraissent tout en mangeant peu.

Chez les gros mangeurs, pour peu qu'ils s'y prêtent, il est assez facile de déterminer l'amaigrissement en ramenant l'alimentation au taux normal.

Chez les seconds l'amaigrissement ne pourrait être obtenu qu'au prix d'un régime insuffisant, qui serait suivi d'un affaiblissement dangereux. « Aussi faudra-t-il accorder, dans ces cas, une plus large place aux divers moyen d'exciter la combustion de la graisse, qu'au régime lui-même » (M. Hayem).

Tout le monde est d'accord pour reconnaître que l'exercice est indispensable chez les obèses ; les médecins qui ont obtenu les cures les plus retentissantes, sont ceux qui ont eu soin de combiner les exercices corporels avec les prescriptions diététiques.

Œrtel, n'envisageait la nécessité de l'exercice qu'au point de vue étroit de l'élimination de l'eau hors de l'organisme : mais c'est surtout, en tant que modificateur de la nutrition générale et accélérateur des combustions organiques que l'exercice est utile.

L'exercice consiste en mouvements de *gymnastique suédoise* et en *marches*. L'entraînement pour la marche doit être progressif et proportionné aux forces. Œrtel a eu raison de préconiser les ascensions en pente douce, qui plus que tout autre genre de marche, favorisent les mouvements respiratoires et par suite une large oxygénation du sang. Il importe de remarquer d'ailleurs que les marches un peu longues ne conviennent pas à tous les obèses indistinctement. Œrtel a préconisé la marche chez ceux qui ont de la surcharge graisseuse du cœur ; chez ceux-là, en effet, la marche ne peut être qu'utile ; il n'en est pas de même chez ceux qui ont de la dégénérescence graisseuse ou tout autre lésion du myocarde ; la distinction, on le conçoit, n'est pas très aisée à établir entre ces deux états anatomiques. On pourra néanmoins soupçonner la dégénérescence du myocarde chez les malades en proie à une dyspnée continue, même au repos, chez ceux qui présenteront de l'arythmie, etc.

L'*hydrothérapie* (sauf contre-indications tirées de l'état du cœur ou des reins) est très recommandable. On la combinera avec la pratique du *massage* et des *frictions*. Les *bains chauds* accroissent les mutations organiques, mais ils devront être employés avec précaution chez les obèses cardiaques.

Nous devons dire, en terminant, quelques mots du traitement médicamenteux, dont l'utilité est des plus contestables.

On a préconisé, chez les obèses, l'emploi de l'*iodure de potassium* et des *alcalins*. M. Sée donne l'iodure à petites doses ; les alcalins peuvent rendre quelques services, en régularisant les fonctions digestives ; la réaction alcaline de l'intestin serait utile pour saponifier les corps gras et empêcher l'absorption de la graisse en nature (M. Bouchard). Le traitement hydro-minéral consiste en l'emploi des eaux sulfatées mixtes. On envoie les obèses aux eaux de *Brides*, *Châtel-Guyon*, *Carlsbad*, *Marienbad*, *Hombourg*, *Kissingen*. Les eaux de Marienbad sont sulfatées et chlorurées sodiques ; elles contiennent environ 7 gr. 17 de matières fixes (3 gr. 87 de sulfate de soude ; 1 gr. 23 de chlorure de sodium). Les eaux de Brides renferment 5 gr. 6 de matières fixes (2 gr. 35 de sulfate de chaux ; 1 gr. 3 de sulfate de soude ; 1 gr. 22 de chlorure de sodium).

Les purgatifs concourent à réduire la quantité d'eau contenue dans l'organisme et facilitent la circulation abdominale ; mais il ne faut pas en abuser, car ils peuvent déterminer des lésions graves, atrophiques, de la muqueuse gastrique (M. Hayem).

RHUMATISME CHRONIQUE; OSTÉOPATHIES.

A. — Rhumatisme osseux.

Il n'existe pas de traitement spécifique du rhumatisme chronique ; on conçoit aisément qu'il en soit ainsi, si l'on admet que les déformations articulaires qui constituent le rhumatisme noueux sont l'expression de troubles trophiques d'origine nerveuse. On a dirigé contre elles un traitement interne et un traitement externe.

Constatons d'abord que le **traitement interne** par les médicaments dont l'efficacité contre les manifestations du rhumatisme articulaire aigu est incontestable, c'est-à-dire le salicylate de soude et l'antipyrine, sont absolument impuissants contre le rhumatisme noueux. Le salicylate n'est d'ailleurs employé que dans les poussées subaiguës qui traversent parfois l'évolution essentiellement chronique et progressive du rhumatisme déformant, encore est-il dans ces cas inférieur à l'antipyrine et à la phénacétine. Les médicaments auxquels on s'adresse habituellement, dans les longues périodes intercalaires, sont l'arsenic et les iodures, c'est-à-dire des modificateurs de la nutrition, des médicaments trophiques.

L'*arsenic* préconisé par Charcot se donne à l'intérieur sous forme de liqueur de Fowler ou de solution d'arséniate de soude.

L'*iode* considéré comme un puissant résolutif est le plus fréquemment employé. Lasègue donnait la teinture d'iode dans du vin d'Espagne ; mais elle est mal supportée en général, aussi n'utilise-t-on guère que les iodures (Trousseau, Gueneau de Mussy), dont on prolonge fort longtemps l'usage, aux doses minimes de 25 à 50 centigrammes.

Le colchique n'est d'aucune utilité. La plupart des médecins insistent sur la nécessité de relever la nutrition languissante à l'aide des toniques, macération de *quinquina*, *huile de foie de morue*, *préparations ferrugineuses*, et d'une *alimentation substantielle* (Garrod).

Le **traitement externe** est surtout efficace dans la forme de rhumatisme chronique qui succède au rhumatisme articulaire aigu et qui procède par poussées successives.

« Le *massage*, les *frictions sèches* sur les régions épargnées par le travail morbide, seront utiles pour entretenir l'activité fonctionnelle du tégument externe, la nutrition des muscles, et en même temps pour suppléer autant que possible à l'exercice actif dont les malades sont privés » (Gueneau de Mussy).

Les *courants continus* ont été proposés ; ils peuvent présenter quelque utilité dans les cas où il existe une atrophie musculaire concomitante.

Les bains *sulfureux* sont indiqués à titre d'excitants des fonctions cutanées, mais ils peuvent exaspérer les douleurs. Gueneau de Mussy ne dépassait pas la dose de 40 grammes de polysulfure de sodium par bain.

Les *bains de vapeur térébenthinés* sont utilisés depuis fort longtemps. Gueneau de Mussy était très partisan des *bains arsenicaux* qu'il employait dans les cas franchement chroniques, avec phénomènes réactionnels nuls ou peu accentués. Il prescrivait des bains dans lesquels on faisait dissoudre le mélange suivant :

Sous-carbonate de soude................	100 à 150 grammes.
Arséniate de soude.....................	1 à 8 —

Chez les malades à système nerveux impressionnable il employait l'arséniate de soude seul et ajoutait quelquefois 250 grammes de gélatine. Les bains étaient pris tièdes (36°), tous les deux jours ; il laissait reposer le malade après une série de 3 ou 4 bains. Il exigeait que les malades gardent le lit pendant une heure ou deux après chaque bain.

Si les bains provoquaient une exacerbation des douleurs, il prescrivait des applications topiques calmantes.

Le traitement thermal consiste en l'emploi des eaux à température élevée, faiblement minéralisées comme celles de *Néris*, *Luxeuil*, *Bourbonne-les-bains*, *Bourbon-l'Archambault*, *Plombières*. Les eaux sulfureuses d'*Aix-les-Bains* sont très excitantes et ne conviennent qu'aux formes franchement torpides. Enfin le traitement par les boues de *Dax* peut donner de très bons résultats.

B. — Rhumatisme musculaire ; myalgie.

L'épithète de rhumatismale longtemps accolée à toutes les myalgies était de pure convention ; on sait aujourd'hui que les myalgies peuvent reconnaître des causes très diverses, qu'elles sont souvent la conséquence d'un état infectieux ou d'une intoxication. On réserve donc le nom de rhumatismales, uniquement à celles qui ne relèvent pas de ces causes ; encore est-il probable que l'on qualifie à tort de rhumatismales certaines myalgies dont la véritable nature nous est inconnue. En somme, c'est par exclusion que l'on doit porter le diagnostic de rhumatisme musculaire, lorsque l'on s'est assuré que la myalgie n'est pas due à une **intoxication** (saturnisme), à une **maladie infectieuse** (blennorhagie, fièvre puerpérale, syphilis), à une **auto-intoxication** (surmenage), à un **état diathésique** (goutte), à une **affection du système nerveux**.

La myalgie rhumatismale est la seule qui prête à quelques considérations thérapeutiques,

Rien de plus variable que les formes cliniques du rhumatisme musculaire. Tantôt et le plus souvent il est apyrétique, localisé, monomusculaire ou du moins n'occupant qu'une région musculaire (sterno-cléido-mastoïdien, muscles du thorax ou de la masse lombaire, etc.); tantôt il est accompagné de fièvre, plus ou moins généralisé et mobile comme les manifestations articulaires du rhumatisme aigu.

Le traitement de la forme aiguë ne diffère pas beaucoup de celui du rhumatisme articulaire aigu; le *salicylate de soude* et l'*antipyrine* donnent de bons résultats; toutefois, en ce qui concerne notamment le salicylate de soude, les effets sont moins nets que dans le rhumatisme articulaire aigu.

Dans le rhumatisme musculaire subaigu ou chronique, apyrétique, localisé, l'action du salicylate est à peu près nulle, et c'est à l'antipyrine, au salol, qu'il faut avoir recours de préférence.

Le traitement local est plus efficace que le traitement interne ; on a utilisé toutes les applications révulsives ou calmantes.

Les *frictions excitantes* faites avec : le liniment ammoniacal camphré, le baume de Fioravanti, les mélanges térébenthinés sont d'usage banal. On peut faire des frictions douces ou des pulvérisations avec le mélange suivant :

Alcoolat de mélisse..............	ãã 10 grammes.
— de Fioravanti...........	
Menthol.........................	50 centigr. à 1 gr. et même 1 gr. 50.
	(Capitan.)

M. Bouchard emploie comme révulsif un *mélange d'une partie de chloroforme pour trois parties de Baume de Fioravanti ;* on imbibe de ce baume une compresse préalablement trempée dans l'eau chaude, puis exprimée et on l'applique sur la région douloureuse. On ne doit pas laisser en place cette compresse plus de dix minutes, car elle détermine une révulsion assez intense.

Les *applications très chaudes* sous forme de flanelle chaude, de sacs de sable chauffés au four, de cataplasmes sinapisés, ou tout simplement de compresses trempées dans l'eau très chaude et recouvertes de taffetas gommé peuvent suffire à faire disparaître la douleur du lumbago.

La *réfrigération* par les pulvérisations de chlorure de méthyle est un bon moyen ; il en est de même des *ventouses* sèches ou scarifiées.

La *faradisation cutanée* donne des résultats inconstants ; elle est d'ailleurs parfois assez douloureuse ; le *massage* fait au contraire disparaître rapidement la douleur et la raideur musculaire.

Les *injections d'eau distillée* ne font cesser la douleur persistante du rhumatisme musculaire, qu'en lui substituant une douleur momentanée, il est vrai, mais fort vive. Elles ne sont pas d'ailleurs dépourvues de tout inconvénient; M. Potain a vu survenir une syncope à la suite d'une injection sous-cutanée d'eau distillée, faite chez un malade atteint d'un rhumatisme musculaire très douloureux de l'épaule.

Les *injections d'antipyrine* sont également douloureuses et peuvent déterminer des accidents que l'on peut d'ailleurs éviter en ayant bien soin de faire la piqûre profondément. L'addition de cocaïne à l'antipyrine est utile. On injecte une seringue de Pravaz de la solution suivante :

Antipyrine..........................	5 grammes.
Chlorhydrate de cocaïne............	10 centigrammes.
Eau distillée.........................	Q. S. pour faire 10 cc.

Les injections de morphine seront réservées pour les cas où la douleur est intolérable.

Une fois les douleurs apaisées, il est bon de prescrire au malade, pour faire disparaître l'endolorissement, la raideur dans les mouvements qui persistent souvent, l'usage des *bains d'étuve sèche* ou des *bains de vapeur* simple ou térébenthinés.

Les *douches chaudes* sont également fort utiles, surtout lorsqu'elles sont suivies de massage. Le séjour aux eaux *thermales* telles que Bourbon-Lancy, Plombières, Luchon, Aix-les-Bains etc., complète avantageusement le traitement.

C. — **Ostéopathies diverses.**

Nous ne citerons pas dans cet ouvrage l'ostéopathie hypertrophiante pneumique (maladie de Marie), non plus que les autres ostéopathies que l'on a décrites dans ces dernières années : acromégalie, maladie osseuse de Paget, si l'on n'avait récemment proposé pour l'une d'entre elles, la maladie de Marie, un traitement qu'il convient de signaler. On sait que l'ostéopathie hypertrophiante pneumique est caractérisée par des troubles trophiques du système osseux consécutifs à des affections chroniques pleuro-pulmonaires, avec processus suppuratif, que dans certains cas exceptionnels elle peut être due à d'autres causes très différentes des premières, telles que la syphilis (Heinrich, Schmidt, Smirnoff).

Quoi qu'il en soit l'étiologie admise par Marie est incontestable. Chez un homme qui, à la suite d'une pleurésie purulente, avait été atteint d'ostéopathie hypertrophiante MM. Demons et Binaud (*Archives générales de médecine*, août 1894) ont pu déterminer un arrêt dans l'évolution des lésions osseuses en pratiquant des injections de liquide pneumique. Ce liquide fut préparé par le professeur Ferré, de Bordeaux qui indique la technique suivante. « Prendre 20 grammes de poumon de mouton que l'on coupe en tous petits morceaux avec de fins ciseaux; laisser macérer pendant une demi-heure dans 60 grammes de glycérine; ajouter 120 grammes d'eau bouillie naphtolisée à saturation et laisser macérer le tout pendant une demi-heure. Filtrer et introduire dans l'appareil de d'Arsonval. Filtrez de nouveau à la pression de 60 atmosphères après avoir laissé la solution en contact avec CO^2 pendant vingt-quatre minutes; » 29 injections furent faites chez le malade; le trajet fistuleux pleural, qui existait depuis onze mois s'oblitéra définitivement après la vingt-neuvième injection; l'affection ostéo-arthropathique sembla s'arrêter dans son évolution. L'état général s'était sensiblement amélioré; certains mouvements, qui étaient presque abolis revinrent; enfin la pression dynamométrique qui, avant le début du traitement était tombée à 19 k. 5.

RACHITISME.

Deux théories principales ont été émises pour expliquer le développement du rachitisme.

La première, soutenue par Parrot, a eu un moment de vogue. Parrot pensait que le rachitisme n'est que le dernier terme des lésions osseuses de la syphilis héréditaire précoce; ses arguments, que nous n'avons pas à examiner ici, et qui d'ailleurs, considérés en eux-mêmes, sont des plus discutables, tombent devant ce fait que le rachitisme s'observe chez des enfants dont les parents sont indemnes de syphilis, et qui eux-mêmes sont susceptibles de contracter cette maladie; ainsi M. Colrat a vu un enfant de treize mois, nettement rachitique, avec un chancre syphilitique de la lèvre.

D'autre part le rachitisme soit spontané, soit expérimental peut être observé chez les animaux, contrairement à l'opinion de Parrot qui trouvait, dans cette immunité des animaux acceptée par lui comme un fait démontré, une preuve de plus en faveur de l'identité du rachitisme et de la syphilis.

La syphilis n'exerce en réalité qu'une influence indirecte et prédisposante par suite de l'état d'affaiblissement qu'elle détermine.

La théorie alimentaire est aujourd'hui généralement adoptée; on met le rachitisme sur le compte de l'alimentation défectueuse et des troubles digestifs qui en résultent; dès 1741 J. L. Petit avait montré que le rachitisme survient fréquemment chez les enfants sevrés prématurément; l'observation journalière n'a fait que confirmer, jusqu'à nos jours, l'influence de l'alimentation vicieuse sur le développement du rachitisme.

Mais en quel sens s'exerce cette influence? La décalcification des os se produit-elle par suite d'un apport insuffisant de sels calcaires par les aliment ingérés ou bien au contraire est-elle la conséquence d'une désassimilation excessive des sels calcaires de l'organisme?

Il est inutile de rappeler ici les nombreux arguments que l'on a invoqués en faveur de l'une ou de l'autre opinion, car les expériences de contrôle n'ont donné que des résultats contradictoires.

« Quoi qu'il en soit, à l'heure actuelle, la théorie digestive du rachitisme est adoptée par la majorité des auteurs. Que l'alimentation défectueuse et les troubles digestifs qui en résultent agissent en empêchant l'assimilation de la chaux, ou en favorisant sa désassimilation, ou en créant un poison inconnu qui arrête le développement des os, il importe peu; la fréquence avec laquelle on observe les troubles digestifs et l'alimentation défectueuse à l'origine du rachitisme, donne le droit d'établir entre le premier et le second une relation de cause à effet. » (Marfan, *Annales de médecine*, p. 172, 1893).

La **prophylaxie** du rachitisme doit donc consister uniquement dans l'observation rigoureuse des règles alimentaires et hygiéniques applicables à l'enfant; pour amener la disparition du rachitisme il suffirait de supprimer l'allaitement artificiel, le sevrage prématuré etc, mais il ne faut pas se dissimuler que la misère est la cause principale qu'il faudrait supprimer, car c'est elle qui impose et l'allaitement artificiel, et le sevrage prématuré.

Le **régime** du rachitique doit tendre à restituer à l'économie les sels de chaux qui lui sont nécessaires pour parfaire le développement du squelette. Le *lait* est l'aliment de choix, en raison de sa richesse en phosphates calcaires. Outre le lait, on donnera à partir de deux ans, de la cervelle (Bouchard), des œufs, des bouillies, des purées de légumes secs (de haricots notamment).

Il est nécessaire que l'allaitement soit aussi méthodique que possible et que les tétées ou les prises de lait soient régulièrement espacées.

Le **traitement médicamenteux** est complexe. Il convient tout d'abord de combattre les troubles digestifs qui sont constants et qui entravent l'assimilation des aliments.

On atteint ce but en employant du lait stérilisé, et en prescrivant les *alcalins*.

S'il existe une dilatation bien nette de l'estomac, le *lavage* pratiqué avec une sonde uréthrale et de l'eau bouillie peut rendre les plus grands services.

La constatation de l'insuffisance des phosphates calcaires chez l'enfant rachitique devait conduire à l'emploi du *phosphate de chaux*. Il y a cependant une opposition formelle entre la pratique et les résultats de l'expérimentation en ce qui concerne la valeur thérapeutique du phosphate de chaux. Quelle que soit la façon dont il est administré, à l'état de phosphate tricalcique insoluble ou à celui de phosphate acide soluble, il est éliminé en grande partie par les matières fécales, et par l'urine ; toutefois, si le phosphate n'est pas absorbé, la chaux se transformerait dans l'estomac en sel de chaux soluble (lactate de chaux ou chlorure de calcium) et seule serait absorbée.

Quelques médecins admettent cependant que le phosphate de chaux peut être assimilé, à la condition d'être donné en minime quantité (Bouchard).

La question de l'assimilation des préparations phosphatées, solubles ou insolubles, n'est donc pas encore définitivement tranchée. Il faut considérer d'autre part que c'est moins à l'insuffisance de la quantité des phosphates introduits dans l'organisme, qu'à leur mauvaise élaboration, par suite des troubles digestifs, qu'est dû le rachitisme. L'insuffisance de la sécrétion chlorhydrique, nécessaire pour la mise en liberté de l'acide phosphorique, d'autre part la présence dans le tube digestif d'acide lactique, peut-être susceptible d'augmenter la désassimilation (J. Teissier a vu la quantité des phosphates terreux augmenter dans les urines après l'ingestion d'acide lactique), déterminent vraisemblablement une déviation des échanges chimiques normaux. En résumé, il est préférable de s'attacher plutôt au rétablissement du bon fonctionnement des organes digestifs, qu'à l'administration des phosphates ; d'ailleurs chez les enfants sevrés, on insistera sur les aliments riches en phosphates, tels que les cervelles, les œufs, le poisson etc ; le lait pur est à lui seul, assez riche en phosphates, pour assurer la nutrition ; il ne sera même pas nécessaire de recourir aux laits dits phosphatés, dont il a été récemment question, et dont la richesse en phosphates (5 à 7 grammes par litre, au lieu de 1 gr. 50 à 2 grammes) dépend du régime particulier auquel les vaches sont soumises.

Si l'on veut recourir aux phosphates médicamenteux on fera usage des préparations solubles : soit du chlorhydrophosphate, soit du lacto-phosphate de chaux en sirop, dont on donnera 1 à 3 cuillerées à café par jour.

Marfan associe l'huile de foie de morue au sirop de lacto-phosphate de chaux au moyen d'une émulsion. Cette préparation est très bien supportée ; en voici la formule :

Gomme adragante..........................	5 grammes.
Solution de lacto-phosphate de chaux à 50 p. 1000................................	150 —
Sirop de lacto-phosphate de chaux à 50 p. 1000.	350 —
Huile de foie de morue........................	500 —
Alcoolature de zestes de citron..............	20 —

4 cuillerées à café par jour.

Dans ces derniers temps, il a été moins question des phosphates de chaux que du *phosphore*.

A la suite de diverses expériences, Kassowitz après Wegnen, a été amené à proposer l'emploi du phosphore; il pense que le défaut de calcification dans le rachitisme est dû à une hyperémie chronique des extrémités osseuses et que le meilleur moyen de remédier à cet état est d'administrer le phosphore à petites doses (un demi-milligramme à deux milligrammes par jour).

Kassowitz donne le phosphore dissous dans l'huile d'amandes douces et annonce avoir guéri ou considérablement amélioré en quelques semaines, par ce moyen, 560 rachitiques. Les médecins qui ont eu recours à la méthode de traitement de Kassowitz, n'ont pas obtenu, à beaucoup près, des résultats aussi favorables que ceux qui avaient été annoncés ; ils ont d'ailleurs constaté que l'usage du phosphore pouvait présenter des inconvénients. M. Comby a fait connaître les résultats de sa pratique ; il a traité comparativement 40 rachitiques par le phosphore (1 à 3 cuillerées à café, suivant l'âge, d'huile de foie de morue phosphorée, contenant 10 centigrammes de phosohore par litre), et 40 autres rachitiques par les moyens usuels (bains salés, phosphates, huile de foie de morue simple etc); chez ces derniers, l'amélioration fut plus rapide ; M. Comby a d'ailleurs constaté que le phosphore ne déterminait pas d'accidents sérieux. Il est donc difficile jusqu'à plus ample informé, d'avoir une opinion exacte sur la valeur du traitement de Kassowitz.

L'*huile de foie de morue* employée depuis Bretonneau dans le traitement du rachitisme, rend les plus grands services ; elle n'agit pas uniquement par ses phosphates, qui sont en trop faible quantité, mais peut-être facilite-t-elle l'assimilation de ceux qui sont absorbés (Rabuteau). Il faut toujours commencer par de petites quantités (Une cuillerée à café) et augmenter progressivement les doses jusqu'à l'administration quotidienne de plusieurs cuillerées à soupe; si l'huile n'est pas tolérée, on peut lui substituer le sirop *iodo-tannique*.

Tels sont les différents agents modificateurs de la nutrition que l'on peut utiliser chez les rachitiques, le plus efficace étant incontestablement l'huile de foie de morue.

Il faut y joindre un **traitement local** dirigé contre les atrophies musculaires (électrisation, massage) et contre les déviations (réduction du genu valgum sous le chloroforme chez les enfants très jeunes, plus tard l'ostéoclasie ou l'ostéotomie).

Quant au **traitement hygiénique**, il joue un rôle au moins aussi considérable que le traitement médicamenteux. Les petits rachitiques se trouvent à merveille du *séjour au bord de la mer*, sur les plages de sable, des *bains salés* (2 à 3 kilogrammes de sel marin par bain), du séjour à *Salies de Béarn*, à *Bex* (Valais) etc.

Au sortir du bain, on doit leur faire des *frictions stimulantes* avec de la flanelle imbibée d'eau de Cologne, d'alcool de lavande, ou d'eau vinaigrée, car la stimulation de la peau est le meilleur moyen d'exciter le système neuro-trophique.

Les enfants rachitiques ne doivent pas marcher, tant que leurs jambes, encore flexibles s'incurvent sous leur poids ; on ne doit pas non plus les porter sur les bras. On les maintiendra au repos, étendus sur des matelas un peu durs ; et quand on les sortira, on les couchera dans une petite voiture. Ceux qui sont atteints de cranio-tabes reposeront leur tête sur un coussin percé d'un trou à son centre, pour éviter la pression sur l'occipital ou le pariétal.

MALADIES DE CROISSANCE.

La grande activité de la croissance atteint son maximum entre douze et quinze ans; bien que l'on ait beaucoup exagéré son rôle pathogénique, il est incontestable d'une part que l'accroissement rapide et excessif du corps prédispose aux maladies infectieuses, notamment à la tuberculose, la chlorose, l'ostéomyélite, et d'autre part qu'il peut engendrer certains troubles du système nerveux, du système circulatoire et du système osseux.

Du côté des os, on peut observer de simples douleurs, sans modifications de forme ni de volume ; ces douleurs occupent surtout les membres inférieurs et ont pour siège les épiphyses et la région du cartilage conjugal.

D'autres fois il existe de la fièvre en même temps que les douleurs (il s'agit dans ces cas d'une ostéite juxta-épiphysaire très atténuée, dite encore fièvre de croissance).

Signalons encore les exostoses ostéogéniques qui se trouvent surtout aux extrémités des os longs ; la tarsalgie et, d'une façon générale, les arthralgies douloureuses rentrent dans le cadre des maladies de croissance.

La production de la scoliose est favorisée par la croissance, chez les adolescents soumis à une vie sédentaire, au surmenage scolaire.

Du côté de l'appareil circulatoire, on peut observer des palpitations, accompagnées souvent de dyspnée cardiaque; quant à l'hypertrophie cardiaque, décrite par le professeur G. Sée (1885), son existence n'est pas admise par tous les médecins.

M. Blache qui lui a consacré récemment une étude (*Revue des maladies de l'enfance*, p. 529, 1891) en distingue trois types principaux : un type tachycardique avec palpitations répétées, douloureuses, apparaissant au moindre effort; un type dyspnéique, simulant l'asthme; enfin un troisième type uniquement caractérisé par l'existence de céphalées persistant pendant de longs mois.

M. Comby admet une anémie de croissance, à laquelle pourraient se rattacher le purpura, les épistaxis, la dyspepsie, etc. La chlorose vraie ne saurait être décrite parmi les maladies de croissance, mais son évolution est parfois liée indirectement au travail de croissance.

Les manifestations nerveuses résultant de la croissance sont fréquentes et multiples; elles apparaissent chez les enfants de souche nerveuse. Au premier rang il faut placer la céphalalgie qui se produit sous l'influence du travail intellectuel, d'un effort cérébral; elle devient telle que les études se trouvent interrompues. Sa durée est toujours longue, n'est jamais moindre que six mois et peut atteindre souvent quinze mois à deux ans. L'interprétation de cette céphalée est des plus délicates, en raison de l'association fréquente du mal de tête soit avec la dilatation de l'estomac, soit avec l'hypertrophie cardiaque. M. G. Sée, M. Blache rattachent la céphalée à cette dernière cause; d'autres l'attribuent uniquement au surmenage scolaire, quelques-uns à l'asthénopie accommodative (Maurice Perrin). Il est probable qu'elle peut être due, suivant les cas, à des causes différentes. L'influence du travail intellectuel exagéré, jointe à la sédentarité, est incontestable et paraît être la plus fréquente des causes; mais il faut reconnaître que la céphalée peut survenir également chez des enfants médiocrement assidus.

Outre la céphalalgie, on peut observer des névralgies intercostales, une courbature générale avec lassitude, besoin de repos et de sommeil. Enfin l'hystérie et la chorée apparaissent souvent au moment de la croissance.

Le traitement des différentes manifestations morbides qui viennent d'être rapidement énumérées consiste surtout en l'hygiène prophylactique. Il faut au moment de la croissance s'appliquer à maintenir chez les enfants un juste équilibre entre l'exercice physique et le travail intellectuel ; leur assurer la vie au grand air et en pleine lumière, des locaux scolaires spacieux et bien ventilés, etc.

Lorsque les accidents de la croissance se sont déclarés, la première mesure à prendre est de prescrire le repos. Il faut en outre régler l'alimentation, en écartant les aliments indigestes, susceptibles d'entretenir la dyspepsie qui existe presque toujours dès le début.

Lorsque les forces commencent à revenir, que les douleurs des membres, que la céphalée s'atténuent, on autorise les exercices physiques, la gymnastique, l'escrime, etc., en ayant soin de ne pas dépasser la mesure et de ne pas remplacer le surmenage intellectuel par le surmenage physique.

En tous cas, il importe que « les oxydations soient favorisées, et, pour introduire l'oxygène dans l'organisme, il faut que la respiration s'accomplisse avec une activité suffisante, il faut que l'air ambiant soit assez souvent renouvelé et assez riche en oxygène; d'où la nécessité de l'exercice physique qui accélère le nombre des respirations et augmente leur amplitude, de l'habitation dans des locaux assez vastes et bien ventilés » (Legendre).

L'hydrothérapie est également fort utile, par la stimulation nerveuse qu'elle détermine et l'influence générale qu'exerce cette stimulation sur les échanges nutritifs. Il en est de même des frictions sèches ou des frictions faites avec l'alcool camphré, l'eau de Cologne, etc. Les bains salés, les bains de mer sont presque toujours indiqués sauf chez les névropathes.

L'alimentation doit être l'objet de soins particuliers. Souvent les malaises mis sur le compte d'une croissance trop rapide ne reconnaissent d'autre cause que la dyspepsie provoquée par une alimentation surabondante et mal dirigée. Beaucoup de parents ont la déplorable habitude de faire une part prépondérante dans l'alimentation de leurs enfants, à la viande et aux autres aliments azotés ; ils croient que l'alimentation azotée est particulièrement indiquée, quand l'organisme doit faire les frais d'un développement rapide ; en réalité, ils contribuent à aggraver la dyspepsie et les autres troubles morbides de la croissance.

Les médicaments toniques que l'on a également une très grande tendance à faire prendre aux enfants sont plus nuisibles qu'utiles, car ils entretiennent les troubles digestifs. Sans doute le fer peut rendre des services quand il existe une anémie accentuée, mais son emploi a besoin d'être surveillé et l'on doit en supprimer immédiatement l'usage s'il est mal toléré.

L'hypertrophie cardiaque est un phénomène passager; le cœur reprend toujours son volume normal.

M. Blache considérant que l'ectasie cardiaque de croissance est la conséquence du développement précoce du cœur, opposé au développement tardif ou insuffisant de la cage thoracique, recommande de modérer les mouvements du cœur et de favoriser l'augmentation de la capacité du thorax; pour satisfaire à cette dernière indication il institue des exercices spéciaux de gymnastique respiratoire. Il est bien évident que les exercices violents seront proscrits, car ils iraient à l'encontre de la nécessité d'assurer le repos du cœur. Pour faire fonctionner les muscles thoraciques, M. Blache conseille d'intercaler le massage du tronc, de la poitrine et des membres pendant les séances de gymnastique.

Comme traitement médicamenteux il fait usage de la *digitale* associée ou non au *fer*, et de la *teinture de muguet* seule ou associée à l'*iodure de potassium*.

Dans les cas où la tachycardie s'accompagne de chloro-anémie, il prescrit la potion suivante :

Eau de menthe............................	260	grammes.
Tartrate ferrico-potassique....................	4	—
Teinture de digitale..........................	2	—
Sirop d'éther................................	40	—

A prendre : une cuillerée à bouche avant chaque repas.

Si la tachycardie prédomine sans phénomènes de chloro-anémie, il donne simplement soir et matin VIII à X gouttes de teinture de muguet.

On ne doit pas perdre de vue que les palpitations dites de croissance peuvent tenir en réalité à des causes auxquelles la croissance est entièrement étrangère; aussi, avant de les rattacher à cette dernière, convient-il de rechercher si l'on ne doit pas les attribuer soit à la dyspepsie, soit à la neurasthénie ou l'hystérie, soit à l'onanisme ou bien enfin au surmenage physique si fréquent à notre époque où les différents sports et notamment la vélocipédie règnent en maître.

La même remarque est applicable à la **céphalée de croissance**; si l'existence de cette dernière ne peut être niée, il faut se garder de considérer comme céphalée de croissance, toute céphalalgie observée chez un adulte. C'est donc après avoir éliminé, par un examen méthodique, les causes habituelles de céphalalgie des adolescents (vices de réfraction, affections nasales ou pharyngées, chlorose, dyspepsie, constipation, albuminurie intermittente, hystérie, neurasthénie, etc.), que l'on sera autorisé à incriminer la croissance.

Il n'existe pas d'ailleurs de moyen direct de remédier à cette céphalée ; il va sans dire que les médicaments n'ont aucune influence sur elle ; c'est par l'emploi combiné des divers moyens hygiéniques précédemment énumérés que l'on parvient à la faire disparaître.

Le repos intellectuel, le séjour au grand air, l'hydrothérapie, une alimentation judicieusement réglée conviennent d'autant mieux aux jeunes gens pendant la période de la croissance que chez presque tous, en même temps que la croissance, on peut incriminer l'influence nocive du travail intellectuel forcé, de la vie sédentaire, de l'alimentation mal dirigée, etc.

Si l'on veut faire une prescription, il faut s'en tenir aux modificateurs de la nutrition comme les *préparations céphalées*, ou bien avoir recours aux agents qui stimulent le système nerveux, comme la *strychnine*. Legendre conseille de faire prendre la solution suivante :

Sulfate de strychnine.............	1 à 4 centigrammes.
Phosphate de soude...............	5 à 10 grammes.
Eau.............................	100 grammes.

2 à 3 cuillerées à café par jour.

MYXŒDÈME.

Bien que connu depuis 1873, le myxœdème n'a réellement été bien étudié qu'à partir de 1882. A cette époque, on commença à pratiquer l'ablation du corps thyroïde atteint de goitre et l'on put observer de nombreux cas de myxœdème post-opératoire. Tandis que Kocher attribuait plutôt « la cachexie stumiprive » aux lésions des tissus du cou déterminées par l'opération, Reverdin n'hésita pas à rapporter les accidents constatés à la perte des fonctions du corps thyroïde ; il démontra de plus l'analogie absolue qui existe entre le myxœdème post-opératoire et celui qui se développe, en dehors de toute intervention chirurgicale, comme conséquence d'une atrophie du corps thyroïde (1885).

Les expériences de Horsley confirmèrent entièrement l'opinion de Reverdin ; Horsley put, en effet, reproduire expérimentalement le myxœdème par l'ablation totale du corps thyroïde.

Quelle est la pathogénie des accidents du myxœdème? Pour les uns, au corps thyroïde sont dévolues d'importantes fonctions hématopoiétiques, qui ne peuvent plus s'accomplir, après son ablation ou son atrophie, et dont la suppression entraîne le myxœdème. Pour d'autres, le corps thyroïde a pour fonction de détruire une substance toxique qui s'accumule dans le sang, lorsqu'il est enlevé ou qu'il s'atrophie, et détermine une intoxication se traduisant par les symptômes du myxœdème, c'est-à-dire l'œdème et les troubles trophiques de la peau (suppression des sécrétions, chute des cheveux et des poils), la déchéance intellectuelle, la cachexie, l'hypothermie, l'anémie, etc.).

Quelle que soit l'explication adoptée, il est indiqué de remédier à l'absence du corps thyroïde. C'est ce que l'on a d'abord essayé de faire à l'aide de *greffes* et d'*injections de suc thyroïdien.*

La greffe pratiquée plusieurs fois avec succès sur les animaux par Schiff, Fano et Zanda, Von Eisselberg, fut faite chez l'homme par M. le professeur Lannelongue (*Société de Biologie*, 1890). Depuis, cette opération a été pratiquée plusieurs fois, et chaque fois une amélioration notable s'est produite, mais n'est pas devenue définitive. Cela tient à ce que le fragment de corps thyroïde greffé se résorbe progressivement, et que par suite son action est forcément passagère.

On fut alors conduit à employer les injections sous-cutanées qui avaient été également expérimentées avec succès, sur les animaux (Vassale, Gley, etc). Les premiers essais sur l'homme donnèrent des résultats nuls ou incomplets, et il faut arriver au cas de Murray (*British Medical Journal*, 10 octobre 1891) pour trouver la première guérison de myxœdème chez l'homme par les injections de suc thyroïdien. Depuis le cas de Murray, d'assez nombreux cas de guérison ont été publiés; mais on doit ajouter que, dans la plupart d'entre eux, la guérison ne s'est pas maintenue.

Après les greffes et les injections, on a essayé de soumettre les malades atteints de myxœdème à l'*ingestion de corps thyroïde* (de mouton). L'observation la plus retentissante concernant ce mode de traitement est celle qu'a relatée M. Marie, à la Société médicale des hôpitaux le 9 février 1894. M. Marie fit prendre quotidiennement deux corps thyroïdes de mouton (soit quatre lobes) à une dame atteinte de myxœdème depuis huit ans. Les glandes thyroïdes étaient prises crues, dans du bouillon.

Le résultat fut immédiat. Dès le lendemain matin de la première ingestion, la température s'élevait à 38° et la diurèse s'établissait. Trois jours après on constatait déjà une modification très notable des traits, les bourrelets situés au-dessous des yeux avaient, considérablement diminué. Au bout de six jours la transpiration commençait à renaître, la parole était plus libre, moins pâteuse.

On fut obligé d'interrompre le traitement, au bout de onze jours, car la malade ne tarda pas à éprouver des malaises caractérisés par une insomnie presque absolue, une soif intense, une anorexie complète, une sensation de courbature dans tout le corps, une faiblesse générale nécessitant le séjour au lit.

Au bout d'un mois (le traitement avait commencé le 30 novembre 1893) on reprit le traitement thyroïdien, en diminuant notablement la dose (un lobe tous les deux jours). Le traitement dut cependant être interrompu, sept jours après cette reprise, car les mêmes symptômes se reproduisirent.

Le traitement fut repris pour la seconde fois le 11 janvier 1894 ; depuis lors, la malade prit seulement deux tiers de lobe tous les cinq jours, et, sous l'influence de ce traitement elle, n'éprouva plus aucun des phénomènes pénibles qu'elle avait ressentis antérieurement. Depuis ce temps l'amélioration a continué, la métamorphose est devenue complète, aussi bien au physique qu'au moral.

Ce dernier mode de traitement (ingestion de corps thyroïde), qui a été employé en Angleterre pour la première fois, a l'avantage de la simplicité, et, d'autre part, il évite les risques d'introduction dans le tissu sous-cutané des matières septiques qui peuvent toujours être contenues dans un extrait de viande, quelque soigneusement préparé qu'ait été celui-ci.

Toutefois il n'est pas inoffensif ; il doit être conduit avec prudence, sous peine de voir se développer des accidents qui pourraient devenir graves et même mortels. La dose (4 lobes) employée au début par M. Marie est trop forte. « En règle générale, dit M. Marie, nous sommes d'avis que la dose usuelle doit être celle d'un lobe, quotidiennement pendant les trois ou quatre premiers jours ; au bout de ce temps et quand la réaction thyroïdienne (polyurie, élévation de la température, accélération du pouls, insomnie, douleurs dans les membres) aura commencé à se manifester, on ne donnera plus cette dose que tous les deux jours.

Une fois la régression des principaux symptômes du myxœdème obtenue, on devra diminuer de plus en plus les doses et arriver progressivement à ne plus donner qu'un lobe tous les trois, quatre ou cinq jours. »

CHLOROSE ; ANÉMIES.

« L'anémie est un élément morbide des plus communs. Il fait souvent partie d'un ensemble pathologique plus ou moins complexe ; mais il peut aussi, comme dans la chlorose constituer à lui seul le phénomène le plus important de la maladie, à tel point qu'en s'adressant à lui directement à l'aide des moyens appropriés, toute autre manifestation morbide disparaît » (M. Hayem).

A. — Traitement des anémies symptômatiques.

Les anémies secondaires reconnaissent des causes multiples :

Citons d'abord l'anémie des pays chauds, celle qui résulte du séjour prolongé dans des locaux obscurs, mal aérés (anémie des cuisiniers, des prisonniers, etc.) et celle qui est la conséquence d'une alimentation insuffisante ou défectueuse, du surmenage ; en ce qui concerne cette dernière cause, M. Cadet, élève de M. le professeur Hayem, a établi que les grandes fatigues sont une cause de déglobulisation et que le repos relatif ramène, au bout d'un certain temps, par suractivité dans la formation hématoblastique, la composition normale du sang.

Certaines anémies sont causées par les poisons dits hématiques, c'est-à-dire qui déterminent une destruction exagérée des globules rouges ; l'oxyde de carbone et le plomb sont à citer en tête de ces poisons ; ils agissent lentement en général, alors que d'autres poisons violents comme les nitrites alcalins, l'acide pyrogallique, etc. qui transforment l'hémoglobine en méthémoglobine amènent une anémie aiguë.

Quelques anémies sont d'origine parasitaire : telle l'anémie des mineurs, due à la présence dans le corps de l'ankylostome duodénal, ou l'anémie due à la filaire ; cette anémie peut revêtir les caractères de l'anémie pernicieuse progressive.

Les anémies les plus fréquentes sont celles qui surviennent à la suite des maladies aiguës, ou qui accompagnent certaines maladies chroniques, enfin les anémies post-hémorrhagiques.

Toute maladie aiguë retentit sur le sang à la façon d'une saignée plus ou moins abondante ; l'usure du sang est d'autant plus sensible, dit M. Hayem, qu'elle n'est compensée en rien par un effort de reconstitution ; il y a en effet, dans les maladies aiguës, arrêt dans la formation des globules rouges ; toutefois, au moment de la défervescence, il se produit, comme à la suite des hémorrhagies, une reprise brusque de la sanguification, reprise que M. Hayem a désignée sous le nom de crise hématique ou hématoblastique. Le remplacement des hématies détruites se fait en effet par le développement et la transformation des hématoblastes.

Toutes les maladies aiguës ne déterminent pas à un égal degré, l'anémie ; toutes choses égales d'ailleurs, ce sont les pyrexies les plus longues qui déterminent les états anémiques les plus graves et les plus rebelles, tandis que les fièvres éruptives ne déterminent qu'une anémie légère et de faible durée. Il y a cependant des exceptions : lors des dernières épidémies de grippe, on a vu des malades chez qui la période fébrile avait été très courte, être atteints d'anémie fort grave et se prolongeant pendant longtemps ; de même, quelques accès très courts de fièvre intermittente peuvent être suivis d'anémie intense ; il semble donc que l'anémie soit dans ces cas proportionnelle, moins à la durée de la maladie, qu'à la déglobulisation suraiguë déterminée par l'agent infectieux.

La plupart des maladies chroniques, infectieuses ou non, s'accompagnent d'anémie; telles la tuberculose, le cancer, la syphilis, le mal de Bright, les entérites, les affections du foie, du cœur, etc.

Il importe de savoir que l'anémie s'installe parfois rapidement, alors même que la maladie causale a une évolution très lente ; ainsi l'anémie du début de la tuberculose peut déterminer en quelques jours la décoloration des téguments et des muqueuses. Les états anémiques à marche rapide peuvent s'observer non seulement au début de la tuberculose pulmonaire, mais encore comme symptôme initial de la tuberculose des capsules surrénales (maladie d'Addison), du goitre exophthalmique, du cancer. Parmi les cancers, celui qui détermine l'anémie la plus précoce et la plus intense, est le cancer de l'estomac, sans doute en raison de l'atrophie généralisée des glandes gastriques qui accompagne habituellement le néoplasme ; on observe en effet, certaines anémies pernicieuses à marche progressive qui paraissent liées, en dehors de toute affection cancéreuse, à l'atrophie de ces glandes.

L'anémie post-hémorrhagique présente des degrés fort variables suivant l'abondance des hémorrhagies, suivant leur nombre, suivant aussi que le sujet était bien portant au moment où l'hémorrhagie s'est produite, ou déjà malade. Après une seule hémorrhagie, l'anémie guérit en général facilement et spontanément ; mais, lorsque des pertes considérables se reproduisent à de courts intervalles, des altérations globulaires graves surviennent; non seulement il y a abaissement du chiffre des globules, mais encore et surtout développement imparfait des hématies.

Il nous reste à signaler une dernière variété d'anémie, mal connue en France parce qu'elle s'y rencontre rarement, tandis qu'elle est fréquente en Suède, en Norvège, en Allemagne, etc. nous voulons parler de l'anémie pernicieuse progressive. Cette anémie que l'on a voulu attribuer aux causes les plus diverses (grossesses répétées ; lactation ; surmenage physique et intellectuel ; habitation dans des locaux mal aérés ; troubles digestifs, etc.) mais qui survient parfois chez des sujets d'apparence robuste et de bonne santé antérieure, sans que l'on puisse invoquer une étiologie satisfaisante est la plus grave des anémies ; non seulement la masse du sang est considérablement diminuée chez les malades qui en sont atteints (on trouve parfois les cadavres presque exsangues), mais encore les altérations globulaires sont-elles des plus prononcées et la fonction hématoblastique est-elle pour ainsi dire arrêtée ; il y a épuisement du processus normal de rénovation sanguine.

Nous connaissons les principales causes des anémies symptômatiques ; une question se pose maintenant : faut-il traiter toutes ces anémies ? Comment les traiter ?

La suppression de la cause de l'anémie suffit souvent à permettre au sang de recouvrer ses qualités normales; il est évident que les anémies que nous avons citées en premier lieu, **celles qui résultent du séjour dans les pays chauds, ou dans un air confiné, l'anémie de la misère et du surmenage** peuvent cesser avec le changement de climat, de milieu, de régime et d'hygiène générale; il en est de même de l'**anémie toxique** qui disparaît avec sa cause et de l'**anémie parasitaire.** L'anémie de la **convalescence des maladies aiguës** retrocède en général rapidement, sous la seule influence d'une alimentation réparatrice et du séjour au grand air; nous avons vu cependant que certaines de ces anémies, l'anémie grippale en particulier, pouvaient être de longue durée et rebelles au traitement; on pourra donc être amené à employer le traitement par les préparations martiales, dans les cas où l'alimentation et l'aérothérapie ne suffisent pas au rétablissement du malade; mais ce qu'il importe de savoir, c'est que le traitement médicamenteux ne doit être utilisé qu'en dernier ressort.

Parmi les anémies chroniques bien peu sont susceptibles d'être améliorées, car elles sont le plus souvent symptômatiques d'une affection incurable. Il est à remarquer que l'**anémie prétuberculeuse** s'atténue spontanément, tandis que les lésions pulmonaires progressent; elle n'est pas, en tout cas, justiciable du traitement ferrugineux. Depuis longtemps l'attention des médecins a été appelée sur les dangers que peut présenter l'administration du fer aux tuberculeux; peut-être ces dangers ont-ils été exagérés, car l'on peut administrer sans inconvénient l'iodure de fer dans la scrofulo-tuberculose; il est incontestable cependant que l'usage du fer peut entraîner des phénomènes congestifs et qu'il est contre-indiqué d'une façon absolue dans la tuberculose éréthique.

L'**anémie syphilitique** disparaît également au bout d'un temps variable, soit spontanément, soit le plus souvent sous l'influence du traitement hydrargyrique, bien que le mercure soit rangé au nombre des médicaments qui altèrent le sang; dans certains cas cependant il est nécessaire de faire prendre du fer au malade; les frictions et les injections mercurielles, en laissant libre la voie stomacale, permettent l'administration du fer.

L'**anémie du mal de Bright** est due aux altérations hématiques qui existent dans cette maladie; mais elle paraît entretenue parfois, suivant certains médecins, par l'usage prolongé du régime lacté exclusif; aussi convient-il, dans les périodes de calme de cette maladie, d'instituer le régime mixte.

L'**anémie post-hémorrhagique** peut guérir spontanément si la perte du sang a été légère, si le sujet qui en est atteint était bien portant auparavant. Elle nécessite au contraire un traitement actif chez les sujets déjà débilités, par exemple chez un tuberculeux, un syphilitique, une parturiente dont la grossesse a été traversée par divers incidents hémorrhagiques, etc.

Dans ces cas le fer est rigoureusement indiqué pour favoriser la rénovation qualitative et quantitative des éléments du sang.

Quand l'hémorrhagie est très abondante et compromet l'existence à bref délai, il ne faut pas hésiter à s'adresser à la transfusion vasculaire que l'on peut pratiquer avec du sang ou du sérum artificiel; aux injections sous-cutanées de ce sérum, ou même à la transfusion péritonéale.

Pour pratiquer la *transfusion du sang*, il faut se servir de sang non défibriné ; on avait proposé de défibriner le sang pour éviter la formation de caillots au contact des instruments et la production d'embolies, mais ce danger n'est guère à redouter avec les dispositifs dont on se sert, tandis que l'injection de sang défibriné peut au contraire présenter des dangers ; ce sang ne contient plus d'hématoblastes ; le nombre des leucocytes s'y trouve diminué ; de plus les globules rouges s'y détruisent en masse, ce qui peut devenir dangereux, si le sang est injecté à hautes doses.

Le plus simple des transfuseurs (appareil de Collin) se compose d'un corps de pompe terminé par un réservoir métallique sur lequel se visse un entonnoir; c'est dans cet entonnoir qu'est recueilli le sang provenant de la saignée faite à l'individu qui donne son sang ; la partie inférieure du réservoir de distribution porte un prolongement métallique sur lequel s'ajuste le tube de caoutchouc armé de la canule.

Le corps de pompe ayant une capacité de 10 centimètres cubes, on peut calculer facilement la quantité de sang transfusé.

Après dénudation de la veine, on introduit la canule armée d'un mandrin, qui est retiré lorsque l'appareil, rempli de sang, est prêt à fonctionner.

On n'a pas à craindre la coagulation du sang dans l'instrument, car cette coagulation du sang veineux ne se produit qu'au bout d'un quart d'heure, temps qui est plus que suffisant pour mener à bien la transfusion.

L'usage des solutions salines repose sur cette remarque que, lorsqu'un animal meurt d'hémorrhagie, il reste encore en lui une notable quantité de sang, mais que la vacuité des vaisseaux en empêche la circulation. L'injection du liquide dans les veines a pour but de rétablir la circulation. Depuis les expériences de Jolyet et Lafont, de Kronecker et Sander tous les liquides utilisés pour la transfusion ont pour base le chlorure de sodium. Ils en renferment une proportion qui varie de 6 à 75 centigrammes p. 100.

M. Hayem s'est servi de la formule suivante (pour les injections salines faites aux cholériques) :

Eau distillée..................................	1 litre.
Chlorure de sodium pur........................	5 grammes.
Sulfate de soude...............................	10 —

Nous avons déjà décrit le manuel opératoire (traitement du choléra); la quantité à injecter varie de 1500 à 1700 centimètres cubes, lorsqu'il y a danger de mort (Hayem).

Les injections chlorurées sodiques sont indiquées dans les cas les moins graves, et dans ceux où la transfusion du sang est impossible; cette dernière est seule efficace dans les hémorrhagies multiples qui se répètent coup sur coup.

Le traitement de l'**anémie pernicieuse progressive** est des plus limités. Le plus souvent les malades succombent, en dépit de tous les soins dont on les entoure; cependant il existe des cas de guérison.

L'*alimentation* des malades doit se composer de lait, d'œufs peu cuits, de viandes grillées ou de viande crue pulpée; mais dans un grand nombre de cas l'intolérance absolue de l'estomac met obstacle à l'alimentation; il faut alors prescrire la *diète képhirique* qui peut donner des résultats remarquables, assurer même la guérison de malades dont la situation avait été jugée désespérée. Peter a rapporté un cas de ce genre.

Le *fer* ne détermine pas, dans l'anémie pernicieuse progressive, ces améliorations que l'on obtient, par son usage, chez les chlorotiques; cependant, on peut l'employer avec avantage dans les périodes initiales de la maladie; mais lorsque le pouvoir de rénovation hématoblastique se suspend, il devient inutile.

L'*arsenic* est alors indiqué; d'après Padley, sur 22 cas où l'arsenic fut employé, 16 se terminèrent par la guérison, tandis que sur 48 malades soumis à d'autres traitements, un seul guérit. Bien que cette statistique paraisse bien optimiste, on ne peut nier les bons effets du traitement arsenical. On doit prescrire l'arsenic sous forme de liqueur de Fowler, à la dose quotidienne de X à XX gouttes.

Si l'état de l'estomac s'oppose à son administration par la bouche, on doit user des injections sous-cutanées faites avec un demi ou un centimètre cube de liqueur de Fowler modifiée par la substitution d'eau de laurier-cerise à l'eau de mélisse.

Si la marche progressive de la maladie est enrayée par l'arsenic, on peut revenir au fer, qui retrouve ses indications pour mener les hématoblastes à l'état de globules rouges adultes.

La *transfusion* a été souvent pratiquée à la période ultime; elle a donné des résultats fort variables, peu encourageants d'une façon générale.

Les troubles digestifs occupent le premier plan dans le cadre symptômatique de la maladie ; on s'efforcera de remédier aux vomissements par l'emploi du *képhir*, des *inhalations* d'*oxygène*.

Le *repos absolu* est une condition indispensable du traitement ; d'ailleurs les malades ne pourraient songer à s'y soustraire, en raison de leur état de faiblesse.

B. — Traitement de la chlorose.

La pathogénie de la chlorose est encore entourée d'obscurité ; aussi est-ce moins dans la connaissance des causes nombreuses qu'on lui a attribuées, que dans celle des lésions hématiques qu'il faut chercher des indications pour le traitement.

Bien que la chlorose soit surtout une maladie de la femme, on ne doit pas perdre de vue qu'un état anémique analogue à la chlorose féminine peut s'observer chez les jeunes gens à l'époque de la puberté.

Il est intéressant de remarquer que la chlorose peut être héréditaire ; dans certaines familles, les femmes sont pendant plusieurs générations frappées de chlorose ; il y a là une indication utile à connaître au point de vue du traitement hygiénique à instituer préventivement. A côté de l'hérédité, l'hérédité directe peut également jouer un rôle.

Les mères tuberculeuses procréent souvent des filles qui deviendront chlorotiques. MM. Gilbert et Hanot ont insisté particulièrement sur ce point.

Dans une thèse inspirée par M. Gilbert, M. Joly a relevé que sur 54 chlorotiques, 29 étaient issues de souche tuberculeuse. Enfin M. Hayem a trouvé souvent dans les antécédents paternels la goutte et ses diverses manifestations ainsi que l'hystérie.

A côté de l'hérédité, il existe de nombreuses causes provocatrices de la chlorose qui sont personnelles au sujet. Ces causes sont d'une part les maladies de l'enfance, parmi lesquelles les fièvres éruptives et la fièvre typhoïde tiennent le premier rang ; ce sont d'autre part les conditions hygiéniques défectueuses (manque d'air pur, alimentation insuffisante, surmenage intellectuel) ; ce qui nous explique pourquoi la chlorose atteint de préférence les jeunes filles entassées dans les ateliers, dans les pensionnats, les servantes de restaurants, etc. Les jeunes filles appartenant aux classes aisées ne sont pas d'ailleurs, on le sait, à l'abri de la chlorose ; si l'air et la bonne nourriture ne leur font pas défaut, elles trouvent dans les fatigues mondaines, dans les veillées du bal, des causes puissantes d'anémie.

A côté de ces différentes causes prédisposantes, il en est une autre, d'ordre anatomique, qui a été mise en lumière par Rokitansky, par Bamberger et surtout par Virchow, c'est l'angustie congénitale du système artériel; si le rétrécissement des artères était constant, on pourrait faire remonter la chlorose à une dystrophie du germe lui-même, mais cette malformation n'ayant encore été constatée que dans un petit nombre de cas, on ne peut guère considérer l'hypoplasie que comme une condition favorable au développement de la chlorose.

Chez les jeunes filles qui présentent ces différentes causes prédisposantes, la maladie se développe au moment de l'établissement de la menstruation; c'est qu'à ce moment les matériaux de nutrition s'épuisent rapidement par suite du développement du corps et de l'établissement des nouvelles fonctions.

Que faut-il donc faire pour prévenir l'apparition de la chlorose, à l'approche de la puberté? Les considérations qui précèdent conduisent à conseiller rationnellement le grand air, l'hydrothérapie, une bonne alimentation, le repos; les longues veillées doivent être formellement interdites. Chez les jeunes filles issues de parents tuberculeux, l'usage prolongé de l'huile de foie de morue exercera une influence favorable sur la nutrition. Telles sont, brièvement énoncées, les règles hygiéniques à mettre en œuvre comme moyens prophylactiques de la chlorose, mais il est bien certain que l'inégalité des conditions sociales met obstacle à la généralisation de leur application.

I. — Traitement général.

Lorsque la chlorose est constituée, l'observation des mêmes règles hygiéniques est indispensable au rétablissement de la santé; prescrire d'une façon banale un traitement ferrugineux, sans plus s'occuper de la réglementation de l'existence des chlorotiques, serait s'exposer à un échec complet.

Le *régime* à prescrire doit être la première préoccupation du médecin, alors même que n'existe pas encore cette dyspepsie qui complique si souvent la chlorose. Trop souvent on gorge les malades de viandes fortes, de viande crue, d'œufs, de vins généreux, de vin de quinquina, ce qui n'a d'autre effet que d'aggraver la dyspepsie ou d'en provoquer l'apparition. De plus, la plupart des médecins prescrivent le fer ou l'arsenic sous des formes qui contribuent à irriter le tube digestif. L'alimentation doit donc être minutieusement réglée et la préparation ferrugineuse choisie avec discernement. Voici les prescriptions faites par M. le professeur Hayem, relativement au régime : « Je me suis bien trouvé de supprimer tout d'abord les boissons stimulantes : le vin, la bière, le café et le thé, et d'attendre avant d'instituer une alimentation fortement réparatrice, que l'appétit se développe sous l'influence de l'emploi du fer. Au lieu d'eau rougie ou de vin pur, je fais boire au repas du lait pur non bouilli en quantité modérée, c'est-à-dire au plus un tiers de litre par repas, et lorsque je rencontre une répugnance marquée pour le lait, je donne la préférence à l'eau pure sur toutes les autres boissons.

Les aliments solides pris d'abord en petites quantités et sous une forme simple, se composent de viandes de boucherie, de volailles, d'œufs, de poissons à chair maigre. Je restreins considérablement l'usage du pain et des féculents et je recommande aux malades de manger à leur appétit, en ayant soin de boire peu et de rester dans la position horizontale pendant un quart d'heure à vingt minutes après chaque repas. » Il faut encore interdire les aliments vinaigrés, la salade bien que les chlorotiques manifestent une prédilection pour cet aliment.

L'*exercice* doit être réglementé comme l'alimentation. Dans les formes légères les courses au grand air, la gymnastique ne présentent que des avantages, mais « lorsque l'anémie est prononcée et accompagnée d'un alanguissement de toutes les fonctions, l'exercice est une cause de déglobulisation, capable d'aggraver la situation. Il faut, au contraire, prescrire le repos et attendre, pour conseiller la gymnastique, les marches un peu fatigantes, que l'intervention médicamenteuse ait produit une amélioration très notable.

Le séjour à l'hôpital est loin d'être hygiénique. Cependant j'ai constamment vu les chlorotiques de la classe pauvre, qui travaillent jusqu'à épuisement des forces, être rapidement soulagées pendant les premiers jours de leur hospitalisation, et avant tout traitement. J'attribue l'amélioration dans leur état simplement à la cessation de tout travail, au repos du corps et de l'esprit. Dans les cas d'anémie du troisième degré, je n'hésite pas à prescrire le séjour au lit » (M. Hayem).

Le *changement d'air*, le séjour à la campagne sont un adjuvant utile du traitement, mais ne suffisent pas, à eux seuls, à guérir la chlorose; l'effet en serait annulé si les chlorotiques prenant prétexte du séjour à la campagne, s'imposaient les fatigues que nous venons de proscrire.

Le choix de la résidence importe peu; cependant les climats de montagne sont préférables, à la condition que l'altitude moyenne de 1000 mètres ne soit pas dépassée; si les chlorotiques vont à la mer, elles devront s'abstenir de prendre des bains.

L'emploi du *fer* dans la chlorose n'est pas nouveau; il remonte à une époque où la place de la maladie dans le cadre nosologique était encore mal défini. Le fer est le spécifique de la chlorose, et s'il n'a pas toujours donné des succès, cela tient à la nature de la préparation martiale employée ou au mode défectueux d'administration des médicaments; les cas de chlorose prétendus rebelles au fer ne sont que des cas qui n'ont pas été traités, dès le début, d'une façon convenable.

La masse du sang chez l'homme renferme environ 3 grammes de fer. Or, chez les chlorotiques, la valeur globulaire, c'est-à-dire la richesse en hémoglobine et par suite en fer des hématies est notablement abaissée puisqu'elle est diminuée au moins de moitié dans la chlorose de moyenne intensité, des deux tiers et même des trois quarts dans les formes intenses qui ne sont pas rares. Pour combler ce déficit, il faut, d'après M. Hayem, que les globules rouges fixent 1 gr. 50 de fer dans les cas ordinaires, 1 gr. 95 à 2 gr. 25 et même 2 gr. 50 dans les formes intenses.

A l'état normal, il y a chaque jour dans l'économie dépense de fer, c'est-à-dire usure des globules rouges; on a calculé que la quantité journalière de fer éliminée par les diverses voies atteint en moyenne 5 centigrammes; l'élimination a lieu par les sueurs, le suc gastrique et surtout le suc pancréatique et la bile : cette dernière élimine 428 décimilligrammes de fer, d'après Paganuzzi. Cette perte est compensée normalement par le fer qu'apportent les aliments et les boissons; il n'en est pas de même dans les cas où l'organisme a besoin d'un excès de fer; l'alimentation ne peut alors parfaire la quantité de fer nécessaire à la réparation sanguine, à la fixation de l'oxygène; il résulte en effet de diverses expériences que la quantité de fer retenue par l'organisme n'augmente d'une manière sensible que si l'on a soin d'administrer des doses relativement élevées, soit de 40 à 50 centigrammes par jour; la quantité de fer contenue dans la ration alimentaire normale étant en moyenne de 7 à 8 centigrammes (Boussingault), il faudrait donc quadrupler ou quintupler la ration alimentaire, ce qui est impossible chez les chlorotiques; de sorte que l'emploi du fer médicamenteux est indispensable pour compenser chez ces malades l'insuffisance du fer alimentaire.

La question de l'absorption du fer médicamenteux par les voies digestives est très controversée :

Pour Cl. Bernard, Trousseau et Pidoux, Bunge le fer médicamenteux n'est pas absorbé; il ne serait assimilé que quand il se trouve en combinaison organique dans les aliments. Cependant la plupart des physiologistes admettent l'absorption du fer. Les recherches de Becquerel, de Jehring, d'Hamburger avaient fait penser que le fer des urines n'augmente pas pendant l'administration des préparations martiales; mais Kollicker et Muller ont vu que les urines en éliminent une petite quantité pendant les premières heures qui suivent l'administration du médicament. Cette augmentation du fer éliminé est encore plus nette dans d'autre sécrétions; Lewald l'a encore constatée dans le lait, après quarante-trois heures; Bistrow a constaté que l'administration à une dose croissante de lactate ferreux (1 à 3 grammes) fait augmenter la proportion du fer dans le lait et Nasse a montré que la richesse du sang en fer s'accroît chez les chiens qui ingèrent du lactate de fer.

On peut donc légitimement conclure qu'une partie du fer médicamenteux est absorbée et sert à la réparation du sang.

Il reste à déterminer sous quelle forme le fer est absorbé, et par suite quelles sont les préparations ferrugineuses qui méritent la préférence.

Trois hypothèses ont été faites :

1° On a admis la pénétration directe dans le sang d'un sel organique qui se combinerait avec les matières albuminoïdes du sang.

2° La combinaison directe du fer et des albuminoïdes dans l'estomac et dans l'intestin, puis l'absorption.

3° L'absorption par ces deux procédés à la fois (Scherpf).

Si l'on emploie une préparation insoluble, le fer métallique par exemple, il y a d'abord oxydation du fer, puis combinaison soluble en présence de l'acide chlorhydrique du suc gastrique, en un mot formation de chlorure ferreux (Rabuteau).

« Ce chlorure, dit M. Hayem, peut être absorbé en produisant, au fur et à mesure de sa pénétration dans le sang, un albuminate rendu soluble par les bases alcalines du sang. Il peut aussi, au moins partiellement, former de l'albuminate ou du peptonate de fer dans l'estomac et dans l'intestin, produits, qui, en présence des alcalis du tube digestif ou du sang, passent à l'état d'albuminate ou de peptonate de fer et d'alcali, c'est-à-dire de sels doubles qui d'après les travaux de Mitscherlich, de Buchheim, de Dietl, de Scherpf, sont inoffensifs pour le sang et d'une facile assimilation. »

Tous les composés insolubles se comportent vraisemblablement de la même manière, de sorte qu'il est théoriquement avantageux d'administrer d'emblée le chlorure ferreux ou protochlorure; en effet, les composés ferreux en général donnent d'emblée des albuminates, au contact des liquides albumineux, tandis que les sels ferriques déterminent des précipités; il est vrai que, d'après Buchheim et Meyer, ces précipités peuvent se redissoudre dans le suc gastrique.

D'après des expériences récentes de Macallum (*Journal of. Physiology*, n° 4, 1894) l'absorption du fer aurait lieu au niveau des villosités des parties supérieures de l'intestin grêle.

D'après ce qui vient d'être dit, aux sels de sesquioxyde de fer ou persels, qui sont irritants, il faut préférer les protosels ou sels ferreux, solubles ou facilement solubilisés par le suc gastrique. Le chlorure ferreux, le proto-iodure, le lactate de fer et surtout le protoxalate de fer sont les préparations recommandées par M. Hayem; ce dernier aurait l'avantage de ne pas déterminer la constipation.

Le *proto-iodure de fer* occupe une place à part parmi les préparations ferrugineuses, car en raison de l'iode qu'il contient, il exerce une action élective chez les lymphatiques et les scrofuleux ; aussi convient-il particulièrement chez les jeunes filles aux chairs flasques, bouffies, à celles qui dans leur enfance ont présenté diverses manifestations strumeuses.

Le proto-iodure de fer s'emploie en sirop ou en pilules ; le sirop se prescrit à la dose moyenne de 2 cuillerées à bouche par jour (20 grammes contiennent 10 centigrammes d'iodure de fer) ; il a l'inconvénient de noircir les dents et détermine parfois de la dyspepsie et la constipation. Pour remédier à cette dernière, on peut lui associer l'extrait de noix vomique (10 centigrammes pour 100 grammes de sirop), la rhubarbe :

Sirop de sucre	500 grammes.
Extrait de rhubarbe	5 —
Iodure de fer	4 —

Deux cuillerées à bouche par jour.

Les pilules doivent être préférées au sirop ; mais elles ont l'inconvénient d'être facilement altérables ; les pilules du codex renferment 5 centigrammes d'iodure de fer par pilule ; toujours pour remédier à la constipation on peut leur associer 20 centigrammes de poudre de rhubarbe ou 2 centigrammes d'extrait ou bien encore le cascara sagrada :

Iodure de fer	10 centigrammes.
Cascara sagrada	10 —
Extrait de gentiane	5 —

pour 1 pilule ; en prendre de 2 à 5 par jour.

Le *protochlorure de fer* a été très vanté par Rabuteau qui pensait qu'il était immédiatement absorbé en nature ; mais nous avons vu que les recherches contemporaines doivent faire plutôt admettre l'absorption du fer sous forme de composé chloro-albumineux. Le protochlorure se donne exclusivement en pilules :

Protochlorure de fer	10 centigrammes.
Extrait de rhubarbe	2 —
Savon médicinal	Q. S.

pour 1 pilule ; 2 à 4 par jour.

Le protochlorure est irritant pour l'estomac et inférieur aux autres protosels.

Le *lactate de fer* se donne en sirop :

Lactate de fer	5 grammes.
Sirop de gentiane	250 —

2 cuillerées à bouche par jour ;

en pilules de 10 centigrammes :

Lactate de fer	5 grammes.
Aloès	50 centigrammes.
Extrait de rhubarbe	Q. S.

pour 50 pilules 2 à 6 par jour;
en poudre :

Lactate de fer	āā 6 grammes.
Poudre de rhubarbe	
— de sucre	
Sucre vanillé	Q. S.

pour 20 doses, une à chaque repas.

Le *protoxalate* est la préparation ferrugineuse préférée par M. Hayem, qui le prescrit en poudre à la dose de 20 à 40 centigrammes par jour.

Outre les préparations ferrugineuses que nous venons d'énumérer, il en est d'autres encore qui sont très employées, tel le *tartrate ferrico-potassique.* Voici quelques formules proposées par M. Huchard :

Tartrate ferrico-potassique	āā 5 grammes.
Extrait de quinquina	
— de rhubarbe	
— de gentiane	
— de noix vomique	50 centigrammes
Glycérine	Q. S.
Huile essentielle d'anis	V gouttes.

pour 100 pilules; 2 à chaque repas.

Tartrate ferrico-potassique	10 grammes.
Extrait de gentiane	8 —
— de noix vomique	āā 25 centigrammes.
— thébaïque	

pour 100 pilules. Mêmes doses (chlorose avec gastralgie).

Tartrate ferrico-potassique	10 grammes.
Extrait d'armoise	āā 4 —
— d'absinthe	
Poudre d'aloès	2 —
Huile essentielle d'anis	Q. S.

pour 100 pilules (chlorose avec aménorrhée).

Tartrate ferrico-potassique	āā 10 grammes.
Ergotine	
Huile essentielle d'anis	Q. S.

pour 100 pilules (chlorose avec ménorrhagie, etc.)

On a aussi associé le tartrate ferrico-potassique à la liqueur de Fowler :

Liqueur de Fowler	āā 10 grammes.
Tartrate ferrico-potassique	

X gouttes avant le repas.

ou bien

Eau..	340 grammes.
Sirop de menthe............................	60 —
Tartrate ferrico-potassique.................	4 —
Liqueur de Fowler...........................	2 à 4 —

Une cuillerée à bouche à chaque repas ; ces deux dernières formules ne peuvent guère être utilisées chez les chlorotiques car elles sont trop irritantes pour l'estomac.

Le *sous-carbonate de fer* est encore assez souvent prescrit :

Poudre de quinquina.........................	10 grammes.
Craie préparée..............................	10 —
Rhubarbe en poudre.........................	5 —
Sous-carbonate de fer.......................	4 —

une pincée à chaque repas.

Sous-carbonate de fer.......................	} ãã 12 grammes.
Poudre de gentiane..........................	}
Aloès..	3 —

pour 120 pilules, 1 à 6 par jour.

Citons enfin le *citrate de fer ammoniacal* :

Elixir de Garus..............................	500 grammes.
Citrate de fer ammoniacal..................	5 —

un verre à liqueur après le repas (Audhoui)

Sirop d'écorces d'oranges amères............	500 grammes.
Citrate de fer ammoniacal..................	5 —
Teinture de rhubarbe........................	4 —

une cuillerée à chaque repas.

On a beaucoup préconisé dans ces dernières années le *peptonate* et l'*albuminate de fer*. L'emploi de ces préparations est très logique, en apparence tout au moins, puisque, d'après nombre d'auteurs, le fer, quelle que soit la forme sous laquelle il est administré, se transforme d'abord en albuminate avant de passer dans le sang. Marfori a insisté particulièrement sur l'emploi de l'albuminate de fer dont il a indiqué un mode de préparation ; mais il faut reconnaître que la pratique n'a pas confirmé la théorie et que les résultats obtenus avec le peptonate et l'albuminate de fer ont toujours paru inférieurs à ceux que donnent les sels de fer usités communément.

Nous ne faisons que signaler les préparations ferrugineuses dérivées de l'hémoglobine, préparations qui ont donné lieu à de fort intéressantes recherches de Kobert ; ce physiologiste a étudié deux nouvelles combinaisons organiques : l'hémogallol et l'hémol ; (l'hémogallol est obtenu par l'action du pyrogallol sur l'hémoglobine du sang). Ces préparations sont assez altérables, de composition variable et par suite de préparation et de conservation difficiles. D'ailleurs on ne peut que souscrire aux conclusions de Gherardini concernant l'inefficacité de l'hémoglobine et des préparations qui en dérivent ; les nombreuses expériences faites par lui ne laissent subsister aucune hésitation à cet égard.

Schmiedeberg a récemment étudié une combinaison ferrugineuse organique, dérivée du foie de porc, et dénommée par lui *ferratine*. Cette nouvelle substance serait très assimilable et parfaitement tolérée. Elel s'administre aux doses de 10 à 50 centigrammes chez l'enfant, de 1 gramme à 1 gr. 50 chez l'adulte.

Parmi toutes les préparations ferrugineuses que nous avons énumérées, le protoxalate est celle qui doit emporter le préférence, car il est parfaitement assimilable et son usage est très rarement suivi d'accidents dus à l'intolérance.

M. Hayem pense que l'acide oxalique provenant de l'oxalate de fer se combine aux bases (chaux, magnésie, etc), qu'il rencontre dans l'estomac; en tous cas, on ne saurait considérer comme sérieuse l'objection de Dusterhof qui pense que l'acide organique mis en liberté apporte un trouble fâcheux dans la digestion gastrique.

Peut-on guérir la chlorose et les anémies en général en substituant au traitement par les diverses préparations de fer, l'usage des eaux ferrugineuses? La question a été souvent discutée et diversement résolue.

Avant que de l'aborder, mentionnons d'abord les principales eaux qui contiennent du fer; ces eaux sont divisées en deux classes : la première comprend les eaux bicarbonatées et les eaux crénatées, le bicarbonate et le crénate étant souvent associés ; la seconde correspond aux eaux sulfatées.

Toutes d'ailleurs sont froides et faiblement minéralisées. Voici l'indication des principales d'entre elle.

		Carbonate de fer.
A. Eaux ferrugineuses carbonatées et Crénatées.	La Bauche (Savoie)	0,14
	Orezza (Corse)	0,12
	Forges-les-Eaux (Seine-Inférieure)	0,068
		(Crénate).
	Neyrac (Ardèche)	0,014
	Renlaigue (Puy-de-Dôme)	0,08
	Bussang (Vosges)	0,029
	Spa (Belgique)	0,19
	Schwalbach (Prusse)	0,08
	Pyrmont (Prusse)	0,07
	Saint-Moritz (Suisse)	0,03

		Sulfate de fer.
B. Eaux ferrugineuses sulfatées.	Auteuil	0,715
	Vals (Ardèche)	—
	(Source Dominique)	—

Le professeur Hayem ne pense pas que l'on puisse obtenir la guérison de la chlorose par l'emploi des eaux ferrugineuses ; non seulement la guérison n'est pas obtenue, mais encore l'état des malades est souvent aggravé du fait du traitement. Cela tient à ce que les eaux ferrugineuses sont toutes de digestibilité difficile.

Il est bien rare que l'on ne constate pas au bout de quelques jours de traitement de la pesanteur d'estomac, de l'anorexie, de la constipation, et, d'autre part, de la céphalalgie, des troubles congestifs vers la tête. M. Hayem fait remarquer, pour expliquer ces phénomènes d'intolérance, que la plupart des chlorotiques présentent des modifications du chimisme stomacal, consistant en une hyperpepsie plus ou moins accentuée avec augmentation des sécrétions et lenteur des digestions, état ne s'accommodant ni du fer, ni des boissons prises à jeun en dehors des repas.

Une autre raison de l'insuccès des eaux ferrugineuses, est la faible intensité de leur teneur en fer. Les eaux ferrugineuses les plus minéralisées ne contiennent que 7 centigrammes de fer par litre, encore ne fait-on jamais prendre aux malades un litre d'eau ferrugineuse dans les vingt-quatre heures ; le malade ne peut donc trouver dans cette eau une quantité de fer suffisante pour la rénovation de son sang.

« La chlorose, dit M. Hayem, guérit mieux à domicile que dans les stations soit climatériques, soit ferrugineuses. Dans un bon nombre de cas, où l'on avait vainement essayé les médications réputées utiles : cure aux eaux, cure marine, cure hydrothérapique, etc., j'ai réussi facilement et assez rapidement sans éloigner la malade de son milieu habituel » (*Leçon de thérapeutique*, p. 633, 1894).

En raison des troubles digestifs que détermine fréquemment l'administration du fer par la voie stomacale, on a cherché à utiliser la voie hypodermique.

C'est à 1872 que remontent les premiers essais dus à Rosenthal de Vienne qui indique le citrate de fer et de quinine dissous dans de la glycérine comme un bon médicament dans les formes nerveuses de l'anémie ; Neuss (1881) a donné la préférence à la solution de pyrophosphate de fer citro-sodique qui paraît être la meilleure préparation pour l'injection hypodermique, car elle est stable, contient beaucoup de fer (26 p. 100) et peut être employée dans l'eau distillée (à 1 p. 6). C'est à M. Hirschfeld que l'on doit le travail le plus complet sur les injections hypodermiques de fer ; M. Hirschfeld a constaté que les injections sont le plus souvent très douloureuses, déterminent toujours de l'induration locale, parfois des abcès, enfin et surtout qu'elles n'ont aucune efficacité, aussi M. Hayem conclut-il qu'elles sont plus nuisibles qu'utiles et qu'elles doivent être abandonnées.

Nous connaissons les principales préparations ferrugineuses et nous devons maintenant poser les règles de l'administration du fer.

Ce qui va suivre s'applique exclusivement aux cas de chlorose commune ; nous indiquerons plus loin les modifications qu'il convient d'apporter à ce traitement dans les formes de chlorose avec dyspepsie accentuée.

A-t-on affaire à une chlorose légère, on peut instituer d'emblée le traitement, sans inconvénients ; mais si la malade est atteinte d'une chlorose de moyenne intensité, et à plus forte raison, d'une chlorose grave, il est nécessaire de la préparer à ce traitement ; faute de prendre cette précaution, on court au-devant d'un échec à peu près certain.

La préparation consiste à soumettre la malade au *repos absolu* au lit, ainsi que nous l'avons d'ailleurs indiqué, pendant un laps de temps qui ne sera pas inférieur à deux ou trois semaines ; d'autre part, à lui prescrire un *régime alimentaire* réglé par l'état de l'estomac.

Au bout de huit jours on peut administrer le fer, sous forme de protoxalate, à la dose de 40 centigrammes par jour.

Pour faciliter la transformation du sel chez les hypopeptiques M. Hayem fait prendre une demi-heure après le repas une certaine quantité d'acide chlorhydrique :

Eau distillée..................................	200 grammes.
Acide chlorhydrique..........................	2 —

(Une cuillerée à bouche dans un quart de verre d'eau sucrée).

Nous avons souvent donné l'acide chlorhydrique en même temps que le fer et nous avons retiré les plus grands avantages de cette association, qui nous a paru assurer la tolérance et l'assimilation du fer ; nous devons dire d'ailleurs que la chlorose est la seule maladie où l'acide chlorhydrique nous paraisse rendre des services appréciables.

Il est impossible de fixer la durée de la médication ferrugineuse qui est nécessairement très variable suivant les cas. L'examen du sang doit servir de guide à cet égard. Les chloroses de moyenne intensité guérissent en général dans le délai de deux mois. Si la guérison n'est pas complète au bout de ce temps, il faut suspendre le fer pendant dix ou quinze jours pour éviter les inconvénients de son usage prolongé (troubles digestifs, constipation, céphalée, etc.).

Au fer on a voulu substituer ou associer deux autres médicaments : le manganèse et l'arsenic.

Le *manganèse* existe à l'état de traces dans les tissus et les humeurs du corps humain. Hannon, Burin du Buisson, Pétrequin en préconisèrent l'emploi dans la chlorose ; il fut quelque temps en faveur. M. Hayem le considère comme parfaitement inutile chez les chlorotiques ; cependant quelques médecins l'emploient encore ; MM. Potain, Huchard prescrivent le chlorure, le carbonate, le bioxyde ou encore le lactate. On pourrait prescrire le manganèse dans les cas où l'intolérance pour le fer est absolue ou bien encore chez les chlorotiques avec éréthisme nerveux :

Extrait de quinquina	āā 10 grammes.
Lactate de manganèse	

pour 100 pilules, 2 à chaque repas.

ou :

Bioxyde de manganèse	āā 5 grammes.
Charbon de peuplier	
Poudre de colombo	āā 50 centigrammes.
— de noix vomique	

pour 20 cachets, 1 à chaque repas (M. Huchard).

Si l'action du manganèse est discutée, celle de l'*arsenic* dans les anémies est au contraire admise par tous. Contrairement à ce que l'on a prétendu, aux doses thérapeutiques les arsenicaux ne sont pas déglobulisants ; ils peuvent donc être employés dans le traitement de la chlorose ou des anémies, mais leurs indications dans le traitement de la chlorose sont assez restreintes ; en tous cas, l'arsenic ne peut remplacer le fer ; d'ailleurs, tout comme le fer, il peut provoquer ou entretenir la dyspepsie. L'arsenic serait surtout indiqué dans la chlorose des garçons, dans la chlorose tardive, et dans certaines formes d'anémie où le fer est presque absolument inutile. Nous avons vu qu'il peut guérir l'anémie pernicieuse progressive alors que le fer est impuissant.

On prescrit la liqueur de Fowler à doses progressivement croissantes jusqu'à XX à XXX gouttes), ou des pilules d'arséniate de soude :

Extrait de quinquina	āā 10 grammes.
— de gentiane	
Arséniate de soude	10 centigrammes.

pour 100 pilules : 2, 4, 6 pilules par jour, au commencement du repas.

Si les malades peuvent se déplacer ils bénéficieront à la Bourboule et au Mont-Dore, à la fois du séjour au grand air et de la cure thermale.

II. — Traitement symptômatique.

Nous serons brefs sur le traitement symptômatique de la chlorose, car la plupart des symptômes (céphalée, névralgies, troubles menstruels, vertiges, palpitations, etc.) pour lesquels les malades réclament les soins du médecin, cèdent au traitement ferrugineux, institué comme nous l'avons indiqué. Il est nécessaire néanmoins que nous accordions une mention spéciale à quelques-uns de ces symptômes, notamment aux troubles digestifs, qui, dans certains cas, présentent une intensité assez marquée pour nécessiter un traitement spécial.

Chez les chlorotiques les troubles digestifs sont la règle; mais dans un assez grand nombre de cas ils se réduisent à l'anorexie, à la pesanteur stomacale, à la lenteur anormale de la digestion. Dans certains cas au contraire, des symptômes plus inquiétants se manifestent; des vomissements alimentaires surviennent, fort irréguliers dans leur mode d'apparition, ou bien des douleurs intenses, séparées par des périodes de calme complet, et coïncidant ou non avec des digestions normales.

Très souvent la dilatation de l'estomac accompagne la chlorose; M. Hayem chez 37 chlorotiques a trouvé 27 fois l'estomac dilaté; en ce qui nous concerne nous serions tentés d'avancer que la dilatation de l'estomac est presque la règle dans la chlorose, tant nous l'avons rencontrée fréquemment chez nos malades.

Cette dilatation est la conséquence des modifications du chimisme stomacal; le séjour prolongé des aliments dans l'estomac entraîne des fermentations anormales, l'irritation de la muqueuse par les produits alimentaires putréfiés, enfin la dilatation gastrique.

Beaucoup de chlorotiques n'ont d'ailleurs, malgré leur dilatation de l'estomac, que de légers troubles fonctionnels de la digestion.

Citons d'autre part l'ulcère rond comme pouvant compliquer la chlorose; peut-être sa fréquence a-t-elle été exagérée; peut-être certaines chloroses avec ulcère rond, n'étaient-elles en réalité que des anémies secondaires à l'ulcère (Rosenheim); quoi qu'il en soit, on ne peut nier la coïncidence de l'ulcère et de la chlorose.

L'examen du suc gastrique apprend que le chimisme stomacal est bien rarement normal au cours de la chlorose; sur 72 cas où l'examen du suc gastrique a été fait, deux fois seulement celui-ci était normal; 42 fois il y avait hyperpepsie et 28 fois seulement hypopepsie. La chlorose n'a donc pas de type chimique uniforme, puisque tantôt il y a fonctionnement exagéré de l'estomac (ce qui indique l'excitation anormale des glandes), tantôt au contraire fonctionnement insuffisant et ralenti. Les hypopepsies graves, comme les hyperchlorhydries appartiennent aux chloroses anciennes. Enfin les fermentations anormales existent dans 0,50 p. 100 des cas, quel que soit le type chimique.

Il importe de savoir, au point de vue pratique, que très souvent la transformation de la chlorose simple en chlorose dyspeptique est due à l'application mal conçue du traitement martial (emploi d'une préparation ferrugineuse irritante pour l'estomac) et d'autre part à l'abus du vin de quinquina et l'observation d'un régime alimentaire irrationnel (abus du vin pur, des viandes rouges, etc.).

Le traitement ne doit pas d'ailleurs toujours être incriminé; la dyspepsie peut survenir au cours de la chlorose sans cause bien appréciable, ou plutôt sous l'influence du surmenage, de la lutte pour l'existence auxquels sont condamnées les chlorotiques de la classe pauvre.

La chlorose est dite dyspeptique lorsqu'à l'anorexie, à la lenteur de la digestion qui sont la règle chez toutes les chlorotiques s'ajoutent les vomissements, les douleurs, etc.

Ces chloroses dyspeptiques se jugent par les effets du traitement. L'administration d'emblée du fer aux chlorotiques dyspeptiques est suivie rapidement d'intolérance (hyperpepsie), ou bien ne détermine aucune amélioration (hypopepsie) dans ce qui se conçoit aisément, puisque l'hypopepsie et l'apepsie, types chimiques ordinaires des chloroses graves, la sécrétion de l'acide chlorhydrique est nulle et que, par suite, le fer ne peut être transformé dans l'estomac. Il faut donc, de toute nécessité améliorer l'état de l'estomac avant d'instituer le traitement martial.

On doit distinguer nettement les cas où il existe de l'hyperpepsie et ceux où il existe de l'hypopepsie.

Chez les **hyperpeptiques** le fer exagère immédiatement les douleurs et les autres troubles digestifs. Il faut donc commencer par instituer le *régime lacté* et lui associer l'emploi des *alcalins*; puis progressivement arriver à une alimentation mixte par la viande hachée ou pulpée et le lait. Le *séjour au lit* ou tout au moins le repos absolu à la chambre est nécessaire.

Au bout de quinze jours environ, si une amélioration sensible s'est produite, on peut commencer l'emploi du fer, en débutant par de petites doses, et en associant la magnésie au protoxalate.

Si le fer est bien supporté, cette tolérance indique que l'état de l'estomac s'est modifié favorablement et l'on peut alors arriver à l'alimentation suivante : viandes blanches, prises froides de préférence, légumes verts très cuits, farineux en purée, œufs. Comme boisson, l'eau pure ou les infusions aromatiques chaudes.

Dans la chlorose avec **hypopepsie ou apepsie**, le fer est mieux toléré que dans les cas précédents, mais il ne détermine aucune amélioration parce qu'il n'est pas assimilé ; c'est dans cette forme de dyspepsie chlorotique que l'emploi de l'*acide chlorhydrique* rend les plus grands services ; on peut aussi employer les *acides organiques* (acide lactique ou képhir).

Un moyen plus actif encore que l'association du fer et de l'acide chlorhydrique, c'est l'addition au fer de petites doses de *phosphate de soude* (20 à 25 centigrammes).

S'il existe enfin des fermentations intenses, de la stase alimentaire, le *lavage de l'estomac* est nécessaire ; on le pratiquera pendant une quinzaine de jours, le matin, à jeun, avec une solution antiseptique (1 p. 1000 d'acide salicylique).

La *cure de montagnes* est un adjuvant indispensable, ou tout au moins très utile, du traitement de la chlorose dyspeptique.

Quand il existe des vomissements rebelles, le séjour au lit, le régime lacté, les inhalations d'oxygène, les applications de compresses froides au creux épigastrique sont rigoureusement indiqués.

Le traitement de la **constipation** chez les chlorotiques ne diffère pas de celui de la constipation en général. Nous avons vu que le protoxalate de fer n'entraînait pas en général de paresse de l'estestin. S'il existe cependant de la constipation, on pourra associer en cachets les poudres de rhubarbe et de protoxalate, ou bien prescrire le matin, soit la poudre de réglisse composée (1 cuillerée à café), soit la magnésie associée au soufre (50 centigrammes de chaque pour un cachet), soit encore :

Salicylate de magnésie	2 gr. 50
Benzoate de soude	
Poudre de rhubarbe	5 grammes.
— de noix vomique	50 centigrammes.

pour 10 cachets, 1 cachet deux ou trois fois par semaine (Huchard).

Les **troubles circulatoires** cèdent en général rapidement au traitement général; la *spartéïne* à la dose de 5 à 10 centigrammes par jour peut être prescrite avec avantage dans les cas où existe une tendance permanente aux lipothymies.

Les **phénomènes nerveux** ne sont pas justiciables d'un traitement médicamenteux spécial; les bromures en particulier, ne servent à rien.

Il faut prescrire dans le cas de phénomènes hystériformes ou neurasthéniques : l'*hydrothérapie*, le *massage*, le *bain électrostatique*, les *frictions avec les liminents excitants* :

Teinture de benjoin	10 grammes.
Alcoolat de Fioravanti	20 —
— de lavande	40 —
Alcool camphré	80 —

Contre la céphalée les douches sur la tête réussissent assez bien.

S'il existe de la **fièvre** (ce qui est très rare) on prescrira l'*antipyrine* et l'enveloppement dans le *drap mouillé*.

L'existence de la **phlegmatia alba dolens** ne commande d'autre traitement que l'*enveloppement du membre* et le *repos absolu au lit*.

C. — Traitement des anémies infantiles.

Les causes des anémies infantiles ne sont connues que depuis peu de temps, du moins en ce qui concerne celles des enfants du premier âge ; quant aux anémies de la seconde enfance, elles reconnaissent les mêmes causes que celles de l'adulte : surmenage, séjour dans un air confiné, masturbation, tuberculose, maladies infectieuses, hémophilie, etc.

Chez les jeunes enfants l'anémie est le plus souvent consécutive aux troubles digestifs, plus particulièrement au choléra infantile ; au rachitisme, à la syphilis héréditaire; il existe d'autre part une anémie infantile pseudo-leucémique qui est spéciale au nourrisson. Elle se développe insidieusement, sans cause connue (car elle ne survient ni chez les petits syphilitiques, ni chez les rachitiques); elle se caractérise cliniquement, à sa période d'état, par la pâleur, la perte des forces, l'augmentation de volume de la rate et du foie, par la présence dans le sang d'un grand nombre de *cellules rouges*, c'est-à-dire de cellules fœtales, dont beaucoup présentent des phénomènes de Karyokinèse, et par une augmentation modérée du nombre des globules blancs. La guérison paraît possible (Von Jaksch), mais la terminaison par leucocythémie véritable, qui a été observée, assombrit singulièrement le pronostic.

Il importe au point du pronostic et du traitement de faire le diagnostic exact de la cause des anémies de la première enfance :

On peut distinguer d'abord les anémies qui s'accompagnent de la tuméfaction de la rate et des organes lymphoïdes, et celles qui évoluent sans amener aucune modification du côté de ces organes (Luzet).

Parmi les **anémies sans mégalosplénie** signalons celle qui est consécutive à une hémorrhagie, ou bien celles bien plus fréquentes qui accompagnent la gastro-entérite, la syphilis héréditaire, le rachitisme, la tuberculose. L'anémie pernicieuse, indépendante de l'helminthiase, est d'existence douteuse.

Le traitement de ces différentes anémies doit être surtout causal; c'est ainsi que l'on traitera la syphilis, que l'on combattra les troubles digestifs par une hygiène alimentaire appropriée, le rachitisme par les phosphates, etc.

Les **anémies avec mégalosplénie** peuvent être dues également aux causes précédentes, ou bien à l'impaludisme, à l'adénie, à la leucocythémie, à la pseudo-leucémie.

L'adénie se distingue de l'anémie pseudo-leucémique par la tuméfaction considérable et progressive des ganglions. La leucémie infantile se caractérise par l'augmentation du nombre des globules blancs, mais son diagnostic avec l'anémie pseudo-leucémique est d'autant plus délicat que cette dernière paraît en constituer parfois la première période.

Comment les distinguer? Nous admettons, dit Luzet, qu'en l'absence de tout signe d'infarctus blanc (épistaxis, lésions cutanées, infarctus rétiniens), de toute modification évidemment néoplasique des ganglions lymphatiques, l'enfant anémique et mégalosplénique, dont le sang présente une hypoglobulie grave, une leucocytose modérée, des cellules rouges nombreuses et dont les noyaux indiquent une multiplication active, est atteint d'anémie pseudo-leucémique. Les leucocytes augmentent-ils progressivement de nombre, survient-il des épistaxis, des pétéchies, des lésions ganglionnaires graves, nous pensons que l'anémie pseudo-leucémique aggravée s'est transformée en leucocythémie, ou plutôt que la forme bénigne de la leucémie, représentée par l'anémie que nous décrivons, est devenue la forme maligne de la même affection. Car à la limite, il n'existe ni anatomiquement, ni cliniquement de différences essentielles entre les deux maladies.

Dans les diverses anémies avec mégalosplénie le fer n'a pas donné les résultats qu'on en retire dans les anémies de l'adulte ; Mosler dit que son action s'est toujours trouvée nulle ; on pourra donner sans grand inconvénient le sirop d'iodure de fer. Néanmoins l'emploi du fer doit, d'une façon générale, être réservé pour le traitement des anémies de la seconde enfance.

Le *sulfate de quinine* est le spécifique de **l'anémie paludique**.

Dans l'**anémie pseudo-leucémique** on a donné l'*huile phosphorée au* 100e (II à III gouttes par jour), l'*arsenic* (II à III gouttes de liqueur de Fowler).

Dans le traitement des **anémies de la seconde enfance**, outre le *traitement hygiénique* (cure climatérique, exercices physiques, bains salés, bains sulfureux, régime alimentaire) on prescrira les ferrugineux ; en raison de leur saveur désagréable, les *préparations ferrugineuses* doivent toujours être associées à des substances qui en masquent le mauvais goût. On peut par exemple formuler ainsi :

Poudre de safran de Mars............	ãã 10 centigrammes.
— de rhubarbe...................	
Sucre vanillé........................	

Qu'on peut mêler à de la confiture.

Le *lactate de fer* se donne en dragées ; on peut aussi prescrire le *tartrate ferrico-potassique* de la façon suivante :

Tartrate ferrico-potassique...............	ãã 15 grammes.
Eau de cannelle..........................	
Sirop de sucre..........................	500 —

1 à 2 cuillerées à café, à huit ou dix ans.

Chez les enfants anémiques et nerveux M. J. Simon donne le *perchlorure de fer, associé à la liqueur d'Hoffmann* (éther sulfurique alcoolisé).

Perchlorure de fer...........................	10 grammes.
Liqueur d'Hoffmann	5 —

V à X gouttes dans l'eau sucrée ; humer au chalumeau pour éviter de noircir les dents.

L'*arsenic* est très utile dans l'anémie des jeunes gens, à l'approche de la puberté.

INTOXICATIONS

ALCOOLISME.

Les troubles graves de la santé qui sont la conséquence de l'alcoolisme chronique sont au-dessus des ressources de la thérapeutique, à moins toutefois que les lésions organiques ne soient pas trop avancées, et que le malade puisse être définitivement soustrait à l'influence de l'alcool; mais ce sont là des cas relativement exceptionnels. Le plus souvent le médecin est en présence d'une cirrhose du foie, parvenue à la période atrophique, d'une néphrite, d'une gastrite invétérée, etc. et se trouve désarmé.

Si nous laissons de côté le traitement de ces différentes affections, pour ne retenir que celui de la **dipsomanie**, nous n'avons à indiquer qu'un traitement efficace : c'est l'*isolement*. Le seul moyen en effet d'empêcher le dipsomane de se livrer à ses habitudes d'intempérance est de le soustraire entièrement au monde extérieur ; l'efficacité de cette méthode thérapeutique n'est malheureusement pas illimitée, car les malades enfermés dans une maison de santé ou dans les asiles, à la suite de troubles mentaux ou de délire aigu, sont mis en liberté dès qu'ils ont recouvré le calme et l'intelligence et retombent presque inévitablement dans l'alcoolisme. C'est du moins ce que l'on observe dans les classes laborieuses où le malade ne peut être surveillé par les siens, et se trouve livré aux excitations malsaines de ses camarades de débauche qui par l'exemple et la parole l'entraînent à reprendre ses mauvaises habitudes.

Les manifestations de l'alcoolisme aigu, le délire en particulier, prêtent à quelques considérations thérapeutiques.

L'ivresse simple n'exige aucune intervention ; il faut laisser les fumées du vin se dissiper d'elles-mêmes ; on doit avoir soin seulement de mettre le malade à l'abri du froid, pour le préserver des accidents pulmonaires : congestion, broncho-pneumonie que l'influence combinée du froid et de l'ivresse provoquent souvent. L'emploi de la médication vomitive n'est pas de mise chez les ivrognes de profession, car l'action dépressive de l'ipéca ou du tartre stibié pourrait, chez eux, provoquer le collapsus ou bien une rupture vasculaire.

Chez les ivrognes occasionnels, chez ceux dont l'estomac est surchargé à la fois par un repas copieux et des libations abondantes, l'évacuation du contenu gastrique ne peut qu'abréger la durée de l'ivresse ; elle se produit souvent spontanément; la titillation de la luette ou l'administration d'une infusion chaude suffiront à la produire.

Dans les cas d'ivresse grave, avec refroidissement des extrémités et collapsus, il faut instituer une médication active. Les *affusions froides*, les *frictions stimulantes* doivent être pratiquées ; lorsque le malade est tiré du collapsus, on lui fait absorber une potion avec de l'*acétate d'ammoniaque* et *quelques gouttes de laudanum* ou de l'*infusion de café*; on le couvre chaudement, au besoin on met des *boules d'eau chaude* à ses pieds. Il ne faut pas recourir à la saignée pour tirer un ivrogne d'un coma qui se prolonge; la saignée est dans ce cas plus nuisible qu'utile.

A la suite de l'ivresse persiste pendant quelques jours un embarras gastro-intestinal qui se traduit par l'amertume de la bouche, les nausées, l'inappétence, la constipation. Il est utile de *purger* légèrement le malade avec un sel de soude ou de magnésie, de le soumettre à la *diète lactée* et au *traitement alcalin* (eau de Vichy prise à jeun, à la dose d'un verre, matin et soir).

Le **délire alcoolique** survient à l'occasion d'un traumatisme (fracture, luxation, etc.), d'une maladie infectieuse (pneumonie, érysipèle, rhumatisme) ou bien spontanément. Il est habituellement précédé de prodrômes, tels que les cauchemars, les hallucinations de l'ouïe et de la vue, le tremblement des membres, etc. et revêt diverses formes d'inégale intensité. Les formes graves, pouvant compromettre rapidement l'existence, exigent une intervention énergique.

C'est dans un mémoire de Sutton (Londres 1813) que se trouve la première description précise du délire alcoolique, ainsi que l'indication du traitement qui lui est applicable : la médication opiacée. Quelques années plus tard Rayer (1819) faisait connaître en France le délire alcoolique et, comme Sutton, recommandait l'opium contre cet épisode aigu de l'alcoolisme, qui, pour lui, n'était qu'une névrose du cerveau.

Cette opinion ne fut pas admise par Lind (1822). Cet auteur qui avait tendance, comme tous ses contemporains, encore sous l'influence des doctrines de Broussais, à rattacher toutes les maladies à l'inflammation, considéra le délire alcoolique comme une forme particulière de méningite et déclara qu'il fallait le traiter par les antiphlogistiques. L'opium était considéré par lui comme dangereux et susceptible de déterminer un coma mortel. Le médecin américain Ware renchérit encore sur cette opinion; dans plusieurs mémoires publiés à Boston en 1836 et 1838, il essaya d'établir que les saignées locales et générales sont les meilleurs moyens à opposer au délire alcoolique, et que dans les cas où l'on ne veut pas y recourir, l'expectation est la meilleure règle de conduite qu'il convient d'observer. Comme Lind, Ware pensait que l'opium peut amener le coma final.

En 1850 deux nouvelles médications devinrent en faveur; celle par la digitale et celle par le chloroforme.

Quelle conduite tient-on actuellement à l'égard d'un alcoolique atteint de délire? Tout d'abord on l'*isole* pour l'empêcher de nuire à son entourage et on le place dans une pièce obscure. L'isolement n'implique pas l'emploi de la camisole de force, qui est condamné par MM. Magnan et Lancereaux; en effet, la camisole augmente l'agitation, en raison des efforts incessants que font les malades pour s'en délivrer. « Que, dans cet état, dit M. Magnan, le malade vienne à se débattre, qu'il fasse quelques efforts, la face s'injecte rapidement, les yeux sont brillants, les jugulaires turgescentes se désemplissent avec peine; le cou gonflé s'étrangle contre le bord rigide de la camisole. Nous pourrions rapporter ici quelques autopsies d'alcooliques où l'état des poumons accuserait l'action pernicieuse de la camisole. »

Il vaut donc mieux se borner à placer le malade dans une chambre capitonnée où il puisse se débattre à son aise, mais ces chambres d'isolement ne se trouvent que dans les asiles spéciaux.

L'alimentation du malade doit être tonique et réparatrice; les aliments liquides comme le lait, le bouillon, le chocolat, le jus de viande, en feront les frais; on lui donnera fréquemment à boire, car il est en proie à une soif ardente.

Quelques médecins limitent leur pratique à l'observation de ces règles hygiéniques, c'est-à-dire isolement et alimentation convenable. Calmeil, Esquirol étaient partisans de l'expectation et déclaraient que leurs malades guérissaient dans le même laps de temps que les malades traités. On ne doit pas suivre cet exemple, car s'il est des cas où la guérison survient spontanément, s'il en est d'autres où les narcotiques et notamment l'opium peuvent être dangereux, comme par exemple dans la forme typhoïde du délire, il en est et ce sont les plus nombreux, où il est nécessaire de calmer l'agitation et de provoquer le sommeil, car la dépense nerveuse excessive peut être suivie de mort à bref délai.

Il est une question qu'il importe de trancher, c'est celle de savoir si l'on doit donner de l'alcool aux malades. Chez ceux qui sont pris de délire pendant une maladie aiguë ou après un traumatisme on a pensé, non sans raison, que la privation subite de la ration quotidienne d'alcool à laquelle le malade était accoutumé, n'était pas étrangère à l'éclosion des accidents ; aussi est-on d'accord pour donner dans ces cas au malade une ration modérée d'alcool. Les résultats de la pratique ont justifié cette règle de conduite ; on a constaté que l'emploi systématique de l'alcool chez les alcooliques fébricitants rendait beaucoup plus rare l'apparition du délire, et que, d'autre part, celui-ci disparaissait souvent dès que la ration d'alcool était accordée. Dans d'autres cas le délire survient spontanément, par le seul effet de la saturation de l'organisme par le poison. L'emploi de l'alcool dans les cas de ce genre est repoussé par tous les médecins.

Pour calmer l'agitation et ramener le sommeil on emploie communément l'*opium*, sous forme d'extrait thébaïque en pilules ou en potion ; pour déterminer l'effet thérapeutique, il est nécessaire de donner de fortes doses, souvent 15 ou 20 centigrammes, qui ne sont pas toujours inoffensives ; ainsi que nous l'avons dit, on a rendu la médication opiacée responsable, dans quelques cas, du collapsus final.

M. Lancereaux, depuis 1873, a substitué le *chloral* à l'opium ; il donne 4 à 6 grammes d'hydrate de chloral en potion avec 50 grammes de sirop de morphine, et si, dix minutes après l'absorption de la potion, il n'y a pas de sommeil, il pratique une piqûre de morphine de 1 ou 2 centigrammes.

Le bromure de potassium n'a pas l'énergie d'action du chloral, aussi doit-il être délaissé.

Les nouveaux hypnotiques : le sulfonal, l'uréthane, la paraldéhyde, l'hyoscine ont été essayés. L'absence de documents suffisamment nombreux ne permet pas encore de se prononcer sur leur valeur respective ; toutefois l'hyoscine en injections sous-cutanées, à la dose d'un demi milligramme, paraît avoir donné d'assez bons résultats.

Le chloroforme et l'éther, en inhalation, ont été parfois employés, mais ils ne sont guère recommandables en raison des accidents auxquels ils peuvent donner lieu, surtout le chloroforme, chez des malades dont l'appareil cardio-vasculaire est très souvent altéré.

Un mode de traitement du délirium tremens, qui diffère notablement du précédent, est le traitement par la *digitale*. Ballard, Barret, Carey, Revilliod, A. Voisin, Engel ont publié des observations de délire alcoolique guéri par la teinture de digitale à hautes doses. Il est à remarquer que les doses employées ont été souvent excessives ; à l'étranger, on est allé jusqu'à prescrire 12 grammes de teinture. Le professeur Ball s'est élevé avec raison contre l'énormité de ces doses pouvant devenir très dangereuses, quand le cœur est graisseux.

Il vaut mieux s'en tenir à la médication classique par l'opium ou le chloral. Lorsqu'on est parvenu à l'aide de ces médicaments à faire dormir le malade pendant quelques heures, celui-ci se trouve beaucoup plus calme. On doit le surveiller et le faire dormir de nouveau, à la moindre menace d'un retour offensif du délire.

Une fois le délire dissipé, les malades, dans les cas graves, restent plongés dans un état d'adynamie extrême ; ils ont une anorexie persistante et ne peuvent se livrer à aucun travail, c'est alors qu'il faut intervenir à l'aide des stimulants du système nerveux comme la *strychnine* (arséniate de strychnine, 4 à 6 pilules d'un demi-milligramme), les préparations de *kola* (extrait fluide ou teinture). L'*hydrothérapie* sera également fort utile.

SATURNISME.

Le saturnisme se traduit par des accidents aigus, survenant brusquement, comme la goutte, la colique de plomb saturnine, la paralysie, l'encéphalopathie et par un ensemble de troubles morbides à évolution lente, qui aboutissent à la cachexie saturnine.

A. — Saturnisme aigu.

Quelle que soit la pathogénie de la **colique de plomb** (spasme musculaire ou névralgie des plexus nerveux de l'intestin) on est d'accord pour reconnaître la nécessité d'en traiter les deux symptômes : la douleur et la constipation.

La douleur est d'une intensité très variable ; elle est souvent assez violente pour que l'on soit obligé de soulager immédiatement le patient au moyen d'une injection de *morphine*.

Les injections doivent être répétées jusqu'à ce que la souffrance devienne supportable.

Si les phénomènes douloureux présentent moins d'acuité on peut prescrire seulement l'*antipyrine* à la dose de 3 à 4 grammes ou la *belladone* (Devic et Chatin. *Lyon. Méd.*, 1892) sous forme de pilules, de poudre et d'extrait ; l'atropine est parfois utilisée à la dose d'un demi à un milligramme. L'inconvénient des médicaments pris par la bouche est qu'ils sont souvent rejetés.

M. Tripier, de Lyon, recommande l'emploi des *lavements d'eau chaude* à 45° et à 48° ; ce serait un excellent moyen de calmer la douleur.

La deuxième indication à remplir est de rétablir le cours des matières. Le fameux traitement « de la Charité » importé en France par des religieux italiens, en 1602, n'a plus qu'un intérêt historique ; il servira d'exemple à ceux qui voudront montrer à quelle pharmacopée bizarre et complexe on avait recours anciennement.

On se borne actuellement à prescrire un purgatif énergique, par la bouche ou par la voie rectale. On administre habituellement soit l'*émétique* en lavage (5 centigrammes pour un litre d'eau), soit l'*huile de ricin* à la dose de 30 à 50 grammes, soit de l'*eau-de-vie allemande* à la dose de 15 à 20 grammes; mais souvent le remède est vomi et l'on est alors obligé de faire prendre le lavement purgatif du Codex :

Feuilles de séné	15	grammes.
Sulfate de soude	10	—
Eau	500	—

Il est à remarquer que les saturnins supportent mieux que les autres malades les purgatifs drastiques, et l'on peut facilement leur en administrer de fortes doses ; cette tolérance des saturnins pour les drastiques est connue depuis longtemps (Grisolle); on peut se demander toutefois s'il est très rationnel d'user et d'abuser de ces purgatifs, ainsi qu'on le fait communément et s'il n'est pas préférable de combattre avant tout l'élément spasmodique et douloureux qui est prédominant dans l'accès de colique saturnine et qui est sans doute la cause première de la constipation. Pour notre part, nous commençons par administrer l'antipyrine à la dose de 3 ou 4 grammes, ou la morphine en injections sous-cutanées dans le cas où la douleur revêt un caractère particulier d'acuité ; l'antipyrine donne d'excellents résultats et suffit de plus, le plus souvent à calmer la douleur, dans le cas de moyenne intensité ; nous employons les irrigations intestinales faites avec de l'eau très chaude, à l'aide du « Bock » à injections.

Ce mode de traitement, recommandé par Tripier, a l'avantage de combattre à la fois la douleur et la constipation, et d'être moins pénible pour le malade que l'emploi répété des purgatifs. Jusqu'à présent nous avons vu peu de coliques de plomb rebelles à l'usage combiné de l'antipyrine et des irrigations intestinales.

On a récemment proposé l'emploi d'un moyen qui répondrait simultanément à la double indication de calmer la douleur et de débarrasser l'intestin.

Ce moyen est depuis quelque temps usité avec grand succès dans le traitement de la colique hépatique ; M. Weil (de Lyon) l'a employé avec le même succès dans la colique de plomb (*Lyon Méd.*, déc. 1892). M. Weil a rapporté cinq cas de colique saturnine qui ont rapidement guéri, à la suite de l'administration d'*huile d'olives* à la dose d'un verre par jour. Dans les cinq cas la guérison est survenue au bout de trois à cinq jours de traitement et a coïncidé avec l'apparition de selles copieuses provoquées par l'ingestion de l'huile. « Dans tous les cas l'huile a fait disparaître non seulement la colique de plomb proprement dite, mais aussi les phénomènes de saturnisme qui l'accompagnaient, tels que les myalgies, les arthralgies, les anesthésies cutanées, les céphalées et les vertiges. » Pour empêcher que l'huile ne soit vomie on peut en faire précèder l'ingestion, de l'administration d'une potion contenant quelques centigrammes de menthol.

Comment agit l'huile d'olives? On sait, depuis les travaux de Dixon Mann que c'est au niveau de l'intestin que l'élimination de plomb est la plus active et se fait d'une façon constante. M. Combemale suppose que l'huile d'olives donne avec le plomb éliminé un composé insoluble, mais saponifiable, qu'elle enlève ainsi une partie du plomb circulant et diminue les chances d'une redissolution et d'une reprise par les humeurs de l'économie.

Lorsque les accidents aigus de la colique saturnine ont pris fin, on continue à entretenir la liberté du ventre à l'aide d'un laxatif doux. Celui que l'on préfère chez les saturnins, est le *mélange à parties égales de miel et de soufre*, dont on fait prendre chaque jour une à deux cuillerées à soupe. L'emploi du soufre est justifié par ce fait que le soufre agit en neutralisant le plomb à la surface de l'intestin, et forme avec lui un composé insoluble et par suite inoffensif de sulfure de plomb.

Le traitement de la **goutte saturnine** ne diffère pas de celui de la goutte ordinaire. On calme les douleurs par le *salicylate* de soude, par les *préparations de colchique*, on immobilise l'articulation atteinte et l'on soumet le malade au *régime lacté*.

Dans la goutte chronique on peut utiliser la *lithine* et les *eaux alcalines* de Vichy, de Vals, qui sont d'autant plus indiquées que le foie est généralement altéré chez les malades atteints de goutte. On sait que la théorie généralement admise aujourd'hui est celle qui subordonne la formation d'acide urique à un trouble apporté dans le fonctionnement de la glande hépatique par l'imprégnation plombique.

L'**encéphalopathie saturnine** est au-dessus des ressources de la thérapeutique. On la traite habituellement comme l'urémie, avec qui elle présente les plus grandes analogies cliniques, bien qu'elles ne doivent pas être confondues, et que l'encéphalopathie soit simplement la conséquence de l'accumulation du plomb dans la substance nerveuse cérébrale. Dès que se manifestent les accidents convulsifs ou délirants, on soumet les malades à la *diète lactée*; on leur donne du *bromure de potassium* ou de l'*opium*, on fait une dérivation sur l'intestin à l'aide des *drastiques*; enfin on emploie les *bains tièdes*. En cas de coma les *injections de caféine* sont indiquées.

De la **paralysie saturnine**, tout ce que l'on peut dire c'est qu'elle guérit habituellement d'elle-même, au bout de quelques mois et que l'*électrisation* sous forme de courants faradiques paraît abréger la durée de l'impotence fonctionnelle. On y joindra avec avantage l'emploi du *massage* et des *douches chaudes sulfureuses*.

B. — Saturnisme chronique.

A la suite d'un accident aigu, on doit chercher à provoquer l'élimination du plomb. Les voies éliminatrices sont : la bile (qui est la voie principale), le rein, la peau.

On ne peut influencer directement la sécrétion biliaire ; les *purgatifs cholagogues* agissent d'une façon détournée en déterminant les contractions de la vésicule et l'hypersécrétion passagère du liquide biliaire.

L'élimination par la voie rénale est activée grâce au *régime lacté.*

L'élimination du plomb par la peau niée par quelques médecins est au contraire admise par le plus grand nombre (Manouvrier, Blarez). MM. Oddo et Silbert ont récemment repris la question en se plaçant dans des conditions d'existence rigoureuse et démontré nettement l'existence de plaques de sulfure de plomb à la surface cutanée ; ils ont en outre constaté qu'il y avait une élimination assez importante de fer par la peau, ce qui justifie l'emploi des préparations ferrugineuses dans le traitement de l'anémie saturnine. Pour favoriser les fonctions de la peau, on peut prescrire le *jaborandi*, les *bains sulfureux.* Les malades devront faire suivre le bain d'un décapage de la peau, destiné à enlever l'enduit de sulfure ; à cet effet, ils se laveront avec une solution d'acide chlorhydrique dilué à 20 p. 100 et se savonneront avec soin.

Il nous reste à parler de deux moyens de traitement dont l'action est assez difficile à interpréter : l'*iodure de potassium* et l'électrisation par les *courants continus.*

L'iodure de potassium a été recommandé par Natalis Guyot, Melsens, Gubler, comme permettant l'élimination du plomb sous forme d'un composé soluble (albuminate). La pratique ne paraît pas avoir toujours confirmé les idées de Gubler.

Les courants continus ont été proposés par M. le professeur Semmola (de Naples) qui a obtenu l'élimination assez rapide du plomb, chez les sujets récemment atteints de colique ou de paralysie des muscles extenseurs. L'analyse des urines, faite avant de commencer le traitement, ne révéla jamais aucune trace de plomb. Après trois ou quatre jours de traitement, on put déceler nettement des traces de plomb dans les urines. La quantité de plomb éliminée alla toujours en augmentant pendant les quatre semaines du traitement, et plus tard, elle alla en baissant lentement jusqu'à la disparition complète après quatre mois.

Ce traitement n'a plus aucune influence chez les saturnins invétérés, atteints de néphrite ou d'artério-sclérose.

Il ne suffit pas de chercher à provoquer l'élimination du plomb ; il faut encore combattre l'anémie qui est la conséquence obligée de toute intoxication saturnine ; les *préparations ferrugineuses* répondent à cette indication et parmi elles, l'iodure de fer auquel on pourra, si l'on veut, associer l'iodure de potassium.

Lorsqu'il existe des lésions vasculaires, de la néphrite, la thérapeutique devient impuissante ; il faut alors mettre en œuvre le traitement de l'artério-sclérose.

MORPHINOMANIE.

L'intoxication chronique par la morphine, si répandue de nos jours, fait le désespoir des médecins qui sont appelés à la traiter.

Bien rares sont les cas où l'on peut obtenir la guérison du morphinomane ; encore faut-il déployer, pour parvenir à guérir le malade de sa fatale passion, une énergie et une patience à toute épreuve.

Il importe de distinguer avec Levinstein, les malades qui deviennent morphinomanes par nécessité, c'est-à-dire ceux qu'une maladie douloureuse et souvent incurable conduit à l'usage de la morphine, et les morphinomanes par passion, qui sont des dégénérés.

Il n'existe pas de limite infranchissable entre ces deux catégories de malades, car les morphinisés peuvent devenir morphinomanes, après la guérison de leur maladie ; toutefois les morphinisés guérissent habituellement, si la cause qui nécessitait l'usage de le morphine a disparu, tandis que les morphinomanes sont éminemment rebelles au traitement.

Celui-ci comporte deux indications :

1° Supprimer complètement et définitivement l'usage de la morphine.

2° Combattre les accidents qui résultent de son abstinence.

1° Avant d'indiquer comment on doit s'y prendre pour supprimer la morphine, nous devons signaler la méthode précaire qui consiste à substituer aux injections de morphine l'usage d'autres excitants, méthode précaire disons-nous, car elle n'a d'autre résultat que de substituer à l'intoxication morphinique une autre intoxication. C'est ainsi qu'il est dangereux de prescrire l'usage de l'alcool comme tonique, car les malades s'adonnent rapidement à l'alcoolisme, sans pour cela se déshabituer de la morphine ; en 1878 Bentley a proposé de substituer la cocaïne à la morphine, mais l'intoxication cocaïnique n'est pas moins nuisible que l'intoxication morphinique (Erlenmeyer).

Quant à la substitution des injections d'eau pure aux injections de morphine, elle n'est qu'illusoire, car les malades ne tardent pas à s'apercevoir de la substitution et repoussent ces injections.

On peut employer les injections d'eau pure chez les malades qui ont le désir de guérir et chez qui on abaisse progressivement les doses de morphine.

L'emploi du bromure de potassium à doses croissantes, celui du chanvre indien etc. n'a que peu de partisans.

Il existe deux méthodes de suppression de la morphine : la méthode de suppression lente, la méthode de suppression brusque.

Entre les deux on pourrait placer une méthode intermédiaire, préconisée par Erlenmeyer et consistant à supprimer totalement la morphine en huit ou dix jours, par diminution rapide des doses.

La première méthode a été longtemps employée en France, parce qu'elle évite les accidents parfois très graves qui se produisent lors de la suppression brusque; mais elle n'en présente pas moins de graves inconvénients, celui notamment d'exiger une longue période de traitement, lorsque les malades, ce qui est le cas ordinaire, sont habitués à des doses très élevées de morphine; elle n'offre, en outre, qu'une efficacité relative, car les morphinomanes prennent prétexte du moindre incident pour réclamer l'accroissement des doses ou pour réaliser cet accroissement à l'insu du médecin.

La suppression brusque est donc préférable.

Avant d'exposer sa mise en pratique, indiquons sommairement quels sont les désordres provoqués par l'élimination de la morphine.

Ces désordres se manifestent du côté de l'appareil circulatoire, de l'appareil digestif et du côté de l'appareil urinaire.

Il se produit, sous l'influence de l'abstinence morphinique, un ralentissement des battements du cœur et une diminution dans la force de ses contractions ; souvent aussi on observe des accélérations subites des battements, accompagnées d'angoisse précordiale; des accidents graves : syncope et collapsus, peuvent survenir à la suite; le collapsus n'a été observé que dans les cas de suppression brusque ; les syncopes seules ont résulté parfois d'une suppression rapide ; d'ailleurs les malades chez qui l'on supprime lentement la morphine ne sont pas non plus à l'abri de ce dernier accident.

Si l'on constate chez un morphinomane une lésion cardiaque (endocardite, artério-sclérose du cœur, dégénérescence graisseuse) ou bien une lésion pulmonaire, il faut procéder, avec la plus grande prudence, à la démorphinisation.

La cessation de l'usage de la morphine provoque d'autre part des vomissements et de la diarrhée ; privé de son excitant habituel l'estomac devient rapidement atone, d'où la fréquence des indigestions qui peuvent contribuer de leur côté à favoriser la production des syncopes ; il est cependant nécessaire d'alimenter les malades d'une façon substantielle pour combattre l'état d'adynamie où les plonge la démorphinisation.

Enfin il faut tenir compte des lésions rénales qui chez les morphinomanes sont extrêmement fréquentes et sont dues à la morphine elle-même ou dépendent d'autres causes. Chez le morphinomane brightique la suppression de la morphine peut déterminer l'anurie.

Les accidents immédiats qu'entraîne cette suppression consistent en des spasmes, des névralgies, de l'insomnie, de la diplopie, de la dyspnée, de l'angoisse précordiale, des vomissements, de la diarrhée, de l'ischurie, etc.

Il est à remarquer que l'élimination de la morphine se produit par crises, où ces différents symptômes se présentent avec un maximum d'intensité; les décharges morphiniques se répètent à plusieurs reprises et c'est au moment de leur apparition que le désir de la morphine se manifeste impérieusement.

Ces crises ont été signalées par Westphal; M. Sollier dans un intéressant article sur le traitement de la morphinomanie pense que l'on doit en tenir le plus grand compte, dans l'appréciation de l'état des malades, car, dit-il, on ne peut affirmer la guérison d'un morphinomane tant qu'il est encore sujet à ces crises (*Semaine médicale*, n° 19, 1894).

Les besoins passagers de morphine peuvent reparaître pendant plusieurs mois et s'accompagnent d'excitation intellectuelle, puis de dépression.

Il est à remarquer que plus la suppression est rapide, plus l'élimination est active; il se produit sous l'influence de la démorphinisation un retour brusque de l'appétit qui se traduit même par une véritable boulimie. Les malades éprouvent un continuel besoin de manger et absorbent de grandes quantités de nourriture qu'ils digèrent bien en général.

Sous l'influence de cette suralimentation le poids du corps augmente rapidement. « Il se passe là quelque chose de tout à fait analogue à ce qui arrive dans la fièvre typhoïde. Il semble que les tissus se renouvellent complètement; mais ce qui est singulier, c'est de voir cette activité se manifester avec autant de puissance chez des adultes et même chez des vieillards » (Sollier).

Rien de semblable ne se passe dans la démorphinisation lente; les malades chez qui l'on supprime lentement la morphine sont au contraire dans un état de malaise continuel; ils perdent tout appétit et ils maigrissent.

On voit donc qu'il y a tout avantage à adopter la suppression rapide.

On a préconisé la suppression lente, parce que cette méthode a l'avantage, disait-on, d'éviter les accidents sérieux; mais il peut se produire également, après la suppression des dernières doses, des décharges morphiniques analogues à celles qui ont été indiquées; d'autre part, si ces décharges n'ont pas lieu, l'élimination continue très lentement et entretient pendant des mois entiers un état de malaise des plus pénibles pour le malade; on conçoit que sous l'influence de cet état permanent le malade soit souvent tenté de revenir à l'usage de la morphine.

En somme la suppression lente n'a que des inconvénients; il est donc rationnel d'arriver à supprimer la morphine le plus rapidement possible.

Nous avons indiqué les désordres organiques qu'entraîne la démorphinisation; mais à côté d'eux existent des troubles psychiques qui dans la suppression brusque se traduisent par une violente angoisse, par un état très prononcé d'excitation et d'agitation; dans la suppression rapide les douleurs, l'agitation sont moins marquées; en tous cas la période vraiment pénible ne dure guère qu'un à deux jours.

Comment doit-on procéder à la suppression de la morphine? Il est indispensable, pour assurer le succès du traitement, d'*isoler* le malade dans une maison de santé, ce qui permet de le soustraire à l'influence souvent nuisible de son entourage et d'autre part de lui procurer des soins médicaux continus.

Aucune personne étrangère ne doit avoir accès auprès du malade, tant que durent les accidents aigus de la démorphinisation.

Seuls le médecin et un garde sûr et expérimenté pourront pénétrer dans sa chambre.

Le malade doit garder le lit pendant la durée du traitement. Après s'être assuré de la quantité exacte de morphine que le malade s'injecte journellement, on commence la suppression; le temps nécessaire pour la suppression complète varie suivant l'ancienneté de l'intoxication.

Voici à cet égard les indications données par Sollier; ainsi que le fait d'ailleurs remarquer cet auteur, les règles qu'il pose n'ont rien d'absolu et l'on doit surtout tenir compte de l'état du malade pour régler la rapidité de la suppression. « Dans les cas récents, datant de six mois à un an, où la dose quotidienne de morphine ne dépasse guère en général 20 à 25 centigrammes, on peut tenter la suppression brusque si le sujet est vigoureux. Je préfère souvent chez les hommes, et toujours chez les femmes donner 10 centigrammes le premier jour et ne supprimer complètement que le second. Si le cas a plusieurs années de date, et que la dose ne dépasse pas 20 à 25 centigrammes, on peut donner la moitié de la dose le premier jour, le quart le second et supprimer le tout le troisième jour. Dans les cas invétérés, avec des doses élevées de 50 centigrammes à 1 gramme, on arrive à la suppression définitive en quatre à six jours : les trois quarts de la dose le premier jour ; la moitié le second; le quart le troisième ; le huitième le cinquième jour, et suppression le sixième ».

On peut arriver à supprimer la morphine, soit en diminuant le nombre des piqûres, soit en diminuant la dose de chaque injection. On peut encore combiner ces deux moyens.

Il est nécessaire d'administrer la dernière injection, le matin de bonne heure ; en effet les accidents sérieux éclatant en général entre la trentième et la trente-sixième heure, se produisent le lendemain en plein jour, ce qui permet une prompte intervention.

La suppression rapide, dont nous venons d'esquisser les règles, n'a qu'un inconvénient, c'est d'exiger pendant les premiers jours la présence constante du médecin et par suite de rendre obligatoire le séjour du malade dans une maison de santé, mais c'est là un inconvénient de peu d'importance si l'on considère l'avantage qui résulte pour les malades d'être délivrés promptement et radicalement de leur funeste penchant.

2° Il convient maintenant d'énumérer les moyens de remédier aux accidents qui peuvent se produire pendant la démorphinisation rapide.

Pour combattre la dépression, surtout fréquente chez les femmes, Erlenmeyer et Levintein ont conseillé l'administration des *boissons alcooliques*; celles-ci peuvent en effet rendre des services, mais elles peuvent aussi déterminer des vomissements et favoriser indirectement la syncope.

Quant aux phénomènes d'excitation que l'on observe plus particulièrement chez les hommes, ils ne sont guère calmés par les médicaments en usage, tels que le chloral, le bromure ; ce qui réussit le mieux c'est le *bain tiède*, ou même la douche si les malades peuvent la supporter ; le *massage* fait disparaître les crampes dont se plaignent souvent les malades.

Si le collapsus survient, on doit immédiatement pratiquer une injection de morphine ; une très faible dose suffit à l'enrayer; le même moyen sera employé contre la syncope qui aura résisté au traitement habituel (aspersion d'eau froide, révulsion cutanée, inhalation d'éther, d'ammoniaque, etc.).

Pour prévenir le collapsus on a préconisé (Jennings) les injections sous-cutanées de spartéine, mais il n'est pas nécessaire d'avoir recours à ce moyen, et le *café* suffit comme stimulant cardiaque.

Ce qu'il importe surtout, c'est d'assurer l'*alimentation* des malades. La diarrhée doit être respectée, puisque la morphine s'élimine en partie par le tube digestif; quant aux vomissements, on ne peut et on ne doit pas les empêcher, mais il faut soutenir les forces en faisant prendre au malade des aliments en très petite quantité à la fois et à des intervalles très rapprochés; Sollier conseille de supprimer presque complètement les liquides et recommande les gelées de viande froide, comme le meilleur aliment; on peut arriver à faire prendre au malade de 300 à 500 grammes de gelées en vingt-quatre heures. On revient d'ailleurs rapidement à l'alimentation ordinaire, après deux jours de suppression.

Le morphinomane entre en convalescence quand la période des accidents précédemment énumérés est franchie. Si tout danger immédiat est écarté, il n'en faut pas moins continuer à surveiller attentivement les malades, qui sont exposés, comme nous l'avons indiqué, à de fréquents retours offensifs de leur mal, sous forme de crises éliminatoires pendant lesquelles se manifestent à nouveau le besoin de morphine.

Pendant la convalescence survient une insomnie très pénible pour le malade, mais que cependant on ne doit pas essayer de combattre par les médicaments hypnotiques usuels, car les malades peuvent contracter une nouvelle habitude vicieuse, en faisant un usage continu de ces médicaments.

Pour dissiper l'état de fatigue que les malades éprouvent dès qu'ils se livrent au moindre effort, il faut leur prescrire le massage et l'*hydrothérapie*.

Un morphinomane ne doit être considéré comme définitivement guéri que quand il a retrouvé le sommeil et l'appétit; quand ses forces sont redevenues suffisantes pour qu'il puisse se livrer à ses occupations habituelles sans ressentir la moindre fatigue, quand l'impuissance a disparu, quand les règles se produisent à nouveau.

Il est nécessaire de laisser les malades dans un isolement absolu pendant quinze jours au moins : ensuite on autorise les visites.

La durée totale du traitement, c'est-à-dire du temps nécessaire pour que le malade puisse commencer à reprendre ses occupations, varie de un à deux mois au maximum (Sollier). Un voyage est à ce moment fort utile.

Assez fréquemment le morphinomane est en même temps alcoolique, parce que les malades ont recours à l'alcool pour retrouver une stimulation que la morphine ne suffit plus à leur procurer. Avant d'instituer le traitement de la morphinomanie, il faut supprimer progressivement les doses d'alcool.

FIN

TABLE DES MATIÈRES

MALADIES DE L'APPAREIL DIGESTIF.

MALADIES DE L'APPAREIL RESPIRATOIRE.

MALADIES DE L'APPAREIL CIRCULATOIRE.

MALADIES DE L'APPAREIL URINAIRE.

MALADIES DU SYSTÈME NERVEUX.

I. — *Maladies de l'encéphale.*

II. — *Maladies de la moelle.*

III. — *Maladies des nerfs périphériques.*

IV. — *Névroses.*

MALADIES INFECTIEUSES.

MALADIES DE LA NUTRITION.

INTOXICATIONS.

FIN DE LA TABLE DES MATIÈRES.

7751-94. — CORBEIL. Imprimerie ÉD. CRÉTÉ.

7751-04. — Corbeil. Imprimerie Ed. Crété.

www.ingramcontent.com/pod-product-compliance
Ingram Content Group UK Ltd.
Pitfield, Milton Keynes, MK11 3LW, UK
UKHW022315190726
13856UKWH00001B/12